R. Erbel / B. Plicht / P. Kahlert / T. Konorza (Hrsg.)
Herzkatheter-Manual

Wir widmen das Buch unseren Familien

R. Erbel / B. Plicht / P. Kahlert / T. Konorza

Herzkatheter-Manual

Diagnostik und
interventionelle Therapie

Mit Beiträgen von T. Baars, D. Baumgart, D. Böse, H. Degen,
H. Eggebrecht, J. Ge, F. Gjyriqi, G. Görge, M. Haude, S. Philipp, M. Rauwolf,
C. Stoepel, H. Wieneke

Mit 592 Abbildungen in 1538 Einzeldarstellungen und 211 Tabellen

Patientenbroschüren und das Handbuch
des Herzinfarktverbundes Essen auf CD-ROM

Deutscher Ärzte-Verlag Köln

Professor Dr. med. Raimund Erbel
Direktor der Klinik für Kardiologie
Universitätsklinikum Essen
Westdeutsches Herzzentrum
Essen
Hufelandstraße 55
45122 Essen

Dr. med. Björn Plicht
Universitätsklinikum Essen
Westdeutsches Herzzentrum
Essen
Klinik für Kardiologie
Hufelandstraße 55
45122 Essen

Dr. med. Philipp Kahlert
Universitätsklinikum Essen
Westdeutsches Herzzentrum
Essen
Klinik für Kardiologie
Hufelandstraße 55
45122 Essen

Dr. med. Thomas Konorza
Universitätsklinikum Essen
Westdeutsches Herzzentrum
Essen
Klinik für Kardiologie
Hufelandstraße 55
45122 Essen

ISBN 978-3-7691-1274-0

Bibliografische Information der Deutschen Nationalbibliothek
Die Deutsche Nationalbibliothek verzeichnet diese Publikation in der Deutschen Nationalbibliografie; detaillierte bibliografische Daten sind im Internet über http://dnb.d-nb.de abrufbar.

Die Wiedergabe von Gebrauchsnamen, Handelsnamen, Warenbezeichnungen usw. in diesem Werk berechtigt auch ohne besondere Kennzeichnung nicht zu der Annahme, dass solche Namen im Sinne der Warenzeichen- oder Markenschutz-Gesetzgebung als frei zu betrachten wären und daher von jedermann benutzt werden dürften.

Wichtiger Hinweis:
Die Medizin und das Gesundheitswesen unterliegen einem fortwährenden Entwicklungsprozess, sodass alle Angaben immer nur dem Wissensstand zum Zeitpunkt der Drucklegung entsprechen können.
Die angegebenen Empfehlungen wurden von Verfassern und Verlag mit größtmöglicher Sorgfalt erarbeitet und geprüft. Trotz sorgfältiger Manuskripterstellung und Korrektur des Satzes können Fehler nicht ausgeschlossen werden.
Der Benutzer ist aufgefordert, zur Auswahl sowie Dosierung von Medikamenten die Beipackzettel und Fachinformationen der Hersteller zur Kontrolle heranzuziehen und im Zweifelsfall einen Spezialisten zu konsultieren.
Der Benutzer selbst bleibt verantwortlich für jede diagnostische und therapeutische Applikation, Medikation und Dosierung.
Verfasser und Verlag übernehmen infolgedessen keine Verantwortung und keine daraus folgende oder sonstige Haftung für Schäden, die auf irgendeine Art aus der Benutzung der in dem Werk enthaltenen Informationen oder Teilen davon entstehen.
Das Werk ist urheberrechtlich geschützt. Jede Verwertung in anderen als den gesetzlich zugelassenen Fällen bedarf deshalb der vorherigen schriftlichen Genehmigung des Verlages.

Copyright © 2012 by
Deutscher Ärzte-Verlag GmbH
Dieselstraße 2, 50859 Köln

Umschlagkonzeption: Hans Peter Willberg und Ursula Steinhoff
Produktmanagement: Sabine Bosch
Manuskriptbearbeitung: Adrian Loew
Titelgrafik: Bettina Beatrice Kulbe
Titelabbildung: Björn Plicht
Satz: Plaumann, 47807 Krefeld
Druck/Bindung: Warlich-Druck, 53340 Meckenheim

5 4 3 2 1 0 / 614

Vorwort

Die Entwicklung der Herzkatheterdiagnostik und katheterbasierten Therapie kardialer Erkrankungen ist eine Erfolgsgeschichte der Medizin, insbesondere der biomedizinischen Technologie. Sie ist innovationsgetragen sowohl von Seiten der Kliniker als auch von Seiten der Ingenieure. Ohne die rasante Entwicklung auch im Bereich der Herzkathetertechnologie wäre der enorme Fortschritt nicht möglich gewesen.

Standardwerke, die die Herzkatheteruntersuchung und Behandlung beschreiben, sind relativ rar. In den 1950er und 1960er Jahren war der „Bayer, Loogen, Wolter" (Thieme Verlag) ein Standardwerk, das in prägnanter Weise die Diagnostik, vor allen Dingen bei angeborenen Herzfehlern, beschrieb [1]. Die 1. Ausgabe erschien 1954 und schloss eine Lücke im deutschsprachigen medizinischen Schrifttum. Methodischen und technischen Fragen wurde ein breiter Raum eingeräumt, um einen erschöpfenden Einblick in die einzelnen Untersuchungsschritte zu geben. Das Verständnis für die Befunde des Herzkatheterismus und der gesamten klinischen Symptomatik stand im Vordergrund. Die 2. Auflage erschien 1967. Neue Krankheitsbilder wurden der hämodynamischen Analyse zugänglich gemacht, wie etwa der Vorhofseptumdefekt mit den verschiedenen Spielarten. Die retrograde arterielle Katheterisierung, die transseptale Sondierung des linken Herzens, die selektive Angiographie, selbst die intrakardiale Phonographie waren als neue Methoden hinzugekommen, genau wie die Indikatorverdünnungsmethode zur Bestimmung des Herzminutenvolumens. Eine wesentliche Erweiterung gegenüber der 1. Auflage stellte die Einbeziehung erworbener Herzklappenfehler dar. Zusätzlich wurden postoperative Befundänderungen, die für die Erfolgsbeurteilung einer Operation entscheidend sind, hinzugefügt. Schon in dieser Ausgabe wurde auf die notwendige Indikationsstellung hingewiesen; die neuen Techniken sollten zusätzliche diagnostische Aussagen ermöglichen. Obwohl schon seit 8 Jahren bekannt, wurde die Koronarographie noch nicht besprochen. Für die Neuauflage wurde hervorgehoben, dass das Buch das Ergebnis einer Gemeinschaftsarbeit verschiedener Kliniker unter Einbindung der Kollegen des Strahleninstituts und der chirurgischen Universitätsklinik war. Im Geleitwort spricht F. Grosse-Brockhoff, Düsseldorf, die Erfahrung von 10 000 Herzkatheteruntersuchungen an, die 1967 bereits in Düsseldorf durchgeführt worden waren.

Im Jahr 1976 kam im deutschsprachigen Raum ein weiteres Buch von H. Just [2] aus Mainz in der damals sehr bekannten roten Studienreihe von Boehringer Mannheim hinzu, in dem neben den Standarduntersuchungen jetzt auch Hinweise auf die Koronarographie gegeben wurden. Die verschiedenen Judkins-Katheter und Sones-Katheter wurden vorgestellt, da zwischenzeitlich die Koronarographie zum Standardverfahren entwickelt worden war [3]. Außerdem war Ende der 1960er Jahre der Swan-Ganz-Katheter entwickelt worden, der ebenso wie der neu entwickelte Mikromanometer-Katheter (Millar-Mikrotip) ausführlich besprochen wurde. Im Vordergrund stand die Technik und weniger die Beschreibung der Diagnostik bei einzelnen Herzerkrankungen. Besonderer Wert wurde auf die Methodenkritik und auch hier auf die Sorgfalt bei der Indikationsstellung gelegt, wie P. Schölmerich aus Mainz im Vorwort 1976 betont.

Die Diagnostik der angeborenen Herzfehler war das Thema von G. Schumacher und S. Brodherr in Band 1 und G. Schumacher und K. Bühlmeyer in Band 2 [4, 5], die 1978 und 1980 im Perimed Verlag, Erlangen, erschienen und die beginnende Unabhängigkeit der pädiatrischen Kardiologie von der Kardiologie markierten.

Die Entwicklung der Koronarographie und Ventrikulographie erforderte in Deutschland eine umfassende Darstellung, die erstmalig P. R. Lichtlen 1978, Perimed Verlag, Erlangen, vorlegte [6]. Dieses Buch erschien 20 Jahre nach der Entwicklung der Koronarographie durch M. Sones 1958 und Einführung der Bypassoperation 10 Jahre später. Als das Buch 1978 erschien, wurden in Deutschland bereits 15 000–20 000 Koronarographien jährlich durchgeführt, die zum Standardverfahren zur Beurteilung der koronaren Herzerkrankung geworden waren. Für all diejenigen, die die Technik neu lernten, sollten detaillierte Kenntnisse über den Ablauf und die normalen und pathologischen Befunde vermittelt werden. Bewusst wurde auch über Klinik und Prognose sowie Indikationsstellung, auch für die Bypass-Operation berichtet, da diese in der täglichen Praxis bereits einen breiten Raum einnahm. In seinem Vorwort zur 2. Auflage 1990 schreibt Lichtlen: „Eigene Erfahrungen mit dieser Technik [gemeint ist die Koronarographie] über mehr als 25 Jahre haben immer wieder bestätigt, dass die Koronarangiographie weit mehr als ein bildgebendes Verfahren darstellt; sie ist eine der Hauptquellen unseres klinischen Wissens über die koronare Herzkrankheit und für viele Patienten ein durch keine andere Methode zu ersetzender, da diagnostischer Eingriff." Die Zahl der Herzkatheteruntersuchungen war damals auf weit über 100 000/Jahr angestiegen und das Interesse an der Koronarographie noch verstärkt worden. Nach Einführung der perkutanen transluminalen koronaren Angioplastie im Jahr 1977 konnte diese in der Neuauflage thematisiert werden. Jährlich wurden aber erst 20 000 perkutane transluminale koronare Angioplastien durchgeführt.

Das derzeitige Referenzbuch für die Herzkatheteruntersuchung, herausgegeben von W. Grossman, Boston, wurde zum amerikanischen Standardwerk und erschien erstmals 1974 in der 1. Auflage [7]. Als Koautoren wurden für die 4. Ausgabe herausragende Kardiologen gewonnen wie D. S. Baim, D. P. Faxon, P. Ganz, W. Ganz, R. C. Pasternak, H. J. W. Swan und andere. 1986 war die Koronarographie schon Routine, die Bypassoperation lange Standard. Neu hinzugekommen war die perkutane transluminale koronare Angioplastie und methodisch die spezielle Analyse der systolischen und diastolischen Ventrikelfunktion unter Einbindung von pharmakologischen Tests, Aufstellung von Druck-Volumen-Schleifen und Bestimmung des endsystolischen Wandspannung sowie Analyse anderer Kontraktilitäts- und Relaxationsparameter. Aufschlussreich war auch die eingeführte Analyse der koronaren Vasomotion, des myokardialen Blutflusses und des myokardialen Metabolismus. Im Jahr 2005 erschien die 7. Auflage mit W. Grossman und D. Baim als Herausgeber [7].

Lange Zeit wurde in Deutschland kein weiteres Buch aufgelegt. I. Krakau und H. Lapp veröffentlichten dann 1999 ein Herzkatheterbuch im Thieme Verlag, Stuttgart [9]. Neben der perkutanen transluminalen koronaren Angioplastie wurden auch die neuen interventionellen Verfahren wie die koronare Stentimplantation, die Laserangioplastie, die Thrombektomiesysteme, die Valvuloplastie und andere Themen besprochen. Eine Ergänzung bietet das von T. Bonzel und C. W. Hamm herausgegebene Buch, das sich an die Arbeit der klinischen Kommission der Deutschen Gesellschaft für Kardiologie anlehnt [10].

Vorwort

In unser „Herzkatheter-Manual" geht meine 40-jährige Erfahrung in der Kardiologie ein, die mit meiner über 4 Jahre dauernden Promotionsarbeit bei H. Kreuzer in Düsseldorf begann und mich nachhaltig geprägt hat, meine pathophysiologischen Kenntnisse erweiterte und die Freude an der Arbeit im Herzkatheterlabor stimulierte. Unvergessen sind viele Diskussionen mit P. Spiller, K. Neuhaus, B. Bostroem in der Klinik von F. Loogen in der Universitätsklinik Düsseldorf. In vielen kardiologischen und kardiochirurgischen Besprechungen konnte ich zusätzlich neben F. Loogen, W. Kübler, U. Gleichmann, L. Seipel, A. Both, W. Kuhn, G. Breithardt und viele andere Kollegen kennen und schätzen lernen. Im Anschluss an meine Medizinalassistenzzeit wechselte ich nach einer Wissenschaftszeit in Düsseldorf zum Bundeswehrzentralkrankenhaus Koblenz als Stabsarzt. Unter der Leitung von H. Fallen und G. Belz wurden dort Herzkatheteruntersuchungen durchgeführt, aber noch auf großen Blattfilmen dokumentiert. Den Einsatz der intravenösen Lysetherapien konnte ich dort erstmals und für mich mit beeindruckendem Erfolg beobachten.

Entscheidend war meine 5-jährige anschließende Weiterbildungszeit in Aachen unter Leitung von S. Effert, da ich in dem damaligen, schon voll digitalisierten Herzkatheterlabor unter Leitung von J. Meyer meine Kenntnisse erweitern und bei ihm bei den ersten perkutanen transluminalen koronaren Angioplastien 1978 registrieren durfte. Die thrombolytische Therapie des akuten Myokardinfarkts wurde 1979 durch W. Merx in Aachen eingeführt. Aus diesen beiden Ansätzen resultierte die später von J. Meyer initiierte interventionelle Therapie des akuten Myokardinfarkts und der instabilen Angina pectoris. Mit J. Meyer wechselte ich 1992 nach Mainz und konnte dort mit ihm, T. Pop, W. Kasper und T. Meinertz die interventionelle Infarkttherapie aufbauen. Bereits damals blieben wir nicht bei den Koronararterien stehen, sondern führten frühzeitig die Dilatation der Aortenisthmusstenose, der Pulmonalklappen, der Nierenarterien und der Aortenklappenstenose durch. Ein Meilenstein in der interventionellen Kardiologie war die Einführung der hochfrequenten Rotationsangioplastie 1988. Die Rotablation ist derzeit immer noch in Gebrauch, fristet aber nur ein gewisses Nischendasein. Sie ist aber bei hochgradigen, verkalkten Stenosen immer noch hilfreich zur Vorbereitung einer notwendigen Stentimplantation. Viel bedeutungsvoller war die weltweit erste Implantation eines Palmaz-Schatz-Stents 1988, die wir gemeinsam mit R. Schatz durchführen durften.

Historisch bedeutungsvoll ist, dass beide Eingriffe um mehr als $1/2$ Jahr verzögert wurden, weil das Chirurgiegebäude in Mainz einschließlich der Herzchirurgie 1988 abbrannte und erst Container zur Wiederaufnahme der Operationen aufgestellt werden mussten. Ich stand damals mitten in einer Intervention, die glücklicherweise erfolgreich lief, als der Brand begann und die Qualmentwicklung des entfernt liegenden Chirurgiegebäudes bis in das Herzkatheterlabor drang. Bei dem Brand meines eigenen Hauses ein Jahr später traf ich die damals beteiligten Feuerwehrleute wieder.

Die Koronarstentimplantation stand auch nach dem Wechsel 1993 in Essen weiter im Vordergrund. Dort wurde gemeinsam mit den Mainzer Kollegen M. Haude, G. Görge, J. Ge, S. Sack, und F. Schön die Kardiologie aufgebaut, gestützt auf die bisher gesammelten Erfahrungen.

Ein Durchbruch für die Stentimplantation ergab sich mit der Erkenntnis, dass die Implantation mit höheren Drücken und größeren Ballons erfolgen musste und dass eine kombinierte Thrombozytenaggregationshemmung sinnvoll war. Nach Verbesserung der Sicherheit der Stentimplantation konnten randomisierte Studien durchgeführt werden, die die Effektivität der Stentimplantationen nachwiesen. Anfang des neuen Jahrhunderts begann das Zeitalter der medikamentenbeschichteten Stents, nachdem sich zeigte, dass die alleinige passive Stentbeschichtung keinen entscheidenden Durchbruch brachte. Die letzte Entwicklung der Stentimplantation ist die Implantation von bioabsorbierbaren Metall- und Polymerstents, deren Einführung in die Klinik aber noch Zeit in Anspruch nehmen wird.

Die letzten Jahre sind geprägt von der Weiterentwicklung interventioneller Techniken zur Behandlung von angeborenen Herzfehlern im Erwachsenenalter und erworbenen Herzklappenfehlern, die daher einen breiten Raum in unserem Buch einnehmen.

Von besonderer Bedeutung war das Gesundheitsstrukturgesetz 1993, das die Ärzte zur Einleitung einer Qualitätssicherung verpflichtete. Da aber die Standardisierung ein wichtiger Schritt zur Qualitätsverbesserung ist [10], wurden über viele Jahre für das Herzkatheterlabor sog. SOPs (Standard Operating Procedures) erarbeitet. Aus der Vielzahl dieser gewonnenen SOPs entstand die Idee, alles in Form eines Herzkatheterbuches für die Praxis, basierend auf den langjährigen Erfahrungen, herauszugeben. Frühere Mitarbeiter habe ich gebeten, einzelne spezielle Kapitel zu schreiben, für die sie eine besondere Expertise besitzen. Die Verbundenheit mit der alten Klinik wollten wir damit dokumentieren.

Die Herausgeber sind all denjenigen dankbar, die in den vielen Jahren, nicht nur im Herzkatheterlabor, sondern auch in der Ambulanz, auf den Stationen, im Geschäftszimmer und in den Sekretariaten mitgeholfen haben, zum Wohl der Patienten, eine Optimierung der Abläufe zu erreichen.

Unser Dank gilt Frau Kollegin Sofia Churzidse, die die Buchkapitel intensiv bearbeitet und auf den neuesten Stand in Bezug auf aktuelle Leitlinien brachte. Besonders danken wir Frau Barbara Abstoß für das Schreiben der umfangreichen Manuskripte und Frau Färber, Sekretärin von Herrn Konorza, für die vielen Anfragen bei Verlagen und Firmen um Abdruckgenehmigungen. Frau Bosch vom Deutschen Ärzte-Verlag sind wir zu Dank verpflichtet für ihre tatkräftige Unterstützung bei der Konzeption und Herrn Bluhme-Rasmussen bei der Drucklegung des Buches.

Die Herausgeber bedanken sich insbesondere bei unseren Kollegen der Klinik für Thorax- und Kardiovaskuläre Chirurgie, zunächst unter Leitung von Prof. Reidemeister, seit 1999 unter der Leitung von Prof. Jakob. Ihm und seinem Team sind wir sehr verbunden. Wir sind im Herzzentrum im täglichen Kontakt – ein echtes Herz-Team. Diese Verbundenheit wird gestärkt durch gemeinsame Aufgaben, die wir wahrnehmen und kurze Entscheidungswege, die die räumliche Nähe möglich machen. Die wichtigste gemeinsame Entscheidung war die Einrichtung eines gemeinsamen Herzkatheter- und Operationsraumes – unser Hybridraum. Erst durch diese technischen Voraussetzungen sind wir in der Lage gewesen, neue Konzepte in der Behandlung kardiovaskulärer Erkrankungen umzusetzen. Die erste Aortenklappenimplantation in Deutschland 2005 und die neuen Wege in der Aortenchirurgie wären sonst nicht möglich gewesen.

Unser Dank gilt auch den Kollegen der Anästhesiologie unter der Leitung von Prof. Peters für die kontinuierliche Unterstützung unserer gemeinsamen Arbeit, die auch durch den Hybridraum intensiver als sonst üblich geworden ist.

Außerdem sind wir froh über die guten Kontakte und die gemeinsame Arbeit in der Ambulanz und dem Herzkatheterlabor bei erwachsenen Patienten mit angeborenem Herzfehler (EMAH) mit Herrn Kollegen Neudorf und Mitarbeitern aus der Kinderklinik und Herrn PD Dr. Schneider aus St. Augustin.

Was wäre die Klinik für Kardiologie ohne Forschung? Mit dem Institut für Pathophysiologie unter Leitung von Prof. Heusch konnten wir seit 1993 eine kontinuierliche und vorbildliche Kooperation aufbauen und viele translationale Forschungsthemen bearbeiten. Nicht selten kamen von ihm und seinem Team die entscheidenden Anstöße zu neuen Forschungsthemen, aber auch zu besserem Verständnis pathophysiologischer Zusammenhänge.

In Essen fanden wir ein stimulierendes Umfeld für unsere Arbeit, die zu wichtigen Kooperationen mit anderen Kliniken und Instituten führte:
- Institut für diagnostische und interventionelle Radiologie unter Leitung von Prof. Forsting,
- Klinik für Neurologie unter Leitung von Prof. Diener,
- Klinik für Endokrinologie unter Leitung von Prof. Mann,
- Klinik für Gastroenterologie unter Leitung von Prof. Gerken und
- Klinik für Nephrologie unter Leitung von zunächst von Prof. Philipp, dann Prof. Kribben sowie
- dem gesamten Universitätsklinikum und der Medizinischen Fakultät.

Meine Mitarbeiter und ich hoffen, dass vor allen Dingen die vielen praktischen Hinweise in diesem Buch bei der täglichen Arbeit Hilfestellung geben, um Probleme zu lösen und die Sicherheit der Patienten zu erhöhen, was unser Hauptanliegen ist. Viel Freude auch wünschen wir beim Lesen von historischen Zusammenhängen.

Essen, im September 2011
Raimund Erbel

Vorwort der „jungen" Herausgeber

Verehrte Leserschaft!

An dieser Stelle möchten wir „jungen" Mitherausgeber die Gelegenheit nutzen, ein paar Zeilen an Sie zu richten.

Als erstes möchten wir uns für das große Vertrauen bedanken, dass unser Chef Professor Erbel in uns gesetzt hat, als er uns mit der Aufgabe betraute, mit ihm zusammen dieses Herzkatheter-Manual fertig zu stellen, ein Projekt, das bereits seit mehr als einem Jahrzehnt in unserer Klinik verfolgt wurde.

Die wahre Größe der Aufgabe wurde uns erst so richtig bewusst, als klar wurde, dass es mit einer Modernisierung und Adaptation der seit vielen Jahren liebevoll gepflegten und tradierten SOPs und Loseblattsammlungen nicht getan war: Viele der ursprünglichen Kapitel mussten komplett neu gestaltet werden, andere wurden gänzlich verworfen, völlig neue Beiträge, jetzt auch von namhaften externen Autoren, wurden ergänzt. Was initial als kurzer Leitfaden für neue Assistenzärzte im Katheterlabor geplant war, wuchs zu einem extensiven Überblick über die gesamte interventionelle Kardiologie heran. Und so begleitete uns dieses Projekt vom Beginn unserer Ausbildung als junge Assistenzärzte bis zum Fach- und Oberarzt.

Natürlich sind wir daher auch ein wenig stolz, dass wir unseren Beitrag zur Komplettierung dieses Projekts leisten durften. Dennoch darf man nicht vergessen, auch denjenigen zu danken, die direkt und indirekt an diesem Buchprojekt Anteil haben: Ohne die geduldige Unterstützung der Pflegekräfte im Katheterlabor wären viele Dinge nicht möglich gewesen. Großer Dank auch an die Kollegen auf den Stationen und in den Funktionsbereichen, die es (nahezu) ohne Murren mitgetragen haben, wenn sich der Kollege dem Buchprojekt zuwandte. Und natürlich gilt es, den Sekretärinnen der Klinik zu danken: Frau Abstoß, die die Stunden diktierten Materials zu verschriftlichen hatte, und Frau Färber, für die die unermüdliche Korrespondenz mit den Firmen zur Erlangung der Abdruckgenehmigungen für das Bildmaterial zu einem Vollzeitjob wurde.

Wir wünschen dem geschätzten Leser, dass ihm unser Herzkatheter-Manual im Alltag dienlich ist, und dass wir ihn mit unserer Begeisterung für die invasive Kardiologie, die hoffentlich in diesem Buch zu spüren ist, anstecken können.

Essen, im September 2011
Thomas Konorza, Philipp Kahlert und Björn Plicht

Geleitwort

Die Herzkathetertechnik hat neben den USA in Deutschland die längste Tradition. Prof. Dr. W. Forßmann bekam für seine Pioniertaten deshalb den Nobelpreis.

1954 haben die Autoren Bayer, Loogen und Wolter aus der damals in der deutschen Kardiologie führenden Düsseldorfer Klinik ihr erstes Lehrbuch herausgegeben. Es war ausschließlich der Diagnostik der Herzfehler und ihrer operativen Behandlung gewidmet. Die koronare Herzkrankheit spielte keine Rolle.

P. Lichtlen behandelte 1978 dann ausführlich die Diagnostik der koronaren Herzkrankheit, die durch die Arbeiten von M. Sones und M. Judkins weltweit eine stürmische Entwicklung genommen hatte. Noch fehlten die Interventionen.

Das Standardwerk zur Herzkathetertechnik in den USA gab W. Grossman erstmals 1974 heraus.

Nach den Veröffentlichungen von I. Krakau, H. Lapp und T. Bonzel, C. W. Hamm – Letztere haben die Arbeit der klinischen Kommission der Deutschen Gesellschaft für Kardiologie zusammengefasst – fehlte im deutschen Schrifttum ein umfassendes und fundiertes Werk zu den vielfältigen, aktuell genutzten kardiologischen Techniken in Diagnostik und Therapie.

Die Kathetertechniken, besonders die Interventionen, werden nicht nur in großen Kliniken von Experten angewendet. Sie sind Allgemeingut der Kardiologen in Klinik und Niederlassung geworden. Über 1 Million Katheteruntersuchungen und Interventionen werden jährlich in Deutschland durchgeführt. Die Techniken sind Teil der Ausbildung zum Kardiologen.

Wenn aber eine solche Vielzahl von Kardiologen im Alltag damit arbeitet und ständig junge Nachwuchsärzte eingearbeitet werden müssen, ist ein Manual für die Lernphase ebenso wichtig wie ein Nachschlagewerk für den Erfahrenen. Ein Manual ist etwas, was man in die Hand nimmt. Das Werk ist sehr umfangreich konzipiert. Es enthält neben der Diagnostik und Therapie sehr viele wichtige Hinweise und technische Tipps für die tägliche Arbeit.

Wir haben 1978 in Aachen – gefördert von unserem allen sinnvollen Neuerungen gegenüber extrem aufgeschlossenen Chef Prof. Dr. S. Effert – gleichzeitig mit Herrn Prof. Dr. Kaltenbach, Frankfurt, und Prof. Dr. Bachmann, Erlangen, zu den ersten Gruppen in Deutschland gehört, die die PTCA in der klinischen Routine angewendet haben. In dieser Zeit konnten wir die weltweit erste PTCA bei der unstabilen Angina, beim akuten Infarkt und beim kardiogenen Schock veröffentlichen.

Herr Prof. Dr. Erbel hat mir schon bei meinen ersten Interventionen in Aachen und später in Mainz assistiert und dabei das „Handwerk" gelernt. Ich hatte ihn ausgewählt, weil er wissenschaftlich ungewöhnlich interessiert und gleichzeitig manuell sehr begabt war. Nach unserem gemeinsamen Wechsel nach Mainz hat er für unsere Gruppe die erste große Studie zur PTCA beim kardiogenen Schock publiziert.

Die vielen Abbildungen im Manual sind Ausdruck der langjährigen praktischen Erfahrungen von Prof. Dr. Erbel und seiner Mitarbeiter. Sie geben wichtige Informationen für die tägliche Arbeit im Katheterlabor.

Das Katheterisieren und Intervenieren kann man durch die Lektüre des Manuals aber nicht lernen!

Die Koronarsituation ist bei jedem Patienten individuell verschieden. Es gibt streng genommen keine Situation an den Koronarien und bei einer Intervention, die exakt die gleiche ist wie bei einem anderen Patienten. Wichtig für den Kardiologen ist deshalb die kritische, dem Patienten gegenüber verantwortliche, individuelle Beurteilung der diagnostischen Situation und der allgemeinen wie der persönlichen Möglichkeiten einer Intervention. Ich habe meinen Mitarbeitern trotz der Begeisterung für die Interventionen immer gesagt: „Vergessen Sie nicht, es gibt auch noch gute Herzchirurgen."

Das Manual wird für alle in der Herzkathetertechnik Auszubildenden wie für die erfahrenen Kardiologen eine sehr wertvolle Hilfe sein, als Lehrbuch und als Nachschlagwerk. Mit diesem Werk schließt sich ein Kreis. Prof. Dr. R. Erbel ist der Neffe des großen Kardiologen Prof. Dr. F. Loogen, der in Deutschland das erste Standardwerk zur Herzkatheterdiagnostik verfasst hat. Er führt eine große Tradition würdevoll fort.

Ich wünsche den Autoren und ihrem Manual einen vollen Erfolg!

Prof. Dr. Jürgen Meyer, Mainz

Herausgeber und Autoren

Prof. Dr. med. Raimund Erbel
Klinik für Kardiologie –
Westdeutsches Herzzentrum
Universitätsklinikum Essen
Hufelandstraße 55
45122 Essen

Dr. med. Björn Plicht
Klinik für Kardiologie –
Westdeutsches Herzzentrum
Universitätsklinikum Essen
Hufelandstraße 55
45122 Essen

Dr. med. Philipp Kahlert
Klinik für Kardiologie –
Westdeutsches Herzzentrum
Universitätsklinikum Essen
Hufelandstraße 55
45122 Essen

Dr. med. Thomas F. M. Konorza
Klinik für Kardiologie –
Westdeutsches Herzzentrum
Universitätsklinikum Essen
Hufelandstraße 55
45122 Essen

Danksagung der Herausgeber:
Wir danken den Herren Foko de Haan und Günter Görge für die freundliche Durchsicht des Manuskripts.

Mit Beiträgen von

Dr. med. Theodor Baars
Beitrag *„Untersuchungsvorbereitungen"*
Klinik für Kardiologie –
Westdeutsches Herzzentrum
Universitätsklinikum Essen
Hufelandstraße 55
45122 Essen

Prof. Dr. med. Dietrich Baumgart
Beitrag *„Ambulanter Herzkatheter –
Vorbereitung, Aufklärung, Nachsorge"*
Preventicum – Klinik für Diagnostik und medizinische Beratung
Theodor-Althoff-Straße 47
D-45133 Essen

Dr. med. Dirk Böse
Beitrag *„Intravskulärer Ultraschall (IVUS)"*
Klinik für Kardiologie –
Westdeutsches Herzzentrum
Universitätsklinikum Essen
Hufelandstraße 55
45122 Essen

Prof. Dr. med. Holger Eggebrecht
Beitrag *„Aortenstentimplantation"* und
„Alternative Technik des PFO-Verschlusses"
Cardioangiologisches Centrum Bethanien
Medizinisches Versorgungszentrum
Im Prüfling 23
60389 Frankfurt am Main

Prof. Dr. med. Junbo Ge, MD, FACC, FESC, FSCAI
Beitrag *„PCI der chronischen Gefäßverschlüsse (CTO)"*
Übersetzung: Prof. R. Erbel
Depatment of Cardiology
Zhongshan Hospital, Fudan University, and Shanghai Institute of Cardiovascular Diseases
180 Fenglin Road
Shanghai 200032
China

Dipl.-Ing. Fatmir Gjyriqi
Beitrag *„Kardiovaskuläres Informationssystem im Westdeutschen Herzzentrum Essen"*
Klinik für Kardiologie –
Westdeutsches Herzzentrum
Universitätsklinikum Essen
Hufelandstraße 55
45122 Essen

Prof. Dr. med. Günter Görge
Beiträge *„Therapie des iatrogenen Aneurysma spuriums durch den Kardiologen"* und *„Diagnostische Herzkatheteruntersuchungen und Koronare Interventionen via Arteria radialis"*
Klinikum Saarbrücken –
Medizinische Klinik II
(Herz- und Lungenkrankheiten, Angiologie und Intensivmedizin)
Winterberg #1
66119 Saarbrücken
Danksagung: Ich danke den Kollegen Dr. med. Thomas Kunz und Priv. Doz. Dr. med. habil. Michael Kirstein, sowie Frau Kollegin Ilona Psinia für die immer beispielhafte Mitarbeit, Tatkraft und Unterstützung. Besonderer Dank gebührt noch Schwester Maria und Schwester Ilka, die als „Echo-Technicans" immer hervorragende Arbeit leisten.

Prof. Dr. med. Michael Haude, Dr. med. Hubertus Degen, Dr. med. Carsten Stoepel
Beitrag *„Interventionen an aortokoronaren Bypässen"*
Medizinische Klinik 1
Städtische Kliniken Neuss,
Lukaskrankenhaus GmbH
Preußenstraße 84, 41646 Neuss

Priv.-Doz. Dr. med. Sebastian Philipp
Beiträge *„Medikamentöse Therapie nach der Herzkatheteruntersuchung"* und *„Optische Kohärenztomographie"*
Elbe Kliniken Stade-Buxtehude GmbH
Bremervörde Straße 111, 21682 Stade

Dr. med. Michael Rauwolf
Beitrag *„Kardiovaskuläres Informationssystem im Westdeutschen Herzzentrum Essen"*
Klinik für Kardiologie –
Westdeutsches Herzzentrum
Universitätsklinikum Essen
Hufelandstraße 55, 45122 Essen

Priv.-Doz. Dr. med. Heinrich Wieneke
Beitrag *„Notfallmanagement im Herzkatheterlabor"*
St. Marien-Hospital
Kaiserstraße 50, 45468 Mülheim

Grafik-Design und Photos

Sofern nicht anderweitig angegeben:

Herr Jürgen Heger
Medienzentrum
Universitätsklinikum Essen
Hufelandstraße 55, 45122 Essen

Dr. med. Björn Plicht
Klinik für Kardiologie –
Westdeutsches Herzzentrum
Universitätsklinikum Essen
Hufelandstraße 55, 45122 Essen

Abkürzungsverzeichnis

AAS	Akutes Aortensyndrom
ABI	Knöchel-Arm-Index
ABVP	Aortenklappenballonvalvuloplastie
ACB	Aortokoronarer Bypass
ACC	American College of Cardiology
ACH	Acetylcholin
ACS	Akutes Koronarsyndrom
ACT	Activated Clotting Time
ACVB	Aortokoronarer Venenbypass
AHA	American Heart Association
AHB	Anschlussheilbehandlung
AI	Aortenklappeninsuffizienz
AK	Aortenklappe
AKE	Aortenklappenersatz
AL	linker Amplatz-Katheter
AMI	Akuter Myokardinfarkt
AMS	Absorbierbarer Magnesiumstent
AO	Aorta
AP	Angina pectoris
aPTT	aktivierte partielle Thromboplastinzeit
AR	rechter Amplatz-Katheter
AS	Aortenklappenstenose
ASD	Vorhofseptumdefekt
ASS	Acetylsalicylsäure
AZ	Allgemeinzustand
BGA	Blutgasanalyse
BIB	Bild-in-Bild
BMS	Bare-Metal-Stent
BNP	Brain-Natriuretisches Peptid
BQS	Bundesgeschäftsstelle Qualitätssicherung
BV	Bilderstärker
CCS	Canadian Cardiovascular Society
CCU	Cardiac Care Unit
CFR	Koronare Flussreserve
CIN	Kontrastmittel-induzierte Nephropathie
CK	Creatinkinase
CM	Kardiomyopathie
CMR	Cardio-Magnetresonanztomographie

CMV	Cytomegalie-Virus
CoA	Coarctatio aortae
COPD	Chronisch-obstruktive Lungenerkrankung
CPR	Kardiopulmonale Reanimation
CPU	Chest Pain Unit
CS	Koronarsinus
CT	Computertomographie
CTA	CT-Angiographie
cTCD	kontrastmittelgestützte transkranielle Doppler-Sonographie
CTO	Chronische totale Gefäßokklusion
CVIS	Kardiovaskuläres Informationssystem
CW	Continous Wave
DCM	Dilatative Kardiomyopathie
DCRV	Double-Chamber Right Ventricle
DD	Differentialdiagnose
DEB	Drug-eluting Ballon
DES	Drug-eluting Stent
DICOM	Digital Imaging and Communications in Medicine Standard
DFT	Diastolic Filling Time
DGK	Deutsche Gesellschaft für Kardiologie
DS	Durchmesserstenose
DSA	Digitale Substraktionsangiographie
DV	Druckverband
EBM	Evidence-based Medicine
ECMO	Extrakorporale Membranoxygenierung
EDV	Elektronische Datenverarbeitung
EF	Ejektionsfraktion
EK	Erythrozentenkonzentrat
EKG	Elektrokardiogramm
EMAH	Erwachsene mit angeborenen Herzfehlern
ERA	Endothelin-Rezeptor-Antagonisten
ESC	European Society of Cardiology
FFR	Funktionelle Flussreserve
GFR	Glomeruläre Filtrationsrate
GP IIb/IIIa	Glykoprotein IIb/IIIa
HCM	Hypertrophie Kardiomyopathie
HF	Herzfrequenz
HIT	Heparin-induzierte Thrombozytopenie
HITS	High-Intensity Transient Signals
Hk	Hämatokrit
HK	Herzkatheter
HKL	Herzkatheterlabor
HKU	Herzkatheteruntersuchung
HLM	Herz-Lungen-Maschine
HMV	Herzminutenvolumen
HOCM	Hypertroph-obstruktive Kardiomyopathie

HR	Hazard Ratio
HRST	Herzrhythmusstörungen
HS	Hauptstamm
HSV	Herpes-simplex-Virus
HZV	Herz-Zeit-Volumen
i.a.	intraarteriell
IABP	Intraaortale Ballonpumpe
IAP	Instabile Angina pectoris
IAS	Interatriales Septum
i.c.	intrakoronar
ICD	Intrakoronarer Doppler/Implantierbarer Kardiodefibrillator
ICE	Intrakardiale Echokardiographie
ICP	Intrakoronare Druckdrahtmessung
ICR	Interkostalraum
ICU	Intensive Care Unit
IE	Internationale Einheiten
IMH	Intramurales Hämatom
IMA	A. mammaria interna
IAS	Interatriales Septum
ISR	In-Stent-Re-Stenose
ISTA	Aortenisthmusstenose
ITS	Intensivstation
i.v.	intravenös
IVC	Vena cava inferior
IVS	Interventrikuläres Septum
IVUS	Intravaskulärer Ultraschall
JL	Linker Judkins-Katheter
JR	Rechter Judkins-Katheter
KG	Körpergewicht
KHK	Koronare Herzkrankheit
KIS	Krankenhausinformationssystem
KM	Kontrastmittel
KÖF	Klappenöffnungsfläche
KOF	Körperoberfläche
LA	Linker Vorhof
LAA	Linkes Vorhofohr
LAD	Links-anterior absteigende Koronararterie (= RIVA)
LAO	Links-anteriore Schrägprojektion
LCA	Linke Koronararterie
LE	Lungenembolie
LLL	Late Lumen Loss
lPA	linke Pulmonalarterie
LSB	Linksschenkelblock
LV	Linker Ventrikel
LVAD	Linksventrikuläres Assist-Device/Unterstützungssystem
LVEDP	Linksventrikulärer enddiastolischer Druck

LVESD	Linksventrikulärer endsystolischer Diameter
LVEF	Linksventrikuläre Ejektionsfraktion
LVF	Linksventrikuläre Funktion
LVOT	Linksventrikulärer Ausflusstrakt
LVOTO	Linksventrikuläre Ausflusstraktobstruktion
LVP	Linksventrikulärer Druck
MACE	Major Adverse Cardiac Event
MG	Molekulargewicht
MI	Mitralklappeninsuffizienz
MK	Mitralklappe
MKÖF	Mitralklappenöffnungsfläche
MKS	Mitralklappenstenose
MLA	Minimale Lumenfläche
MLD	Minimaler Lumendiameter
MMP	Matrix-Metallproteinase
MP	Multipurpose-Katheter
MPR	Multiplanare Rekonstruktion
MRA	Magnet-Resonanz-Tomographische Angiographie
MRT	Magnet-Resonanz-Tomographie
MSCT	Multislice-Computertomographie
MVP	Mitralvalvuloplastie
NAC	N-Acetylcystein
NAST	Nierenarterienstenose
NC	Necrotic Core
NIBP	Nicht-invasive Blutdruckmessung
NIH	Neointimahyperplasie
NMH	Niedermolekulares Heparin
NNT	Number needed to treat
NSAID	Nicht-steroidale Antiphlogistika
NSTE-ACS	Akutes Koronarsyndrom ohne ST-Strecken-Hebungen
NSTEMI	Nicht-ST-Strecken-Hebungsinfarkt
NYHA	New York Heart Association
OCT	Optische Kohärenztomographie
OPS	Operationen- und Prozedurenschlüssel
OR	Odds-Ratio
OTW	Over-the-Wire
PA	Posterior-anteriorer Strahlengang/Pulmonalarterie
PAH	Pulmonalarterielle Hypertonie
PAP	Pulmonalarterieller Druck
PAU	Penetrierendes Aortenulkus
pAVK	Periphere arterielle Verschlusskrankheit
PCI	Perkutane Koronarintervention
PCP	Pulmonalkapillärer Druck
PCR	Polymerase-Kettenreaktion
PCW	Pulmonalkapillärer Verschlussdruck (Wedge-Pressure)
PDA	Persistierender Ductus arteriosus

PE	Perikarderguss
PET	Positronen-Emissions-Tomographie
PFO	Persistierendes Foramen ovale
PHT	Pulmonale Hypertonie
PI	Pulmonalklappeninsuffizienz
p.o.	per os
POCT	Point-of-Care-Testsystem
PS	Pulmonalklappenstenose
PTA	Perkutane transluminale Angioplastie
PTCA	Perkutane transluminale Koronarangioplastie
PTFE	Polytetrafluoroethylen
PV	Pulmonalvene
PVR	Pulmonalvaskulärer Widerstand
PW	Pulsed Wave
QCA	Quantitative Koronaranalyse
RAA	Rechtes Vorhofohr
RAAS	Renin-Angiotensin-Aldosteron-System
RAO	Rechts-anteriore Schrägprojektion
RAP	Rechtsatrialer Druck
RCA	Rechte Koronararterie
RCX	Ramus circumflexus
RD	Ramus diagonalis/Referenzdiameter
RF	Radiofrequenzenergie
RIVA	Ramus interventricularis anterior
RIVP	Ramus interventricularis posterior
RM	Ramus marginalis
rPA	rechte Pulmonalarterie
RPLD	Ramus posterolateralis dexter
RR	gemessener Blutdruck
RV	Rechter Ventrikel
RVEDP	Rechtsventrikulärer enddiastolischer Druck
RVF	Rechtsventrikuläre Funktion
RVOT	Rechtsventrikulärer Ausflusstrakt
RVOTO	Rechtsventrikuläre Ausflusstraktobstruktion
RVP	Rechtsventrikulärer Druck
RVSP	Rechtsventrikulärer systolischer Druck
SAM	Systolische Einwärtsbewegung des anterioren Mitralsegels
SAP	Stabile Angina pectoris
SB	Seitenast/Side Branch
s.c.	subkutan
SH	Seitenlochkatheter
SOP	Standard Operating Procedure
SPECT	Single-Photonen-Emissions-Computertomographie
SQL	Structured Query Language
STEMI	ST-Strecken-Hebungsinfarkt
STS	Society of Thoracic Surgeons

SV	Schlagvolumen
SVC	Vena cava superior
SVG	Single-Venen-Graft
SVR	Systemischer vaskulärer Widerstand
TASH	Transkoronare Alkoholablation einer Septumhypertrophie
TCFA	Thin Cap Fibroatheroma
TEE	Transösophageale Echokardiographie
TESH	Transkoronare Embolisatablation einer Septumhypertrophie
TEVAR	Thoracic endovascular aortic aneursym repair
TGA	Transposition der großen Gefäße
TIA	Transitorische ischämische Attacke
TIMI	Thrombolysis in Myocardial Infarction Trial
TK	Trikuspidalklappe
TLR	Target Lesion Revascularisation
TNF	Tumornekrosefaktor
TTE	Transthorakale Echokardiographie
TVR	Target Vessel Revascularisation
TVT	Tiefe Beinvenenthrombose
UAP	Instabile Angina pectoris
UFH	Unfraktioniertes Heparin
US	Ultraschall
VAD	Ventrikuläres Unterstützungssystem
VES	Ventrikuläre Extrasystole
VF	Kammerflimmern
VH	Virtuelle Histologie
VSD	Ventrikelseptumdefekt
VT	Ventrikuläre Tachykardie
VTE	Venöse Thrombembolie
WBS	Wandbewegungsstörung
WDHZ	Westdeutsches Herzzentrum Essen
ZIT	Zentrale Informationstechnik
ZVD	Zentralvenöser Druck

Inhaltsverzeichnis

1 Persönlicher historischer Überblick 1
    1.1   Beginn der invasiven Kardiologie – 3
    1.2   Koronarangiographie – 5
            1.2.1   Grenzen der Koronarangiographie – 6
    1.3   Koronare Bypassoperation – 6
    1.4   Swan-Ganz-Katheter – 8
    1.5   Akute Infarktbehandlung – 8
    1.6   Perkutane transluminale Ballondilatation – 12
            1.6.1   Steuerbarer Draht – 14
            1.6.2   Perfusionsballonkatheter – 14
            1.6.3   Monorail-Katheter – 16
            1.6.4   Hochfrequente Rotationsangioplastie – 17
    1.7   Koronare Stententwicklung – 20
    1.8   Interventionelle Techniken bei Herzklappenfehlern – 24
            1.8.1   Aortenklappenvalvuloplastie und Aortenklappenimplantation – 24
            1.8.2   Pulmonalklappenimplantation – 28
            1.8.3   Mitralklappeninterventionen – 29
    1.9   Weitere interventionelle Techniken – 30
            1.9.1   PFO-Verschluss – 31
            1.9.2   Ablation der hypertrophen obstruktiven Kardiomyopathie (HOCM) – 31
    1.10   Interventionelle Therapie bei Erkrankung der großen Gefäße – 33
            1.10.1   Aortenisthmusstenose – 33
            1.10.2   Aortenaneurysmen/Aortendissektion – 34
            1.10.3   Interventionelle Therapie der Lungenembolie – 36
    1.11   Schlussfolgerung – 37

2 Untersuchungsvorbereitung 39
    2.1   Indikation und Kontraindikation der Herzkatheteruntersuchung – 41
    2.2   Voruntersuchung und Anamnese – 42
    2.3   Aufklärung des Patienten – 44
    2.4   Spezielle Patientenvorbereitung – 45
            2.4.1   Prämedikation – 45
            2.4.2   Kontrastmittel und Kontrastmittelallergie – 46
            2.4.3   Niereninsuffizienz – 48
            2.4.4   Schilddrüsenfunktion – 49
            2.4.5   Endokarditisprophylaxe – 50
            2.4.6   Anlage eines Blasenkatheters – 51
    2.5   Unmittelbare Untersuchungsvorbereitung – 51
            2.5.1   Patient im Katheterlabor – 51

		2.5.2	Untersuchungsplanung und -protokoll – 52	

- 2.6 Vorbereitung des OP-Tischs – 52
- 2.7 Medikamente im Herzkatheterlabor – 54

3 Punktionstechniken und Verschlusssysteme 57
- 3.1 Lokalanästhesie (Infiltrationsanästhesie) – 59
- 3.2 Arterielle Punktion – 60
  - 3.2.1 Punktion der A. femoralis – 60
  - 3.2.2 Punktion der A. radialis – 68
- 3.3 Venöse Punktion – 72
- 3.4 Verschluss der arteriellen Punktionsstelle – 73
  - 3.4.1 Manuelle Kompression – 73
  - 3.4.2 Druckverband – 74
  - 3.4.3 Verschluss mit dem AngioSeal-Verschlusssystem – 76
  - 3.4.4 Verschluss mit dem Perclose-ProGlide-Verschlusssystem – 80
  - 3.4.5 Verschluss mit dem Prostar-System – 85
  - 3.4.6 Preclose-Technik – 87
  - 3.4.7 Verschluss nach Punktion der A. radialis – 87
  - 3.4.8 Prozedere bei Leistenhämatom und Blutung – 90
  - 3.4.9 Therapie des iatrogenen Aneurysma spurium durch den Kardiologen – 94

4 Strahlenschutz im Herzkatheterlabor – Praktische Aspekte 103
- 4.1 Einleitung – 105
  - 4.1.1 Grundlagen – 105
  - 4.1.2 Strahlenexposition in der Medizin – 106
- 4.2 Strahlenschutz für den Patienten – 107
  - 4.2.1 Fluoroskopie vs. Filmaufnahmen (Akquisition) – 107
  - 4.2.2 Expositionszeit – 108
  - 4.2.3 Abstand Patient – Röntgenröhre – Bildwandler – 109
  - 4.2.4 Einblenden – 109
  - 4.2.5 Rationaler Einsatz von Röntgenprojektionen – 110
- 4.3 Strahlenschutz für den Untersucher – 111
  - 4.3.1 Strahlenschutzbereiche: Kontroll- und Überwachungsbereich – 111
  - 4.3.2 Bauliche Maßnahmen – 112
  - 4.3.3 Persönliche Maßnahmen – 113
  - 4.3.4 Krebsrisiko – 115

5 Diagnostische Koronarangiographie 117
- 5.1 Koronaranatomie – 119
  - 5.1.1 Segmenteinteilung der Koronararterien – 119
  - 5.1.2 Koronarvenöses System – 121
  - 5.1.3 Koronaranomalien – 123
- 5.2 Laevokardiographie und Aortendarstellung – 125
  - 5.2.1 Theoretische Grundlagen – 125
  - 5.2.2 Praktische Durchführung – 127
  - 5.2.3 Befundung des Ventrikulogramms und des Aortogramms – 130
- 5.3 Koronarangiographie – 134

		5.3.1	Theoretische Grundlagen – 134

- 5.3.1 Theoretische Grundlagen – 134
- 5.3.2 Praktische Durchführung – 134
- 5.3.3 Befundung – 151

5.4 Diagnostische Herzkatheteruntersuchungen und koronare Interventionen via A. radialis – 164
- 5.4.1 Einleitung – 164
- 5.4.2 Voraussetzungen des Untersuchers – 165
- 5.4.3 Wahl der Punktionsstelle – 165
- 5.4.4 Vorbereiten der Punktionsstelle – 165
- 5.4.5 Auswahl der Schleuse – 166
- 5.4.6 Schleusenlänge – 166
- 5.4.7 Vermeidung von Spasmen – 166
- 5.4.8 Anatomie und mögliche Probleme bei Vorführen des Drahts – 167
- 5.4.9 Grenzen der Methode – 168
- 5.4.10 Auswahl der Diagnostikkatheter – 168
- 5.4.11 Beenden der Untersuchung – 169
- 5.4.12 Spasmen beim Schleusenzug – 169
- 5.4.13 Verband – 169
- 5.4.14 Sicherheit des Zugangs via A. radialis – 170
- 5.4.15 Lernkurve und Strahlenbelastung – 170
- 5.4.16 Zusammenfassung – 171

6 Erweiterte morphologische und funktionelle Koronardiagnostik 175

6.1 Quantitative Koronarangiographie – 177

6.2 Intrakoronarer Doppler – 179
- 6.2.1 Einführung – 179
- 6.2.2 ICD: technische Details – 179
- 6.2.3 Mögliche Komplikationen – 179
- 6.2.4 Pathophysiologie der Koronardurchblutung – 180
- 6.2.5 ICD: Normalwerte – 182
- 6.2.6 Syndrom X – 185
- 6.2.7 Koronare Herzerkrankung – 189
- 6.2.8 Intrakoronarer Doppler – Durchführung – 196

6.3 Druckdrahtmessung: Bestimmung der FFR – 199
- 6.3.1 Einführung – 199
- 6.3.2 Durchführung der Druckdrahtmessung – 200
- 6.3.3 Normalwerte – 202
- 6.3.4 Limitationen der Methode – 202
- 6.3.5 Adenosin-Gabe – 202
- 6.3.6 Pitfalls – 203
- 6.3.7 Studienlage – 203

6.4 Intravaskulärer Ultraschall – 207
- 6.4.1 Einleitung – 207
- 6.4.2 Technik des IVUS – 207
- 6.4.3 Anwendung des IVUS im Katheterlabor – 210
- 6.4.4 Ultraschallorientierung – 212
- 6.4.5 Gewebedifferenzierung – 213

- 6.4.6 Gefäßaufbau – 215
- 6.4.7 Atherosklerose der Koronararterien – 215
- 6.4.8 Virtuelle Histologie – 217
- 6.4.9 Positives/kompensatorisches Remodelling – 223
- 6.4.10 Negatives Remodelling – 226
- 6.4.11 IVUS-Auswertung – 226
- 6.4.12 Sicherheit und Nebenwirkungen – 228
- 6.4.13 Normalwerte – 230
- 6.5 Optische Kohärenztomographie – 230
  - 6.5.1 Grundlagen – 230
  - 6.5.2 OCT-Systeme – 231
  - 6.5.3 Wertigkeit der OCT – 232
- 6.6 Vasomotionstestung – 233

7 Rechtsherzkatheterisierung 235
- 7.1 Durchführung – 237
- 7.2 Druckkurven im Rechtsherzkatheter – 243
- 7.3 Berechnungen – 245
  - 7.3.1 Vaskulärer Widerstand – 245
  - 7.3.2 Systemischer Widerstand – 245
  - 7.3.3 Pulmonaler Gefäßwiderstand – 245
  - 7.3.4 Berechnung des HZV und Shuntberechnung – 245
- 7.4 Klassifizierung der pulmonalen Hypertonie – 247
- 7.5 Pulmonalisangiographie – 247
- 7.6 Diagnostik bei Klappenvitien – 250
  - 7.6.1 Allgemeines Vorgehen – 250
  - 7.6.2 Gorlin-Formeln – 250
  - 7.6.3 Mitralklappeninsuffizienz – 250
  - 7.6.4 Mitralklappenstenose – 251
  - 7.6.5 Aortenklappenstenose – 252
  - 7.6.6 Aortenklappeninsuffizienz – 252
- 7.7 Pericarditis constrictiva und restriktive Kardiomyopathie – 252
  - 7.7.1 Einleitung – 252
  - 7.7.2 Echokardiographische Zeichen der Pericarditis constrictiva und Differenzierung zur restriktiven Kardiomyopathie – 253
  - 7.7.3 Hämodynamische Evaluation – 256
- 7.8 Diagnostik bei Kardiomyopathien – 256
  - 7.8.1 Allgemeines Vorgehen – 256
  - 7.8.2 Restriktive Kardiomyopathie – 259
  - 7.8.3 Dilatative Kardiomyopathie – 259

8 Myokardbiopsie 261
- 8.1 Rechtsventrikuläre Biopsie – 263
- 8.2 Linksventrikuläre Biopsie – 266
  - 8.2.1 Komplikationen – 267
- 8.3 Nachkontrolle – 267

9 Periinterventionelle Ultraschalldiagnostik 269
- 9.1 Einleitung – 271
- 9.2 Technische Ausstattung – 271
- 9.3 Ultraschall des Herzens und der großen Gefäße – 272
  - 9.3.1 Einleitung – 272
  - 9.3.2 Technik der intrakardialen Ultraschalldiagnostik – 272
  - 9.3.3 Intrakardiale Bildgebung – 273
  - 9.3.4 Anwendung des intrakardialen Ultraschalls – 274
  - 9.3.5 Intraaortaler Ultraschall – 277
  - 9.3.6 Intrapulmonaler Ultraschall – 280
- 9.4 Transthorakales Monitoring bei Myokardbiopsien – 281
- 9.5 Septalastablation bei HOCM: transthorakales Monitoring – 281
- 9.6 Klappenvalvuloplastie, -implantation und -rekonstruktion – 282
- 9.7 Notfallsituationen – 284

10 Postinterventionelles Prozedere 287
- 10.1 Medikamentöse Therapie nach der Herzkatheteruntersuchung – 289
  - 10.1.1 Einleitung – 289
  - 10.1.2 Thrombozytenfunktionshemmer – 290
  - 10.1.3 Thrombin-Antagonisten – 294
  - 10.1.4 GPIIb/IIIa-Inhibitoren – 298
- 10.2 Dokumentation und Befundung – 299
- 10.3 Qualitätsmanagement im Herzkatheterlabor – 304
  - 10.3.1 Interne Qualitätssicherung – 304
  - 10.3.2 Externe Qualitätssicherung – BQS – 306

11 Notfallmanagement im Herzkatheterlabor 309
- 11.1 Einleitung – 311
- 11.2 Generelle Maßnahmen – 311
- 11.3 Bradykarde Herzrhythmusstörungen – 311
- 11.4 Anlage eines temporären Schrittmachers – 312
- 11.5 Tachykarde Herzrhythmusstörungen – 313
- 11.6 Hypertensiver Notfall – 314
- 11.7 Lungenödem – 315
- 11.8 Perikardtamponade – 315
  - 11.8.1 Klinik der Perikardtamponade – 315
  - 11.8.2 Bestimmung der Ergussmenge im Echokardiogramm – 316
  - 11.8.3 Echokardiographie der Perikardtamponade – 319
  - 11.8.4 Mögliche Ursachen einer falsch positiven Diagnose eines Perikardergusses – 320
  - 11.8.5 Perikardpunktion – 320
  - 11.8.6 Perikardfensterung – 328

12 Ambulanter Herzkatheter: Vorbereitung, Aufklärung, Nachsorge 331
- 12.1 Einleitung – 333
- 12.2 Aufklärung – 333
- 12.3 Gesonderte Informationen zur Stentimplantation – 337
- 12.4 Besonderheiten der ambulanten Herzkatheteruntersuchung – 338

13 Angeborene Herzfehler im Erwachsenenalter **341**
    13.1   Einleitung – 343
    13.2   Angeborene Herzfehler und Lebensqualität – 344
    13.3   Angeborene Herzfehler – 345
        13.3.1   Pulmonalstenose – 345
        13.3.2   Aortenstenose – 347
        13.3.3   Aortenisthmusstenose (Coarctatio aortae, ISTA) – 348
        13.3.4   Ventrikelseptumdefekt – 352
        13.3.5   Vorhofseptumdefekt – 354
        13.3.6   Persistierender Ductus arteriosus Botalli – 356
        13.3.7   Truncus arteriosus communis – 358
        13.3.8   Fallot-Tetralogie (Tetrade) und Fallot-Pentalogie (Tetrade + ASD) – 358
        13.3.9   Transposition der großen Gefäße (TGA) – 361
        13.3.10   Trikuspidalatresie – 361
        13.3.11   Ebstein-Anomalie – 363
        13.3.12   Hypoplastisches Linksherzsyndrom – 363
        13.3.13   Endokardfibroelastose – 364
    13.4   Operationsverfahren – 364
        13.4.1   Fontan-Operation – 364
        13.4.2   Arterielle Switch-Operation bei TGA – 366
        13.4.3   Vorhofumkehr nach Senning oder Mustard – 367
        13.4.4   Rastelli-Operation – 368
        13.4.5   Glenn-Anastomose bei univentrikulärem Herz – 368
        13.5.6   Blalock-Taussig-Shunt, Waterston-Anastomose, Potts-Anastomose – 368
    13.5   Herzrhythmusstörungen – 369
        13.5.1   Herzrhythmusstörungen bei herzgesunden Kindern – 369
        13.5.2   Herzrhythmusstörungen bei herzkranken Kindern – 369
        13.5.3   Harmlose Rhythmusstörungen – 369
        13.5.4   Potenziell gefährliche Rhythmusstörungen – 369
        13.5.5   Indikation für eine antiarrhythmische Therapie – 369
        13.5.6   WPW-Syndrom – 370

14 Technische und personelle Voraussetzungen für die Herzkatheterdiagnostik und Intervention **371**
    14.1   Personelle, technische und bauliche Voraussetzungen – 373
        14.1.1   Personal – 373
        14.1.2   Schutzmaßnahmen – 375
        14.1.3   Bauliche und strukturelle Voraussetzungen – 376
        14.1.4   OP-Bereitschaft – 381
        14.1.5   Kardiologische Besprechung – 381
        14.1.6   Kardiochirurgische Besprechung – 381
    14.2   Kardiovaskuläres Informationssystem im Westdeutschen Herzzentrum Essen – 383
        14.2.1   Einleitung – 383
        14.2.2   Netzwerkstruktur – 384
        14.2.3   Elektronische Terminplanung – 384
        14.2.4   Digitale Elektrokardiographie – 386

14.2.5 Digitale Angiographie mit Integration des IVUS – 386
14.2.6 Digitale Archivierung und Bildverteilung im DICOM-Format – 386
14.2.7 Befunderstellung und Arztbriefschreibung – 388
14.2.8 Produktivitätszuwachs durch das CVIS – 389

15 Koronare Intervention 391
15.1 Einleitung als Vorbemerkung zur PCI – 393
15.2 Indikationen zur PCI – 399
  15.2.1 Einleitung – 399
  15.2.2 Diagnostik – 400
  15.2.3 Indikation zur PCI – 402
15.3 Koronare Interventionen – Materialien – 414
  15.3.1 Führungsdrähte – 414
  15.3.2 Führungskatheter – 415
  15.3.3 Ballonkatheter – 416
  15.3.4 Koronare Stents – 419
  15.3.5 Stentthrombosen – 454
  15.3.6 Stentfrakturen – 455
15.4 Koronare Interventionen – Mechanismus der PCI – 456
15.5 Koronare Interventionen – Technik der PCI – 459
  15.5.1 Wahl des Führungskatheters – 459
  15.5.2 Y-Konnektor – 463
  15.5.3 Sondierung der Koronarstenose – 464
  15.5.4 Auswahl des Ballonkatheters – 464
  15.5.5 Determinanten der Restenosierung nach PTCA – 467
  15.5.6 Stentimplantation – 467
  15.5.7 Erfolgskriterien der PTCA und Stentimplantation – 473
  15.5.8 IVUS-geführte BMS-Implantation – 473
  15.5.9 IVUS-geführte DES-Implantation – 474
15.6 Durchführung der PCI – 475
  15.6.1 Vorbereitung – 475
  15.6.2 Praktische Durchführung – 475
15.7 Koronare Interventionen – Spezielle Techniken – 478
  15.7.1 Buddy-Wire-Technik – 478
  15.7.2 Jailed-Buddy-Wire-Technik – 478
  15.7.3 Doppeldraht-Technik – 479
  15.7.4 Flip-Flop-Technik – 479
  15.7.5 Nato-Methode – 479
15.8 Unmittelbare Nachbehandlung – 480
15.9 Koronare Komplikationen nach PCI – 480
15.10 Fallbeispiel – 480
  15.10.1 Vorgehen bei schwieriger verkalkter Stenose der RCA – 480

16 Spezielle Koronarinterventionen 487
16.1 Interventionen an aortokoronaren Bypässen – 489
  16.1.1 Hintergrund – 489
  16.1.2 Praktisches Vorgehen – 492

- 16.2 Bifurkationsstenosen – 500
  - 16.2.1 Einleitung – 500
  - 16.2.2 Definition und Klassifikation von Bifurkationsstenosen – 501
  - 16.2.3 Strategie der PCI einer Bifurkationsstenose – 503
  - 16.2.4 Ballonkatheter und Stents zur Behandlung von Bifurkationsstenosen – 506
  - 16.2.5 Praktisches Vorgehen – 510
  - 16.2.6 Beispiele – 512
- 16.3 Ostiale Läsionen – 512
  - 16.3.1 Führungskatheter – 512
  - 16.3.2 PTCA der Ostiumstenose – 514
  - 16.3.3 Stentimplantation – 514
- 16.4 Koronare Restenose – 520
  - 16.4.1 Einführung – 520
  - 16.4.2 Pathogenese der Restenose – 521
  - 16.4.3 Koronare Stentimplantation zur Therapie der Restenosierung nach PTCA – 527
  - 16.4.4 Instent-Restenosen: Klassifizierung – 527
  - 16.4.5 ISR bei DES – 527
  - 16.4.6 Restenosebezogene mechanische Faktoren – 529
  - 16.4.7 Quantifizierung der Restenose mittels IVUS – 529
  - 16.4.8 Stentstrebenbrüche und ISR – 531
  - 16.4.9 Allergien nach Stentimplantation – 533
  - 16.4.10 Zeitverlauf der Restenosierung – 533
  - 16.4.11 Therapie der ISR – 533
  - 16.4.12 Prognose für Patienten nach Entwicklung einer ISR – 540
- 16.5 Hochfrequente Rotationsatherektomie (Rotablation) – 540
  - 16.5.1 Einleitung – 540
  - 16.5.2 Prinzip der hochfrequenten Rotationsangioplastie – 541
  - 16.5.3 Indikationen zur Rotablation – 542
  - 16.5.4 Systembeschreibung des Rotablators – 543
  - 16.5.5 Technik der Nutzung des Rotablators – 544
  - 16.5.6 Potenzielle Komplikationsmöglichkeiten – 549
- 16.6 PCI der chronischen Gefäßverschlüsse – 553
  - 16.6.1 Einleitung – 553
  - 16.6.2 Pathologisch-anatomische Befunde – 553
  - 16.6.3 Indikation zur Rekanalisation einer CTO – 554
  - 16.6.4 Erfolgsraten der Rekanalisation – 555
  - 16.6.5 Technische Ausrüstung – 556
  - 16.6.6 Vorgehen bei fehlender Ballonpassage nach Drahtvorführung einer CTO – 563
  - 16.6.7 Neuentwicklungen interventioneller Instrumente für die Rekanalisation – 563
  - 16.6.8 Antegrade Drahttechnik zur Gefäßrekanalisation nach Yao Kang – 564
  - 16.6.9 Retrograde Technik der CTO-Rekanalisation – 567
- 16.7 Hauptstammerkrankungen – 573

		16.7.1	Einführung – 573
		16.7.2	Pathologische Anatomie – 573
		16.7.3	Klinik der Hauptstammstenose – 573
		16.7.4	Koronarangiographie, IVUS und Autopsien – 576
		16.7.5	Hauptstammäquivalent – 577
		16.7.6	PCI der Hauptstammstenose – 577
		16.7.7	Vergleich der PCI und der Bypassoperation – 579

17 Behandlungsstrategien in besonderen Fällen 583

- 17.1 Akuter Myokardinfarkt – 585
  - 17.1.1 Einleitung – 585
  - 17.1.2 Chest Pain Unit – 588
  - 17.1.3 ACS ohne ST-Strecken-Hebungen (NSTE-ACS) – 589
  - 17.1.4 ACS mit ST-Strecken-Hebungen (STEMI) – 594
  - 17.1.5 Akuter Myokardinfarkt – endovaskuläre Kühlung nach Reanimation – 597
  - 17.1.6 Akuter Myokardinfarkt – PCI – 599
  - 17.1.7 Adjuvante Medikation – 602
  - 17.1.8 Intrakoronare Thrombusaspiration – 602
  - 17.1.9 Postconditioning – 605
- 17.2 No-Reflow-Phänomen – 605
  - 17.2.1 Einleitung – 605
  - 17.2.2 Pathophysiologie – 606
  - 17.2.3 Risikofaktoren und Determinanten – 606
  - 17.2.4 Diagnose des No-Reflow-Phänomens – 607
  - 17.2.5 Therapie – 607
  - 17.2.6 Prävention des No-Reflow-Phänomens – 608
  - 17.2.7 Schlussfolgerung – 609
- 17.3 Koronarperforation – 609
  - 17.3.1 Einleitung – 609
  - 17.3.2 Klassifikation – 609
  - 17.3.3 Risikofaktoren – 610
  - 17.3.4 Klinik – 610
  - 17.3.5 Management – 610
- 17.4 Periinterventioneller (iatrogener) Schlaganfall – 613
  - 17.4.1 Einleitung – 613
  - 17.4.2 Risikofaktoren – 613
  - 17.4.3 Folge-Erscheinungen – 613
  - 17.4.4 Vorsichtsmaßnahmen – 614
  - 17.4.5 Bild des Schlaganfalls während der HKU – 614
  - 17.4.6 Therapie des periinterventionellen Schlaganfalls – 617
  - 17.4.7 Zusammenfassung – 618
- 17.5 Cholesterinemboliesyndrom – 618
- 17.6 Bergung von intrakardialen Fremdkörpern – 619
  - 17.6.1 Einleitung – 619
  - 17.6.2 Fremdkörperbergung mittels Fangschlingen – 619
  - 17.6.3 Bergung embolisierter Koronarstents – 622

18 Linksherzunterstützungsverfahren 625
18.1 Intraaortale Ballonpumpe – 627
  18.1.1 Prinzip der IABP – 627
  18.1.2 Diastolische Phase (Augmentation) – 628
  18.1.3 Systolische Phase – 628
18.2 Tandem Heart – 631
18.3 Impella-System – 632
  18.3.1 Impella 2.5 im Vergleich zur Impella 5.0 – 632
  18.3.2 Indikationen, Kontraindikationen und Komplikationen – 635
  18.3.3 Ablaufplan für die Implantierung einer Impella 2.5 – 637
18.4 Lifebridge-System – 638
18.5 CardioBridge-System – 638

19 Koronarfisteln und Fistelverschluss 641
19.1 Einleitung – 643
19.2 Diagnostik – 643
19.3 Therapieoptionen – 645
  19.3.1 Durchführung der Coil-Embolisierung – 646
  19.3.2 Komplikationen der Coil-Embolisierung – 648
19.4 Schlussfolgerung – 649

20 Therapie der Aortenisthmusstenose 651
20.1 Einleitung – 653
20.2 Indikation – 653
20.3 Diagnostik – 654
20.4 Intervention – 654
20.5 Erfolgskontrolle – 656
20.6 Komplikationen – 657
  20.6.1 Technische Komplikationen – 657
  20.6.2 Komplikationen im Bereich der Aortenwand – 658
  20.6.3 Periphere vaskukäre Komplikationen – 659
20.7 Postinterventionelle Beobachtung – 659

21 Aortenklappenstenose: Diagnostik, Valvuloplastie und perkutane Aortenklappenimplantation 661
21.1 Indikation zur HKU – 663
21.2 HKU bei Aortenklappenstenose – 663
21.3 Therapieoptionen – 666
  21.3.1 Ballonvalvuloplastie – 667
  21.3.2 Perkutane Aortenklappenimplantation – 670

22 Endovaskuläre Aortenstentgraftimplantation bei thorakalen und abdominellen Aortenerkrankungen 685
22.1 Einleitung: Aortenerkrankungen – 687
  22.1.1 Aortendissektion – 687
  22.1.2 Aortenaneurysma – 689
  22.1.3 Hintergrund der endovaskulären Aortenstentgraftimplantation – 690
  22.1.4 Prinzip der endovaskulären Aortenstentgraftimplantation – 690

22.2 Thorakale Aortenstentgraftimplantation – 691
    22.2.1 Indikation zur thorakalen Aortenstentgraftimplantation – 691
    22.2.2 Vorbereitung und Planung des Eingriffs – 692
    22.2.3 Praktische Durchführung der thorakalen Aortenstentgraftimplantation – 695
    22.2.4 Patientennachsorge – 700
22.3 Infrarenale Aortenstentgraftimplantation – 701
    22.3.1 Indikation zur infrarenalen Aortenstentgraftimplantation – 701
    22.3.2 Vorbereitung und Planung des Eingriffs – 702
    22.3.3 Praktische Durchführung der infrarenalen Aortenstentgraftimplantation – 704
    22.3.4 Patientennachsorge – 707

23 Mitralklappenvalvuloplastie — 709
23.1 Einleitung – 711
23.2 Indikation – 713
23.3 Technik der Mitralklappenvalvuloplastie – 713
    23.3.1 Transseptale Punktion – 713
    23.3.2 Mitralvalvuloplastie – 717
23.4 Erfolgsrate und Komplikationen – 722

24 Interventionelle Pulmonalklappenimplantation — 723
24.1 Grundlagen – 725
24.2 Indikationen – 726
24.3 Interventionelle Vorgehensweise – 727
24.4 Periinterventionelle medikamentöse Therapie und Follow-up-Untersuchungen – 732

25 Defekte im interatrialen Septum (Fossa-ovalis-Defekte) — 735
25.1 Einleitung – 737
25.2 Vorhofseptumdefekt – 737
25.3 Persistierendes Foramen ovale – 738
25.4 Diagnostik interatrialer Verbindungen – 739
25.5 Indikationen zum PFO/ASD-Verschluss – 741
25.6 Interventioneller Verschluss – 742
    25.6.1 Defektgrößenbestimmung – 743
    25.6.2 Auswahl des Okkludersystems – 744
    25.6.3 Implantationstechnik – 747
    25.6.4 Alternative Implantationsmethode nach Prof. Meier (Inselspital, Bern) – 750
    25.6.5 Nachuntersuchungen – 751

26 Nierenarterienstenosen — 753
26.1 Pathogenese und Pathophysiologie der Nierenarterienstenose – 755
26.2 Diagnostik – 756
26.3 Interventionelle Therapie – 757
    26.3.1 Indikation – 757
    26.3.2 Technik – 757

- 26.4 Komplikationen – 759
- 26.5 Restenosierung – 759
- 26.6 Therapie der schweren arteriellen Hypertonie – 759
- 26.7 Prognose – 760

27 Hypertroph-obstruktive Kardiomyopathie — 765
- 27.1 Grundlagen – 765
- 27.2 Klinik und Diagnostik – 768
- 27.3 Interventionelle Behandlung der HOCM – 770
- 27.4 Technik der Septalastablation – 772
  - 27.4.1 Alkoholablation (TASH) – 775
  - 27.4.2 Mikrosphärenablation (TESH) – 775
  - 27.4.3 Postinterventionelle Maßnahmen – 777

28 Hybridraum — 779
- 28.1 Räumlichkeit – 781
- 28.2 Hybrideingriffe – 782
  - 28.2.1 Aortendissektionen – 782
  - 28.2.2 Aortenklappenimplantation – 783
  - 28.2.3 Lungenembolie – 784
  - 28.2.4 Hybrid-ACVB und -PCI – 784

29 Lungenembolie — 785
- 29.1 Einführung – 787
- 29.2 Epidemiologie – 787
- 29.3 Pathogenese der Lungenembolie – 787
  - 29.3.1 Definition – 787
  - 29.3.2 Virchow'sche Trias – 787
- 29.4 Diagnostik der Lungenembolie – 789
  - 29.4.1 Risikostratifizierung – 789
  - 29.4.2 Elektrokardiogramm – 790
  - 29.4.3 Echokardiogramm – 790
  - 29.4.4 Kardiale Biomarker und D-Dimer – 791
  - 29.4.5 Computertomographie – 791
  - 29.4.6 Lungenperfusionsszintigraphie – 792
  - 29.4.7 Pulmonalisangiographie – 793
- 29.5 Diagnostische Algorithmen zur Diagnostik und Therapie von Patienten mit V.a. Lungenembolie – 794
- 29.6 Therapeutische Maßnahmen – 795
  - 29.6.1 Antikoagulation und Thrombolyse – 795
  - 29.6.2 Invasive Therapiestrategien der Lungenembolien – mechanische Katheterfragmentation – 798

30 Neue Techniken für die katheterbasierte Behandlung von Herzerkrankungen — 805
- 30.1 Vorhofohrverschluss – 807
  - 30.1.1 Vorbemerkung – 807
  - 30.1.2 Interventionelle Verfahren – 808
  - 30.1.3 Patientenauswahl – 815

30.1.4 Echokardiographische Beurteilung des Vorhofohrverschlusses – 817
30.1.5 Zusammenfassung – 818
30.2 Interventionelle Behandlung der Mitralklappeninsuffizienz – 818
30.2.1 Hintergrund – 818
30.2.2 Katheterinterventionelle Techniken – 818
30.3 Absorbierbare Stents: eine vielversprechende Neuerung? – 826
30.3.1 Einleitung – 826
30.3.2 Katheterbasierte temporäre Stents – 827
30.3.3 Temporäre koronare Stentimplantation – 827
30.3.4 Absorbierbare Polymerstents zur koronaren Stentimplantation – 828
30.3.5 Absorbierbarer Polymerstent mit Everolimus-Beladung – 829
30.3.6 Temporäre absorbierbare Metallstents – 830
30.4 Simulation von Herzkatheteruntersuchungen – 838
30.4.1 Simulatortraining – 838
30.4.2 Simulation geplanter Interventionen – 841

Anhang

Literatur 845

Materialien 929

Stichwortverzeichnis 939

1 Persönlicher historischer Überblick

1.1	Beginn der invasiven Kardiologie	3
1.2	Koronarangiographie	5
	1.2.1 Grenzen der Koronarangiographie – 6	
1.3	Koronare Bypassoperation	6
1.4	Swan-Ganz-Katheter	8
1.5	Akute Infarktbehandlung	8
1.6	Perkutane transluminale Ballondilatation	12
	1.6.1 Steuerbarer Draht – 14	
	1.6.2 Perfusionsballonkatheter – 14	
	1.6.3 Monorail-Katheter – 16	
	1.6.4 Hochfrequente Rotationsangioplastie – 17	
1.7	Koronare Stententwicklung	20
1.8	Interventionelle Techniken bei Herzklappenfehlern	24
	1.8.1 Aortenklappenvalvuloplastie und Aortenklappenimplantation – 24	
	1.8.2 Pulmonalklappenimplantation – 28	
	1.8.3 Mitralklappeninterventionen – 29	
1.9	Weitere interventionelle Techniken	30
	1.9.1 PFO-Verschluss – 31	
	1.9.2 Ablation der hypertrophen obstruktiven Kardiomyopathie (HOCM) – 31	
1.10	Interventionelle Therapie bei Erkrankung der großen Gefäße	33
	1.10.1 Aortenisthmusstenose – 33	
	1.10.2 Aortenaneurysmen/Aortendissektion – 34	
	1.10.3 Interventionelle Therapie der Lungenembolie – 36	
1.11	Schlussfolgerung	37

1 Persönlicher historischer Überblick

R. Erbel

1.1 Beginn der invasiven Kardiologie

Bereits vor 300 Jahren wurde die Herzkatheteruntersuchung (HKU) experimentell durchgeführt [1]. Eindrucksvoll belegen die alten Physiologiebücher, wie bei Pferden mit Glasröhren bis zum rechten Vorhof (RA) sowie zum rechten und linken Ventrikel (RV, LV) vorgedrungen und ausgezeichnete Druckkurven aufgezeichnet wurden, wie die fast dämpfungsfreien Aufzeichnungen der Kontraktion und Relaxation erkennen lassen [2]. Simultan wurden Druckkurven der Ventrikel, des RA und die Pulsation der Herzspitze sowie die Herztöne registriert (s. Abb. 1.1). Noch bevor das Elektrokardiogramm (EKG) erfunden worden war, wurde neben der Druckmanometrie auch die Bestimmung des Herzminutenvolumens (HMV) nach der von A. E. Fick vorgeschlagenen Methode entwickelt [3].

W. Forßmann war der Erste, der 1929 als 25-jähriger einen 65 cm langen Katheter, der für die urogenitale Untersuchung genutzt wurde, in eine Armvene bis zum RA vorschob. In den nächsten 2 Jahren nahm er weitere Katheterisierungen vor, u.a. auch 6 × bei sich selbst – ein ethisch höchst beeindruckendes Verhalten eines Arztes. Gefäß- und Herzdarstellungen mittels Kontrastmittelinjektionen wurden bereits von ihm und anderen Kollegen demonstriert [5–8]. Auf die Möglichkeiten in der Diagnostik von Patienten mit angeborenen Herzfehlern wiesen Brannon et al. 1945 hin [9]. Entscheidend war die Entwicklung der intrakardialen Druckmessung durch Cournand et al., die die Kenntnisse über den Lungenkreislauf er-

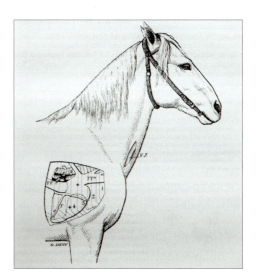
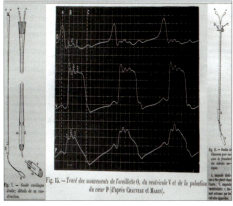

Abb. 1.1: Darstellung aus dem Physiologiebuch von J. P. Morat und M. Doyon von 1899 mit Kurven des RA und RV sowie der Pulsation des Herzens, aufgenommen mit den in der Abbildung dargestellten Instrumenten, die in die Halsgefäße beim Pferd eingeführt wurden. Die Qualität der Aufzeichnungen imponiert mit Details wie den früh- und enddiastolischen Druckwerten sowie mit der Darstellung des raschen Anstiegs und Abfalls des Drucks im Ventrikel.

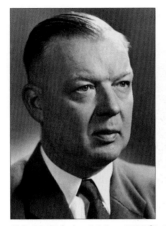 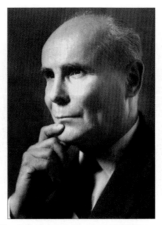 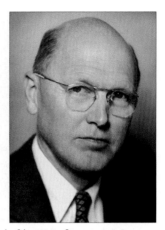

Abb. 1.2: Nobelpreisträger 1956 für Physiologie und Medizin: die Wissenschaftler W. Forßmann, A. F. Cournand und D. W. Richards für die Entdeckung zur Katheterisierung und zu den pathologischen Veränderungen im Herzkreislauf [http://www.nobelprize.org/nobel_prizes/medicine/laureates/1956 [07.09.2010]]

weiterten, in Arbeiten, für die Cournand 1956 zusammen mit Forßmann und Richards mit dem Nobelpreis (s. Abb. 1.2) ausgezeichnet wurden [10].

Für die weitere Entwicklung der HKU waren die Beschreibung des pulmonalen Kapillardrucks in der Wedge-Position (pulmonale Kapillardruckmessung) zur Vervollständigung der Analyse der kardialen Hämodynamik und die Messung der Sauerstoffsättigung von Bedeutung [11, 12]. Die Bestimmung des HMV mittels Indikatorverdünnungsmethode war der nächste wichtige Schritt [13]. Auf der Basis dieser Analysen konnten dann Gorlin et al. die Methode zur Berechnung der Klappenöffnungsfläche (KÖF) von stenosierten Herzklappen und Shunts beschreiben [14]. Wichtig war auch die Einführung der transkutanen Katheterisierung, die zur retrograden Untersuchung des Herzens führte und 1953 von Seldinger eingeführt wurde [15]. Von Seldinger stammen auch die ersten Beschreibungen der Untersuchung der Leber- und Nierenarterien [16].

Stenosierte Herzklappen verhinderten die Sondierung des Herzens, insbesondere bei der Aortenklappenstenose (AS), da der LV retrograd nicht erreicht und Klappengradienten über Mitral- und Aortenklappe nicht bestimmt werden konnten. Heroische Punktionstechniken mit Zugang über den Rücken oder transbronchiale Punktionen sowie linksventrikuläre Punktionen über die Herzspitze wurden vorgeschlagen. Die Analyse der letztgenannten Techniken diente Gleichmann zur Deutung von Formänderungen im Apexkardiogramm [17]. Aufbauend auf diesen Erkenntnissen wurden simultane Bestimmungen der Volumina des LV im Echokardiogramm und im linksventrikulären Angiogramm durchgeführt, und die Unterschätzung der Volumina aufgrund einer tangentialen Schnittbildung im 2D-Echokardiogramm (s. Abb. 1.3) aufgedeckt [18]. Den entscheidenden Durchbruch schafften Cobe und Ross, die die transseptale Katheterisierung des linken Herzens entwickelten [19, 20]. Verschiedene Variationen der Kathetertechnik folgten. Heute noch ist die Punktion mittels Brockenbrough-Nadel unter Verwendung eines Mullins-Bestecks geläufig [21]. Neu ist die Nutzung des Radiofrequenzstroms an der Nadelspitze, der die Durchstoßung des interatrialen Septums (IAS) wesentlich erleichtert. Mittels Real-Time-3D-Echokardiographie kann die Punktion zusätzlich geführt und noch sicherer gestaltet werden.

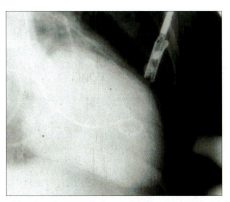 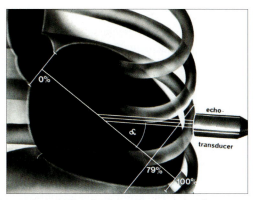

Abb. 1.3: Echoventrikulographie des LV mit abgebildetem Ultraschallkopf auf der Thoraxwand, aufgesetzt im Interkostalraum (ICR) an der Stelle des Herzspitzenstoßes. **Rechts:** schematische Darstellung der Position des Ultraschallkopfs im Vergleich zur Längsachse des LV. Modifiziert nach [18]

1.2 Koronarangiographie

In den 1950er Jahren bemühten sich die Wissenschaftler um die Darstellung der Herzkranzgefäße. Allgemein wurde aber aufgrund von Tierversuchen befürchtet, dass die Sondierung mit schweren Arrhythmien bis hin zum Kammerflimmern verbunden sein könnte. Die Reanimation und Defibrillation waren zu dieser Zeit noch nicht entwickelt worden. Die entscheidenden Schritte kamen von amerikanischen Ärzten. Amplatz et al. entwickelten die retrograde Kardangiographie als Test für die Aortenklappeninsuffizienz (AI) [22]. In seiner Arbeitsgruppe hatte er erhebliche Erfahrung mit der Linksherzkatheterisierung zur Analyse von Aorten- und Mitralklappenerkrankungen gewonnen. Bei einem Vortrag in Rotterdam berichtete er über diese Zeit. Er konnte sich gut daran erinnern, dass u.a. bis zu $1/2$ l Luft in die Aorta nach Injektion von Kontrastmittel (KM) injiziert wurde, um das Kontrastmittel in die Koronargefäße zu drücken. In der Folge waren die Patienten lange Zeit bewusstlos, und in den Koronararterien wurden durch die Luft Verschlüsse vorgetäuscht, die später im koronarchirurgischen Eingriff nicht bestätigt werden konnten. Es war am 30.10.1958, als Lewis in Cleveland unter Anweisung von Sones eine Aortographie vornahm. Während dieser Aortographie fiel die Spitze des Katheters in das Ostium der rechten Koronararterie (RCA): Die selektive Koronarangiographie war geboren. In der Folge entwickelte der Patient eine kurze Asystolie, die er, aufgefordert von Sones, kräftig zu husten, überstand [23]. Sones erkannte die Bedeutung dieser „Fehlinjektion". Er entwickelte die Sones-Technik. Der Katheter wurde nach Freilegung über die A. brachialis zur Angiographie des LV und der linken und rechten Koronarangiographie genutzt; eine Technik, die Anfang der 1970er Jahre in Düsseldorf Standard war [24]. Die Entdeckung stimulierte auch andere Radiologen. Die von Sones vorgeschlagene Technik wurde weiterentwickelt und abgewandelt durch Bousen und Judkins [25–27], die einen eigenen Katheter zur perkutanen transfemoralen selektiven Koronarangiographie vorschlugen. Zwischen beiden Radiologen entbrannte ein heftiger Streit, der sehr kontrovers geführt wurde: Interessanterweise befand jeder die Methode des anderen als die bessere (Amplatz, persönliche Mitteilung). Weltweit setzte sich aber dann die Judkins-Technik durch, da sie leichter, schneller und einfacher zu handhaben war. Die an die Aortenweite angepasste Größe der Katheter war eine geniale Idee. Von Judkins stammt auch die Nutzung von gebogenen Drähten zur sicheren Sondierung auch von geschlungenen Gefäßen [28]. Die Sones-Methode hat zwischenzeitlich eine Renaissance erfahren, da die transbrachiale Technik durch die transradiale ersetzt worden ist und Judkins- und andere Katheter verwendet werden können [29]. Amplatz war auch der dritte bedeutende Radiologe, der wesentliche Schritte für die selektive Koronarangiographie eingeleitet hatte. Er entwickelte speziell geformte, auch angepasste Katheter, um die RCA oder LCA (linke Koronararterie) selektiv zu sondieren [30, 31]. Die Koronarangiographie eröffnete den Weg zur sicheren Diagnose der koronaren Herzerkrankung (KHK) mit dem Nachweis von Koronarstenosen und Möglichkeiten zu ihrer Quantifizierung.

1.2.1 Grenzen der Koronarangiographie

Noch vor der ersten Koronarangiographie beim Menschen hatten Pathologen bereits die postmortale Kontrastkoronarangiographie eingeführt und ausgedehnte Untersuchungen zu Koronarstenosen, aber auch zur koronaren Pathophysiologie einschließlich der Darstellung von Anastomosen vorgenommen [32]. Erst relativ spät wurde erkannt, dass die Koronarangiographie als Luminographie nur das Innere des Gefäßes und nicht die Gefäßwand abbildet und daraus erhebliche Fehleinschätzungen des Ausmaßes einer Atherosklerose der Koronararterien resultieren [33, 34]. Selbst bei Hauptstammstenosen wurden im Vergleich zu postmortalen Untersuchungen Fehleinschätzungen des Stenosegrades aufgedeckt, Einengungen des Hauptstamms zwischen 51 und 75% der Querschnittsfläche wurden in der Pathologie angiographisch fehlerhaft beurteilt [34]. Tragischerweise starb der Autor Isner später an einem großen Vorderwandinfarkt, obwohl eine 3 Jahre vorher durchgeführte Herzkatheteruntersuchung in Cleveland keine Einengung der Koronararterien aufgewiesen hatte. Lange Zeit wurden diese Analysen kaum beachtet, da auch keine diagnostische Alternative zur Verfügung standen und klinisch die Diagnostik nicht verfeinert werden konnte. Erst Untersuchungen von Glagov et al. entdeckten das Remodelling der Koronararterien (kompensatorische Gefäßweiterung bei Ausbildung von Plaques) und konnten die Diskrepanz zwischen Koronarangiographie und Pathologie aufklären [35]. Die später eingeführte intravaskuläre Ultraschalldiagnostik (IVUS, s. Abb. 1.4) konnte diese in vitro Befunde klinisch bestätigen und die Erkenntnisse auch im Hinblick auf ein positives und negatives Remodelling erweitern [35–39]. Der IVUS ist heute zur neuen Goldstandardmethode geworden – 20 Jahre, nachdem wir in Mainz die erste Untersuchung in Deutschland an peripheren Gefäßen mit Düber vornehmen konnten [40].

1.3 Koronare Bypassoperation

Entscheidend für den Durchbruch der diagnostischen Koronarangiographie war die Einführung der koronaren Bypassoperation (CABG, Coronary artery bypass grafting). In St. Petersburg nutzte Kolesov die A. mammaria interna (IMA, internal mammary artery) und eine spezielle Nahttechnik. Die erste erfolgreiche Operation erfolgte am 25.02.1964 [41]. Selbst die später bekannt gewordene „Off-Pump-Operation" wurde von ihm bereits vorgeschlagen. Die außergewöhnliche Pioniertat blieb lange unbeachtet und wurde kürzlich nochmals vorgestellt [42]. Die Arbeiten basierten auf den Untersuchungen von Vineberg von 1945 [43], der die Implantation der IMA direkt in das Myokard propagierte. Unabhängig voneinander testeten auch Demikhov und Murray die Anastomosierung der A. mammaria zu den Koronararterien [42, 44]. Goetz führte in New York eine erste Operation im Mai 1960 durch [45]. Wegen der Einfachheit des Eingriffs war der Siegeszug der aorto-coronaren venösen By-

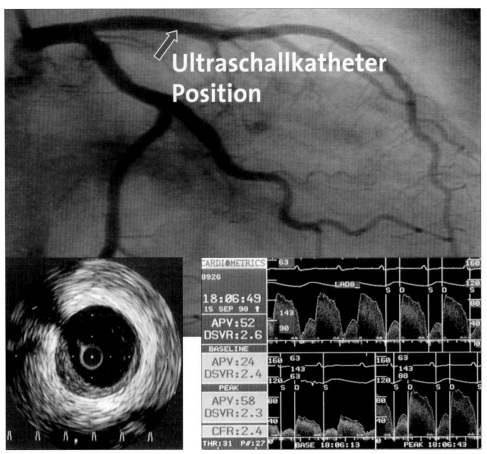

Abb. 1.4: Moderne Herzkatheterdiagnostik, die neben der Koronarangiographie in der Röntgendiagnostik auch die IVUS-Bildgebung (**links** unten) und den intravask. Doppler (**rechts** unten) nutzt. Dargestellt ist bei normalem Koronarogramm die sichelförmige, atherosklerotische Plaquebildung im IVUS ohne signifikante Lumeneinengung. Die Eichmarken geben die Distanz von 1 mm an. Die gleichzeitige Registrierung des Dopplers zeigt in der Basismessung und nach Stimulation mit Adenosin einen Anstieg der Flussgeschwindigkeit von 24 auf 58 cm/s, was einer koronaren Flussreserve (CFR) von 2,4 entspricht und damit unter dem Normalwert von 3,0 liegt. Die weiter gehende Diagnostik hat also eine mikrovaskuläre Perfusionsstörung bei normalem Koronarogramm und den Beginn der Atherosklerose Stadium III nach Stary aufgedeckt.

passoperation (ACVB), eingeführt von Favarolo, nicht mehr aufzuhalten [46]. Damit stand endlich eine Methode zur Verfügung, um bei vielen Patienten eine Revaskularisierung der Koronararterien durchzuführen. Favaloro hatte, aus Argentinien kommend, in der Cleveland Clinic eine Stelle bekommen, dort, wo auch in der Radiologischen Klinik bei Sones 3 Jahre zuvor die erste Koronarangiographie aufgenommen worden war. In den Jahren zuvor hatten Senning und Effler 1962 erstmalig Patch-Graft-Erweiterungsplastiken des Hauptstamms der LCA durchgeführt [47, 48], und Sones konnte zeigen, dass eine nach Vineberg in die Vorderwand des LV implantierte A. mammaria durch Anschluss an die Koronargefäße eine Kollateralzirkulation bewirkte. Favaloro begann zunächst mit der Implantation der A. mammaria durch Anschluss an die Koronargefäße ins Myokard entsprechend der Vineberg-Empfehlung [49]. Die schlechten Ergebnisse der direkten Patcherweiterung im Bereich des Hauptstamms mit einer Letalität von nahezu

80 % und die unbefriedigenden Ergebnisse der Vineberg-OP zwangen aber zur Überprüfung dieser Operationstechniken. Dies führte 1967 zur ersten ACVB OP mit Entnahme einer Vene aus dem Bein und Überbrückung einer verschlossenen RCA. Bereits die erste Operation war ein voller Erfolg. Sehr rasch wurde die Operationstechnik verbessert, und Anastomosen wurden auch zur LCA gelegt, Aneurysmen reseziert, eine Klappenoperation angeschlossen und Mehrfachbypassanastomosen angelegt [50]. Historisch ist interessant, dass sich die Methode von Kolesov 40 Jahre später weltweit durchsetzte, weil Patienten mit A. mammaria-Bypass die besseren Langzeitergebnisse aufweisen.

Mit der diagnostischen Koronarangiographie und der operativen Revaskularisierung stieg die Zahl der diagnostischen Herzkatheter (HK) bis zum Jahr 1985 in Deutschland auf 60 000 an, wobei die Übernahme der neuen diagnostischen und chirurgischen Verfahren in Deutschland nur langsam erfolgte.

1.4 Swan-Ganz-Katheter

Auch noch in der Anfangszeit der 1970er Jahre wurde zur Bestimmung des Pulmonalarteriendruckes in Ruhe und unter Belastung, eine typische Belastungsuntersuchung der damaligen Zeit, ein Einschwemmkatheter gelegt. Es waren sehr flexible, dünne Polyäthylenschläuche, die z.T. die Pulmonalarterie (PA) erreichten, z.T. aber auch nicht selten Schleifen und Knoten bildeten, die dann nur mühsam, z.T. operativ entfernt werden mussten. In dieser Zeit führten 1970 Swan, Kardiologe, und Ganz, Physiologe, vom Cedars-Sinai Hospital in Los Angeles die bettseitig mögliche Sondierung der PA ein und eröffneten damit ganz neue Perspektiven für die Intensivmedizin und v.a. für die Behandlung der Herzinsuffizienz und des akuten Herzinfarktes [51–53]. Anlässlich eines Vortrags von Swan in der Universitätsklinik in Düsseldorf, Anfang der 1970er Jahre, berichtete er darüber, wie die Idee aufkam, einen Ballon an die Spitze des Katheters zu setzen. Er erinnerte sich daran, dass sie in Los Angeles wohnten und am Wochenende am Strand gerne den Seglern zusahen. Dabei wurde die Idee geboren, den Katheter mit einem Ballon an der Spitze auszustatten und mit der Blutströmung in die PA treiben zu lassen, so wie der Wind ein Segelschiff treibt. Die Idee war faszinierend, da jetzt neben Herzfrequenz (HF) und Blutdruck (RR) der Pulmonalkapillardruck (PCP), der Pulmonalarteriendruck (PAP), der rechtsatriale Druck (RAP) und über Thermodilution das HMV bestimmt werden konnten. Dabei gelangen diese Bestimmungen eben nicht nur einmalig, sondern auch auf der Intensivstation (ITS) im Monitoringverfahren mehrfach [52, 53]. Darauf aufbauend entwickelten Bleifeld et al. sowie Diamond und Forrester, aber auch Meyer et al. neue Konzepte zur Therapie des akuten Myokardinfarkts (AMI), v.a. der schweren Linksinsuffizienz und des kardiogenen Schocks [54–61]. Therapeutisch war die Erkenntnis entscheidend, dass mit Vasodilatatoren wie Natrium-Nitroprussid nachhaltige hämodynamische Verbesserungen erreicht werden konnten. Mir imponierte als junger Assistent damals die konsequente kontinuierliche Publikationsleistung der Arbeitsgruppe von Bleifeld, die mich dazu führte, nach meiner Bundeswehrzeit in Koblenz meine Weiterbildung in der Aachener Klinik fortzusetzen. Eine Schlüsselarbeit war sicherlich die Korrelation der Creatinkinase (CK) zur autoptisch bestimmten Infarktgröße, die Bleifeld et al. publizieren konnten [62].

1.5 Akute Infarktbehandlung

In Aachen konnte ich bereits nach wenigen Monaten die ITS leiten und hatte v.a. die Infarkttherapie zu beaufsichtigen, die unter der Leitung von Meyer und Merx stand. In dieser Zeit war auch v. Essen tätig, der sich mit der Infarktgrößenbestimmung und dem EKG-Mapping beschäftigte [63]. Aber die Therapie des AMI verlief in dieser Zeit frustrierend, da wir zwar die Komplikationen des akuten Infarkts behandelten, aber die eigentliche Ursache nicht beseitigen konnten. Meine leidvollste Erfahrung auf der ITS in Aachen war die Annahme von 7 Patienten in einer Nacht mit akuten transmuralen Infarkten, die zur Beobachtung auf eine Trage gelegt und an das EKG angeschlossen wurden, aber nicht einer direkten Behandlung des Herzinfarkts zugeführt wurden. Viele experimentelle und klinische Untersuchungen waren durchgeführt worden, um die Infarktgröße zu reduzieren. Ein entscheidender Durchbruch war aber nicht erzielt worden [64]. Die frustrierende Situation, dass Herzinfarktpatienten beobachtet wurden und nur auf Komplikationen reagiert werden konnte, änderte sich, als Chazov 1976 die ersten Patienten beim akuten Infarkt mit intrakoronar applizierter Streptokinase behandelte und die Ergebnisse in Amsterdam auf der Jahrestagung der ESC (European Society of Cardiology) vorstellte [65], was lange unbeobachtet blieb und vergessen wurde. Anlässlich einer Reise auch nach Aachen wurden seine Arbeiten durch ihn Effert und uns vorgestellt.

Grüntzig stellte 1977 die erste koronare Ballonangioplastie und Rentrop 1978 die erste mechanische Rekanalisation und 1979 die erste intrakoronare Streptokinasetherapie in Deutschland vor [66, 67]. In der Klinik von Kreuzer hatte Rentrop bei einer HKU einen akuten Verschluss der RCA beobachtet, den er mit einem normalen intraaortal verwandten Führungsdraht beseitigte und die akute Infarktsituation beherrschen konnte [66]. In Kooperation mit dem Hämatologen Köstering in Göttingen entwickelte er die intrakoronare Streptokinasetherapie sogar am Anfang kombiniert mit der mechanischen Wiedereröffnung verschlossener Gefäße [67]. Injiziert wurden 2000 IE Streptokinase pro Minute für 1 h, d.h. eine Gesamtdosis von 120 000 IE in 60 min, wobei die Dosis bei Bedarf bis 140 000 IE/h erhöht wurde. In einer hervorragenden kollegialen Zusammenarbeit in Deutschland – Hamburg, Berlin, Göttingen und Aachen – konnte eine erste multizentrische Studie zur akuten Infarkttherapie mit Streptokinase veröffentlicht und die Ergebnisse mit unterschiedlichen Aspekten unter Einbindung auch der Beschreibung der mechanischen Rekanalisation für 204 Patienten im American Heart Journal publiziert werden [68–71]. In der Folge gab es unter Kardiologen, auch auf Kongressen, erbitterte Auseinandersetzungen zwischen den genannten Befürwortern der intrakoronaren Infusion und intravenösen (i.v.) Applikation, die zwischenzeitlich auf 1,5 Mio. IE/60 min aktualisiert worden war [72–74]. Übrigens eine Dosis, die als ein Kompromiss zwischen den Göttinger Kollegen um Neuhaus, Köstering und den Berliner Ärzten um Schröder gewählt wurde, aber nicht auf dem Boden experimenteller oder klinischer Studien. Letztendlich siegte die i.v. Applikation der Streptokinase in der angegeben Dosis, die begrenzt auf die ersten 6 h nach akutem Infarkt in der Lage war, eine signifikante Senkung der Letalität hervorzurufen, wobei die Kombination mit Acetylsalicylsäure (ASS) der alleinigen Applikation überlegen war [74].

Ein weiterer Meilenstein für die medikamentöse Therapie des Herzinfarkts war der Ersatz der Streptokinase durch den rekombinanten Plasminogenaktivator (rt-PA) sowie weiter abgeleitete fibrinolytisch wirksame Substanzen [75].

Ein entscheidender Schritt wurde von Meyer in Aachen und Bussmann in Frankfurt eingeleitet, die beim akuten Infarkt und instabiler Angina pectoris (UAP) die PTCA (Percutaneous transluminal coronary angioplasty/Perkutane transluminale koronare Angioplastie) im Gegensatz zu Grüntzig, der diese zunächst ablehnte, einsetzten, um nach Lysetherapie Reststenosen (s. Abb. 1.5) zu beseitigen [76]. In Mainz wurde dieses Konzept zur medikamentösen und mechanischen Wiedereröffnung der Infarktgefäße weiterentwickelt [77, 78]. In einer großen randomisierten Studie konnten wir zeigen, dass entscheidend für die Infarkttherapie die Wiedereröffnung eines Gefäßes ist, wobei eine gute, schnelle Reperfusion notwendig war, um eine 3-Jahres-Überlebensrate von etwa 90% der Patienten zu erzielen [77, 78]. Die Kombination mit der Thrombolyse war aber nicht vorteilhaft und wurde später, sicher auch wegen der Ausbildung von Reperfusionsschäden durch die Thrombolyse mit der Entwicklung hämorrhagischer Infarkte, verlassen [79–81]. Auch der thrombolytischen Vormedikation bei der Infarkt-PCI blieb der Erfolg versagt [82]. Sehr rasch wurde in die Rekanalisation und Reperfusion der Koronararterien neben der Dilatation auch die

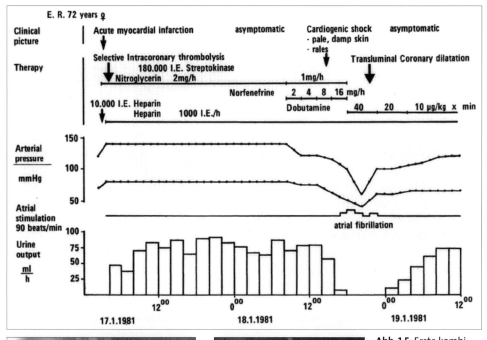

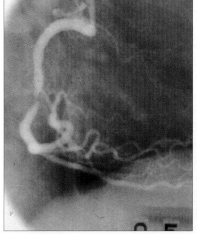

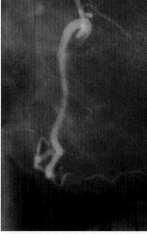

Abb. 1.5: Erste kombinierte thrombolytische Therapie und intermittierende PTCA bei einer 72-jährigen Patientin in kardiogenem Schock bei Hinterwandinfarkt (HWI) mit subtotaler Stenose der RCA, die nach Dilatation zu einer Stabilisierung der Hämodynamik führte. Modifiziert nach [76]

1.5 Akute Infarktbehandlung

Stentimplantation integriert, die heute als Standard angesehen werden kann [83]. Für diese Integration ergab sich zwischenzeitlich die Überlegenheit der Medikamenten-beschichteten Stents (DES, drug eluting stent, Medikamente freisetzende Stents) im Vergleich zu den nicht beschichteten Stents [84].

Heute, 30 Jahre nach Beginn der modernen Infarkttherapie, ist die alleinige PCI (perkutane koronare Intervention) beim AMI Methode der Wahl in der Therapie, wenn schnell gehandelt wird und ein erfahrenes Team zur Verfügung steht [83]. Da selbst Transporte von 30 min und mehr möglich sind, bleibt für die Thrombolyse nur mehr eine Nischenindikation [83]. Große randomisierte Studien haben gezeigt, dass die primäre PTCA der alleinigen Thrombolyse deutlich überlegen ist. Auch die Kombination aus Vorausapplikation eines thrombolytischen Medikaments und anschließender PCI ergab keine besseren Ergebnisse als die Verwendung der primären PCI [82]. Eine Konsequenz war die Einrichtung des ersten Herzinfarktverbundes in Deutschland für die Stadt Essen (s. Abb. 1.6), um die primäre PCI in der Infarktbehandlung flächendeckend und für alle Patienten gleichermaßen verfügbar nach einem standardisierten Verfahren zur Verfügung zu stellen [85–88]. Die Ergebnisse konnten zeigen, dass die Letalität auf < 8% für eine ganze Stadt so weit gesenkt werden konnte, dass eine Überlegenheit in Bezug auf Vergleichsgruppen erreicht werden konnte, wie Untersuchungen der Krankenkassen zeigten. Für Effert war es vor 30 Jahren noch eine in der Ferne liegende Zukunftsvision, dass die PCI für den AMI in ganz Deutschland angeboten werden könnte. Diese Zukunftsvision ist heute Wirklichkeit geworden.

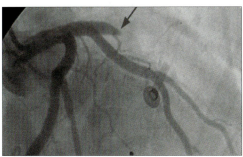
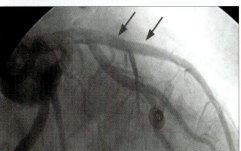
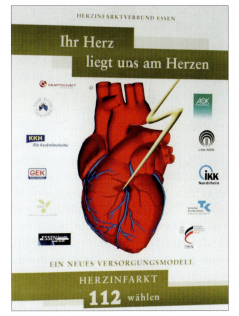

Abb. 1.6: Primäre PCI mit Rekanalisation des Ramus interventricularis anterior (RIVA) bei akutem Vorderwandinfarkt (VWI). Dargestellt das Koronarogramm vor (**links** oben) und nach mechanischer Wiedereröffnung und Stentimplantation (**links** unten). Erkennbar die vollständige Reperfusion des Gefäßes mit erhaltenen Abgängen der Seitenäste ohne Stenosierung. Die primäre PCI ist die Basis des Essener Herzinfarktverbundes. **Rechts:** Plakat für das von den Krankenkassen geforderte Versorgungsmodell. Unter dem Motto „Ihr Herz liegt uns am Herzen" wurde für die ganze Stadt, aufgeteilt in 4 Zonen, eine qualitativ hochwertige, standardisierte und an Leitlinien orientierte Herzinfarkttherapie für alle Bürger der Stadt entwickelt.

Schon früh wurde vermutet, dass spontan und durch die Intervention iatrogen induziert Mikroembolisierungen des peripheren Gefäßsystems der Koronararterien auftreten [89, 90]. Der Einsatz von Protektionssystemen hat sich in der Routine nicht bewährt [91]. Es scheint aber so, dass die Aspiration eine bessere Perfusion und in einigen Studien auch eine verbesserte Überlebensrate erreicht.

Derzeit wird in der modernen Infarkttherapie geprüft, ob die experimentell beobachtete Verminderung der Reperfusionsschäden durch ein sog. Postconditioning weiter verbessert werden kann [92–94]. Die intermittierende Öffnung des Gefäßes für wenige Sekunden mit Wiederverschluss über 1 min vermag im Stakkatosystem möglicherweise die Infarktgröße zu verkleinern. Sehr vielversprechend scheint auch der Ansatz zu sein, mithilfe von Substanzen, die die Integrität der Mitochondrien erhalten, ein Postconditioning zu erreichen. Als erste effektive Substanz wurde zwischenzeitlich Ciclosporin in der Reperfusionstherapie eingesetzt [95].

Die Verlaufsbeobachtung unserer Infarktpatienten über 3 Jahre in Mainz ergab einen überraschenden Befund. Der LV dilatierte und die Ejektionsfraktion (EF) fiel ab, obwohl eine effektive und erfolgreiche Reperfusionstherapie des Herzens erreicht worden war [78]. Dieser Effekt wurde später als linksventrikuläres Remodelling bezeichnet und ergab den idealen Einsatzboden für ACE-Hemmer [96]. Das Problem des linksventrikulären Remodellings ist ein weiter bestehendes aktuelles Problem in der Infarkttherapie, mit dem auch diejenigen konfrontiert werden, die die Stammzelltherapie beim akuten Infarkt vorantreiben [97–101], da auch im Langzeitverlauf bei diesen Patienten nach H. Drexler entsprechende Veränderungen gefunden wurden.

1.6 Perkutane transluminale Ballondilatation

Die Entwicklungen in der Infarkttherapie liefen parallel mit der Einführung der PTCA. Grüntzig hatte in langjähriger Vorarbeit verschiedene Verfahren wie die rotierenden Systeme und die Lasertechnik getestet, aber den Ballon als einfachstes Verfahren ausgewählt. Bereits mit den ersten erfolgreichen Behandlungen der Beingefäße 1974 war ein Ziel die Therapie der KHK. Jahrelang nutzten vor ihm Radiologen und Angiologen die von Dotter entwickelte Technik zur Bougierung von stenosierten Gefäßen [102, 103]. Aus einer persönlichen Mitteilung des Chirurgen Starr, der die erste Aortenklappe (AK) implantierte, stammt die Aussage, dass Dotter die Technik auch an den Koronararterien versucht hatte, aber erfolglos geblieben war. Die Nutzung eines formstabilen Ballons, der zusammen mit Wissenschaftlern der technischen Universität in Zürich entwickelt worden war, anstelle eines aufdehnenden Katheters beruht auf einer genialen Idee von Grüntzig (s. Abb. 1.7). Im Mai 1977 wurde zusammen mit ihm in San Francisco eine intraoperative PTCA durchgeführt, um zu sehen, wie ein Gefäß nach PTCA später im Angiogramm aussieht, und um zu prüfen, ob periphere Embolien durch abgerissene Plaquematerialien auftreten. Am 16. September 1977 erfolgte die erste PTCA-Behandlung bei einem 38-jährigen Patienten mit proximaler RIVA-Stenose durch den damals 38-jährigen Grüntzig [104, 105] (s. Abb. 1.8). Ich kann mich selbst gut an das Bild in der Medical Tribune erinnern, das mich als junger Arzt 1977 sofort gefangen nahm. Ich war glücklich, dass Meyer, nachdem er einen Kursus in Zürich (s. Abb. 1.8) absolviert hatte, die PTCA in Aachen begann und ich dabei registrieren durfte. Die ersten Dilatationen dauerten z.T. noch 3–5 h. Die Aufgabe des Assistenten bestand damals darin, den aortal und distal im Gefäß gemessenen Druck zu registrieren und die Druckdifferenz, die zur Ab-

1.6 Perkutane transluminale Ballondilatation

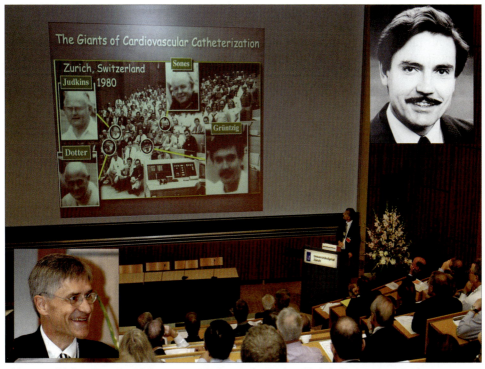

Abb. 1.7: Einblick in den Hörsaal des Universitätshospitals Zürich anlässlich der 30-Jahr-Feier der ersten PTCA. Am Rednerpult B. Meier (Bern), der die Giganten der kardiovaskulären Herzkatheter (Sones, Judkins, Dotter) hervorhob. Meier begleitete Grüntzig (**oben** rechts) von Zürich nach Atlanta und ist heute Chef der Kardiologie am Inselspital Bern.

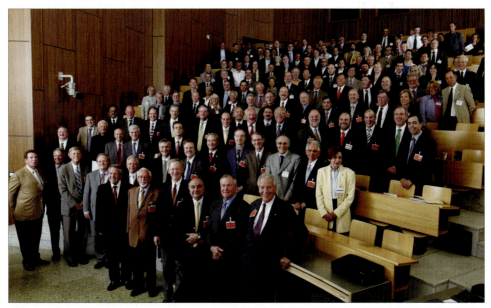

Abb. 1.8: In Zürich fand 2007 die 30-Jahr-Feier der ersten PTCA statt. Im Gruppenfoto sind viele Kollegen der früheren Jahre zu sehen. Der Autor ist in der 3. Reihe (3. von rechts) erkennbar. Unter anderen abgebildet in der untersten Reihe (5. von links): der erste behandelte Patient von 1977.

schätzung des Dilatationserfolgs (Ziel: < 25–30 mmHg Druckgradient) diente, anzugeben. Als junger Assistent faszinierte mich die außerordentlich große Geduld und Geschicklichkeit des Operateurs. Vier Jahre nach Beginn der Dilatation in Aachen 1978 durfte ich 1982 vor dem Wechsel nach Mainz unter Leitung von Meyer selbst die ersten eigenen Dilatationen, auch bereits der Nierenarterien, vornehmen.

In Deutschland wurde die PTCA nur langsam von einzelnen Zentren übernommen. Nach Frankfurt am Main als erstes Zentrum 1977 folgte z.B. München erst 1982. Bei 26 797 Koronarangiographien 1984 wurden nur 2809 PTCAs (4,9%) durchgeführt [106]. Bereits 10 Jahre später war bei 357 747 Herzkathetern die Zahl der Interventionen auf 88 380 (24,7%) angestiegen [106]. Weitere 10 Jahre später betrug die Zahl der diagnostischen HK 711 607 und die Zahl der Koronarinterventionen 248 909 (38,1%). Nicht nur in den Unikliniken, sondern auch in den Krankenhäusern und in den Praxen werden die Diagnostik und Intervention angeboten [106].

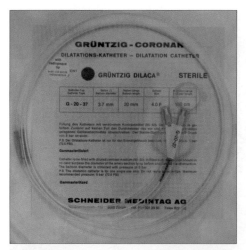

Abb. 1.9: Originalverpackter Grüntzig-Koronar-Dilatationskatheter der Firma Schneider Medintag AG Zürich. Es handelt sich um einen Ballon von 20 mm Länge und 3,7 mm Durchmesser mit G-Spitze und einem Durchmesser von 4 F. Im Y-Konnektor die Anbindung von 2 Lumen (Spülkanal und Ballonkanal). An der Spitze des Katheters fester Draht von 1 cm Länge. Produktionsjahr 1987

1.6.1 Steuerbarer Draht

Die ersten Ballonkatheter von Grüntzig hatten gerade G-/gebogene J-Spitzen (s. Abb. 1.9), die an der Katheterspitze montiert waren und nur eine Länge von 1 cm, später auch 3 cm, aufwiesen. Noch 1987/1988 waren sie in Gebrauch. Die Sondierung v.a. von angulierten Gefäßen war extrem schwierig und zeitraubend. Simpson aus Stanford erreichte einen wesentlichen Fortschritt durch die Einführung des steuerbaren Drahtes [107]. Er war einer der ersten Teilnehmer des Kurses von Grüntzig in Zürich. Überliefert ist seine Anfrage an den berühmten Internisten Harrison, seinem Chef der Inneren Medizin in Stanford, ob er an dem Kursus von Grüntzig teilnehmen könne. Die Antwort von Harrison lautete: „Sie können fahren, die Kosten müssen Sie aber selbst tragen". Simpson wurde einer der innovativsten Kardiologen, der u.a. später die Atherektomie entwickelte, die heute noch in Japan sehr beliebt ist, aber in Deutschland keine Rolle mehr spielt [108]. Er entwickelte auch das Nahtsystem zum Punktionsverschluss (Perclose, Abbott, Redwood, USA). Hervorzuheben ist auch seine Kooperation mit Yock und Fitzgerald in Stanford [109]. Ein Ziel war die Entwicklung kombinierter Katheter, z.B. einer Kombination des IVUS zur Bildgebung mit der therapeutischen Option der Atherektomie. Eine entsprechende Idee der Kombination des IVUS mit der Laseratherektomie wurde von uns vorangetrieben, konnte aber keine Umsetzung in ein brauchbares Produkt erreichen.

1.6.2 Perfusionsballonkatheter

Mit Beginn der PTCA mussten Grüntzig und alle anderen Kardiologen erfahren, dass plötzlich, unerwartet und unvorhersehbar Gefäßverschlüsse noch während/nach der Dilatation auftraten und zu akuten Infarkten führten. In dieser Zeit war eine Dilatation nur möglich, wenn vorab mit dem Chirurgen eine Absprache getroffen wurde und ein OP-Saal und eine OP-Mannschaft verfügbar waren. Da die Zahl der Herzkatheterlabors (HKL), die PTCAs durchführten, zunahm, boten herzchirurgische Kliniken ihren diesbezüglichen Service für bis zu 8 und mehr Labors an. Aufbauend auf einer Idee von v. Seelen entwickelten Clas und ich einen Katheter, der primär dafür gedacht war, die Koronarperfusion während der Balloninsufflation aufrechtzuerhalten [110, 111]. Dazu wurden im Katheter neben den distalen Öffnungen, die zur Druckmessung dienten, auch Öffnungen proximal des Ballons angelegt. Damit konnte Blut durch den Katheter die distalen Myokardabschnitte erreichen. Flussraten bis 60 ml/min mit Kochsalz und 40 ml/min mit Plasmaexpander wurden erzielt, und experimentell wurde die Ischämiezeit, die bei gesunden Herzen nur 30–45 s betrug, auf bis zu 420 s verlängert [111]. Auch bei den ersten Patienten konnten wir die Ischämiezeiten von 40 auf 80 s verdoppeln, die Ausdehnung der ST-Strecken-Veränderungen vermindern und die Angina pectoris (AP) z.T. vollständig verhindern. Mit dem sog. Continuous Perfusion Catheter (CPC-Mainz), den die Firma Schneider baute (s. Abb. 1.10), die auch die ersten Ballonkatheter für Grüntzig produzierte, war der erste Schritt zur höheren Patientensicherheit erzielt worden [111]. Stack in den USA kam zu einer ähnlichen Lösung [112, 113]. Mithilfe der Perfusionskatheter konnte ein Gefäßverschluss oder eine Dissektion beseitigt, die Ischämiezeit verlängert oder eine Ischämie ganz verhindert, eine Perforation abgedichtet und die Zeit bis zu einer Notoperation ohne Auftreten einer größeren Ischämie überbrückt werden [111]. Mithilfe des später

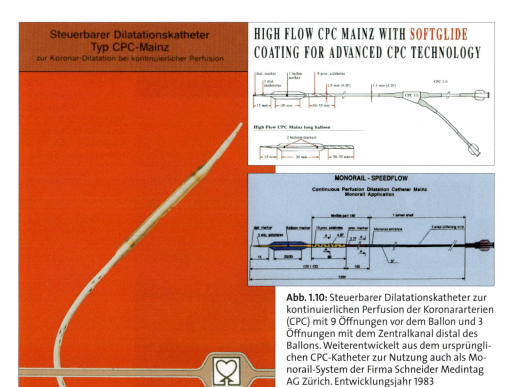

Abb. 1.10: Steuerbarer Dilatationskatheter zur kontinuierlichen Perfusion der Koronararterien (CPC) mit 9 Öffnungen vor dem Ballon und 3 Öffnungen mit dem Zentralkanal distal des Ballons. Weiterentwickelt aus dem ursprünglichen CPC-Katheter zur Nutzung auch als Monorail-System der Firma Schneider Medintag AG Zürich. Entwicklungsjahr 1983

entwickelten IVUS konnte nachgewiesen werden, dass bei Verwendung eines Perfusionskatheters eine aufgetretene Dissektionsmembran tatsächlich nach einer Insufflation von über 3,5 min an die Koronarwand angelegt werden konnte [114]. Damit war ein mehr als 10 Jahre zuvor vermuteter Mechanismus erstmalig belegt worden.

1.6.3 Monorail-Katheter

Clas und ich stellten der Firma Schneider 1983 über 20 verschiedene Vorschläge zur Modifikation des PTCA-Katheters vor, um eine kontinuierliche Perfusion des Myokards zu erreichen. All diese Vorschläge wurden nicht patentiert, aber eine andere wichtige Entwicklung wurde patentiert: Bonzel (persönliche Mitteilung) hatte bei der Verwendung des CPC-Katheters bemerkt, dass der Draht gelegentlich, von distal eingeführt, die Öffnungen proximal des Ballons verließ, und damit den Mechanismus des Monorail-Katheters entdeckt [115]. Dies war ein bedeutender Schritt, der lange Jahre in den USA aufgrund eines Patentstreits nicht umgesetzt werden konnte.

Das 1979 in den USA entwickelte Over-the-Wire-System (OTW), das zur Führung des Ballonkatheters genutzt wurde, war in Deutschland nur zögerlich aufgenommen worden. Nachteilig war, dass lange Drahtsysteme verwendet werden mussten. Das Monorail-System trat aufgrund der einfachen Führung der Katheter sehr schnell seinen Siegeszug an, wobei die Idee, den Katheter Monorail-Katheter zu nennen, auf die Monorail-Bahn in Disneyland, Anaheim, USA (s. Abb. 1.11) zurückzuführen ist. Die sog. OTW-Katheter, die ein langes Drahtsystem benutzen, sind aber auch heute noch in Gebrauch, da

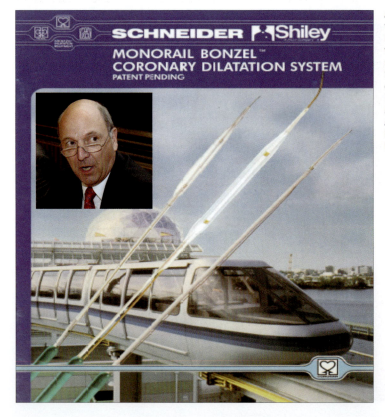

Abb. 1.11: Bonzel, Entwickler des Monorail-Katheters, der sich weltweit durchsetzte und für die Firma Schneider-Shiley entwickelt wurde, Entwicklungsjahr 1984. **Unten:** Monorail-Bahn in Anaheim in Disneyland, Kalifornien, USA, die als Namensgeber diente.

1.6 Perkutane transluminale Ballondilatation

sie bei vielen interventionellen Einsätzen nötig sind, z.B. zur Applikation von Medikamenten oder Rekanalisation von Verschlüssen. Sie werden v.a. in den USA immer noch häufig genutzt.

1.6.4 Hochfrequente Rotationsangioplastie

Die PTCA hat neben der Gefahr eines akuten/subakuten Gefäßverschlusses den entscheidenden Nachteil, dass Restenosen in einer Größenordnung von 30–50% auftreten. Dies rief viele Wissenschaftler auf den Plan, die der Meinung waren, dass alternative Methoden zur Ballondilatation entwickelt werden müssten, um den Nachteil der PTCA zu reduzieren. Schon Grüntzig hatte überlegt, ob nicht die Laser- oder Rotationsangioplastie genutzt werden sollten, aber diese Ansätze nicht weiter verfolgt. Auth, ein Professor für Physik in Seattle, wurde mit der PTCA konfrontiert, als sein Bruder als einer der ersten Patienten in den USA eine PTCA erhielt. Als Techniker und Ingenieur war ihm bewusst, dass die PTCA nicht, wie Grüntzig zunächst suggerierte, zu einer Plaquekompression führen konnte (s. Abb. 1.12), sondern dass plastische Gefäßverformungen auftreten mussten, um die elastischen Rückstellkräfte zu überwinden. Ihm war klar, dass aufgrund des Prinzips der schneidenden Messer nur ein Mikromesser, das ein rotierendes System darstellen könnte, in der Lage war, Kalk abzutragen. Er verglich damals das Prinzip mit dem Makromesser, mit einer Schere, die ein Blatt oder ein Tuch durchschneidet, aber nicht in der Lage ist, Kalk abzutragen, während ein hochfrequent rotierendes System ein elastisches und weiches Gewebe nicht verletzt, aber Kalk wie Knochen und Eierschalen nach dem Prinzip des Mikromessers abfräst. Dabei war das Prinzip der hochfrequenten Rotation in der Zahnmedizin schon lange bekannt. Er entwickelte den Rotablator (Heart Technology, Seattle, USA). Über Draht geführte Metallköpfe, die mit Kunstdiamanten von 30–50 μm besetzt waren, wurden über eine Welle von außen mit bis zu 180 000 U/min rotiert; das ganze System wurde pneumatisch angetrieben (s. Abb. 1.13). Die Patientensicherheit stand für Auth ganz im Vordergrund. Elektrische Verbindungen bestanden nicht. Die Rotationskontrolle erfolgte fiberoptisch.

Ich lernte Auth über O'Neill kennen, der 1986 in Ann Arbor (Michigan, USA) zusammen mit Pitt, Topol und Buda arbeitete. Mit Buda hatte sich eine freundschaftliche Beziehung entwickelt, nachdem er an einem Kongress in Aachen („Improvement of myocardial perfusion") 1985 teilgenommen hatte [116]. O'Neill zeigte mir in seinem Zimmer einen Rotablator, und ich war sofort von der Technik fasziniert, sodass wir frühzeitig alle

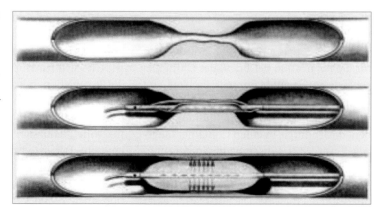

Abb. 1.12: Mechanismus der PTCA, wie ihn Grüntzig 1978 vorstellte. Die Ballondehnung führt zur Plaquekompression und Lumenerweiterung, die aber physikalisch nicht möglich ist [105].

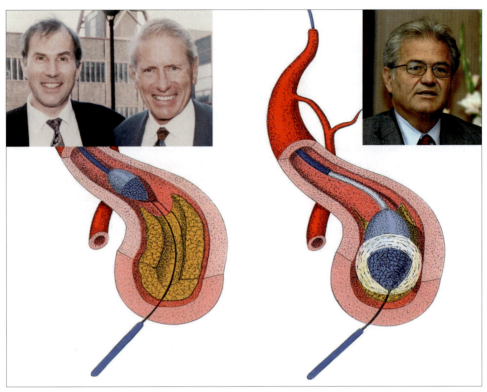

Abb. 1.13: Schematische Darstellung des Rotablators mit schneller Rotation von 180 000–200 000 U/min, Fräsung mit kunstdiamantenbesetztem Kopf, pneumatisch angetrieben über eine Welle. Plaques, die verkalkt sind, werden nach dem Prinzip des Mikromessers unter Schonung elastischer und weicher Strukturen abgetragen. **Oben:** O'Neill, der Erfinder Auth und Erbel anlässlich des 10-jährigen Jubiläums der ersten Rotablation in Deutschland 1998, der 2. Rotablation weltweit durch Bertrand, Lille, Frankreich.

Anstrengungen unternehmen, möglichst rasch die Genehmigung zu bekommen, das System einzusetzen. Dies hatte einen sehr großen Verwaltungsaufwand zur Folge, da nicht eine Firma, sondern ein Wissenschaftler selbst alle bürokratischen Angelegenheiten erledigen musste. Weltweit wäre der erste Einsatz in Mainz möglich gewesen, aber wie für die Stentimplantation wurde auch für die Rotablation der Brand des Chirurgiegebäudes 1988 in Mainz ein Problem. Im Herbst 1988 konnten wir dann mit O'Neill die ersten Rotablationen durchführen, nachdem die Chirurgie in einen Container umgezogen war [117]. Wie so häufig in der interventionellen Kardiologie brachte die Behandlung der ersten Patienten neue, völlig unerwartete Probleme. Die Rotablation einer Stenose des Ramus circumflexus (RCX) war erfolgreich, der Patient entwickelte aber schwerste, morphinresistente Schmerzen, die auf eine lokalisierte Perikarditis mit Ergussbildung zurückgeführt werden konnten, hervorgerufen durch die schnelle Rotablation, da es trotz kontinuierlicher Spülung zu einer Überhitzung mit lokaler Gefäßläsion und Perikarditis gekommen war. Daraus entwickelte sich ein Hinweis für diejenigen, die die Rotablation nutzten, kurze Phasen der Rotablation zu wählen und darauf zu achten, dass der 1,25 und 2,5 mm große Kopf immer frei rotiert und sich nicht in eine Stenose eindreht. Der erste Patient, bei dem eine Stenose der RCA erfolgreich rotablatiert werden konnte, entwickelte mit Beginn der Rotablation einen AV-Block III°. Dies war völlig überraschend, weil bei der Dilatation entsprechende Beobachtungen nicht unmittelbar, sondern erst im Rahmen einer Ischämie während der Dilatationsphase beobachtet wurden. Bei der Suche nach einer Erklärung kam die Echokardiographie zu Hilfe, denn wir hatten während der Rotablation transthorakale echokardiographische Aufnahmen durchgeführt, um wie bei der PTCA zu prüfen, ob und wann myokardiale Ischämien – erkennbar an Wandbewegungsstörungen (WBS) – auftreten würden. Zu unserer Überraschung stellte sich zu Beginn der Rotablation eine massive Kontrastierung des Myokards im Echokardiographiebild dar. Die Kontrastierung war so stark, wie wir sie sonst nur durch direkte Kontrastinjektion in die Aorta für das Myokard gesehen hatten [118]. Eine spezielle Hochdruckkammer wurde gebaut, die die gleichzeitige echokardiographische Untersuchung in einem in-vitro Experiment erlaubte [119, 120]. Frequenzabhängig nahm die Kontrastierung der Flüssigkeit zu (s. Abb. 1.14). Mit Stopp der Rotablation gingen die Kavitationen wieder in Lösung über. Die Bildung des Kontrasts konnte vollständig unterdrückt werden, wenn ein Druck von 2,5 bar aufgewandt wurde. Bei Verwendung von Blut, das eine stärkere Kontrastierung hervorrief als destilliertes Wasser, bewirkte eine Senkung des Hämatokrits (Hk) eine Verminderung der Kontrastierung, während andererseits atherosklerotisches Material die Kontrastierung noch verstärkte. Ideen zu diesen Experimenten kamen u.a. von meinem Schwager Opitz, einem passionierten Taucher, dem das Problem der Kavitationsbildung im Sinne der Caisson'schen Krankheit bekannt war und auf die Prophylaxe bei Tauchern hinwies.

Die hochfrequente Rotationsangioplastie rief also Mikrokavitationen hervor, deren Entstehung in vitro durch Überdruck unterdrückt werden konnte [120]. In einer anschließenden Untersuchung mit einer Hochfrequenzkamera wurden die Bildung und die Bewegung der Kavitationen gefilmt, die in Wasser 90 ± 33 μm im Durchmesser aufwie-

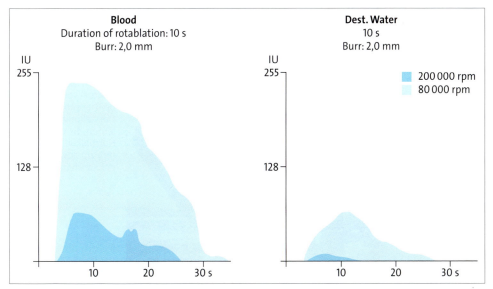

Abb. 1.14: Experimentelle Analyse der Mikrokavitationsbildung in Blut und destilliertem Wasser bei Rotablation mit 80 000 und 10 000 U/min über 10 s unter Verwendung eines 2-mm-Bohrkopfs. Erkennbar die Abhängigkeit der Mikrokavitationsbildung von der Umdrehungszahl und der Flüssigkeit, in der die Anwendung erfolgte. Sichtbar die schnelle Entwicklung und verzögerte Rückbildung der Mikrokavitationen, die wieder in Lösung übergehen [120]

sen und eine Geschwindigkeit von 0,6 ± 0,3 m/s entwickelten [120]. Die mögliche Entwicklung der Mikrokavitationen hätte vorausgesehen werden können, da physikalisch bekannt war, dass ab einer Geschwindigkeit von 14,7 m/s an Grenzflächen im Blut Kavitationen entstehen. Ein 1,25-mm-Bohrkopf erreicht bei 180 000 U/m schnell diese Grenzgeschwindigkeit an der Oberfläche des mit Diamanten besetzten Bohrkopfs.

Auth war ob dieser Informationen völlig überrascht, nahm einen Bohrkopf und steckte ihn ins Wasser mit der Bemerkung „Siehst du Bläschen?". Er konnte sie nicht sehen, weil sich Mikrokavitationen bilden, die im Echokardiogramm als myokardialer Kontrast sichtbar und für Nebenwirkungen der Rotablation verantwortlich sind. Viele Kardiologen haben später Schrittmacher routinemäßig genutzt, um die durch den Rotablator verursachte passagere AV-Blockierung zu vermeiden. Die Gabe von Flüssigkeit und die Vormedikation mit Atropin waren aber für uns meistens ausreichend.

Die Hochfrequenzrotablation war, wie viele andere abladierende Methoden (Atherektomie, Laserangioplastie), nicht in der Lage, die Restenoserate der PTCA zu reduzieren, weil letztlich der hervorgerufene Schaden an Endothel und Intima wesentlich ausgedehnter als bei der PTCA war und zu einer überschießenden Neointimabildung führte [121–123].

1.7 Koronare Stententwicklung

Die grandiose Entwicklung der Herzkatheterdiagnostik und Therapie wäre nicht möglich gewesen ohne die 1986 begonnene Ära der koronaren Stentimplantation, die zu Beginn von vielen Problemen begleitet war. Jedem technisch interessierten Menschen war aber klar, dass ein eröffneter Tunnel – wie ein Flöz im Bergbau (s. Abb. 1.15) – abgestützt werden muss. Bereits 1969 hatte Dotter tubuläre Stents in Beingefäße eingesetzt, die aber in < 24 h thrombosierten, sodass er stattdessen runde selbstexpandierende Federn einsetzte, die z.T. nach 2 Jahren noch offen waren. Auf Bitten von Grüntzig hatte Gianturco, der den Z-Stent für den vielfältigen Einsatz 1985 entworfen hatte, mit der Firma Cook einen ballonexpandierbaren Stent designed. Die Ära wäre schon 1985 von Grüntzig initiiert worden, wenn er nicht auf seinem Flug zur

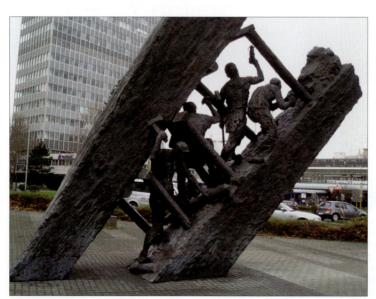

Abb. 1.15: Bergbauplastik (von M. Kratz, Düsseldorf) vor dem Essener Hauptbahnhof mit Darstellung von Bergleuten, die ein Flöz mit Holzbalken abstützen (Prinzip des Stentings der Koronararterien)

ersten weltweiten Stentimplantation abgestürzt wäre, wodurch sich auch das Programm der Firma erheblich verzögerte. Es wurde später von Roubin weitergeführt (persönliche Mitteilung von Cook, 2006). Die 1986 erstmals beim Menschen intrakoronar von Puel und dann von Sigwart genutzten selbstexpandierenden Stents (Schneider Medintag, Bülch, Schweiz) hatten den Nachteil einer großen Metalloberfläche, eines erheblichen Recoils und hohen Thrombosierungsraten. Lange Zeit waren sie für die Koronargefäße nicht mehr in Gebrauch, neue Entwicklungen nutzen aber diese Mechanismen wieder. Immerhin gelang die Abstützung von akuten Dissektionen [124, 125].

Beim 1987 von Sigwart durchgeführten 1. Stentkurs in Genf blieben Vorträge von Roubin und Schatz eher wenig beachtet, obwohl sie neue ballonexpandierbare Stents vorstellten. Von Anfang an fand ich es faszinierend, dass über einen bestimmten Ballon der Stent an die Gefäßgröße angepasst werden konnte (s. Abb. 1.16). In enger Kooperation mit Schatz und Palmaz konnten wir 1988 in Mainz weltweit den ersten koronaren Stent (Palmaz-Schatz-Stent) implantieren [126]. Die Selektion der Patienten war enorm schwierig. Nur Stenosen durften gestentet werden, die über Kollateralen versorgt wurden (s. Abb. 1.17). Schatz hatte den unflexiblen, in Koronararterien daher nicht einsetzbaren Stent durchgeschnitten und mit einer Brücke versehen, sodass eine Flexibilität entstand, die das Vorführen des Palmaz-Schatz Stents in eine Koronararterie erlaubte. Das erste Investitionsgeld für die Entwicklung dieser Stents kam von einem Multimillionär aus St. Antonio, Texas, USA, der zuvor seine Kentucky-Fried-Chicken-Filialen verkauft und neue Investitionen gesucht hatte. Johnson & Johnson kaufte diese Entwicklung später auf.

Für die ballonexpandierbaren Stents bestand zunächst ein wesentliches Problem in der Notwendigkeit, sie von Hand auf den Ballon fest aufzupressen, damit sie nicht verloren gingen. Zunächst wurden dazu speziel-

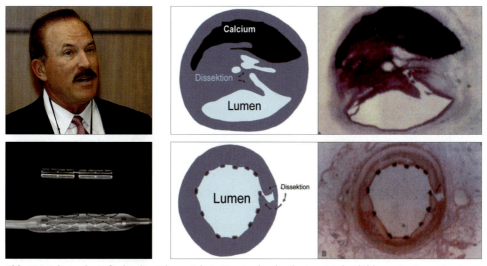

Abb. 1.16: Schatz, der Erfinder des Palmaz-Schatz-Stents, der durch eine Brückenbildung ein starres in ein flexibles System umwandelte. Abbildung des Prinzips der PTCA, die nach Erweiterung eines Gefäßes zu ausgeprägten Rissbildungen führt. Die Stentimplantation führt dagegen zu einer Abstützung der induzierten Gefäßwandschädigung und Offenhaltung eines großen freien Lumens. Die Stentstreben sind als Querschnitte an der Innenseite des weit offenen Gefäßes (**unten**) sichtbar, während die Einrisse in der exzentrischen Plaquebildung eines schwer atherosklerotisch veränderten Gefäßes (**oben**) sichtbar sind. Aus [126] mit freundlicher Genehmigung von Springer Science+Business Media

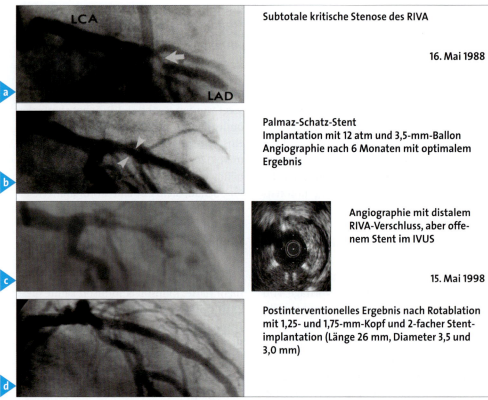

Abb. 1.17: Erste koronare Stentimplantation in Deutschland am 16.05.1988. Eine hochgradige Stenose des RIVA wurde mit einem Palmaz-Schatz-Stent mit 12 atm und einem 3,5-mm-Ballon behandelt (**a**). 6 Monate später zeigte sich ein optimales angiographisches Ergebnis (**b**). Nach 10 Jahren wurde aufgrund einer progressiven Symptomatik eine erneute Katheteruntersuchung notwendig, die eine progressive Atherosklerose zeigte, aber einen offenen Stent im IVUS (**c**). Daher wurde am 15.05.1998 eine Intervention notwendig. Diesmal wurde mit einem 1,25- und 1,75-mm-Bohrkopf eine Rotablation durchgeführt und anschließend eine 3-fache Stentimplantation von 26 mm Länge mit Durchmesser von 3,5 und 3,0 mm vorgenommen (**d**) [295].

le Crimper genutzt, die den Stent auf den Ballon aufdrückten, um einen Verlust während des Vorführens zu verhindern. Vorübergehend wurden sogar auf dem Ballon montierte Stents mit einem Überzug, sog. STS (Surface Technology Systems), versorgt, um eine Embolisierung der Stents während der Sondierung einer Stenose zu verhindern.

Die ersten 100 Implantationen wurden noch ohne Antikoagulation durchgeführt und die Patienten nur mit ASS behandelt. Als die Probleme der akuten Gefäßthrombosierung aus Genf, Rotterdam und anderen Städten bekannt wurden, hielt Schatz die zusätzliche Therapie mit Heparin und die Antikoagulation für notwendig. Unerwartet und völlig unerklärt stieg aber die Zahl der akuten und subakuten Thrombosen, sodass ganz neue Konzepte der medikamentösen Therapie erforderlich wurden. Auch ein ausgefeiltes Monitoring mit Bestimmung von Faktor I (Fibrinogen) und II (Prothrombin) half nicht, die subakuten Thrombosen vollständig zu beseitigen [127, 128]. Als die im New England Journal of Medicine vorgelegten ersten Ergebnisse zum selbstexpandierenden Stent Verschlussraten von > 20% aufführten [129], stellte DIE ZEIT dazu fest, dass die Stentimplantation versagt habe. In dieser Phase half die IVUS-Untersuchung, da sie aufdecken konnte, dass mit der üblichen Ballondruckvorgabe die Aufweitung der Stents nur unvollständig gelang, obwohl das angiographische Ergebnis optimal erschien [130, 131]. Der Implantationsdruck für die Stentimplantation wurde auf 16 atm angehoben und das Größenverhältnis von Ballon zu Gefäß auf 1,17 ± 0,19 gesteigert. Die letztere Entscheidung wurde später auf 1,1 zurückgenommen, weil zu viele Gefäßperforationen durch Überdehnung der Gefäße beobachtet wurden. Bis zum heutigen Zeitpunkt geblieben ist aber eine Hochdruckstentimplantation mit ≥ 16 atm, die zwischenzeitlich aufgrund der Entwicklung von DES fälschlicherweise reduziert worden war. Gleichzeitig mit der geänderten Implantationstechnik wurde zusätzlich zur Thrombozytenaggregationshemmung ein neues Thienopyridinderivat (Ticlopidin) eingesetzt, das später durch Clopidogrel ersetzt wurde, weil die Knochenmarksdepression geringer und seltener auftrat. Wegen einer schlechten oder nicht optimalen Pharmakodynamik sind zwischenzeitlich das Prasugrel und auch Ticagrelor neben dem Clopidogrel verfügbar und werden v.a. zur Behandlung der Nonresponder eingesetzt.

Große randomisierte Studien zeigten, dass bei nativen Gefäßen, Restenosen, kleinen Gefäßen und auch Bypassstenosen die Stentimplantation der alleinigen Ballondilatation überlegen war und die Restenoserate um 20–30% reduziert wurde [132–136]. Der entscheidende Durchbruch für die Stentimplantation war aber, dass akute Verschlüsse praktisch vollständig aus dem Blickfeld des Kardiologen verschwanden. Dabei ist zu bedenken, dass noch Anfang der 1990er Jahre Rufdienste für Kardiologen eingerichtet wurden, um nächtliche, akute Gefäßverschlüsse nach PTCA oder Stentimplantation zu behandeln [136].

Für die Lösung des Restenoseproblems nach Stentimplantation, das > 30% der Patienten betraf, wurde mit der intrakoronaren Brachytherapie ein erster Ansatz gefunden, der rasch ein breites Anwendungsgebiet fand, als die Betastrahlung statt der Gammastrahlung eingesetzt werden konnte [137–144]. In der europäischen Entwicklung mit der Firma Schneider waren besonders die Strahlenphysiker und -therapeuten in Essen beteiligt [142]. Die Entwicklung von radioaktiven Stents und Ballons endete dagegen in einer Sackgasse. Die Ära der Brachytherapie wurde mit Erscheinen der DES abgeschlossen. Sie wird nur noch vereinzelt eingesetzt, findet aber vielleicht in der Behandlung der peripheren arteriellen Verschlusskrankheit (pAVK) in der Ballontechnik eine Wiedergeburt.

Die passive Beschichtung der Stents brachte keine überzeugenden Ergebnisse. Es wurden keramische und metallische Beschichtungen getestet (s. Abb. 1.18). Neueste Entwicklung ist die Verwendung von Polyzene F in Nanostärke, einer Substanz, die im Deutschen Krebsforschungsinstitut in Heidelberg entwickelt wurde (CATANIA-Stent, CeloNova BioSciences, Peachtree City, GA, USA).

Ein Durchbruch kam vor 10 Jahren mit der Entwicklung von DES, die zu einer Euphorie und zunächst übertriebenen Hoffnung Anlass gaben, das Problem der Restenosierung überwunden zu haben [145–154]. Es zeigte sich bald, dass übertriebene Hoffnungen verbreitet wurden, denn bei langstreckigen Stentimplantationen, Diabetikern und kleinen Gefäßen wurden immer noch, wenn auch in weniger als 10% der Fälle, Restenosen beobachtet. Außerdem zeigten weitere Studien, dass z.T. inkomplette Stentappositionen vorlagen und sich sogar Aneurysmata ausbildeten [148, 154]. Die Euphorie verflog vollständig, als subakute und sogar späte und sehr späte Stentthrombosen beobachtet wurden, die nach Einführung der Hochdruckstentimplantation und 2-fachen Plättchenaggregationshemmung kaum mehr beobachtet wurden [151–154]. Wohl aber

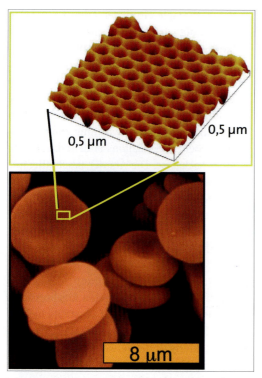
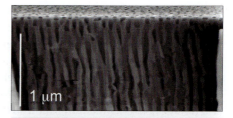
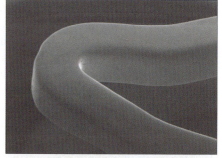

Abb. 1.18: Passive keramische Beschichtung eines Stahlstents. Die Aluminiumoxydschicht (500 nm) bildet Nanoporen (5–15 nm), die Medikamente wie Tacrolimus aufnehmen können. Die alleinige passive Keramikbeschichtung führte zu einer Reduktion der Neointimabildung und Inflammation an der Implantationsstelle des Stents, die durch die Tacrolismus-Beschichtung verstärkt wurde. Die Reduktion der Neointima betrug durch Tacrolimus allein 50%. Zusätzlich war die Infiltration von Mast- und T-Zellen vermindert [296].

waren bereits bei der Brachytherapie vermehrte subakute Stentthrombosen gesehen worden, die schon auf das Problem hätten hinweisen können. Entscheidend waren die Hinweise auf die richtige Indikation und Optimierung der Thrombozytenaggregationshemmung mit Aufdeckung von Nonrespondern, die höhere Dosen von Clopidogrel brauchten, jetzt aber auf ein neues Medikament mit höherer Effektivität und besserer standardisierter Wirksamkeit – Prasugrel – umgestellt werden können; wichtige Erkenntnisse auch für uns, die gewonnen wurden, nachdem die Testung der Thrombozytenaggregation in unserem HKL in der täglichen Praxis verfügbar wurde.

1.8 Interventionelle Techniken bei Herzklappenfehlern

1.8.1 Aortenklappenvalvuloplastie und Aortenklappenimplantation

Bereits früh nach der Entwicklung der Ballondilatation der Koronararterien und der peripheren Gefäße wurde die interventionelle Technik auch auf die Dilatation der Aortenklappe besonders bei Neugeborenen ausgedehnt und konnte hier erfolgreich eingesetzt werden [155, 156]. Zunächst hatte man auch bei Patienten mit erworbener AS auf dem Boden degenerativer Erkrankungen gehofft, bleibende Erfolge zu erzielen [157–159]. Zwar war die Valvuloplastie selbst einigermaßen erfolgreich, die Rezidivrate aber extrem hoch, sodass die Dilatation nur noch an einzelnen Zentren und an einem ausgesuchten Patientenkollektiv fortgeführt wurde. Selbst die Kombination mit der Strahlentherapie zur Verminderung der Restenosierung wurde propagiert. Entscheidend war aber in den letzten Jahren die Verbesserung der Technik (1) durch schnelle Ventrikelstimulation während der Balloninsufflation und (2) durch die Verwendung von neueren und größeren Ballons von bis zu 24 mm [160]. Frühere Versuche mit Doppel-/Dreifachballonkathetern waren nicht erfolgreich, da der Raum zwischen den Ballons (s. Abb. 1.19) nicht ausreichte, um eine genügend hohe Perfusion zu erlauben, die den Ballon hätte stabilisieren und eine ausreichend hohe Koronarperfusion aufrechterhalten können [161, 162].

Die Phase der Valvuloplastie ist zwischenzeitlich durch die perkutane transfemorale oder apikale Aortenklappenimplantation ergänzt worden. Bereits 1989 entwickelte der Chirurg Andersen aus Dänemark eine ballonexpandierbare Aortenbioprothese, die er 1990 experimentell erstmalig erprobte. Als eingeladener Teil-

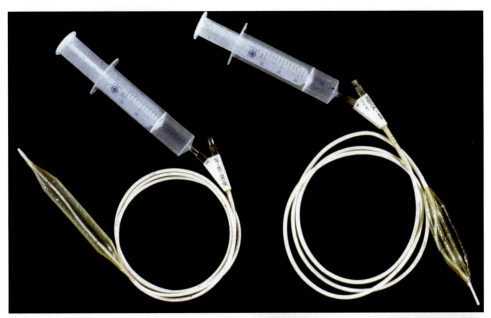

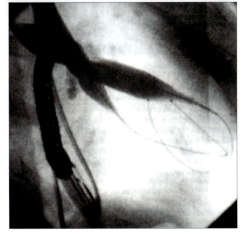

Abb. 1.19: Periphere Interventionskatheter, entwickelt nach Meier. **Links:** ein 4-cm-Ballonkatheter mit 10 mm Durchmesser. **Rechts:** Trefoil-Ballonkatheter. Im Röntgenbild Aortenklappendilatation mit 2 Ballons unter TEE-Monitoring einer hochgradig verkalkten AS [158, 161]. Mit freundlicher Genehmigung von Springer Science+Business Media

nehmer auf der Jahrestagung der dänischen Gesellschaft für Kardiologie konnte ich den Wissenschaftler mit einem hohen Forschungspreis auszeichnen [163]. Die Entwicklung stagnierte und wurde aber von Cribier in Rouen kardiologischerseits wieder aufgegriffen, weil ein wichtiges klinisches Problem offensichtlich bestand: Patienten mit schwerster AS wurden nicht operiert. Die Europäische Studie zur Diagnose und Therapie von Herzklappenerkrankungen belegte 2003, dass 31,8% der Patienten trotz schwerer Symptomatik keine interventionelle/chirurgische Therapie erhielten [164]. Die Studie bestätigte frühere Angaben aus Holland, bei der 3 Universitätskliniken über einen Anteil von 41% berichteten, die nicht operiert worden waren [165]. Die Hauptbegründung wurde in einem Endstadium der Erkrankung, in einer begleitenden KHK, in früheren Infarkten und in einer Reduktion der linksventrikulären Funktion (LVF) gesehen. Als zusätzliche Kontraindikation zur Operation wurden in 27,6% der Fälle ein hohes Lebensalter, in 30,8% eine chronisch obstruktive Lungenerkrankung (COPD), in 6,1% eine Niereninsuffizienz und in 19,3% eine kurze Lebenserwartung angegeben.

Die Problematik des höheren Lebensalters dieser Patienten wird deutlich, wenn die 1968 von Ross und Braunwald publizierte Überlebenskurve der Patienten mit schwerer rheumatischer AS betrachtet wird (s. Abb. 1.20). Nach einer asymptomatischen Phase verkürzt sich die Lebenserwartung bei Auftreten von AP, Synkopen oder Herzinsuffizienz. Das Ende der Überlebenskurve liegt bei einem Alter von 62–63 Jahren [166, 167]. Da die schwere Aortenstenose eine degenerative Erkrankung des höheren Lebensalters ist und sich mit der demographischen Entwicklung eine erhebliche Verschiebung zeigt, wundert es nicht, dass heute das mittlere Lebensalter der Patienten, die interventionell/chirurgisch eine Klappenimplantation erhalten, bei 82 Jahren liegt. Es zeigt sich somit

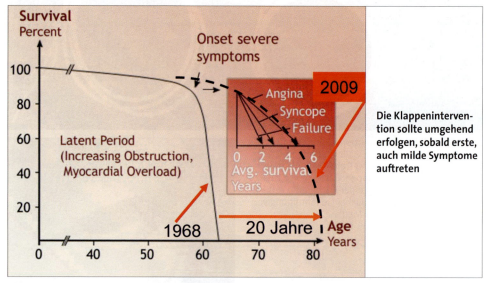

Abb. 1.20: Darstellung des natürlichen Verlaufs der schweren rheumatischen AS mit langer asymptomatischer Überlebenskurve, die einen Knick bekommt, wenn typische Symptome wie AP, Synkopen und Herzinsuffizienz auftreten, wobei das Überleben bei Herzinsuffizienz nur 2 Jahre beträgt. Die Überlebenskurve endet bei 62–63 Jahren. Im derzeitigen Kollektiv der Patienten, die einer Aortenklappenimplantation zugeführt werden können, liegt das Alter weit über 80 Jahre. Damit ergibt sich eine Zunahme des Alters der behandelten Patienten um 20 Jahre, was u.a. durch die demographische Entwicklung 1968–2008 erklärt werden kann. Modifiziert nach [166, 167]

1.8 Interventionelle Techniken bei Herzklappenfehlern

innerhalb der letzten 40 Jahre (1968–2008) eine erhebliche Verschiebung der Überlebenskurve bei schwerer AS III° um 20 Jahre von 62 auf 82 Jahre, wenn auch die Genese degenerativ und nicht rheumatisch ist [168].

Cribier konnte 2002 erstmalig eine Aortenklappe (s. Abb. 1.21) implantieren, die auf einen Ballon aufgesetzt worden war [169]. Die erste deutsche Aortenklappenimplantation erfolgte 2005 in Essen durch Sack, der 20 Jahre zuvor mit mir in Rouen war und echokardiographische Untersuchungen während der Aortenklappendilatation durchführte, um die Beeinflussung der LVF während der Dilatation zu prüfen [159]. Als Doktorand angefangen, als Assistent nach Mainz und als Oberarzt nach Essen gekommen, konnte er basierend auf seinen langen Erfahrungen als idealer Partner das Programm der Aortenklappenimplantation beginnen [170]. Über 350 Aortenklappen wurden allein in Essen (weltweit > 20 000) zwischenzeitlich implantiert [170–174]. Einen zusätzlichen Fortschritt bedeutete die Einführung der transapikalen Implantation, die die Einführung des Systems über die Herzspitze antegrad nach Eröffnung des Thorax links lateral ermöglichte [175–179]. Die antegrade Sondierung über die Mitralklappe (MK) [168, 169], die wir zunächst in Essen (s. Abb. 1.22) durchgeführt hatten, wurde zwischenzeitlich aufgegeben, da sie zwar technisch elegant, aber sehr schwierig durchzuführen war. Die retrograde Sondierung wurde v.a. erleichtert, weil ein flexibler biegbarer Katheter entwickelt worden war [180, 181]. Auf der anderen Seite wurden selbstexpandierende aortenklappentragende Stents entwickelt, die zwi-

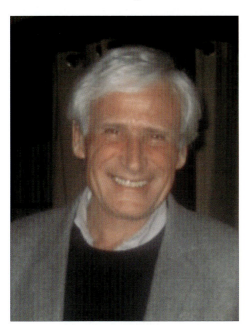

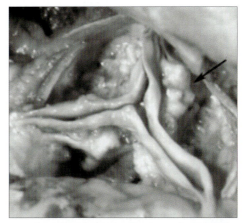

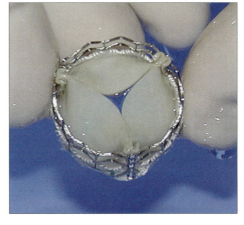

Abb. 1.21: Cribier führte 2002 die erste Aortenklappenimplantation bei einer kritischen, schwersten AS durch (**oben**). Die verkalkten, verdickten Segel sind erkennbar (**Pfeil**), die die Öffnungen der Klappen begrenzen. Eine ballonexpandierbare Klappe (**rechts unten**) wird zur Therapie eingesetzt. Aus Rinderperikard hergestellte Klappensegel, Bioprothese

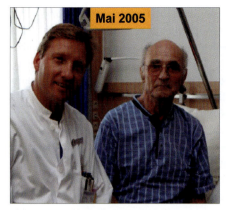 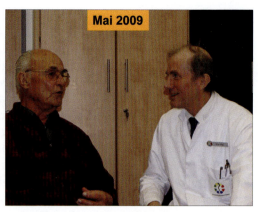

Abb. 1.22: Am 18.05.2005 erhielt der 1. Patient in Deutschland eine perkutane Aortenklappenimplantation. Bei dem Patienten wurde nach 4-maliger Dekompensation und 2 vorherigen Operationen der chirurgische Eingriff abgelehnt und erfolgreich durch S. Sack (im Gespräch mit dem Patienten, **links**), durchgeführt. 4 Jahre später ist der Patient im Gespräch mit R. Erbel (**rechts**) und gibt ein für ihn fast perfektes Ergebnis mit guter Leistungsfähigkeit an.

schenzeitlich sogar die Implantationsrate der ballonexpandierenden Stents überholt haben, da sie einen wesentlich dünneren Schaft (18 F) als die zunächst 24 F, jetzt 18 F breiten Durchmesser der Katheter für die ballonexpandierenden Stents besaßen; ein Vorteil, der zwischenzeitlich durch eine neue Technik aufgehoben wurde [182–184].

Die positiven Entwicklungen im Bereich der Aortenklappenimplantation liefen parallel mit der Entwicklung von sog. Hybridräumen. Ein spezieller Raum wurde in Kooperation mit der Kardiologie, Herzchirurgie und Anästhesiologie in Essen 1995 beantragt und 1999 bewilligt. Die Eröffnung erfolgte dann 2004. Zum damaligen Zeitpunkt konnte keine Firma, die Röntgenanlagen anbot, ein entsprechendes System vorstellen, sodass eine vollständige eigene Neuentwicklung realisiert wurde. Mit Eröffnung des Westdeutschen Herzzentrums Essen konnte 2004 der Hybridraum, der über eine eigene Klimatisierung, ein eigenes „Field of Air", einen kombinierten Herzkaheter-/OP-Tisch, eine komplette anästhesiologische Ausstattung, eine eingebaute OP-Kamera für intraoperative Aufnahmen verfügt, in Betrieb genommen werden [185, 186]; ein Modell auch für die wegweisende Kooperation, die zukünftig wahrscheinlich neue interdisziplinäre Berufsbilder für kardio-vaskulär tätige Ärzte schaffen wird.

1.8.2 Pulmonalklappenimplantation

Neben der Aortenklappe setzte sich auch die interventionelle Technik bei der Pulmonalklappenstenose durch. Schrittmacherdienste leistete der deutsche Wissenschaftler Bonhoeffer in London, der 2001 die ersten Klappen in Pulmonalposition bei Kindern und Erwachsenen mit angeborenen Herzfehlern implantierte [187]. Aufgrund der elastischen Struktur der Pulmonalis musste, auch bei voroperierten Patienten, meistens ein Stent/Graft-Stent in Pulmonalposition implantiert werden, bevor die pulmonalklappentragende Prothese eingesetzt werden konnte. Zwischenzeitlich wurden weltweit über 100 Patienten von Bonhoeffer und bereits über 20 Patienten in Essen gemeinsam mit den Kollegen von St. Augustin eingesetzt [188, 189]. Hier bewährte sich die enge Kooperation der pädiatrischen Kardiologie und Erwachsenenkardiologie in der Betreuung von Patienten mit angeborenen Herzfehlern. Auch die Implantation der Pulmonalklappe brachte neue Probleme mit sich, die bisher nicht erwartet worden waren. Neben einer Instabilität der Klappe wurden eine Ruptur eines Homografts, eine Koronararterienkompression von außen und selbst die Ruptur einer PA beobachtet [189]. Durch Änderung der Klappenprothese konnte die Kompression von außen („Hammock-Effekt") mittlerweile behoben werden, Stentfrakturen können erwartungsgemäß auftreten und werden radiologisch sichtbar. Die Therapie besteht in einer Stent-in-Stent-Implantation. Komplikationen wie Endokarditis und Hämolyse sind extrem selten. Das Versagen der Klappenimplantation erlaubt immer noch bei den Patienten eine notwendige Operation. Für die Zukunft wird auch ein selbstexpandierender Stent für die Pulmonalklappe verfügbar sein. Ein großes Problem stellt der abgewinkelte Zugang zur Pulmonalklappe über den RV dar, sodass auch Hybrideingriffe mit linksseitiger Thorakotomie und Zugang zum rechtsventrikulären Ausflusstrakt (RVOT) erprobt werden.

1.8.3 Mitralklappeninterventionen

1.8.3.1 Mitralklappenstenose

Die Mitralklappensprengung war in geübten chirurgischen Händen sehr erfolgreich [190]. Bereits 1967 berichtet Effert über 6000 Mitralklappensprengungen, die er echokardiographisch mittels M-Mode-Technik untersucht hatte [191]. Nach Entwicklung des Ballonkatheters wurde sowohl antegrad als auch retrograd versucht, die MK mit einem Ballon zu erreichen und zu dilatieren. Sehr bald zeigte sich aber, dass die Verwendung von nur einem Ballon nicht ausreiche, um die Mitralstenose optimal aufzuweiten. Vorgeschlagen wurde in der Folge die Verwendung von 2 Ballons, was aber den Eingriff nur erschwerte und komplizierte, ebenso wie der retrograde Weg zur MK. Einen Durchbruch brachte die Entwicklung des Inoue-Ballons. Der Chirurg Inoue aus Hiroshima hatte experimentell die notwendigen Durchmesser und Kräfte gemessen, die für eine Mitralklappensprengung mittels eines Ballonkatheters notwendig wurden [192, 193]. Er entwickelte einen Ballon, der durch externe Flüssigkeitsgabe eine spezielle Aufweitung erreichte und mit Gewebefasern durchsetzt eine vorgegebene Form und Größe hielt. Derzeit besteht der Ballon aus 2 Teilen, sodass erreicht wird, dass der erste Abschnitt sich zunächst aufdehnt und in der MK verankert und der Ballon dann vollständig aufgedehnt werden kann. Durchmesser von 22–30 mm für den Ballon können gewählt werden. Ein spezielles System zur leichten Bougierung des IAS, Positionierung eines Austauschdrahts im linken Vorhof (LA) und zur Sondierung des LV bringt den Ballon vor [193]. Bereits früh zeigte sich, dass mithilfe dieser Technik die MK bis auf fast 2 cm² erweitert werden kann und damit eine schwere in eine leichte Mitralstenose umgewandelt wird, was den chirurgischen Ergebnissen entspricht [194]. Die dabei auftretenden Mitralinsuffizienzen sind eher gering und müssen selten chirurgisch beseitigt werden. Indikatoren für eine erfolgreiche PTA (perkutane transluminale Angioplastie) der MK sind (1) fehlende Verkalkungen und (2) Verklebungen der Chordae tendineae [194, 195].

Der Langzeitverlauf nach Valvuloplastie der MK ist günstig [194, 195]. Die mittlere Überlebensrate wird mit 95% in 3,5 Jahren angegeben, wobei entscheidend ist, dass die MK auf mehr als 1,5 cm² aufgedehnt wird. Dieser Faktor war auch der einzige unabhängige Prädiktor für ein ereignisfreies Überleben [194]. Andere Faktoren, die mit Komplikationen verbunden waren, bestanden in (1) Vorhofflimmern und (2) Alter > 67 Jahren sowie (3) ungünstigem Score-Wert im Echokardiogramm.

Als ungünstige Faktoren hatten sich (1) eine schwere Herzinsuffizienz, (2) eine sehr hochgradige Mitralstenose, (3) eine starke Aufweitung des Vorhofs und (4) eine starke

Verkalkung der Kommissuren sowie (5) eine exzentrische Mitralklappenöffnung gezeigt [192–195]. Die gefürchtete schwere Mitralinsuffizienz nach Ballonvalvuloplastie der MK wurde bei (1) stark verdickten Segeln, (2) Verkalkungen der Kommissuren sowie (3) Verdickungen und (4) Verkürzungen der Chordae tendineae beobachtet [196].

Die Technik erfordert eine gute Übung und Handhabung des Operateurs, v.a. bei der transseptalen Punktion, die mittlerweile durch die 3D-Echokardiographie auch ultraschallgesteuert durchgeführt werden kann und heute zu den Standardtechniken eines Katheterlabors gehört. Eine wesentliche Erleichterung bietet v.a. bei verdicktem Septum die kombinierte Radiofrequenztechnik.

Im Jahr 2002 wurde die Mitralklappensprengung in 66 Kliniken mit einer Gesamtsumme von 409 Fällen durchgeführt, d.h. im Schnitt etwa 8 Patienten/Klinik pro Jahr. Dies reflektiert den Rückgang der rheumatischen Mitralklappenvitien in unserer Bevölkerung aufgrund der breiten Antibiose, die im Kindesalter korrekterweise eingesetzt wird. Die Zahl der Mitralklappenvalvuloplastien hat sich in den letzten Jahren weiter verringert und betrug 2005 bei 61 Kliniken nur noch 373 Fälle, d.h. etwa 6–7 Fälle/Klinik pro Jahr [106].

1.8.3.2 Mitralklappeninsuffizienz

Die Mitralinsuffizienz ist der derzeit häufigste Herzklappenfehler, den wir beobachten. In den letzten Jahren sind viele Techniken entwickelt worden, die sich zunächst darum bemühten, mithilfe von Spangen und Stentsystemen den Koronarsinus (CS) zu raffen und eine Verkleinerung des Mitralringes zu erreichen und somit die Mitralklappeninsuffizienz (MI) zu verringern. Bisher sind diese Versuche nicht soweit entwickelt worden, dass sie als Routine-Eingriff genutzt werden könnten [197–199].

Vielversprechender sind die Eingriffe an der MK selbst [200]. Derzeit dominiert auch bei uns die Mitralclip-Intervention, die dem Alfieri-Prinzip folgt und eine Verminderung der Klappenöffnungsfläche bei Mitralinsuffizienz erreicht, indem mittels eines transseptal applizierten Clips das anteriore und posteriore Segel miteinander verbunden werden, wodurch eine Klappenöffnung mit einem „Double-orifice" entsteht [201].

Die neuesten Entwicklungen nutzen auch den Zugang über das linke Herz, um den Mitralklappenring direkt und nicht indirekt über den CS raffen zu können. Die ersten Versuche scheinen sehr vielversprechend und weiterführend zu sein und könnten mit den o.g. Verfahren entsprechend kombiniert werden. Hilfreich sind hier patientenbezogene 3D-Modelle des Herzens und der Aorta, die die Führung der Katheter präinterventionell besser planen und modifizieren lassen.

1.9 Weitere interventionelle Techniken

Zusätzlich sind in den letzten Jahren viele weitere Techniken entwickelt worden, die im Einzelnen nicht alle aufgeführt werden können, so z.B. die Coil-Embolisierung von Koronarfisteln [202, 203] oder die interventionelle Verschlusstechnik bei paravalvulären Lecks [204–206]. Neue Entwicklungen betreffen Systeme, um das Vorhofohr zu verschließen, um damit die Marcumarisierung bei Vorhofflimmerpatienten vermeiden zu können.

Wichtig sind die Verschlusstechniken bei angeborenen Herzfehlern einschließlich der Ventrikelseptum- und Vorhofseptumdefekte (VSD und ASD) sowie des PFOs (offenes Foramen ovale) [207–212]. In 57 bzw. 72 Klinken wurden im Jahr 2002 418 bzw. 1264 Fälle mit ASD/PFO behandelt.

1.9.1 PFO-Verschluss

Einen besonders großen Raum nehmen derzeit die Interventionen am IAS ein, da das PFO mit Aneurysmabildung (1,5%) eine nicht seltene Erkrankung ist, die besonders bei jungen Menschen als Quelle einer paradoxen Embolie angesehen wird und heute fast ohne Komplikationen verschlossen werden kann. Die Geschichte des interventionellen Verschlusses eines PFO folgte der klinischen Beobachtung, dass der vorübergehende Verschluss mittels eines Ballonkatheters eine akute Hypoxie aufgrund eines intrakardialen Shunts effektiv beseitigen konnte [207, 208]. Es dauerte einige Jahre, bis die erste kathetergeführte Verschlusstechnik für das PFO entwickelt worden war [209–214]. Bei der Nennung der Entwickler von Verschlusssystemen taucht wieder der Name Amplatz auf, der ein System entwickelt hat, das am weitesten verbreitet zu sein scheint und die höchste Sicherheit nach Meinung von Meier in Bern erreicht. Auch bei dieser, zunächst noch simpel erscheinenden Technik, mussten die Untersucher Nebenwirkungen feststellen, die z.T. beunruhigend waren, wie Thrombenbildung auf den implantierten Systemen und die Erosion benachbarter Strukturen, wie der Aorta [210, 211]. Nach der Führung der Intervention über die transösophageale Echokardiographie (TEE) entwickelten wir die IVUS-Kontrolle des PFO-Verschlusses, die die Durchleuchtungszeit reduzierte und das Verfahren sicherer werden ließ, eine Ansicht, die nicht von allen geteilt wird [213, 214]. Zwischenzeitlich sind alternative Systeme entwickelt worden, die z.B. auf der Basis eines Radiofrequenzsignals oder einer Nahttechnik einen PFO-Verschluss erreichen konnten [215]. Die Zahl der Eingriffe könnte sich noch weiter erhöhen, wenn in randomisierten Studien eine erhöhte Sicherheit und Verminderung der Symptomatik nachgewiesen werden könnte, u.a. auch für Patienten mit Migräne [216].

Bei dieser Intervention liegt in Deutschland die Zahl der durchgeführten Eingriffe pro Jahr niedrig und erreicht nur 15–20 Fälle/Klinik pro Jahr. Bis 2005 hat sich die Zahl auf 1826 Fälle mit PFO vergrößert, die Zahl der Institute auf 104 erhöht, die diese Eingriffe durchführen, ohne dass sich aber der Anteil der Patienten, die pro Jahr behandelt worden sind, erhöht hätte [106].

1.9.2 Ablation der hypertrophen obstruktiven Kardiomyopathie (HOCM)

Viele Jahre hatte sich die Kardiologie in Düsseldorf unter Leitung von Loogen und der Pathologen Meessen und Hort mit dem Krankheitsbild der Kardiomyopathie, insbesondere der HOCM beschäftigt. Nach Charakterisierung des Krankheitsbildes standen insbesondere therapeutische Aspekte im Vordergrund, um das Risiko für die Patienten zu senken. Neben der medikamentösen Therapie mit Betablockern wurde bei schweren Formen die chirurgische Myektomie eingesetzt [217, 218]. Die interventionelle Kardiologie entwickelte die Idee, statt einer Myektomie eine katheterbasierte Therapie einzusetzen. Kuhn hatte beobachtet, dass bei Patienten mit HOCM nach einem AMI mit Infarzierung des Septums eine Besserung der Dyspnoe unter Belastung eintrat. Die Ischämie des Septums schien also ein therapeutisches Target zu sein, das erstmalig von Sigwart et al. 1982 diskutiert worden war. Die Balloninsufflation (s. Abb. 1.23) in einem septalen Ast führte unmittelbar zu einer regionalen Ischämie und Abnahme des Druckgradienten, der wieder anstieg, wenn die Ischämie beseitigt wurde [219]. Basierend auf diesen Daten und den Kenntnissen der Alkoholinjektion bei Herzarrhythmien [220, 221] wurde die Idee geboren, Alkohol zu injizieren und eine Nekrose und somit eine Reduktion der Wanddicke zu erreichen. Den ersten

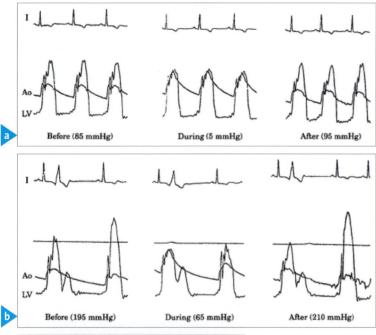

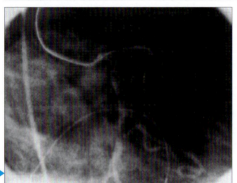

Abb. 1.23: Erstmaliger Nachweis der Möglichkeit, durch Auslösung einer Ischämie im Bereich des interventrikulären Septums (IVS) einen Gradienten bei HOCM zu reduzieren. Verschluss eines septalen Asts des RIVA (**c**, Röntgenbild). Vollständige Reduktion des Gradienten im Bereich des Ausflusstrakts des Ventrikels in Ruhe, partiell nach Extrasystole. Dargestellt ist das EKG mit dem Druck im LV und in der Aorta (**a**) in Ruhe und nach postexsystolischer Potenzierung (**b**). Die Ischämiezeit lag in der Studie zwischen 5 und 10 min. Diese Schlüsselexperimente führten zur Entwicklung der alkoholisch induzierten Ablation der HOCM, aus [219], mit freundlicher Genehmigung von Oxford University Press

Fall einer Alkoholablation (TASH) veröffentlichte Sigwart 1995 [222], rasch gefolgt von ähnlichen Ergebnissen, die auch die Gruppe um Kuhn und Gleichmann vorlegten [223–226]. Auch die alkoholbasierte Ablation der HOCM führte zu unerwarteten und doch schwerwiegenden Komplikationen wie AV-Blockierung, Ventrikelseptumruptur und plötzlichem Tod [227–229].

Im Jahr 2002 behandelten 59 Zentren insgesamt 439 Patienten (6–7 Patienten/Klinik pro Jahr) [106]. Die Zahl der Zentren, die diese Spezialbehandlung durchführten, nahm auf 51 im Jahr 2005 ab, während die Zahl der Interventionen auf 602 Patienten anstieg, sodass die Erfahrungen der einzelnen Zentren leicht zunahmen.

Alkohol führte aber zu Kolliquationsnekrosen und damit zu unvorhersehbaren Entwicklungen innerhalb des Gewebes. Zusätzlich ist hochkonzentrierter Alkohol toxisch. Dies hatte die Kardiologen dazu bewegt, die Gesamtdosis immer weiter zu reduzieren. Versucht wurde die Ischämieinduktion durch Coil-Implantation oder durch Implantation von Graft-Stents in den RIVA, was aber aufgrund der starken septalen Vaskularisation nicht von dauerhaftem Erfolg begleitet war. Ausgehend von unseren Erfahrungen mit der Mikroembolisierung, die spontan oder iatrogen in den Koronararterien auftrat und experimentell mit Heusch im Institut für Pathophysiologie in Essen untersucht wurde, entwickelten wir den Gedanken, die HOCM mit Mikrosphären zu behandeln. Experimentell konnten wir nachweisen, dass durch Mikropartikel Mikroinfarkte entstehen [89, 90]. Gemeinsam mit Konorza entwickelten wir das Verfahren der Mikrosphärenablation der HOCM mit der Vorstellung, dass eine ischämisch bedingte septale Infarzierung durch Mikropartikel eine Alternative zur alkoholbedingten septalen Kolliquationsnekrose wäre. Statt einer großen Nekrose entsteht ein Beet von Mikroinfarkten im Septum. Zunächst standen nur Mikropartikel zur Verfügung. Erst in den letzten Jahren wurden erste Mikrosphären entwickelt, die in der interventionellen Radiologie zur Tumorembolisierung genutzt werden (Embozene Microspheres, CeloNova, USA). Auf unseren Vorschlag hin wurden spezielle „Cardiospheres" der Größe 75 μm entwickelt.

In der weiteren Entwicklung bleibt abzuwarten, ob diese Technik mit der Induktion multipler ischämischer Mikroinfarkte der alkoholinduzierten Kolliquationsnekrose des Septums überlegen ist. Zumindest sind (1) die Schmerzsymptomatik der Patienten geringer, (2) die Implantation von Schrittmachern selten notwendig, obwohl der Anstieg der CK ähnlich ist, und (3) der Effekt z.T. deutlicher als nach Alkoholinjektionen [230].

1.10 Interventionelle Therapie bei Erkrankung der großen Gefäße

1.10.1 Aortenisthmusstenose

Nicht nur im Bereich des Herzens, sondern auch im Bereich der großen Gefäße hat die interventionelle Kardiologie zu einem Wandel in der Therapieform geführt. Selbst im Erwachsenenalter fallen immer wieder Patienten auf, bei denen eine Aortenisthmusstenose (ISTA) nachweisbar ist. Über viele Jahre war die Aortenchirurgie im Kindes-/Erwachsenenalter Methode der Wahl. Mit der Entwicklung der Ballonkatheter lag die Idee nahe, Patienten mit ISTA zu dilatieren. Zunächst erfolgte die Angioplastie bei Neugeborenen [231, 232], dann auch bei Erwachsenen [233, 234], und zwar sowohl bei nativen als auch Restenosen nach vorheriger Operation [235, 236]. Der erste Patient, bei dem wir 1985 die Ballondilatation der ISTA durchführten, war ein 15-jähriger Schüler, der vor Antritt seiner Lehre auf Wunsch der Eltern behandelt werden sollte. Wäre eine Operation durchgeführt worden und eine Narbe nachweisbar gewesen, hätte dies das Aus für die Ausbildungsstelle bedeutet. Die Stenose konnte erfolgreich dilatiert und der Patient schon wenige Tage später entlassen werden. Der Gradient war auf weniger als 10 mmHg abgefallen und der Eingriff ohne Komplikationen verlaufen. Eine gute Aufweitung zeigte sich im TEE. Der Patient trat die Lehre ohne Probleme an. Aufbauend auf diesem sehr positiven Fall wurden weitere Patienten bis zum Alter von 64 Jahren behandelt. Die erfolgreiche Dilatation bei diesen Patienten konnte belegen, dass das alte Dogma aus der Zeit der operativen Korrektur einer Isthmusstenose, dass sich eine Hypertonie nach dem 45. Lebensjahr nicht mehr zurückbildet könnte, nicht zutraf. Selbst oberhalb dieses Lebensalters konnte bei Patienten die Medikation ganz oder zumindest teilweise reduziert und die Hypertonie besser eingestellt werden.

Bereits 1988 konnte eine erste multizentrische deutsche Studie zur Ballondilatation bei ISTA im Erwachsenenalter veröffentlich werden [233]. Die Erfolgsrate erreichte 90%, und der mittlere Gradient konnte von 82 auf 18 mmHg im Mittel gesenkt und der Durchmesser von 0,7 auf 1,3 cm erweitert werden. Auch nach 6 Monaten zeigten die Patienten ein gutes Ergebnis. Das Problem einer Restenose wurde bald bekannt [236].

Auch bei dieser neuen Intervention wurden die Kliniker mit neuen Problemen konfrontiert. Die Patienten entwickelten bei der Ballondilatation z.T. schwere Schmerzen. Die Schmerzen beruhen auf einer Reizung der Schmerzrezeptoren in der Adventitia, treten mit der Aufdehnung des Ballons auf und sistieren meist nach Ablassen. Um die Ursache dieser Schmerzentwicklung zu prüfen, war die TEE hilfreich, die zum Monitoring des Eingriffs von uns eingesetzt wurde [237]. Bei fast allen Patienten entstanden schmale subintimale Einrisse, weil mit der Ballondilatation nicht nur elastische, sondern auch plastische Verformungen erreicht werden mussten, um die elastischen Rückstellkräfte zu überwinden und eine dauerhafte Aufweitung des Gefäßes zu bewirken [237, 238]. Damit war auch der Dehnungsschmerz erklärt und verständlich, dass im Rahmen der Dilatation einer Isthmusstenose Aortenrupturen oder Dissektionen auftraten, die sich durch persistierende Schmerzen manifestierten [239, 240].

Um aber eine ausreichende Aufweitung der Stenose zu erhalten und unkontrollierte Dissektionen zu vermeiden, wurde zwischenzeitlich bei Kindern die „Cutting balloon"-Technik eingesetzt, da Stents wegen des Wachstums eher zurückhaltend implantiert werden [241]. Die ersten Erfahrungen zeigen, dass bei Restenosierung einer ISTA diese Technik hilfreich ist, weil die Instrumente schmal sind und zu wenigen vaskulären Problemen Anlass geben. Stents, die sich während des Wachstums weiter aufdehnen lassen oder absorbieren, sind in Entwicklung.

Die Stententwicklung erweiterte das Spektrum für die ISTA-Behandlung erheblich und erhöhte die Sicherheit enorm, da jetzt auftretende, auch kleinste Dissektionen, un-mittelbar abgestützt und geschlossen werden konnten [242–248]. Selbst Perforationen konnten mit Graft-Stents abgedichtet werden [249].

Die operative und interventionelle Behandlung der ISTA erfordert eine Verlaufsbeobachtung, da sich im Mittel bei 5% der Patienten nach OP, bis zu 30% nach Ballondilatation, Aneurysmata und/oder Pseudoaneurysmata ausbilden, die einer Reoperation/Intervention bedürfen [241–242]. Diese Komplikation entwickelte sich nach Stentimplantationen seltener [244–249]. In diesen Fällen können Graft-Stents als Stent-in-Stent-Verfahren eingesetzt werden [249].

1.10.2 Aortenaneurysmen/ Aortendissektion

Die interventionelle Therapie ist bei Aortenerkrankungen zum festen Bestandteil nicht nur für interventionelle Kliniker, sondern auch für interventionelle Radiologen und vaskuläre Chirurgen geworden. Dies wäre ohne den Fortschritt in der bildgebenden Diagnostik mittels TEE, CT (Computertomographie) und MRT (Magnetresonanztomographie) nicht möglich gewesen [250].

Erstmalig war die Echokardiographie mit der TEE in der Detailerkennung so genau geworden, dass eine Therapie-Entscheidung gefällt werden konnte [251, 252]. Die Sensitivität und Spezifität erreichten Werte weit über 95% und lagen damals sogar höher als sie für die damalige verfügbare CT berechnet wurden [252]. Es entstand eine der ersten multizentrischen europäischen Studien zu einem diagnostischen Verfahren, die 1989 in Lancet publiziert wurde [252].

Bereits eine der ersten Untersuchungen, die wir in Mainz mittels TEE durchführten, ergab 1983 die Diagnose einer Aortendissektion Typ B mit Nachweis einer Einrissstelle kurz unterhalb der A. subclavia [250]. Bei der Vorstellung dieses Befunds in Kaiserslautern bei Seybold-Epting, ausgebildet in der Aortenchirurgie bei Cooley, Houston, USA (damals gab es noch keine Herzchirurgie in Mainz) [253], musste ich erfahren, dass die einfache Vorstellung, diese Rupturstelle chirurgisch zu verschließen, nicht verstanden und eine OP bei Typ-B-Dissektion überhaupt abgelehnt wurde. Ausschließlich bei Typ-A-Dissektion wurde chirurgisch vorgegangen. Hauptgrund für die kardiovaskuläre Chirurgie, die Aortendissektionen Typ B nicht zu operieren, lag in den hohen Komplikationsraten, besonders der hohen Zahl von Querschnittslähmungen, die für Patienten und Arzt schwer erträglich waren. Später änderte sich dies in Bezug auf die Symptomatik, die Ausdehnung des Aneurysmas und den Nachweis von Komplikationen der Dissektion, was in Mainz von Oelert ab 1986 umgesetzt wurde [251, 252].

Nach Entwicklung von beschichteten Stents, die im Bereich der abdominellen Aorta eingesetzt worden waren, um Aneurysmata abzudecken [254], wurde diese Technik als Erstes bei umschriebenen, auch posttraumatischen Aneurysmata im Bereich der thorakalen Aorta eingesetzt [256–259]. Allgemein, und auch von uns, wurde die Querschnittslähmung bei Implantation von Aortenstents befürchtet. Dabei wäre mit Hilfe von beschichteten Stents, sog. Graft-Stents, der Verschluss von Einrissstellen der Intima möglich gewesen. Es war u.a. die japanische Arbeitsgruppe von Seo et al. aus Osaka [260], die eine Graft-Stentimplantation bei akuter Aortendissektion mit Ruptur durchführten und auf einer Tagung des American College of Cardiology (ACC)/American Heart Association (AHA) vorstellten. Arbeitsgruppen um Dake [261] in Stanford und Nienaber [262] in Rostock und Italien begannen, Graft-Stents zu implantieren. Rasch folgten andere Arbeitsgruppen [263]. Bei Auftreten von mediastinalen Blutungen durch Ruptur der Adventitia war die endoluminale Stentgraftimplantation jedoch nicht erfolgreich.

Wurde die Einrissstelle verschlossen, entwickelte sich eine Thrombosierung des falschen Lumens, die als wichtiger prognostischer Faktor bereits in der 2. Europäischen Multicenterstudie zur Aortendissektion nachgewiesen worden war [264]; Voraussetzung für ein sog. Remodelling der Aorta. Die Ausdehnung der Thrombosierung war abhängig von der Länge der implantierten Stents [265], sodass im Sinne eines „Petticoat"-Verfahrens Nienaber et al. die Verlängerung mit nicht beschichteten Stents im Thoraxbereich nach proximaler Implantation von Graft-Stents vorschlugen. Um eine möglichst hohe Flexibilität zu erreichen und die Abdeckung auf Wandabschnitte, d.h. partiell, zu beschränken, wurde ein eigenes Stentsystem entwickelt [266]. Das Stentdesign ist so strukturiert, dass eine Wanderung des Stents verhindert und ein besserer Zugang zu Seitenästen erreicht wird [266]. In der Kooperation mit Ricci, Penn und Eggebrecht wurde dieser Stent experimentell erprobt und bietet zukünftig die Möglichkeit auch Graft-Stents zu implantieren, wenn Seitenäste offen gehalten, gleichzeitig aber Einrissstellen abgedichtet werden sollen.

Auch bei der Implantation von Aortenstents traten völlig unerwartete, nicht vorstellbare Komplikationen auf. Die Implantation eines Graft-Stents führt fast immer zu einer starken inflammatorischen Reaktion, die mit bakteriellen Infekten nicht verwechselt werden darf, sondern eine Systemreaktion auf das implantierte Stentmaterial darstellt [267]. Die Bedeutung der Inflammation für die Entwicklung der Aortenerkrankungen ist zwischenzeitlich mit der Bildgebung erkennbar geworden, da kombinierte Darstellungen mittels CT/PET (Positron emission tomography, Positronen-Emissions-Tomographie) Zonen der Inflammation erkennen lassen, die bei den Patienten nachweisbar sind, die gehäuft Komplikationen im Verlauf zeigen [268]. Selten und völlig unerwartet war die Entwicklung einer Fistelbildung zwischen der Aorta und dem Ösophagus als schwerwiegendste Komplikation [269]. Da konservative und interventionelle gastroenterologische Maßnahmen nicht erfolgreich waren, wurden jetzt diese Patienten zunächst nach Ausschaltung des Ösophagus gastral ernährt und später mit einem Hochzug des Magens wie bei einem Ösophaguskarzinom behandelt. Es ist zu hoffen, dass mit dieser Maßnahme diese schwere, meist tödliche Komplikation beherrscht werden kann. Auch die retrograde iatrogene induzierte Typ-A-Dissektion ist eine ernste Komplikation [263].

Bisherige Analysen der Therapie zu Erkrankungen der Aorta ergaben, dass in Deutschland vorwiegend gefäßchirurgische, interventionelle/radiologische Zentren sich mit dem Thema der Aortentherapie und Aortenstentimplantation befassen, während ein geringer Anteil nur von Kardiologen sowie Thorax- und kardiovaskulären Chirurgen versorgt wird [270]. Hier besteht sicherlich ein erheblicher Nachholbedarf für alle interventionell tätigen Kardiologen, da zukünftig sicherlich auch die mittels MRT geführte Intervention einen Fortschritt bringen wird, wie experimentelle Untersuchungen gezeigt haben [271].

1.10.3 Interventionelle Therapie der Lungenembolie

Die Embolektomie nach Trendelenburg ist eine Standardoperation über viele Jahre gewesen und wurde bei massiver Lungenembolie (LE) eingesetzt [272–275]. Ein Fortschritt war der Ersatz der Trendelenburg'schen Operation durch die Operation unter extrakorporaler Zirkulation [274–277]. Betont wurde in den folgenden Jahren auch die Aspiration des thrombotischen Materials unter kardiopulmonalen Bypassbedingungen [278]. Mit Einführung der Streptokinase in die Therapie wurde die Lysetherapie auch bei massiver LE eingesetzt [279, 280]. Die Idee zur interventionellen Therapie kam von Greenfield et al. [281], die einen transvenösen Katheter entwickelten, um Thromben zu entfernen und einen Filter einzusetzen. Auch im Bereich der Chirurgie wurde ein Fortschritt durch den Einsatz der extrakorporalen Oxygenierung (ECMO) erzielt [282].

Mit Einführung des rt-PA wurde erwartet, dass ein Durchbruch für die medikamentöse Therapie erreicht werden würde [283, 284]. Gleichzeitig wurden aber auch die Anstrengungen verstärkt, die thrombolytische Therapie mit der mechanischen interventionellen Therapie zu kombinieren [284]. Um die Komplikationen der thrombolytischen Therapie zu vermindern, wurde zwischenzeitlich die rt-PA-Dosis reduziert [285]. Auch Amplatz war wieder ein Ideengeber und entwickelte ein eigenes Thrombektomiesystem [286]. Um die Möglichkeit der interventionellen Technik zu verbessern, wurde von Günther et al. ein rotierender Pigtail-Katheter entwickelt, um den embolisierten Thrombus zu fragmentieren [287]. Auch andere perkutane Katheter wurden z.T. genutzt, um in Kombination mit der rt-PA-Therapie eine Verbesserung der Perfusion zu erreichen. Andere mechanische Systeme wurden entwickelt, um die Thrombektomie rheologisch zu verstärken [288–292]. Bei Kontraindikation zur Lysetherapie oder fulminantem Verlauf wird auch die Akutoperation nach der Diagnostik im Hybridraum eingesetzt [293].

Unsere Arbeitsgruppe ist von einer anderen Vorstellung ausgegangen und hat sich auf die Fälle konzentriert, bei denen große Pulmonalarterienäste verschlossen bleiben, die Reperfusion nicht erfolgte, da die thrombolytische Wirkung ausblieb und die Gefahr der Entwicklung einer pulmonalen Hypertonie (PHT) befürchtet werden muss. Bei schwerer fulminanter LE führen wir mit Drähten und Ballons entsprechende Rekanalisationsmaßnahmen durch, die bei den ersten 15 Patienten ausgesprochen vielversprechend gewesen sind [294]. Auch Stentimplantationen sind empfohlen worden, um die Gefäße offen zu halten.

1.11 Schlussfolgerung

Die letzten Jahre haben gezeigt, dass sich die Mikrotechnik in der Kardiologie immer mehr durchgesetzt und dazu beigetragen hat, unsere Kenntnisse auf dem Gebiet der Pathologie, Pathophysiologie und Pathogenese der Herzerkrankungen zu erweitern, sodass neue Techniken für die katheterbasierte Therapie entwickelt werden konnten. Wie die DES zeigen, treten immer wieder neue, völlig unerwartete Probleme auf, die gelöst werden müssen. Erfreulich ist aber, dass bei den meisten Entwicklungen die Vorteile die Risiken weit übertreffen (s. Abb. 1.25). Risiken sind dazu da, um überwunden zu werden. Die Geschichte der Kardiologie ist auch eine Geschichte von Forschern, die an Konzepten festhielten, wenn auch die ersten Schritte häufig schwierig und von Rückschlägen begleitet waren, wie die ersten Aortenklappenoperationen und -implantationen, Koronarinterventionen und Stentimplantationen gezeigt haben.

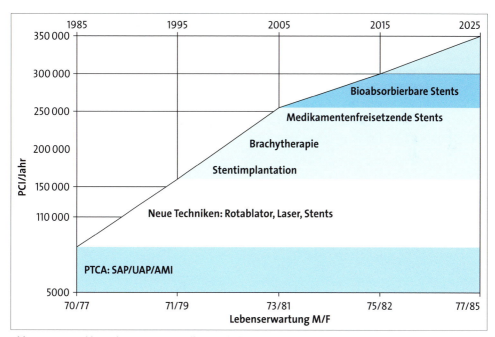

Abb. 1.24: Entwicklung der interventionellen Kardiologie nach Angaben der Deutschen Gesellschaft für Kardiologie (DGK) mit Darstellung der Lebenserwartung, die von 1985 bis zukünftig 2025 erheblich ansteigen wird. Die Zahl der interventionellen Eingriffe wird voraussichtlich bis 2025 die Marke von 400 000 Eingriffen pro Jahr überschreiten, weil neue Verfahren entwickelt werden und die demographische Entwicklung Eingriffe auch bei immer älteren Menschen erfordert, die vielfach vorher operiert/interveniert worden sind. Zu bedenken ist, dass früher pro Jahr bis zu 90 000 Patienten einer CABG unterzogen wurden, deren degenerierte Bypässe weitere Eingriffe nach 10–20 Jahren nach sich ziehen werden, zudem wird die Erkrankung bei den PCI-Patienten fortschreiten und weitere Behandlung erfordern, sodass nicht zu erwarten ist, dass die Zahl der Patienten abnehmen wird.

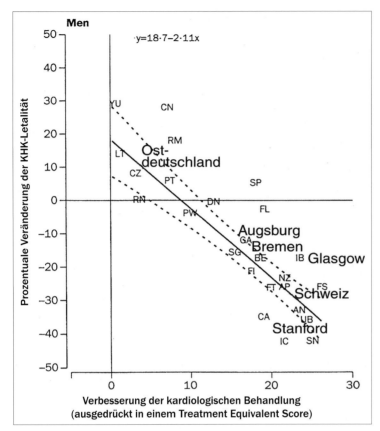

Abb. 1.25: Darstellung der Entwicklung der Mortalität bei KHK im Verhältnis zur interventionellen und chirurgischen Therapie in einzelnen europäischen Ländern und Städten in Deutschland (Angaben aus der MONICA-Studie). Erkennbar ist, dass eine lineare Beziehung zwischen Abnahme der Letalität und der Aktivität der interventionellen Kardiologie besteht. Modifiziert nach [297].

2 Untersuchungsvorbereitung

2.1	Indikation und Kontraindikation der Herzkatheteruntersuchung	41
2.2	Voruntersuchung und Anamnese	42
2.3	Aufklärung des Patienten	44
2.4	**Spezielle Patientenvorbereitung**	45
	2.4.1 Prämedikation – 45	
	2.4.2 Kontrastmittel und Kontrastmittelallergie – 46	
	2.4.3 Niereninsuffizienz – 48	
	2.4.4 Schilddrüsenfunktion – 49	
	2.4.5 Endokarditisprophylaxe – 50	
	2.4.6 Anlage eines Blasenkatheters – 51	
2.5	**Unmittelbare Untersuchungsvorbereitung**	51
	2.5.1 Patient im Katheterlabor – 51	
	2.5.2 Untersuchungsplanung und -protokoll – 52	
2.6	Vorbereitung des OP-Tischs	52
2.7	Medikamente im Herzkatheterlabor	54

2 Untersuchungsvorbereitung

2.1 Indikation und Kontraindikation der Herzkatheteruntersuchung

Vor Durchführung einer HKU, die immer eine invasive Maßnahme darstellt, ist die Indikation gründlich zu prüfen. Die Indikation zur HKU wird i.d.R. von dem primär behandelnden, zuweisenden Arzt des Patienten gestellt, der entweder kein Kardiologe oder/und nicht selbst invasiv tätig ist. Daher muss der Kardiologe, der die Untersuchung vornimmt, immer selbst die Indikation überprüfen und ggf. zusätzliche Voruntersuchungen zur Klärung der Indikationsstellung veranlassen. Die Indikation zur HKU besteht [1, 2]:

- Bei V.a. koronare Herzkrankheit:
  - Alle Formen des akuten Koronarsyndroms (ACS): MI, UAP
  - Typische AP (CCS: Klasse III und IV), neu/refraktär unter Therapie
  - Pathologische Belastungsuntersuchung mit Nachweis einer myokardialen Ischämie
  - V.a. hochgradige Stenosen in proximalen Gefäßabschnitten oder im linken Hauptstamm in der MSCT-Angiographie (MSCTA, MSCT = Multislice-CT)
  - Stumme Ischämie
  - Hochgradigere ventrikuläre Herzrhythmusstörungen (HRST)
  - Herzinsuffizienz unklarer Ursache
  - Unklare, rezidivierende Thoraxschmerzen
  - Individuen, bei denen berufsbedingt (z.B. Fremdgefährdung) ein sicherer Ausschluss einer KHK bei entsprechendem Verdacht (abnormale Belastungsuntersuchungen ohne Hochrisikomerkmale/andere Risikomerkmale) unabdingbar ist
  - Asymptomatische Männer/postmenopausale Frauen ohne bekannte KHK mit ≥ 2 Risikofaktoren mit abnormalem Befund in nichtinvasiven Untersuchungen
- Bei bekannter koronarer Herzkrankheit:
  - Zunehmende AP trotz Medikation
  - Postinfarktangina
  - Asymptomatische Patienten nach früherem MI und Ischämienachweis
  - AP nach Bypassoperation
  - AP nach PCI

Die Indikation zur Herzkatheteruntersuchung ergibt sich aber auch bei vielen anderen Erkrankungen des Herzens, z.B. präoperativ bei Herzklappenerkrankungen, bei einer Myokarditis mit notwendiger Biopsie, die auch bei herztransplantierten Patienten immer wieder ansteht, zur Abklärung einer Percarditis constrictva und schließlich auch bei interventionellen Massnahmen an Herzklappen oder Gefäßen.

Eine HKU ist nicht indiziert, wenn therapeutische Konsequenzen fehlen, der Patient im Vorfeld revaskularisierende Maßnahmen ablehnt und in Endstadien schwerer Grunderkrankungen. Letztlich ist jeder Patient individuell zu bewerten.

Bislang sind keine absoluten Kontraindikationen gegen die diagnostische HKU beschrieben worden, die allgemeingültig für jeden gelten. Vielmehr gibt es relative Kontraindikationen:

- Dekompensierte Herzinsuffizienz
- Unkontrollierte arterielle Hypertonie

- KM-Allergie
- Niereninsuffizienz
- Hyperthyreose
- Infektion, Fieber
- Orale Antikoagulation
- Thrombozytopenie (< 50 000/ml)
- Akute gastrointestinale Blutung
- Schwangerschaft

Hierbei liegt es im Ermessen und in der Verantwortung des einzelnen Kardiologen, ob er in Abwägung des Nutzens einer solchen Untersuchung und vor dem Hintergrund des Schweregrades der kardialen Erkrankung sowie nach vorbereitender Untersuchung und medikamentöser Prophylaxe die Untersuchung durchführt oder nicht.

2.2 Voruntersuchung und Anamnese

Vor Beginn einer HKU muss eine **vollständige Anamnese** vorliegen. Hierzu zählt an erster Stelle die Erhebung der kardialen Beschwerdesymptomatik des Patienten. Ihre genaue Erfassung, Klassifizierung und Dokumentation sind eine entscheidende Voraussetzung für die genaue Indikationsstellung zur geeigneten Therapie. Hierbei haben sich als Einteilungen bei der stabilen Angina pectoris (SAP) die Klassifikation der Canadian Cardiovascular Society (CCS, s. Tab. 2.1) [3], bei der instabilen Angina pectoris (UAP) die Braunwald-Klassifikation (s. Tab. 2.2) modifiziert nach Hamm [4] und bei der Herzinsuffizienz die Einteilung nach der New York Heart Association (NYHA, s. Tab. 2.3) bewährt [5].

Dyspnoe kann die Manifestation einer Ischämie sein und als AP gewertet werden.

Eine Sonderstellung nimmt der Koronarspasmus ein, mit der Sonderform der **Prinzmetal-Angina**. Sie wird auch Variant-Angina genannt und tritt typischerweise in den frühen Morgenstunden auf. Das pathologische Korrelat besteht in einer durch Koronarspasmen ausgelösten AP, die mit reversiblen EKG-Veränderungen (bis hin zu ST-Streckenhebungen) ohne Herzenzymerhöhung einhergeht. Die Gefahren, die von einer Prinzmetal-Angina ausgehen, sind maligne HRST und Herzinfarkte. Therapeutisch ist ein gutes Ansprechen auf Nifedipin nachgewiesen. In 90% der Fälle liegt ihr eine Koronarsklerose zugrunde.

Das **Walking-through-Angina-Phänomen** gehört zu den atypischen AP-Formen. Die AP-Symptomatik tritt in Ruhe oder bei leichter Belastung auf und ist unter ansteigender Belastung rückläufig, wahrscheinlich auf dem Boden der dann gesteigerten Adenosinausschüttung.

Tab. 2.1: Einteilung der klinischen Symptomatik der SAP nach der CCS-Klassifikation, [3]

CCS I	• Alltägliche Arbeit und Leben ohne Beschwerden • AP-Symptomatik nur bei **extremen Belastungen** (z.B. Bergsteigen)/bei sehr schneller/sehr langer Belastung während der Arbeit
CCS II	• Geringe Einschränkung der täglichen Arbeit • AP bei **schwerer Belastung** • AP beim schnellen Gehen/Steigen, Aufwärtsgehen, Gehen nach dem Essen/Gehen in der Kälte und bei Wind/unter psychischer Belastung/in den ersten Stunden nach dem Aufwachen
CCS III	• Ausgeprägte Einschränkung der täglichen Arbeit • AP bei **leichter Belastung** • AP nach wenigen Metern (beim Wechsel von einer Straßenseite zur anderen)/Ersteigen einer Etage unter normalen Bedingungen und mit normaler Geschwindigkeit
CCS IV	• Alltägliche Aktivität ohne AP nicht mehr möglich: **Ruhe-AP**

Tab. 2.2: Einteilung der UAP nach der Braunwald-Klassifikation, nach [4]

Schweregrad	
I	Neu aufgetretene AP < 2 Monate, stärkere Intensität/mindestens 3 x pro Tag Bekannte SAP, die aktuell an Häufigkeit zunimmt/Auftritt bei deutlich geringerer Belastung
II	Ruhe-AP > 24 h Dauer
III	Ruhe-AP innerhalb der letzten 24 h
Klinische Umstände	
A	Sekundäre UAP als Folge von nichtkardialen Erkrankungen wie Fieber, Infektionen, Anämie, Hypotonie, Hyperthyreose, Hypoxie
B	Primäre UAP in den letzten 48 h
C	UAP innerhalb von 2 Wo. nach MI
Medikamentöse Therapie	
1	Ohne/unter nur geringer Medikation
2	Unter p.o. Standardmedikation (Betablocker, Nitrate, Calciumantagonisten)
3	AP unter max. Therapie einschließlich i.v. Nitroglycerin

Tab. 2.3: Einteilung der Herzinsuffizienz nach der NYHA-Klassifikation, nach [5]

I	Beschwerdefreiheit, normale körperliche Belastbarkeit
II	Beschwerden bei stärkerer körperlicher Belastung
III	Beschwerden schon bei leichter körperlicher Belastung
IV	Beschwerden in Ruhe

Weitere Sonderformen: **Angina decubitus** ist die AP, die sich im Liegen manifestiert und beim Aufstehen geringer wird und gut auf Diuretika anspricht. **Angina nocturna** kennzeichnet die in der Nacht sich meistens manifestierende Symptomatik, die ebenfalls gut auf Diuretika reagiert.

Zu beachten ist, dass bei Störungen des vegetativen Nervensystems, z.B. im Rahmen einer diabetischen Mikroangiopathie oder Polyneuropathie, eine klinische Symptomatik auch bei schwerer Ischämie individuell sehr variabel ist oder auch gänzlich fehlen kann.

An die Einteilung der kardialen Symptomatik sollten sich neben der Erhebung der kardialen Krankenvorgeschichte des Patienten mit Überprüfung der Indikation auch die Erfassung der Risikofaktoren für die invasive Diagnostik und Therapie, wesentliche Begleiterkrankungen und mögliche Allergien sowie die aktuelle Medikation anschließen. Hierbei sind insbesondere folgende Punkte zu beachten:
- Gerinnungshemmende Therapie
- Gerinnungsstörungen
- Thromboseneigung
- Niereninsuffizienz
- Diabetes mellitus
- Manifeste Hyperthyreose
- KM-Allergie und sonstige Allergien
- Schwere arterielle Hypertonie
- Gefäßerkrankungen
- Voroperationen

Im Hinblick auf die HKU sollten bei der **körperlichen Untersuchung** folgende Punkte besondere Beachtung finden:
- Peripherer Pulsstatus, insbesondere der Leistenpulse (hier sollten eine Palpation und eine Auskultation erfolgen)

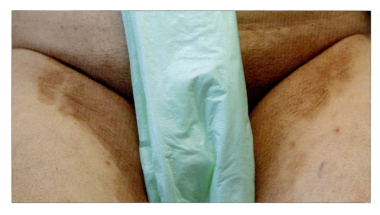

Abb. 2.1: Ausgeprägte, langjährig bestehende Infektion der Leiste. Diffierenzialdiagnostisch kommen Pilze als auch Bakterien (Corynebacterium minutissimum ≙ Erythrasma) in Betracht. In diesen Fällen ist der radiale Zugang eine ideale Alternative.

- Inspektion der Haut der Leisten (Pilzinfektion? Erythrasma? s. Abb. 2.1)
- Kardiale und pulmonale Auskultation

Bei bekannter pAVK ist eine angiologische Voruntersuchung wichtig, evtl. kombiniert mit einer weiter gehenden bildgebenden Diagnostik wie MRT/CT.

Folgende **Voruntersuchungen** sind notwendig: Ein aktuelles Ruhe-EKG und ein klinisches Labor (kleines BB = Blutbild, Gerinnung, Elektrolyte, Kreatinin, TSH basal = Thyreoidea-stimulierendes Hormon) sind erforderlich. Eine TTE (transthorakale Echokardiographie) sollte vorliegen, um Herzvolumina und EF zu bestimmen, wenn eine linksventrikuläre Angiographie nicht geplant ist oder vermieden werden soll. Ein Belastungs-EKG muss bei V.a. eine KHK oder bei nachgewiesener KHK vorhanden sein. Die Aussagekraft, abhängig von der Vortestwahrscheinlichkeit, ist aber bei Patienten mit Schrittmachern, Linksschenkelblock oder nach thoraxchirurgischen Eingriffen reduziert. Bei bestimmten Fragestellungen ist eine erweiterte Ischämie- und Vitalitätsdiagnostik, z.B. mittels Stressechokardiographie, SPECT (Single Photon Emission Computed Tomography), Positronenemissions Tomographie (PET) oder MRT notwendig.

Liegt ein angeborenes/erworbenes Shunt-, Klappen- oder sonstiges Vitium vor, darf die HKU erst nach Vorliegen einer eingehenden bildgebenden Diagnostik erfolgen (meist Echokardiographie, alternativ MRT). Dies gilt auch für Patienten mit Kardiomyopathien, um die HKU zielgerichtet durchführen zu können und offene Fragen zu beantworten.

Für eine **elektive Untersuchung** sollte der Patient keine Zeichen einer akuten kardialen oder respiratorischen Dekompensation oder Infektion zeigen. Ist eine Rekompensation vorher nicht möglich, sollte die Untersuchung unter intensivmedizinischem Stand-by erfolgen.

2.3 Aufklärung des Patienten

Die Aufklärung eines Patienten muss bei elektiven Untersuchungen aus juristischer Sicht in einem angemessenen zeitlichen Abstand vor dem geplanten Eingriff erfolgen, um dem Patienten eine ausreichende Bedenkzeit zu ermöglichen. Sie sollte daher i.d.R. einen Tag vor der Untersuchung erfolgen. Hierzu werden kommerziell erhältliche Standardaufklärungsbögen verwendet, die dem Patienten zur Durchsicht ausgehändigt werden. Zusätzliche, ausführlichere Broschüren (s. beigefügte CD) mit weiter gehenden Informationen bilden eine sinnvolle Ergänzung. Im anschließenden ärztlichen Aufklärungsgespräch muss der Patient über Notwendigkeit, Nutzen und Risiken des Eingriffs, über die Durchführung und über bestehende Alternativen sachgerecht informiert werden. Besonderheiten des Eingriffs, z.B. geplante koronare Interventionen wie Ballondilatationen und Stentimplantation (beschichtete/unbeschichtete Stents), IVUS, intrakoronarer Doppler (ICD), Druckdrahtmessung, Vasomotionsprüfung, Rotablation, Myokardbiopsie, mit zusätzlichen Risiken sowie wesentliche Gesprächsinhalte inkl. möglicher Komplikationen und individuelle Besonderheiten müssen gezielt erläutert und aus forensischen Gründen zusätzlich handschriftlich auf den Vordrucken notiert werden. Zeitpunkt und Dauer der Aufklärung müssen dokumentiert und von Patient und Arzt gegengezeichnet werden. Wichtig ist nicht nur die Dokumentation auf dem Aufklärungsbogen, sondern auch in der Patientenakte, damit die Dokumentation im Fall des Verlusts des Bogens gesichert ist. Bei der Ankunft im Katheterlabor erfolgt vor der Untersuchung noch einmal eine Überprüfung der vollständigen, schriftlich dokumentierten Aufklärung.

Eine Ausnahme von dieser Regel ist eine HKU in einer Notfallsituation (z.B. UAP, AMI, kardiogener Schock). Hier reicht eine mündliche Aufklärung, ggf. im Gespräch mit den Angehörigen. Unter Angabe von Zeugen, Zeit und Datum sollte auch hier der Inhalt des Aufklärungsgesprächs kurz schriftlich in der Patientenakte dokumentiert werden.

2.4 Spezielle Patientenvorbereitung

2.4.1 Prämedikation

Alle Patienten mit KHK sollten ASS zur Thrombozytenaggregationshemmung erhalten, bei Unverträglichkeit Clopidogrel (Plavix, Iscover). Bei UAP und Infarktpatienten wird die Kombination von ASS und Clopidogrel eingesetzt. Zusätzlich erhalten Patienten mit akutem Koronarsyndrom unfraktioniertes oder niedermolekulares Heparin (UFH/NMH) und Nitroglycerin per infusionem.

Da durch eine starke körperliche Belastung eine Aktivierung der Thrombozyten auftritt, wird den Patienten empfohlen, an den 2 Tagen vor der HKU von ausgedehnten körperlichen Belastungen Abstand zu nehmen, wie z.B. Marathonlauf, Langstreckenlauf, ausgedehnten Mountainbike-Touren.

Besonders gefährdet in Bezug auf die Thrombenbildung während der HKU sind Patienten ohne bisherige ASS-Therapie oder bei denen diese vor dem HK beendet wurde (bewusst/unbewusst). Daher erhalten alle Patienten ohne bisherige ASS-Therapie i.v. 500 mg ASS (Aspirin i.v., Bayer, Leverkusen), wenn eine verstärkte Gerinnungsneigung am Katheter oder am Ansatzstück beobachtet wird.

Sind KHK-Patienten mit UAP noch nicht mit Clopidogrel behandelt, sollte vor dem HK die Medikation mit 600 mg begonnen werden, wenn eine Intervention geplant ist [1]. Steht zunächst nur die Diagnostik an, wird der Koronarbefund abgewartet, da eine evtl. notwendige OP durch die Clopidogrel-Medikation erschwert (KHK-Patienten) bis unmöglich (Patienten, die Bluttransfusionen verweigern) werden würde.

Bei ängstlichen/unruhigen Patienten oder auf Wunsch kann Diazepam (z.B. Valium) 5 mg s.l. appliziert werden (i.v. Applikation nur in Ausnahmefällen).

Bei besonders ängstlichen Patienten werden bereits auf der Station 1 h vor der geplanten HKU Flunitrazepam (Rohypnol) 1–2 mg p.o. gegeben. In Einzelfällen kann die Untersuchung in Intubationsnarkose durchgeführt werden.

2.4.2 Kontrastmittel und Kontrastmittelallergie

2.4.2.1 Jodhaltige Röntgenkontrastmittel

Die aktuellen Röntgenkontrastmittel enthalten Jod als kontrastgebende Substanz. Ihre chemische Grundstruktur besteht aus einem Trijodbenzolring. Sie werden aufgrund ihres Lösungsverhaltens eingeteilt in ionische KM (dissoziieren in wässriger Lösung in eine jodtragende Säure und eine kontrastfreie Base) und nichtionische KM, die keine elektrische Ladung tragen. Nichtionische KM sind daher hydrophiler und haben eine deutlich niedrigere Osmolalität. Aus ihren chemisch-physikalischen Eigenschaften resultiert eine bessere Verträglichkeit der nichtionischen KM mit signifikant weniger Nebenwirkungen. Die Rate behandlungsbedürftiger Komplikationen liegt bei etwa 3% [6].

Übelkeit, Erbrechen oder passagere Sehstörungen nach KM-Exposition sind als KM-Unverträglichkeit zu werten und sehr selten.

Tab. 2.4: Schweregrade der klinischen Manifestation der KM-Reaktion

Leichte Reaktionen	• Urtikaria (lokalisiert) • Juckreiz • Flush • Übelkeit/Erbrechen • Husten • Kratzen im Hals
Mittelschwere Reaktionen	• Urtikaria (diffus) • Angioödem • Glottisödem • Bronchospasmus
Schwere Reaktionen	• Schock • Atemstillstand • Herz-Kreislauf-Stillstand

Davon zu unterscheiden sind allergische Reaktionen. Schwere, lebensbedrohliche allergische KM-Reaktionen sind noch seltener (2–10/100 000). Sie sind nicht IgE-vermittelt und daher per definitionem nicht anaphylaktisch. Ein effektives Screening und eine effektive Desensibilisierung existieren dementsprechend nicht. Die **klinischen Manifestationen** lassen sich in verschiedene Schweregrade einteilen (s. Tab. 2.4).

Die Reaktionen entwickeln sich i.d.R. innerhalb von Minuten nach KM-Exposition, selten später. Risikopatienten sind Patienten mit allergischer Diathese (hier besteht ein 2-fach erhöhtes Risiko) und insbesondere Patienten mit vorheriger KM-Reaktion.

2.4.2.2 Medikamentöse Prophylaxe bei KM-Unverträglichkeit

Bei V.a. eine/Vorliegen einer KM-Unverträglichkeit erfolgt demnach eine medikamentöse Prophylaxe vor Beginn der Untersuchung mit der i.v. Gabe von:
- 250 mg Prednisolon (Solu-Decortin)
- 200–600 mg Cimetidin (Tagamet)
- 4–12 mg Dimetindenmaleat (Fenistil) (s. Tab. 2.5)

Nach dieser Prämedikation werden nur noch extrem selten KM-Reaktionen beobachtet.

Bei akuter allergischer Reaktion bei zuvor nicht bekannter KM-Unverträglichkeit richtet sich das therapeutische Vorgehen nach dem Schweregrad (s. Tab. 2.6) der klinischen Manifestation (vgl. oben).

2.4.2.3 Gadolinium

Ist eine schwere KM-Unverträglichkeit bekannt, kann als Alternative Gadolinium ge-

Tab. 2.5: Dosierung der Antihistaminika (H_1- und H_2-Blocker) in der medikamentösen KM-Prophylaxe

Körpergewicht (kg)	Dimetindenmaleat (Fenistil)	Cimetidin (Tagamet)
< 60	4 mg (= 1 Amp.)	200 mg (= 1 Amp.)
60–100	8 mg (= 2 Amp.)	400 mg (= 2 Amp.)
> 100	12 mg (= 3 Amp.)	600 mg (= 3 Amp.)

Tab. 2.6: Medikamentöse Therapie bei akuter KM-Reaktion in Abhängigkeit vom klinischen Schweregrad

Leichte Reaktionen	1 x Dimetindenmaleat (Fenistil) i.v. gewichtsadaptiert (vgl. Tab. 2.5)
Mittelschwere Reaktionen	1 x Dimetindenmaleat (Fenistil) i.v. gewichtsadaptiert 1 x Cimetidin (Tagamet) i.v. gewichtsadaptiert 1 x Prednisolon (Solu-Decortin H) 250 mg i.v. Bei Bronchospasmus: 2–4 Hübe Salbutamol (Sultanol); Theophyllin (Bronchoparat) 240 mg i.v. als Kurzinfusion
Schwere Reaktionen	O_2-Gabe: 8–10 l/min Suprarenin i.v. 1 ml auf 10 ml NaCl 0,9%: 0,1–0,2–0,5–1 mg i.v. oder inhalativ 10 ml: 1000 verdünnt Volumengabe i.v.: 500–1000 ml HAES 6% oder 1000 ml Ringer-Lösung ggf. Reanimation

nutzt werden [7, 8]. Zugelassen für die i.v. Applikation ist Gadolinium mit einer Osmolalität von 789 mmol/kg (Omniscan, GE Healthcare, Princeton, USA) [10]. Es liegen erste Untersuchungen vor, bei denen das KM für die Koronarangiographie genutzt wurde [9, 11–13]. Zunächst war angenommen worden, dass die Verwendung von Gadolinium weniger nephrotoxisch sei als die von jodhaltigem KM. Eine vergleichende Untersuchung bei Patienten mit chronischer Niereninsuffizienz zeigte aber, dass beide KM potenziell nephrotoxisch sind [13]. Im Mittel haben wir 32,6 ± 10,9 ml Gadolinium genutzt und lagen mit 0,23 ± 0,08 mmol/kg KG unterhalb des Grenzwertes von 0,4 mmol/kg KG.

Die Bildqualität war insgesamt suboptimal und wurde als brauchbar, aber nicht hochwertig angesehen. Besonders die Darstellung distaler Gefäße ist mit Gadolinium eher eingeschränkt möglich. Hochgradige proximale Stenosen werden aber gut sichtbar. In unserer Auswertung von 19 Patienten zeigte sich kein signifikanter Anstieg des Kreatinins und auch die Kreatinin-Clearance blieb nach 6 und 24 h konstant. Zu beachten ist aber, dass auch durch Gadolinium Nebenwirkungen ausgelöst werden können. Bei 3 von 19 Patienten (15,8%) haben wir allergische Reaktionen beobachtet, 1 Patient von 19 (5,3%) berichtete über Übelkeit und bei 3 von 19 Patienten (15,8%) beobachteten wir EKG-Veränderungen bis hin zum Kammerflimmern. Bei 1 Patienten (5,3%) wurde auch eine schwere Hypertension beobachtet. Die allergischen Reaktionen konnten durch Applikation von 250 mg Prednisolon und Antihistaminika stabilisiert werden.

Auch in der Literatur sind nach Gadolinium Kopfschmerzen in 3% und Übelkeit und Erbrechen in 1–3% sowie eine geringe Hypokalzämie als Hauptnebenwirkungen bei intraarterieller Anwendung beobachtet worden [14].

Die Ursache der Arrhythmien ist unklar. Kritische, lebensbedrohliche Störungen sind 10 mal seltener als bei jodhaltigem KM. [15, 16].

Besonders gefürchtet ist die nephrogene systemische Fibrose, eine bei Patienten mit eingeschränkter Nierenfunktion potenziell lebensbedrohliche Komplikation der Gadolinium-Gabe, bei der es zu Verdickung des Bindegewebes der Haut kommt, die mitunter zu Kontrakturen der Gelenke führen kann. Gleichzeitig können Lunge, Leber, Muskeln und das Herz betroffen sein. Daher sollte vor geplanter Gadolinium-Gabe bei Patienten über 65 Jahre das Vorliegen einer Nierenfunktionsstörung abgeklärt werden, bei einer GFR < 30 ml/min/1,73 m^2 ist die Gabe kontraindiziert. Bei moderater Einschränkung der Nierenfunktion (GFR 30–50 ml/min/1,73m^2) sollte eine möglichst niedrige Dosis angewendet werden. Die erneute Gadolinium-Gabe sollte frühestens in 7 Tagen wiederholt werden [17].

Bei fehlender optimaler Bildgebung empfehlen wir ohne/mit Verwendung von Gadolinium eine IVUS-Untersuchung der Gefäße, da mit hoher Genauigkeit eine direkte Aussage nicht nur zu proximalen, sondern auch zu peripheren Gefäßabschnitten gegeben werden kann. Dies war bei 20% unserer Patienten notwendig, jeweils zur Hälfte in Bezug auf die Diagnostik und die Führung vor und nach koronarer Intervention [9].

2.4.3 Niereninsuffizienz

Patienten mit eingeschränkter Nierenfunktion stellen aufgrund generalisierter Begleiterkrankungen ein Risikokollektiv mit einer erhöhten periprozeduralen Komplikations- und Restenoserate nach der Intervention dar.

Insbesondere nach Applikation größerer Mengen KM besteht ein erhöhtes Risiko für die Entwicklung einer kontrastmittelinduzierten Nephropathie und damit einhergehend mit einer Verschlechterung der Nierenfunktion (s. Tab. 2.7). Diese ist definiert als (1) ein relativer Anstieg des Serumkreatinins auf über 25% des Ausgangswerts oder (2) als ein absoluter Kreatininanstieg um 44 µmol/l bzw. 0,5 mg/dl nach KM-Exposition [18].

Die Verschlechterung der Nierenfunktion tritt i.d.R. innerhalb von 48–72 h nach KM-Gabe auf, damit häufig erst nach der Entlassung, und normalisiert sich meist nach 7–10 Tagen. In 5% der Fälle wird eine Dialysebehandlung notwendig, fast 1/3 der Patienten zeigen Zeichen einer bleibenden Beeinträchtigung der Nierenfunktion. Die Pathogenese ist noch nicht eindeutig geklärt. Neben Hinweisen auf eine vaskuläre, humorale und zytotoxische Komponente spielt die Dehydratation/Hypovolämie eine zentrale Rolle.

Es sollten daher bei Patienten mit vorbekannter Einschränkung der Nierenleistung mit einer glomerulären Filtrationsrate (GFR) < 60 ml/min x 1,73 m^2 entsprechende Vorsorgemaßnahmen erfolgen. Neben möglichst geringer KM-Applikation und regelmäßigen Laborkontrolluntersuchungen der Nierenretentionswerte steht v.a. die kontrollierte Hydratation („Nierenspülung") im Vordergrund. Diese sollte mit 0,9%iger NaCl-Lösung mit 1 ml/kg KG/h mindestens 12 h vor KM-Gabe erfolgen und für mindestens 24 h nach dem HK weitergeführt werden (**Cave**: Patienten mit Herzinsuffizienz!).

Bezüglich der zusätzlichen Gabe von N-Acetylcystein (NAC, als Antioxidans mit direkt vasodilatativem Effekt auf die Nierendurchblutung) existieren widersprüchliche Daten mit einem eher positiven Trend. Da der Einsatz von NAC jedoch sicher, nebenwirkungsarm und preisgünstig ist, wird er von uns befürwortet [19].

In besonderen Fällen kann der Einsatz einer intermittierenden Hämodialyse indiziert sein. Insbesondere bei einer glomerulären Filtrationsrate (GFR) von < 20 ml/min (= Kreatinin > 5 mg/dl) ist die Durchführung einer intermittierenden Hämodialyse zwingend erforderlich. Ggf. sollte im Rahmen der Planung einer Intervention der enge Kontakt zu einem Nephrologen/Dialysearzt hergestellt werden.

Eine Sondergruppe stellen terminal niereninsuffiziente Patienten mit Dialysepflichtigkeit dar. Aufgrund seiner erhöhten Osmolarität im Vergleich zum Blut verursacht KM einen Einstrom von freiem extravaskulären Wasser und bewirkt damit eine erhebliche Zunahme des intravasalen Volumens mit der

Tab. 2.7: Definition des akuten Nierenversagens nach KM-Exposition [18]

- \> 25% Anstieg des Serumkreatinins vom Ausgangswert
- ≥ 44 µmol/l Anstieg des Serumkreatinins
- ≥ 0,5 mg/dl Anstieg des Serumkreatinins

Tab. 2.8: Maßnahmen zur Prävention des kontrastmittelinduzierten Nierenversagens, modifiziert aus [22]

Alle Patienten mit chronischer Niereninsuffizienz	Dosierung	Empfehlungsstärke
Optimale medikamentöse Therapie (inklusive Statine, B-Blocker, ACE-Hemmer) ist empfohlen	Gemäß klinischer Indikation	I-A
Hydratation mit NaCl	1ml/kg/h 12 h vor und 24 h nach Intervention (0,5ml/kg/h, wenn EF < 35% oder NYHA > II).	I-A
N-Acetycystein (ACC) Gabe	600–1200mg, 24 h vor und fortgesetzt über 24 h nach HKU	IIb-A
0,84%ige Natrium Bikarbonate	1 h vor HKU: Bolus = das Gewicht in kg x 0,46 mEq. Nach HKU: das Gewicht in kg x 0,154 mEq/h i.v. über 6 h.	IIb-A
Patienten mit leichter (GFR 60–90 ml/min/1,73m^2), **mittelgradiger** (30–60 ml/min/1,73m^2) **oder schwerer** (< 30 ml/min/1,73m^2) **Niereninsuffizienz**		
Niederosmolare oder Isoosmolare KM-Gabe	< 350 ml oder < 4 ml/kg	I-A
Patienten mit schwerer Niereninsuffizienz		
Prophylaktische Hämofiltration 6 h vor komplexen PCI	Flüssigkeits-Ersatz-Geschwindigkeit 1000 ml/h ohne Gewichtsreduktion und NaCl-Hydrierung, fortgesetzt über 24 h nach Prozedere.	IIa-B
Elektive Hämodialyse nicht als präventive Maßnahme		III-B

Gefahr eines Lungenödems. Daher sollte bei ihnen die Therapie bereits im Vorfeld so flüssigkeitsrestriktiv wie möglich ausgerichtet sein. Bei Neigung zu arteriellen Hypotonien empfiehlt sich eine kontrollierte Flüssigkeitsgabe (z.B. 500 ml NaCl 0,9%). Aufgrund des Kaliumgehalts der Ringer-Lösung ist ausschließlich Kochsalzlösung indiziert (s. Tab. 2.8).

2.4.4 Schilddrüsenfunktion

Bei vorbestehender Überfunktion der Schilddrüse (Hyperthyreose) kann das im KM enthaltene Jodid eine thyreotoxische Krise auslösen.

Es sollte daher vor einer jeden Untersuchung eine entsprechende Vorbereitung erfolgen: Zu Beginn steht eine ausführliche Anamnese hinsichtlich des Alters des Patienten und des Vorliegens einer vorbestehenden Schilddrüsenerkrankung. Im Rahmen der körperlichen Untersuchung ist die Palpation der Schilddrüse obligat. Mittels laborchemischer Bestimmung des basalen **TSH** gelingt eine Erfassung des aktuellen Funktionszustands der Schilddrüse.

Liegt klinisch eine Struma vor oder besteht anamnestisch der V.a. eine Schilddrüsenerkrankung, empfiehlt sich zunächst eine weitere Abklärung mittels Sonographie und ggf. Szintigraphie vor Durchführung einer Koronarangiographie, da eine weiter gehende endokrinologische Diagnostik durch Jod-Gabe und/oder Schilddrüsenblockade für einen längeren Zeitraum von mehr als 3 Monaten unmöglich gemacht wird.

Tab. 2.9: Medikamentöse Prophylaxe bei Schilddrüsenerkrankungen vor HKU

Risikoprofil: > 60 Jahre, Knotenstruma, vorbestehende Schilddrüsenerkrankung	• Großzügige Indikation: • 3 x 20 Trpf. (= 900 mg)/d Perchlorat (Irenat) • 20 mg/d Thiamazol (Favistan) • Beginn: spätestens 2–4 h vor KM-Applikation • Dauer: 14 Tage
Latente Hyperthyreose	• Zunächst: endokrinologische Abklärung • Im Notfall: medikamentöse Prophylaxe (vgl. oben)
Manifeste Hyperthyreose	• Zunächst: euthyreote Stoffwechsellage anstreben • Im Notfall: medikamentöse Prophylaxe (vgl. oben)
Struma oder V.a. Schilddrüsenerkrankung	• Zunächst: diagnostische Abklärung mittels Sonographie und ggf. Szintigraphie • Im Notfall: medikamentöse Prophylaxe (vgl. oben)
Euthyreote Stoffwechsellage ohne Struma oder anamnestische Schilddrüsenerkrankung	• Es besteht keine Indikation zur medikamentösen Prophylaxe.

Liegt eine Risikokonstellation vor (z.B. Alter > 60 Jahre, Knotenstruma, vorbestehende Schilddrüsenerkrankung), sollte großzügig die Indikation zur medikamentösen Prophylaxe gestellt werden (vgl. Tab. 2.9).

Bei einer latenten Hyperthyreose empfiehlt sich bei elektiven Untersuchungen eine vorherige endokrinologische Abklärung. Bei dringlichen Untersuchungen sollte zusätzlich zur Gabe von Perchlorat (Irenat) mit einer Dosierung von 1200 mg/d verteilt auf 3 Einzelgaben (3 × 20 Trpf. Irenat) eine thyreostatische Therapie mit Thiamazol (Favistan) mit einer Dosierung von 20 mg/d erfolgen. Die Therapie sollte mindestens 2–4 h vor KM-Exposition begonnen und für 14 Tage fortgeführt werden.

Seltene Nebenwirkungen einer Gabe von Perchlorat/Thiamazol v.a. über einen längeren Zeitraum sind Leukopenien bis hin zur Agranulozytose. Daher besteht die Indikation zu regelmäßigen BB-Kontrollen im Verlauf nach dem HK.

Bei manifester Hyperthyreose sollte die Indikation zur KM-Gabe sehr eng gestellt sein (vitale Indikation). Wenn möglich, ist vor KM-Applikation eine effektive Behandlung der Schilddrüsenerkrankung anzustreben. In der Literatur ist ein Fall eines Patienten mit UAP beschrieben, der aufgrund einer Hyperthyreose mit Gadolinium untersucht wurde [20].

Bei Patienten mit euthyreoter Stoffwechsellage ohne Struma oder anamnestischer Schilddrüsenerkrankung besteht dagegen keine Indikation zur medikamentösen Prophylaxe.

Zwar kann eine medikamentöse Prophylaxe das Risiko für eine jodinduzierte Hyperthyreose vermindern, beseitigen kann sie es jedoch nicht. Daher sind bei Vorliegen einer Risikokonstellation auch nach Röntgen-KM-Applikation klinische und laborchemische Kontrolluntersuchungen erforderlich.

2.4.5 Endokarditisprophylaxe

Nach dem aktuellen Positionspapier mit Leitliniencharakter der DGK und der Paul-Ehrlich-Gesellschaft ist eine Endokarditisprophylaxe vor Durchführung einer Koronarangiographie oder perkutanen Intervention nicht erforderlich, da kein Eingriff mit Bakteriämierisiko vorliegt [21].

Jedoch können bestimmte Interventionen in der Folgezeit eine Endokarditisprophylaxe vor Eingriffen mit Bakteriämierisiko erforderlich machen, z.B. die Implantation von PFO-Okkluder-Devices bis zu ihrer vollständigen Endothelisierung.

2.4.6 Anlage eines Blasenkatheters

Eine Harninkontinenz kommt als Drang- und Belastungsinkontinenz in 10–20% bei 60–79-jährigen und in 35–50% über 80-jährigen Menschen vor. Bei bekannter Inkontinenz/Blasenschwäche, v.a. bei Frauen > 65 Jahren, empfiehlt sich daher vor der Untersuchung die Anlage eines Blasenverweilkatheters (BVK). Bei Männern reicht i.d.R. das Anlegen einer Urinflasche aus. Sollten anamnestisch Hinweise auf evtl. Harnverhaltung oder dem Vorliegen einer Prostatahyperplasie vorliegen, empfiehlt sich auch bei Männern die Anlage eines BVK.

Als Alternative bietet sich sowohl für Frauen als auch für Männer die Möglichkeit an, die A. radialis als Zugang oder ein Verschlusssystem für die Arteria femoralis zur Ermöglichung einer raschen Mobilisierung zu verwenden.

2.5 Unmittelbare Untersuchungsvorbereitung

2.5.1 Patient im Katheterlabor

Der Patient wird liegend in den Vorbereitungsraum des Katheterlabors gebracht. Er wird dort von der Schwester/dem Pfleger/dem MTA (Medizinisch-technischen Assistenten) in Empfang genommen und begrüßt. Die Identität wird verifiziert, die Unterlagen werden geprüft (Akte, Patientenkurve, EKG, Einverständniserklärung, aktuelle Laborwerte) und das weitere Vorgehen wird erklärt (s. Tab. 2.10).

Nach Vorbereitung des Herzkathetertischs und Gewährleistung der Anwesenheit von Operateur und Assistent wird der Patient mit dem Bett/der Liege in das Labor gefahren, wo er sich mit Hilfe auf den Kathetertisch legen kann. Auf eine komfortable Lage sollte geachtet werden. Der Kopf wird auf ein Kissen gelagert. Bei einer Erkrankung des Schulter-Arm-Gelenks und zur Verbesserung des Patientenkomforts können die Arme in einer gepolsterten Schiene neben dem Körper gelagert werden. Zur Entlastung der Wirbelsäule kann unter die Knie ein Kissen gelegt werden. Zwar sind durch diese Maßnahmen einige Projektionen schwieriger darzustellen, der Vorteil für den Patienten überwiegt hier jedoch.

Es erfolgt das Anlegen der EKG-Kabel zum Monitoring während der Untersuchung, und zwar so, dass diese nicht im Strahlengang liegen. Der Patient sollte nochmals direkt nach Allergien befragt werden. Zudem wird er über wichtige Punkte des Untersuchungsablaufs und entsprechende Verhaltensweisen (Arme hinter den Kopf legen, Ein- und Ausatmen bei der Untersuchung, Bauchatmung trainieren, Punktion der Leiste, Hitzegefühl durch KM, Husten bei Aufforderung etc.) erneut informiert; Punkte, die auch schon in der Informationsbroschüre

Tab. 2.10: Checkliste Katheterlabor
- Identität des Patienten?
- Indikation gegeben?
- Unterlagen vollständig?
  - Laborwerte:
    - BB?
    - Gerinnung?
    - TSH?
    - Entzündungszeichen?
  - EKG?
  - Ischämienachweis?
  - Vollständige Aufklärung?
- KM-Allergie?
- Prämedikation erhalten?
- Venöser Zugang vorhanden?
- Blasenkatheter notwendig?

für den Patienten erläutert wurden. Die Lage eines intakten venösen Zugangs wird überprüft.

Die Raumtemperatur wird auf 22–24 °C eingestellt. Zur Entspannung und Ablenkung des Patienten wird leichte Musik eingespielt, wobei die Art der Musik keine größere Rolle zu spielen scheint. Die Ablenkung ist aber hilfreich und wird vom Patienten begrüßt. Wir haben zusätzlich an der Decke des HKL über dem Patienten Monitore installiert, auf denen bei Interesse seitens des Patienten entweder die Untersuchung selbst oder ein Film zur Unterhaltung eingespielt wird (der Ton kommt dabei über Kopfhörer). Das Katheterpersonal hält durch Ansprache Kontakt zum Patienten und beobachtet, ob er sich wohl fühlt oder ob Störungen auftreten.

2.5.2 Untersuchungsplanung und -protokoll

Bevor die Lokalanästhesie gesetzt wird, erfolgt die Absprache des Untersuchungs- und Behandlungsprotokolls des kommenden Eingriffs durch den Operateur mit dem Assistenten und dem Assistenzpersonal. Anschließend wird nochmals geklärt, ob alle notwendigen Materialien für die HKU zur Verfügung stehen.

Die Zugangsart wird verifiziert. Im Zweifel oder bei vorhersehbaren Problemen erfolgt die Vorbereitung beider Leisten einschließlich Lokalanästhesie (s. Abschn. 3.1).

2.6 Vorbereitung des OP-Tischs

Zunächst werden Bleischürze und Bildwandler mit sterilen Plastikhauben abgedeckt. Nachdem das Desinfektionsmittel mindestens 2 min eingewirkt hat, wird der Bereich der Punktionsstelle, wenn notwendig, getrocknet (eine Kompresse nimmt eine restliche Flüssigkeit mit Wischbewegungen von innen nach außen auf). Anschließend wird der Patient mit dem blauen sterilen OP-Tuch abgedeckt, sodass die Öffnung des Lochtuchs auf Höhe der Punktionsstelle liegt und allseits fest verklebt ist. Unsterile Teile dürfen nicht berührt werden. Das Tuch muss gespannt und von oben auf die Punktionsstelle abgelassen werden. Es darf nicht aus dem unsterilen in den sterilen trockenen Bereich gezogen werden. Hierbei muss darauf geachtet werden, dass alle Hautfalten glatt gezogen sind, bevor das sterile Tuch aufgeklebt wird, da sonst Blut und andere Flüssigkeiten in die Leiste abfließen können. Das Tuch wird von oben nach unten abgelassen.

Die Bleiglasscheibe wird mit einer sterilen Plastikhaube abgedeckt und in Position gebracht. Ebenfalls erfolgt die sterile Abdeckung des Infusionsständers mit der KM-Flasche und des Injektors, der rechts unten aus der Sicht des Patienten fußwärts montiert ist.

Nach der Abdeckung wird die gute Qualität des EKGs auf den Monitoren geprüft und evtl. die Elektrodenlage oder die Ableitung korrigiert.

Die Handsteuerung des Injektomaten wird am Steuerungsgerät angeschlossen, der Druckdom an den Druckwandler. Anschließend wird das rechte Ende der Hahnbank oder des Dreiwegehahns am Druckwandler angeschlossen. Es erfolgt die sterile Abdeckung des Injektomatensteuerungsgeräts. Durch Durchspülen des Druckdoms und der Druckleitung mit NaCl 0,9%-/Heparin-Lösung werden die Luftblasen entfernt.

Wichtig: Zuletzt erfolgt das Abgleichen des Druckabnehmers auf Höhe des RA, der sog. Nullposition. Sie liegt bei $3/5$ der Strecke vom Rücken bis zum Sternum und wird idealerweise mit der Burri-Thoraxschieblehre bestimmt (s. Kap. 9). Zum Nullabgleich ist der vertikal nach oben gerichtete Dreiwegehahn geschlossen. Der an der Druckleitung angeschlossene Dreiwegehahn ist zu der Umgebungsluft und dem Druckwandler hin offen.

2.6 Vorbereitung des OP-Tischs

Bei elektiven Interventionen werden vor Beginn der Untersuchung 10 ml KM aus der KM-Vorratsflasche über eine 10-ml-Luer-Lock-Spritze aspiriert, die auf den Assistenztisch abgelegt wird. Das KM wird benötigt, die KM-/NaCl 0,9%-Mischung herzustellen, mit der evtl. der Ballooninsufflator gefüllt wird. Auch hier ist darauf zu achten, dass das System frei von Luftblasen ist. Die Grundeinstellungen des Angiomaten werden überprüft (z.B. LV 35 ml, Fluss 14 ml/s; LCA 7 ml, Fluss 4 ml/s; RCA 5 ml, Fluss 3 ml/s). Spülen der zu verwendenden Einführschleusen nicht vergessen!

Vorbereitung von 2 mit je 5000 IE Heparin gefüllten 2-ml-Spritzen (1 ml der Liquemin-Lösung aufzufüllen auf 2 ml mit NaCl 0,9%-Lösung = 2500 IE/ml) und 2 mit 1 mg Nitroglycerin gefüllten 10-ml-Spritzen (1 ml der Nitroglycerin-Lösung aufzufüllen auf 10 ml mit NaCl 0,9% = 0,1 mg/ml).

Durch konsequente Verwendung der immer gleichen Spritzengröße für ein bestimmtes Medikament (2-ml-Spritze = Liquemin, 10-ml-Spritze = Nitroglycerin) wird die Verwechslungsgefahr deutlich reduziert; die Medikamente enthaltenden Spritzen sind mit roten Verschlusskappen versehen.

Vorbereiten der Punktion. Der Operateur benötigt:
- 1 Skalpell
- 1 Punktionsnadel
- 1 etwa zur Hälfte mit NaCl 0,9% gefüllte 10-ml-Spritze bei venöser Punktion
- 3 zu ca. $^3/_4$ mit NaCl 0,9%-Lösung gefüllte **luftleere** 20-ml-Spritzen

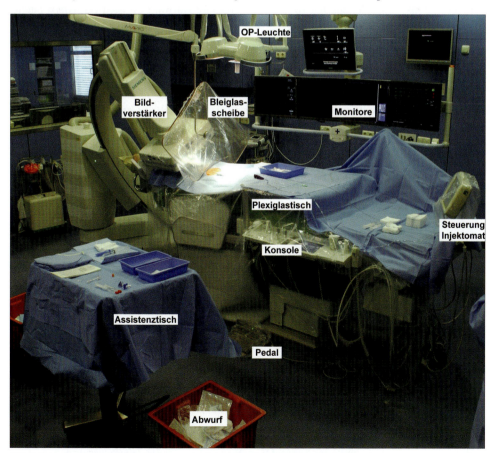

Abb. 2.2: Vorbereitetes Katheterlabor nach Abdeckung des Patienten vor Beginn der HKU

- Feuchte und trockene Kompressen
- 1 J-Führungsdraht (0,035 inch/160 cm) für die arterielle Punktion
- 1 kurzen Draht (0,035 inch) für die venöse Punktion
- 1 2-ml-Spritze mit 5000 IE Heparin

Achtung: Niemals gefüllte Spritzen mit Lunfteinschlüssen anreichen; immer vollständig entlüften!

Platzierung der bezogenen Bleiglasscheibe vor den Bildverstärker. Ein Saugtuch wird unterhalb der Punktionsstelle gelegt. Das Tablett mit Spritzen und feuchten Kompressen wird unterhalb der Knie zwischen die Beine bzw. auf den Plexiglastisch gelegt. Auf das Tuch über dem linken Bein werden trockene Kompressen gelegt. Auch der Assistent bereitet jeweils einen Stapel feuchter und trockener Kompressen sowie 2 ³/₄ mit NaCl 0,9% gefüllte 20-ml-Spritzen vor, die er in seinen Arbeitsbereich rechts vom Patienten platziert (s. Abb. 2.2).

Für das im Katheterlabor tätige Personal (Kontrollbereich) besteht aus Gründen des Strahlenschutzes die Pflicht zur Anlage von Bleischutzschürzen.

Sehr unterschiedlich und bisher ohne schlüssige Studien verbindlich empfohlen arbeiten die Operateure weltweit sehr unterschiedlich. Viele tragen nur sterilen Kittel mit/ohne Schutzbrille. Andere nutzen OP-Hauben und Mundschutz. Schutzbrillen, besser Bleiglasbrillen, zum Strahlen- und Spritzschutz sind Pflicht. Das Anlegen von OP-Haube, Mundschutz, doppelten Handschuhen mit Indikatorschutz und Schutzbrille/Kunststoffvisier ist bei infektiösen Patienten (Hepatitis, HIV etc.) sowie bei immunsupprimierten Patienten (Z.n. Organtransplantation, Chemotherapie etc.) Pflicht.

2.7 Medikamente im Herzkatheterlabor

Standardmäßig sollte in jedem HKL eine bestimmte Auswahl an Medikamenten bereitstehen. Sowohl der effiziente Routineablauf als auch das rasche Notfallmanagement erfordern einen gut organisierten Zugriff (s. Tab. 2.11–2.13), wobei die Medikamente an fest zugewiesenen Plätzen im Labor zu lagern sind und jeweils zur Injektion präpariert werden.

Tab. 2.11: Auf dem Arbeitsplatz bereitzustellende Medikamente für die Koronarangiographie und Intervention

Heparin (UFH) zweimal 5000 IE auf 2 ml NaCl 0,9%
Nitroglyzerin 0,1 mg/ml, d.h. 1 mg auf 10 ml NaCl 0,9%, 2-fach vorbereiten für evtl. Interventionen

Tab. 2.12: Vor einer HKU obligatorisch für den Notfall bereitzustellende Medikamente

Medikament	Spritzenset	Dosierung
Nitroglycerin-Perfusor	50 mg/50 ml	0,1–10 mg/h
Norepinephrin-Perfusor	5 mg auf 50 ml NaCl 0,9% (z.B. Arterenol)	0,014–0,28 µg/kg/min
Atropin	2 x 2 Amp. mit 0,5 mg auf 5 ml NaCl 0,9%	bis 2 mg/5min, bis 3 g maximal
Dopamin-Perfusor	250 mg auf 50 ml NaCl 0,9%	2,5–10 µg/kg/min
Midazolam	5 mg auf 5 ml NaCl 0,9% (z.B. Dormicum)	2,0–10 mg
Etomidate	1 Amp. 20 mg (z.B. Hypnomidate)	0,15–0,3 mg/kg
Suprarenin	1 Amp. mit 1 mg auf 10 ml NaCl 0,9%	0,1–1 mg Bolusgaben

2.7 Medikamente im Herzkatheterlabor

Tab. 2.13: Sonstige Medikamente, die im Katheterlabor verfügbar sein sollten

ASS	500 mg zur i.v. Verabreichung (z.B. Aspirin i.v.)
Abciximab	Amp. 10 mg/5ml (z.B. ReoPro)
Adenosin	Amp. mit 6 mg/2 ml (z.B. Adrekar)
Ajmalin	Amp. 50 mg i.v. (z.B. Gilurytmal)
Amiodaron	Amp. mit 150 mg (z.B. Cordarex)
Cimetidin	Amp. 400 mg (z.B. Tagamet)
Clemastin	Amp. 4 mg (z.B. Tavegil)
Clonidin	Amp. 0,15 mg/1 ml (z.B. Catapresan)
Clopidogrel	75 mg und 300 mg Tbl. (z.B. Plavix)
Diazepam	Amp. 10 mg/2 ml (z.B. Valium)
Eptifibatid	Amp. 20 mg/10 ml (z. B. Integrilin)
Hydroxyethylstärke	10% 500 ml
Metoclopramid	Amp. 10 mg/2 ml i.v. (z.B. Paspertin)
Metoprolol	Amp. 5 mg i.v. (z.B. Belok)
Orciprenalin	Amp. 0,5 mg/1 ml (z.B. Alupent)
Piritramid	Amp. 15 mg/2 ml (z.B. Dipidolor)
Prasugrel	10 mg Tbl. (z.B. Efient)
Prednisolon	Amp. 250 mg (z.B. Solu-Decortin)
Propofol	Amp. 200 mg/20 ml
Urapidil	Amp. 50 mg/10 ml (z.B. Ebrantil)

3 Punktionstechniken und Verschlusssysteme

3.1	**Lokalanästhesie (Infiltrationsanästhesie)**	59
3.2	**Arterielle Punktion**	60
	3.2.1 Punktion der A. femoralis – 60	
	3.2.2 Punktion der A. radialis – 68	
3.3	**Venöse Punktion**	72
3.4	**Verschluss der arteriellen Punktionsstelle**	73
	3.4.1 Manuelle Kompression – 73	
	3.4.2 Druckverband – 74	
	3.4.3 Verschluss mit dem AngioSeal-Verschlusssystem – 76	
	3.4.4 Verschluss mit dem Perclose-ProGlide-Verschlusssystem – 80	
	3.4.5 Verschluss mit dem Prostar-System – 85	
	3.4.6 Preclose-Technik – 87	
	3.4.7 Verschluss nach Punktion der A. radialis – 87	
	3.4.8 Prozedere bei Leistenhämatom und Blutung – 90	
	3.4.9 Therapie des iatrogenen Aneurysma spurium durch den Kardiologen – 94	

3 Punktionstechniken und Verschlusssysteme

3.1 Lokalanästhesie (Infiltrationsanästhesie)

Bei der reinen diagnostischen Koronarangiographie ist der einzige potenzielle Schmerzreiz für den Patienten die arterielle Punktion. Dieser lässt sich durch eine korrekt durchgeführte Lokalanästhesie ausschalten. Nicht zuletzt bewertet der Patient die Güte der Untersuchung weniger an der Qualität der Koronarangiographie als vielmehr an einem schmerzfreien, zügigen und komplikationslosen Ablauf.

Der Patient muss über das Verabreichen des Lokalanästhetikums informiert sowie über das Ziel und mögliche Risiken der Lokalanästhesie aufgeklärt werden. Anamnestisch sollte abgeklärt werden, ob in der Vergangenheit ein Lokalanästhetikum verabreicht worden ist und dadurch eine allergische Reaktion ausgelöst wurde.

Merke: Der Patient bewertet die Güte der Untersuchung an der schmerzfreien Punktion!

Die örtliche Betäubung erfolgt i.d.R. in der rechten Leiste. Indikationen für einen Wechsel der Punktionsstelle auf die linke Leiste oder die A. radialis sind folgende:
- Z.n. Nierentransplantation in die rechte Fossa iliaca
- Unsichere Palpation der A. femoralis, bekannte Gefäßveränderungen
- Z.n. mehreren Punktionen mit Vernarbung
- Erythrasma (Infektion mit Corynebacterium minutissimum)
- Pilzbefall
- Wunsch des Patienten

Falls vorher nicht geschehen, muss die Leiste rasiert bzw. nachrasiert werden. Zudem sollten Tupfer in die Leiste eingelegt werden, damit beim Absprühen ein schmerzhafter Kontakt des Alkohols mit der Haut/Schleimhaut der Genitalien vermieden werden kann.

Der Patient wird auf das Kältegefühl und ein evtl. Brennen bei der lokalen Desinfektion sowie auf den Stich vorbereitet. Wichtig ist das Gespräch mit dem Patienten, es sollte jeder Schritt, der für ihn plötzlich und unerwartet sein kann, erklärt werden. Schon das starke Palpieren der Pulse kann den Patienten erschrecken.

1. Nach gründlicher Desinfektion (mindestens 30 s Einwirkzeit des Alkohols) und Palpation der Arterie erfolgt zunächst die subkutane, oberflächliche, infiltrative Gabe von ca. 5 ml einer 2%igen Scandicain-Lösung über eine dünne Nadel (12–18 G) („Quaddel"). Die Quaddel wird über der vorgesehenen Punktionsstelle der Arterie gesetzt.
2. Durch eine Spinalpunktionsnadel (23 G × $3^1/_2$ = Nr. 20 Terumo spinal needle) wird eine Infiltrationsanästhesie in der Tiefe bis zum Periost in der Lacuna vasorum durchgeführt. Die Lacuna vasorum wird durch das Ligamentum inguinale (ventral), das Os pubis (medial), das Ligamentum lacunare laterale und den Arcus iliopectineus gebildet (s. Abb. 3.1).

Die Punktion erfolgt durch die vorher gesetzte Quaddel. Die Nadel wird vorsichtig bis

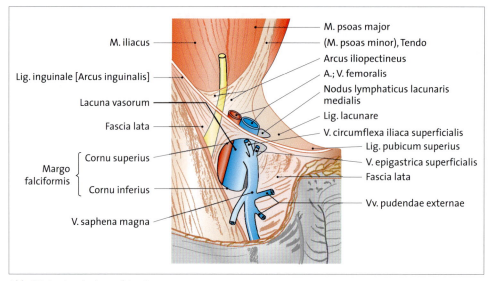

Abb. 3.1: Anatomie der rechten Lacuna vasorum

zum Periost vorgebracht. Der Patient wird auf den plötzlich zu erwartenden Schmerz hingewiesen.

Hier Injektion von ca. 1 ml Lokalanästhetikum (Periostanästhesie). Rückzug der Nadel unter Aspiration von 1–2 cm, um eine arterielle/venöse Injektion zu vermeiden. Die Nadel wird anschließend weiter schrittweise zurückgezogen, neu subkutan ausgerichtet, und das Lokalanästhetikum wird portionsweise dort in das subkutane Gewebe in verschiedenen Richtungen injiziert (Infiltrationsanästhesie). Anschließend wird die Nadel herausgezogen und sicher entsorgt (Nadelabwurf).

Bei geplanter Rechtsherzkatheteruntersuchung wird die lokale Betäubung (wie oben beschrieben) auch weiter medial der Arterie gesetzt.

Durch Verreiben mit der Hand durch den Arzt wird das Anästhetikum im Gewebe verteilt. Erneute gründliche Desinfektion der Leiste, diesmal mit rot gefärbtem Hautdesinfektionsmittel (z.B. Skinsept) und mindestens dreiminütigem Einwirken der Lösung.

Um den Komfort für den Patienten und Untersucher zu erhöhen, insbesondere vor komplexen Untersuchungen oder Interventionen, wird ein Plexiglastisch über den Beinen des Patienten angebracht (s. Abb. 3.2). Hier sollten Frauen jedoch mit Blasenkatheter und Männer direkt mit angelegter Urinflasche ausgestattet werden, da die Bewegungsfreiheit eingeschränkt wird.

3.2 Arterielle Punktion

3.2.1 Punktion der A. femoralis

3.2.1.1 Problematik und Herausforderung

Die HKU erfolgt über Katheter, die je nach Zugangsweg über venöse/arterielle Gefäße der Leiste, der Ellenbeuge oder über das Handgelenk eingeführt werden. Bei der Koronarangiographie erfolgt der Zugang i.d.R. über die A. femoralis.

Die Problematik bei der Punktion der Femoralarterie liegt in der Inzidenz von vaskulären Komplikationen. Diese liegt bei $\leq 2\%$ für diagnostische und $\leq 4\%$ für interventionelle Eingriffe. Zu den Komplikationen gehören in 1,9% der Fälle große Leistenhämatome, in 0,4% der Fälle retroperitoneale Hämorrhagien, in 0,1% Pseudoaneurysmata und in 0,3% Dissektionen der A. iliaca exter-

3.2 Arterielle Punktion

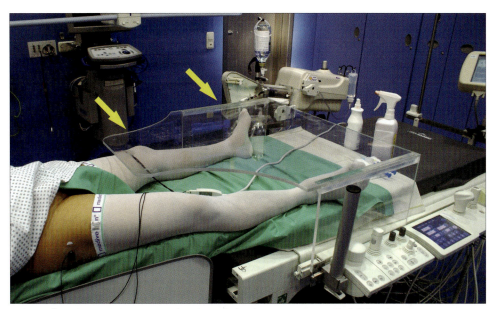

Abb. 3.2: Über dem Patienten ist ein Plexiglastisch (nach eigenem Entwurf, **Pfeile**) aufgesetzt. Dieser verbessert die Übersicht am Arbeitsplatz, besonders bei komplexen Untersuchungen/Interventionen. Für den Patienten ist angenehm, dass er keine Gegenstände auf den Beinen liegen hat. Es sollte noch ein BVK (Frauen) oder eine Urinflasche (Männer) angelegt werden, da dies während der Untersuchung nicht mehr möglich ist.

na. Retroperitoneale Hämatome treten fast ausschließlich bei interventionellen Eingriffen auf, und zwar in bis zu 0,9% der Fälle. Nach manueller und mechanischer Kompression der Arterie sind die Komplikationen häufiger als bei den Patienten, die mit Verschlusssystemen behandelt werden.

Bei Punktionen weit oberhalb im Verlauf der A. femoralis communis besteht die Gefahr, dass die Punktionsstelle kranial der A. epigastrica inferior liegt. Hier ist die Gefahr der Entstehung eines retroperitonealen Hämatoms erhöht. Dagegen bestehen Komplikationen, bei denen die A. femoralis communis unterhalb der A. epigastrica inferior punktiert wird, fast ausschließlich in der Ausbildung von Leistenhämatomen.

Bei Punktion der A. femoralis unterhalb der Lacuna vasorum ist eine Kompression kaum möglich, da die Arterie nicht gegen den Knochen gedrückt werden kann.

Um das Komplikationsrisiko so gering wie möglich zu halten, kommt es auf die korrekte Lage der Punktion an. Ziel muss es sein, die A. femoralis communis zu punktieren, nicht die A. femoralis superficialis oder profunda. Die Arterie verläuft über dem Femurkopf, sodass hier außerdem die manuelle Kompression erleichtert wird.

Die Bedeutung der Vermeidung von Hämatomen liegt in der erhöhten Morbidität und Letalität der Patienten, was immer auch ein Argument für die Nutzung der A. radialis als Zugangsweg ist.

3.2.1.2 Anatomische Grundlagen

Die korrekte Punktion setzt eine profunde Kenntnis der anatomischen Strukturen im Punktionsgebiet voraus.

Abbildung 3.1 zeigt die anatomische Beziehung zwischen Femoralarterie, Bifurkation, Femurkopf und Ligamentum inguinale. Die Leistenbeuge liegt in 80% unterhalb der Bifurkation und in 80% unterhalb des Unterrands des Femurkopfs. Die Bifurkation liegt aber praktisch immer unter der Mitte des Femurkopfs, die A. femoralis communis in über 99% der Fälle zwischen dem Unterrand

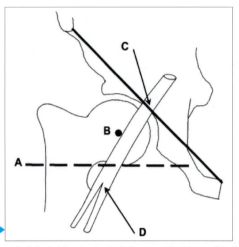
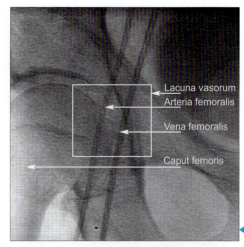

Abb. 3.3: a) Schema der knöchernen Strukturen [1], die für die Punktion der A. femoralis communis wichtig sind: **A** Lig. inguinale, **B** Mitte des Femurkopfs, **C** Ende der A. iliaca externa, **D** Femoralisbifurkation; **b)** Beziehung der Strukturen nach Punktion und Einlage der venösen und arteriellen Schleuse [zur Verfügung gestellt von Frau Dr. med. S. Churzidse]

und der Mitte des Femurkopfs. Die Bifurkation ist im Mittel nur 0,8 cm unterhalb des Unterrands des Femurkopfs und in 20% oberhalb der Inguinalfalte. Untere Grenze der Punktion sollte die Bifurkation der A. femoralis (s. Abb. 3.3) sein.

Die Inguinalfalte gehört nicht zum Ligamentum inguinale. Sie liegt in 95% der Fälle um mehr als 3 cm unterhalb des Ligamentum inguinale. In 77% der Fälle liegt die Bifurkation oberhalb der Inguinalfalte, und zwar meist 1–4 cm oberhalb. Schon früher wurde vermutet, dass 25% der Punktionen Seitenäste betreffen, wenn die Inguinalfalte als Orientierung genutzt wird. Dotter konnte feststellen, dass die Bifurkation der A. femoralis etwa 3,4 cm unterhalb der Mitte des Femurkopfs verläuft [2].

Wenn die Einführung der Nadel in der Höhe der Mitte des Femurkopfs erfolgt, erreicht man eine Punktion der A. femoralis communis in 99% der Patienten, ohne das Risiko einer retroperitonealen Blutung zu erhöhen.

Obergrenze ist die untere Begrenzung des Verlaufs der A. epigastrica inferior.

Eine Punktion oberhalb des Inguinalbands birgt die Problematik der Ausbildung eines retroperitonealen Hämatoms. Das Inguinalband stellt die Verbindung zwischen der Spina iliaca anterior superior und dem Tuberculum pubis dar. Diese Verbindungslinie sollte bei der Punktion nie überschritten werden. Oberhalb des Ligamentum inguinale geht die Femoralarterie in die A. iliaca externa über. Ihr letzter Ast ist die A. epigastrica inferior. Andererseits bedeutet dies, dass die A. epigastrica inferior die angiographische Markierung des Ligamentum inguinale darstellt. Das Problem ist die Variabilität des Verlaufs dieser Arterie, sodass sie nicht sicher den Beginn des Retroperitoneums kennzeichnen kann. Es muss berücksichtigt werden, dass nicht nur der Ursprung der A. epigastrica inferior den Beginn des Retroperitoneums darstellt, sondern auch die untere Begrenzung dieses Gefäßes, das zunächst nach inferior abweicht. Die unterste Begrenzung der A. epigastrica inferior ist die beste Fixstelle, die Gefäße kennzeichnen, die im Retroperitoneum verlaufen und damit bei der Punktion das Risiko retroperitonealer Blutung verstärken, selbst wenn die A. femoralis communis getroffen wird. Diese Beschreibung stimmt mit dem Verlauf der A. femoralis communis überein. Die oberste Begrenzung des Acetabulums liegt meist 10 mm entfernt von der unteren Begrenzung der A. epigastrica inferior.

> **Merke**: Die Punktion oberhalb der Bifurkation und unterhalb des Abgangs der A. epigastrica inferior ist die sicherste Punktionsstelle, somit zwischen dem Zentrum des Femurkopfs und der obersten Begrenzung des Acetabulums (s. Abb. 3.3)

Wird die Arterie nicht getroffen, hilft die Sondierung der V. femoralis, um lateral (~ 5 mm) vom eingelegten Besteck die Arterie unter Durchleuchtung zu treffen. Wird beim Punktionsversuch der Arterie zufällig die Vene getroffen, sollte immer ein venöses Besteck eingelegt werden (bei geplantem Rechtsherzkatheter 7-F-Schleuse, ansonsten eine 5-F-Schleuse). Dieser Zugang erleichtert die weitere Orientierung.

Werden große Schleusen genutzt, z.B. für die Aortenklappenimplantation, so empfielt sich die Punktion unter Durchleuchtung mit Dokumentation durch KM Injektion über die Schleusse. Wurde die A. femoralis oberhalb des Abgangs der A. epigastrica inferior getroffen, darf keinesfalls anschließend Heparin wegen der Gefahr der retroperitonealen Hämatombildung gegeben werden.

3.2.1.3 Durchführung der Punktion

- Beginn der Punktion der A. femoralis frühestens 2 min nach lokaler Anästhesie.

  > **Merke**: Der Untersucher weiß, dass die Anästhesie „sitzt". Er braucht nicht zu fragen: „Tut's noch weh?"

- Information des Patienten über Beginn der Punktion und den Druck der Hand auf die Punktionsstelle zur Tastung entlang der A. femoralis (s. Abb. 3.4). Der Druck der Hand bahnt und verringert die Schmerzempfindung.

- Aufsuchen der Punktionsstelle mit Palpation entlang der A. femoralis communis in der Lacuna vasorum. Bei adipösen Patienten evtl. Aufsuchen der Region zwischen dem unteren Rand des Femurkopfs und dem Unterrand des Acetabulums mit der oberflächlich gehaltenen Nadel in Längsrichtung zur BWS (Brustwirbelsäule) unter Durchleuchtung. Bei extremer Adipositas zieht das Assistenzpersonal die Bauchdecken kopfwärts, ggf. ist eine Fixierung der Bauchdeckenschürze mit Pflasterstreifen hilfreich.

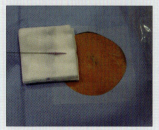
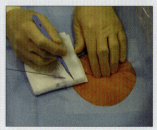
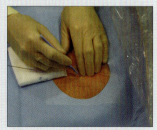

Abb. 3.4: Abgedeckte Punktionsstelle (**links**), palpierende Hand (**Mitte**), kleine Stichinzision im Bereich der Punktionsstelle (**rechts**)

- Die linke, palpierende Hand verlässt nicht die Palpationsstelle. Mit der rechten Hand wird die Punktionsstelle durch eine kleine Stichinzision mit dem Skalpell vorbereitet. Die Nadel wird vorsichtig nach dorsal im 45°-Winkel vorgeführt, um die Vorderwand der Arterie zu punktieren. Die Hinterwand sollte nicht verletzt oder penetriert werden. Bei Punktion der Hinterwand Rückzug der Nadel ins Lumen, in diesem Fall sollte unbedingt eine Abschlussangiographie über das Besteck durchgeführt werden, um die potenzielle Gefahr einer retroperitonealen Blutung zu erkennen.
- Bei Blutrückfluss über die Nadel übernimmt die palpierende linke Hand die Stabilisierung der Nadel. Mit der rechten Hand wird der vorbereitete Draht (0,035 inch, 150 cm), der bereits durch die Einführungshülse gestreckt worden ist, vorgeführt (s. Abb. 3.5).

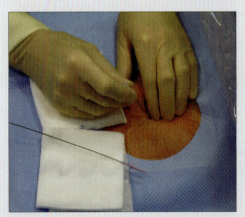 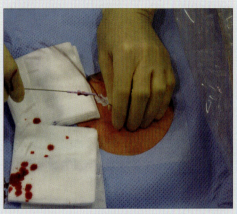

Abb. 3.5: Punktion der A. femoralis (**links**), Stabilisierung der Punktionsnadel (**rechts**)

- Die Drahtvorführung (s. Abb. 3.6) muss leicht und ohne Widerstand erfolgen. Ergibt sich ein Widerstand, ist von der Punktion her selbst zu entscheiden, ob die Nadel zu weit/nicht weit genug vorgeführt worden ist, um eine entsprechende Korrektur vorzunehmen. Manchmal wird eine Plaque getroffen, die oft durch Drehen oder Rückzug der Nadel umgangen werden kann. Bei Atherosklerose der Gefäße kann bei der Drahtvorführung ein erhöhter Widerstand vorhanden sein. Die Durchleuchtungskontrolle sichert die korrekte Vorführung des Drahts.
- Der Draht wird bis in die Region der BWS der Aorta descendens vorgeführt. Mit der linken Hand wird die Punktionsstelle komprimiert, die Nadel wird über den Draht mit der rechten Hand zurückgezogen. Dann fixieren Daumen und Zeigefinger der linken Hand den Draht, die Nadel wird mit einer Kompresse endgültig vom Draht abgezogen. Die Assistenz entfernt die Nadel vom Tisch.
- Einführen des Einführungsbestecks über den Draht und Information des Patienten, dass erneut ein leichter Druck in der Leiste auftreten kann. Wichtig ist, dass die Schleuse vorgespült und der Dreiwegehahn geschlossen ist, um Blutaustritt zu verhindern. Entfernen des Dilatators über den Draht.

3.2 Arterielle Punktion

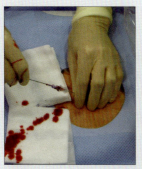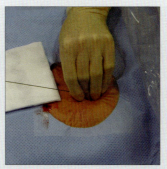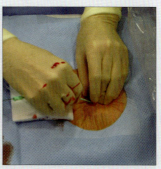

Abb. 3.6: Drahtvorführung in die Punktionsnadel (**links**). Nach Rückzug der Nadel (**Mitte**) wird über den einliegenden Draht die kurz gefasste Schleuse vorgeführt (**rechts**).

- Für die diagnostische Angiographie empfiehlt sich heute die Nutzung von 4-F Bestecken, bei geplanter Rotablation oder Aorten-IVUS werden größere Systeme bis 8-F eingewechselt.
- Bei stark geschlängelten Gefäßen mit Elongation oder einer Aneurysmabildung der Aorta (AO) wird zur besseren Führung und Drehung der Herzkatheter ein langes und größeres Einführungsbesteck (armierte 6 oder 8-F-Schleuse) eingesetzt (s. Abb. 3.7).

Ist die Arterie verhärtet, z.B. nach mehreren Voruntersuchungen, wird mit der linken Hand die Leiste komprimiert, die Arterie gestreckt und so die Vorführung erleichtert.

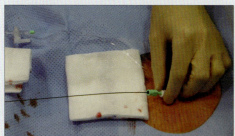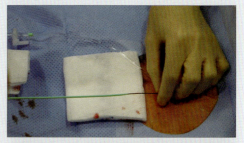
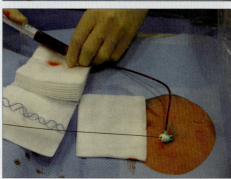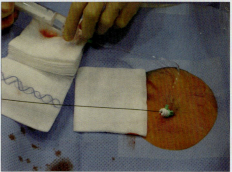

Abb. 3.7: Eingeführtes Punktionsbesteck mit liegendem Draht (**links** oben), Entfernung des Dilatators (**rechts** oben), Aspiration von Blut und anschließendes Spülen der Schleuse

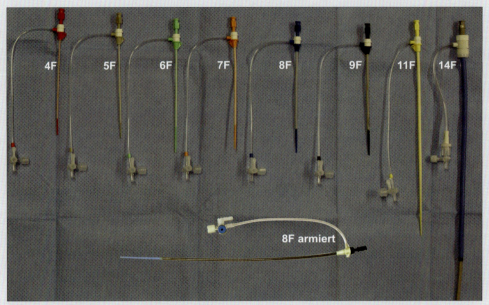

Abb. 3.7: Fortsetzung: Auswahl an Standardschleusen in gängigen Größen von 4–11 F (**unten**), 14-F-Cook-Schleuse (**rechts**), armierte 8-F-Schleuse (**quer** liegend)

◢ Bei Risikopatienten oder unsicherer Punktionsstelle ist eine Arteriographie über das Besteck sinnvoll, um die Lokalisation der Punktionsstelle zu dokumentieren, mögliche Komplikationen vorauszusehen und entsprechende Maßnahmen einleiten zu können (s. Abb. 3.8). Auch bei gutem Rückfluss über die Nadel, aber Widerstand beim Vorschieben des Drahts hilft eine KM-Injektion, um die Lage der Nadel zu prüfen, zu korrigieren und dann den Draht sicher vorzuführen. Ursache sind meist Plaquebildungen bei atherosklerotisch veränderten Gefäßen, die das Vorführen des Drahts blockieren. Hier kann nach Einsetzen der Schleuse ein Vorführen des Drahts über einen JR-Katheter zur besseren Lenkung des Drahts helfen.

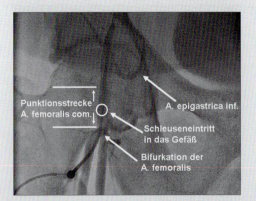

Abb. 3.8: Angiographische Darstellung der Punktionsstelle nach KM-Gabe über das Punktionsbesteck

▲ Nach Punktion der A. femoralis und Einlegen des Punktionsbestecks wird Blut aspiriert und Heparin injiziert: 3000 IE für die diagnostische Untersuchung und 100 IE/kg für interventionelle Eingriffe. Dauert die HKU länger als 20–30 min, ist die Messung der ACT (activated clotting time) zu wiederholen. Die ACT sollte zwischen 250 und 300 s liegen. Optimal ist die Abnahme der ACT 5–10 min nach der Punktion. Dann sollte die ACT über 250 s liegen. In Ausnahmefällen und bei nur diagnostischen und sehr kurzen Untersuchungen, kann auf die Gabe von Heparin verzichtet werden.

> **Merke**: Die ACT sollte zwischen 250 und 300 s liegen! Verzicht auf Herparin nur bei sehr kurzen diagnostischen Untersuchungen.

Bei Patienten mit einer heparininduzierten Thrombozytopenie II (HIT II) eignet sich Danaparoid zur Antikoagulation im Rahmen einer Koronarangiographie: Initialbolusgabe von 2250 Anti-Xa-Einheiten vor Diagnostik, ggf. Wiederholung vor Intervention.

In nur 50% der HKL in Nordrhein-Westfalen (nach einer Umfrage von E. Erdmann, Köln) werden keine Heparin-Bolusgaben für die diagnostische Koronarangiographie verwendet, dafür wird Heparin als Zusatz in der Spülflüssigkeit benutzt. Nachteilig ist, dass dadurch die Heparinmenge nicht wirklich abgeschätzt werden kann; bei längeren und schwierigen Untersuchungen muss Heparin auch in diesen Fällen nachinjiziert werden.

▲ Besonders bei sehr adipösen Patienten oder unsicherer Punktionslage empfiehlt es sich, vor Abschluss der Katheteruntersuchung eine Angiographie der A. femoralis vorzunehmen (s. Abb. 3.8). Besondere Vorsichtsmaßnahmen sind zu treffen, wenn die Punktion in der Bifurkation oder oberhalb der A. epigastrica inferior erfolgte. Ist ein Hämatom entstanden, wird kein Heparin mehr appliziert.

3.2.1.4 Vorsichtsmaßnahmen

Die Punktion muss schmerzfrei sein. Wenn Schmerzen auftreten, ist die Punktion fehlerhaft oder die Anästhesie nicht ausreichend, was z.B. bei alkoholkranken Patienten und/oder Patienten mit chronischem Schmerzmittelabusus der Fall sein kann. Entweder ist eine Korrektur der Punktion notwendig oder eine Erweiterung der Anästhesie.

Kann die Schleuse bei harten und arteriosklerotisch veränderten Gefäßen nicht vorgeführt werden, ist nach Ausschluss einer Fehlpunktion (z.B. der A. femoralis profunda) eine Vordehnung mit einem 5-F-Dilatator oder sogar erneut mit der Nadel notwendig (z.B. bei Wiederholungsuntersuchungen oder starker Arteriosklerose), ggf. über einen steifen Draht („Back-up-Draht"). Hierbei ist eine Durchleuchtung wichtig. Mit der palpierenden Hand wird die Arterie flach über dem Femurkopf in der Lacuna vasorum angedrückt, um einen flachen Drahtverlauf zu erreichen und Knickbildungen zu vermeiden. Dadurch ist die Führung der Schleusen und Dilatatoren leichter. Die Kontrolle erfolgt wieder unter Durchleuchtung.

> **Merke**: Bei schwieriger Punktion ist die Durchleuchtungskontrolle wichtig. Bei arteriosklerotischen Gefäßen kann eine wiederholte Vordehnung mittels 5-F-Dilatators, ggf. über einen steifen Draht nötig werden.

Unter keinen Umständen darf Gewalt angewendet werden, Drähte und Katheter müssen frei laufen. Proximale Gefäßstenosen können die Drahtführung blockieren. In diesen Fällen können Katheter und Draht mit einem rechten Judkins-Katheter besser als mit einem Pigtail-Katheter vorgeführt werden, im Zweifelsfall muss immer unter Durchleuchtungskontrolle und KM-Gabe der freie Weg gefunden werden.

Liegt das Punktionsbesteck noch von einer vorausgegangenen Untersuchung (z.B. bei zweizeitigem Eingriff), wird das Besteck über einen neu eingeführten Draht komplett ausgetauscht und im Anschluss sicherheitshalber der Draht gegen einen neuen ausgewechselt, da sonst die Gefahr der Einschwemmung von Thromben bei der Sondierung der Koronararterien besteht, was eine extrem gefährliche Komplikation darstellt. Eine sorgfältige Sprühdesinfektion der Punktionsstelle ist vorher notwendig.

3.2.2 Punktion der A. radialis

3.2.2.1 Indikationen zur Katheteruntersuchung über die A. radialis

Ein weiterer Zugangsweg für eine Katheteruntersuchung ist die A. radialis, die im Übrigen auch zur arteriellen Revaskularisierung durch die Chirurgen verwandt wird. Als Indikationen für eine Punktion der A. radialis gelten:

- Schwere pAVK
- Aortensklerose mit Thromben oder Plaquerupturen
- Akute oder abgelaufene tiefe Beinvenenthrombosen (TVT) zur Vermeidung der Immobilisierung
- Selektive Sondierung der A. mammaria dextra
- Patientenwunsch

Kontraindiziert ist eine Punktion der A. radialis bei bestehender Stenose bzw. bei einem Verschluss der A. ulnaris derselben Hand.

Vor der Punktion der A. radialis sollte der sog. Allen-Test (s. Abb. 3.9) durchgeführt werden. Mittels dieses Tests wird überprüft, ob über den arteriellen Hohlhandbogen durch die A. ulnaris eine ausreichende Perfusion der Hand sichergestellt ist, falls es im Rahmen der Katheteruntersuchung zu einem akuten Verschluss der A. radialis kommen sollte. Dies ist in bis zu 12% der Eingriffe der Fall.

3.2.2.2 Allen-Test

Der Allen-Test überprüft die ausreichende Perfusion der Hand über die A. ulnaris für den Fall, dass es im Rahmen der Katheteruntersuchung zu einem Verschluss der A. radialis kommt. Je nach Ergebnis sollte von „normalem" oder „pathologischem" Allen-Test gesprochen werden, da die Begriffe „positiver" oder „negativer" Test nicht eindeutig und daher zu vermeiden sind.

3.2.2.3 Durchführung der Punktion

Verschiedene Systeme stehen zur Verfügung, um die A. radialis zu punktieren:
- Check-Flo Performer Radial Access Introducer Set 4 F (Cook Medical, Bloomington, IN, USA)
- Cook Flexor Check-Flo Performer Radial Access Introducer Set AQ Hydropholic Coating 6 F
- Radifocus Introducer II 4 F System (Terumo, Eschborn)
- Transradial Kit Avanti Introducer System (Cordis, Roden, Niederlande)

In unserer Klinik wird gerne das letztgenannte System genutzt, das eine exzellente Drahtführung und Punktionsnadel sowie eine sehr gute Einführungshülse besitzt. Der große Vorteil des Systems ist, dass es fest in der Radialis sitzt und der Austausch auch über lange Drähte gelingt, ohne dass die Hülse von der Assistenz festgehalten werden muss. Hier erweisen sich hydrophil beschichtete Systeme als nachteilig.

Abb. 3.9: Durchführung des Allen-Tests: gleichzeitige Kompression der A. radialis und der A. ulnaris, mehrfacher Faustschluss. Es kommt zum Abblassen der Hand. Im Anschluss Freigeben der A. ulnaris. Bei ausreichender Durchblutung wird die Hand wieder rosig (Allen-Test = normal).

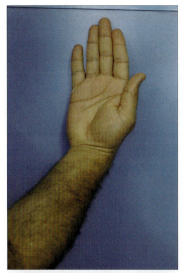
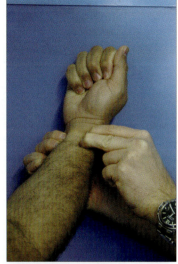
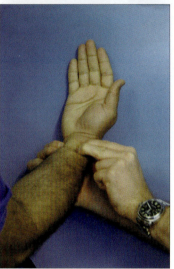
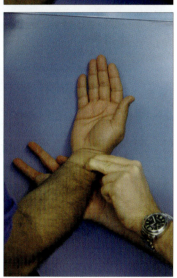

Zur Vorbereitung wird der Patient ganz abgedeckt, jedoch ohne Freilegung der Leistenregion. Ggf. sollten zumindest in der rechten Leistenregion als möglicher Alternativzugang vor dem Eingriff eine Lokalanästhesie und evtl. eine sterile Abdeckung erfolgen. Ein periphervenöser Zugang wird am linken Arm gelegt. Notwendig ist eine Verlängerung der Druckaufnehmerschläuche und der Spritzenschläuche. Angebracht wird eine Armstütze rechts, die so montiert wird, dass sie bis zum Handgelenk reicht, damit die Hand stark nach dorsal flektiert werden kann. Der Unterarm wird bis zum Oberarm auf der Vorder- und Rückseite vollständig desinfiziert. Dazu wird der Arm von einer Pflegekraft an der Hand hochgehalten. Auf die Armstütze kommt ein steriles Tuch, auf das der Arm gelegt wird. Nach Eintrocknung des Desinfektionsmittels wird ein Lochtuch über der A. radialis geklebt. Die 1. Hälfte Richtung Handgelenk, die zweite Hälfte Richtung Unterarm, wobei diese Seite an der Palmarfläche der Hand fixiert wird, sodass eine runde Öffnung entsteht. Der Unterarm kann auf eine Schiene gelegt werden, die

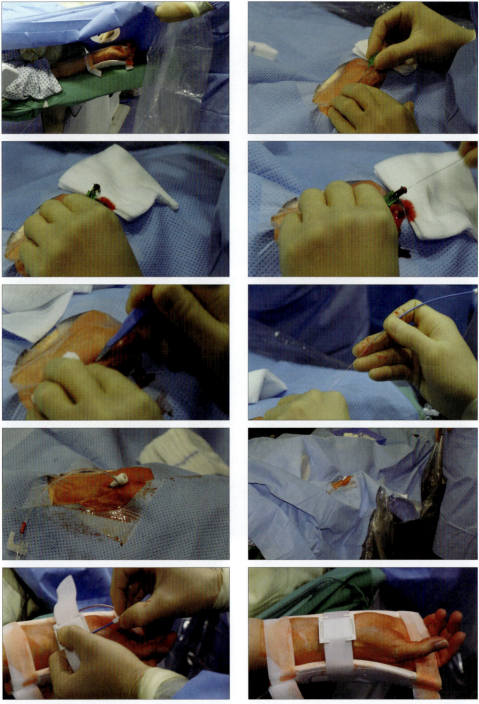

Abb. 3.10: Punktionstechnik der A. radialis: Der ausgelagerte rechte Arm ist in diesem Fall bereits mit der Schale des RadiStop-Systems zum späteren Verschluss versehen und steril abgesprüht. Es erfolgt die Punktion. Blut tröpfelt aus der Nadel. Nach Lokalanästhesie Erweiterung der Punktionsstelle mittels Skalpell, Einführen des Drahts, Einbringen der Schleuse. Der Arm wird an den Körper angelagert. Nach erfolgter Untersuchung kann nach Ziehen des Bestecks das Kompressionssystem angebracht werden.

später zur Kompression genutzt wird (z.B. RadiStop-System, s. Abb. 3.10).

Für die Punktion werden folgende Materialien benötigt:
- A. radialis-4-F-Punktionsbesteck, normale Länge, Überlänge nur bei Gefäßspasmen
- A. radialis-Punktionsnadel
- A. radialis-Draht
- Intrakutane Infiltrationsanästhesie mit 17er Nadel (außer bei vorheriger Gelanästhesie)
- Skalpell
- 1 Amp. 50 mg Lidocain (2%ig) mit 1 ml Nitroglycerin aufgezogen auf 10 ml NaCl 0,9% zur i.a. Injektion (sog. Cocktail zur Prophylaxe von Gefäßspasmen)
- Liquemin 1 × 3000–5000 IE auf jeweils 2 ml NaCl 0,9%
- Nitroglycerin zur i.a. Injektion

Die Punktion selbst wird vom Operateur im Sitzen auf einem Hocker vorgenommen. Die Punktion der A. radialis mit der dünnen, scharfen Punktionsnadel findet ohne vorherige Infiltrationsanästhesie statt, damit eine optimale Palpation der Arterie möglich ist und die Austastung nicht gestört wird. Vor Punktion hilft eine Gelanästhesie (z.B. Emla-Pflaster). Um die Punktion möglichst schmerzarm zu führen, wird die Hand vom Assistenten stark dorsal flektiert und etwas gedrückt, um die Schmerzrezeptoren zu bahnen. Die Haut wird gespannt. Die Nadel punktiert über dem Processus styloideus radii, d.h. etwa 1 cm proximal der Handgelenksfalte, nach Flexion 2 cm distal der Handgelenksfalte, um später eine optimale Kompression zu ermöglichen. Es ist darauf zu achten, Fehlpunktionen zu vermeiden, die eine Katheterisierung durch starke Hämatombildung verhindern.

Nach erfolgreicher Punktion der A. radialis, die am Tropfen des Bluts (kleines Nadellumen) aus der Nadel erkannt wird, kann der Draht vorgeführt werden. Nach Rückzug der Nadel erfolgen die Kompression der A. radialis mit der linken Hand und die Intrakutan- und Subkutananästhesie der Punktionsstelle und der Umgebung mit der rechten Hand.

Achtung: Infiltrationsanästhesie, nur oberflächlich anästhesieren!

Mit dem Skalpell wird die Punktionsstelle über dem Draht erweitert. Anschließend erfolgt die Vorführung des Punktionsbestecks.

Draht nicht zu weit zurückziehen, um über den Draht das Vorschieben des Bestecks zu ermöglichen. Die Haut und auch die Arterie sind sehr fest, Haut daher gespannt halten. Die Assistenz legt den Finger auf die Besteckröffnung, während der Operateur den Draht zurückzieht und meldet, wenn der Draht das Besteckende erreicht. Auch in dieser Phase bleibt die Hand dorsal flektiert und wird vom Assistenten gehalten. Nach Rückzug des Drahts und Aufdehnen erfolgt die langsame i.a. Injektion von 0,2 mg Nitroglycerin mit 50 mg Lidocain. Damit wird ein Gefäßspasmus verhindert. Es werden 3000 IE Heparin i.a. injiziert, anschließend wird das Besteck mit Kochsalzlösung gut gespült, da die Gefahr besteht, dass das Heparin von der Schleusenoberfläche absorbiert wird und keine ausreichende Heparinwirkung besteht.

> **Merke:** Das Besteck muss gut gespült sein, damit das injizierte Heparin nicht von der Schleusenoberfläche absorbiert und damit im Körper unwirksam wird.

Jetzt den Präparationstisch an die Armschiene heranführen, sodass die Katheter steril bleiben. Der Operateur steht kranial, der Assistent kaudal der Armschiene und vom Tisch. In dieser Phase wird durch den Assistenten durchleuchtet und der Tisch gefahren, um die korrekte Lage des Drahts zu kontrollieren.

Jetzt erfolgt die Lagerung des Arms in einer gepolsterten Schiene, die an den Tisch angebracht wird, parallel zum Körper nach

Entfernung der für die Punktion gebrauchten Armstütze. Untersucher und Assistent nehmen die gewohnten Positionen ein.

Nach Vorführen des J-Drahts in üblicher Weise erfolgt die Vorführung des Pigtail-Katheters unter Durchleuchtung. Dies ist besonders wichtig, da damit der Verlauf des Truncus brachiocephalicus beobachtet werden kann. Häufig rutscht der Draht in die Aorta descendens, sodass der Draht zurückgezogen und der Katheter neu positioniert werden muss. Meistens geht er aber problemlos aus dem Pigtail-Draht in die Aorta ascendens über.

Wenn das Gefäß stark im Truncusbereich geschlängelt ist oder eine Aortenektasie oder ein Aortenaneurysma besteht, ist nach primärer Sondierung mit dem Pigtail-Katheter der Austausch der Koronarkatheter über einen 260-cm-Draht notwendig. Dies ist initial umständlich, erleichtert aber die Sondierung.

3.3 Venöse Punktion

Die Punktionsstelle sollte etwas tiefer/peripherer (ca. 1 cm) als die arterielle Punktion, ca. 1 cm medial der A. femoralis, liegen. Man braucht eine 10-ml-Spritze mit 5 ml Kochsalzlösung gefüllt, eine Punktionsnadel, einen kurzen Draht und eine venöse Schleuse (bei geplantem Rechtsherzkatheter 7 F, ansonsten 5 F). Der Patient wird angewiesen, eine Bauchpresse als Valsalva-Manöver durchzuführen, um die venöse Füllung zu verbessern. Ggf. ist eine gleichzeitige Volumengabe über einen peripheren venösen Zugang hilfreich. Unter Aspiration punktiert man ca. 1 cm medial der getasteten Arterie. Ist die Punktion erfolgreich (venöses Blut in der Spritze), hält die linke Hand die Nadel, die rechte setzt die Spritze ab und führt den Sondierungsdraht über die Kanüle ein. Anschließend wird die Kanüle herausgezogen, wobei die linke Hand komprimiert und den

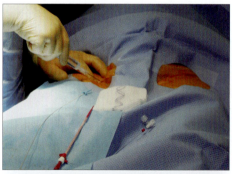
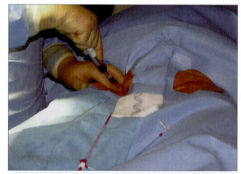
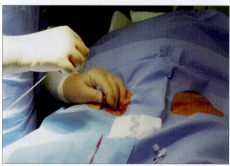
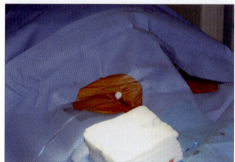

Abb. 3.11: Beispiel der venösen Punktionstechnik. Medial des zu tastenden Pulses wird unter Aspiration punktiert, bis venöses Blut in der Spritze nachweisbar ist. Einlage des kurzen Drahts, Einführen der Schleuse

Draht fixiert, während die rechte die Schleuse über den Draht einführt (s. Abb. 3.11).

Da die Punktion die Vene komprimiert, sticht man häufig auf das Periost durch. Dann mit der linken Hand abstützen, mit dem Daumen und Zeigefinger der rechten Hand die Nadel langsam zurückziehen, bis Blut frei aspiriert werden kann.

3.4 Verschluss der arteriellen Punktionsstelle

Blutungskomplikationen im Bereich der arteriellen Punktionsstelle sind sowohl nach einem diagnostischen HK als auch nach einer Intervention vergleichsweise häufig. Sie können trotz sorgfältiger und technisch einwandfreier Punktion auftreten. Solche Komplikationen bedingen nicht selten eine längere Immobilisation der Patienten mit Verlängerung der Verweildauer im Krankenhaus, was wiederum auch zu einer Steigerung der Behandlungskosten führt. Der Entfernung der arteriellen Schleuse und dem Erreichen einer Hämostase kommt somit eine entscheidende Bedeutung zu.

Neben der mechanischen Kompression stehen heute verschiedene Verschlusssysteme zur Verfügung, die eine unmittelbare Blutstillung im Bereich der arteriellen Punktionsstelle erlauben.

3.4.1 Manuelle Kompression

Nach einem diagnostischen Eingriff, der i.d.R. heute über einen 4-F-Zugang durchgeführt wird, genügt zumeist die reine mechanische Kompression, um eine Hämostase zu erreichen. Nach Abschluss der Untersuchung wird über die Schleuse Blut zur Bestimmung der ACT abgenommen. Danach wird die Schleuse mit Kochsalzlösung gespült. Sobald eine ACT < 175 s erreicht ist, kann die Schleuse entfernt werden [3]. Während die Arterie mit der linken Hand oberhalb der Punktionsstelle komprimiert wird, entfernt man die Schleuse mit der rechten Hand. Bei einem 4-F-Zugang genügt dann i.d.R. eine 10- bis 15-minütige Kompression des Gefäßes in der Lacuna vasorum gegen den Oberschenkelkopf, um eine komplette Hämostase zu erreichen. Die Anlage eines Druckverbands (DV) ist i.d.R. nicht nötig, jedoch sollte eine Bettruhe von 4–6 h eingehalten werden.

Bei großlumigerem Zugang ist eine längere Kompressionsdauer nötig, um eine Hämostase zu erreichen. Es sollte anschließend die Anlage eines DV erfolgen, der für mindestens 6 h, bei einer Schleusengröße über 8 F über mindestens 12 h belassen werden sollte.

> **Merke**: Die Kompression muss dauerhaft, komplett mindestens 10 min sein. Keine ständige Kontrolle, unnütz! Kompression so, dass Blutung steht, aber der Puls noch gefühlt wird. Der Druck muss oberhalb des diastolischen Aortendruckes liegen. Bei Hypertonie: Drucksenkung mit Nitroglycerin oder Urapidil.

Da durch die Immobilisation des Patienten das Risiko einer Becken-/Beinthrombose mit nachfolgender LE, besonders bei gleichzeitiger venöser Schleuse, erhöht ist, sollte zur Thromboseprophylaxe eine niedrig dosierte i.v. Heparinisierung nach folgendem Schema erfolgen (s. Tab. 3.1), die aber bei einem Hämatom unterbleiben sollte.

Tab. 3.1: Dosierungsschema für die prophylaktische Heparinisierung bei liegendem DV nach Herzkathetereingriff

Körpergewicht (kg)	Heparin (IE)/h (unter aPTT Kontrolle)
< 60	400
60–80	500
80–100	600
> 100	800

Neben der manuellen Kompression stehen alternativ mechanische Kompressionssysteme (z.B. FemoStop) zur Verfügung, die den Zeitaufwand und Personalbedarf potenziell verringern könnten. Da zum einen jedoch die Gefahr der Dislokation besteht, ist hier ein besonders sorgfältiges Patientenmonitoring nötig. Zum anderen werden Fälle beschrieben, in denen das Kompressionssystem bei intensivpflichtigen Patienten unter der Bettdecke vergessen wurde, was zu Beinnekrosen führte. Wir wenden diese Technik nicht an.

3.4.2 Druckverband

Die Anlage eines DV erfolgt nach initialer Hämostase mittels manueller Kompression. Die Dauer für das Belassen richtet sich nach der Größe des Zugangslumens (s.o.). Sollte der DV länger als 4 h belassen werden, ist eine zusätzliche i.v. niedrig dosierte Heparinisierung bis zur Entfernung notwendig (vgl. oben).

Für den DV wird ein Widerlager benötigt, das unmittelbar oberhalb der Punktionsstelle über der Arterie positioniert wird und für eine punktuelle Verteilung des Drucks auf die Arterie sorgt. Für das Widerlager eignet sich z.B. eine lange (20 cm), nicht ausgerollte Verbandrolle, die schräg über die Leiste platziert wird (s. Abb. 3.12).

Für die Anlage eines DV werden 2 Personen benötigt. Eine Person fixiert das Widerlager mit der einen Hand über der Arterie, während die andere Person beginnt, den Verband zu wickeln. Wichtig ist es, einen kontinuierlichen Zug zu halten. Ein ständiges Nachspannen führt zu einer zu starken Kompression. Zunächst wird 2 × um den Unterbauch, dann 1 × um das punktierte Bein und danach wieder um den Bauch gewickelt. Zwischen diesen Schritten erfolgt die Fixation mittels Klebeband. Dieses Prozedere wird mit einer 2. Verbandrolle wiederholt.

Während des Wickelns lässt der Patient das punktierte Bein gestreckt. Er stellt das andere Bein auf und stützt sich damit ab („eine Brücke bauen"), damit der Verband zirkulär gewickelt werden kann. Ist der Patient zu schwach oder nicht in der Lage, die DV-Anlage auf diese Weise zu unterstützen, ist eine weitere Hilfsperson für die Lagerung und Seitwärtsdrehung des Patienten nötig (s. Abb. 3.12).

Merke: Nach Anlage des Kompressionsverbandes: Kontrolle der Fußpulse, die erhalten sein sollten, sowie der Kapillarpulse an den Zehen. Fehlen diese Zeichen, ist die Neuanlage des DV notwendig.

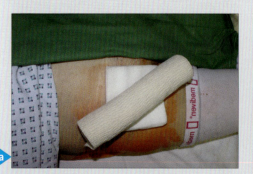
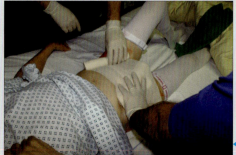

3.4 Verschluss der arteriellen Punktionsstelle

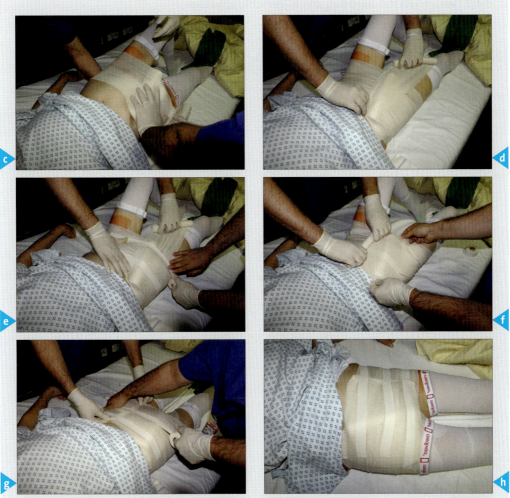

Abb. 3.12: Anlage eines DV Schritt für Schritt. Eine lange Verbandrolle wird schräg zur Lacuna vasorum gelegt. Es wird die erste Verbandrolle abgerollt, der Patient beugt das linke Knie, um das Gesäß zu heben. Die Rolle wird darunter hergeführt unter kontinuierlichem Zug. Wickel um den Oberschenkel herum, Fixierung mit Klebeband. Fortsetzung des Wickelns um die Hüfte. Das gleiche Prozedere mit einer 2. breiten Wickel, dann Verkleben mit Verbandpflaster.

3.4.3 Verschluss mit dem AngioSeal-Verschlusssystem

Um eine rasche Mobilisation zu ermöglichen und den Patientenkomfort zu erhöhen, sind verschiedene Systeme entwickelt worden, die eine direkte Hämostase an der Punktionsstelle ermöglichen. Damit werden unnötige Kompressionszeiten vermieden, was nicht zuletzt auch die Assistenz zeitlich entlastet. Einen Überblick über die verschiedenen kommerziell erhältlichen Verschlusssysteme bietet Tabelle 3.3.

Das AngioSeal-Verschlusssystem (St. Jude Medical, St. Paul, MN, USA) ist ein Beispiel für ein Kollagenverschlusssystem. Bei diesem System wird ein resorbierbarer Anker intraluminal platziert, gegen den an der Gefäßaußenwand im Stichkanal ein Kollagenpfropf komprimiert wird, der für die Hämostase sorgt. Voraussetzung für die Anwendung dieses Systems ist eine problemlose Punktion, da die Stichkanäle der arteriellen Fehlpunktionen offen bleiben. Aufgrund des Verschlussmechanismus birgt ein zusätzlicher DV die Gefahr einer Gefäßobstruktion oder eines -verschlusses, da der intravasal einliegende Anker mit der Hinterwand verklebt oder schräg im Lumen stehen kann. Auch bei schwerer pAVK mit Stenosen im Becken-Beinbereich sollte daher keine Anwendung dieses Systems erfolgen.

Nach steriler Annahme der Verpackung werden Einführhülse und Dilatator des Ankerverschlusssystems zunächst zusammengesteckt.

Ein mitgelieferter kurzer J-Draht wird in die Schleuse genügend weit eingeführt, etwa bis zur Hälfte. Nun wird unter Kompression der Einstichstelle die Schleuse entfernt (s. Abb. 3.13).

Merke: Kein Angioseal nach Mehrfachpunktionen und bei voraussehbarer Notwendigkeit der Kompression!

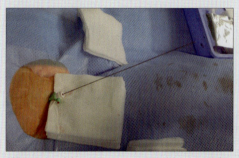 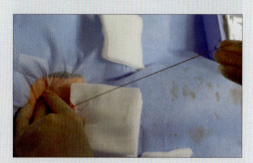

Abb. 3.13: Einführen des kurzen J-Drahts und Entfernen der arteriellen Schleuse

Der Assistent fädelt das zusammengesteckte Ankersystem am Ende des Drahts auf und schiebt es bei gestrecktem Draht bis kurz vor die Einstichstelle. Der Operateur übernimmt das Device und schiebt es in einem Winkel von 45° über den gestreckten Draht, bis dieser aus dem Device herausragt. Es wird nun so weit vorgeschoben, bis aus dem Abflussröhrchen Blut heraus pulsiert (s. Abb. 3.14).

3.4 Verschluss der arteriellen Punktionsstelle

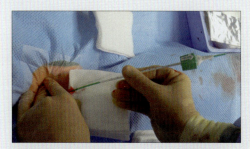

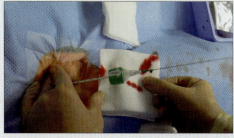

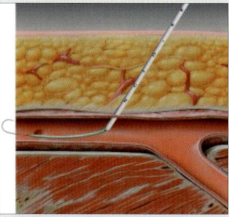

Abb. 3.14: Einführen des Ankersystems und korrekte Platzierung. **Rechts:** schematische Darstellung (mit freundlicher Genehmigung der St. Jude Medical GmbH, Eschborn)

Nun werden Draht und Dilatator durch den Operateur langsam entfernt (s. Abb. 3.15). Unter sterilen Bedingungen wird die Aluminiumverpackung aufgerissen und das den Anker und Kollagenpfropf enthaltende System sofort ohne Berührung der Hülse vorgebracht und eingeführt.

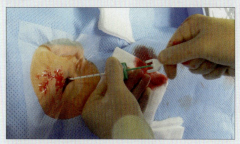

Abb. 3.15: Entfernen des Dilatators

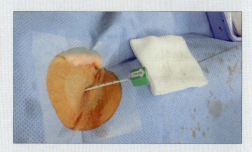

Der Operateur führt den Anker-/Kollagenverschluss in die Hülse ein (s. Abb. 3.16). Der Anker-/Kollagenhalter wird vorgeschoben, bis die hinteren 2 Arretierungen einrasten.

Der Operateur zieht nun unter Zug den Halter zurück, bis die Arretierung in der hinteren Stellung angelangt ist.

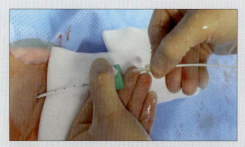
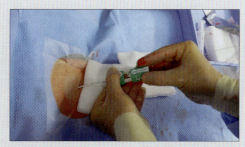

Abb. 3.16: Einbringen des Ankers. Die Spitze darf nicht berührt werden.

Zunächst wird unter Druck das System herausgezogen, bis der Anker an der inneren Gefäßwand zu liegen kommt, was durch einen Widerstand zu spüren ist. Mit 2 Fingern wird neben der Einstichstelle dagegen gehalten. Der Assistent hält den distalen Teil unter Spannung, sodass der Operateur die flache Hülse über den Faden schieben kann, bis distal der Hülse die **schwarze Markierung** erscheint. Die Hülse presst den Kollagenpfropf vor dem Gefäß gegen den im Gefäß liegenden Anker und die Arterienwand, wodurch die Punktionsstelle verschlossen wird (s. Abb. 3.17).

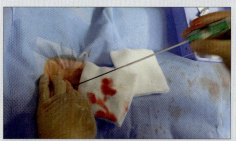
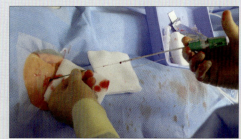
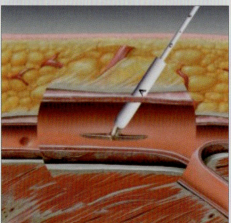
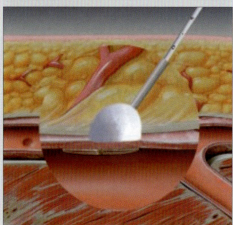

Abb. 3.17: Positionierung des Ankers und Aufbringen des Kollagenpfropfs. **Unten:** schematische Darstellung (mit freundlicher Genehmigung der St. Jude Medical GmbH, Eschborn)

Der Assistent reicht mit der rechten Hand ein Skalpell an. Mithilfe des Skalpells wird der Faden oberhalb der Hülse durch den Operateur abgeschnitten. Die Hülse wird entfernt, der Faden kann bei trockener Punktionsstelle knapp unterhalb des Hautniveaus abgeschnitten werden. Sollte noch Blut austreten, wird die Hülse abgetrennt. Der Faden kann jedoch belassen werden, sodass weiterhin Zug ausgeübt werden kann, falls Unsicherheiten bez. der Punktion bestehen. Es darf jedoch keine starke Kompression erfolgen, da der Anker an der Hinterwand des Gefäßes anheften und eine Stenose bis hin zum Gefäßverschluss verursachen kann (s. Abb. 3.18).

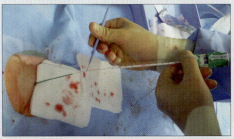

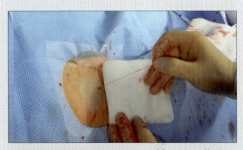

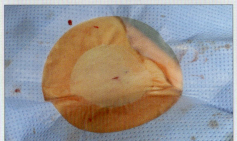

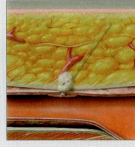

Abb. 3.18: Vollständige Entfernung des Systems und Abtrennen des Fadens unter Hautniveau nach Sistieren der Blutung. **Rechts** unten: schematische Darstellung des Ergebnisses

3.4.4 Verschluss mit dem Perclose-ProGlide-Verschlusssystem

Neben dem Anker-/Verschlusssystem stehen auch Nahtverschlusssysteme zur Verfügung. Das Prinzip dieser Systeme beruht auf einer Umstechung und anschließender Vernähung der Punktionsstelle, um eine Hämostase zu erreichen. Es stehen das Perclose-ProGlide-System (Abbott Vascular, Illinois, USA), Nachfolger von Perclose A-T, für 6-F- und 8-F-Zugänge und das Prostar-System (Abbott Vascular, Illinois, USA) für Zugänge bis zu 10 F zur Verfügung. Während beim Perclose-A-T-System geflochtene Polyesterfäden Verwendung fanden, stehen beim Nachfolgemodell Perclose ProGlide monofilamente Polypropylenfäden zur Verfügung. Diese zeichnen sich durch eine besondere Reißfestigkeit aus und bedingen eine geringere Entzündungsreaktion als geflochtene Fäden. Sowohl das Perclose-A-T- als auch das ProGlide-System bedienen sich eines Fadens, der über 2 Nitinolnadeln ähnlich dem Nähmaschinenprinzip von außen durch die Gefäßwand appliziert wird, wohingegen sich das größere Prostar-System (s.u.) zweier geflochtener Fäden bedient, die über 4 Nitinolnadeln vom Gefäßlumen aus nach außen platziert werden.

Nach Annahme des Perclose-ProGlide-Pakets wird das System mit Kochsalzlösung durchgespült.

Ein J-Draht (150 cm) wird in die Schleuse genügend weit eingeführt, in etwa, bis sein Ende die Fußspitze des Patienten erreicht hat. Nun wird unter Kompression der Einstichstelle die Schleuse entfernt (s. Abb. 3.19).

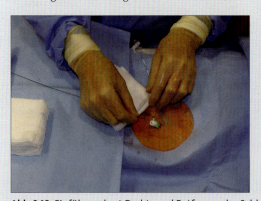 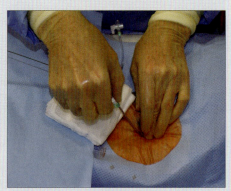

Abb. 3.19: Einführen des J-Drahts und Entfernen der Schleuse unter Kompression

Der Assistent fädelt das Nahtverschluss-Device am Ende des J-Drahts auf und schiebt es bei gehaltenem, gestrecktem Draht bis kurz vor die Einstichstelle. Der Operateur übernimmt das Device und führt es in einem Winkel von 45° in das Gefäß bis zu der Stelle, an der der J-Draht aus dem Device herausragt, dabei sollte das System mit Flüssigkeit bedeckt sein. Problematisch sind zu tiefe Punktionen, d.h. unterhalb der Femoralisbifurkation, da dann das System abknicken kann. In diesen Fällen muss versucht werden, den Zugang zur Arterie möglicht flach und ausgestreckt durch Kompression mit der linken Hand zu halten. Nun wird der Draht vom Assistenten langsam entfernt (s. Abb. 3.20).

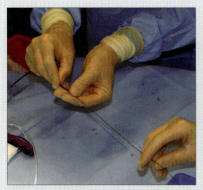 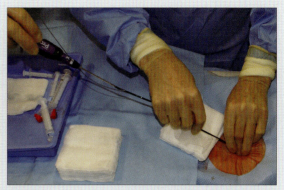

Abb. 3.20: Auffädeln und Einführen des Nahtverschlusssystems

Der Operateur führt in einem Winkel von 45° das Nahtverschluss-Device bis zu der Stelle ein, an der aus dem Blutabflussröhrchen Blut heraus pulsiert und somit das System sicher im Gefäß liegt (s. Abb. 3.21).

Abb. 3.21: Einführen des Nahtverschlusssystems, bis Blut aus dem Blutabflussröhrchen herauspulsiert

Anschließend legt er den Hebel Nummer 1 nach hinten um und gibt die Nadeln im Gefäß liegend frei. Im 45°-Winkel wird das Nahtverschluss-Device nun zurückgezogen, bis ein Widerstand zu verspüren ist. Der Operateur drückt unter Zug auf den Knopf mit der Nummer 2 (ggf. 2 × wiederholen). Nun wird der Knopf unter Zug des Device langsam nach hinten herausgezogen, während die linke Hand mit 2 Fingern die Leiste fixiert. Mithilfe des beigelegten Cutters (Schneid-/Vorschiebewerkzeug, Fixierer) wird der blaue Faden unterhalb des Drahts durch den Assistenten abgeschnitten (s. Abb. 3.22 und 3.23).

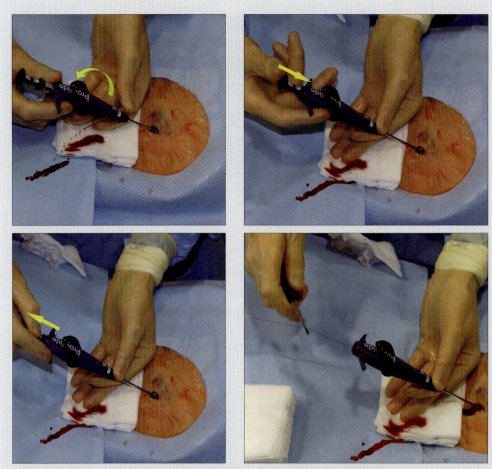

Abb. 3.22: In korrekter Lage „Launchen" der Nitinolnadeln, dann Abschneiden des blauen Haltefadens

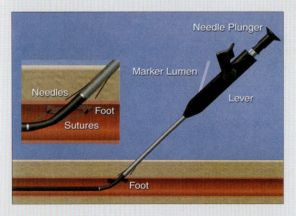

Abb. 3.23: Schematische Darstellung der Platzierung der Nadeln und des Launchens (mit freundlicher Genehmigung der Abbott GmbH & Co. KG, Wiesbaden)

3.4 Verschluss der arteriellen Punktionsstelle

Der Operateur legt den Hebel Nummer 4 nach vorne um und dreht ca. 30° nach links und zieht das Device solange heraus, bis beide Fäden zu sehen sind, ggf. mit einem kleinen Ruck (s. Abb. 3.24). Ein gewisser Kraftaufwand ist nötig: Daher muss die linke Hand die Haut um das Device herum halten. Dabei fixieren 2 Finger die Leiste und drücken Haut und Gefäß nach unten.

Sollten die Fäden nicht gegriffen haben oder gerissen sein, ist es zu diesem Zeitpunkt noch möglich, das System zu wechseln. Dazu wird der lange Draht wieder über das Drahtlumen des Devices, das markiert ist, eingeführt und das Device über den Draht entfernt. Nun kann entweder ein erneutes Nahtverschlusssystem eingeführt werden oder auf ein anderes System, z.B. Ankerverschluss, gewechselt werden. Bei stark atherosklerotisch veränderten Gefäßen ist aber nicht damit zu rechnen, dass die Nadeln beim zweiten Versuch greifen, sodass eher ein anderes Verfahren Verwendung finden sollte.

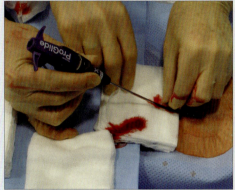

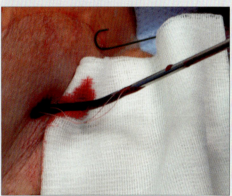

Abb. 3.24: Herausziehen des Systems, bis die beiden Fäden zu sehen sind. Annahme der Fäden

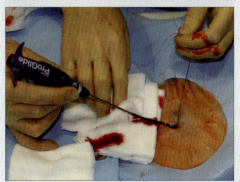

Sind beide Fäden intakt, übernimmt der Assistent mit seiner rechten Hand das Device und hält es im 45°-Winkel. Mit der linken Hand drückt der Assistent die Arterie ab. Der Operateur spannt den i.d.R. längeren Haltefaden, dreht ihn einmal um den Zeigefinger und klemmt das Schneid-/Vorschiebewerkzeug ein. An dem weiß markierten Faden darf nicht gezogen werden, da sich sonst der Knoten zu früh festzieht. Der Assistent zieht nun das Device heraus. Der Operateur zieht am Haltefaden und bringt den Knoten des i.d.R. kürzeren, mit einer weißen Markierung versehenen, knotenbildenden Faden zunächst ohne, dann mithilfe des Fixierers bis auf die Arterie. Der Assistent kann nun den Druck von der Arterie nehmen. Der Operateur zieht an beiden Fäden unter Druck mit dem Fixierer. Steht die Blutung, können mittels Cutter beide Fäden kurz unter Hautniveau abgetrennt werden (s. Abb. 3.25).

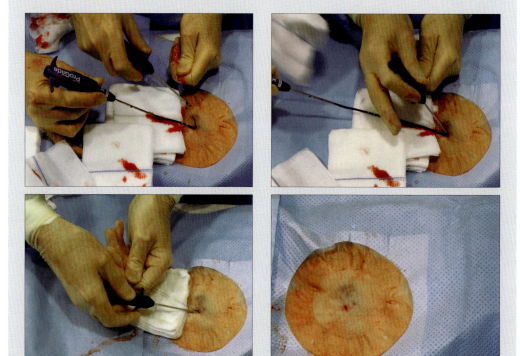

Abb. 3.25: Vollständige Entfernung des Systems und korrekte Fixierung des präformierten Knotens auf der Arterie durch Fadenzug mit stehender Blutung nach Abtrennung der Fäden unter Hautniveau

3.4.5 Verschluss mit dem Prostar-System

Das Prostar-System (Abbott Vascular, Illinois, USA) enthält eine Schleuse, 2 Paar Nitinolnadeln, die mit je einem geflochtenen Faden verbunden sind und vom Gefäßlumen aus nach außen durch die Gefäßwand appliziert werden, ein drehbares Auffanggehäuse für die Nadeln, eine Drehscheibe mit Verriegelung sowie einen Freisetzungsmechanismus für die Nadeln (s. Abb. 3.26a–d).

Nach dem Auspacken des Systems sollte zunächst das Lumen des Markers mit Kochsalz gespült werden. Vor Einführen des Systems über den einliegenden J-Draht muss dann eine angiographische Kontrolle der Punktionsstelle erfolgen, um sicherzustellen, dass die A. femoralis communis punktiert wurde, da nur hier eine sichere Applikation des Systems erfolgen kann. Bei extremen Kalzifikationen und torquiertem Gefäßverlauf sollte die Anwendung ebenfalls vorsichtig erfolgen. Kalzifikationen können möglicherweise zu einer Deflektion der Nitinolnadeln in der Gefäßwand führen, so dass das gesamt System stecken bleibt und chirurgisch entfernt werden muss. Exrem geschlungene Gefäße bergen zudem die Gefahr, dass die posteriore Gefäßwand mit den Nadeln gegriffen wird, was zu einer Ligatur der anterioren mit der posterioren Wand und zum konsekutiven Gefäßverschluss führt.

Vor der Applikation ist eine Hautinzision notwendig. Über einen 0,035-inch-Führungsdraht wird der Schleusenanteil des Systems unter Durchleuchtungskontrolle in das Gefäßlumen eingeführt. Dann wird der Führungsdraht wieder entfernt. Die Drehscheibe am distalen Ende des Systems wird entriegelt, und unter ständigem Drehen erfolgt das weitere Einführen des Nadelauffanggehäuses in einem 45°-Winkel.

Ist das System weit genug vorgeschoben, zeigt das Tröpfeln von Blut aus dem Markerlumen die korrekte i.a. Lage des Systems an. Die Drehscheibe wird wieder verriegelt.

Nun kann die Freisetzung der Nadeln erfolgen. Dies sollte am besten unter direkter fluoroskopischer Kontrolle geschehen, damit eine Deflektion und Fehlinsertion der Nadeln direkt erkannt werden kann.

Der Operateur fixiert das System mit der linken Hand im 45°-Winkel zur Haut. Mit der rechten Hand wird der Nadelfreisetzungsmechanismus betätigt. Durch Drehung entgegen dem Uhrzeigersinn erfolgt die Entriegelung, die Freisetzung der Nadeln durch Zug nach hinten. Der Zug sollte langsam ausgeübt werden und fluoroskopisch kontrolliert werden.

Wenn sich die Nadeln problemlos und ohne Widerstand freisetzen lassen, wird solange am Freisetzungsgriff gezogen, bis alle 4 Nadeln im Bereich des Drehrads am distalen Ende des Systems zum Vorschein kommen. Zuerst sollten nun die posterioren, dann die anterioren Nadeln entfernt werden.

Die Nadeln sollten sich problemlos und ohne Widerstand freisetzen lassen, eine Freisetzung unter Aufwendung von Kraft ist zu unterlassen. Vor Entfernen des Systems müssen die Nadeln unbedingt wieder in das System zurückgezogen werden, um schwerwiegende Gefäßverletzungen zu vermeiden. Dies geschieht durch Zurückschieben des Freisetzungsgriffs, am besten kurz gefasst mit einer Klemme, unter fluoroskopischer Kontrolle.

Das anteriore Fadenpaar (1 × grün, 1 × weiß) wird kranial, das posteriore Fadenpaar (1 × grün, 1 × weiß) kaudal platziert. Der weiße Faden dient als Haltefaden, während der grüne Faden zum Knoten benutzt wird. Zunächst werden die geflochtenen Fäden gründlich mit Kochsalzlösung befeuchtet. Nach Vorknoten eines chirurgischen Knotens mit dem grünen Faden wird der weiße Faden stramm gezogen, sodass der Knoten auf die Arterie hinunter gleitet und festgezogen werden kann. Dies wird sowohl mit dem anterioren als auch mit dem posterioren Fadenpaar durchgeführt.

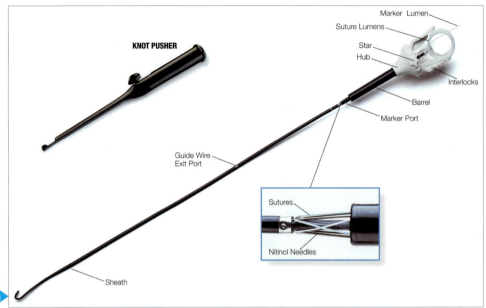
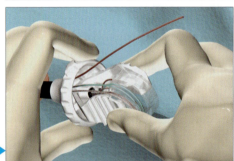
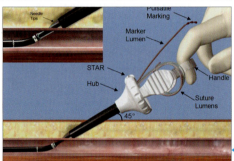
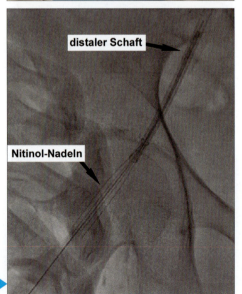

Abb. 3.26a–d: Prostar-Nahtverschlusssystem. **Oben:** Lieferumfang mit Verschlusssystem und Knotenschieber. **Mitte:** schematische Darstellung des Systems im Gefäßlumen mit Darstellung der Lage der Nadeln (mit freundlicher Genehmigung der Abbott GmbH & Co. KG, Wiesbaden). **Unten:** Freisetzen der Nitinolnadeln intraluminal unter fluoroskopischer Kontrolle. Dazu wird das System mit der Hand fixiert und vorsichtig zurückgezogen.

3.4 Verschluss der arteriellen Punktionsstelle

Nun kann das System über den zuvor wieder in das Drahtlumen eingeführten J-Draht entfernt werden. Danach werden die Knoten mit dem mitgelieferten Knotenschieber ganz auf das Gefäß vorgeschoben und abgeschnitten. Bei Erfolg kann der Draht nun ebenfalls entfernt werden. Sollten ein oder beide Fadenpaare reißen oder sollte eine unzureichende Hämostase erzielt werden, kann neben mechanischen Methoden auch ein weiteres Prostar-System appliziert werden.

3.4.6 Preclose-Technik

Die sog. Preclose-Technik bezeichnet das präinterventionelle Vorlegen eines oder mehrerer Perclose-ProGlide- oder Prostar-Nahtsysteme zum Verschluss großlumiger Punktionen, wie sie v.a. bei perkutanen Aortenklappenimplantationen, Aortenstentimplantationen etc. erforderlich sind [4].

Das Prinzip der Preclose-Technik besteht darin, dass zunächst die Naht bzw. Nähte appliziert werden und dann die Punktionsstelle konsekutiv mit entsprechenden Dilatatoren erweitert wird, um schließlich die Schleuse in der notwendigen Größe einzuführen. Die „vorgelegten" Knoten werden nach Entfernen dieser Schleuse in der bekannten Weise appliziert. Auf diese Art kann in einem Großteil der Fälle trotz großlumiger Punktion eine Hämostase erreicht werden (suture-mediated closure). Auf jeden Fall sollte die Blutung derart reduziert sein, dass ein DV zum Verschluss der Punktionsstelle genügt (suture-assisted closure) und kein chirurgischer Gefäßverschluss notwendig wird.

Zu beachten ist, dass die geflochtenen Fäden der Nahtverschlusssysteme kontinuierlich nass gehalten werden. Bei monofilamenten Fäden ist dies nicht nötig (s. Abb. 3.27).

3.4.7 Verschluss nach Punktion der A. radialis

Der oberflächliche Zugang zur A. radialis ermöglicht eine vergleichsweise unkomplizierte Blutstillung.

Verschiedene Verfahren stehen zur Verfügung:
1. Mittels 2 Stauschläuchen und 2 zusammengefalteten trockenen Kompressen ist ein Punktionsstellenverschluss ohne grö-

Tab. 3.2: Vor- und Nachteile der einzelnen Verschlusssysteme nach Punktion der Leistengefäße

Verschlusssystem	Vorteile	Nachteile
Manuelle Kompression und DV	• Geringe Materialkosten • Keine Implantation von Fremdmaterialien	• Hoher Personalaufwand • Längere Immobilisierung
Mechanische Kompressionssysteme	• Geringerer Personalaufwand • Keine Implantation von Fremdmaterialien	• Eingeschränkte Sicherheit • Häufig schmerzhaft • Längere Immobilisierung
Kollagen-Anker-System (z.B. AngioSeal)	• Schnellere Mobilisierung • Geringer Personalaufwand	• Kosten • Problematisch bei wiederholter Verwendung/Punktion durch Induration • Problematisch bei pAVK
Nahtsystem (z.B. Perclose ProGlide)	• Schnellere Mobilisierung • Geringer Personalaufwand • Durch Direktnaht keine weiteren Fremdmaterialien	• Kosten • Schmerzhafte Applikation • Problematisch bei kalzifizierten Gefäßen durch mögliches Abknicken der Nadeln

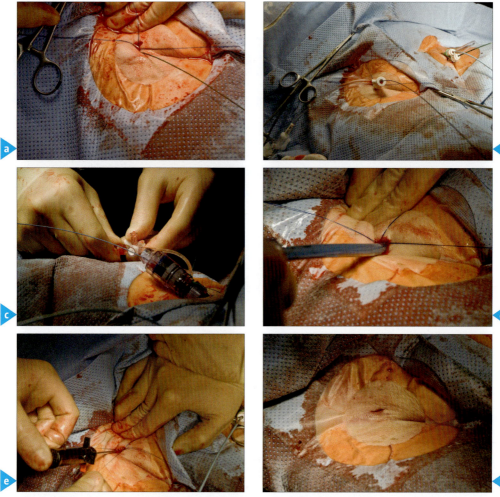

Abb. 3.27: Preclose-Technik zum interventionellen Verschluss der Punktionsstelle nach großlumigen Gefäßzugängen, in diesem Fall nach perkutanem Aortenklappenersatz [2]. **a)** Vorlegen von 3 ProGlide-Systemen. **b)** Einwechseln einer 14-F-Schleuse für die Ballonvalvuloplastie. **c)** nach Valvuloplastie Einwechseln der 24-F-Schleuse für die perkutane Klappenimplantation. **d)** anschließend Entfernen der Schleuse. **e)** Festziehen der vorgelegten Knoten, **f)** um eine komplette Hämostase zu erreichen

ßeren technischen Aufwand möglich. Unter Kompression mit der Kompresse mit dem Daumen des Operateurs (linker Daumen) erfolgt der Rückzug des Katheters und des Bestecks. Der Assistent/die Pflegekraft reicht den 1. Stauschlauch. Er wird zur Blockade der Arterienpunktionsstelle gespannt.

Proximal der Kompression der Punktionsstelle erfolgt in gleicher Weise das Anbringen eines 2. Stauschlauchs mit Kompresse über der Arterie, der ebenfalls die Arterien komprimierend angezogen wird.

Nach 1 h Kompression können die Stauschläuche abgenommen und ein fester Kompressionsverband angelegt werden.

2. RadiStop-Verschlusssystem. (s. Abb. 3.10). Hier wird die Hand in einer vorgefertigten Schiene gelagert. 2 Klettbänder halten die Hand. Über einen 3., sehr strammen Klettverschluss wird ein Kom-

3.4 Verschluss der arteriellen Punktionsstelle

Tab. 3.3: Übersicht über kommerziell erhältliche Verschlusssysteme. PEG = Polyethylenglykol

Hersteller	Produktname	Typ	Verschließbare Punktionsgrößen (F)	Kommentar
Abbott Vascular	Perclose A-T	Nahtsystem	5–8	Automatische Knotung, geflochtene Polyester-Naht
	Perclose ProGlide			Automatische Knotung, monofilamente Polypropylene-Naht
	Prostar XL		8,5–10	geflochtene Polyester-Naht
	StarClose	Nitinol-Clip	5, 6	Extravasaler Nitinol-Clip
	StarClose SE			StarClose der nächsten Generation mit vereinfachter Handhabung
AccessClosure Inc.	6-F/7-F Mynx Vascular Closure Device	Extravaskuläre PEG-Versiegelung	6, 7	Minimierung des Schmerzes durch das Verschlusssystem mit extravaskulärer, verformbarer PEG Versiegelung, rückstandslose Resorption innerhalb von 30 Tagen
	Mynx M5 Vasculare Closure Device		5	Echtes 5F-Verschlusssystem mit extravaskulärer, verformbarer PEG-Versiegelung, rückstandslose Resorption innerhalb von 30 Tagen
Cardiva Medical, Inc.	Cardiva Catalyst II	ArteriotomieTamponade	5, 6, 7	Catalyst II unterstützt den natürlichen Heilungsprozess. Eine Nitinolscheibe erzeugt eine temporäre Hämostase im Bereich der Arteriotomie durch ein Recoil auf die Größe einer 18-Gauge-Nadel. Eine hämostatische Beschichtung auf dem Draht beschleunigt die Gerinnungskaskade, so dass es zu einem schnellen Punktionsstellenverschluss kommt. Das Gefäß bleibt verschont, kein Material wird zurückgelassen.
	Cardiva Catalyst III	ArteriotomieTamponade bei Patienten, die Heparin erhalten		Die Catalyst II-Technologie wird um eine Protaminsulfat-Beschichtung erweitert, um den Heparineffekt zu antagonisieren.
Morris Innovative	FISH (Femoral Introducer Sheath and Hemostasis) Device	Biomaterialversiegelung, die ein Remodeling des die Arteriotomie umgebenden Gewebes bewirkt	5, 6, 7, 8	Durch die Schleuse wird eine Biomaterialversiegelung eingebracht, die für einen effektiven Verschluss sorgt. Das Gefäß heilt ohne Narbenbildung
Nobles Medicals Technology	SuperStitch	PolypropylenNaht und -Knoten	6–12	Die Arteriotomie wird nicht erweitert, da die Naht durch die Schleuse eingeführt wird.

Tab. 3.3: Fortsetzung

Hersteller	Produktname	Typ	Verschließbare Punktionsgrößen (F)	Kommentar
St. Jude Medical, Inc.	Angio-Seal VIP, Angio-Seal STS Plus	Mechanische Versiegelung (Kollagenpropf)	6, 8	Naht, Kollagen und Anker in Sandwichprinzip, Resorption der Komponenten innerhalb von 90 Tagen
	Angio-Seal Evolution		4–8	Angio-Seal der nächsten Generation, vereinfachte Handhabung mit automatischer Kompression des Kollagens.
	VasoSeal VHD, ES, Elite	Extravaskulärer Kollagenschwamm	5, 6, 7, 8	Keine permanenten intravaskulären Komponenten, bioabsorbierbar, Förderung des natürlichen Heilungsprozesses
	VasoSeal Low Profile		4, 5	Kleineres Design im Vergleich zu VHD für 4-und 5-F-Punktionen
Vascular Solutions, Inc.	Duett Pro, Diagnostic Duett Pro	Thrombin und Kollagen Prokoagulant	5–9	Mittels der Schleuse, einem Ballonkatheter und dem Prokoagulant wird Hämostase erzielt. Duett Pro ist zugelassen für den Einsatz mit Glykoprotein IIb/IIIa-Inhibitoren und einer ACT ≤ 400 s.

pressionskeil auf die Punktionsstelle gepresst.
3. Terumo Verschlusssystem. Ein durchsichtiges breites Armband wird angelegt, und zwar so, dass eine markierte Stelle über der Art radialis zu liegen kommt. Im Armband ist ein aufblasbares Kissen, das mit einer speziellen Spritze so weit mit Luft gefüllt wird, dass die Blutung zum Stillstand kommt. Mit der Spritze kann im Verlauf die Luft wieder abgelassen oder nachgefüllt werden.

Merke: Bei der Radialiskompression sollte die Handdurchblutung erhalten bleiben, was durch einfache Überprüfung der Rekapillarisierung der Fingernägel kontrolliert werden kann. Lockerung des Verbandes nach 1 h.

Aufgrund des leicht erreichbaren Zugangs sind Blutungskomplikationen bei radialem Zugang sehr selten. Hier spielen viel mehr akute Gefäßverschlüsse eine Rolle, die in 10–15% der Fälle auftreten, aber meist asymptomatisch und nur passager sind. Daher ist auch hier postinterventionell eine regelmäßige Kontrolle der Durchblutung, Sensibilität und Motorik durchzuführen und ggf. der Verband anzupassen.

3.4.8 Prozedere bei Leistenhämatom und Blutung

Insgesamt ist die Rate von schwerwiegenden Komplikationen im Bereich der Punktionsstelle nach Koronardiagnostik und -intervention gering. Im Einzelfall können sie ein lebensbedrohliches Ereignis darstellen, sodass bereits vor und während des Eingriffs Risikokonstellationen erkannt und angemessene Strategien entwickelt werden müssen. Eine Studie von 2003 berichtet von 3% schwerwiegenden Komplikationen nach Punktionsstellenverschluss mittels eines

Nahtsystems. Eine andere Studie von 2001 berichtet von einem signifikanten Hämoglobin-Abfall in ca. 5% der Fälle mit Nahtsystemverschluss gegenüber 2,5% der Fälle bei manueller Kompression [5]. Eine aktuellere Studie von 2004 berichtete von einer sehr geringen Rate schwerwiegender Komplikationen nach Verschluss mittels Kollagen-Anker-System von 0,2–1,6% der Fälle [6].

3.4.8.1 Risikogruppen

Auch wenn die Literatur keine einheitlichen Zahlen zu den Komplikationsraten liefert, sind durchaus Risikogruppen zu identifizieren. So zeigt eine Arbeit von Eggebrecht et. al. [6], dass trotz gleicher initialer Hämostase die Wahrscheinlichkeit für das Auftreten von schwerwiegenden Komplikation nach Punktion bei Frauen mit 1,6% der Fälle signifikant höher ist als bei Männern (0,2%). Ein möglicher Grund könnten die kleineren Gefäßdiameter und relativ höheren Heparin-Dosen bei Frauen sein.

Neben dem Geschlecht scheint Adipositas ein wichtiger Risikofaktor zu sein, da sich hier die Punktion und anschließende Blutstillung schwieriger darstellen, da häufig zu tief und damit die A. femoralis profunda punktiert wird.

Insbesondere bei Patienten mit pAVK sollten Verschlusssysteme mit Vorsicht und evtl. primär Druckverbände angewandt werden. Besonders gefährdet sind chronische Dialysepatienten.

3.4.8.2 Wahl des Verschlusssystems

Bei problemloser sofortiger und direkter Punktion der Leistenarterie, guter Passage des Drahts durch die Iliakalbifurkation und unauffälliger Entwicklung der Leistengegend kann i.d.R. ein Verschlusssystem appliziert werden.

Bei bekannter pAVK, schwierigem Gefäßzugang mit Mehrfachpunktion und verkalkter Arterie, oder wenn sich bereits im Laufe der Untersuchung ein Leistenhämatom entwickelt, sollte eine Entfernung der Schleuse (gesteuert durch die ACT, die < 175 s betragen sollte) mit anschließender Kompression und Anlage eines DV erfolgen.

Im Zweifallsfall sollte eine Angiographie der Beckengefäße und der Punktionsstelle erfolgen.

3.4.8.3 Blutung der Punktionsstelle nach dem Eingriff

Nicht selten kommt es nach Applikation eines Verschlusssystems zu einer oberflächlichen Blutung aus der Punktionsstelle. Es handelt sich dabei i.d.R. um venöse Blutungen aus bei der Punktion verletzten kutanen Venengeflechten und kleinsten Arterien. Für den Patienten wirken diese zwar beunruhigend, sie sind aber i.d.R. durch leichte Kompression schnell zu stillen.

Insbesondere bei Verschluss der Punktionsstelle mittels Kollagen-Anker-Systemen ist eine stärkere Kompression kontraindiziert, da es hier zu arteriellen Gefäßverschlüssen kommen kann. Um die Blutungsstillung zu beschleunigen, kann eine hämostyptische Wundgaze (z.B. Ethicon Tabotamp) aufgelegt werden.

Sehr hilfreich ist die streng subkutane, oberflächliche Injektion von 1:10 verdünntem Suprarenin mit Dosen im Milliliterbereich um die Punktionsstelle herum („Unterspritzen"), die einen Verschluss des subkutanen Venenplexus erreicht und damit die Blutung stillen kann. Die Injektion sollte unter Aspirationskontrolle durchgeführt werden, um i.v. oder i.a. Injektionen zu vermeiden, die hypertensive Krisen und Ischämien verursachen können.

3.4.8.4 Leistenhämatom und retroperitoneale Blutung

Subkutane Hämatome und Hämorrhagien stellen für den Patienten eine bedrohlich wirkende Komplikation dar: Sie sind unangenehm und können schmerzen, heilen i.d.R. jedoch folgenlos ab. Auch eine leichte

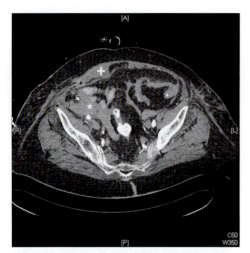

Abb. 3.28: CT-Angiographie (CTA) einer retroperitonealen (*) und Bauchdeckenblutung (+)

Entzündungsreaktion ist möglich (Dies entspricht im Effekt einer Eigenblutinjektion durch den Heilpraktiker!).

In ausgeprägten Fällen ziehen sie allerdings auch Folgekomplikationen wie Nervenschädigungen, Infektion des Hämatoms oder eine erforderliche Transfusion von Blutprodukten nach sich (s. Abb. 3.28).

> **Merke**: Blutung bedeutet **sofortige** Kompression, auch wenn dies schmerzhaft ist. Schmerzmittel sollten verabreicht werden, allerdings nur begrenzt, um Übelkeit und Brechreiz zu vermeiden, was wiederum die Blutung erneut aktivieren oder verstärken könnte!

Sofern kein Kollagen-Anker-Verschlusssystem eingesetzt wurde, besteht die Therapie der Wahl in der Kompression des Hämatoms bereits im Anfangsstadium und Anlage eines DV oder dessen Erneuerung. Es müssen regelmäßige Hb- und Gerinnungskontrollen erfolgen. Außerdem müssen ein Monitoring von HF und RR initiiert werden.

> **Merke**: Bei relevanter Blutung:
> ▲ Hilfe holen! Katheteriseur informieren!
> ▲ Hb- und Gerinnung regelmäßig kontrollieren!
> ▲ HF- und RR-Monitoring!
> ▲ Blutkonserven bereitstellen!
> ▲ Gefäßchirurg informieren!
> ▲ Ggf. Transport in den OP vorbereiten!

Nach Applikation eines AngioSeals ist eine Gefäßkompression unbedingt zu vermeiden, um keinen Gefäßverschluss zu riskieren. Hier reicht möglicherweise eine leichtere Kompression, insbesondere des umgebenden Gewebes, um die Ausbildung eines größeren Hämatoms zu verhindern. Wenn dies nicht hilft, steht man möglicherweise vor einem Dilemma, das in einer OP enden kann.

3.4.8.5 Schweregradeinteilung der Blutungen

Die Einteilung des Schweregrads einer Blutung erfolgt nach den Klassifikationen TIMI (Thrombolysis in Myocardial Infarction) oder GUSTO (Global Use of Strategies to Open Coronary Arteries) [7, 8] (s. Tab. 3.4) oder der geänderten Klassifikation nach Serebruany et al. (BleedScore, [9]) (s. Tab. 3.5).

Bei postinterventionell starkem Hämoglobinverlust und bei Anzeichen eines Volumenmangelschocks sollte differenzialdiagnostisch an die Ausbildung eines retroperitonealen Hämatoms gedacht werden. Bereits bei Verdacht sollten notfallmäßig Blutentnahmen für Blutgruppenbestimmung und die Bestellung von Erythrozytenkonzentraten (EK) erfolgen. Mindestens 4 EK sollten rasch gekreuzt werden.

Nicht immer zeigen Patienten das Vollbild eines hämorrhagischen Schocks. Frühe klinische Symptome eines retroperitonealen Hämatoms können Übelkeit und Bauchschmerzen (bei 42% der Patienten), Flankenschmerz (46%) und Rückenschmerzen (23%)

Tab. 3.4: TIMI- und GUSTO-Klassifikation des Schweregrads einer Blutung [7, 8]

Klassifikation	Schweregrad	Kriterien
TIMI	Major	Intrakranielle Blutung, offene Blutung mit einem Abfall des Hb[1] um ≥ 5 g/dl oder mit einem Abfall des Hk[2] um $\geq 15\%$
	Minor	Spontane Makrohämaturie, spontane Hämatemesis, Blutung mit einem Abfall des Hb um ≥ 3 g/dl, bei Abfall des Hk um $\leq 15\%$
	Insignificant	Blutverlust, der die o.g. Kriterien nicht erfüllt
GUSTO	Severe	Tödliche Blutung, intrazerebrale Blutung oder substanzielle hämodynamische Kompromittierung, die eine Behandlung erfordert
	Moderate	Blutung, die eine Transfusion erfordert
	Mild	Andere Blutung ohne Transfusionspflichtigkeit oder hämodynamische Kompromittierung

[1] Hb = Hämoglobin, [2] Hk = Hämatokrit

Tab. 3.5: BleedScore-Klassifikation nach Serebruany et al. [9]

Schweregrad	Kriterien	Punkte*
Oberflächlich	Leichter Bluterguss, Blutung aus kleinen Schnitten, Petechien, Ekchymose	1
Innere Blutung	Hämatom, Epistaxis, Blutverlust aus Mund, Vagina oder Stuhl, Augenblutungen, Hämaturie, Hämatemesis	3
Alarming	Transfusionsbedarf, intrakraniell, Lebensgefahr	6

* Der minimale BleedScore ist null. Der Punktwert eines jeden Ereignisses wird notiert und zu einer offenen Punkteskala addiert, die für einen gegebenen Zeitraum kontinuierlich erhoben wird.

sowie Meteorismus sein [10]. Bei Hämatomen im Bereich des Iliopsoas zeigen die Patienten häufig Beschwerden einer femoralen Neuropathie mit Schmerzen in der Leiste und eine Beinschwäche. Die Patienten leiden unter Psoasspasmen, die sich in einer charakteristischen Flexion und Außenrotation des betroffenen Beins zeigen, jeder Versuch der Hüftextension verstärkt die Schmerzen [10]. Die Verdrängung und Kompression von Blase und Darm führen häufig zu einem Harn- und Stuhldrang.

Manchmal ist ein retroperitoneales Hämatom bereits sonographisch darstellbar; gesichert wird die Diagnose durch eine CTA von Abdomen, Becken und Oberschenkel. Zu bedenken ist die hierzu erforderliche zusätzliche Gabe von KM zur Identifikation der Blutungsquelle, sodass besonders bei vorgeschädigten Nieren die vitale Indikation vorliegen muss.

Das weitere Vorgehen ist von der Ausprägung des radiologischen Befunds und der Klinik des Patienten abhängig, da selbst große Hämatome spontan innerhalb von 4–8 Wo. ad integrum ohne Restschäden abheilen. Die Indikation zur gefäßchirurgischen OP ist v.a. bei Nachweis einer aktiven Blutung und einer Störung des Nervus femoralis mit Taubheitsgefühlen gegeben. Meist sollte ein **konservatives Vorgehen** bevorzugt werden. Die psychologische Führung des Patienten ist hierbei sehr wichtig.

> **Merke:** Zur Kontrolle der Punktionsstelle nach HK gehören:
> ▲ Inspektion
> ▲ Palpation
> ▲ Auskultation
> ▲ Tasten der peripheren Pulse

> **Merke:** Zur schriftlichen Dokumentation des Befundes gehören:
> - Hämatom: ja/nein
>   – Wenn ja: Ausdehnung?
> - Rötung: ja/nein
> - Strömungsgeräusch: ja/nein
> - Schmerzen: ja/nein
> - Periphere Pulse: ja/nein

3.4.9 Therapie des iatrogenen Aneurysma spurium durch den Kardiologen

3.4.9.1 Hintergrund

Vaskuläre Komplikationen an der Punktionsstelle treten je nach Patientenkollektiv in 0,6–20 % auf [11, 35, 57, 58, 61]. Aneurysmata spuria kommen nach 0,1–1,5 % der diagnostischen HKs und in bis zu 6 % nach perkutanen Interventionen vor [15, 50, 51, 60]. Dies bedeutet, dass in Deutschland pro Jahr mehrere Tausend Patienten wegen eines Aneurysma spurium behandelt werden müssen. Diese Patienten haben einen höheren Ressourcenverbrauch (Sachkosten, Personal, Liegezeit) und eine erhöhte Sterblichkeit [35].

3.4.9.2 Definition des Aneurysma spurium

Beim Aneurysma spurium oder „falschen Aneurysma" liegt im Gegensatz zum echten Aneurysma keine Aussackung der Gefäßwand selbst vor. Das Aneurysma spurium besteht aus einem meist sackförmigem Hämatom mit Verbindung zum Nativgefäß. Ausgangspunkt des Aneurysma spurium ist in den meisten Fällen eine Wühlblutung in das die Arterie umgebende Gewebe. Durch den offenen Verbindungskanal kommt es zum fortdauernden Bluteinstrom mit dem Risiko der Größenzunahme, der Kompression von Nerven und Venen sowie von Infektionen.

3.4.9.3 Risikofaktoren

Hauptrisikofaktoren zur Ausbildung eines Aneurysma spurium sind die periinterventionelle Antikoagulation, ggf. in Verbindung mit einer wirksamen Thrombozytenaggregationshemmung, weibliches Geschlecht, ein höheres Lebensalter, ein sehr niedriger oder hoher Body-Mass-Index (BMI), eine großlumige arterielle Schleuse und eine arterielle Hypertonie [33, 60, 62]. Darüber hinaus sind eine falsche Punktionstechnik mit zu distaler Punktion weit unterhalb des Leistenbands und eine nachlässige Kompression nach Entfernung der Einführschleuse für die Entstehung eines Aneurysma spurium verantwortlich.

Die absolute Häufigkeit der Aneurysmata spuria hat in den letzten Jahren trotz kleinerer Schleusengrößen und der Einführung von mechanischen Verschlusssystemen nicht – wie erwartet – abgenommen. Ein Grund ist, dass immer mehr invasive kardiovaskuläre Prozeduren vorgenommen werden. Die relative Häufigkeit des Aneurysma spurium scheint aber ebenfalls nicht wesentlich abgenommen zu haben [60]. Wahrscheinlichster Grund ist die periinterventionelle Behandlung vieler Patienten mit potenten Thrombozytenaggregationshemmern (ASS, Clopidogrel, GbIIb-/IIIa-Antagonisten) entweder allein oder in Kombination mit Heparinen [61, 62].

3.4.9.4 Klinik und Diagnose des Aneurysma spurium

Der V.a. die Entstehung eines Aneurysma spurium sollte schon bei Schmerzen des Patienten bei liegendem DV aufkommen. In den meisten Fällen sind die Schmerzen nicht Ausdruck eines „zu festen Verbands", sondern zeigen oft eine Blutung an.

Das Aneurysma spurium wird i.d.R. nach Abnahme des Kompressionsverbands erkannt. Leitsymptom ist das über der Punktionsstelle zu auskultierende Strömungsgeräusch, meist in Kombination mit einer

3.4 Verschluss der arteriellen Punktionsstelle

tastbaren Pulsation. Man sieht i.d.R. ein Hämatom, und es besteht eine ausgeprägte Druckschmerzhaftigkeit. Die Sensitivität der klinischen Untersuchung zur Entdeckung eines Aneurysma spurium liegt bei 77–92%, die Spezifität bei immerhin 93% [31, 33]. Differenzialdiagnostisch kann es sich um eine vorbestehende pAVK mit einem systolischen Strömungsgeräusch, eine arteriovenöse Fistel (systolisch-diastolische Strömungsgeräusche und oft tastbares Schwirren) oder um ein großes Hämatom handeln. Häufig liegen auch Kombinationen der aufgeführten Erkrankungen vor.

Die genannten klinischen Zeichen sind hin-, aber nicht beweisend für ein Aneurysma spurium. Deshalb ist i.d.R. eine bildgebende Diagnostik notwendig. Dies geschieht in erster Linie durch 2D-Ultraschallverfahren. Damit ist die Aussackung und beim Einsatz des Farbdopplers das typische Flusssignal darstellbar (s. Abb. 3.29). Die Sensitivität der Duplexsonographie liegt bei 83–98%, die Spezifität bei 98–100% [27, 30, 33, 43, 57, 58].

> **Achtung**! Besteht der V.a. ein Aneurysma spurium, ist sofort ein DV am Patienten anzulegen. Erst nach Anlegen des DV erfolgt der Transport des Patienten zum Echolabor!

3.4.9.5 Risiken eines Aneurysma spurium
Die Hauptgefahren des Aneurysma spurium sind die Größenzunahme mit dem Risiko der unkontrollierten Ausweitung, Komplikationen durch eine Nerven- oder Venenkompression, Infektionen, starke Schmerzen und eine arterielle Ischämie. Sind ein oder mehrere dieser Symptome vorhanden, muss eine umgehende Versorgung des Patienten eingeleitet werden.

3.4.9.6 Therapeutische Möglichkeiten bei Aneurysma spurium

3.4.9.6.1 Chirurgisches Vorgehen
Chirurgische Verfahren sind als Erstmaßnahme sinnvoll, wenn es sich um große Defekte handelt, das Nativgefäß aus anderen Gründen chirurgisch versorgt oder wenn ein großes Hämatom mit entfernt werden muss. In der Spätphase, z.B. nach missglückten, insbesondere zu langen und festen Kompressionsversuchen, können auch Infektionen ein chirurgisches Vorgehen notwendig machen. Die Ergebnisse der OP sind umso besser, je früher operiert wird, die Infektionsrate dagegen umso höher, je später operiert wird [11, 57]. Die Notwendigkeit einer OP führt bei Patienten mit Aneurysma spurium zu einer Verlängerung des Krankenhausaufenthalts

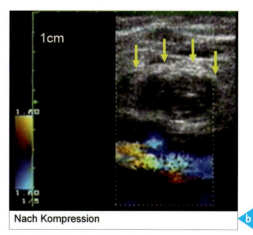

Abb. 3.29: Erfolgreicher Verschluss eines Aneurysma spurium (**Pfeile**) mittels ultraschallgesteuerter Kompression über 60 min. **b)** Danach ist kein Blutfluss im Aneurysma mehr nachweisbar.

um im Mittel 3,2 Tage [33] und einer Verdopplung der Behandlungskosten [35].

Die Letalität nach Gefäßeingriffen bei Patienten mit Aneurysma spurium wird mit 0–7,5% angegeben [17, 35, 45]. Die hohe Sterblichkeit ist in erster Linie nicht auf direkte lokale Komplikationen der OP zurückzuführen. Vielmehr handelt es sich bei den Patienten um eine Hochrisikogruppe mit einer erhöhten Rate perioperativer kardialer Komplikationen. Darüber hinaus wird die Unterbrechung der Antiaggregation/Antikoagulation als Ursache für die hohe Sterblichkeit diskutiert [61].

3.4.9.6.2 Nichtchirurgische Verfahren mit erneuter arterieller Punktion

Nach erneuter arterieller Punktion der Gegenseite sind erfolgreiche interventionelle Verschlüsse von Aneurysmata spuria mittels temporärer Ballonokklusion des Aneurysmahalses, selektiver Injektion von Thrombin vom Nativgefäß aus oder das Einbringen sog. Coils beschrieben worden [29, 38, 48]. Durch Implantation eines gecoverten Stents (Gefäßstütze mit Dacron-Überzug) in das gesunde Nativgefäß mit Verschluss des Verbindungskanals ist ebenfalls ein Ausschalten des Aneurysmas in Einzelfällen möglich [13]. Alle Verfahren sind effektiv, insbesondere, wenn das Aneurysma durch seine anatomische Lage der Kompression oder perkutanen Thrombin-Injektion nicht zugänglich ist und das Risiko des Zuwartens oder der OP nicht gerechtfertigt erscheint. Nachteil ist die Notwendigkeit einer weiteren arteriellen Punktion. Diese Verfahren kommen somit nur in Ausnahmefällen zur Anwendung.

3.4.9.6.3 Zuwarten

Bei kleinen, weitgehend schmerzlosen und klinisch asymptomatischen Aneurysmata spuria bei Patienten ohne Antikoagulation/Antiaggregation kann es gerechtfertigt sein

Tab. 3.6: Mögliche Differenzialtherapie bei Patienten mit einem Aneurysma spurium. Modifiziert nach [25]

Methode	Vorteile	Nachteile	Indikation
Zuwarten	• Nichtinvasiv	• Verschlüsse erst spät • Liegezeit/Kosten	• Kleines Aneurysma spurium bei Patienten ohne AA/AK*
Operativ	• Definitive Versorgung • Versorgung des erkrankten Nativgefäßes möglich	• Invasiv • Narkose • Infektion • Narbe • Liegezeit/Kosten	• Sehr große Aneurysmata spuria • Große Hämatome • Kompression von Nerven/Gefäß • AV-Fisteln • Infektionen
Ultraschallgesteuerte Kompression	• Hohe Erfolgsrate bei Patienten ohne AK/AA • Nichtinvasiv	• Schmerzen • Personalintensiv! • Erfolg bei AK/AA unsicher • Liegezeit • Kosten	• Bei Patienten ohne wesentliche Schmerzen und ohne AA/AK, wenn 1–2 zusätzliche Liegetage keine Rolle spielen • Kombination AV-Fistel und Aneurysma spurium
Thrombin-Injektion	• Definitive, schnelle und schmerzfreie Therapie • Auch bei AA/AK • Hohe Erfolgsrate • Kurze Liegezeit	• Allergien möglich • Thromboembolien möglich	• Regeltherapie!

* AA = Antiaggregation, AK = Antikoagulation

zuzuwarten (s. auch Tab. 3.6). Bei 32–86% aller Patienten treten Spontanverschlüsse auf [11, 44, 50]. Ein Spontanverschluss ist umso wahrscheinlicher, je kleiner das Aneurysma ist, bei Patienten ohne Antikoagulation und/oder Aggregationshemmung und je länger der Verbindungskanal zwischen Nativgefäß und Aneurysmasack ist [28, 49] (Übersicht: [57, 58]). Der Spontanverschluss stellt sich i.d.R. allerdings erst nach Tagen oder Wochen ein, sodass ein Zuwarten bei Patienten, die entlassen werden, i.d.R. bei Arzt und Patienten ein Unsicherheitsgefühl hinterlässt.

3.4.9.6.4 Kompressionstherapie

Einen Durchbruch in der konservativen Therapie des Aneurysma spurium war die Beschreibung der Kompressionsbehandlung Anfang der 1990er Jahre durch Fellmeth und später Feld [19–21]. Die Kompressionsbehandlung des Aneurysma spurium ist mit oder ohne Ultraschallkontrolle möglich und kann manuell oder mittels Kompressionsklemmen durchgeführt werden. Entscheidend für den Erfolg der Kompressionsbehandlung ist, den Blutfluss vom Nativgefäß über den Aneurysmahals in den Aneurysmasack durch einen geeigneten Druck zu unterbinden. Der Kompressionspunkt kann ultraschallgesteuert optimiert werden. Ultraschallgesteuerte Kompressionen sind effektiver als alleinige Kompressionsbehandlungen [63]. Alternativ kann bei kleinen Aneurysmata die Aussackung selbst komprimiert werden. Eine weitere Möglichkeit ist, das zuführende Gefäß proximal des Aneurysmahalses zeitlich begrenzt komplett zu verschließen. Mittels ultraschallgesteuerter Kompression ist die Beurteilung der Effektivität der Kompression sofort möglich. Durch die Stase kommt es in vielen Fällen zu einer Thrombosierung innerhalb des Aneurysmasacks (s. Abb. 3.29 und 3.30).

Die Kompressionszeiten liegen meist zwischen 30–120 min, gefolgt von einem DV über 12–24 h. Die Erfolgsrate wird mit 56–100% bei Patienten ohne Antikoagulati-

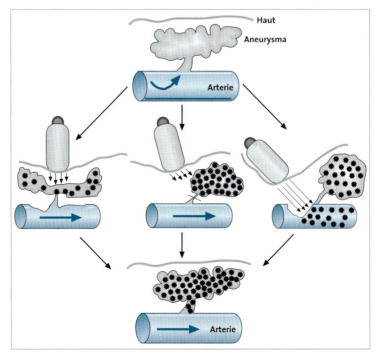

Abb. 3.30: Prinzip der ultraschallgesteuerten Kompressionsbehandlung. Nach Darstellung des Aneurysmas und des Verbindungskanals (**oben**) kann der Verbindungskanal durch Kompression geschlossen werden (**Mitte**). Ist dies nicht möglich, kann entweder das Aneurysma direkt komprimiert (**links**) oder das zuführende Gefäß zeitweise verschlossen werden (**rechts**). Ist die Kompression erfolgreich, kommt es zur Thrombosierung des Aneurysmasacks. Modifiziert nach [25]

on angegeben [25, 57, 58]. Zuverlässige prospektive Untersuchungen zum Einfluss einer teilweisen oder fast kompletten Thrombozytenaggregationshemmung, ggf. in Verbindung mit der Gabe von niedermolekularem Heparin (NMH), an ausreichend großen Patientenkollektiven fehlen noch immer. Hauptgrund ist, dass ein doppelt-blindes Studiendesign nicht möglich und die Thrombin-Injektion viel schneller und schmerzärmer durchführbar ist. In einzelnen Studien sank die Erfolgsrate der Kompression bei antikoagulierten Patienten auf 29–54% ab [19, 51]. Außerdem kommt es in bis zu 20% der initial erfolgreich behandelten Patienten zu einer Wiedereröffnung des Aneurysmas [12].

Nachteil der Kompressionsbehandlung sind die teilweise unerträglichen Schmerzen, insbesondere bei Patienten mit großen Aneurysmata und ausgedehnten Hämatomen. Dies führt dazu, dass die Kompressionsbehandlung bei ca. 10–20% der Patienten nicht durchgeführt werden kann, trotz umfangreicher Maßnahmen wie Sedierung, systemischer Analgesie, Lokalanästhesie, bis hin zur Periduralanästhesie [21].

Die Rate an venösen thromboembolischen Komplikationen ist theoretisch erhöht, insbesondere, wenn während des Kompressionsverbands kein Heparin gegeben wird. Auf Letzteres wird in der Hoffnung auf einen Verschluss des Aneurysmas oft verzichtet. Daten zu dem Wert der physikalischen Venenthromboseprophylaxe bei dieser Patientengruppe liegen leider nicht vor. Trotzdem erscheint es sinnvoll, wenigstens das betroffene Bein mit einem Kompressionsverband zu versorgen.

Sinnvoll ist die Kompressionsbehandlung bei Patienten mit der Kombination aus arteriovenöser Fistel und Aneurysma spurium [50, 51, 59]. In diesen Fällen können Verschlüsse des Aneurysmas und der Fistel erzielt werden, die Erfolgsrate ist allerdings geringer als bei solitärem Aneurysma spurium [44].

Bei Patienten mit Schmerzen, Größenzunahme des Aneurysma spurium, Behinderung des venösen Abflusses, einer arteriellen Ischämie, Infektionen oder einer neurologischen Symptomatik ist die Kompressionsbehandlung kontraindiziert. Diese Patienten müssen frühzeitig chirurgisch versorgt werden.

Darüber hinaus ist unklar, wie im Einzelfall die Behandlung beim Versagen der Kompressionstherapie auszusehen hat. Bei einem Teil der Patienten kommt es auch nach erfolgloser Kompressionsbehandlung im weiteren Verlauf zum Spontanverschluss des Aneurysma spurium [44, 50, 63]. Ansonsten bleiben die chirurgischen Verfahren, eine erneute Kompressionsbehandlung nach Absetzen der Antikoagulation/Antiaggregation oder die Thrombin-Injektion (s. Tab. 3.6).

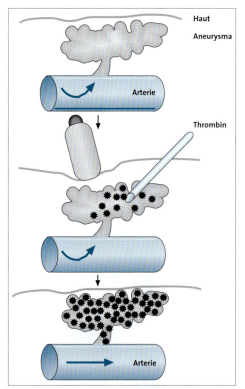

Abb. 3.31: Prinzip der ultraschallgesteuerten Thrombin-Injektion. Nach Punktion mit einer dünnen Kanüle wird Thrombin injiziert. Ist eine ausreichende Konzentration an Thrombin erreicht, kommt es binnen Sekunden zur kompletten Thrombosierung. Modifiziert nach [25]

3.4 Verschluss der arteriellen Punktionsstelle

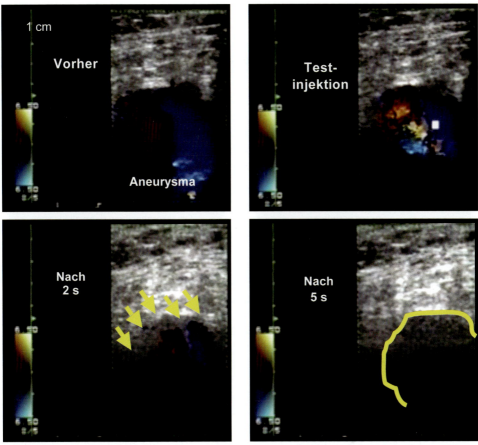

Abb. 3.32: Ultraschallgesteuerte Thrombin-Gabe. **Links** oben: der Befund vor Injektion. **Rechts** oben: Testinjektion von 0,9% Kochsalzlösung zur Lagekontrolle im Farb-Doppler. **Links** unten: Ausbreitung der „Thrombenkaskade" nach 200 IE bovinem Thrombin. Vollständige Thrombosierung nach ca. 5 s nach Injektionsbeginn (**rechts** unten).

3.4.9.6.5 Perkutane Thrombin-Injektion

Bei Patienten mit erfolgloser Kompressionsbehandlung oder als primäre Therapie hat sich die perkutane Injektion von bovinem oder „humanem" Thrombin als effektiv erwiesen.

Während die Kompression die Thrombosierung durch eine Stase induziert, setzt die Injektionsbehandlung auf eine Aktivierung der Gerinnungskaskade. In den Erstbeschreibungen durch Cope und Zeit wurde das Thrombin perkutan unter Durchleuchtung bei 4 Patienten injiziert [16]. Seither hat sich die ultraschallkontrollierte Injektionstechnik auf breiter Front durchgesetzt [31], s.

Abb. 3.31 und 3.32. Die Behandlung ist der ultraschallkontrollierten Kompression überlegen und sowohl bei antikoagulierten bzw. antiaggregierten Patienten im Mittel bei 97,5% wirksam (Spanne 69–100% [24–26, 28, 30, 34, 57–59, 61].

Eine Beschreibung des detaillierten praktischen Vorgehens ist in Tabelle 3.7 aufgeführt.

In der Regel reichen max. 1000 IE Thrombin, verteilt auf mehrere Einzelfraktionen, zum Verschluss eines oder mehrerer Aneurysmata aus [16, 22–26, 30, 39, 40, 46, 52, 56]. Wichtiger als die absolute Thrombin-Menge ist die möglichst rasche Injektion

Tab. 3.7: Praktisches Vorgehen bei Verschluss eines Aneurysma spurium mittels Thrombin-Injektion. Modifiziert nach Görge und Webber [26, 61]

	Maßnahmen	Bemerkung
V.a. Aneurysma spurium	Untersuchung, Palpation, Auskultation, erneuter DV	DV sofort, nicht erst im Echolabor! Bei ausgedehntem Befund frühzeitig Chirurgen informieren!
Echolabor	Bestätigen/Verwerfen der Diagnose Komprimierbarkeit prüfen	Beim schmerzfreien und erfolgreichen Komprimieren ggf. als alleinige Therapie
	Abstand zwischen Hautoberfläche und Aneurysma mittels Ultraschall bestimmen	Auswahl der Nadel, ggf. Lumbalnadel
	• Desinfektion, Lokalanästhesie der Haut • Nadel mit 0,9% Kochsalzlösung gefüllter Spritze verbinden • Vorsichtige Injektion in den oberen Teil des Aneurysmasacks • Aspiration von (arteriellem?) Blut • Reinjektion des Kochsalz-Blutgemischs unter Ultraschallkontrolle zur Lagebeurteilung • Sehr schnelle Injektion von ca. 200 IE Thrombin in das Aneurysma • Bei Mehrkammeraneurysmata immer „oben" beginnen • Bilddokumentation und arterielle Pulskontrolle und ggf. Bilddokumentation der Arterien und Venen	Zunächst nicht zu nah am Aneurysmahals injizieren! Oft thrombosieren dann alle Etagen, wenn nicht, ggf. separate Injektion in die tieferen Aneurysmata, ggf. einen Tag abwarten. Lange Nadel, z.B. Lumbalnadel, verwenden!
Krankenstation	Kühlung, klinische Verlaufskontrolle, ggf. Ultraschall am Folgetag Mit Patient Erfolg besprechen	Falls nicht erfolgreich, nicht zu lange mit chirurgischer Intervention warten!

in das Aneurysma, um durch eine kurzzeitige hohe Thrombin-Konzentration die Gerinnungskaskade in Gang zu setzen. Die Thrombosierung tritt durch den vielfachen Überschuss an Thrombin im Erfolgsfall innerhalb weniger Sekunden ein (s. Abb. 3.31). Ein Kompressionsverband ist i.d.R. nicht notwendig. Viele Patienten empfinden eine Kühlung der behandelten Stelle, z.B. mittels Eisbeutel, als angenehm.

Schwieriger ist die Behandlung gekammerter Aneurysmata. In diesen Fällen sind oft Mehrfachinjektionen, ggf. verteilt auf mehrere Sitzungen, notwendig [23], s. Abb. 3.32.

3.4.9.7 Risiken der Thrombin-Injektion

Die Thrombin-Injektion ist i.d.R. sehr sicher. Die Komplikationsrate wird aktuell mit 1,3% angegeben [61]. Im Jahre 2000 ist ein anaphylaktischer Zwischenfall bei der Injektion von bovinem Thrombin beschrieben worden [42]. Darüber hinaus gibt es Berichte über peripher-embolische Komplikationen, die mittels Embolektomie oder Thrombolyse beherrscht werden konnten [47, 55]. Häufig können an der Injektionsstelle Thromben nachgewiesen werden, die sich dann aber von selbst auflösen [16].

Grund für die geringe Komplikationsrate ist die i.d.R. kleine Kommunikation (= Größe

3.4 Verschluss der arteriellen Punktionsstelle

Abb. 3.33: Erfolgreiche zweizeitige Therapie eines doppelten Aneurysmas mit Injektion von Thrombin in einer Sitzung. **Oben:** 2 durchströmte Kammern. **Unten:** noch liquide Anteile im oberen Aneurysmasack, aber Verschluss des unteren, gefäßnahen Anteils. Kein Blutfluss mehr nachweisbar. Modifiziert nach [23]

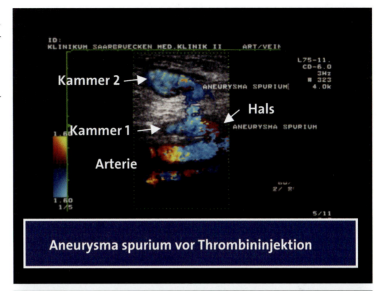

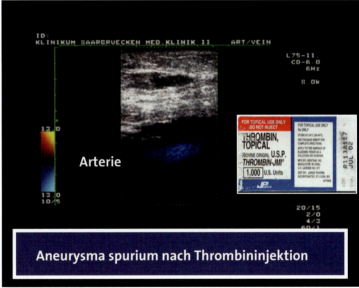

der Einführschleuse) zwischen Aneurysma spurium und Nativgefäß. Dadurch ist der Übertritt von Thrombin in das Nativgefäß unwahrscheinlicher. Nicht angewendet werden sollte die Thrombin-Injektion bei sehr breiten Verbindungskanälen, z.B. nach chirurgischen Eingriffen, und bei arteriovenösen Fisteln. Hierbei kann eine venöse Injektion des Thrombins entsprechende thromboembolische Komplikationen auslösen [53].

Während thromboembolische Komplikationen selten sind, sind Art, Ausmaß und klinische Bedeutung der Immunantwort auf bovines Thrombin nicht abschließend zu beurteilen [12]. Dies ist umso erstaunlicher, da die topische Applikation von Rinderthrombin seit Jahrzehnten in der invasiven Radiologie, der Neurochirurgie, der Herz- und Gefäßchirurgie und der Mund-Kiefer- und Gesichtschirurgie angewandt wird [14, 36, 54,

64]. Die potenziellen Risiken der Antikörperbildung nach Exposition mit Rinderthrombin wurden in letzter Zeit genauer untersucht. Dorion et al. fanden bei nur 12 von 120 Patienten eine Antiköperbildung. Das Risiko der Antiköperbildung war bei wiederholter Exposition aber verachtfacht [18]. Carroll et al. untersuchten den Verlauf der Immunglobuline IgM- und IgG-Antiköperreaktion nach topischer Applikation von Thrombin [14]. Die Spitzenwerte von IgG und IgM traten nach 6–8 Wo. auf. Der IgG-Wert fiel nach 8 Monaten auf nur noch 5% des Maximalwerts ab und IgM war nicht mehr nachweisbar. Carroll et al. fanden auch keine Kreuzreaktion mit humanem Thrombin. Blutungskomplikationen nach Gabe von bovinem Thrombin sind aber beschrieben worden. In Einzelfällen wurde eine Plasmapheresetherapie notwendig [34, 37].

3.4.9.8 Zusammenfassung

Die Diagnose eines Aneurysma spurium wird klinisch vermutet und mittels Echoverfahren bestätigt. Zwischen Verdachtsdiagnose und Bestätigung der Diagnose sollte immer ein DV angelegt worden sein. Die Behandlung erfolgt i.d.R. nichtchirurgisch (s. Tab. 3.5 und 3.6). Die Mehrzahl der Patienten kann mittels der perkutanen, direkten Thrombin-Injektion erfolgreich behandelt werden. Diese Therapieform ist schnell, sicher und erreicht in den meisten Fällen eine definitive Behandlung, auch bei Patienten unter Antikoagulation oder Antiaggregation. Dadurch kann insbesondere die duale Plättchenhemmung weitergeführt werden. Bei kleinen asymptomatischen Aneurysmata spuria kann unter engmaschiger klinischer Kontrolle auch zugewartet werden. Die ultraschallgesteuerte Kompressionsbehandlung ist eine Alternative beim Vorliegen von arteriovenösen Fisteln und bei Patienten mit kleinen Aneurysmata, insbesondere, wenn die Patienten, die nicht antikoaguliert sind, die Kompression gut tolerieren. Patienten mit sehr ausgedehnten Hämatomen, Verletzungen des Nativgefäßes, symptomatischer venöser oder arterieller Kompression, neurologischen Komplikationen oder Infektionen müssen frühzeitig operiert werden.

4 Strahlenschutz im Herzkatheterlabor – Praktische Aspekte

4.1	**Einleitung**	**105**
	4.1.1　Grundlagen – 105	
	4.1.2　Strahlenexposition in der Medizin – 106	
4.2	**Strahlenschutz für den Patienten**	**107**
	4.2.1　Fluoroskopie vs. Filmaufnahmen (Akquisition) – 107	
	4.2.2　Expositionszeit – 108	
	4.2.3　Abstand Patient – Röntgenröhre – Bildwandler – 109	
	4.2.4　Einblenden – 109	
	4.2.5　Rationaler Einsatz von Röntgenprojektionen – 110	
4.3	**Strahlenschutz für den Untersucher**	**111**
	4.3.1　Strahlenschutzbereiche: Kontroll- und Überwachungsbereich – 111	
	4.3.2　Bauliche Maßnahmen – 112	
	4.3.3　Persönliche Maßnahmen – 113	
	4.3.4　Krebsrisiko – 115	

4 Strahlenschutz im Herzkatheterlabor – Praktische Aspekte

4.1 Einleitung

4.1.1 Grundlagen

4.1.1.1 Ionisierende Strahlung

Da die interventionelle Kardiologie ohne den Einsatz von Röntgenstrahlung aktuell undenkbar ist, ihre potenziellen Risiken jedoch bekannt sind, ist es erforderlich, sich einiger physikalischer Grundprinzipien bewusst zu sein, insbesondere, wenn es darum geht, den Patienten und sich selbst vor den schädlichen Wirkungen zu schützen.

Der Begriff Strahlung lässt sich alltagstauglich als „Ausbreitung von Energie im Raum" definieren. Die im Katheterlabor verwendete Röntgenstrahlung entsteht durch die Abbremsung von beschleunigten Elektronen in einer Wolframanode. Hierbei werden die Elektronen durch die Wechselwirkung mit den Wolframatomen abgelenkt und dabei abgebremst. Die dabei freiwerdende Energie wird in Form von Photonen abgestrahlt. Die Summe dieser Photonen bezeichnet man als Röntgenstrahlung.

Medizinisch nutzbar gemacht wird die Röntgenstrahlung bei der Durchleuchtung des Körpers. Die Interaktion zwischen Röntgenstrahlen und Gewebe führt zur Abschwächung und Streuung der Strahlung. Diese ist abhängig von der Dichte und Dicke des durchstrahlten Gewebes. Wenn die Röntgenstrahlung den Körper passiert hat, kann sie einen hinter dem Körper angebrachten Film schwärzen, oder sie kann mithilfe von elektronischen Bildverstärkern (wie in den modernen Katheterlabors) detektiert und für die Bildgebung genutzt werden.

Potenziell schädlich ist die Röntgenstrahlung aufgrund ihrer Eigenschaft, ionisierende Effekte zu besitzen. Gefürchtet ist das Auftreten von Strangbrüchen in der DNA, die, wenn die Reparaturmechanismen versagen, zum Zelltod oder auch zur malignen Transformation der Zelle führen können.

4.1.1.2 Dosis

Das heute in der Medizin verwendete Maß zur Quantifizierung einer applizierten Strahlenmenge ist die Energiedosis, die als vom Gewebe absorbierte Energie geteilt durch die Masse, also Joule (J) pro kg, definiert ist. Die Einheit ist das Gray (Gy).

Früher wurde für die Energiedosis die Einheit Rad (rd) verwendet. Dabei ist 1 rd = $1/100$ Gy.

Mit der abgegebenen Energiedosis allein kann allerdings noch keine fundierte Aussage über die Wirkung der Strahlenexposition gemacht werden, da es unterschiedliche Strahlungsarten mit unterschiedlich starkem Effekt bei gleicher Energiedosis gibt. Man unterscheidet zwischen locker und dicht ionisierender Strahlung. Dicht ionisierende Strahlung hat im Vergleich zur locker ionisierenden Strahlung einen erheblich stärkeren Effekt, da sie in viel stärkere Interaktion mit der bestrahlten Materie tritt. Neutronen- und Alphastrahler sind dicht ionisierend, während Elektronen-, Photonen- und damit Röntgenstrahlung locker ionisierend sind.

Um den stärkeren Effekt dicht ionisierender Strahlung bei gleicher Energiedosis auf Materie/Gewebe quantitativ ausdrücken zu können, wurde der Begriff der Äquivalentdosis mit der Einheit Sievert (Sv) eingeführt.

Den unterschiedlichen Strahlungsarten werden Gewichtungsfaktoren zugeordnet, die mit der Energiedosis multipliziert werden. So haben z.B. Alphateilchen den Gewichtungsfaktor 20, Neutronenstrahlung zwischen 5 und 20 und Röntgenstrahlung den Faktor 1.

Damit entspricht 1 Gy Röntgenstrahlung = 1 Sv Äquivalentdosis.

4.1.2 Strahlenexposition in der Medizin

Während die natürliche Strahlenexposition ca. 2,1 mSv pro Jahr beträgt, verursacht der medizinische Einsatz von ionisierender Strahlung im Durchschnitt jährlich noch einmal die gleiche Belastung. In einer Populations-basierten Studie aus dem Jahr 2010 wurde die Bedeutung kardiovaskulärer Bildgebung herausgestellt. Von über 950 000 beobachteten Individuen in den USA erhielten 9,5% mindestens eine kardiale Bildgebungsprozedur. Bei dieser Gruppe lag die kumulative Dosis über drei Jahre bei 16,4 mSv [1].

Aufgrund der potenziell schädigenden Wirkung ionisierender Strahlung auf den menschlichen Körper ist ein verantwortungsvoller Umgang mit ihr von elementarer Wichtigkeit. Zu unterscheiden sind deterministische Schäden (akute strahlungsinduzierte Erkrankungen durch Exposition hoher Dosen) und stochastische Schäden (Erhöhung des Lebenszeitrisikos für strahlungsassoziierte Erkrankungen durch kumulative Strahlenbelastung).

Dabei ist im HKL zum einen die Strahlenexposition des Patienten zu berücksichtigen, die einem diagnostischen und therapeutischen Zweck dient, damit letztlich unvermeidlich ist (daher gibt es auch keine festgelegten Grenzwerte, wohl aber gesetzlich definierte Qualitätsmerkmale, die eine für die Art der Untersuchung angemessene Strahlenexposition festlegen, s. Abschn. 10.2), aber durch entsprechende Maßnahmen möglichst gering gehalten werden kann. Zum anderen ist die Exposition des im HKL arbeitenden Personals zu bedenken, die v.a. durch Streustrahlung bedingt ist und aufgrund der z.T. hohen Untersuchungszahlen zu einer Dosiskumulation führt, die möglichst gering gehalten werden muss. Es ist berechnet worden, dass intensiv tätige interventionelle Kardiologen ihr natürliches Krebsrisiko von absolut 30 auf 40% erhöhen (um 33%!).

Tab. 4.1: Strahlenexposition in Deutschland [Bundesministerium für Umwelt, Naturschutz und Reaktorsicherheit BMU 2003]

Mittlere Gesamtexposition: 4,1 mSv/Jahr			
Wird verursacht durch natürliche und zivilisatorisch bedingte Quellen.			
Kosmische Strahlung	0,3 mSv	Medizin	2,0 mSv
Terrestrische Strahlung	0,4 mSv	Industrie	0,01 mSv
Innere Bestrahlung	1,4 mSv	Tschernobyl	0,01 mSv
Natürlich gesamt	**ca. 2,1 mSv**	Kernwaffentests	0,005 mSv
		Flugreisen	0,005 mSv
		Beruf	0,002 mSv
		Fossile Energieträger	0,002 mSv
		Kernkraftwerke	0,001 mSv
		Industrieprodukte	0,001 mSv
		Zivilisatorisch gesamt	**ca. 2 mSv**

Gesetzlich ist der Umgang mit ionisierender Strahlung durch die Röntgenverordnung geregelt, die in der novellierten Fassung vom 01.07.2002 vorliegt [2]. Hierin sind u.a. die Genehmigungsvoraussetzungen für den Betrieb von Röntgenanlagen, die notwendigen Qualifikationen, die Strahlenschutzbereiche und die Aufzeichnungspflichten definiert.

4.2 Strahlenschutz für den Patienten

Für den Einsatz ionisierender Strahlen gibt es im englischsprachigen Raum das ALARA-Prinzip: „As Low As Reasonably Achievable". Demnach ist der beste Strahlenschutz für den Patienten die rationale Indikationsstellung mit der Vermeidung unnötiger Untersuchungen. Dann ist die Auswahl der Untersuchungstechnik zur Klärung der Fragestellung wichtig: So sollte man sich darüber im Klaren sein, dass eine konventionelle Röntgenaufnahme in 2 Ebenen ein $1/50$ der Strahlenbelastung einer CT erzeugt [3].

Während der Untersuchung ist eine erhebliche Verminderung der Strahlenbelastung durch eine technisch einwandfreie Durchführung unter Einsatz zahlreicher expositionsreduzierender Maßnahmen zu erreichen. So ist es z.B. eine einfache Möglichkeit zum Strahlenschutz, jüngeren Patienten (< 65 Jahre) bei Becken-Bein-Angiographien einen Genitalschutz anzulegen.

> **Merke**: Für den Einsatz mit ionisierender Strahlung gilt das ALARA-Prinzip: As Low As Reasonably Achievable!

4.2.1 Fluoroskopie vs. Filmaufnahmen (Akquisition)

Das Flächendosisprodukt ist ein gutes Maß für die Strahlenbelastung des Patienten und des Personals, im englischen Sprachraum häufig auch als Kerma Area Product (KAP) bezeichnet. Es bezeichnet die Dosis in einer definierten Entfernung von der Strahlenquelle mal der Fläche des Röntgenstrahls. Da sich die Feldgröße mit dem Quadrat der Entfernung vergrößert, die Dosis aber mit dem Quadrat der Entfernung abnimmt, ist das Flächendosisprodukt unabhängig von der Entfernung.

Tab. 4.2: Effektive Dosis verschiedener Untersuchungsmodalitäten [2], [Bundesamt f. Strahlenschutz]

Untersuchungsart	Effektive Dosis
CT Abdomen	10–25 mSv
CT Thorax	6–10 mSv
CT Kopf	2–4 mSv
Myokardszintigraphie	7,4 mSv
Schilddrüsenszintigraphie	0,7 mSv
Koronarangiographie und Interventionen	10–20 mSv
Zahnaufnahme	≤ 0,01 mSv
Konventionelle Röntgenthoraxaufnahme	ca. 0,05 mSv
Abdomenübersichtsaufnahme	0,6–1,1 mSv
Natürliche Strahlung	ca. 2 mSv/Jahr

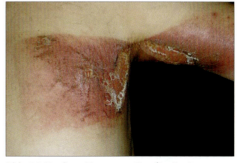

Abb. 4.1: Trockene Desquamation (im Zentrum 8 cm²) und pigmentierte Plaques der rechten Skapula und des hinteren rechten Oberarms bei einer 59-jährigen Frau drei Wochen nach RF-Ablation (Durchleuchtungszeit 2 Stunden). Die Wunde benötigte eine plastische Deckung. Reproduziert aus [4] mit freundlicher Genehmigung von Elsevier.

Tab. 4.3: Vergleich der Reduktion der Strahlenexposition bei verschiedenen Stufen gepulster Durchleuchtung

Konventionelle Durchleuchtung	100%
14 Pulse/s	54%
7,5 Pulse/s	27%
3 Pulse/s	10%

Durch den Einsatz verschiedener Durchleuchtungstechniken kann das Flächendosisprodukt erheblich reduziert werden.

Der Unterschied der Dosisrate zwischen der normalen Fluoroskopie und der Akquisition der Bilder im Film (Cine Mode) liegt etwa beim Faktor 10. Moderne digitale Katheteranlagen bieten die Möglichkeit, fluoroskopische Aufnahmen rückwirkend zu speichern. So können, eine für die Diagnostik ausreichende Bildqualität vorausgesetzt, unnötige Akquisitionsaufnahmen vermindert werden. Zur Dokumentation der Katheter- oder Ballonlage kann die retrospektive Speicherung der Durchleuchtung durchaus ausreichend sein.

Zusätzlich bieten einige Katheteranlagen die Möglichkeit, unterschiedliche Fluoroskopie-Einstellungen zu verwenden, mit denen das Flächendosisprodukt noch einmal halbiert werden kann. Dadurch vermindert sich möglicherweise zwar die Bildqualität, was aber ein z.T. einzugehender Kompromiss ist. Insbesondere bei schlanken Menschen jedoch oder bei Rechtsherzkatheteruntersuchungen ist die Reduktion der Durchleuchtungsstärke eine gute Möglichkeit, die Strahlenexposition zu reduzieren.

4.2.2 Expositionszeit

Traditionell gilt die Durchleuchtungszeit als Indikator für die Strahlenexposition des Patienten. So legt die Bundesgeschäftsstelle für Qualitätssicherung GmbH (BQS) Zielwerte für die im Median max. verwendete Durchleuchtungszeit fest (< 5 min für eine diagnostische Koronarangiographie und < 12 min für eine Intervention, s. Kap. 10.2). Allerdings gibt die Durchleuchtungszeit nur einen Anhalt für die effektive Patientendosis, da diese auch vom Gewicht des Patienten, von der verwendeten Strahlenenergie und der Bewegung des Strahlengangs während der Untersuchung (Vermeidung einer hohen Dosis in den gleichen Körperbereichen) abhängt.

Dennoch muss es Ziel des Untersuchers sein, die Expositionszeit so gering wie möglich zu halten. Dazu gehören v.a.: rationale Planung der Untersuchung, Einsatz der Röntgenstrahlung nur bei relevanten Schritten und ansonsten „den Fuß vom Pedal" nehmen. Des Weiteren ist in modernen Durchleuchtungssystemen das Prinzip der gepulsten Durchleuchtung integriert: Je nach voreingestellter Bildwiederholfrequenz wird die Blende der Strahlenquelle intermittierend geöffnet, statt dauerhaft zu strahlen. So reicht für die Koronardiagnostik eine Bildwiederholfrequenz von 15 Bildern/s aus, während bei der linksventrikulären Angiographie eine höhere zeitliche Auflösung von 30 Bildern/s (unter wissenschaftlichen Fragestellungen auch 50 Bilder/s) verwendet wird. Zur reinen Dokumentation von funktionellen Untersuchungen (ICD, IVUS und Druckdrahtmessung) und das Bewegen dieser Katheter über den einliegenden Draht genügt eine Pulsrate von 7 Bildern/s.

Merke: Grundsätzlich gilt bei Überschreiten der 30-Minuten-Grenze für die Durchleuchtung, dass der verantwortliche Oberarzt gerufen wird und die Indikation und das Vorgehen nachhaltig geprüft werden. Grundsätzlich muss ab 45 min die Untersuchung abgebrochen werden. Ausnahmen sind nur lebensbedrohliche Notfälle.

4.2.3 Abstand Patient – Röntgenröhre – Bildwandler

Die Abstände zwischen Untersuchungstisch, Röntgenröhre und Position des Bildwandlers haben einen deutlichen Einfluss auf die Strahlenbelastung des Patienten. So reduziert sich die Hautdosis im wachsenden Abstand von der Röntgenröhre. Umgekehrt führt ein möglichst dichtes Heranfahren des Bildwandlers an den Patienten zu einer signifikanten Reduktion der Dosis, da die Abschwächung der Strahlung durch die Luft oberhalb des Patienten zu einer konsekutiven, automatisch durch die Röntgenanlage durchgeführten Steigerung der Strahlungsintensität zur Aufrechterhaltung der Bildqualität führt. Diese einfach umzusetzende Maßnahme sollte Routine bei der Untersuchung sein. Der Patient ist vorher darüber aufzuklären, dass der Bildwandler sehr dicht an seinen Körper herangefahren wird, um Ängste bereits im Vorfeld zu reduzieren.

> **Merke**: Je weiter der Abstand der Haut von der Röhre, um so geringer die Strahlenbelastung. Eine höhere Tischposition schafft einen größeren Abstand zur Röhre. Die Belastung steigt bei einem Röhrenabstand von 50 cm im Vergleich zu 80 cm um das 1,4-Fache, bei 30 cm sogar um das 2,6-Fache.

4.2.4 Einblenden

Die Einblendung des Nutzstrahlenfelds ist eine weitere überaus effektive Maßnahme zur Reduktion der Strahlenbelastung. So können nicht interessierende Bildbereiche, insbesondere auch bei Interventionen, ausgeblendet werden. Eine Reduktion der Kantenbreite des Felds um $1/10$ reduziert die Strahlendosis um 20%, eine Einblendung beidseits um die $1/2$ reduziert die Dosis um 75% (!). Daher sollte auf diese Maßnahme ein besonderes Augenmerk gerichtet werden.

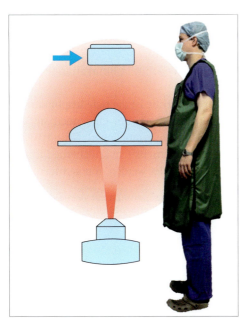 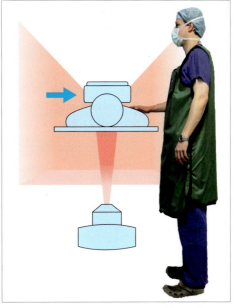

Abb. 4.2: Reduktion der Patientendosis und der Streustrahlung durch das Heranfahren des Bildwandlers an den Patienten

Zudem führt eine Steigerung der Bildvergrößerung zu einer höheren Strahlenbelastung.

> **Merke:** Die Strahlendosis steigt, je höher Zoomeffekte genutzt werden. Der Bildverstärker benötigt einen Anstieg der Strahlendosis proportional zur Größe des Bildverstärkers. Die relative Dosis am Bildverstärker nimmt erheblich zu, wenn das Blickfeld auf 20 cm und weniger reduziert wird.

4.2.5 Rationaler Einsatz von Röntgenprojektionen

4.2.5.1 Vermeidung von Schrägprojektionen

Je länger der Weg der Röntgenstrahlung durch den Körper ist, desto mehr kommt es zu einer Strahleninteraktion mit dem Gewebe. Also steigt die Gewebedosis entsprechend an. Um die Bildqualität sicherzustellen und die Abschwächung durch das Gewebe auszugleichen, wird die Ausgangsleistung der Röntgenquelle hoch reguliert, was wiederum die effektive Gewebedosis erhöht (und übrigens auch für eine erheblich größere Streustrahlung sorgt). Schrägprojektionen, insbesondere kranial und kaudal gekippte LAO-Projektionen (LAO = left anterior oblique projection), sollten demnach möglichst vermieden werden. Strahlenschäden als nicht

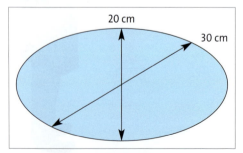

Abb. 4.3: Vergleich des Strahlenwegs bei einer geraden Projektion durch den Körper und einer Schrägprojektion, der erheblich länger ist und eine größere Strahlenbelastung darstellt

heilende tiefe Ulzerationen der Haut über dem Schulterblatt sind in diesen Projektionen bei Durchleuchtungszeiten > 45 min beobachtet worden.

4.2.5.2 Optimierte Projektionen

Durch einen optimierten Einsatz von Projektionen ist eine Reduktion der mittleren Dosisflächenprodukte um 47% (15,9 ± 9 Gy/cm^2) zu erreichen. Es werden die folgenden 3 Projektionen für LCA und 2 für die RCA empfohlen:

- Linke Koronararterie:
  - PA-Projektion: Hauptstamm mit Bifurkation, proximaler und distaler RIVA, proximaler und mittlerer RCX-Bereich
  - Kraniale PA-Projektion: linkskoronares Ostium, RCX-Peripherie, gesamter RIVA mit Diagonalästen und Kollateralisierung zur RCX-Bifurkation
  - Streng laterale RAO-Projektion (right anterior oblique projection): gesamter mittlerer und distaler RIVA-Bereich, distaler RCX-Bereich, Kollateralisierung nach rechts
- Rechte Koronararterie:
  - LAO 60°: RCA bis Crux cordis und RPLD
  - RAO 0–30°: RCA Bifurkation

Eine weitere Hilfe ist die tiefe Inspiration bei der Filmaufnahme, um eine noch stärkere Einblendung zu ermöglichen. Grundsätzlich sollten strahlensensitive knöcherne Strukturen ausgeblendet werden, um geringere Kör-

Tab. 4.4: Basismaßnahmen zur Vermeidung einer hohen Strahlenexposition

- Durchleuchtung günstiger als eine Filmaufnahme
- Expositionszeit reduzieren
- Gepulste Durchleuchtung einsetzen
- Bildwandler dicht an den Patientenkörper
- Einblenden des Nutzstrahlenfelds
- Schrägprojektionen vermeiden

4.3 Strahlenschutz für den Untersucher

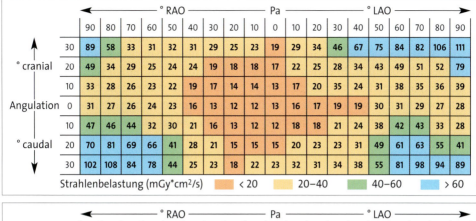

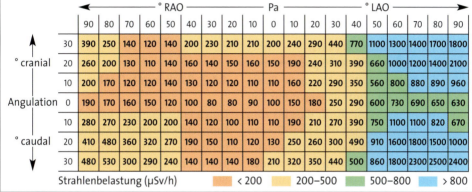

Abb. 4.4: Strahlenbelastung verschiedener Projektionen am Phantom modifiziert nach [5], reproduziert aus [6] mit freundlicher Genehmigung von Springer Science+Business Media. **a)** Strahlenbelastung für den Patienten (zeitadjustierte Exposition). **b)** Strahlenbelastung für den Untersucher (mittlere Exposition). Insgesamt betrachtet zeigt sich eine besonders hohe Belastung in den kranial und kaudal gekippten Schrägprojektionen in LAO. Bemerkenswert ist, dass die Strahlenbelastung bei seitlichem Strahlengang für den Patienten identisch ist, unabhängig davon, ob RAO oder LAO 90° gefahren wird. Für den Untersucher ist die LAO 90° jedoch um Faktor 3,3 belastender als die RAO 90°.

perdosen und einen guten Bildkontrast zu erreichen. Zur Abschwächung der Überstrahlung der Herzränder sollte eine halbtransparente Seitenblende („Sichel") die Lungenstrukturen überdecken.

4.3 Strahlenschutz für den Untersucher

Mit der langjährigen Exposition durch Röntgenstrahlung steigt für den Untersucher das Risiko für stochastische Strahlenschäden (v.a. Krebserkrankungen) erheblich. Daher gilt es, diese so stark wie möglich zu reduzieren. Die individuelle Dosis beruflich strahlenexponierter Personen ist zu dokumentieren und darf bestimmte Grenzwerte nicht überschreiten.

Grundsätzlich gilt: Je weniger Strahlung der Patient während einer Untersuchung ausgesetzt ist, desto geringer ist auch die Strahlenbelastung des Untersuchers. Des Weiteren gibt es zahlreiche Möglichkeiten, die Belastung mit ionisierender Strahlung zu verringern. Sie lassen sich auf eine einfache Formel (3A) reduzieren:

◢ Abschirmung,
◢ Abstand,
◢ Aufenthaltsbegrenzung.

4.3.1 Strahlenschutzbereiche: Kontroll- und Überwachungsbereich

In der Röntgenverordnung sind Strahlenschutzbereiche definiert, in denen festgelegte max. Expositionen der hier tätigen Person nicht überschritten werden dürfen. Als beruflich strahlenexponiert gelten definitionsgemäß Personen, die durch ihre Tätigkeit einer höheren Körperdosis als 1 mSv/Jahr ausgesetzt sind (s. Abb. 4.5).

Als Kontrollbereich bezeichnet man den Bereich, in dem Personen eine Körperdosis von > 6 mSv/Jahr < 20 mSv erhalten dürfen. Die Aufenthaltszeit ist auf 2000 h/Jahr begrenzt. Das hier tätige Personal bezeichnet man als **beruflich strahlenexponierte Personen der Kategorie A**. Schwangere Personen dürfen sich im Kontrollbereich nur aufhalten, wenn sichergestellt ist, dass bis zum Ende der Schwangerschaft die Exposition an der Leibesfrucht 1 mSv nicht überschreitet.

Die an den Kontrollbereich angrenzenden Räume, in denen bei Daueraufenthalt eine Dosis ≥ 1 mSv/Jahr < 6 mSv gemessen wird, bezeichnet man als Überwachungsbereich. Hier tätiges Personal gilt als **beruflich strahlenexponierte Personen der Kategorie B**.

Bei beruflich strahlenexponierten Personen ist die Dosis durch eine Dosimetrie zu dokumentieren. Dies erfolgt durch Filmdosimeter in Plaketten, die am Rumpf unter der Schutzkleidung getragen werden müssen. Die Dosimeter haben nach vorne hin eine Bleiabschirmung mit Lamellen, durch die die Strahlung zu einer Schwärzung des Films führt, über die die Exposition berechnet werden kann. Nach hinten ist diese Bleiabschirmung nicht vorhanden. Es ist daher wichtig, die Dosimeter richtig orientiert zu tragen, da es sonst zu Fehlmessungen kommt. Die Dosimeter sind monatlich an die zuständige Materialprüfungsbehörde zu senden, die für die Auslesung, Dokumentation und Meldung der Körperdosis verantwortlich ist. Nach § 36 RöV müssen beruflich strahlenexponierte Personen jährlich im Strahlenschutz unterwiesen werden.

4.3.2 Bauliche Maßnahmen

Durch entsprechende bauliche Maßnahmen kann eine berufliche Strahlenbelastung erheblich reduziert werden. So müssen Wände, Türen und Glasscheiben eine ausreichende Bleiabschirmung gewährleisten. Am Kathetermessplatz selbst sollen Bleilamellen auf Gonadenhöhe und eine über dem Patienten anzubringende Bleiglasplatte für eine Reduktion der Exposition sorgen. Zudem muss sich der Untersucher der höheren (Streu-)Strahlenbelastung bei bestimmten Projektionen, insbesondere (1) in der Nähe der Röntgenröhre und (2) bei sehr adipösen Patienten, bewusst sein (s. Abb. 4.4).

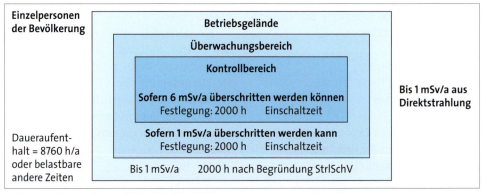

Abb. 4.5: Definition der Strahlenschutzbereiche

Neuerdings werden weitere Schutzmaßnahmen vorgeschlagen, z.B. rollbare Strahlenschutzwände, die im schlechter geschützten Kopf-Hals-Bereich für eine Verbesserung der Abschirmung sorgen [7].

4.3.3 Persönliche Maßnahmen

Eine entsprechende Schutzkleidung ist Pflicht, wenn im HKL Röntgenstrahlung eingesetzt wird. Dazu gehört in erster Linie eine Röntgenschürze. Ein pfleglicher Umgang mit ihr ist wichtig, insbesondere bei der Lagerung, da es beim Knicken der Schürze zum Bruch der eingenähten Bleilamellen kommen kann. Diese rutschen innerhalb der Schürze nach unten und verhindern, unmerklich für den Untersucher, einen ausreichenden Schutz.

Weitere Bestandteile der Schutzkleidung sind ein Schilddrüsenschutz und eine Bleiglasbrille, die allerdings keine Pflicht darstellt, von uns aber auch als Spritz- und Infektionsschutz empfohlen wird.

Ziel muss es sein, v.a. die hämatopetischen Stammzellen des Knochenmarks zu schützen. Durch den Einsatz einer Rundumschürze werden 83% des Knochenmarks abgedeckt im Vergleich zu 40%, die nach hinten hin offene Latzschürzen bieten. Erhöht wird der Schutz auf 86%, wenn ein Schilddrüsenschutz getragen wird.

Eine aktuell präsentierte Arbeit betont die Wichtigkeit des Schilddrüsenschutzes zur Reduktion der effektiven Dosis [8]: Der Effekt eines angelegten Schilddrüsenschutzes ist größer als die Steigerung des Bleigleichwerts der Röntgenschürze von 0,35 auf 0,5 mm (s. Tab. 4.5).

Aus ergonomischer Sicht sind zweigeteilte Röntgenschürzen empfehlenswert, da sich bei ihnen nicht das gesamte Gewicht auf die Schultern, sondern auch auf die Hüften verteilt.

Zudem sollten immer Bleiglasscheiben und eine vor dem Untersucher angebrachte Bleischürze zur Verminderung der Streustrahlung eingesetzt werden (s. Abb. 4.6 und 4.7). Die Nutzung der Bleiglasscheibe während der HKU reduziert die Belastung des Auges um den Faktor 19, während die Strahlenexposition für die Hände nicht beeinflusst wird [9]. Eine Dosisreduktion der Hand auf 30% kann durch mit Blei angereicherte Latexhandschuhe erreicht werden (z.B. HS100, MAVIG GmbH, München).

Eine weitere Schutzmaßnahme ist es, den eigenen Abstand von der Röntgenröhre und dem Patienten als Quelle der Streustrahlung zu vergrößern. Nach dem Abstandsquadratge-

Tab. 4.5: Relative effektive Dosis für unterschiedliche Strahlenschutzausrüstungen bei Koronarangiographien und Interventionen. Nach [8]

Schutzausrüstung	Relative effektive Dosis	
	Ohne Schilddrüsenschutz	Mit Schilddrüsenschutz
Ohne Strahlenschutz	100%	–
Bleischürze (0,35 mm)	11,4%	**9,7%**
Bleischürze (0,5 mm)	**12,3%**	7,5%
Bleischürze (0,35 mm) + unterer Dauerschutz*	13,2%	7,0%
Bleischürze (0,5 mm) + unterer Dauerschutz	11,6%	6,8%
Bleischürze (0,35 mm) + unterer + oberer Dauerschutz	3,8%	2,6%
Bleischürze (0,5 mm) + unterer + oberer Dauerschutz	3,2%	2,0%

* Mit „oberer Dauerschutz" ist die Bleiglasscheibe, mit „unterer Dauerschutz" die auf Gonadenhöhe angebrachte Schürze gemeint (s. Abb. 4.7). Besonders deutlich wird die Wichtigkeit des Einsatzes eines Schilddrüsenschutzes.

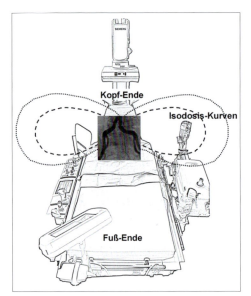

Abb. 4.6: Streustrahlenfeld bei einer Becken-Angiographie. Die Isodosiskurve zeigt, dass der Streustrahlenanteil seitlich viel stärker ist bei gleichzeitiger Abschirmung der Strahlung durch den Körper des Patienten in kranialer und kaudaler Richtung. Konsequenz: Operateur und Personal sollten sich möglichst außerhalb des schmetterlingförmigen Bereichs aufhalten, zudem müssen seitlich zum Standpunkt des Untersuchers Bleiabschirmungen angebracht sein.

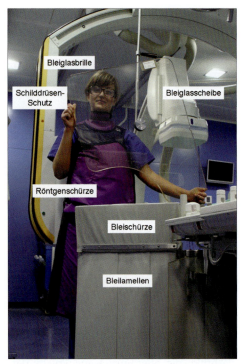

Abb. 4.7: Strahlenschutzmaßnahmen für das Personal im HKL

setz reduziert sich die Strahlenbelastung deutlich bei zunehmender Entfernung von der Strahlenquelle: Bei Verdopplung des Abstands von der Strahlenquelle vervierfacht sich die bestrahlte Fläche. Dadurch wird die Strahlenbelastung pro Flächeneinheit auf ¼ reduziert (s. Abb. 4.8). Daher sollte der Untersucher, wenn immer möglich, einen Schritt zurücktreten, v.a., wenn er filmt. Andere im Katheterlabor tätige Personen sollten, sofern ihr Aufenthalt im Kontrollbereich unvermeidlich ist, möglichst weit weg von der Röntgenröhre und am Kopf- oder Fußende stehen.

Die Gebiete der größten Streustrahlenexposition formt eine Schmetterlingsfigur quer zum Tisch in Höhe der Brust des Patienten (siehe Abb. 4.6). Hilfreich wäre es vielleicht, dieses Feld auf dem Boden des Katheterraumes aufzuzeichnen.

Die Nutzung der radialen Zugangswege erhöht die Strahlenexposition für den Operateur um 100% für die diagnostische und 50% für die koronare Interventionstätigkeit, da er näher zur Röntgenröhre als beim femoralen Zugang steht. Die Durchleuchtungszeit und das Flächendosisprodukt unterschätzen die überproportional erhöhte Strahlenexposition bei dieser Arbeit erheblich [10].

Nicht zu unterschätzen ist diese einfache Maßnahme zum Strahlenschutz: Nach Beendigung einer Untersuchung ist die Strahlenquelle zu verriegeln, sodass es nicht zu einer unabsichtlichen Strahlenexposition möglicherweise ungeschützter Personen durch versehentliches Betätigen des Pedals für die Durchleuchtung kommt.

Merke: Der Untersucher verursacht die Strahlung. Je weniger Strahlung er bei der Untersuchung einsetzt, desto weniger ist ihr der Patient als auch er selbst ausgesetzt.

4.3.4 Krebsrisiko

Das Risiko wurde kürzlich bei 400 000 Arbeitern in 15 Staaten, die über 13 Jahre beobachtet wurden, überprüft. Die Beobachtungszeit entsprach 5,4 Mio. Jahren. Die Arbeiter in der Nuklearindustrie erhalten die höchsten Dosen mit 100 mSv innerhalb von 5 Jahren. In der Studie erreichten < 5% diesen Wert. Für eine Strahlenexposition von 100 mSv ergibt sich ein Anstieg des Sterberisikos durch Krebs (außer Leukämie) von 9,7% (Konfidenzintervall 1,4–19,7%). Für die Leukämie ergab sich ein Wert von 19% (Konfidenzintervall 0–84,7%). Das ermittelte Krebsrisiko war höher als durch die Exposition nach den Atombombenexplosionen. Kalkuliert wurde für die 400 000 Arbeiter, dass bei den Todesfällen 1–2% auf Krebserkrankungen durch die Strahlenbelastung zurückzuführen sind. Betont wird, dass die kalkulierten Risiken in der gleichen Größenordnung liegen wie die, auf denen die Strahlenschutzbestimmungen basieren [11].

Merke: Das Lebenszeitrisiko für den Tod durch eine Krebserkrankung, die durch Strahlenexposition induziert ist, nimmt im Laufe des Lebens steil bis zum 30. Lebensjahr bei Männern und Frauen ab, ist danach 0,5% pro 100 mSv und fällt zwischen dem 50. und 80. Lebensjahr weiter ab auf 0,15% pro 100 mSv. Das natürliche Lebenszeitrisiko für Krebs ist bei Männern 24% und bei Frauen 20%.

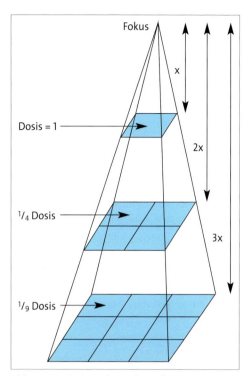

Abb. 4.8: Nach dem Abstandsquadratgesetz vervierfacht sich die bestrahlte Fläche mit Verdopplung des Abstands von der Strahlenquelle. Dadurch geht die Dosis pro Fläche auf $1/4$ zurück. Mit Verdreifachung des Abstands verneunfacht sich die bestrahlte Fläche, und die Dosis pro Fläche geht auf $1/9$ zurück.

Tab. 4.6: Strahlenschäden und ihre Folgen. Modifiziert nach [CDC 2005 aus S. Balter, Columbia Universität, Medical Center]

Grad	Gy	Vorstadium	Latenzstadium	Klinische Manifestation	Erholung	Spätfolgen
I a	> 2	Nicht beobachtet	Keine Schäden gesehen	Rötung, leichtes Ödem, Pigmentierung 6 Wo., trockene Schuppung der Haut mit Ablederung (20–30 Tage)	Vollständig in 1–6 Monaten	Mögliche Hautatrophie, Hautkrebs
I b	2–5	1–2 Tage mit Rötung	2–5 Wo.			
I c	5–15	–	–			
II	15–40	Rötung innerhalb von wenigen Stunden, Hitzegefühl in der Haut 1–2 Tage	Keine Verletzung sichtbar für 1–3 Wo.	Rötung, Ödem, Schmerzen, Gefäßerosion	Abhängig von der Größe der Verletzung und des Erythems	Mögliche Atrophie oder Ulkusbildung, Ausbildung von Teleangiektasien innerhalb von 10 Jahren
III	40–55	Sofortige Schmerzen 1–2 Tage, Rötung innerhalb von 4–24 Stunden	Keins bis 2 Wo.	Rötung, Schmerzen, Ulkus, Nekrosen	Ulkusausbildung mit sehr schwieriger Behandlung von Monaten oder Jahren	Atrophie, Ulkus, Gefäßdestruktion, Hautkrebs

5 Diagnostische Koronarangiographie

5.1 Koronaranatomie **119**
    5.1.1   Segmenteinteilung der Koronararterien – 119
    5.1.2   Koronarvenöses System – 121
    5.1.3   Koronaranomalien – 123

5.2 Laevokardiographie und Aortendarstellung **125**
    5.2.1   Theoretische Grundlagen – 125
    5.2.2   Praktische Durchführung – 127
    5.2.3   Befundung des Ventrikulogramms und des Aortogramms – 130

5.3 Koronarangiographie **134**
    5.3.1   Theoretische Grundlagen – 134
    5.3.2   Praktische Durchführung – 134
    5.3.3   Befundung – 151

5.4 Diagnostische Herzkatheteruntersuchungen und koronare Interventionen via A. radialis **164**
    5.4.1   Einleitung – 164
    5.4.2   Voraussetzungen des Untersuchers – 165
    5.4.3   Wahl der Punktionsstelle – 165
    5.4.4   Vorbereiten der Punktionsstelle – 165
    5.4.5   Auswahl der Schleuse – 166
    5.4.6   Schleusenlänge – 166
    5.4.7   Vermeidung von Spasmen – 166
    5.4.8   Anatomie und mögliche Probleme bei Vorführen des Drahts – 167
    5.4.9   Grenzen der Methode – 168
    5.4.10 Auswahl der Diagnostikkatheter – 168
    5.4.11 Beenden der Untersuchung – 169
    5.4.12 Spasmen beim Schleusenzug – 169
    5.4.13 Verband – 169
    5.4.14 Sicherheit des Zugangs via A. radialis – 170
    5.4.15 Lernkurve und Strahlenbelastung – 170
    5.4.16 Zusammenfassung – 171

5 Diagnostische Koronarangiographie

5.1 Koronaranatomie

Eine fundierte Kenntnis der physiologischen Koronaranatomie ist Voraussetzung für eine sichere Befundung der Angiographie und eine klare, eindeutige Befundübermittlung.

Regulär entspringt der Hauptstamm der LCA (left coronary artery) aus dem linken Aortensinus (Sinus von Valsalva). Er teilt sich dann auf in den RIVA (LAD, left anterior descending) und den RCX (LCX, left circumflex). Manchmal teilt sich das Gefäß nicht in einer Bifurkation, sondern in einer Trifurkation auf: Es entspringt dann zwischen RIVA und RCX ein Ramus intermedius (RIM).

Hauptversorgungsgebiet des RIVA ist die vordere Wand und Spitze des LV. Es entspringen i.d.R. 2–3 kräftigere Diagonaläste (Ramus diagonalis, RD), die die anterolaterale Wand versorgen, und mehrere Septaläste, die zum anterioren IVS ziehen. Das distale Ende des RIVA versorgt die Spitze des LV und RV und zieht typischerweise um ihn herum zur Versorgung der apikalen inferioren Wand.

Der RCX zieht durch die linke Atrioventrikulargrube parallel zum CS nach lateral, um die freie Lateralwand des LV zu versorgen. Er gibt 1–2 große Marginaläste (Ramus marginalis, RM) ab.

Die RCA entspringt dem rechten, vorne liegenden Aortensinus, zieht durch die rechte Atrioventrikulargrube und dann nach inferior. Proximal gibt sie meist sehr kleine Äste ab, z.B. die Sinusknotenarterie, die auch aus dem RCX entspringen kann, und die Konusarterie. Letztere versorgt die rechtsventrikuläre Ausstrombahn. Im weiteren Verlauf werden rechtsventrikuläre Äste zur Versorgung der freien Seitenwand abgegeben. Die RCA endet im Ramus interventricularis posterior (RIVP), nachdem an der Crux (oder auch Crus) cordis, der Bifurkationsstelle, der Ramus posterolateralis dexter (RPLD) abgegangen ist. Von hier aus werden die inferiore linksventrikuläre Wand und der inferiore Teil des Septums versorgt.

Die oben vorgestellte Koronaranatomie ist bei etwa 75% der Patienten zu finden und wird als Rechtsversorgertyp bezeichnet. In 15% der Fälle ist die RCA klein angelegt und erreicht nicht die Crux cordis, während ein groß angelegter RCX mit kräftigen Posterolateralästen und über einen RIVP das inferiore Septum durchblutet, was Linksversorgertyp genannt wird. Ein ausgeglichener Versorgungstyp (ca. 7%) liegt vor, wenn der RIVP aus der RCA entspringt und die Posterolateraläste aus dem RCX kommen.

5.1.1 Segmenteinteilung der Koronararterien

Zur einfachen Befundübermittlung werden die einzelnen Segmente der Koronararterien kontinuierlich durchnummeriert. Die Empfehlung der DGK diesbezüglich ist angelehnt an die der amerikanischen Fachgesellschaften [2]. Beginnend mit dem proximalen Anteil der RCA wird bis zum RIVP bis 4 gezählt, der Hauptstamm der LCA ist das Segment 5. Die Segmente des RIVA werden zwischen den Abgängen der ersten beiden Diagonaläste definiert und von 6–8 gezählt, die Diagonaläste erhalten die Nummern 9 und 10. Die Abschnitte des RCX werden von proximal bis

Tab. 5.1: Normalwerte für die Koronargefäßdurchmesser im Angiogramm in einem Kollektiv gesunder Männer* [modifiziert nach 1]

Segment, jeweils mittlere Abschnitte	Rechtsversorger Diameter (mm)	Kleine dominante RCA Diameter (mm)	Ausgeglichener Versorgungstyp Diameter (mm)	Linksversorger Diameter (mm)
Hauptstamm	4,5 ± 0,5	4,6 ± 0,7	4,4 ± 0,4	4,6 ± 0,4
Proximaler RIVA	3,6 ± 0,5	3,8 ± 0,4	3,6 ± 0,4	3,7 ± 0,2
Distaler RIVA	1,7 ± 0,5	1,9 ± 0,5	1,8 ± 0,4	2,0 ± 0,3
RCX Segment 11	3,4 ± 0,5	3,5 ± 0,8	3,4 ± 0,5	4,2 ± 0,6
RCX Segment 15	1,6 ± 0,6	2,2 ± 0,8	2,5 ± 0,5	3,2 ± 0,5
RCA Segment 1	3,9 ± 0,6	3,8 ± 0,5	3,0 ± 0,5	2,8 ± 0,5
RCA Segment 3	3,1 ± 0,5	2,6 ± 0,6	2,0 ± 0,6	1,1 ± 0,4

* Frauen haben im Schnitt 9% kleinere Koronargefäßdurchmesser, auch auf die Körperoberfläche (KOF) normiert. Angaben der Durchmesser als Mittelwert ± Standardabweichung. Die in der Studie verwendeten Segmentbezeichnungen des RIVA sind nicht direkt auf die AHA-Segmente umzusetzen, da die Septaläste als Segmentgrenzen benutzt wurden.

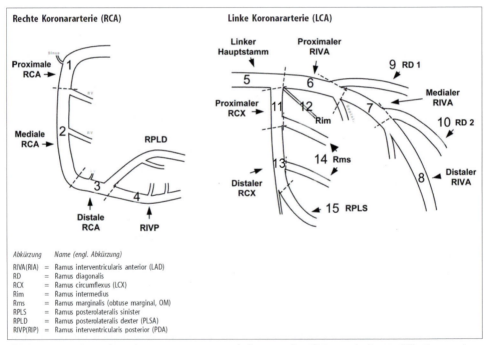

Abb. 5.1: Segmenteinteilung der Koronararterien nach der AHA-Klassifizierung in der Modifikation aus den Leitlinien der DGK, reproduziert aus [2] mit freundlicher Genehmigung von Springer Science+Business Media.

5.1 Koronaranatomie

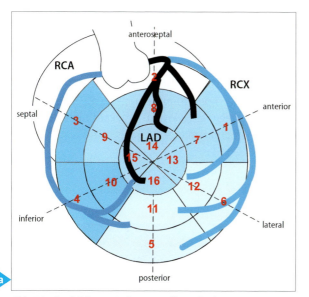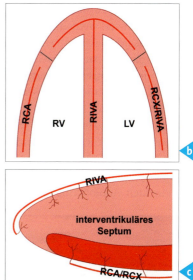

Abb. 5.2a, b: a) Schematische Darstellung der koronaren Versorgungsgebiete. **Links:** das häufig angewandte 16-Segment-Modell mit dazugehörigen Gefäßstromgebieten. Modifiziert nach [3], reproduziert mit freundlicher Genehmigung der Springer Science+Business Media. Häufig wird noch ein Segment 17 angegeben, das der ganz apikalen Herzspitze entspricht. **b)** Versorgung der Lateralwände. **c)** und des IVS. Zu beachten sind die interindividuellen Unterschiede in Abhängigkeit vom zugrunde liegenden Versorgungstyp.

zum Ramus posterolateralis sinister mit ungeraden Ziffern von 11–15 bezeichnet, während die Marginaläste, ggf. beginnend mit einem Ramus intermedius, mit 12 und 14 benannt werden (s. Abb. 5.1).

5.1.2 Koronarvenöses System

Die Dränage des venösen Blutes erfolgt über ein die Koronararterien begleitendes venöses System, dessen gemeinsame Endstrecke der CS darstellt. An seiner Mündungsstelle in den RA (Koronarsinusostium) liegt die Thebesische Klappe, die variabel ausgeprägt sein kann und ggf. die Intubation mit einem Katheter erschwert.

Der CS zieht in seinem Verlauf im Sulcus coronarius um das Herz herum und befindet sich in unmittelbarer anatomischer Beziehung zum Mitralklappenanulus. Am Übergang zwischen CS und V. cardiaca magna liegt die Vieussensche Klappe. Neben ihr geht die sog. Marshall-Vene ab, ein kleines Gefäß, das die eigentliche Fortsetzung des CS darstellt. Die V. cardiaca magna mit ihrem Endast V. interventricularis anterior ist der erste Ast, der in den CS mündet, die V. cardiaca media ist der letzte. Beide bilden am Apex eine gemeinsame Kollaterale aus. Anhand beider Venen werden die anderen größeren Koronarvenen, die zwischen beiden in den CS münden, identifiziert und zugeordnet (s. Abb. 5.3).

Als Besonderheit sind sog. Thebesische Venen zu nennen, die statt in das epikardiale Dränagesystem direkt nach intraventrikulär münden und damit eine Kurzschlussverbindung zwischen arteriellem System und dem Ventrikel darstellen (s. Abb. 5.4). Sie werden durch gleichzeitige Anfärbung des Ventrikels nach KM-Injektion in die Koronararterie erkannt, am genauesten mit der KM-Echokardiographie.

Für die interventionelle Kardiologie hat das koronarvenöse System in den letzten Jahren an Bedeutung gewonnen. Zum einen lässt sich über den CS mittels Schrittmacherelektroden, die distal in den posterolateralen Venen platziert werden, das linksventrikuläre Myokard elektrisch stimulieren. Solche Schrittmachersysteme erreichen zusammen mit der rechtsventrikulären Stimulation durch eine synchronisierte Kontraktion eine Optimierung der Pumpfunktion schwer geschädigter Herzen (kardiale Resynchronisationstherapie, CRT). Zum anderen erlaubt die enge anatomische Beziehung zum Mitralklappenanulus die Durchführung einer indirekten Anuloplastie über perkutan einsetzbare Systeme (s. Abschn. 30.2). Von besonderer anatomischer Bedeutung ist die Überkreuzung des CS mit dem RCX, da es hier bei der Implantation von Zugspangen zur Therapie der funktionellen MI ggf. zu einer Kompromittierung des RCX mit in der Folge ausgelösten Myokardinfarkten kommen kann (s. Abb. 5.3).

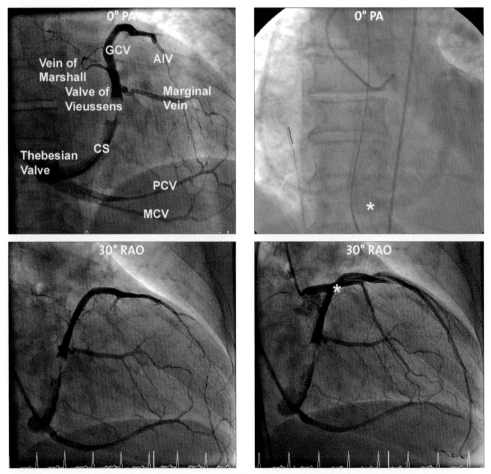

Abb. 5.3: Anatomie des koronarvenösen Systems. Okklusive Darstellung des koronarvenösen Systems mit gebräuchlicher englischsprachiger Benennung der Gefäße. **Rechts oben:** Durchlaufangiographie des CS nach Injektion in die LCA zur Lokalisierung des Koronarsinusostiums (*). **Links unten:** Darstellung in 30°-RAO-Projektion, daneben simultane Injektion in die LCA zur Darstellung der Überkreuzung von CS und RCX (*). CS coronary sinus/CS, GCV great cardiac vein/V. cardiaca magna, PCV posterior cardiac vein/V. posterolateralis, MCV middle cardiac vein/V. cardiaca media, AIV anterior interventricular vein/V. interventricularis anterior

5.1.3 Koronaranomalien

Koronaranomalien kommen mit ca. 1% der Fälle nicht selten vor, wenn man bedenkt, dass in manchen Katheterlabors etwa 5000 Untersuchungen jährlich durchgeführt werden und damit 50 Fälle pro Jahr gefunden werden. Grundsätzlich unterscheidet man zwischen Koronaranomalien mit funktioneller Bedeutung und solchen ohne hämodynamische Relevanz (vgl. Tab. 5.2).

5.1.3.1 Koronaranomalien mit funktioneller Bedeutung

Angeborene **Koronarfisteln** stellen die häufigsten angeborenen Koronaranomalien mit funktioneller Auswirkung dar. Erstmals 1865 durch den Pathologen Krause beschrieben [4] stellen sie eine direkte Verbindung zwischen einer Koronararterie und einer Herzhöhle, dem CS, der V. cava superior oder der PA her. Dabei entsteht in 90% der Fälle ein Links-Rechts-Shunt. Eine Ausnahme bildet hier die Einmündung in die linke Herzkammer. Koronarfisteln treten meistens isoliert auf, werden aber auch in Assoziation mit anderen angeborenen Herzfehlern beschrieben [5].

Oft bleiben die Patienten bis ins Erwachsenalter asymptomatisch und fallen lediglich durch ein systolisch-diastolisches Herzgeräusch auf. Im Verlauf entwickeln 50% der Patienten eine Herzinsuffizienz und klagen über Stenokardien. Zudem sind Komplikationen wie Endokarditis, MI und Ruptur ei-

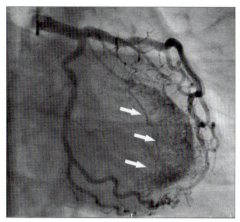

Abb. 5.4: Koronarangiographischer Nachweis einer Shuntverbindung zwischen der LCA und dem LV im Sinne von Thebesischen Venen. Nach KM-Injektion kommt es zu einer direkten Anfärbung des linksventrikulären Kavums (**Pfeile**).

ner aneurysmatischen Fistel beschrieben worden [6]. Eine Indikation zum interventionellen Verschluss ist insbesondere bei klinisch relevantem Links-Rechts-Shunt, bei Myokardischämien und einem erhöhten Rupturrisiko gegeben.

Als zweithäufigste Koronaranomalie hat sich das **Bland-White-Garland-Syndrom** erwiesen. Bei dieser nach den US-amerikanischen Kardiologen Bland, Garland und White benannten angeborenen Fehlbildung entspringt die LCA aus der A. pulmonalis. Bereits in den ersten Lebenswochen wird die Anomalie mit Abnahme des Lungenarteriolenwiderstands klinisch auffällig. Wegen der niedrigen Sauerstoffsättigung und des geringen Perfusionsdrucks entwickeln die Patien-

Tab. 5.2: Koronaranomalien mit hämodynamischer und ohne hämodynamische Relevanz

Koronaranomalien	
Mit hämodynamischer Relevanz	**Ohne** hämodynamische Relevanz
• Koronarfisteln mit Links-Rechts-Shunt	• Ursprung des RCX aus dem RCS
• Bland-White-Garland-Syndrom: Ursprung der LCA aus der A. pulmonalis	• Ursprung des RIVA aus dem RCS
• Ursprung der LCA aus dem rechten Sinus valsalvae mit abnormem Verlauf zwischen AO und RVOT	• Ursprung der LCA aus dem rechten Sinus valsalvae
• Ursprung der RCA aus dem linken Sinus valsalvae	• Thebesische Venen

ten häufig bereits in jungen Jahren eine Myokardischämie und Herzmuskelschwäche. Bei schlecht ausgebildetem Kollateralkreislauf der normalen RCA zur fehlmündenden LCA versterben Kinder meist im Alter von wenigen Monaten an einer therapierefraktären Linksherzinsuffizienz. Eine gute ausgebildete Kollateralisierung dagegen führt zu einem Links-Rechts-Shunt zur PA. Hier stellt die chirurgische Korrektur in Form einer chirurgischen Transposition zur AO die einzige kurative Therapie dar.

Als eine weitere koronare Fehlbildung wird der Abgang der LCA, meist nur des RCX (s. Abb. 5.4), aus dem rechtskoronaren Sinus mit abnormem Verlauf zwischen AO und RVOT beschrieben. Hier kann es insbesondere unter körperlicher Belastung zu einer Kompression des Hauptstamms der LCA kommen, die sich dann klinisch in Form einer Myokardischämie, Synkope oder eines plötzlichen Herztods äußern kann. Eine operative Translokation erweist sich hier als kurative Therapieoption.

Der Ursprung der RCA aus dem linken Sinus valsalvae stellt mit einer Häufigkeit von 0,07% eine sehr seltene Anomalie dar. Sie kann aufgrund des Verlaufs des rechtskoronaren Hauptstamms zwischen A. pulmonalis und Aorta ascendens zu Myokardischämien führen. Insbesondere bei dominanter RCA ist eine operative Myokardrevaskularisation jedoch nur selten indiziert [7].

Grundsätzlich bietet sich heute zur Diagnostik von Koronaranomalien die CT oder MRT zur genauen Erfassung des Gefäßverlaufs an.

5.1.3.2 Koronaranomalien ohne hämodynamische Relevanz

Es werden 3 Typen hämodynamisch nichtrelevanter Koronaranomalien beschrieben:

Als eine der häufigsten Koronaranomalien wird der Ursprung des RCX aus dem rechten CS beschrieben. Er wird bei ca. 0,7% der koronarangiographierten Patienten beobachtet und geht oft einher mit dem Nachweis einer kongenitalen AS. Hierbei kann der RCX entweder aus einem gemeinsamen Ostium mit der RCA oder aber aus einem von der RCA getrennten Abgang entspringen (s. Abb. 5.5).

Eine sehr seltene Anomalie stellt der Ursprung des RIVA aus dem rechten CS dar. Ein eigentlicher linkskoronarer Hauptstamm ist hier nicht vorhanden.

Als dritte Koronaranomalie ohne funktionelle Relevanz wird der Ursprung des linkskoronaren Hauptstamms aus dem rechten Sinus valsalvae genannt. Der Unterschied zwischen dieser Fehlbildung und der beschriebenen hämodynamisch relevanten Anomalie (vgl. Abschn. 5.1.3.1) besteht nicht im Ursprung, sondern vielmehr im weiteren Verlauf des Gefäßes. Während bei der hämodynamisch nichtrelevanten Form der Hauptstamm vor dem RVOT oder nach posterior hinter der Aortenwurzel verläuft und damit funktionell unbedeutsam bleibt, führt bei der hämodynamisch bedeutsamen Variante der Verlauf des Hauptstamms zwischen AO und PA und kann hier zu Myokardischämien oder zum plötzlichen Herztod führen. Diese Form wird am besten mittels MRT diagnostiziert.

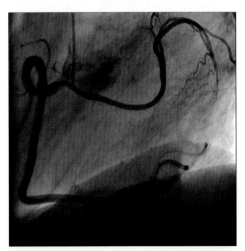

Abb. 5.5: Angiographie eines aus dem RCA-Ostium entspringenden RCX

5.2 Laevokardiographie und Aortendarstellung

> **Merke:** Bei Ursprung der LCA aus der RCA sollte ein CT oder MRT durchgeführt werden, um die prognostisch bedeutsame Variante mit Verlauf der Arterie zwischen PA und AO aufzudecken.

5.2 Laevokardiographie und Aortendarstellung

5.2.1 Theoretische Grundlagen

Unter **Laevokardiographie**, **linksventrikulärer Angiographie** bzw. **(Cine-)Ventrikulographie** versteht man die KM-Darstellung des LV. In der Beurteilung der Morphologie und Funktion des Herzens kommt ihr eine große Bedeutung zu. Insofern gehört sie standardmäßig zur HKU und wird in ihrer praktischen Durchführung i.d.R. der Koronarangiographie vorangestellt, kann aber auch nach Darstellung der Koronararterien erfolgen, wobei dann der Einfluss des bereits verwendeten KM auf die Hämodynamik berücksichtigt werden muss [8].

Die linksventrikuläre Angiographie dient der Darstellung von Lage, Form, Volumen und Wanddicke der Kammer, der Analyse des Füllungs- und Entleerungsvorgangs sowie der Beurteilung der lokalen Ventrikelmotilität und der Arbeitsweise der Herzklappen.

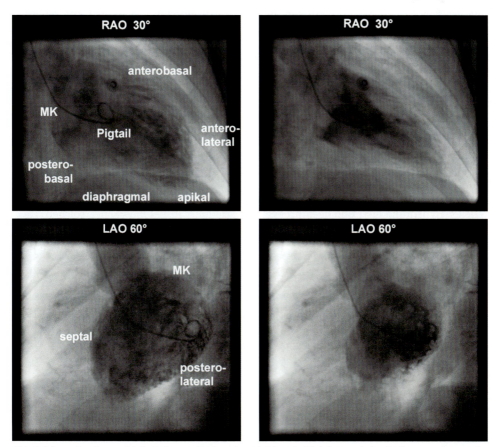

Abb. 5.6: Laevokardiographie in 2 Ebenen (RAO und LAO), Diastole (**links**), Systole (**rechts**). Angegeben sind die sichtbaren Myokardsegmente.

Merke: Bei Patienten mit einer schweren Niereninsuffizienz (Kreatinin > 2,0 mg/dl), akuter Ischämie und akuter Linksherzinsuffizienz sollte auf eine KM-Darstellung des LV verzichtet werden. Bei bekannter AS mit bereits nichtinvasiv ermittelter eindeutiger OP-Indikation und bei endokarditischem Befall der AK, linksventrikulärem Thrombus und mechanischen Herzklappen ist die Sondierung der Klappe nicht sinnvoll. Eine Ausnahme bildet die Aortenklappenbioprothese, hier ist eine Klappensondierung bei strenger Indikationsstellung erlaubt.

Die genaue Funktionsdiagnostik des LV kann mit der Echokardiographie, besonders mit den modernen 3D-Techniken, zuverlässig erfolgen, bei bestimmten Fragestellungen auch mit TEE, kardialem MRT oder CT.

Als **Aortographie** bezeichnet man die Darstellung der AO im Rahmen der HKU durch KM-Gabe und Röntgendurchleuchtung. Sie ist nicht routinemäßiger Bestandteil der Linksherzkatheteruntersuchung und wird nur bei gezielten Fragestellungen (z.B. bei V.a. Aortenaneurysma und Aortendissektion, Aortenklappenvitien und schwerer arterieller Hypertonie etc.) durchgeführt (vgl. Tab. 5.3). Die Aortographien lassen sich abschnittsweise wie folgt einteilen:
- Supraaortale Angiographie
- Aortenbogenangiographie
- Thorakale Angiographie
- Abdominelle Angiographie
- Aortographie der Bein-Beckenachse

Im Rahmen der Aortographie ist v.a. auf Verengungen, Ektasien, Verkalkungen, Aneurysmata und Dissektionen zu achten. Eine besondere Bedeutung kommt der supraaortalen Angiographie zu. Sie ermöglicht bei bypassoperierten Patienten eine semiselektive Darstellung von aortokoronaren Bypässen. Beachtet werden muss, dass durchaus Bypässe der Darstellung entgehen können, wenn nicht unmittelbar vor dem Bypassostium injiziert wird. Auch in diesen Fällen hilft die CT/MRT-Diagnostik der selektiven Angiographie beim Auffinden des Bypassursprungs. Wertvolle Hinweise auf die Koronaranatomie können so auch bei Patienten mit Ektasie der Aorta ascendens und bei bekannter AI entnommen werden.

Bei therapierefraktärer arterieller Hypertonie eignet sich die abdominelle Aortographie zur Aufdeckung von Nierenarterienstenosen.

Merke: Für die Aortographie sind neben der geplanten Koronarangiographie zusätzlich relativ hohe KM-Gaben erforderlich. Dies sollte bei der Indikationsstellung insbesondere bei solchen Patienten berücksichtigt werden, bei denen eine eingeschränkte Nierenfunktion vorbeschrieben ist.

Tab. 5.3: Indikationen für eine angiographische Darstellung der Aorta ascendens und der thorakalen Aorta

- Z.n. ACVB-OP: Übersichtsangiographie zur Darstellung der aortokoronaren Venenbypässe
- Aortenvitium (-insuffizienz/-stenose)
- Aortenaneurysma/-dissektion
- ISTA
- Angeborene Fehlbildungen
- Bei erfolgloser selektiver Sondierung der Koronararterien: Übersichtsangiographie

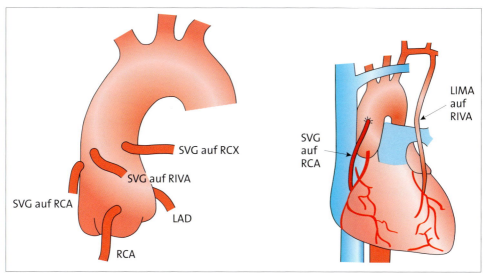

Abb. 5.7: Schematische Darstellung der Abgänge der Venengrafts sowie der LIMA auf den RIVA

5.2.2 Praktische Durchführung

Nach der arteriellen Punktion wird die Röntgenanlage in die Position RAO 30°/LAO 60° (biplane Anlage) oder Position RAO 30° (monoplane Anlage) gebracht. 25er Vergrößerung (bzw. 23er, je nach Anlage) der Bildwandler.

Die Sondierung des LV, die linksventrikuläre Druckmessung und die Laevokardiographie erfolgen mittels Pigtail-Katheter. Der gespülte Pigtail-Katheter wird über einen Standard 0,035-inch-J-Draht vorgeführt. Beim Vorführen des Katheters bleibt der J-Draht bis zum Erreichen der Aorta ascendens vor der Katheterspitze. Dann Fixierung des Drahts, bis der Katheter über den Draht die Aszendens erreicht, der vom Untersucher entsprechend im LV positioniert wird. Die AK wird dabei direkt mit dem Pigtail-Katheter überwunden. Dazu wird der Pigtail-Katheter auf der Klappe aufgestellt und durch Drehung im Uhrzeigersinn in den Ventrikel gebracht. Ist die Sondierung erschwert, erfolgt die Sondierung des LV zunächst mit dem J-Draht. Hierzu wird der Pigtail-Katheter in der Aorta ascendens leicht zurückgezogen. Der Pigtail-Katheter zeigt im Bild nach rechts. Durch Vorschieben des Drahts entfaltet sich die Spitze, und der Draht bewegt sich Richtung Herzklappe. Bei hochgradigen und verkalkten AS sollte ein solches Vorgehen nur nach strenger Indikationsstellung und dann am besten über einen linken Amplatz-Katheter erfolgen (zum Vorgehen der linksventrikulären Sondierung zur Aortenklappenvalvuloplastie, ABVP, s. Kap. 21). Nach Sondierung der linken Herzkammer durch den Untersucher erfolgt die Einstellung des Herzens in das Isozentrum der Bildwandler und Einstellung der Nullposition des Kathetertischs in Bezug zu den Röntgenröhren.

Die Druckmessung im LV (s. Abb. 5.8) erfolgt in Apnoe und Endexpiration bei stabilen Druckverhältnissen. Vorher wird ein Nullabgleich durchgeführt (wichtig: Ermittlung der korrekten Position der Druckabnehmer zum Körpernullpunkt mithilfe der Burri-Schieblehre, s. Kap. 9); zudem müssen der gesamte Katheter und der Druckanschluss über den Injektor gründlich mit Kochsalzlösung gespült werden, da es sonst zu einer Dämpfung der Druckkurve kommt. Die Druckregistrierung erfolgt danach im 100-mmHg- bzw. 200-mmHg-Bereich (EKG-Monitor 50 mm/s, Papiervorschub 50 mm/s).

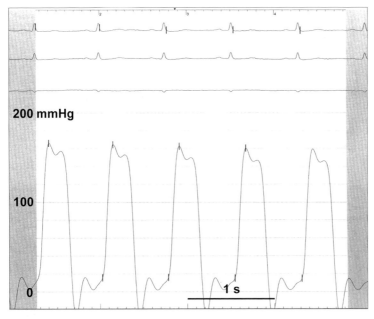

Abb. 5.8: Registrierung des Drucks im LV über den mit Flüssigkeit gefüllten Pigtail-Katheter in Endexspiration unter Vermeidung eines Valsalva-Manövers. Der frühdiastolische Druck muss unterhalb des Nullpunkts liegen, die Schleuderzacke ist eine Folge der fehlenden Dämpfung der Druckschwankungen.

Die Laevokardiographie erfolgt mit einem KM-Fluss von 14 ml/s und einer KM-Gesamtmenge von 35 ml bei einer Bildwiederholfrequenz von mehr als 25 Bildern/s. Diese Bildfrequenz ist erforderlich, um WBS abbilden zu können. Für die reine Darstellung der enddiastolischen und endsystolischen Kontur würden 12 Bilder/s genügen; dies reicht aber nicht für die Wandbewegungsanalyse. Es ist darauf zu achten, dass die Spitze des Katheters im Ausflusstrakt des LV liegt und die Laevokardiographie frei von Extrasystolen durchgeführt wird. Hierbei sollte der Pigtail-Katheter mit der linken Hand zur evtl. Lagekorrektur gehalten und ggf. leicht zurückgezogen werden. Bei hochgradigerer MI ist die Laevokardiographie obligatorisch in der RAO-30°- und der LAO-60°- Projektion durchzuführen (s. Abb. 5.9). Vor der Durchführung der Laevokardiographie sollten die Patienten-Bildverstärker-Abstände überprüft und ggf. minimiert werden.

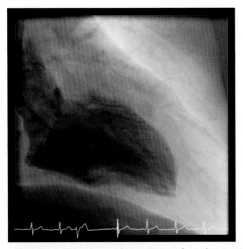
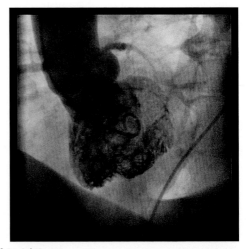

Abb. 5.9: Laevokardiographie in RAO-30°- und LAO-60°-Projektion

5.2 Laevokardiographie und Aortendarstellung

Dann Einblendung des Strahlenfelds und Nutzung der „Sichel" (halbtransparente Blende) zur Reduktion überstrahlter Bildbereiche an der Grenze der Lunge zum Herzschatten, zudem gilt es, knöcherne Strukturen möglichst auszublenden.

Nach der Durchführung der Laevokardiographie wird ein Rückzug des gespülten Pigtail-Katheters über die AK mit Druckregistrierung durchgeführt (EKG-Monitor 25 mm/s, Papiervorschub 50 mm/s, s. Abb. 5.10). Das Ausspülen des Katheters sollte über den Dreiwegehahn erfolgen, damit unnötige KM-Injektionen über die Leitung vermieden werden. Im Anschluss folgt ggf. eine Aortenwurzeldarstellung (LAO 60° bzw. RAO 30°/LAO 60°) oder Darstellung der Aorta abdominalis (RAO 0°, LAO 90°) in 25er Vergrößerung, jeweils mit einer reduzierten Bildfrequenz von 12–15/s.

Die Aortographie der Aorta ascendens und des Aortenbogens erfolgt mit einem KM-Fluss von 14 ml/s und einer KM-Menge von 35 ml (s. Abb. 5.12).

Dient die Aortographie nach Bypassoperation der Lokalisation der Bypassabgänge, ist ggf. ein höherer Fluss und eine größere KM-Menge sinnvoll (z.B. 20 ml/s, 45 ml). Ein leichter Rückzug des Katheters und direkte Positionierung vor die Bypassostien während der Injektion verbessern die Darstellung der Bypassgefäße (s. Abb. 5.13).

Die Darstellung der abdominellen AO und Nierenarterien erfolgen im posterior-anterioren Strahlengang (Darstellung der Nierenarterien ggf. selektiv mit dem diagnostischen JR-Katheter). Die Indikation ergibt sich z.B. zur Abklärung einer arteriellen Hypertonie im Rahmen der HKU. Für die selektive Darstellung der Nierenarterien gilt, dass soviel KM gegeben werden muss, dass es in die AO zurückfließt, um Ostiumstenosen erkennen zu können. Um die Nierendurchblutung vollständig zu zeigen (s. Abb. 5.14), sind etwa 10–15 ml KM erforderlich.

Bei Erkrankungen der abdominalen AO, z.B. Bauchaortenaneurysma, ist eine biplane Angiographie notwendig, um auch die pos-

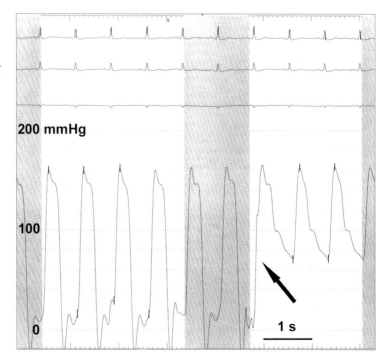

Abb. 5.10: Druckmessung mit Rückzug (**Pfeil**) des Pigtail-Katheters aus dem LV in die aszendierende Aorta thoracalis (EKG-Monitor 25 mm/s, Papiervorschub 25 mm/s)

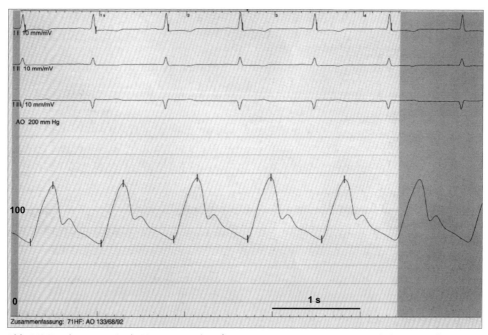

Abb. 5.11: Druckmessung in der Aorta ascendens (EKG-Monitor 50 mm/s, Papiervorschub 50 mm/s)

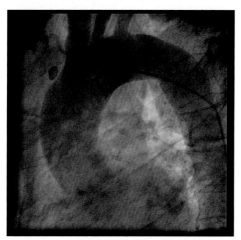

Abb. 5.12: Aortographie des Aortenbogens (LAO 60°, 25 cm Vergrößerung, 35 ml KM mit einer Flussgeschwindigkeit von 14 ml/s, Bildwiederholfrequenz 15/s)

terior-anteriore Ausdehnung der Pathologie im seitlichen Strahlengang zu erfassen.

Eine Becken-Bein-Angiographie wird ebenfalls im posterior-anterioren Strahlengang durchgeführt, wobei die Röntgenanlage ggf. von der kopfseitigen in die linksseitige Position gefahren werden muss (s. Abb. 5.15).

5.2.3 Befundung des Ventrikulogramms und des Aortogramms

5.2.3.1 Ventrikulogramm

Die Beurteilung von regionalen WBS des LV erfolgt nach der von Herman et al. [9] eingeführten Nomenklatur (s. Tab. 5.5 und Abb. 5.16).

5.2.3.2 Aortogramm

Das **normale Aortogramm** zeigt folgenden Befund (s. Abb. 5.17).

Typischerweise ist der Truncus brachiocephalicus (TB) der erste große Gefäßabgang vom Aortenbogen. Dieser teilt sich in die A. subclavia dextra und die A. carotis communis dextra. Als nächster großer Abgang vom Aortenbogen folgt die A. carotis communis sinistra, dann die A. vertebralis sinistra. Eine solche „normale" Konfiguration des Aortenbogens findet sich jedoch nur in 64,9–94,3 % der Fälle, abhängig von der Population [11]. Es lassen sich verschiedene **anatomische Varianten** und Anomalien abgrenzen (s. Tab. 5.6 und Abb. 5.18).

5.2 Laevokardiographie und Aortendarstellung

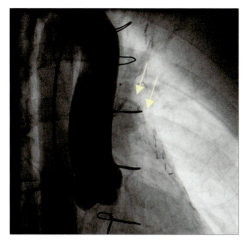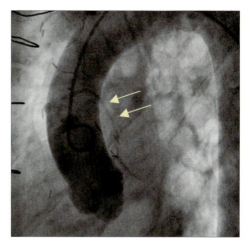

Abb. 5.13: RAO-30°- und LAO-60°-Projektion der Aortographie mit Bypassdarstellung

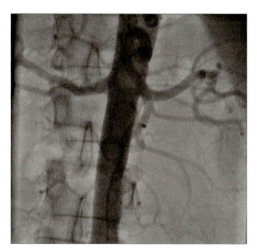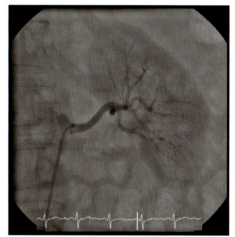

Abb. 5.14: Aortographie in PA-Position (0°) und selektive Darstellung der linken Nierenarterie

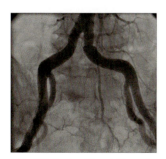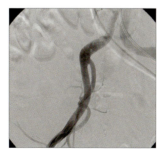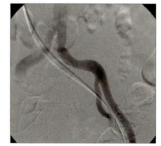

Abb. 5.15: Beckenübersichtsangiographie zum Aufdecken von Gefäßerkrankungen oder Punktionsproblemen (**links**). **Mitte** und **rechts**: entsprechende DSA selektiv der rechten und der linken Strombahn

Tab. 5.4: Assistenz bei der Laevokardiographie und Aortendarstellung
- RAO 30° (LAO 60° biplan), 25 cm Vergrößerung
- Anreichen des vorgespülten Pigtail-Katheters
- Einblendung der Herzkontur, Positionierung der halbtransparenten Blenden
- KM-Fluss 35 ml mit 14 ml/s, Aktivierung des Injektomaten
- Ggf. Optimierung der Blendenpositionen zur Aortographie der Aszendens
- 0° und 90° (PA und seitlich), C-Bogen linksseitig fahren für die Deszendens- und Becken-Bein-Angiographie

Tab. 5.5: Nomenklatur der regionalen WBS nach [9]

Nomenklatur	Beschreibung
Normokinesie	Normale Wandbeweglichkeit
Hypokinesie	Eingeschränkte Wandbeweglichkeit
Akinesie	Unbeweglichkeit
Dyskinesie	Systolische Auswärtsbewegung
Aneurysma	Der dyskinetische Abschnitt ist sowohl in der Systole als auch in der Diastole deutlich von den anderen Wandabschnitten abzugrenzen (Narbengewebe).

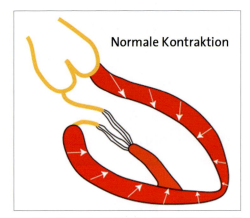
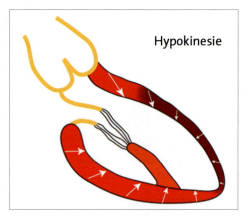
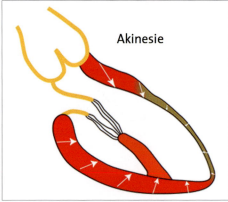
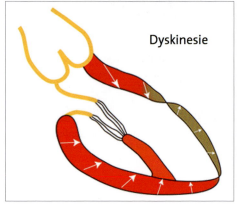

Abb. 5.16: Qualitative Beurteilung der WBS in der Laevokardiographie

5.2 Laevokardiographie und Aortendarstellung

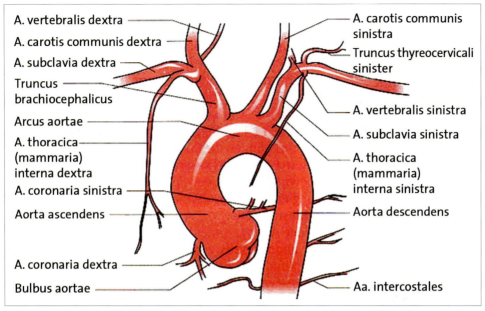

Abb. 5.17: Schematische Übersicht über den in der Aortographie nachweisbaren Gefäßabschnitt in LAO-Projektion. Modifiziert nach [10], mit freundlicher Genehmigung von Elsevier und Dr. Raymond B. Dyer.

Tab. 5.6: Häufigkeit anatomischer Aortenvarianten. Modifiziert und erweitert nach [11]. Beispiele für die einzelnen Typen s. Abbildung 5.18.

Anatomische Anomalie	Häufigkeit
„Normalbefund": Abgang des BT (Truncus brachiocephalicus), gefolgt von der A. carotis communis sinistra (LCC) und der A. subclavia sinistra (LS) (Typ I)	64,9–94,3%
Abgang der linken A. carotis communis aus dem BT (Typ II)	11–27%
Direkter Abgang der linken A. vertebralis (LV) aus dem Aortenbogen (Typ III)	2,5–8%
Gemeinsamer Abgang der beiden Aa. carotides communes (Typ IV)	< 1%
Gemeinsamer Abgang der beiden Aa. carotides communes und aberranter Abgang der rechten A. subclavia (RS) als letzter Abgang des absteigenden Bogens (Typ V)	< 1%
Gemeinsamer Abgang beider Aa. subclaviae und gemeinsamer Abgang der beiden Aa. carotides communes (Typ VI)	< 1%
Fehlender BT (Typ VII)	< 1%
Zusätzlicher Ast aus dem Aortenbogen: A. thyroidea ima (TI) (Typ VIII)	< 1%
Weitere Anomalien:	
Doppelter Aortenbogen, bei dem Trachea und Ösophagus von jeweils einem Aortenbogen umgeben sind	Selten
Rechtsseitiger Aortenbogen	Selten

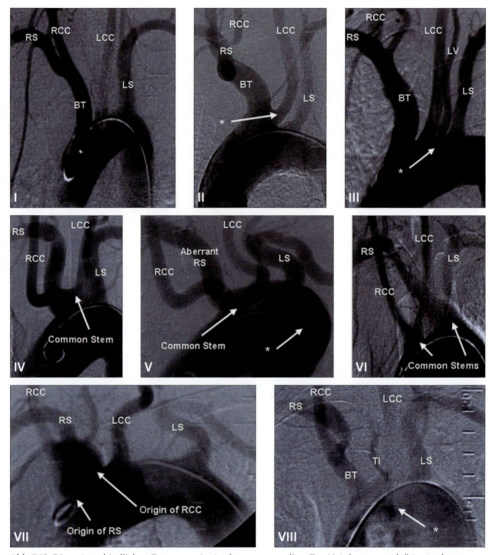

Abb. 5.18: Die unterschiedlichen Typen von Aortenbogenanomalien. Typ I ist der „normale" Aortenbogen, der in 64,9–94,3% der Fälle zu finden ist. Zu den anderen Typen s. Tab. 5.6 [11]. Mit freundlicher Genehmigung von Springer Science+Business Media.

5.3 Koronarangiographie

5.3.1 Theoretische Grundlagen

Die Koronarangiographie ist die kontrastmittelgestützte radiologische Darstellung der Herzkranzgefäße. Ihr Ziel ist die Diagnostik der morphologischen Verhältnisse der Herzkrankgefäße und die genaue Lokalisierung von Stenosen sowie die Erfassung und Beurteilung ihrer Art und ihres Ausmaßes.

5.3.2 Praktische Durchführung

An die Laevokardiographie bzw. Aortographie schließt sich unmittelbar die Durchführung der Koronarangiographie an: Der Pigtail-Katheter wird über den J-Draht gegen einen diagnostischen Koronarangiographiekatheter ausgewechselt. Dieser wird gespült angereicht und beim Einfädeln auf den J-Draht noch einmal kurz gespült (2–3 ml NaCl bei einem 6-F-Diagnostikkatheter, 5–7 ml bei einem 8-F-Führungskatheter, bei auf den Draht aufgezogenen 4-F-Kathetern ist eine Spülung nicht möglich). Dabei ist darauf zu achten, dass eine Kompresse die Katheterspitze abdeckt, um den Katheteriseur vor Spritzern zu schützen.

Vor Einführen des Katheters in die Schleuse wird diese nach Aspiration kräftig gespült. Bei Schwierigkeiten mit der Aspiration muss an ein Abknicken der Schleuse (mit Draht eher selten) und an Thrombenbildung gedacht werden. Im letztgenannten Fall finden sich bei starker Aspiration und anschließender Entleerung der Spritze in eine Kompresse Thrombenreste. Das Besteck muss in diesem Fall komplett ausgewechselt und Heparin nachinjiziert werden, ggf. zusätzlich Gabe von ASS (Aspirin i.v., Bayer) oder sogar Abciximab (ReoPro, Lilly), wenn eine überschießende Gerinnungsneigung beobachtet wird. Zunächst muss in einer solchen Situation die ACT bestimmt werden.

Liegt eine Hypotension (systolischer RR < 100 mmHg) vor, wird außer bei Patienten mit kardiogenem Schock oder schwerer Herzinsuffizienz eine NaCl-Infusion angelegt und infundiert. Die Untersuchung erfolgt möglichst erst bei Erreichen eines systolischen RR von > 100 mmHg.

Das Vorführen des Koro-Katheters bis zur Aorta ascendens erfolgt mit vorgeführtem J-Draht, ohne ihn auf die AK aufzusetzen oder ein Koronarostium zu sondieren. Vorsichtiges Zurückziehen des Drahts bei korrekter Lage des Katheters in der Aorta ascendens; bei Rückzug des Drahts aus dem Katheter ist dieser mit einer feuchten Kompresse abzuwischen.

> **Merke:** Nie direkt KM in die Koronararterie injizieren, erst Druckkurve beachten und bewerten. Bei normaler Kurve erst 1–2 ml KM vor das Ostium in die Aorta abgeben. So wird die potenziell höchst gefährliche Verschleppung von Thromben oder Luft in die Koronararterie vermieden.

Zunächst erfolgt die Darstellung des linken Koronarsystems. Hierzu werden i.d.R. 4-F- oder 6-F-Judkins-Katheter (Cordis, Miami FL, USA) mit 4er-Kurve benutzt. Bei großen Menschen (> 180 cm), Aortenektasie oder -aneurysma sollte ein 5er Judkins-Katheter verwendet werden. Je nach Gefäßabgang der LCA wie auch der RCA sind verschiedene Katheter verfügbar (s. Abb. 5.19 und 5.20)

Bei schwer verkalkten Gefäßen und mangelnder Compliance der Gefäße kann – v.a. bei zusätzlich starkem Kinking – die Rotation der Judkins- oder Amplatzer-Katheter schwierig sein. Es kommt in diesen Fällen häufig zu Knickbildungen. Eine solche Knickbildung ist am Abfall des über den Katheter registrierten Drucks zu erkennen: Die Druckkurve verschwindet am Monitor oder flacht ab. In einigen Fällen ist auch nur noch eine Mittellinie sichtbar. In diesen Fällen muss unbedingt die Untersuchung gestoppt werden und die Knickbildung mithilfe eines Drahts unter Durchleuchtung und durch Gegenrotation aufgelöst werden. Mehrfache Rotationen sind dabei zu vermeiden, da möglicherweise sonst die Knickbildung nicht mehr beseitigt werden kann und das Rückziehen des Katheters nicht mehr gelingt. In einigen Fällen ist das Vorschieben des geknickten Katheters in die weite Aorta thoracalis notwendig, um genügend Platz für die Rotation und Vorführung des Drahts zu bekommen. Der beschädigte Katheter muss gegen einen neuen ausgetauscht werden. Ist es nicht möglich, die Knickbildung aufzulösen, ist der Katheter mitsamt Einführungsschleuse zu entfernen,

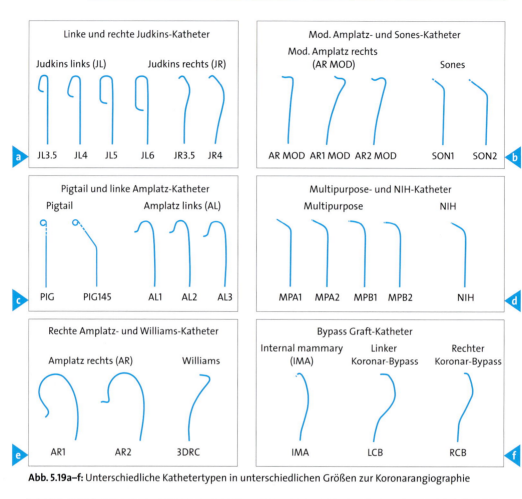

Abb. 5.19a–f: Unterschiedliche Kathetertypen in unterschiedlichen Größen zur Koronarangiographie

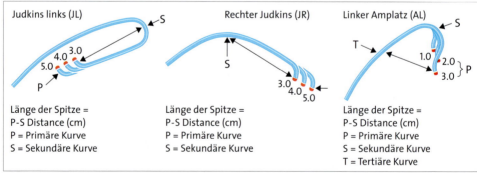

Abb. 5.20: Größenvergleich der unterschiedlichen Judkins- und Amplatz-Katheter

5.3 Koronarangiographie

wodurch lokale Komplikationen aber vorprogrammiert sind.

> **Merke:** Niemals den Katheter mehrfach um die eigene Achse rotieren – Druckkurve beachten –, da Schleifen und Knoten entstehen können. Dann im breiteren Gefäßabschnitt, z.B. Aorta, Lösen des Knotens durch Gegenrotation, evtl. unter Zuhilfenahme eines Drahtes.

Stellt man die o.g. Gefäßproblematik fest, ist es ratsam, die kurze 4-F- oder 6-F-Einführungshülse gegen eine möglichst lange (z.B. 24 cm), armierte 6-F- oder 8-F-Schleuse (Arrow, Reading PA, USA) auszutauschen. Diese reicht bis in die Aorta descendens hinein und erleichtert aufgrund dieser Lage und ihrer Weite die Rotation des Katheters erheblich.

Teilweise empfiehlt sich, insbesondere bei aneurysmatisch und stark arteriosklerotisch veränderten Aorten mit Knickbildung (Kinking), der Einsatz eines langen J-Drahts (230 cm), um das Ende des Drahts nach erfolgreicher Passage der aortalen AO in der Aszendens belassen zu können. Dadurch wird ein sicheres Austauschen der Katheter ermöglicht. Bei diesem Draht sollte man in der weiteren Untersuchung beim Katheterwechseln bleiben.

> **Merke:** „Einmal langer Draht, immer langer Draht!"

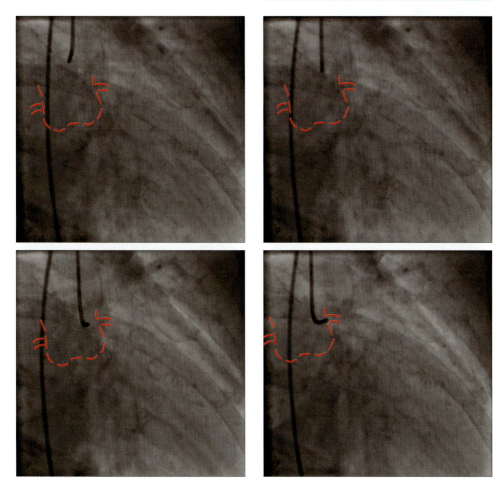

Abb. 5.21: Intubation der LCA mittels Judkins-JL4-Katheter in RAO-30°-Position

5.3.2.1 Intubation der LCA und der RCA

Die LCA wird i.d.R. mit einem Judkins-Katheter JL4 intubiert (s. Abb. 5.21). Bei einer Erweiterung der Aortenwurzel und einem Aszendensaneurysma empfiehlt sich häufig direkt der Einsatz eines größeren JL5-Katheters.

Vor dem Vorführen in das Koronarostium wird der eingebrachte Katheter mit Kochsalz gespült und eine geringe KM-Menge in die AO injiziert, wenn eine saubere Druckkurve sichtbar ist, um eine versehentliche Kochsalzinjektion, oder schlimmer noch, eine Injektion aufgepfropfter Thromben in die Koronararterie zu verhindern und die freie Durchgängigkeit des Katheters zu kontrollieren. Das ist wichtig, weil die häufigste Ursache für akute Gefäßverschlüsse bei der Koronarangiographie die Embolisation von Luft bei der KM-Injektion ist, die extrem schwer zu behandeln ist und eine schlechte Prognose hat. Auch die Injektion thrombotischen Materials ist mit einer schlechten Prognose behaftet.

Erst dann erfolgt die Sondierung des Ostiums mit der Katheterspitze. Die Druckkurve darf weder gedämpft noch abgeflacht verlaufen.

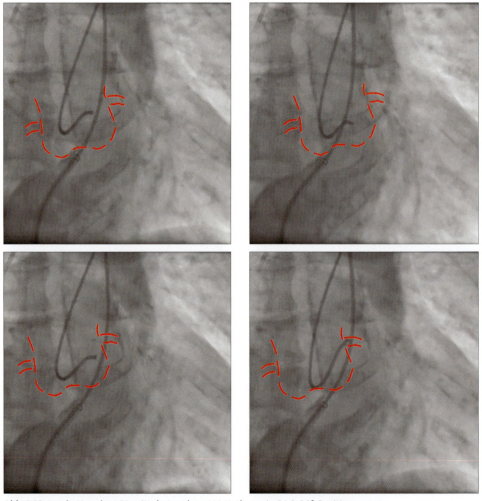

Abb. 5.22: Intubation der LCA mittels Amplatz-AL1-Katheter in RAO-30°-Position

5.3 Koronarangiographie

Bei richtiger Größenwahl richtet sich der Katheter automatisch in Richtung des LCA-Ostiums auf. Durch vorsichtiges Vorschieben springt der Katheter meist von selbst in das Ostium. Gegebenfalls ist eine leichte Drehung im Uhrzeigersinn erforderlich.

Alternativ ist der Einsatz eines linken Amplatz-Katheters möglich. Dieser sollte im nicht-koronaren Sinus auf- und durch ggf. leichte Rotation im Uhrzeigersinn auf das Ostium der LCA ausgerichtet werden (s. Abb. 5.22).

Die RCA wird i.d.R. mit einem Judkins-JR4-Katheter (Cordis, Miami FL, USA) intubiert (s. Abb. 5.23). Nach dem Einbringen zeigt dessen Spitze meist in Richtung des linken Ostiums. Unter Durchleuchtung erfolgt nun ein langsames Zurückziehen des Katheters bei gleichzeitigem Drehen im Uhrzeigersinn. Der Katheter sollte nun in das Ostium springen.

In manchen Fällen gelingt die Intubation mittels eines JR-Katheters nicht, da die Spitze über das RCA-Ostium hinausragt. In diesen Fällen ist der Einsatz eines rechten Amplatz-Katheters sinnvoll, der direkt oberhalb der Klappe rotiert wird und sich dann in das Ostium bewegt (s. Abb. 5.24).

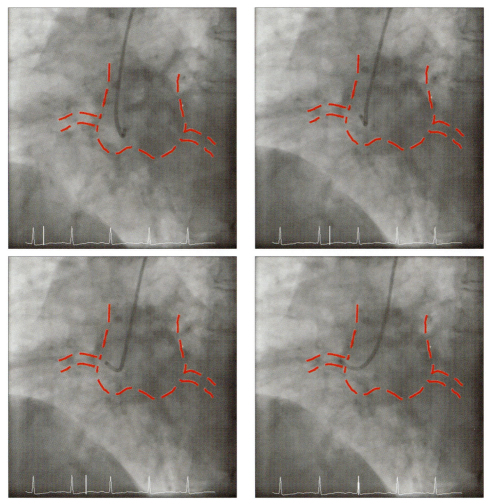

Abb. 5.23: Intubation der RCA mittels Judkins-JR4-Katheter in LAO-40°-Position

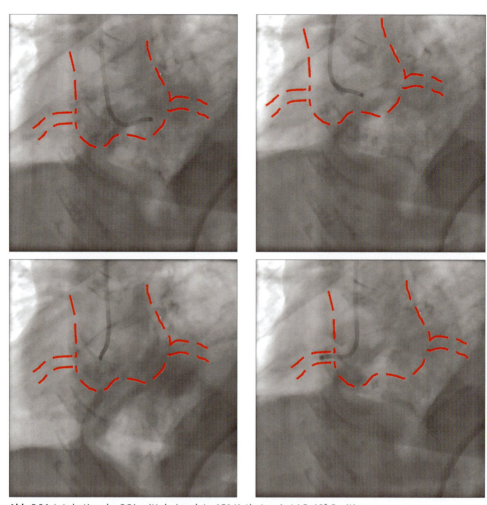

Abb. 5.24: Intubation der RCA mittels Amplatz-AR1-Katheters in LAO-40°-Position

Gelegentlich gelingt die Darstellung der RCA nicht mit den üblichen Judkins- oder Amplatz-Kathetern. Bei atypischen Abgängen kann auch ein linker Amplatz- oder ein Multipurpose-Katheter (MP-Katheter) hilfreich sein. In seltenen Fällen gelingt die Darstellung der RCA mit einem IMA-Katheter (auch bei Ostiumstenosen), was vor allem bei einem stark nach kranial gerichteten Anfangsverlauf der RCA („shepherd's crook") günstig ist. Bei der Intubation der Koronarostien muss der Assistent auf EKG-Veränderungen und Druckänderungen (Verschlussdruck durch den Katheter) achten. Diese sind dem Untersucher sofort mitzuteilen. Falls keine unmittelbare Reaktion nach der Ansage erfolgt, sofort erneute Ansage, da die Gefahr des Kammerflimmerns droht.

Merke: Bei Verschlussdruck der RCA droht Kammerflimmern. Katheter zurückziehen, Aufmerksamkeit auf EKG und Druckkurven bei der RCA-Intubation!

Nach erfolgter Intubation der Koronarostien Anreichen der Spritze mit Nitroglycerin. Es werden 2 ml (0,2 mg) Nitroglycerin in jedes Koronarostium injiziert. Eine Ausnahme sind Patienten mit systolischen Druckwerten < 100 mmHg. Wie bereits oben beschrieben, wird in diesen Fällen eine Infusion mit NaCl 0,9% angelegt und Volumen appliziert. Die Untersuchung sollte erst fortgesetzt werden, wenn der systolische RR bei > 100 mmHg liegt.

5.3.2.2 Sondierung der RCA bei atypischem Abgang

Bei einem atypischen Abgang der RCA kann sich die Sondierung mit den in der Routine genutzten Kathetern als schwierig erweisen. In 6–27% der Fälle werden Ursprungsanomalien aus dem linken Sinus valsalvae beschrieben. Klassifiziert werden können diese Anomalien entsprechend der Abbildung 5.25:
- A: Abgang aus der AO oberhalb der sinutubulären Ebene
- B: Ursprung kurz unterhalb des Abgangs der LCA
- C: Ursprung unterhalb der sinutubulären Ebene zwischen der Mittellinie und dem Ursprung der LCA
- D: Ursprung der RCA in der Mittellinie

Entsprechend dem Typ des abnormalen Ursprungs der RCA gibt es Erfahrungswerte in der Auswahl günstiger Katheter zur selektiven Sondierung und Intervention. Für den
1. Typ A empfiehlt sich ein FL 3 oder FCL 3, bei
2. Typ B empfiehlt sich ein FCL 3 oder 3,5, beim
3. Typ C empfiehlt sich ein VL 3,5 oder 3,0, selten FCL 3,5 und beim
4. Typ D ein AL 1 oder AL 2, selten AL 3 oder JR 4.

FL = Forward take off Judkins Left Guide (Boston Scientific, Maple Grove, Minnesota), FCL = Femoral curved left 3,0 (Boston Scientific, Maple Grove, Minnesota), VL = Voda left (Cordis, Miami, Florida), AL = Amplatz links (Cordis, Miami, Florida)

In einigen Fällen kann auch ein Katheter mit Q-Kurve (Boston Scientific, Maple Grove, Minnesota) genutzt werden, wenn die Aortenwurzel sehr weit ist [12].

Wenn auch bei jedem einzelnen Patienten die Sondierung individuell unterschiedlich ausfallen kann, ist doch die Überzeugung vorhanden, dass die Klassifikation der

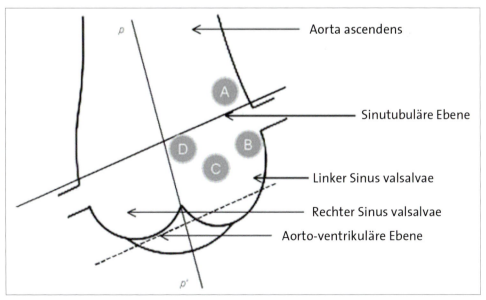

Abb. 5.25: Anormale Ursprünge der RCA aus dem linken CS in LAO-Projektion. Die p'-p-Linie ist eine hypothetische Mittellinie, **A–D** markieren übliche Lokalisationen entsprechend dem im Text beschriebenen Klassifikationssystem (reproduziert aus [12] mit freundlicher Genehmigung von John Wiley and Sons).

Tab. 5.7: Auswahl von linken Führungskathetern verschiedener Hersteller zur Sondierung einer RCA mit abnormem Ursprung [12]. Zu den Abkürzungen siehe Text.

	Boston Scientific	Medtronic	Cordis	Guidant ACS
Linke Koronarkatheter	CLS (FCL)	EBU Curves	XB/XB	GL
	Voda left (VL)	EBU Curves	LAD	GL
	Q Curve	JCL	XB	JCL
	FL	JL (Sherpa NX), FL	XB LAD	JL
			JL	

Anomalie des Ursprungs der RCA hilft, um vorab die richtige Auswahl eines Führungskatheters für Interventionen zu treffen [12].

5.3.2.3 Spezielle Katheter für die transradiale Untersuchung

Inzwischen sind Kathetersysteme entwickelt worden, die die transradiale Untersuchung vereinfachen. Sie ermöglichen z.T. eine vollständige Untersuchung mit nur einem Katheter. In Deutschland erhältlich ist z.B. der Optitorque Tiger Radial TIG mit 4,0- und 4,5-Bogen oder in BLK-(Jacky Radial)-Form in 5 F und 6 F (Terumo Interventional Systems, Somerset, NJ, USA). Die Nutzung von 5-F-Kathetern ist günstig, da dann Diagnostik und Intervention in Einem gelingt (JL, JR, AL, AR und Icari Kurve). In randomisierten Studien hat sich die Nutzung jedoch nicht als vorteilhaft dargestellt.

Eine gute Ressource zum Thema transradiale HKU ist die Internetseite http://www.radialforce.org.

5.3.2.4 Biplanes Herzkatheterlabor: Standardprojektionen

Das biplane HKL hat gegenüber der monoplanen Anlage den Vorteil einer schnellen Akquisition der geforderten Projektionen (s. Abb. 5.26). Zudem kann man insgesamt KM sparen, was insbesondere bei Patienten mit Einschränkung der Nierenfunktion sinnvoll ist.

Die Darstellung erfolgt in definierten Standardprojektionen mit der Lage des LV im Isozentrum (Nullstellung) der Röntgenröhren (20er Vergrößerung der Bildwandler).

Bei der Verwendung eines biplanen Herzkathetermessplatzes bieten sich folgende Standardprojektionen zur Darstellung der LCA an (s. Abb. 5.27):
- RAO 30°/LAO 60° 20 cm BV
- RAO 0°/LAO 90° 20 cm BV
- RAO 30° kranial 30°/ LAO 60° kranial 30° 20 cm BV
- RAO 30° kaudal 30°/ LAO 60° kaudal 30° 20 cm BV

Die Darstellung der LCA erfolgt mit einer KM-Menge von 7 ml bei einem Fluss von 4 ml/s in der 20er Vergrößerung des Bildwandlers. Vor jeder Aufnahme sind die Blenden und die halbtransparenten Blenden (Sichel) so einzustellen, dass keine Überblendung durch wenig röntgendichte Strukturen hervorgerufen wird und in der Aufnahme nur die Information gebenden Herzabschnitte zu sehen sind.

5.3 Koronarangiographie

Abb. 5.26: Biplanes HKL (Siemens, Erlangen) mit Flachbilddetektoren

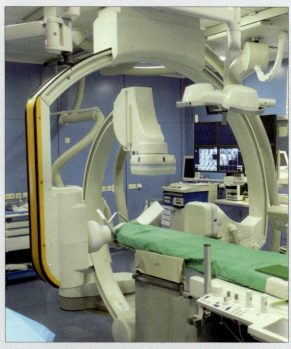

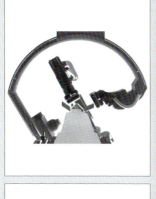

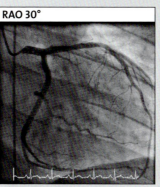
RAO 30°

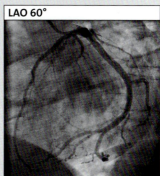
LAO 60°

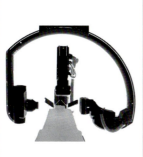

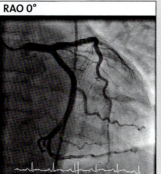
RAO 0°

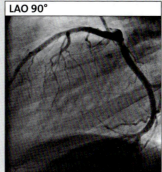
LAO 90°

Abb. 5.27: Standardprojektionen zur Darstellung der LCA bei biplanem HKL

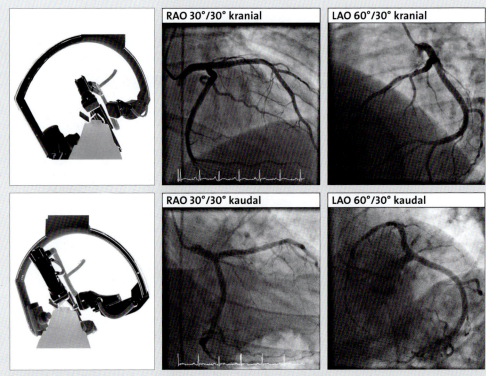

Abb. 5.27: Fortsetzung

Folgende Standardprojektionen sind zur Darstellung der RCA geeignet (s. Abb. 5.28):
▲ RAO 30°/LAO 40° (Position 6) 20 cm BV
▲ RAO 75°/LAO 20° (Position 7) 20 cm BV

Die Darstellung der RCA erfolgt mit einer KM-Menge von 5 ml bei einem Fluss von 3 ml/s.

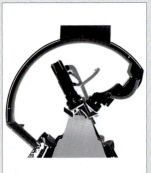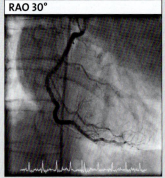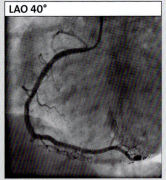

Abb. 5.28: Standardprojektionen zur Darstellung der RCA bei biplanem HKL

5.3 Koronarangiographie

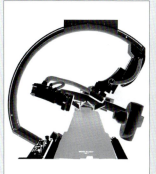
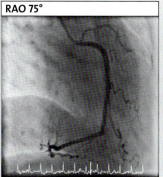
RAO 75°
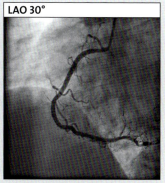
LAO 30°

Abb. 5.28: Fortsetzung

Nach jeder Aufnahme wird die aufgenommene Bildsequenz an der Stelle mit der besten Bildeinstellung mit dem Joystick fixiert und zwischengespeichert („Freeze"). So kann diese Szene in der Übersicht der Angiographiebilder besser wieder gefunden werden. Gleichzeitig dienen diese Bilder als Referenzbilder, die bei Interventionen auf dem Standbildmonitor („Referenzbildschirm") angezeigt werden, um dem Operateur die Lenkung des Drahts durch die Koronargefäße zu erleichtern. Sie zeigen praktisch die Landkarte, anhand der man sich orientieren kann. Dadurch kann letztlich die Kontrastmittel- und Strahlenexposition reduziert werden. Manche Katheteranlagen verfügen über eine Funktion, die das Referenzbild anhand der gerade gefahrenen Position der Röntgenröhren automatisch aktualisiert. Das erleichtert dem Assistenten die Arbeit erheblich.

5.3.2.5 Monoplanes Herzkatheterlabor: Standardprojektionen

Eine biplane Herzkatheteranlage bietet unbestreitbar Vorteile, dennoch ist davon auszugehen, dass die monoplane Anlage wegen der Kosten- und Platzvorteile in deutlich mehr Katheterlabors zum Einsatz kommt.

Um eine ausreichende Beurteilung der Koronararterien zu gewährleisten, bieten sich folgende Standardprojektionen zur Darstellung der LCA und RCA an (s. Tab. 5.8).

5.3.2.6 Zusatzprojektionen für bestimmte Fragestellungen

Zur genaueren Darstellung bestimmter Gefäßabschnitte stehen folgende Zusatzprojektionen zur Verfügung (s. Abb. 5.29):
- 0°/30° kranial für den mittleren und distalen RIVA
- 0°/30° kaudal für Hauptstamm, proximalen RIVA und RCX
- LAO 110° für den RIVA
- LAO 20°/20° kranial („Milano") für RCA-Ostium und Crux cordis

Tab. 5.8: Standardprojektion für die LCA und RCA im monoplanen HKL

LCA	RAO 30°	BV 20 cm
	RAO 30° kranial 30°	BV 20 cm
	RAO 30° kaudal 30°	BV 20 cm
	LAO 60° kaudal 30° („Spider-View")	BV 20 cm
	LAO 60° kaudal 30° (hemiaxialer Blick)	BV 20 cm
RCA	LAO 40°	BV 20 cm
	RAO 30°	BV 20 cm
	RAO 75°	BV 20 cm

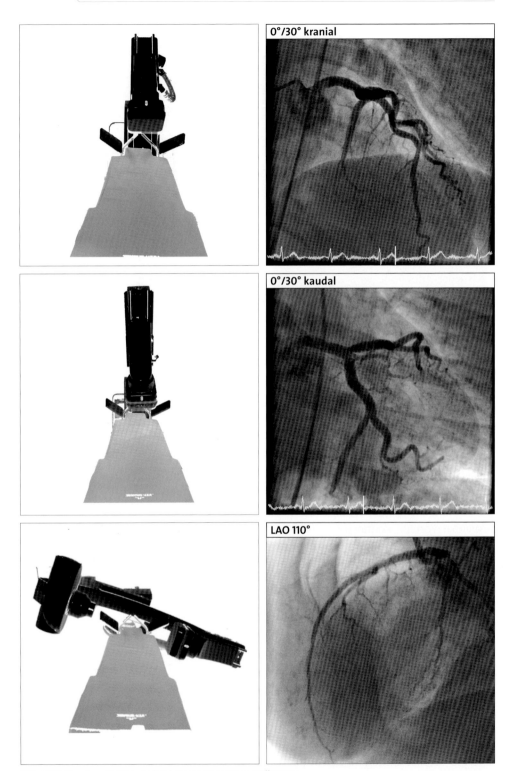

Abb. 5.29: Zusatzprojektionen bei bestimmten Fragestellungen

5.3 Koronarangiographie

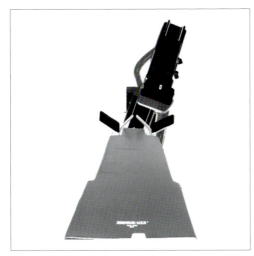
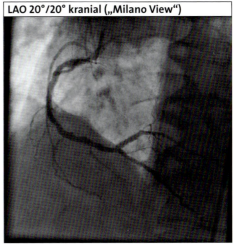

LAO 20°/20° kranial („Milano View")

Abb. 5.29: Fortsetzung

Tab. 5.9: Assistenz bei der Koronarangiographie

- Anreichen des feucht abgewischten J-Drahts, Annahme des Pigtail-Katheters, Anreichen des vorgespülten JL4-Katheters, Annahme des J-Drahts mit feuchter Kompresse
- Nachfüllen des Injektomaten, KM-Fluss 7 ml bei 4 ml/s
- Ausgangsprojektion zur Intubation der LCA: RAO 30° (LAO 60° biplan), 20 cm Vergrößerung, Fahren der übrigen Projektionen nach Programm und Ansage des Untersuchers, Speicherung von Beispielbildern jeder aufgenommenen Szene (Freeze)
- Beobachtung von EKG und Druckkurve, Veränderungen direkt mitteilen
- Vor dem Fahren nach LAO kranial muss die linke Armstütze vom Patienten entfernt und die Bleischürze vor dem Untersucher vollständig (> 90°) ausgefahren werden (Ansage: „Armstütze!").
- Vor dem Fahren in LAO kaudal (Spider-View) müssen die Monitore nach fußwärts verschoben werden (Ansage: „Monitore!").
- Anreichen des feucht abgewischten J-Drahts, Annahme JL4, Anreichen des vorgespülten JR4-Katheters, Annahme des J-Drahts mit feuchter Kompresse
- Nachfüllen des Injektomaten, KM-Fluss 5 ml bei 3 ml/s
- Ausgangsprojektion zur Intubation der RCA: LAO 40° (RAO 30° biplan), 20 cm Vergrößerung, Fahren der übrigen Projektionen nach Programm und Ansage des Untersuchers, Speicherung von Beispielbildern jeder aufgenommenen Szene (Freeze)
- Beobachtung von EKG und Druckkurve, Veränderungen mitteilen

5.3.2.7 Reduktion der Strahlenbelastung durch optimierte Projektionen

Zur Reduktion der Strahlenbelastung kann durch einen optimierten Einsatz von Projektionen das mittlere Flächendosisprodukt um 47% (15,9 ± 9 Gy/cm²) vermindert werden. Es werden die folgenden 3 Projektionen für die LCA und 2 für die RCA empfohlen:

- LCA:
  - PA-Projektion: Hauptstamm mit Bifurkation, proximaler und distaler RIVA, proximaler und mittlerer RCX-Bereich
  - Kraniale PA-Projektion: linkskoronares Ostium, RCX-Peripherie, gesamter RIVA mit Diagonalästen und Kollateralisierung zur RCX-Bifurkation
  - Streng laterale RAO-Projektion: gesamter mittlerer und distaler RIVA-Bereich, distaler RCX-Bereich, Kollateralisierung nach rechts
- RCA:
  - LAO 60°: RCA bis Crux cordis und RPLD
  - RAO 0–30°: RCA-Bifurkation

Eine weitere Hilfe ist die tiefe Inspiration bei der Filmaufnahme, um eine noch stärkere Einblendung zu ermöglichen. Grundsätzlich sollten strahlensensitive knöcherne Strukturen ausgeblendet werden, um geringere Körperdosen zu erreichen. Für genauere Ausführungen zum Thema Strahlenschutz s. Kapitel 4.

5.3.2.8 Bypassdarstellungen

Die Darstellung der von der Aorta ascendens abgehenden Venenbypässe (SVGs, saphenous vein grafts) erfolgt in LAO 60° bzw. RAO 30°/LAO 60° (s. Abb. 5.30); ggf. kann man auch LAO 0°/90° zur Sondierung der Bypässe verwenden. Die Venenbypässe werden i.d.R. mit einem rechten Judkins-Katheter dargestellt. Die Intubation des RCA-Bypasses wird mit einem MP-Katheter durchgeführt. Bei der ersten Szene wird ohne Vergrößerung gefilmt (BW 25 cm bzw. 23 cm). Vor der Bypassdarstellung werden 0,2 mg (2 ml) Nitroglycerin i.c. injiziert. Der KM-Fluss wird vorerst auf 5 ml bei 3 ml/s eingestellt, muss aber ggf. angepasst werden.

Immer wieder sollten die Herzchirurgen darauf hingewiesen werden, grundsätzlich Standardpositionen für die aortale Anbindung der Venenbypässe zu nutzen, aber auch deren Ursprung zu markieren. Selten finden sich noch eingebaute Silberringe, die natürlich die beste Markierung darstellen. Meistens begnügen sich die Herzchirurgen aber mit dünnen, länglichen Clips, die auf die

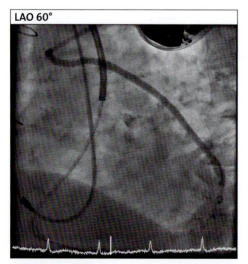
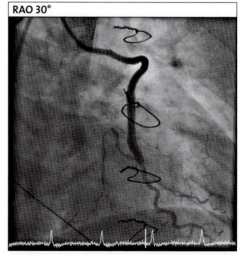

Abb. 5.30: Bypassdarstellung eines SVG auf den Ramus marginalis

Aortenwand aufgebracht werden. Selten genug wird bedacht, dass durch fehlende oder ungenügende und schlechte Positionierung dem Kardiologen das Leben schwer gemacht wird, da die verwendete KM Menge steigt, die Untersuchungsdauer sich verlängert, und die Strahlenbelastung für Patient und Katheteriseur erheblich zunimmt.

Die Darstellung der A. thoracica interna (IMA) erfolgt in den Einstellungen RAO 0°, LAO 90° (RAO 30°). Zunächst wird die A. subclavia mit einem rechten Judkins-Katheter sondiert. Dazu wird der JR-Katheter mit dem Standarddraht in die Aorta ascendens eingebracht. Der Draht wird in den Katheter zurückgezogen. Die Katheterspitze zeigt nun nach oben rechts in RAO 0°. Dann wird langsam zurückgezogen, bis der Katheter in die rechte A. subclavia springt. Hier ist darauf zu achten, dass nicht möglicherweise eine Subclavia-Stenose vorliegt, was nicht selten vorkommt. Nun wird über den Katheter ein 260 cm langer J-Draht unter Durchleuchtungskontrolle in die A. subclavia vorgeschoben. Wenn die selektive Darstellung mit dem Judkins-Katheter nicht gelingt, wird er gegen einen IMA-Katheter ausgetauscht. Dabei wird die arterielle Schleuse vom Assistenten fixiert. Der IMA-Katheter wird nun in die Subclavia vorgeschoben. Langsamer Rückzug, bis er in die linke A. mammaria interna (LIMA) springt (s. Abb. 5.31). Zeigt die Spitze nach dorsal, färben sich Hals- und Schilddrüsengefäße an; kennzeichnend ist meist ein Druckabfall bei den sehr kleinen Gefäßen. Durch Drehung kann die Katheterspitze aber leicht nach anterior gebracht werden und nickt in den IMA ein.

> **Merke**: Die KM-Injektion in die A. subclavia/thoracica interna verursacht ein Hitzegefühl oder Schmerzen im linken Arm oder hinter dem Brustbein. Darüber ist der Patient vorher zu informieren. Die Vorausinjektion von 0,2 mg Nitroglycerin hilft.

Für eine optimale Darstellung ist die KM-Menge auf 10–15 ml und die Injektionsgeschwindigkeit auf 6–8 ml/s zu erhöhen, denn so gelingt auch bei semiselektiver Darstellung der IMA die Anfärbung bis zur Anastomose.

5.3.2.9 Katheterisierung mit 4 F

Die moderne Kathetertechnik erlaubt heute die Verwendung auch dünnster diagnostischer Katheter (4 F), die extrem formstabil sind und gut gefüllt werden können. Sie sind v.a. sehr atraumatisch. Auch die Sondierung von Ostiumstenosen ist ohne Probleme möglich, da die Provokation eines Druckabfalls meist vermieden wird. 4-F-Katheter haben einen Durchmesser von 1,35 mm, entsprechend 0,053 inch. Der Vorteil ist, dass diese Katheter über normale Drähte geführt werden können. Aufgrund des geringen Innenlumens ist die Injektion per Hand kaum möglich. Der Anschluss eines automatischen Katheterinjektionssystems, wie es bei uns in allen Katheterlabors installiert ist, hilft, mit standardisierten Injektionen eine optimale Bildgebung zu erzielen. Die Bildgebung unterscheidet sich in der Qualität nicht von der Darstellung mittels diagnostischer 6-F-Katheter.

Die Vorbereitung, der Punktionsvorgang und die Sondierung über eine 4-F-Schleuse unterscheiden sich nicht vom normalen Vorgang mit 6-F-Kathetern.

Nach Abschluss der Diagnostik erfolgt eine Bestimmung der ACT. Das Besteck wird gezogen, wenn die ACT unter 150–180 s liegt [13]. Ein DV muss i.d.R. nicht mehr angelegt werden. Der Patient kann nach 2–4 h mobilisiert werden.

Nach schwieriger Punktion oder der Notwendigkeit einer Heparinisierung sollte dennoch die Anlage eines DV in Betracht gezogen werden.

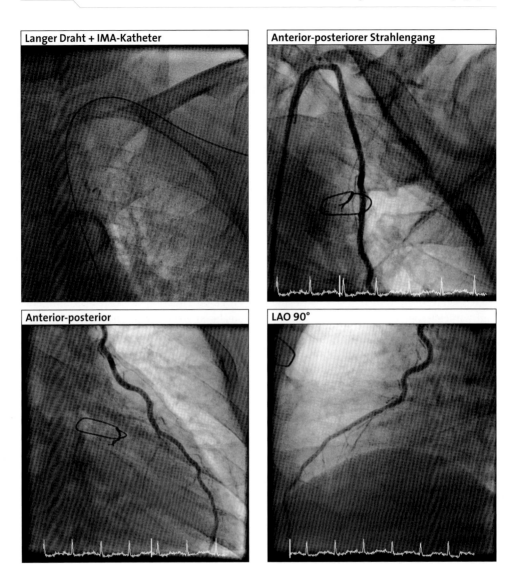

Abb. 5.31: Darstellung der LIMA mit Anastomose zum RIVA

5.3.2.10 Mögliche Komplikationen

Die diagnostische Koronarangiographie hat einen hohen Sicherheitsstandard erreicht, sodass heutzutage vermehrt auch ambulante Untersuchungen mit der Möglichkeit der Entlassung am gleichen Tag durchgeführt werden können.

Dennoch sind auch schwerwiegendere Komplikationen denkbar, über die sich der Untersucher im Klaren sein muss und über die der Patient aufzuklären ist.

In einem groß angelegten Register mit 41 teilnehmenden Katheterlabors in England und Wales von 1990–1999 wurden 211 645 diagnostische Prozeduren bez. der Komplikationen ausgewertet [14]. Die Rate lag bei 7,4/1000 Untersuchungen, wobei sich ein Trend zur Reduktion der Komplikationen über die untersuchten 10 Jahre zeigte (initial 9,5 auf 5,8/1000). Die Letalität lag insgesamt bei 0,7/1000 Prozeduren mit einem Abfall von initial 1,4 auf 0,4/1000 Fälle. Dies wird

5.3 Koronarangiographie

Tab. 5.10: Empfehlung der AHA zur Gradeinteilung der Koronarstenosen [nach 15]

Grad	Durchmesserstenose	Flächenstenose	Beschreibung
0	< 25%	< 44%	Wandunregelmäßigkeiten
I	25–50%	45–75%	Geringgradige Stenose
II	50–75%	75–94%	Mittelgradige Stenose
III	75–90% und > 90%	94–99% und > 99%	Hochgradige Stenose
IV	100%	100%	Kompletter Verschluss

durch die zahlreichen Verbesserungen in der Untersuchungstechnik, der Zugangswege und des Komplikationsmanagements erklärt. Die häufigsten berichteten Komplikationen waren Arrhythmien (35% aller Komplikationen), die für 12% der Todesfälle verantwortlich waren. Vaskuläre Komplikationen machten 22% aller Komplikationen und 5% der Todesfälle aus. Ischämische Komplikationen (11% der Komplikationen) waren die Hauptursache für fatale Ausgänge einer diagnostischen HKU (48% der Todesfälle).

Die Letalität bei der diagnostischen Koronarangiographie bei der Auswertung durch Bundesgeschäftsstelle Qualitätssicherung (BQS) für Deutschland lag im Jahr 2008 mit 0,9% in vergleichbaren Dimensionen, nachzulesen unter www.bqs-qualitaetsreport.de.

5.3.3 Befundung

5.3.3.1 AHA-Klassifikationen

Zur Beschreibung und Charakterisierung einer Lumenreduktion/Stenose werden (a) der Stenosegrad, (b) die Morphologie der Stenose sowie (c) der noch bestehende Fluss beurteilt. Ergänzt wird die Charakterisierung durch (d) die Beurteilung der Myokardperfusion („Myocardial blush"). Voraussetzung für eine korrekte Einschätzung von Koronarstenosen ist hierbei die einwandfreie Darstellung sämtlicher Abschnitte in mehreren, mindestens jedoch 2 Projektionen; dabei erfolgt die Beurteilung ausschließlich in der Diastole.

(a) Stenosegradeinteilung nach der AHA:
Bei der Einschätzung des Stenosegrads handelt es sich um eine rein klinische Beurteilung der Engstelle. Sie reicht meist aus, um eine therapeutische Entscheidung zu treffen. Das Ausmaß einer Stenose wird in % des nicht mehr durchströmten Lumens angegeben. Dabei wird der Durchmesser, nicht die Querschnittsfläche angegeben. Eine Einengung des Durchmessers von 75% entspricht z.B. der Einengung der Fläche des Querschnitts auf 90%. Dies bedeutet in diesem konkreten Fall, dass nur 10% des Restlumens durchströmt werden (s. Abb. 5.32).

Entsprechend der Empfehlung der AHA wird die Stenosierung (= DS) visuell in verschiedene (semiquantitative) Schweregrade eingeteilt [15], (s. Tab. 5.10).

(b) Stenosemorphologie:
Die morphologische Unterscheidung der Stenosen ist ein wichtiges Kriterium für die Therapie-Entscheidung (interventionell, opera-

Tab. 5.11: Kriterien der Stenosemorphologie

Kriterien	Beschreibung
Länge	• Kurzstreckig: ≤ 10 mm • Tubulär: 10–20 mm • Langstreckig: > 20 mm
Kontur	• Glattwandig • Unregelmäßig
Lage	• Exzentrisch • Konzentrisch
Verkalkung	• Keine/wenig • Deutlich/ausgeprägt

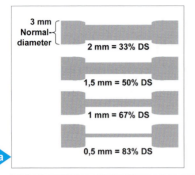
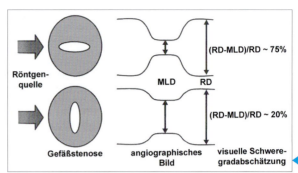
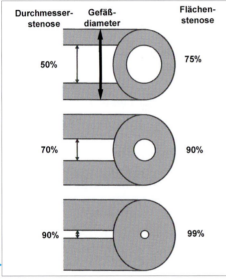

Abb. 5.32a–c: a) Visuelle Beurteilung der Durchmesserstenose (DS), ausgehend von einem Referenzgefäßdiameter von 3 mm. **b)** Bei exzentrischen Stenosen kann der Schweregrad im Verhältnis zum Referenzdurchmesser (RD) radiologisch unterschätzt werden, wenn nicht der minimale Lumendiameter (MLD) orthogonal zur Strahlenquelle beurteilt wird. **c)** Eine stenosebedingte Reduktion des Gefäßdurchmessers um 50% bedingt eine Flächenstenose von 75%, eine 90%ige Durchmesserreduktion führt zu einer 99% Flächenreduktion.

tiv oder konservativ), die Risikoabwägung einer Intervention sowie für die Auswahl des interventionellen Verfahrens. Die wichtigsten Unterscheidungskriterien sind in Tabelle 5.11 gelistet.

Die Graduierung der Koronarstenosen nach AHA und ACC (modifiziert nach [16]) berücksichtigt die angiographische Erscheinungsform und die Erfolgschancen einer Intervention (s. Tab. 5.12 und Abb. 5.33).

(c) Blutfluss in den Koronararterien:
Zur Charakterisierung des Blutflusses beim AMI hat sich die TIMI-Graduierung etabliert (s. Tab. 5.13). Hierbei wird semiquantitativ der Koronarfluss im Umfeld eines Gefäßverschlusses bzw. einer Stenose beschrieben [17].

(d) Myokardiale Perfusion (Myocardial blush):
Als Erweiterung analog der TIMI-Klassifikation des epikardialen Koronarflusses wurde mit dem TMP (TIMI myocardial perfusion grade) ein einfacher Score zur angiographischen Beurteilung der Myokardperfusion vorgestellt, der einen wichtigen prognostischen Faktor bez. der Letalität nach koronarer Rekanalisation bei Herzinfarkt darstellt [18], (s. Tab. 5.14). Dieses Verfahren kann zusätzlich durch den TIMI Frame Count ergänzt werden [19], bei dem in standardisierter Weise die Anzahl der Frames der Dauer der KM-Füllung eines Koronargefäßes bis zu einer definierten Landmarke gezählt werden.

5.3 Koronarangiographie

Tab. 5.12: Graduierung der Stenosen nach Erfolgschance der PCI und Risiko [modifiziert nach 16]

Stenosetyp	Erscheinungsform	Erfolgschancen einer Intervention
A	• Kurzstreckig: ≤ 10 mm • Konzentrisch • Glatt konturiert • Leicht erreichbar • Wenig anguliert (< 45°) • Kein Thrombus • Wenig kalzifiziert	85% Hohe Erfolgschance Geringes Risiko
B	• Längerstreckig: 10–20 mm • Exzentrisch • Mittelgradig anguliert (45–90°) • Im Bereich des Ostiums, eines Seitenasts oder einer Bifurkation • Mittel- bis schwer kalzifiziert • Sichtbarer Thrombus	60–85% Moderate Erfolgschance Moderates Risiko **B1:** Vorliegen eines Kriteriums **B2:** Vorliegen von > 2 Kriterien
C	• Langstreckig: > 20 mm • Diffuse Läsion • Stark geschlängeltes Gefäß • Starke Angulierung (> 90°) • Einbeziehung eines großen Seitenasts • Degenerativ veränderter Bypass • Gefäßverschluss	< 60% Geringe Erfolgschance Hohes Risiko **C1:** Vorliegen eines Kriteriums **C2:** Vorliegen von > 2 Kriterien

Tab. 5.13: Beurteilung des Koronarflusses nach den TIMI-Kriterien [17]

Fluss	Beschreibung
0	Kein antegrader Fluss distal des Verschlusses
1	KM lässt sich distal darstellen, füllt jedoch nicht das gesamte Gefäßbett.
2	KM füllt distal das gesamte Gefäß aus, An- und Abstrom sind jedoch verzögert.
3	Normaler Fluss

Tab. 5.14: Angiographische Beurteilung der Myokardperfusion mittels TMP (TIMI myocardial perfusion grade) [nach 18]

Grad	Beschreibung
0	Fehlende An- und Abflutung von KM in das infarzierte Myokardareal ohne Nachweis von Blush (mattglasartige Anfärbung des betroffenen Perfusionsareals)
1	Deutlich verlangsamte An- und Abflutung von KM mit Nachweis von Blush
2	Mäßig verlangsamte An- und Abflutung von KM mit Nachweis von Blush
3	Normale An- und Abflutung von KM in das infarzierte Myokardareal mit Nachweis von Blush

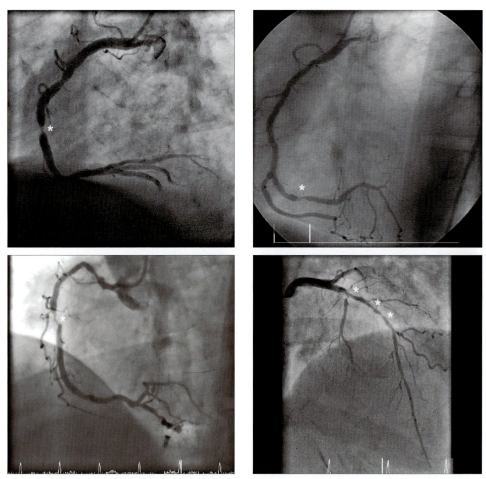

Abb. 5.33: Beispiele für die Klassifikation der Stenosemorphologie (von **links** oben nach **rechts** unten): Typ-A-Stenose: kurzstreckig, gut umschrieben, wenig verkalkt. Typ-B1-Stenose: mittelstreckig. Typ-B2-Stenose: mittelstreckig, anguliert. Typ-C-Stenose: langstreckige, diffuse Stenose unter Beteiligung der Seitenäste

Tab. 5.15: Limitationen der Koronarangiographie

- Inter- und Intraobserver-Variabilität in der Interpretation
- Mögliche Unterschätzung des Schweregrads – in bis zu 50% der Fälle, z.B. durch inkomplette Darstellung und Exzentrizität der Läsionen
- Das angiographische Bild muss nicht mit dem hämodynamischen Effekt einer Stenose übereinstimmen.
- Die Interpretation des Schweregrads bedarf eines Vergleichs mit einem normalen Segment – diffuse Atherosklerose kann dazu führen, dass ein Gefäß kleiner aussieht, als es ist, während vaskuläres Remodelling dazu führen kann, dass ein Gefäß größer erscheint.
- Die räumliche Auflösung liegt bei 7–9 Linienpaaren/mm.

5.3.3.2 Medina-Klassifikation der Bifurkationsstenosen

Die Behandlung von Bifurkationsstenosen stellt für den Interventionalisten eine große Herausforderung dar. Diese ergibt sich aus der Tatsache, dass hier zumeist – im Unterschied zum normalen Stenosebefund – mehrere Engstellen in benachbarten Gefäßen vorhanden sind und behandelt werden müssen und durch das Nebeneinander von Haupt- und Nebenast immer die Gefahr besteht, dass durch Ballondilatation des einen Asts mittels Plaqueverschiebung der Abgang eines anderen Asts stenosiert oder gar verschlossen werden kann (sogenannter „Plaqueshift").

Eine erfolgreiche Intervention von Bifurkationsstenosen setzt somit die genaue Kenntnis der Anatomie der Bifurkation sowie das Wissen um Lage und Ausmaß vorhandener Stenosen voraus. Dabei ergibt sich eine große Variationsbreite möglicher Stenoselokalisationen.

Eine übersichtliche Einteilung der Bifurkationsstenosen bietet die Medina-Klassifikation [20]. Es werden hier alle Stenosen > 50% in jedem der 3 arteriellen Segmente berücksichtigt (s. Abb. 5.34).

5.3.3.3 Kollateralen

Koronararterien stellen funktionelle Endarterien dar. Jedoch sind sie durch ein Netzwerk von präkapillären Kollateralen miteinander verbunden, deren Durchmesser < 0,2 mm beträgt und im Angiogramm i.d.R. nicht sichtbar sind. Bei chronisch verschlossenen oder subtotal stenosierten Gefäßen können sich aus den Kollateralen kaliberstärkere Gefäße bilden, die dann das Myokard mit Blut versorgen. Hierbei ist zu beachten, dass eine Kollateralisierung ein zeitabhängiger Prozess ist, d.h., dass sich nur bei langsam progredienter Stenosierung Kollateralen ausbilden. Bei einem akuten Gefäßverschluss kann das abhängige Areal nicht perfundiert werden.

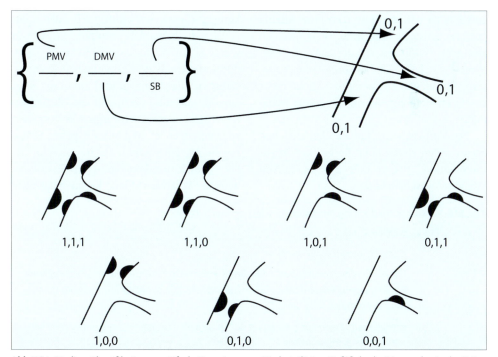

Abb. 5.34: Medina-Klassifikation von Bifurkationsstenosen: Die beteiligten Gefäßabschnitte werden in der Reihenfolge proximales Segment (PMV) – distaler Hauptast (DMV) – Seitenast (SB) bei vorhandener Stenose mit 1, ohne Stenose mit 0 klassifiziert (reproduziert aus [21] mit freundlicher Genehmigung von John Wiley and Sons).

Es lassen sich verschiedene Formen der Kollateralisierung differenzieren:
- **Brückenkollateralen** (auch anterograde Kollateralen genannt): Es handelt sich um eine Verbindung zwischen 2 verschiedenen Segmenten der gleichen Arterie in Form von meist relativ kurzen, stark geschlängelten Gefäßen.
- **Intrakoronare Kollateralen**: Sie verbinden Segmente der gleichen Koronararterie proximal und distal der Verschlussstelle.
- **Interkoronare Kollateralen**: Sie stellen Verbindungen zwischen verschiedenen Koronararterien dar.
- **Rekrutierbare Kollateralen**: Sie sind zunächst in der Koro nicht sichtbar und öffnen sich, wenn die zuführende Arterie verschlossen wird, sodass eine Ischämie sogar in Ruhe vermieden wird.

Der Druck in Kollateralen beträgt ca. 40–50 mmHg und reicht damit aus, den Ruhefluss aufrecht zu halten, ohne dass eine Angina pectoris entsteht oder eine Ischämie sich ausbildet. Wird jedoch der Sauerstoffverbrauch gesteigert, z.B. bei körperlicher Belastung, reicht der Kollateralfluss nicht mehr aus: Es entsteht eine Angina und/oder Ischämie.

Das Vorliegen von Kollateralen entscheidet in vielen Fällen über die Indikation zur Intervention (PTCA) oder zur operativen Myokardrevaskularisation.

Das Ausmaß der Kollateralisation lässt sich semiquantitativ anhand der Rentrop-Klassifikation [22] graduieren (s. Tab. 5.16).

> **Merke**: Kollateralen verhindern Ischämien in Ruhe, aber nicht bei Belastung. Sie bilden sich bei Verschlussöffnung sofort zurück, können aber bei einem akuten Re-Verschluss nicht wieder umgehend verfügbar sein, sodass sogar ein Reinfarkt droht.

5.3.3.4 Risiko-Scores am Beispiel des Syntax-Scores

Zur Abschätzung des Risikos bei der Durchführung einer Koronarintervention sind verschiedene Scoring-Systeme entwickelt worden, die mehr oder weniger den Einzug in die tägliche klinische Routine geschafft haben. Die aktuellste Entwicklung in diesem Bereich ist der sog. Syntax-Score, der 2009 im Rahmen einer Studie zum Vergleich des Outcome von Patienten mit Dreigefäßerkrankung, die entweder chirurgisch oder interventionell behandelt wurden, entwickelt wurde [23]. Der Syntax-Score ist ein Versuch, die Komplexität des individuellen Koronarstatus zu quantifizieren und auf dieser Basis eine Abschätzung vorzunehmen, ob eine Intervention oder ein chirurgisches Vorgehen zu bevorzugen ist. In den Score gehen Faktoren ein wie Lokalisation der Stenosen im Gefäß, Bifurkationsbeteiligung, Bifurkationswinkel, Totalverschluss, Kollateralisierung

Tab. 5.16: Rentrop-Klassifikation der Kollateralisierung [nach 22]

Gradeinteilung	Beschreibung
0	Keine Kollateralgefäße sichtbar
1	Kontrastierung der Nebenäste der stenosierten/verschlossenen Koronararterie ohne Darstellung der epikardialen Anteile (z.B. bei Injektion der RCA: retrograde Kontrastierung der septalen Äste der LAD)
2	Partielle retrograde Kontrastierung der epikardialen Segmente der stenosierten/verschlossenen Koronararterie
3	Komplette retrograde Kontrastierung der stenosierten/verschlossenen Koronararterie bis zur Verschlussstelle

5.3 Koronarangiographie

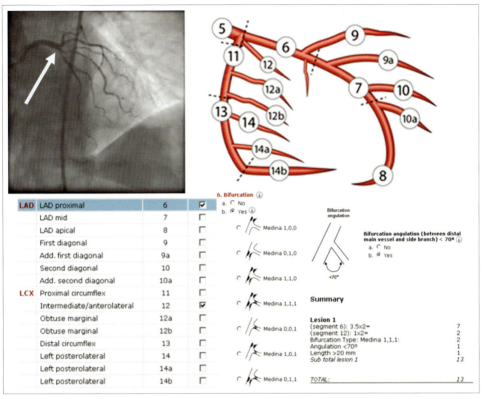

Abb. 5.35: Beispiel für die Berechnung des Syntax-Scores mittels Online-Kalkulationswerkzeug bei einer RIVA/RIM-Bifurkationsstenose. Nach Eingabe der einzelnen Parameter (betroffene Segmente, Klassifikation der Bifurkation nach Medina, Bifurkationswinkel, Stenoselänge) berechnet sich in diesem Fall ein Score von 13. Addiert werden muss der Score für die Stenosen der anderen Koronararterien.

und Kalzifizierung der Gefäße. Um diese komplexe Berechnung zu ermöglichen, steht ein Online-Tool zur Verfügung (http://www.sytaxscore.com, s. Abb. 5.35). So ist statistisch betrachtet die Prognose eines Patienten bzgl. kardialer oder zerebrovaskulärer Ereignisse mit einer koronaren Dreigefäßherzkrankheit bei einem
- Score ≥ 33 günstiger nach Bypassoperation. Bei einem
- Score ≤ 22 ist die Prognose gleich, was insgesamt eher für ein interventionelles Vorgehen spricht. Beim
- Score 23–32 liegt ein Bereich, in dem eine eindeutige Aussage nicht möglich ist.

5.3.3.5 Muskelbrücken

Bei Patienten mit einem belastungsabhängigen kardialen Thoraxschmerz und gleichzeitig normalen Koronargefäßen sollte differenzialdiagnostisch als mögliche Ursache immer auch das Vorhandensein einer Muskelbrücke in Betracht gezogen werden.

Die Koronararterienstämme und ein Teil ihrer Äste verlaufen beim Menschen i.d.R. an der Oberfläche des Myokards und sind nur von epikardialem Bindegewebe und Fettgewebe bedeckt. Häufig tauchen jedoch kleine Abschnitte der Koronararterienstämme in die Herzmuskulatur ein. Myokardfasern, die auf diese Weise ein epikardiales Koronarsegment überdecken, werden als Myokardbrücken bezeichnet. Erstmals wurden sie 1737 von Reyman in Göttingen [24] sowie 1805 von Black [25] erwähnt. Geiringer legte 1951 eine erste systematische Beschreibung und Analyse vor [26].

Meist ist der RIVA betroffen, seltener der RD und der RCX. Von den klassischen Myokardbrücken, bei denen die Koronararterienstämme durch Myokardfasern komplett überdeckt werden, sind sog. inkomplette Myokardbrücken abzugrenzen. Es handelt sich hierbei um Arteriensegmente in einer tiefen Muskelfurche, die aus einer Hypertrophie des umliegenden Myokards entstanden ist. Die Arterie wird hierbei nicht vollständig bedeckt.

Muskelbrücken zeigen je nach Ausprägung eine systolische Kompression des getunnelten Segments, was sich angiographisch als rhythmische Gefäßeinengung („Milking"-Phänomen) und klinisch als typische oder atypische AP-Beschwerden darstellen kann. Hierbei zählen insbesondere die Länge, Dicke und Lokalisation der Muskelbrücke sowie das Vorhandensein einer linksventrikulären Hypertrophie oder einer hypertrophen Kardiomyopathie zu den anatomischen Faktoren, die eine solche systolische Kompression verstärken können und für das Auftreten von Ischämien verantwortlich gemacht werden. Weitere Faktoren, die eine Ischämieneigung fördern können, sind: hohe HF, Arrhythmien, Vasospasmen, niedriger RR, zunehmende Tiefe des getunnelten Segments, erhöhte Kontraktilität in körperlichen oder psychischen Stresssituationen [27].

Koronarangiographisch wird eine ausgeprägte Myokardbrücke i.d.R. an einer systolischen und frühdiastolischen Einengung erkannt, die als Milking bezeichnet wird. Im Vergleich zu den anderen Gefäßabschnitten kommt es hierbei in der Systole zu einer Kompression des Gefäßes und damit zu einer Flussbeschleunigung mit schnellerem KM-Abstrom. Je tiefer eine Myokardbrücke in das Myokard eintaucht, desto deutlicher kommt es zur Lumeneinengung (s. Abb. 5.36). Der Gefäßabschnitt, der abweichend vom normalen Gefäßverlauf im Myokard, oft sogar in den extramyokardial in den Trabekeln des rechten Ventrikels verläuft, ist hypoplastisch angelegt, d.h. auch in der Diastole schmaler als die proximal und distal gelegenen Segmente.

Während das Segment proximal der Muskelbrücke oft arteriosklerotische Veränderungen aufweist, bleibt das getunnelte Segment selbst typischerweise ausgespart. Die Ursachen für die proximale Arteriosklerose-Entwicklung sind bislang nicht geklärt. Wohl werden aufgrund der unterschiedlichen Struktur des Endothels den Scherkräften eine besondere Rolle zugeschrieben [28]. Während nämlich die flache, polygonale und polymorphe Struktur des Endothels im proximalen Bereich auf niedrige Scherkräfte hinweist, spricht im getunnelten Segment eine spindelförmige Orientierung in Längsrichtung eher für einen laminaren Fluss mit höheren Scherkräften. Die höheren Scherkräfte hätten damit einen protektiven Effekt im getunnelten Segment [29]. Zudem wird eine bessere Lymphdränage in dem betroffenen Segment diskutiert, die vor einer Lipidakkumulation und damit Progress der Erkrankung schützen könnte [30]. Neueste pathogenetische Überlegungen sehen auch das Fehlen des epikardialen Fettgewebes als mögliche Ursache an, wodurch die Atherosklerose der Koronargefäße im Myokardbrückensegment verhindert wird (persönliche Mitteilung von H. Hecht).

Nur diskret ausgeprägte Muskelbrücken sind dagegen koronarangiographisch schwer erkennbar. Der Nachweis gelingt in etwa 1–5%. Durch Gabe von Nitroglycerin zur Provokation erhöht sich die Nachweisrate auf über 15%, nach Gabe von Dobutamin auf mehr als 40%. Damit nähert sie sich der in pathologischen Studien beschriebenen Prävalenz von über 50%, eine Prävalenz, die jetzt auch mittels CT und MRT nachweisbar ist [30].

Mittels IVUS lässt sich eine vorhandene Muskelbrücke anhand eines charakteristischen „Halbmondphänomens" über dem

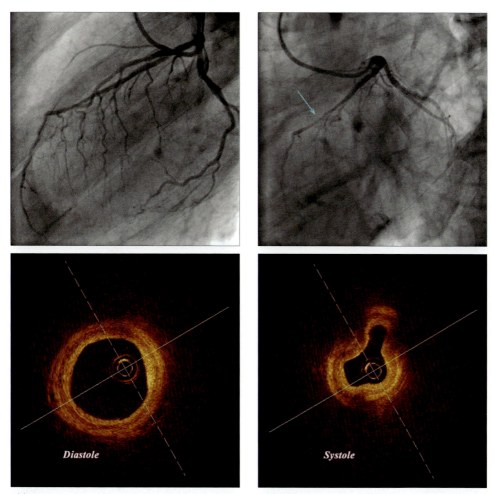

Abb. 5.36: Angiographie und OCT einer langen RIVA-Muskelbrücke. Gut erkennbar ist die systolische Kompression des Segments einer ansonsten unauffälligen Koronararterie [31], mit freundlicher Genehmigung der Massachusetts Medical Society.

Gefäß identifizieren. Beim Nachweis des Halbmonds bei gleichzeitig angiographisch fehlendem Milking kann die systolische Kompression durch Provokationstests sichtbar gemacht werden. So wird durch Volumen- und Betablockergabe das Ausmaß der systolischen Kompression gemildert, während die intrakoronare Applikation von Nitroglycerin aufgrund der peripheren Vasodilatation und der Druckreduktion zu einer vorübergehenden Verstärkung der Kompression führt. Weitere ursächliche Faktoren wie z.B. eine unterschiedliche Wandspannung werden diskutiert.

Im ICD kommen typische Flusskurven zur Darstellung, die durch auftretende Druckunterschiede erklärt werden können. Systolisch findet sich ein verminderter oder sogar fehlender Fluss, während frühdiastolisch eine Überhöhung der Flussgeschwindigkeit mit Plateau erkennbar wird („Fingertip- und Peak-Plateau-Phänomen") (s. Abb. 5.37).

Als therapeutische Optionen kommen v.a. Medikamente zum Einsatz, die einen negativ inotropen Effekt (Betablocker, Calciumkanalblocker vom Verapamil-Typ) haben und in der Folge die Kompression des betroffenen Koronarsegments durch das umliegende Muskelge-

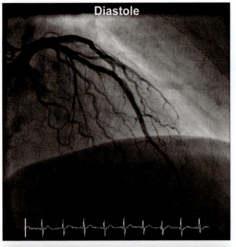
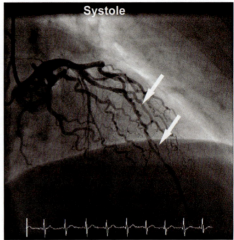
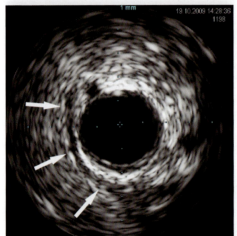
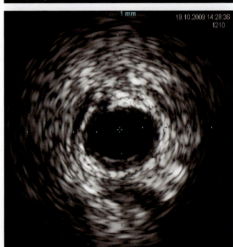
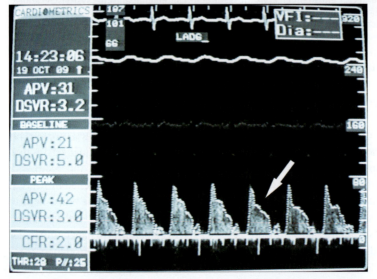

Abb. 5.37: Oben: langstreckige Muskelbrücke des RIVA (**Pfeile**). **Mitte:** Im IVUS zeigt sich ein Halbmondphänomen (**Pfeile**) und systolisch eine exzentrische Kompression des Gefäßes, sodass es oval erscheint. **Unten:** Im ICD Nachweis eines Fingertip-Phänomens: Frühdiastolisch kommt es zu einer Flussbeschleunigung (**Pfeil**), dann zu einem Plateau. Systolisch sistiert der Fluss nahezu völlig.

5.3 Koronarangiographie

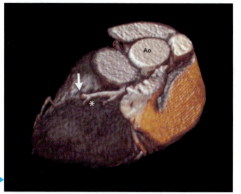
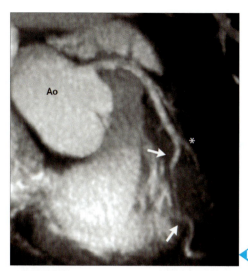

Abb. 5.38: 3D-Rekonstruktion eines kardialen MSCT einer Muskelbrücke in Segment 8 des RIVA. Gut erkennbar ist das „Abtauchen" des Gefäßes in das umgebende Myokard, markiert ist der 2. D-Ast-Abgang (*) [34], mit freundlicher Genehmigung der Massachusetts Medical Society.

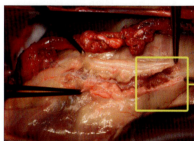
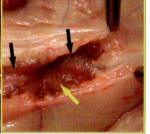
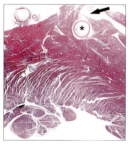

Abb. 5.39: Links: intraoperative Freilegung des von einer Muskelbrücke kompromittierten RIVA. **Mitte:** Vergrößerung des Ausschnitts. Die Arterie (schwarze **Pfeile**) taucht in ihrem Verlauf in die Tiefe der Muskulatur ab (gelber **Pfeil**). **Rechts:** mikroskopisches Präparat. Über der innerhalb des Muskels verlaufenden Koronararterie (*) ziehen Muskelfasern (**Pfeil**).

webe reduzieren. Der Ansatz, Stents in diese Koronarsegmente zu implantieren, hat sich nicht bewährt: Zwar werden die Flussverhältnisse postinterventionell normalisiert [32], jedoch kommt es in diesem Bereich gehäuft zu Restenosen (s. Abb. 5.41). In einigen Fällen sind sogar Stentbrüche berichtet worden [33].

Merke: Stentimplantationen in Muskelbrücken sind aufgrund einer hohen Komplikations- und Restenoserate nicht zu empfehlen. Die konservative Therapie steht im Vordergrund. Bei nachgewiesener Muskelbrücken-assoziierter Ischämie ist die OP mit Bypass/IMA-Anlage, nicht aber die alleinige Myokardfaser-Durchtrennung zu diskutieren.

5.3.3.6 Koronaraneurysmata

Von Koronaraneurysmata wird definitionsgemäß gesprochen, wenn der Durchmesser in dem betroffenen Gefäßareal mehr als das $1^{1}/_{2}$-fache des Referenzsegments ausmacht [35]. In wahren Aneurysmata sind alle Wandschichten an der Ausweitung beteiligt, und häufig ist die Ausdehnung ohne Arteriosklerose feststellbar. Die Durchmesser können bis zu 10 mm im Koronargefäß erreichen [36], (s. Abb. 5.42). Generalisierte Aneurysmabildung findet sich beim Kawasaki-Syndrom und bei der ektatischen Koronarsklerose.

Pseudoaneurysmata (falsche Aneurysmata) entstehen, wenn bei gedeckten Perforationen eine Vorwölbung des Gefäßlumens in den extravasalen Raum entsteht. Spontan

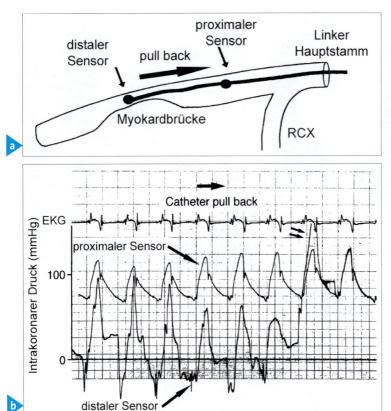

Abb. 5.40a, b: a) Intrakoronare Druckmessung innerhalb einer Muskelbrücke des RIVA mittels Millar-MIKRO-TIP-Druckabnehmer (Millar Instruments, Houston, TX, USA). Ein distaler Sensor befindet sich in der Muskelbrücke, während sich ein proximaler davor befindet. b) Registrierung der simultanen Druckmessung beider Sensoren im Rückzug. Wenn der distale Sensor die Muskelbrücke passiert hat, kommt es direkt proximal davon zu einer überschießenden Druckmessung als Hinweis auf die Scherkräfte, die proximal einer Muskelbrücke herrschen. Bei weiterem Rückzug kommt es zu einem Druckangleich. Bearbeitet nach [28], reproduziert aus Heart, Vol. 73, J. Ge et al., 462–465, 1995 mit Genehmigung von BMJ Publishing Group Ltd.

wird dies sicherlich eine Rarität sein. Entsprechende Pseudoaneurysmata sind aber nach Koronarangioplastie, Atherektomie und Stentimplantation beschrieben worden. Die Differenzierung gelingt durch die Beachtung der Wandstruktur und Suche nach einer isolierten Durchbrechung der Wand, wie sie bei Pseudoaneurysmata vorliegt.

In wahren Aneurysmata wird sich der normale Wandaufbau v.a. bei leichter Arteriosklerose mit der Dreischichtung nachweisen lassen, die sich auch in der arteriosklerotischen Ulzeration mit vorgetäuschtem Pseudoaneurysma (Plaqueulkus) findet.

Die IVUS-Untersuchung hat dazu beigetragen, unklare angiographische Befunde, die Aneurysmabildungen betreffen, näher zu differenzieren und zu klassifizieren. Dies hat therapeutische Konsequenzen, da bei Auftreten von Koronaraneurysmata die OP emp-

fohlen wird. Heute kann aber mit gecoverten Stents eine hervorragende Abdeckung erfolgen, die nicht immer ohne Seitenarterienverschluss gelingt. Wichtig ist die Implantation mit hohem Druck zur vollständigen Aufweitung des Stents mit 20 und mehr atm. Neue, mit Perikard beschichtete Stents, können manche Limitation beseitigen (s. Abb. 5.43).

In den meisten Fällen sind Aneurysmata Plaqueulzerationen, die nach Plaqueruptur (Stary-VIa-Läsion) entstehen, wenn der Lipidpool ausgewaschen wird [36]. Sie heilen langsam und bedürfen keiner Stentimplantation, wenn keine Flussbehinderung vorliegt und eine Thrombozytenaggregationshemmung z.B. mit ASS und Clopidogrel erfolgt.

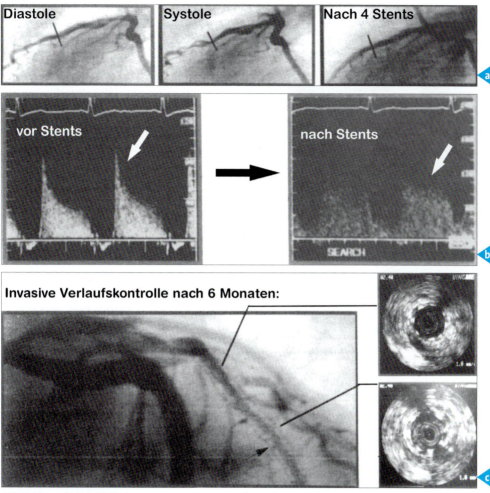

Abb. 5.41a–c: a) Nach PTCA einer RIVA-Stenose proximal einer langstreckigen Muskelbrücke kam es zu einer ausgedehnten Dissektion, die mit Stents über die gesamte Länge der Muskelbrücke versorgt werden musste. **b)** Initial kam es zu einer Normalisierung der Flussverhältnisse, dokumentiert im ICD. **c)** In der invasiven Verlaufskontrolle nach 6 Monaten war der Stent zwar intakt, aber hochgradig restenosiert. Bearbeitet nach [32]. Mit freundlicher Genehmigung von Springer Science+Business Media

> **Merke**: Definition des Aneurysmas: > 1,5-Fache des normalen Gefäßdurchmessers. Differenziere: wahres und falsches (Pseudo-)Aneurysma, und Plaqueulkus nach Stary VIa (komplizierte Plaquebildung).

5.3.3.7 Slow-Flow und No-Reflow

Definitionsgemäß spricht man von Slow-Flow, wenn sich das Gefäß nicht innerhalb von 3 Herzschlägen vollständig mit KM gefüllt hat. Das Slow-Flow-Phänomen zeigt sich im Rahmen der Koronarangiographie als Hinweis auf Störungen der Mikrozirkulation infolge arteriosklerotischer Mikroangiopathie oder Störungen des Endothels. Auch eine starke Betablockade kann ein solches Phänomen hervorrufen.

Eine besondere Situation stellt das sog. **No-Reflow-Phänomen** dar, das im Rahmen von Interventionen auftreten kann und sehr gefürchtet ist (s. Abschn. 17.2). Hierbei sind Koronargefäße nach Wiedereröffnung zwar offen, es fehlt jedoch weiterhin ein KM-Abfluss.

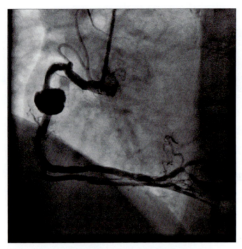

Abb. 5.42: Großes solitäres Aneurysma der RCA

5.4 Diagnostische Herzkatheteruntersuchungen und koronare Interventionen via A. radialis

5.4.1 Einleitung

Der Zugang über die A. radialis (oder seltener auch A. ulnaris) ist ein alternativer Zugangsweg für diagnostische HKUs und Interventionen. Die erste Publikation stammt von Campeau (1989), gefolgt von Otaki (1992). Kiemeneij publizierte bereits 1993 über die Palmaz-Schatz Stent Implantation via A. radialis [1–3].

Gründe für die Wahl dieses Zugangswegs waren in erster Linie die einfache Blutstillung, auch unter Antikoagulation oder Antiaggregation, und die frühere Mobilisierung der Patienten im Vergleich zum Zugang von der A. femoralis aus [4, 5]. Darüber hinaus ist die Punktion der A. radialis im Vergleich zum Freilegen der A. brachialis einfacher, die aber auch punktiert werden kann [6–9].

Im aktuellen Register der ALKK (Arbeitsgemeinschaft Leitender Krankenhaus-Kardiologen) lag der Anteil des Zugangs via A. radialis für PCIs 2008 bereits bei 15,5%, für die USA dagegen nur bei 1,3% [10].

Ziele dieses Abschnitts sind, eine praktische Einführung in die A. radialis Untersuchungstechnik zu geben und den aktuellen Wissensstand zu Vor- und Nachteilen bei verschiedenen Patientengruppen und Indikationen aufzuzeigen. Darüber hinaus werden Hinweise zur möglichst gefahrlosen Durchführung der Untersuchung und zum Umgang mit Komplikationen gegeben.

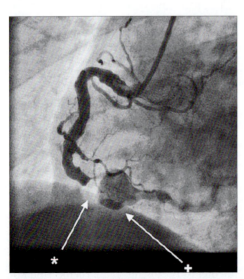
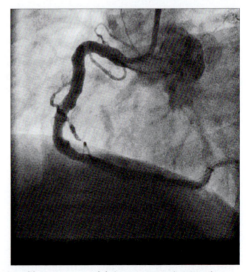

Abb. 5.43: Erfolgreiche Behandlung eines poststenotischen (*) Aneurysmas (+) der RCA mittels Nitinolstents [37]. **Links:** präinterventionell, **rechts:** postinterventionell. Mit freundlicher Genehmigung von Springer Science+Business Media

5.4.2 Voraussetzungen des Untersuchers

Der Untersucher sollte bereits umfangreiche Erfahrung und Sicherheit in der HKU von der Leiste aus gesammelt haben. Er sollte den Zugang via A. radialis aus freien Stücken anwenden wollen und gewillt sein, zunächst einen Teil der gewohnten Routine aufzugeben. Die Lernkurve flacht nach etwa 40 Untersuchungen langsam ab. Die Plateauphase ist erst nach bis zu 400 Untersuchungen erreicht [11–14].

5.4.3 Wahl der Punktionsstelle

Grundsätzlich kann vom linken oder rechten Arm aus untersucht werden. Für die rechte Seite spricht die gewohnte Arbeitsweise und dass die ggf. für eine ACB-OP notwendige linke A. radialis nicht mit Führungsdraht und Katheter passiert werden muss.

Für die linke Seite spricht die einfachere Möglichkeit der IMA-Darstellung. Zudem soll die Intubation der Koronarostien mittels Judkins-Kathetern von links einfacher möglich sein. Der Zugang über die linke A. radialis ist aber bei bypassoperierten Patienten nach Entnahme der linken A. radialis nicht mehr möglich.

Die Punktionsstelle liegt ca. 1–2 cm proximal des Processus styloideus radii. Zuvor muss ein sog. Allen-Test durchgeführt werden, um sicherzustellen, dass die Versorgung der Hand auch über die A. ulnaris allein ausreichend ist. Vereinzelt wird die Meinung geäußert, dass auch bei negativem Allen-Test eine Punktion durchgeführt werden darf.

Wiederholte Untersuchungen über dieselbe Punktionsstelle der A. radialis sind möglich. Iatrogene Verschlüsse der A. radialis bleiben klinisch fast immer folgenlos [15].

5.4.4 Vorbereiten der Punktionsstelle

Der Unterarm und die Hand des Patienten werden auf einer festen Auflage fixiert und etwas retroflektiert, damit die Haut über der A. radialis gespannt und die Arterie gut tastbar ist. Es gibt handelsübliche Schalen mit Klettverschlüssen, die den Vorgang erleichtern, aber zusätzliche Kosten verursachen. Durchführen der üblichen Desinfektion.

> **Merke**: Auch bei einem Verschluss der A. radialis kann man bei guter Kollateralisierung via A. ulnaris einen Puls tasten!

Wichtig ist, dass Arzt und Patient entspannt sind. Deshalb sollte die Punktion durch den Arzt immer im Sitzen erfolgen, und ängstliche Patient sollten mit z.B. Midazolam sediert werden. Diese Maßnahme ist wegen der ausgeprägten Alpharezeptorenausstattung der A. radialis auch zur Vermeidung von Spasmen sinnvoll.

Die Lokalanästhesie erfolgt mit ca. 0,5 ml bis max. 1,0 ml 2%iger Lidocain-Lösung, die mittels einer Tuberkulinnadel intra- und subkutan um die geplante Punktionsstelle appliziert wird.

Die Punktion erfolgt mit einer geeigneten Nadel in einem Winkel von ca. 30–45°. Die Wahl des Nadeldurchmessers hängt von vielen Faktoren ab. Der Innendurchmesser sollte so groß sein, dass bei antegrader Punktion das Blut ohne Aspiration frei und pulsierend austreten kann. Nun wird ein geeigneter Draht eingeführt. Der Draht muss sich von Anfang an frei und unter drehenden Bewegungen leicht vorschieben lassen. Rückzug der Nadel und leichte Kompression der Arterie proximal der Punktionsstelle bei liegendem Draht. Mit einem spitzen Skalpell wird die Punktionsstelle für die Aufnahme der Schleuse vorsichtig erweitert.

Erweitert man die Eintrittsstelle zu wenig, kann die Schleuse schlecht vorgeführt werden, und es tritt ein „Pseudospasmus" auf. Erweitert man zu großzügig, ist die Schleuse beim Katheterwechsel schlecht fixiert und rutscht leicht heraus. Außerdem verlängert sich die Zeit bis zur Blutstillung. Manche 4-F-Schleusen lassen sich auch ohne Hautschnitt problemlos einführen.

> **Merke**: Es ist sehr wichtig, die Arterie beim ersten Versuch retrograd zu treffen. Gelingt dies nicht, tritt oft ein Spasmus auf, und die Arterie ist für Minuten kaum mehr zu tasten!

Bei Fehlpunktion und Spasmus hilft nur Abwarten und ggf. eine weiter kranial gelegene Punktionsstelle. Um ohne Zeitverzug weiter arbeiten zu können, ist die A. radialis an der ersten Punktionsstelle mit dem Zeigefinger der linken Hand zu komprimieren und mit dem Mittelfinger derselben Hand die A. radialis proximal zu palpieren, um dann mit der anderen Hand kranial der ersten Punktionsstelle erneut zu punktieren.

5.4.5 Auswahl der Schleuse

Es müssen sowohl Länge als auch Durchmesser der Schleuse festgelegt werden. Die Standardschleuse für den radialen Zugang ist die 5-F-Schleuse, da sie einen guten Kompromiss zwischen Größe der Arterienpunktionsstelle darstellt und eine große Auswahl an Diagnostik- und Interventionskathetern erlaubt. Zur diagnostischen Angiographie sind 4-F-Schleusen allerdings ausreichend und insbesondere bei fragilen Patientinnen angenehm.

Bei komplexen Interventionen kann auf eine 6-F-Schleuse, bei kräftigeren Unterarmen der Patienten auch auf 7- oder 8-F-Schleusen gewechselt werden.

5.4.6 Schleusenlänge

Fast jeder Kardiologe, der mit dem Zugang über die A. radialis beginnt, wählt „instinktiv" eine möglichst lange Schleuse. Hintergedanke ist, dass das Gefäß dadurch besser geschützt und die Spasmenneigung geringer sei. Systematische Untersuchungen zur Frage mehr oder weniger Spasmen mit langen oder kurzen Schleusen fehlen allerdings. Hydrophile Schleusen lassen sich nachweislich leichter entfernen [16].

Spasmen sind mit kurzen Schleusen nicht offensichtlich häufiger als mit langen Schleusen. Kurze Schleusen lassen sich bei bereits eingetretenem Spasmus aber leichter entfernen. Lange Schleusen sind dann sinnvoll, wenn mehrere Katheterwechsel erwartet werden oder die Katheter häufig manipuliert werden müssen.

5.4.7 Vermeidung von Spasmen

Grundsätzlich besteht die Möglichkeit 1. der i.v. systemischen Gabe von Substanzen, 2. der i.a. Gabe mit einer dünnen Nadel in die A. brachialis vor der distalen Punktion, 3. der Gabe über die Punktionsnadel vor Vorführen des Drahts und 4. der Gabe erst nach Einbringen der Schleuse. Letzteres ist das in den meisten Labors gewählte Vorgehen.

In den meisten HKL wird ein mehr oder weniger vernünftig erscheinender Mix aus vasoaktiven Substanzen nach Platzieren der Schleuse i.a. verabreicht. Heparin und Nitroglycerin/Molsidomin sind i.d.R. feste Bestandteile, gefolgt von Verapamil (auch wegen des partiellen antagonistischen Effekts auf die Alpharezeptoren der A. radialis sinnvoll). Seltener wird noch über Lidocain, ganz selten über die Gabe von Natriumbikarbonat (Abpuffern des Heparins, einer Säure) und Natriumnitroprusid berichtet [8, 17–20].

Nitroglycerin 0,2–0,4 mg vor der Gabe von 3000–5000 IE Heparin (Achtung: Adhäsion an der Schleusenwand bei bestimmten Kunststoffen) sollten folglich immer gegeben werden. 0,5–1 mg Verapamil ist oft sinnvoll. Spasmen können trotz aller Maßnahmen immer noch vorkommen. Mit zunehmender Erfahrung des Untersuchers treten Spasmen seltener auf [8, 13, 14].

5.4.8 Anatomie und mögliche Probleme bei Vorführen des Drahts

Bei den meisten Menschen beginnt die A. radialis distal des Ellenbogens, zieht nach distal und bildet i.d.R. mit der A. ulnaris die Hohlhandbögen. Darüber hinaus bestehen in der Hand noch kleinere kollaterale Verbindungen zwischen A. radialis und A. ulnaris [21, 22].

Beim Vorschieben des Drahts muss man die zahlreichen anatomischen Varianten der A. radialis kennen, um Verletzungen und Komplikationen zu vermeiden. Die häufigste Variante ist, dass die A. radialis bereits weiter proximal entspringt, entweder von der A. brachialis oder sogar der A. axillaris. Bei diesen Patienten ist die A. radialis häufig schmalkalibrig.

Die zweithäufigste Variante sind ausgeprägte Siphon- bzw. Schleifenbildungen („Loops"), meist kurz distal des Abgangs von der A. brachialis.

Die dritthäufigste Anomalie ist ein meist schmalkalibriger Seitenast der A. radialis, der wieder nach retrograd läuft und in dem sich Führungsdraht oder Katheter verfangen können.

Lässt sich der Führungsdraht im Unterarmbereich nicht frei vorführen, wird er unter Durchleuchtung etwas zurückgezogen und ein MP- oder FR4-5-F-Diagnostikkatheter eingeführt. Nach Entfernen des Drahts wird die Stelle des Katheterstopps mittels mit 0,9% NaCl 1:1 verdünntem KM dargestellt. Liegt ein lokaler Spasmus vor, wird erneut Nitroglycerin und Verapamil gegeben, danach vorgehen wie bei Syphonbildung. Bei einem S-förmigen Verlauf des Gefäßes wird die Engstelle unter Sicht vorsichtig mit einem 0,014"- oder 0,018"-Koronardraht sondiert und der 5-F-Diagnostikatheter über diesen dünnen Draht weiter vorgeschoben. Nach Passage des Hindernisses wird erneut der 0,032"- oder 0,035"-J-Draht eingeführt.

Meist können Draht und Katheter problemlos bis in die A. subclavia vorgeführt werden. An dieser Stelle besteht insbesondere bei älteren Patienten häufig eine ausgeprägte Siphonbildung. Der Katheter kann an dieser Stelle zur Richtungsbestimmung des Führungsdrahts genutzt und der Draht damit über den Siphon gebracht werden. Dazu eignet sich ein FR4-5-F-Katheter sehr gut.

Manchmal ist die Biegung aber so ausgeprägt, dass sich der Katheter nach Passage des Siphons nicht mehr drehen lässt. Jetzt muss entschieden werden, ob man auf den Zugang über die Leiste oder linke A. radialis wechselt oder ob man „unter dem Einsatz aller Mittel" (z.B. steifer Draht, größere Katheter, extra lange Einführschleuse) den Zugang via rechter A. radialis erzwingen will. Dabei ist zu bedenken, dass damit zwar oft eine Passage in die Aorta ascendens gelingt, die Kathetermanipulation aber schwierig bleiben wird.

Die nächste potenzielle Schwierigkeit ist insbesondere bei übergewichtigen Patienten mit kurzem Oberkörper die Sondierung der Aorta ascendens. Bei diesen Patienten weichen Draht und Katheter oft in die Aorta descendens aus. Dies kann vermieden werden, wenn der Patient während des Vorführens des Katheters sehr tief einatmet, ggf. unterstützt durch Drehen der Katheterspitze (FR-4-5-F- oder Amplatz AL-1-Katheter sind hier erneut optimal) in Richtung der aufsteigende AO. Hilfreich ist ferner, die Aorta ascendens in LAO 60° anstatt in PA zu sondieren.

> **Merke**: War es schwierig, in die Aorta ascendens zu gelangen, sollten alle weiteren Katheterwechsel nur noch über einen langen Führungsdraht, der beim Wechsel in der Aorta ascendens liegen bleiben kann, durchgeführt werden.

5.4.9 Grenzen der Methode

Die Darstellung der LIMA von der rechten A. radialis aus ist bei vielen Patienten nicht möglich. Auch Patienten mit Dialyseshunts am Untersuchungsarm scheiden aus.

5.4.10 Auswahl der Diagnostikkatheter

5.4.10.1 Sones-Katheter

Nahe liegend ist die Verwendung eines Sones-Katheters, zumal es ihn auch in einer extra langen Ausführung für langarmige Patienten gibt. Der Vorteil ist, dass theoretisch nur ein Katheter für die komplette Untersuchung von LV und Koronarsystem notwendig ist. Oft ist es aber nicht möglich, mit einem Sones-Katheter sicher und in vertretbarem Zeitaufwand alle Ostien und den LV zu sondieren. Zusätzlich sind meist deutliche Schiebe- und Drehbewegungen am Katheter notwendig, die die Spasmenbildung fördern und den Vorteil des „Nichtwechselnmüssens" wieder aufheben. Auch die Kontrastierung während der LV-Angiographie ist bei großen Herzen oft unzureichend.

5.4.10.2 „Femorale" Standardkatheter

Für den Zugang via A. radialis sind grundsätzlich dieselben Diagnostik- und Interventionskathetern, wie sie für Untersuchungen und Interventionen von der Leiste aus verwendet werden, geeignet. Die Untersuchung beginnt i.d.R. mit dem FL4 5 F links, der via Führungsdraht bis kurz vor die AK geführt wird. Passt dieser Katheter links nicht, gelingt es in vielen Fällen, durch Drehen dieses Katheters damit die RCA zu sondieren. Geht auch das nicht, Wechsel auf einen Amplatz 2 links für das linke und versuchsweise auch rechte Ostium, alternativ dann FR4 5 F für die RCA. Bewährt hat sich der Wechsel über einen langen Draht (**Cave**: zusätzliche Kosten!) oder bei kurzem Draht mittels Druckspülung beim Herausziehen des Katheters, um den Draht in der Aorta ascendens zu belassen und den einzuwechselnden Katheter über diesen vorschieben zu können. Dies gelingt bei 4-F-Kathetern aber meist nicht, da deren innere Reibung zu hoch ist.

Wie beim Zugang von der Leiste aus gibt es auch beim Zugang via A. radialis Patienten, bei denen abweichende Katheterformen und -größen, angepasst in die Anatomie des Patienten und die Erfahrung des Untersuchers, zum Einsatz kommen müssen.

Für Intervention lassen sich alle gängigen Kathetertypen verwenden, inkl. XBU-Katheter [11].

Eigene Erfahrungen mit speziell für den radialen Zugang entwickelten Kathetern sind widersprüchlich. Für die Verwendung der Standardkatheter sprechen auf jeden Fall die Kosten und die einfachere Lagerhaltung. Probleme machen manchmal Patienten mit sehr langen Armen, da hier die Standardkatheter oft zu kurz sind. Hier hilft nur das Ausweichen auf lange Katheter oder ein Wechsel des Zugangsorts.

Grenzen des Zugangs sind die Darstellung der LIMA, die von der rechten A. radialis nicht immer gelingt. Alternativ ist bei nicht ACB-operierten Patienten der Zugang von der linken A. radialis möglich. Ist die A. radialis links entnommen, sollte nicht über die A. ulnaris als letztes verbliebenes Gefäß untersucht werden.

5.4.11 Beenden der Untersuchung

Wichtig ist, dass der zuletzt verwendete Katheter über einen liegenden Führungsdraht zurückgezogen wird, damit die Katheterspitze beim Rückzug nicht direkt an der Gefäßwand entlang gezogen wird. Tritt ein Widerstand auf, sofort den Rückzug stoppen und unter Durchleuchtung nach der Ursache fahnden. Bei Spasmen erneute Injektion geeigneter vasoaktiver Substanzen über den liegenden Katheter, ggf. in Kombination mit der Sedierung des Patienten. Bei Torquierungen des Katheters versuchen, diesen unter Sicht „zurückzudrehen" oder wenigstens so weit zu begradigen, dass er samt Schleuse entfernt werden kann. Auf ausreichende Antikoagulation, insbesondere bei längeren Untersuchungen achten und die Schleuse gut spülen.

Nach dem Entfernen des Katheters wird die Schleuse vorsichtig zurückgezogen. Vor Aufbringen des Gefäßverschlussstopfens hat es sich bewährt, die A. radialis für 1–2 s „ausbluten" zu lassen.

5.4.12 Spasmen beim Schleusenzug

Es kann ein erneuter Versuch mit den o.g. vasoaktiven Substanzen gemacht werden. Oft ist es aber so, dass der Unterarm des Patienten zwar hyperämisch wird, der Spasmus aber nicht vollständig beseitigt werden kann. Nach großzügiger Gabe von vasoaktiven Substanzen können Hypotonien und in Verbindung mit Schmerzen vasovagale Reaktionen auftreten.

Neben einem Gefäßspasmus im Unterarm ist gelegentlich ein zu fester Sitz der Schleuse an der Durchtrittsstelle durch die Haut direkt an der Punktionsstelle in Verbindung mit nachlassender Lokalanästhesie die Ursache (Pseudospasmus). Ist dies der Fall, zunächst erneute Gabe von Lokalanästhesie um die Punktionsstelle und dann ggf. vorsichtige Erweiterung der Punktionsstelle, danach erneuter Rückzug der Schleuse.

Unser Vorgehen besteht darin, zunächst die mögliche Wirkung der über die Schleuse verabreichten Medikamente abzuwarten. Danach wird die Schleuse sehr langsam, Stück für Stück zurückgezogen. Bei manchen Patienten ist eine Kurznarkose, z.B. mit Midazolam in Verbindung mit einem Analgetikum, sinnvoll.

> **Merke:** Bei Spasmen nie die Geduld verlieren oder die Schleuse mit Gewalt oder ruckartig herausreißen. Immer langsam und mit viel Gefühl vorgehen!

5.4.13 Verband

Es gibt sinnvolle handelsübliche Verschlusshilfen, die alle gut funktionieren. Zum Beispiel gibt es das RadiStop-System (St. Jude Medical, Eschborn), bei dem der Unterarm und die Hand auf einer Schale gelagert werden und mittels eines Klettbandes Druck auf die Punktionsstelle ausgeübt wird. Sehr elegant ist das TR Band (Terumo, Eschborn), bei dem Kompression mittels Luftpolster ausgeübt wird. So ist die Punktionsstelle immer zu beobachten. Alternative, einfach herzustellende und dazu kostenfreie Verschlusslösungen gibt es viele. Am einfachsten ist es, eine kurze Binde quer über die Punktionsstelle zu legen und diese mit einem zirkulären Verband straff zu fixieren. Dabei ist eine venöse Stauung der Hand unbedingt zu vermeiden. Den Patienten darüber informieren, dass als Effekt der Lokalanästhesie der Daumenballen für einige Stunden taub sein kann.

Je nach Schleusengröße und Antikoagulation kann der Verschluss nach 2–6 h vorsichtig gelockert werden. In einem sehr hohen Prozentsatz der Patienten ist es notwendig, einen geringeren Druck auch noch länger zu belassen. Es ist aber wichtig, die Verschlussstelle nach spätestens 6 h kurz zu entlasten, da sonst Drucknekrosen auftreten können.

> **Merke:** Nach Lösen des DV kann man dem Patienten raten, über das liegende Pflaster die Armbanduhr zu tragen. Dies sorgt für einen Gegendruck und „sichert" damit die Punktionsstelle.

5.4.14 Sicherheit des Zugangs via A. radialis

Blutungskomplikationen sind unabhängige prädiktive Risikomarker bei Patienten mit perkutanen Interventionen. Deshalb gilt es, Blutungskomplikationen zu verhindern. Jolly zeigt in einer Metaanalyse, dass bei Zugang via A. radialis im Vergleich zum Zugang über die Leiste die „major bleedings" um 72% reduziert wurden und die Sterblichkeit bei 1,2% anstatt 1,8% lag. Allerdings waren in der Radialis-Gruppe auch mehr erfolglose Interventionen (4,7 zu 3,4%) zu verzeichnen [14].

In der MORTAL-Erhebung aus einem kanadischen Register bei 38 872 Prozeduren bei 32 822 Patienten hatten die A. radialis-Patienten 50% weniger Transfusionen erhalten müssen als die A. femoralis-Gruppe. Darüber hinaus war die Sterblichkeit in der A. radialis-Gruppe nach einem Monat um 5% und nach 12 Monaten 1,4% niedriger als in der A. femoralis-Gruppe [23].

Weitere Untersuchungen bestätigten tendenziell diese Aussage für die USA, für ältere Patienten und für Frauen im Vergleich zu Männern [10, 24–27]. Das MACE-Risiko ist beim A. radialis-Zugang gleich (= R 0,92), Blutungskomplikationen sind deutlich niedriger (OR 0,20) [12].

Selbst beim Vergleich des Zugangs via A. radialis zu Untersuchungen von der Leiste aus unter der Verwendung von Verschlusssystemen traten in der A. radialis-Gruppe signifikant weniger Blutungen auf [28].

5.4.15 Lernkurve und Strahlenbelastung

Die Lernkurve ist im Wesentlichen durch 3 Punkte definiert: 1. Punktion der Arterie, 2. Vorführen des Katheters und 3. Sondierung der Koronarostien. Es zeigt sich, dass in den Publikationen vor 1999 die Untersuchungen via A. radialis häufiger nicht erfolgreich waren, die Lernkurve flacher verlief und die Untersuchungsdauer und Strahlenbelastung höher als in den ab 2000 publizierten Artikeln waren [12, 14, 29].

Kiemeneij zeigte bei einem Vergleich an 900 Patienten zwischen A. brachialis, A. radialis und A. femoralis, dass via A. radialis die Sondierung der Koronarostien mit 6-F-Kathetern in 7% der Patienten nicht möglich war. Gelang die Sondierung, bestand allerdings kein Unterschied zwischen A. radialis und A. femoralis bez. des Erfolgs der Untersuchung, der Durchleuchtungszeit und der Strahlenbelastung. Komplikationen an der Punktionsstelle traten bei 2% der Patienten der A. femoralis-Gruppe und bei keinem der A. radialis-Gruppe auf [30]. Neuere Untersuchungen zeigen keine signifikanten Unterschiede mehr, zumindest, wenn die Resultate erst nach der Lernkurve verglichen wurden [8]. Ein Publikationsbias ist allerdings nicht sicher auszuschließen.

Allerdings zeigt die tägliche Praxis, dass es immer wieder (wenn auch wenige) Patienten gibt, bei denen die Untersuchung via A. radialis aus anatomischen Gründen nicht durchgeführt werden kann.

Die Strahlenbelastung für Patienten und Untersucher ist beim Zugang via A. radialis tendenziell höher als beim Zugang via A. femoralis [29]. Agostoni zeigte für die diagnostische Untersuchung bei 2970 Patienten einen Nachteil der A. radialis-Gruppe von 1,1 min (7,8 A. femoralis vs. 8,9 A. radialis) [12]. Bei Sandborg et al. lagen die Unterschiede sogar bei 47 zu 75 Gy/cm^2 [31]. Selbst bei der aktuellen Metaanalyse von Jolly lag der Unterschied bei der diagnostischen

Untersuchung bei 0,4 min zu Ungunsten des A. radialis-Zugangs [14].

Neben der Untersuchungsdauer determiniert auch die Position des Untersuchers dessen Strahlenbelastung. Je näher dieser an der Strahlenquelle oder im Bereich der Streustrahlung steht, umso höher wird seine Belastung sein.

> **Merke**: Der rechte Arm des Patienten muss parallel zum Körper gelagert werden, damit eine dem Zugang von der Leiste aus vergleichbare Position des Untersuchers gewährleistet ist.

Bei Punktion der linken A. radialis kann der Arm zur Körpermitte nach rechts gelegt werden. So ist in beiden Fällen ein passiver Strahlenschutz wie beim Zugang von der Leiste aus gewährleistet.

Unbedingt vermieden werden müssen Untersuchungen mit seitlich vom Thorax abgewinkeltem Oberarm des Patienten, da diese den Untersucher in den Bereich starker Streustrahlung bringt.

5.4.16 Zusammenfassung

Der Zugang via A. radialis ist eine elegante und sichere Methode, die insbesondere bei Patienten mit Punktionsproblemen in der Leiste oder Patienten unter Antikoagulation, Antiaggregation oder Interventionen nach Thrombolyse sinnvoll ist (s. Tab. 5.17).

Der Zugang über die A. radialis ist technisch aufwändiger, nicht einfach zu erlernen, und die Strahlenbelastung ist zu Beginn höher als beim Zugang von der Leiste aus. Die Lernkurve ist flach, die Untersuchungszeit durch die schnelle Blutstillung aber mit dem Zugang von der Leiste aus vergleichbar und die Mobilität des Patienten i.d.R. sofort gegeben. Aktuelle Untersuchungen zeigen übereinstimmend, dass die Vermeidung von Blutungskomplikationen insbesondere bei Patienten mit ACS für die Prognose von herausragender Bedeutung ist. Der transradiale Zugangsweg bietet eine nahe liegende und sichere Alternative, insbesondere bei Hochrisikopatienten für eine Blutungskomplikation [32–36].

Tab. 5.17: Zugangsweg via A. radialis: Tipps und Tricks für den Alltag

Problem	Vorgehen
Arterie schlecht tastbar	Hand überstrecken Volumen geben (Beine hoch, Infusion) Ggf. Atropin 0,5–1 mg i.v. Allen-Test RR-Differenz (Subclavia-Stenosen?) Auf die Gegenseite/Leiste wechseln Punktion A. ulnaris erwägen
Der Führungsdraht lässt sich nach Punktion trotz pulsatilen Blutdruckflusses nicht durch die Punktionskanüle vorschieben.	Punktionsnadel vorsichtig etwas zurückziehen Verdünntes KM über die Nadel geben, falls Nadel noch im Gefäß liegt, Lagekorrektur Punktionsstelle wechseln Keine Gewalt, Ruhe bewahren!

Tab. 5.17: Fortsetzung

Problem	Vorgehen
Der Führungsdraht lässt sich bei bereits liegender Schleuse nicht vorführen.	Keine Gewalt, Ruhe bewahren! An die anatomischen Varianten denken: • Hohe Teilung • Schleifenbildung • Retrograder Seitenast Vorführen unter Durchleuchtung Vorbringen eines Diagnostik-Katheters bis kurz vor das Hindernis Vorsichtige Injektion von 1:1 verdünntem KM Ggf. Injektion von Nitroglycerin/Verapamil bei Spasmus Wechsel auf einen dünneren/atraumatischen Führungsdraht (z.B. 0,014") Vorsichtige Drahtpassage des Hindernisses unter Durchleuchtung Dann über den 0,014"-Draht Diagnostik-Katheter vorschieben Wiedereinwechseln des dickeren Führungsdrahts nach Passage der Engstelle Vorschieben des Katheters zum Herzen
Siphon und/oder Stenose der Subclavia	Keine Gewalt! Ruhe bewahren Vorschieben nur unter Durchleuchtung Ggf. KM-Injektion, Beurteilung der Anatomie kathetergeschient und -geführt den Führungsdraht in den Aortenbogen vorführen Jetzt den Katheter vorschieben Weitere Wechsel nur über (langen) Draht Stenosen ggf. dilatieren/stenten
Draht/Katheter weichen in die Aorta descendens aus.	Patient tief einatmen lassen JR-Katheter mit seiner Öffnung in Richtung Aorta ascendens drehen Ggf. Durchleuchtung in LAO 60° Tipp: Weitere Katheterwechsel nur über langen Draht, der in der Aorta ascendens „liegen" bleibt
Katheter lässt sich nicht drehen.	Drehen nur drahtgeschient Wechsel auf dünneren/steiferen Katheter Einwechseln einer ultralangen Schleuse Wechsel des Zugangsorts
Katheter verdreht/verknotet	Katheter unter Durchleuchtung „zurückdrehen" Versuchen, einen steifen Draht einzubringen Ggf. wenigstes so weit zurückdrehen, dass der Katheter samt Schleuse entfernt werden kann Ggf. Katheter abschneiden und über einen femoralen Zugang bergen (Gefäß-)Chirurgen anrufen!

Tab. 5.17: Fortsetzung

Problem	Vorgehen
Spasmus im Unterarm	Schmerzen/Spasmus nur an der Punktionsstelle/am ganzen Unterarm? Ausreichende Antikoagulation? Keine Gewalt, Ruhe bewahren! **Geduld** Bei isoliertem Problem an der Punktionsstelle erneute Lokalanästhesie und zuwarten Ansonsten Gabe von Nitroglycerin, Verapamil/anderen vasoaktiven Substanzen über die Schleuse Ggf. systemische Analgesie und Kurznarkose Schleuse ganz langsam zurückziehen
Drahtperforation/Blutung	Genaue Dokumentation der Läsionsstelle mittels Angiographie Protamin-Gabe Am Unterarm: Kompressionsverband anlegen, von distal nach proximal unter Einbeziehung der Hand (Finger eine Binde greifen lassen) Sofort Kontakt mit Gefäßchirurgie aufnehmen In der Regel geht es konservativ! Am Oberarm: Ggf. lokale Kompression von außen Sofort Kontakt mit Gefäßchirurgie aufnehmen
Nachblutung an der Punktionsstelle	Erneute Kompression

6 Erweiterte morphologische und funktionelle Koronardiagnostik

6.1	**Quantitative Koronarangiographie**	**177**
6.2	**Intrakoronarer Doppler**	**179**
	6.2.1 Einführung – 179	
	6.2.2 ICD: technische Details – 179	
	6.2.3 Mögliche Komplikationen – 179	
	6.2.4 Pathophysiologie der Koronardurchblutung – 180	
	6.2.5 ICD: Normalwerte – 182	
	6.2.6 Syndrom X – 185	
	6.2.7 Koronare Herzerkrankung – 189	
	6.2.8 Intrakoronarer Doppler – Durchführung – 196	
6.3	**Druckdrahtmessung: Bestimmung der FFR**	**199**
	6.3.1 Einführung – 199	
	6.3.2 Durchführung der Druckdrahtmessung – 200	
	6.3.3 Normalwerte – 202	
	6.3.4 Limitationen der Methode – 202	
	6.3.5 Adenosin-Gabe – 202	
	6.3.6 Pitfalls – 203	
	6.3.7 Studienlage – 203	
6.4	**Intravaskulärer Ultraschall**	**207**
	6.4.1 Einleitung – 207	
	6.4.2 Technik des IVUS – 207	
	6.4.3 Anwendung des IVUS im Katheterlabor – 210	
	6.4.4 Ultraschallorientierung – 212	
	6.4.5 Gewebedifferenzierung – 213	
	6.4.6 Gefäßaufbau – 215	
	6.4.7 Atherosklerose der Koronararterien – 215	
	6.4.8 Virtuelle Histologie – 217	
	6.4.9 Positives/kompensatorisches Remodelling – 223	
	6.4.10 Negatives Remodelling – 226	
	6.4.11 IVUS-Auswertung – 226	
	6.4.12 Sicherheit und Nebenwirkungen – 228	
	6.4.13 Normalwerte – 230	
6.5	**Optische Kohärenztomographie**	**230**
	6.5.1 Grundlagen – 230	
	6.5.2 OCT-Systeme – 231	
	6.5.3 Wertigkeit der OCT – 232	
6.6	**Vasomotionstestung**	**233**

6 Erweiterte morphologische und funktionelle Koronardiagnostik

Neben der angiographischen Evaluation der Koronargefäße stehen erweiterte Methoden zur morphologischen und funktionellen Koronardiagnostik zur Verfügung. Die morphologische Evaluation wird mit der quantitativen Koronarangiographie (QCA), dem IVUS, der virtuellen Histologie (VH) und der optischen Kohärenztomographie (OCT) ermöglicht. Die funktionelle Evaluation kann mittels ICD und Druckdrahts (ICP) erfolgen.

6.1 Quantitative Koronarangiographie

Im klinischen Alltag werden Schwere und Ausdehnung einer Koronarstenose i.d.R. über die subjektive Einschätzung des Untersuchers beurteilt.

Zur genaueren Untersuchung und besseren Reproduzierbarkeit sollte jedoch eine exakte Analyse mittels QCA durchgeführt werden. Die QCA erlaubt eine Ausmessung der Gefäßdiameter sowohl im Bereich der Koronarstenose als auch im Bereich der nicht betroffenen Referenzsegmente. Hierdurch ist eine exakte Berechnung des Stenosegrads und der Läsionslänge möglich. Die Durchführung einer QCA kann entweder „online" mittels in die Katheteranlage integrierter Systeme oder „offline" mittels spezieller Computersoftware (z.B. QCU, Medis, Leiden, Niederlande) erfolgen.

Der Ablauf der QCA ist bei beiden Vorgehensweisen ähnlich. Es erfolgt zunächst eine Kalibrierung des Systems an dem mit KM gefüllten Katheter. Hierzu wird ein gerader Abschnitt des Katheters über eine Markierung der Kathetermittellinie definiert und über eine automatische Konturerkennung der Katheterabgrenzungen eine Kalibrierung durchgeführt. Zur exakten Kalibrierung ist die Kenntnis des Katheterdurchmessers erforderlich. Alternativ kann bei einigen integrierten Systemen auch eine Kalibrierung über „Fixpunkte" im Koronarangiographiebild erfolgen. Biplane Anlagen verfügen über die Möglichkeit einer vollautomatischen Kalibrierung.

Die eigentliche Läsionsanalyse findet dann im Anschluss an die Kalibrierung statt. Hierzu wird das zu untersuchende Koronarsegment markiert, und es erfolgt eine semiautomatische Erkennung der Gefäßkonturen an einem Angiographiestandbild durch das Analysesystem. Dem Untersucher steht im Anschluss eine manuelle Korrekturoption sowohl der Gefäßkonturen als auch der Stenose- und Referenzmarkierungen zur Verfügung. Aufgrund dieser Messungen ist eine Berechnung des Stenosegrads (Diameterstenose/Flächenstenose in %) möglich [1]. Die QCA bietet zudem Informationen über die Länge der Läsion, den Gefäßdurchmesser im Bereich der Koronarstenose und des Referenzsegments und kann hierdurch wichtige Entscheidungshilfen im Rahmen von Koronarinterventionen in Bezug auf die Stentgröße und Stentlänge liefern (s. Abb. 6.1).

Um Fehlmessungen zu vermeiden und eine möglichst exakte Analyse insbesondere von exzentrischen Läsionen zu ermöglichen, sollte die QCA in mindestens 2 verschiedenen Projektionen durchgeführt werden, die im Idealfall einen 90°-Winkel zueinander bilden. Während der Koronarangiographie soll-

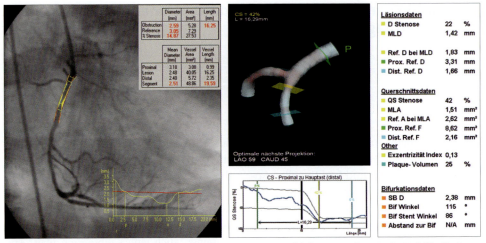

Abb. 6.1: Links: Ergebnis einer QCA mittels Medis-QCU-System. „o" (Obstruction): MLD als Maß für die Gefäßeinengung. „r" (Reference): RD als Maß für die Gefäßgröße. „p" und „d": proximaler und distaler Stenoserand. **Rechts:** 3D-QCA-Rekonstruktion einer RCX-Bifurkation mit 42%-QS-Stenose des Hauptastes.

te auf eine exakte Katheterposition geachtet werden, um eine Fehlinterpretation der QCA zu vermeiden. Insbesondere bei Ostiumstenosen kann durch eine zu tiefe Katheterlage eine Unterschätzung der Koronarläsion durch die QCA erfolgen.

Für eine korrekte QCA ist es erforderlich, Projektionen zu wählen, in denen das betroffene Segment möglichst lang gestreckt erscheint, um Verkürzungsartefakte zu vermeiden. Davon sind besonders proximale Segmente betroffen. Ebenso sollten Überlagerungen durch andere Gefäßsegmente und Seitenäste vermieden werden, um eine korrekte Erkennung der Gefäßkonturen im Rahmen der QCA zu ermöglichen. Vor der Angiographie sollte auf eine ausreichende Vormedikation, u.a. intrakoronare Nitroglycerin-Applikation, geachtet werden, um eine Fehleinschätzung durch z.B. Koronarspasmen oder eine unzureichende KM-Füllung des Gefäßes zu vermeiden (s. Tab. 6.1).

Die Entscheidungsfindung zur Durchführung einer Koronarintervention stützt sich heutzutage nicht mehr allein auf die QCA, sondern sollte durch weitergehende morphologische (z.B. IVUS, OCT) und funktionelle Untersuchungen (z.B. ICP, ICD) ergänzt werden [2].

Als Neuentwicklung auf dem Gebiet der quantitativen Koronarangiographie wird die dreidimensionale Rekonstruktion des Koronarsystems aus mehreren akquirierten Projektionen vorgeschlagen [3], eine Technik, die die Rotations-Computertomographie im Katheterlabor (dynaCT, Siemens, Erlangen) in optimaler Weise ergänzen würde. Andere Systeme sind in der Lage, aus mindestens zwei Projektionen, deren Winkel zueinander ausreichend differiert, eine 3D-QCA eines Gefäßabschnitts zu erstellen (s. Abb. 6.1).

Tab. 6.1: Potenzielle Fehlermöglichkeiten der QCA

- Exzentrische Läsionen
- Überlagerung durch Seitenäste
- Verkürzungsartefakte durch ungeeignete Projektionswahl
- Schwierige anatomische Bedingungen
- Falsche Katheterposition z.B. bei Ostiumstenosen
- Unzureichende KM-Füllung
- Unzureichende Vormedikation
- Koronarspasmen

6.2 Intrakoronarer Doppler

6.2.1 Einführung

Die Koronarmorphologie im Angiogramm allein kann keine Auskunft über die Koronar- oder Myokardperfusion geben, d.h. funktionelle Daten oder Aussagen über die hämodynamische Bedeutung einer Stenose sind nur begrenzt möglich. Bis zu 95% der Stenosen, die angiographisch als 50–70% DS imponieren – also als intermediär gelten – werden in ihrer hämodynamischen Bedeutung unterschätzt. Liegt der Stenosegrad unter 60%, sind Über- und Unterschätzungen häufig [1]. Besonders diese Untersuchungsbefunde führten zur Entwicklung der heutigen ICD-Flussanalyse.

6.2.2 ICD: technische Details

Zunächst standen für die ICD-Untersuchung nur 3-F-Katheter mit endständigen ringförmigen Kristallen zur Verfügung, die zentral über einen Draht geführt wurden [2–11]. Mit diesen Kathetern war die Anschallung mit 20 MHz möglich. Über den gepulsten Doppler wurde die Erfassung der Flussgeschwindigkeit und der Flussrichtung möglich. Da sich der Ultraschallstrahl fast ohne Winkel im Gefäß parallel ausbreitet, war die Analyse der Flussgeschwindigkeit möglich. Die fehlende Spektralanalyse erlaubte aber nur eine Bestimmung nach dem Prinzip des Nullwertdurchgangs. Damit ergab sich eine wesentliche Limitation für die Erfassung der Flussgeschwindigkeit – v.a. in kleinen Gefäßen und bei Koronarstenosen. In großen, frei durchgängigen Gefäßen hingegen war die Messung der Flussgeschwindigkeit zuverlässig möglich.

Ein wesentlicher Fortschritt wurde durch die Entwicklung des Ultraschall-Doppler-Drahts erreicht, der nicht nur die Verwendung dieses Drahts an Stelle eines allgemein üblichen Führungsdrahts erlaubt, sondern auch eine Verwendung der Fast Fourier Transformation (FFT)-Analyse zur Messung der maximalen und mittleren Flussgeschwindigkeit [12].

Wie für die Ultraschalluntersuchung benötigte man für die ICD-Untersuchung eine eigene Konsole. Zwischenzeitlich können entsprechende Systeme durch ihren modularen Aufbau in die Monitoranlage des HKL voll implementiert werden [13, 14].

Wie die intrakoronaren Ultraschallaufnahmen können auch die ICD-Flussanalysen über das Bild-im-Bild-System (BIB) digital gespeichert werden, sodass jederzeit die Fluss-, aber auch die Trendanalysen zur Verfügung stehen und zusammen mit der Positionierung des Schalldrahts in der Durchleuchtung gespeichert werden. Dadurch wird eine Doppelarchivierung vermieden [13, 14].

6.2.3 Mögliche Komplikationen

Wie jede intrakoronar geführte Draht- oder Katheterspitze kann auch mit dem ICD eine Gefäßschädigung hervorgerufen werden. Außerdem ist es möglich, dass sich an der Spitze des Katheterdrahts und entlang des Drahts Thromben bilden, wenn die Antikoagulation nicht ausreicht. Diese können ihrerseits Koronarspasmen ausgelösen. Zudem können Nebenwirkungen der im Rahmen der Doppler-Messungen verwendeten Medikamente beobachtet werden: z.B. Adenosin, Acetylcholin oder Ergonovin.

Bei 906 untersuchten Patienten wurden Komplikationen bei 2,98% beobachtet. Bei 1,7% der Patienten trat eine vorübergehende ausgeprägte Bradykardie auf, v.a. bei Gabe von Adenosin in die RCA. Daher sollte man den Patienten darauf hinweisen, dass er möglicherweise aufgefordert wird, kräftig zu husten, wenn eine Bradykardie auftritt, um den Kreislauf während der transienten Phase aufrechtzuerhalten. Prophylaktisch hilft auch die Vorausinjektion von Atropin. Bei knapp 1% der Patienten wurde ein Koronarspasmus durch den Dopplerdraht ausgelöst, der mit Nitroglycerin beseitigt werden konnte. Daher sollten 0,2 mg Nitroglycerin i.c. injiziert werden, bevor der Dopplerdraht eingeführt wird [15].

Schwerwiegendere Rhythmusstörungen mit Asystolie oder ventrikulärer Tachyarrhythmie wurden nur bei 0,1% der Patienten beobachtet. Diese Veränderungen traten häufiger bei transplantierten Patienten auf. Nur vereinzelt und sehr selten wurden Koronarverschlüsse und Gefäßdissektionen beobachtet. Dies trat bei uns ausschließlich im Bereich des Ostiums der RCA auf. Nach Positionierung des Führungskatheters (für die Vasomotionstestung können auch normale diagnostische Katheter benutzt werden) muss darauf geachtet werden, dass bei Vorführung des Drahts in das Ostium des Gefäßes die Spitze frei flottiert. Dies kann am besten festgestellt werden, wenn man die Drahtspitze rotieren lässt und damit eine freie Beweglichkeit bestätigt wird. Andernfalls müssen zur Sicherheit Kontrastinjektionen erfolgen. Keinesfalls sollte man den Draht weiter als 5 mm vorführen, ohne sicher zu sein, dass der Draht frei im Lumen liegt.

6.2.4 Pathophysiologie der Koronardurchblutung

Die Druckänderung im Koronargefäß ruft systolisch eine Erweiterung um 10–15% hervor, die diastolisch wieder abnimmt. In koronarsklerotisch veränderten Gefäßen, aber auch bei Hypertonie ist diese Pulsation vermindert oder sogar ganz aufgehoben. Bei Muskelbrücken dagegen findet sich eine systolische, in die Diastole hineinreichende Konstriktion.

Die Koronardurchblutung unterliegt einer koronaren Autoregulation. Dies bedeutet, dass mit steigendem Perfusionsdruck kein Anstieg des koronaren Flusses festzustellen ist, wenn ein Bereich unter 50 mm Hg oder über 150 mm Hg nicht unter- oder überschritten wird (s. Abb. 6.2). Der Ruhefluss ist bei vielen Erkrankungen erhöht, z.B. bei Anämie, Tachykardie, Mikroembolisierung, aber auch bei der Linksherzhypertrophie [16, 17]. Wird eine Vasodilatation der Arteriolen, d.h. der Widerstandsgefäße, induziert, wird die koronare Autoregulation außer Kraft gesetzt. Dies bedeutet wiederum, dass bei steigendem koronarem Perfusionsdruck auch die Koronardurchblutung zunimmt. Diese max. Steigerung der Durchblutung, die durch Vasodilatation induziert wird, kann bei Tachykardie oder Linksherzhypertrophie und anderen Herzmuskelerkrankungen reduziert sein. Aus der Differenz von max. Vasodilatation und Ruhefluss ergibt sich ein Verhältnis, das als koronare Flussreserve (CFR) gekennzeichnet ist. Abbildung 6.2 verdeutlicht, dass die Veränderungen des Ruheflusses oder auch die Veränderungen der max. Flussgeschwindigkeit unter Vasodilatation zu einer Verminderung des Gradienten und damit der CFR führen können. Als Normalwert ist eine Flusssteigerung über 3,0 anzusehen [18]. Die pathophysiologisch beste Methode zur Bestimmung der CFR (persönliche Mitteilung von G. Heusch) ist die Analyse der Koronarperfusion in der Phase der reaktiven Hyperämie nach einer kurzen Phase der Ischämie (z.B. Ballonokklusion für 45 s).

Liegt eine Stenosierung der Koronargefäße vor, kann die Ruheflussgeschwindigkeit konstant bleiben, bis eine Flächenstenose von über 90% erreicht ist [20–24]. Im Gegensatz zur Ruhedurchblutung (s. Abb. 6.3) fällt die max. Durchblutung des Herzens, z.B. unter körperlicher Belastung oder bei max. Vasodilatation, bereits ab, wenn eine DS von > 50% (Flächenstenose > 75%) überschritten wird. In dieser Situation ist die Reserve des Herzens, die Durchblutung zu steigern, limitiert. Damit sinkt die CFR [23–25].

Zu den **epikardialen Vasodilatatoren** gehören Nitroglycerin und andere Nitrate,

Abb. 6.2: Darstellung der Beziehung der Koronardurchblutung im Verhältnis zum koronaren Perfusionsdruck. Die koronare Autoregulation gewährleistet, dass mit steigendem Perfusionsdruck kein Anstieg des Koronarflusses auftritt. Der Ruhefluss kann durch Anämie, Tachykardie und Mikroembolisierungen erhöht sein. Mit Induktion einer max. Vasodilatation (z.B. durch Adenosin) steigt der Koronarfluss linear mit dem koronaren Perfusionsdruck. Die Autoregulation ist außer Kraft gesetzt. Aus dem Verhältnis des max. koronaren Flusses zum Ruhefluss ergibt sich die CFR. Die max. möglich erreichbare Durchflutung nach Vasodilatation ist z.B. vermindert bei Auftreten einer Tachykardie oder einer Linksherzhypertrophie. Modifiziert nach [19]

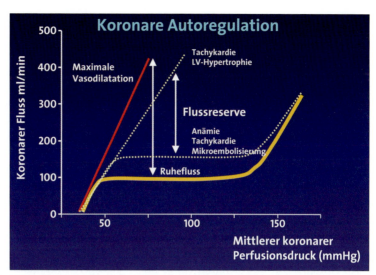

Abb. 6.3: Darstellung der Beziehung zwischen CFR und Koronarstenosierung für die Ruhedurchblutung des Herzens und die Durchblutung nach max. Flusssteigerung. Über lange Strecken bleibt die Ruhedurchblutung unverändert und sinkt erst ab, wenn die Durchmesserstenose der Koronararterie mehr als 80% beträgt. Dagegen fällt die max. Koronardurchblutung bereits ab, wenn eine mehr als 50%ige Durchmesserstenose (75%ige Flächenstenose) vorliegt. Eine Steigerung der Flussreserve um das mehr als Dreifache wird als Normalbefund gewertet. Modifiziert nach [26]

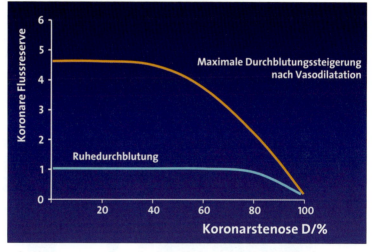

die **endothelunabhängig** die Erweiterung der epikardialen Gefäße hervorrufen, während Substanzen wie Acetylcholin **endothelabhängig** die Vasodilatation dieser Gefäße bedingen, d.h. bei einem Endothelschaden keine Dilatation, sondern sogar eine Konstriktion hervorrufen [27].

Zu den **epikardialen Vasokonstrikoren** werden Substanzen wie Serotonin, Ergotamin, Methergin, Endothelin, Histamine und Thromboxan gerechnet.

Zu den **peripheren Vasodilatatoren** der Widerstandsgefäße gehören Dipyridamol, Papaverin, Adenosin, Verapamil, Calciumblocker und auch KM.

Zu den **peripheren Vasokonstriktoren** gehören Serotonin, Ergotamin, Endothelin, Histamin und Thromboxan.

6.2.5 ICD: Normalwerte

Die koronare Flussgeschwindigkeit liegt normalerweise bei 10–15 cm/s in Ruhe und ist z.B. bei Patienten mit Hypertonie erhöht. Die Flussgeschwindigkeit ist nur in den Koronargefäßen diastolisch höher als systolisch: das Verhältnis ≥ 1,3, bei Muskelbrücken > 2,0. Bei einer hochgradigeren Stenose gleichen sich die Werte an. Im Falle einer Koronarfistel ist die Flussgeschwindigkeit systolisch/diastolisch ein Kontinuum im proximalen Bereich und normal im distalen Gefäßabschnitt. Die Flussgeschwindigkeit steigt schon bei der Injektion von KM an, ebenso nach Nitroglycerin und benötigt einige Minuten, bis der Ausgangswert wieder erreicht ist (s. Abb. 6.4 und Abb. 6.5).

Allerdings ist bei einer KHK die Induktion einer Vasodilatation durch Adenosin eingeschränkt. Die stärkste Steigerung – pathophysiologisch verständlich – tritt postischämisch reaktiv auf und kann bei einer PCI durch Ballonokklusion und Gefäßeröffnung induziert werden. Ein Anstieg wird durch Injektion von Adenosin erreicht, was sowohl i.v. als auch i.c. erfolgen kann (s. Abb. 6.6). Adenosin ist der stärkste körpereigene Vasodilatator. Nach Bolus-Injektion findet sich ein kurzes Plateau von 10–15 s. Bereits nach 45 s ist das Ausgangniveau wieder erreicht, es kann eine 2. Injektion erfolgen, die eine sehr hohe Reproduzierbarkeit zeigt. Für die LCA werden 36 µg Adenosin, für die RCA 18–24 µg i.c. injiziert. Während für die LCA bis auf ein gelegentliches thorakales Druckgefühl keine Komplikationen geschildert werden, treten bei Injektion in die RCA passagere Bradykardien und Asystolien auf, die durch Husten des Patienten oder Vorausinjektion von Atropin überbrückt, beseitigt oder verhindert werden können. Eine Erhöhung der Dosis wird von einigen Autoren (≥ 80 µg) empfohlen. Das ist nach unseren Erfahrungen nicht notwendig, kann aber in den Fällen versucht werden, in denen der

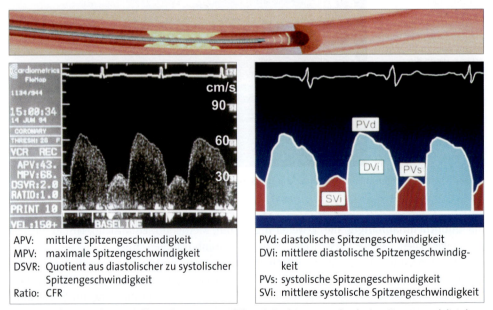

APV: mittlere Spitzengeschwindigkeit
MPV: maximale Spitzengeschwindigkeit
DSVR: Quotient aus diastolischer zu systolischer Spitzengeschwindigkeit
Ratio: CFR

PVd: diastolische Spitzengeschwindigkeit
DVi: mittlere diastolische Spitzengeschwindigkeit
PVs: systolische Spitzengeschwindigkeit
SVi: mittlere systolische Spitzengeschwindigkeit

Abb. 6.4: Schematische Darstellung der Koronargefäße mit Drahtpassage durch eine Stenose und distaler Aussendung eines Ultraschallsignals von der Kristallspitze des Drahts. Im Koronargefäß werden typische Flusskurven registriert, die (**unten**) in einem Beispiel dargestellt sind. **Links:** Originalregistrierung. **Rechts:** schematische Darstellung mit typischer diastolischer Überhöhung der Flussgeschwindigkeit im Vergleich zur systolischen Flussgeschwindigkeit. Die Angaben der Geschwindigkeiten sind in cm/s.

6.2 Intrakoronarer Doppler

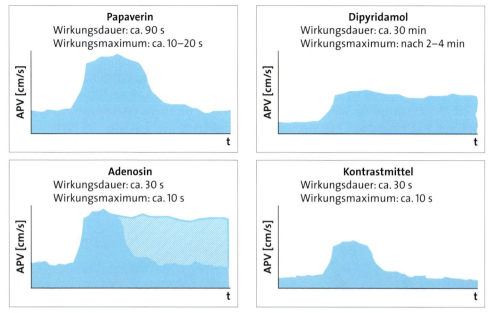

Abb. 6.5: Darstellung der Vasomotionsreaktion nach Gabe der Dilatatoren Papaverin, Dipyridamol, Adenosin und Reaktion auf KM. Die kurze Wirkungsdauer von Adenosin ist für die Austestung ausgesprochen günstig. Papaverin wurde wegen der Nebenwirkungen verlassen. Dipyridamol hat eine lange Wirkungsdauer, die nicht variiert werden kann (modifiziert nach M. Haude, Neuss).

Schwellenwert von 3,0 (Verhältnis von max. Steigerung der Flussgeschwindigkeit zum Ruhefluss) nicht überschritten wird.

Bei i.v. Applikation erreicht man ein längerfristiges Steady-state. Dazu werden 120 µg/kg/min entsprechend 4,2 ml/kg/h Adenosin injiziert. Auch diese Injektion kann mit Unwohlsein und Druckgefühl im Brustkorb verbunden sein. Gelegentlich wird ein Abfall des RR und der HF um 10–15% beobachtet. Auch hier ist die Wirkung unmittelbar beendet, wenn die Infusion gestoppt wird.

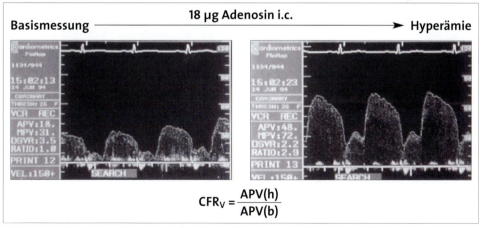

$$CFR_V = \frac{APV(h)}{APV(b)}$$

Abb. 6.6: ICD-Flussuntersuchung vor und nach i.v. Gabe von 18 µg Adenosin zur Auslösung einer Hyperämie. Anstieg der Flussgeschwindigkeit von 18 auf 48 cm/s, Anstieg der mittleren Flussgeschwindigkeit von 38 auf 72 cm/s. Die CFR berechnet sich aus dem Verhältnis der max. zur mittleren Flussgeschwindigkeit, in diesem Beispiel 2,9. CFR_v = koronare Geschwindigkeitsflussreserve, APV = mittlere Spitzengeschwindigkeit, h = Hyperämie, b = Basismessung (modifiziert nach M. Haude, Neuss).

Die CFR liegt bei Patienten ohne KHK und ohne Risikofaktoren im Mittel bei 5,3 ± 1,8. Sie ist reduziert bei Patienten mit KHK ohne Koronarstenosen auf 4,6 ± 0,8 (s. Abb. 6.7 und 6.8). Der untere Toleranzwert liegt bei ≥ 3,0 [19, 28]. Dieser Wert ist auch mithilfe der Densitometrie im Bereich des Myokards von anderen Autoren bestätigt worden [29].

Bei Studien zur Berechnung der Normalwerte bei Patienten ohne signifikante Stenosen, bei denen nur das Koronarangiogramm zur Verfügung stand, wurden häufig niedrigere Werte berechnet. Untersuchungen mithilfe des IVUS und des ICD ergaben aber, dass nur bei 30 % der Patienten mit normalem Koronarangiogramm tatsächlich ein normales Gefäß im IVUS und einen normalen Wert für die CFR im ICD (> 3,0) aufwiesen. Die wichtigste Erkenntnis aus dieser Untersuchung war, dass selbst bei Patienten mit normalem Koronarangiogramm, aber nachweisbaren Plaquebildungen, eine Einschränkung der CFR in 50 % der Fälle festzustellen ist. Dies bedeutet, dass hämodynamisch nicht bedeutsame Stenosen mit Perfusions-

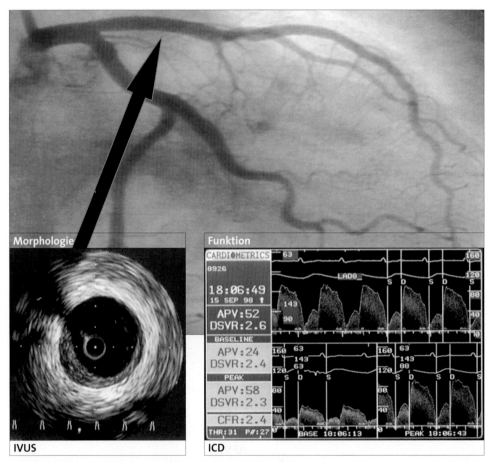

Abb. 6.7: Koronarangiogramm mit IVUS und ICD-Registrierung. Bei normalem Koronarangiogramm findet sich im IVUS eine schalenförmige, 180° messende Intimaverdickung von max. 600 µm bei normaler Gefäßweite von bis zu 4 mm. Im ICD war als pathologischer Befund eine erhöhte Ruheflussgeschwindigkeit mit 24 cm/s und eine Einschränkung der CFR auf 2,4 feststellbar, da die max. (APV) Flussgeschwindigkeit nur 58 cm/s betrug. Die Koronarangiographie wurde also durch die erweiterte Diagnostik mittels IVUS in Bezug auf die Morphologie und den ICD in Bezug auf die Funktion und Durchblutung der Koronararterien ergänzt.

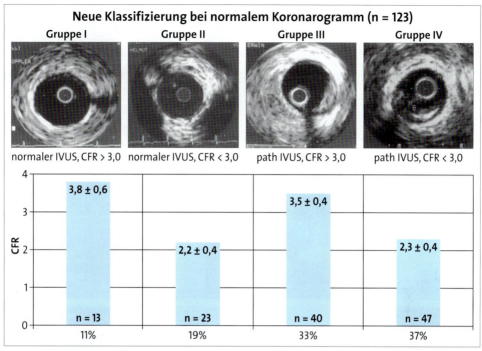

Abb. 6.8: Schematische Darstellung der Bestimmung der CFR mittels ICD und Aufdeckung einer subklinischen Atherosklerose bei einem normalen Koronarangiogramm mittels IVUS. Dargestellt ist an einem großen Patientenkollektiv, in welchem Prozentsatz in der Kombination ein völlig normales Koronargefäß, ein Syndrom X, eine KHK ohne und mit Einschränkung der CFR gefunden wird. Nach [36]

störungen als Folge der Atherosklerose assoziiert sein können [28]. Wahrscheinlich führen rezidivierende, immer wieder heilende Plaquerupturen zu multiplen Mikroinfarkten mit den Folgen der Einschränkung der koronaren Flussreserve. Wird also ein isoliert koronarangiographisch determiniertes Patientengut untersucht, werden diese Befunde nicht erkannt und falsch niedrige Normwerte erstellt [19, 30–35].

Um auch bei einer mikrovaskulären Perfusionsstörung die CFR bestimmen zu können, wird die ICD-Untersuchung im stenosierten Gefäß und Referenzgefäß (FFRv) durchgeführt (s. Abb. 6.9) und die relative koronare Flussreserve berechnet. Der Normalwert der FFRv liegt > 0,95.

6.2.6 Syndrom X

In einem hohen Prozentsatz wird bei Patienten mit V.a. KHK ein normales Koronarangiogramm gefunden (20–30%). Diese Konstellation ist bei Frauen 5 × häufiger als bei Männern [37]. Selbst beim klinischen Bild der UAP findet sich in einem hohen Prozentsatz ein normales Koronarangiogramm [38]. Für diesen Symptomkomplex wurden die Bezeichnungen Syndrom X [39], mikrovaskuläre Angina [40] und nicht atherosklerotische myokardiale Ischämie [41] in die Literatur eingeführt. Von Syndrom X wird gesprochen, wenn zusätzlich zur Symptomatik eine ST-Strecken-Senkung im Belastungs-EKG nachweisbar ist [42]. Der Begriff muss aber getrennt werden von dem des metabolischen Syndroms, das man früher auch als Syndrom X bezeichnete.

Patienten mit AP und normalem oder fast normalem Koronarangiogramm befin-

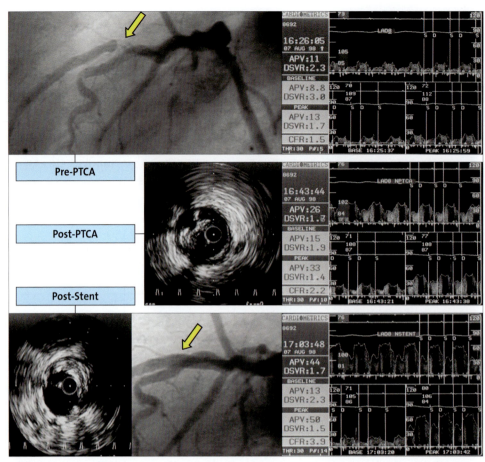

Abb. 6.9: Koronarangiogramm vor und nach Stentimplantation sowie IVUS nach PTCA mit Darstellung einer Dissektion und Abdeckung nach Stentimplantation. ICD vor und nach PTCA und Stentimplantation. Anstieg der CFR von 1,5 auf 2,2 und 3,9. Normalisierung der CFVR nach Stentimplantation. Nach [69]

den sich häufig in einem Stadium, in dem von einer subklinischen Atherosklerose mit gestörter Vasomotion und frühen Ablagerungen in den Gefäßen gesprochen werden muss [28, 43]. Um sicher zu sein, dass kein Frühstadium der KHK vorliegt, ist es daher notwendig, eine IVUS-Untersuchung durchzuführen, da sich hiermit die Veränderungen bereits im Stadium II nach Stary nachweisen lassen. Im Koronarangiogramm ist aufgrund des Remodelling der Gefäße die Erkennung des Frühstadiums der Atherosklerose nicht möglich [44–47].

Zwischenzeitlich werden weitere Anforderungen an die Diagnose gestellt, da 20–50% der Patienten mit thorakalen Schmerzen und normalem Koronarangiogramm eine reduzierte CFR vorweisen [48–50]. In diesem Sinne hilft die ICD-Untersuchung, um die CFR zu bestimmen und eine mikrovaskuläre Dysfunktion nachzuweisen. In der eigenen Untersuchung fand sich bei Patienten mit Brustschmerzen und normalem Koronarangiogramm in etwa 20% der Fälle ein unauffälliges IVUS-Bild, aber eine reduzierte CFR von 2,2 ± 0,4. Von differenzialdiagnostischer Bedeutung war, dass im selben Kollektiv bei 37% der Patienten eine koronare Plaquebildung vorlag und gleichzeitig eine Reduktion der Flussreserve auf 2,3 ± 0,4, wohlgemerkt bei normalem Koronarangiogramm (s. Abb. 6.8). Während die erste Gruppe als Syndrom X bezeichnet werden kann, spiegelt die 2. Gruppe das Vorhandensein einer subklinischen Koronaratherosklerose mit mikrovaskulärer Dysfunktion wider [51]. Diese Untersuchungen weisen auch darauf hin, dass es möglicherweise einen engen Zusammenhang zwischen epikardialer und mikrovaskulärer Perfusion und Vasomotion gibt. Der Mechanismus der verminderten CFR bei normalem Koronarangiogramm bleibt im Detail noch unverstanden; nur bei hypertropher Kardiomyopathie, dilatativer Kardiomyopathie oder sekundärer Kardiomyopathie sind pathologische Befunde der Mikrostrombahn aufgedeckt worden. Auch bei Patienten mit arterieller Hypertonie wurden mikrovaskuläre Perfusionsveränderungen gefunden, die auf eine auch makroskopisch fassbare Pathologie in der Mikrostrombahn hinweisen [52, 53]. In typischer Weise muss die Befunderhebung bei arterieller Hypertonie vom Syndrom X streng getrennt werden, da im Gegensatz zu Syndrom X bei arterieller Hypertonie die Ruheflussmessung erhöht und die max. Flusssteigerung vermindert ist [54]. Bei Syndrom X hingegen findet sich eine normale Ruheflussmessung (z.T. auch erniedrigte Flussgeschwindigkeit) mit verminderter Steigerung der Flussreserve.

Pathophysiologisch wird auch eine Störung der endothelabhängigen Dilatation der epikardialen Gefäße im Zusammenhang mit dem Syndrom X gesehen. Die endotheliale Dysfunktion könnte zu einer abnormalen koronaren Blutflussregulation führen, besonders während sympathischer Stimulation, selbst bei Abwesenheit einer KHK und normalem Koronarangiogramm [27]. Bei diesen Patienten ist auch nachgewiesen worden, dass die Gabe eines Betablockers die paradoxe Vasokonstriktion während eines Kältetests (Alphastimulation) aufheben kann [55]. Die endotheliale Dysfunktion scheint also eine Verschiebung der Gefäßantwort auf eine adrenerge Stimulation zu bewirken [56, 57]. Eine verminderte Funktion der Mikrogefäße führt zu einer insuffizienten Vasodilatation mit Verminderung der koronaren Blutflussreserve. Dies könnte erklären, warum Schmerzen sowohl in Ruhe als auch unter Belastung auftreten.

Langzeitregistrierungen haben gezeigt, dass die bei Syndrom X aufgetretenen Episoden mit ST-Senkung tagesabhängige Schwankungen zeigen. Sie finden sich gehäuft unter Belastung, aber auch schon bei minimaler körperlicher Aktivität, so z.B. auch bei geistigen Anstrengungen wie Reden, Fernsehen oder in Gesprächen. Interessant ist aber, dass im Schlaf solche Veränderungen nicht auftreten. In den Phasen der ST-Senkung ist ein Anstieg der HF um 20–30 Schläge pro min beobachtet worden. Auffällig war aber, dass die Ischämie an anderen Tagen und zu anderen Zeitpunkten auftrat, wenn keine HF-Veränderungen nachweisbar waren [58]. In der Folge wurden Änderungen des RR, des Ventrikelvolumens und der Wandspannung beobachtet, die die Symptomatik erklären könnten [59]. Pathologische Regulationen des autonomen Nervensystems liegen der gestörten koronaren Endothelfunktion zugrunde [56, 57, 60].

In den letzten Jahren wurde beim Syndrom X auch eine erhöhte Entzündungsneigung mit Erhöhung des hs-CRP, des Endothelins und der Adhäsionsmoleküle beobachtet [61–63].

Patienten mit Syndrom X, d.h. normalem Koronarangiogramm und Symptomatik sowie kardiovaskulärer Dysfunktion, scheinen eine günstige Prognose zu haben [64, 65]. Findet sich aber im Rahmen der Testung mittels ICD eine Störung der endothelialen abhängigen Vasodilatation (Zunahme der Gefäßweite nach Injektion von Acetylcholin als normale Reaktion und Einengung der Gefäße nach Injektion von Acetylcholin bei gestörtem Endothel), ist die Prognose eher ungünstig [65]. Ein in Studienprotokollen verwendetes Schema zur Vasomotionstestung mit Acetylcholin (ACH) sieht die intrakoronare Injektion von ACH in aufsteigenden Dosierungen vor (0,36 µg/ml, 3,6 µg/ml und 18 µg/ml) vor. Dieses wird mit einer Geschwindigkeit von 2 ml/min über drei Minuten intrakoronar injiziert. Nach drei Minuten wird KM injiziert und gefilmt. Nach Erreichen der höchsten Konzentration sollte eine Nitroglyzerinbolus (200 µg) verabreicht und dann eine Angiographie aufgezeichnet werden.

Eine Zusammenfassung größerer Studien wurde von Burgiadini et al. 2006 publiziert [48]. Die Daten von 3 großen Studien, TIMI 11b, TIMI 16 und TIMI 25, ergaben, dass bei 9,1% von 7756 Patienten ein koronarer Normalbefund (48,7%) oder eine geringe Atherosklerose mit Koronarstenosen < 50% nachweisbar war (51,3%). Nach einem Jahr war bei 12,1% der Patienten ein akutes Ereignis feststellbar. Dies war besonders bei den Patienten zu beobachten, die geringe Gefäßveränderungen hatten (15,1%). Bei normalem Koronarangiogramm war die Ereignisrate nur 9,4%. Todesfälle wurden insgesamt bei 1% der Patienten und Infarkte bei 1,2% der Patienten beobachtet. Kein Patient erlitt einen Schlaganfall. Damit ist erkennbar, dass die Prognose nicht vollständig normal oder günstiger als bei einer KHK ist. In der Vergleichsgruppe war die Zahl der Todesfälle 3,9% und die Zahl der nicht tödlichen Infarkte 6,9%. Auch Schlaganfälle wurden bei 1,1% beobachtet.

Bei akutem Koronarsyndrom (ACS) wird zusätzlich zur Koronarografie die Nutzung des TIMI-Risiko-Scores empfohlen, da hierdurch die Prognose der Patienten besser abgeschätzt werden kann (s. Tab. 6.2). Bei einem TIMI-Score ≥ 4 liegt ein hohes Risiko mit 14,1% Ereignissen in einem Jahr vor, bei einem TIMI-Score 1 ist die Ereignisrate nur 7,7% [48].

Merke: Bei Patienten mit typischer und atypischer AP und belastungsabhängigen Ischämiezeichen (Belastungs-EKG, Belastungs-Echo, SPECT/MRT), aber normalem Koronarangiogramm, empfiehlt sich die ICD-Untersuchung kombiniert mit der IVUS-Untersuchung, um zu entscheiden, ob nicht doch eine subklinische Atherosklerose mit/ohne Einschränkung der CFR oder ein Syndrom X, d.h. eine Störung der mikrovaskulären Vasomotion und Perfusion vorliegt (s. Abb. 6.7). In neuen Untersuchungen hat sich der Acetylcholintest zur Prüfung der epikardialen und mikrovaskulären Vasomotion bewährt. Auch aus psychologischen Gründen ist dies hilfreich, da ein Patient bei pathologischen Belastungstests oder EKG unbefriedigt die Klinik verlässt, wenn ihm gesagt wird, dass die Koronararterien unauffällig sind. Dem Kliniker bleibt ein Erklärungsnotstand, der mit Einbindung der erweiterten „sophisticated" Diagnostik aufgehoben werden kann.

Tab. 6.2: Berechnung des TIMI-Risiko-Scores

	Ja	Nein
Alter > 65 Jahre	1	0
Mindestens 3 Risikofaktoren (Hypercholesterinämie, arterielle Hypertonie, Diabetes mellitus, Rauchen, familiäre Disposition)	1	0
KHK vorbekannt	1	0
Schwere AP (2 Anfälle innerhalb von 24 h)	1	0
Einnahme von ASS (in den letzten 7 Tagen)	1	0
ST-Strecken-Veränderung > 0,05 mV	1	0
Positive Herzenzyme/Herzmarker	1	0

Die CFR in der RCA und LCA, aber auch in einzelnen Segmenten des RIVA und RCX unterscheidet sich nicht und liegt in gleicher Größenordnung. Typisch bei KHK und Hypertonie sind Heterogenitäten der Durchblutung, die sich durch unterschiedliche CFR in den einzelnen Gefäßabschnitten und Segmenten manifestieren und auch bei Hypertonie sichtbar werden [52–54]. Die Heterogenität der Durchblutung entspricht einem ähnlichen Bild wie es auch in der Szintigraphie gefunden wird [67, 68]. Um beim Vorliegen einer KHK eine mikrovaskuläre Perfusionsstörung auszuschließen, ist die Bestimmung der CFR in den betroffenen Arterien und im Referenzgefäß notwendig, sodass die relative Flussreserve berechnet werden kann [69].

6.2.7 Koronare Herzerkrankung

Wird die ICD-Untersuchung während einer Intervention durchgeführt, findet sich bei kompletter Ischämie und nach Ballondilatation oder bei Stentimplantation ein fehlender Koronarfluss. Wird eine hochgradige Stenose dilatiert, findet sich zuvor im ICD distal häufig eine verminderte CFR. Nach Ballondilatation steigt die CFR an, ist aber vielfach noch unter dem kritischen Wert von 3,0 (s. Abb. 6.9). Wird daraufhin eine Stentimplantation durchgeführt und eine Dissektion beseitigt, kann sich die CFR normalisieren (> 3,0). Nicht immer kann sich aber nach Stentimplantation eine verminderte CFR normalisieren. Es bleibt eine Einschränkung der CFR bestehen. Diese Einschränkung der Erholung der Koronarperfusion nach Intervention ist noch stärker ausgeprägt nach Rotablation [70, 71], ausgelöst wahrscheinlich durch eine stärkere Mikroembolisierung.

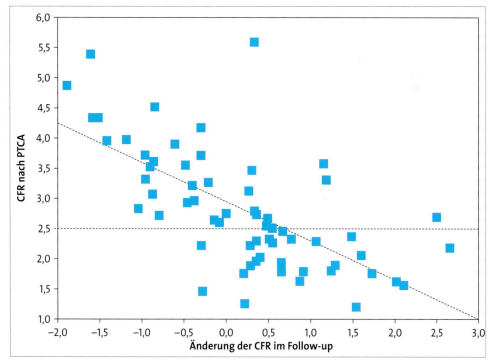

Abb. 6.10: Darstellung der Beziehung zwischen CFR mit dem ICD nach PTCA und im Follow-up nach 6 Monaten bestimmt in der DEBATE-Studie. Reproduziert aus [73] mit freundlicher Genehmigung der ESC.

In einem typischen Beispiel zeigt Abbildung 6.9 den Anstieg der CFR nach PTCA und Stentimplantation von 1,5 auf 2,2 und 3,9. Im IVUS ist nach PTCA die Dissektionmembran nach submedialer Dissektion sichtbar, die durch die Stentimplantation an die Wand gedrückt wird und so die Perfusion freigibt. Zwischen der CFR nach PTCA und der Restenosierung der Gefäße innerhalb von 6 Monaten ergibt sich ein enger Zusammenhang (s. Abb. 6.10). Leider konnten die Ergebnisse in der DEBATE-Studie nicht bestätigt und in die klinische Praxis umgesetzt werden. Erst die Einbindung der Bestimmung der relativen Flussreserve (s. Abb. 6.11) löste das Problem [72]. Die Beziehung zwischen Koronararterienstenose und relativer Flussreserve ergab das typische Bild, dass erst oberhalb einer Flächenstenose von 60% ein Abfall der Flussreserve auftritt (s. Abb. 6.12).

In einem typischen Beispiel ist die Veränderung der basalen und hyperämischen CFR vor und nach PTCA abgebildet (s. Abb. 6.13). Erst die Stentimplantation normalisierte die CFR, die von 1,8 auf 2,6 nach PTCA angestiegen war und nach Stentimplantation 4,0 erreichte. Dies entsprach der CFR im Referenzgefäß, wo 3,9 bestimmt wurden, sodass die relative Flussreserve von 0,46 auf 0,67 und dann auf 1,02 angestiegen war.

Eine Alternative bietet die FFR (fraktionelle Flussreserve), bestimmt über den ICP, distal der Stenose (s. Abb. 6.14). Wie für die relative Flussreserve findet sich zur Flächenstenose eine ähnliche enge Beziehung (s. Abb. 6.15). Zwischen beiden Methoden konnten wir eine lineare Beziehung mit hoher Korrelation dokumentieren (s. Abb. 6.16) [72].

Wird nach Ablassen des Ballons und Implantation eines Stents eine kontinuierliche ICD-Untersuchung fortgeführt, ist ein hyperämisch induzierter Anstieg der Koronarflussreserve feststellbar, der sich im Verlauf der nächsten Minuten zurückbildet. Es kann

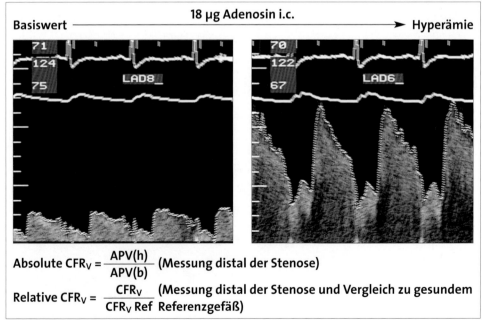

Abb. 6.11: Messung der CFR (Flussgeschwindigkeitsreserve) mit ICD. Gemessen wird die Flussgeschwindigkeit vor und nach Hyperämie, induziert z.B. durch Adenosin. Das Verhältnis der hyperämischen Messung zur Basismessung wird ermittelt. Die Messung der relativen koronaren Flussreserve (RFRV) setzt die Messung im erkrankten Gefäß in Beziehung zu der in einem gesunden Gefäß. Der Normalwert für die CFR beträgt > 3,0 und für die relative CFR 1,0 ± 0,5.

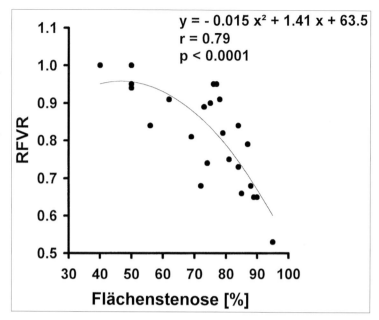

Abb. 6.12: Darstellung der Beziehung zwischen Flächenstenose einer Koronararterie und gemessener RFVR mit Darstellung des Abfalls der Flussreserve bei zunehmender Flächenstenose bestimmt im kontralateralen und betroffenen Koronargefäß unterhalb eines Werts von 0,8 [69]

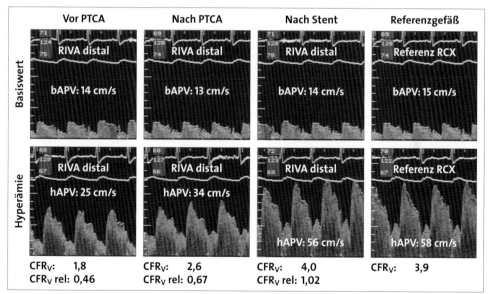

Abb. 6.13: Darstellung der Basismessung und der Hyperämie der koronaren Flussgeschwindigkeitsanalyse mit dem intrakoronaren Dopplerdraht vor und nach Dilatation sowie nach Stentimplantation. Vergleichend sind die Daten des Referenzgefäßes abgebildet. Die CFR steigt von 1,8 auf 2,6 nach Dilatation und 4,0 nach Stentimplantation. Die relative koronare Flussreserve ist nach Dilatation nur 0,67 und damit pathologisch, während sie nach Stentimplantation 1,02 erreicht bei einem Verhältnis der koronaren Flussgeschwindigkeit im gestenteten Gebiet von 4,0 im Vergleich zum Referenzgefäß mit 3,9 (nach M. Haude, Neuss, in Circulation 2001).

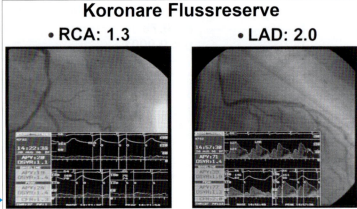
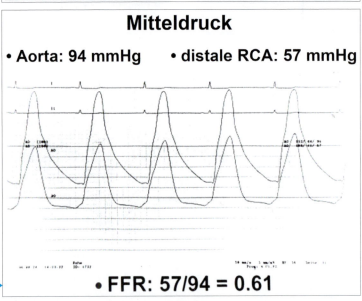

Abb. 6.14: Simultane Analyse der koronaren Flussgeschwindigkeit in der RCA und im RIVA mit Darstellung einer relativen FFR von 0,65. Die FFR-Bestimmung ergab einen Wert von 0,61; modifiziert nach [69], mit freundlicher Genehmigung von Wolters Kluwer Health.

aber z.T. auch ein erhöhter Fluss persistieren, was als Hinweis auf eine Mikroembolisierung angesehen werden kann. Die dann bestimmte CFR ist zwar verbessert, aber nicht normalisiert, weil der Anstieg der koronaren Flussgeschwindigkeit trotz Anstiegs des max. Blutflusses zur Kompensation nicht ausreicht. Frühere experimentelle Untersuchungen haben aufgezeigt, dass bei einer Mikroembolisierung, die 100 μm nicht überschreitet, ein kontinuierlicher Anstieg der Flussgeschwindigkeit festzustellen ist, was als Zeichen einer kompensatorischen Hyperämie der nicht embolisierten Myokardabschnitte bei Mikroembolisierung betrachtet wird [74].

Im ICD-Signal können indirekte Zeichen der Mikroembolisierung erkannt werden, wenn eine hohe zeitliche Auflösung für die Spektral-Doppler-Untersuchung genutzt wird. Sog. HITS (High-intensity transient signals) können, wie an der Carotis von den Neurologen, auch von Kardiologen im intrakoronaren Ultraschall-Doppler-Signal (s. Abb. 6.17) aufgezeichnet werden [75, 76]. Patienten mit Zeichen einer Mikroembolisierung (s. Abb. 6.18) zeigen im Verlauf vermehrt Troponin- und CK-Anstiege, aber auch vermehrt Anstiege des hs-CRP [77].

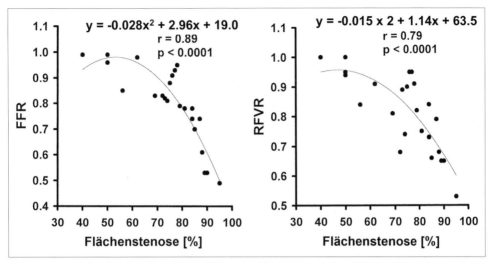

Abb. 6.15: Vergleichende Darstellung der Beziehung der FFR und der relativen FFR zur Flächenstenose. Erkennbar ist, dass ab einer Flächenstenose von 70% die FFR unter 0,8 abfällt und die RFVR unter 0,85 [69].

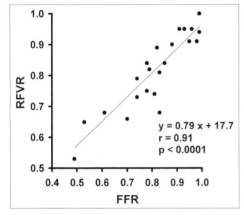

Abb. 6.16: Darstellung der linearen Regression zwischen FFR und relativer fraktioneller Flussgeschwindigkeitsreserve [69]

Pathophysiologisch konnte als Zeichen der Mikroembolisierung (s. Abb. 6.18) die Ausbildung von kleinsten Infarkten nachgewiesen werden, die in der Folge zu einer Inflammation führten. Während die koronare Durchblutung sich erholte und konstant blieb, nahm die Ventrikelfunktion ab. Es entwickelte sich ein **Kontraktions-Perfusions-Mismatch** mit Nachweis einer WBS ohne Reduktion der subendokardialen Durchblutung, die zeitabhängig bis zur 8. Stunde zunahm und sich in 5–7 Tagen erholte [79–86].

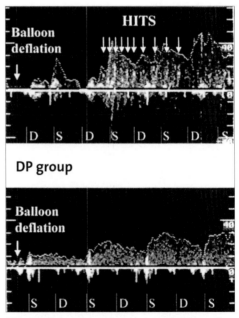

Abb. 6.17: Darstellung einer koronaren Mikroembolisierung, aufgedeckt an HITS nach Ablassen des Ballons (**oben**) und ohne Nachweis einer Mikroembolisierung (**unten**). Nach [78], reproduziert mit Genehmigung von Elsevier.

Die pathophysiologischen Zusammenhänge, wie sie derzeit verstanden werden, sind in Abbildung 6.18 aufgezeichnet. Klinisch wurde das erste Beispiel eines Kontraktions-Perfusions-Mismatch 1995 publiziert

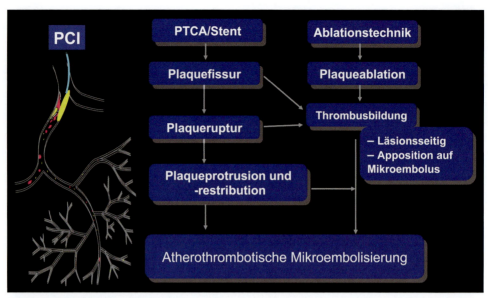

Abb. 6.18: Pathophysiologische Konsequenzen einer PCI-induzierten koronaren Mikroembolisierung, ausgehend von einer Plaqueruptur und Plaquefissur oder iatrogener Plaqueverletzung, mit Mikroembolisierung, Ausbildung von kleinsten Infarkten und inflammatorischer Antwort. Nach [79], reproduziert mit freundlicher Genehmigung von Elsevier.

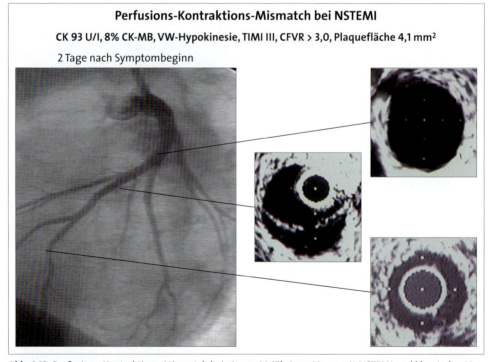

Abb. 6.19: Perfusions-Kontraktions-Mismatch bei einem 44-jährigen Mann mit NSTEMI und klassischer Vorderwandhypokinesie auf dem Boden einer Plaqueruptur (IVUS-Aufzeichnung in der Mitte) bei normalem Koronarangiogramm. Modifiziert nach [86], reproduziert aus Lancet, mit freundlicher Genehmigung von Elsevier.

Koronarangiographie: normaler Koronarbefund

Akute Phase

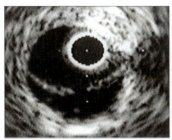

Zentrale Plaqueruptur
der fibrösen Kappe

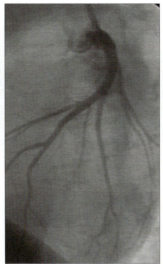

Chronische Phase

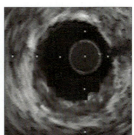

Heilung nach
2 Monaten

Abb. 6.20: Verlaufsuntersuchung 2 Monate nach Erstmanifestation eines NSTEMI bei normalem Koronarangiogramm und Plaqueruptur mit Abheilung und Ausbildung eines verdickten Atheroms in der Koronararterie. Modifiziert nach [86], reproduziert aus Lancet, mit freundlicher Genehmigung von Elsevier.

[86]. Bei einem 44-jährigen Mann mit UAP wurde ein NSTEMI (Nicht-ST-Strecken-Hebungsinfarkt) diagnostiziert, da die CK-MB 8% bei einem CK-Anstieg von 93 U/l betrug. Im Angiogramm zeigte sich eine linksventrikuläre Vorderwandhypokinesie. Im Koronarangiogramm war der Fluss unauffällig. Es fand sich aber eine umschriebene Plaqueruptur in Segment 7 des RIVA mit einer Plaquefläche von 4,1 mm². Gleichzeitig lag eine normale CFR von > 3,0 vor (s. Abb. 6.19). Die weitere Verlaufsuntersuchung zeigte bei dem Patienten eine komplette Abheilung mit Anlegung der rupturierten Intimamembran, die sich dann als wandständiges Atherom präsentierte (s. Abb. 6.20).

Merke: Die CFR kann durch Mikroembolisierung induziert passager oder permanent nach Stentimplantation erniedrigt bleiben, obwohl die Intervention optimal erfolgt. Dies wird an der meist asymptomatischen Erhöhung des Troponins I/T und des hs-CRP erkennbar – nach neuen Definitionen entspricht dies einem Herzinfarkt Typ 4a (Mikroinfarkt induziert durch Mikroembolisierung).

6.2.8 Intrakoronarer Doppler – Durchführung

Die ICD-Messung erfordert das Auswechseln des diagnostischen gegen einen Führungskatheter (6 F oder 8 F). Hierbei ist darauf zu achten, dass bei Druckmessungen keine Seitenlochkatheter verwendet werden, da so die Dosierung des i.c. applizierten Adenosins nicht kontrollierbar ist. Andererseits hat der Führungskatheter mit Seitenlöchern bei i.v. Adenosin-Applikation (s.u.) den Vorteil dämpfungsfreier Flusssignale. Mit dem Einwechseln des Führungskatheters erfolgt die Gabe von weiteren 2000–5000 IE Liquemin (50–70 IE/kg KG Gesamtdosis) als ergänzende Prämedikation.

Wenn möglich, wird vor der Sondierung des Gefäßes mit dem Dopplerdraht ein Führungsdraht (0,014 inch) gelegt. Der Dopplerdraht ist steifer und damit schlechter führbar. Er darf nicht abgeknickt werden. Der Führungsdraht bietet eine Leitschiene, die eine einfachere Positionierung erlaubt und mögliche Komplikationen vermeiden hilft (s. Abb. 6.21).

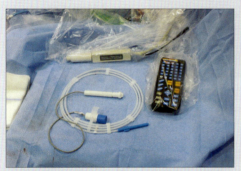 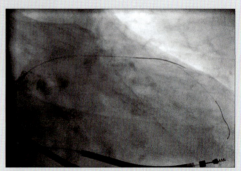

Abb. 6.21: Dopplerdraht mit Transducer, steril verpacktem Konnektor und steril verpackter Fernbedienung (**links**). **Rechts:** Nach Sondierung mit einem 0,014-inch-Führungsdraht wird der Dopplerdraht im Zielgefäß platziert.

Die Vorbereitung der Adenosin-Lösung erfolgt durch das Pflegepersonal: 1 ml Adenosin-Lösung (Adrekar) wird in 500 ml NaCl verdünnt. Ein Teil der Lösung wird in ein Metallschälchen auf dem Untersuchungstisch gefüllt. 12–18 µg Adenosin (2 ml) werden für die RCA, 30 µg (5 ml) oder 36 µg (6 ml) Adenosin werden für den RIVA und RCX benötigt. Die mit Adenosin gefüllten Spritzen werden dem Untersucher luftfrei angereicht. Nach der Injektion in die RCA können Bradykardien auftreten, ggf. muss Atropin (0,5–1,0 g) appliziert werden.

Alternativ kann Adenosin, wie auch bei der FFR-Messung (ICP, s. dort), kontinuierlich per infusionem über eine venöse Schleuse appliziert werden, i.d.R. mit 140 µg/kg KG/min.

Die Dosis kann ggf. weiter gesteigert werden, um die Hyperämiereserve voll auszuschöpfen. Wichtig ist die vorherige Gabe von Nitroglycerin, um die endothelunabhängige Vasodilatation voll auszuschöpfen.

Der 0,014-inch-Dopplerdraht wird nach seiner Positionierung an den Konnektor angeschlossen. Dieser wird vorher mit einer sterilen Plastikhülle überzogen. Es ist darauf zu achten, dass vor dem Konnektieren des Dopplerdrahts der Selbsttest des Geräts abgeschlossen ist. Neben dem EKG muss die Druckkurve mit den digitalen Daten erscheinen. Falls vorhanden, sollte zur besseren Dokumentation die BIB-Funktion der Katheteranlage genutzt und das Dopplerbild entsprechend auf dem Angiographiebild platziert werden (s. Abb. 6.22).

Abb. 6.22: Simultane Darstellung von Angiographiebild und Flussmessung mittels BIB-Funktion

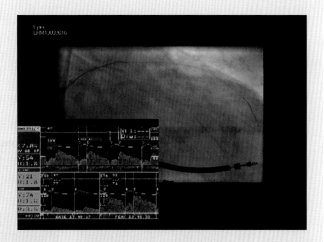

Zunächst wird die Patientenidentifikation über das Menü der Fernbedienung (Patienten-ID) des Dopplergeräts eingestellt; anschließend Eingabe des Gefäßes mit Segment, in dem die CFR gemessen wird. Vor der Druckmessung muss sichergestellt sein, dass die EKG- und Druckregistrierung von guter Qualität sind (s. Abb. 6.23).

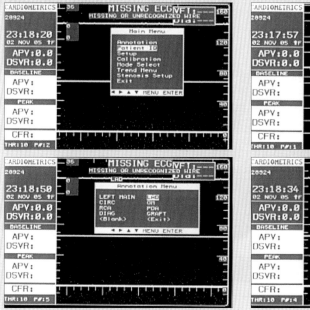
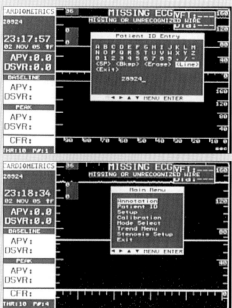

Abb. 6.23: Dateneingabe vor Beginn der Messung. EKG und Dopplerdraht sind noch nicht konnektiert (s. Fehlermeldung im oberen Bildbereich).

Zunächst wird bei stabilem Dopplersignal der Ruhefluss (b APV) registriert. Schaltung auf Split-Screen. Nach Gabe von Adenosin wird über die Taste SEARCH die Detektion des max. Koronarflusses (p APV) aktiviert, sobald das Injektionsartefakt aus dem Registrierbereich verschwunden ist. Der Quotient aus p APV / b APV bildet die CFR. Die Darstellung aus b APV, p APV und CFR werden parallel zur Angiographie mit der Darstellung der Drahtlage aufgezeichnet und ausgedruckt (s. Abb. 6.24). Es empfiehlt sich der Einsatz einer gepulsten Durchleuchtung mit 7,5 Bildern/s, um die Strahlenbelastung zu reduzieren.

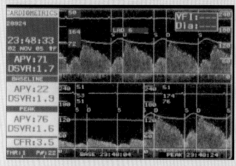 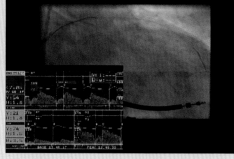

Abb. 6.24: Originalregistrierung des Messgeräts (**links**) und Aufzeichnung mit Darstellung der Drahtlage mittels BIB-Feature (**rechts**)

Anschließend wird über das Trendmenü die Änderung der Flussgeschwindigkeit unter Adenosin über die Zeit aufgezeichnet (Strahlung wird hierbei verriegelt) und ausgedruckt.

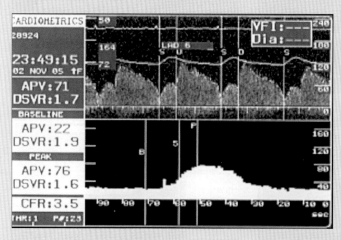

Abb. 6.25: Spektraldoppler und kontinuierliche Aufzeichnung von APV, DSVR, CFR sowie RR und HF

Dieser Vorgang wird bei jeder Dopplermessung in den verschiedenen Koronargefäßen/-segmenten (Doppelmessung) wiederholt (bei Wiederholungen Strahlung verriegeln). Beim Vorliegen epikardialer Koronarstenosen erfolgt ein langsamer Rückzug des Dopplerdrahts über die Stenose. Hierbei wird das Ausmaß der Beschleunigung des Blutflusses über der Stenose gemessen und aufgezeichnet, indem das Spektrum des Dopplersignals auf dem Monitor allein dargestellt wird.

Die Messungen werden über ein mitlaufendes Videoband und entsprechende Ergebnisausdrucke gesichert. Je nach Anlage können die Bilder direkt digital gespeichert werden.

Tab. 6.3: Assistenz beim ICD

- Anreichen des Doppler-Drahts, zuvor Entfernung des Anschlussstücks
- Sterile Annahme des Anschlusskabels, Konnektierung des Anschlussstücks nach Einschneiden der Hülle
- Eingabe der Patientendaten in das Cardiometrics-System
- Starten des Videobands (Taste VCR)
- Ändern der Einstellungen (Taste MENU): Geschwindigkeit bis 240 cm/s, Vorschub Medium, Schließen mit MENU
- Eingabe des Gefäßsegments (entweder über MENU/ANNOTATION) oder Direkteingabe mittels Tastatur
- Anreichen von 5-ml-Spritzen aufgezogen mit Adenosin (luftfrei)
- Jeweils nach Ansage des Untersuchers: Registrierung des Baseline-Flusses (Taste BASE/PEAK)
- Gabe von Adenosin durch den Untersucher
- Nach Ansage des Untersuchers „Search" wieder Taste BASE/PEAK drücken. Nach erfolgter Messung Taste FREEZE drücken, Bildschirmhardcopy ausdrucken (Taste PRINT)
- Taste CFR/TREND drücken, auch hier Bildschirmhardcopy
- Bild weiterlaufen lassen für erneute Messung (Taste CFR/TREND)
- Beobachtung von EKG und Druckkurve während der Messung und Ansage von HRST (z.B. AV-Blockierungen)

6.3 Druckdrahtmessung: Bestimmung der FFR

6.3.1 Einführung

Die visuelle Beurteilung einer Koronarstenose ist vielfältigen Problemen unterworfen, da die Abschätzung v.a. von intermediären Stenosen schwierig ist. Die Schwierigkeit wird noch verstärkt, wenn es sich um die Analyse von Hauptstammstenosen handelt [1–3]. Die Hauptstammstenose verlangt eine besondere Behandlungsweise. Die Diskriminierung mit nicht invasiven Tests zu Stenosen in den anderen Gefäßgebieten ist schwierig [4–6]. In vielen Fällen erfolgt die Abschätzung der Stenose nur grob qualitativ, wodurch erhebliche Probleme entstehen, die sich in einer großen Interobservariabilität aufzeigen [7]. Zwar stehen mittlerweile quantitative Koronarangiographiesysteme zur Verfügung, die aber selten genutzt und v.a. nicht in 2 Ebenen angewendet werden. Neu entwickelte Quantifizierungssysteme, die die 3D-Raumaufteilung berücksichtigen, werden möglicherweise hier einen Durchbruch schaffen [8].

Da Patienten mit Hauptstammstenose ein besseres Überleben zeigen, wenn sie operiert werden, ist die Erkennung der hämodynamischen Bedeutung der Hauptstammstenose sehr wichtig [9–12]. Die Bedeutung wird noch dadurch unterstrichen, dass zwischenzeitlich auch interventionelle Therapien möglich sind und erfolgreich bei Hauptstammstenosen eingesetzt werden [13, 14].

Um das Problem der rein visuellen Betrachtungsweise zu lösen, wurde von Pijls und de Bruyne die Bestimmung der FFR mittels ICP-Technik entwickelt [15, 16]. Die Autoren gingen davon aus, dass bei Vorhandensein einer Stenose poststenotisch ein Druckabfall, z.B. von 100 auf 70 mmHg, also um 30 mmHg, existiert und damit der Perfusionsdruck nur noch 70 mmHg beträgt. Bei max. Hyperämie durch Vasodilatation ist – so die theoretischen Überlegungen – der gemessene Druck äquivalent zum max. Fluss. Das Verhältnis zwischen dem max. erreichbaren Fluss vor und hinter der Stenose liegt also in obigem Beispiel bei 70 / 100, d.h. 0,7. Dieses Verhältnis repräsentiert den Teil der max. normalen Durchblutung, die trotz Vorhandensein einer Stenose erhalten ist, und wird deshalb Fractional Flow Reserve des Myokards (FFR$_{MYO}$) genannt. Es ist also nicht der hyperämische Druckgradient, der den Effekt der Stenose ausmacht: Entscheidend ist der nach der Stenose nachgeschaltete Myokardperfusionsdruck.

6.3.2 Durchführung der Druckdrahtmessung

Es stehen derzeit 2 Systeme für das HKL zur Verfügung, die eine optimale Anwendung ermöglichen:

- Pressure Wire Certus Hydrophilic, 0,014 inch, 175 cm Länge, für Radi Analyzer XPress (St. Jude Medical GmbH, Eschborn, s. Abb. 6.26)
- PrimeWire, 0,014 inch, 185 cm Länge, für die S5i Imaging Konsole (Volcano Corporation, Cordova, USA)

Beide Systeme nutzen Drähte, die eine flexible Spitze mit proximalem Druckaufnehmer aufweisen. Der gespülte Druckdraht wird nach Anschluss an das System extrakorporal kalibriert, ebenso die arterielle Druckmessung. Nun wird der Druckdraht über den Führungskatheter in die Aorta ascendens bzw. das nicht stenosierte Gefäßostium gelegt. Hier müssen der aortale Druck (P$_a$) und der Druck am Druckaufnehmer abgeglichen werden. Nach Abgleich und Überprüfung der simultanen Registrierung des Drucks im Führungskatheter und am Druckdraht erfolgt die Vorführung in das Koronarsystem.

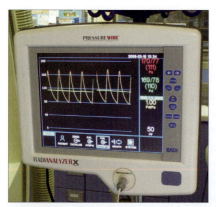
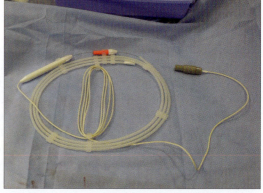

Abb. 6.26: Druckdrahtsystem der Firma Radi Medical Systems, jetzt St. Jude Medical GmbH, Eschborn

6.3 Druckdrahtmessung: Bestimmung der FFR

Liegt eine sehr hochgradige Stenose vor, fällt der Druck distal (P_d) bereits ab. In den meisten Fällen liegt aber in Ruhebedingungen kein Druckgradient vor, da die koronare Autoregulation die Stenosierung kompensieren kann.

Um eine max. Vasodilatation zu erreichen, wird auch bei der Anwendung des Druckdrahts Adenosin infundiert. Über eine zentrale Vene werden i.d.R. 120–140 µg/kg KG/min Adenosin kontinuierlich infundiert. Der Steady-state wird sehr schnell erreicht, und der Druck wird distal der Stenose, wenn sie hämodynamisch bedeutsam ist, abfallen.

Alternativ kann neben der kontinuierlichen i.v. Applikation das Adenosin in Form intrakoronarer Bolusgaben appliziert werden.

Die FFR_{MYO} berechnet sich nach

$$FFR_{MYO} = \frac{P_d \text{ (Druckdraht)}}{P_a \text{ (Druck im Führungskatheter)}}$$

Die Bestimmung der FFR hat folgende Vorteile:
- Stenosespezifische Bestimmung der hämodynamischen Bedeutung einer Koronarstenose.
- Die FFR ist unabhängig von HF, RR und Kontraktilität.
- Die FFR hat einen Normalwert von 1,0 bei jedem Patienten und in jeder Arterie.
- Eine FFR < 0,75 ist mit 95%iger Sicherheit pathologisch, der Graubereich liegt zwischen 0,75 und 0,80.

Tab. 6.4: Assistenz bei der Druckdrahtmessung

Radi Pressure Wire
• Spülung des noch in der Schnecke befindlichen Druckdrahts
• Anreichen des Anschlusskabels nach außen
• Sterile Annahme des Anschlussschlauchs für die kontinuierliche Adenosin-Infusion (sofern gewünscht), Anschluss an die venöse Schleuse
• Nullabgleich der Drücke von AO und Druckaufnehmer (noch in der Schnecke, Taste CALIBRATE)
• Anreichen des Druckdrahts an den Untersucher
• Nach Positionierung des Druckabnehmers am Koronarostium Angleichen der beiden Druckmessungen AO/Draht (Taste EQUALIZE)
• Ggf. Anreichen von mit Adenosin gefüllten 5-ml-Spritzen zur i.c. Adenosin-Applikation
• Beginn der Messung mit der Taste START
• Während der Adenosin-Infusion Beobachtung von EKG und Druckkurve
Volcano PrimeWire
• Anschließen des Anschlusskabels an die Box, der Nullabgleich erfolgt automatisch
• Sterile Annahme des Anschlussschlauchs für die kontinuierliche Adenosin-Infusion (sofern gewünscht), Anschluss an die venöse Schleuse
• Anreichen des Druckdrahts an den Untersucher
• Nach Positionierung des Druckabnehmers am Koronarostium Angleichen der beiden Druckmessungen AO/Draht (Taste NORM)
• Ggf. Anreichen von mit Adenosin gefüllten 5-ml-Spritzen zur i.c. Adenosin-Applikation
• Beginn der Messung mit Taste MEASURE
• Während der Adenosin-Infusion Beobachtung von EKG und Druckkurve

▲ Die FRR kann an mehreren Gefäßen nacheinander bestimmt werden oder auch im selben Gefäß an mehreren Stellen.

Zusätzlich zur Bestimmung der FFR erlaubt die Methode sogar die Berechnung des maximal wiederherstellbaren Kollateralflusses bei Koronarverschluss [17]:

▲ Maximal wiederherstellbarer Kollateralfluss bei Koronarverschluss:

$$(Q_C/Q_N)_{max} = \frac{P_W - P_v}{P_a - P_v} = \text{konstant}$$

▲ Koronare FFR:

$$FFR_{COR} = \frac{P_d - P_w}{P_a - P_w}$$

▲ Myokardiale FFR:

$$FFR_{MYO} = \frac{P_d - P_v}{P_a - P_v}$$

▲ Fraktioneller Kollateralfluss:
$Q_C/Q_N = FFR_{MYO} - FFR_{Cor}$

mit P_a = aterieller Druck, P_d = distal gemessener Druck, P_v = venöser Druck, P_W = koronarer Wedgedruck bei Gefäßokklusion, Q_C = Kollateralfluss, Q_N = normaler Koronarfluss ohne Stenose.

6.3.3 Normalwerte

Nach der Arbeitsgruppe von Pijls und de Bruyne liegt der „Cutt off"-Wert für die normale FFR ≥ 0,75 [18, 19]. Eine Grauzone liegt allerdings zwischen dem Bereich von 0,75 und 0,80. In diesen Fällen empfiehlt sich der zusätzliche Einsatz anderer Methoden zur Analyse [16–21].

6.3.4 Limitationen der Methode

Aufgrund der Druckmessungen gelingt nur in Annäherung die Abschätzung einer mikrovaskulären Perfusionsstörung, die im Vergleich zum Druckdraht mit der Dopplermethode leicht bestimmt werden kann. Probleme ergeben sich bei der Abschätzung v.a. nach AMI.

Auf der einen Seite besteht ein Problem in der Abschätzung des Ausmaßes der myokardialen Ischämie [22, 23]. Die Größe der regionalen Ausbreitung einer myokardiale Ischämie ist auf der anderen Seite ein bedeutender prognostischer Faktor [24, 25]. Dies gilt umso mehr, als auch die Indikation zur Intervention davon abhängt, und auch die COURAGE-Studie hat gezeigt, dass die interventionellen Techniken besonders erfolgreich sind, wenn große Ischämiezonen betroffen sind [25].

6.3.5 Adenosin-Gabe

6.3.5.1 Intravenöse Adenosin-Gabe

Eine Spritze mit 5–10 Amp. (1 Amp. à 10 ml = 20 mg) wird ohne Verdünnung aufgezogen. Über eine Femoralvene oder Subclavia-Vene wird eine Infusion mit 140 µg/kg/min entsprechend 4,2 ml/kg/h appliziert. Der Steady-state wird innerhalb von wenigen Minuten erreicht. Der Effekt verschwindet 1 min nach Beendigung der Infusion. Nebenwirkungen sind anginaähnliche Brustschmerzen, selten AV-Block II° und III°, RR-Abfall und HF-Anstieg um 10–15%.

6.3.5.2 Intrakoronare Adenosin-Gabe

5 mg Adenosin werden in 500 ml Kochsalz verdünnt, sodass eine Lösung mit 10 µg/ml zur Verfügung steht. Für die RCA werden 18–20 µg, für die LCA 30–36 µg injiziert. Der Wirkungsbeginn setzt innerhalb von < 10 s ein. Die Wirkungsdauer beträgt 15–20 s. Die Nebenwirkungen entsprechen denen der i.v. Applikation.

6.3.5.3 Kontraindikationen

Kontraindikationen gegen eine Adenosin-Gabe sind ein bestehendes Asthma bronchiale, schwere obstruktive Atemwegserkrankungen, AV-Block II° oder III°, Sick-Sinus-Syndrom, erhöhter intrakranieller Druck (ICP), Bulimie, Hypertonie, UAP und dekompensierte Herzinsuffizienz. Eine Gegenanzeige ist die gleichzeitige Behandlung mit Dipyridamol (z.B. Aggrenox).

6.3.6 Pitfalls

Bei der Anwendung der FFR muss darauf geachtet werden, dass der Führungskatheter nicht das Ostium verschließt und/oder artifiziell einen Druckabfall hervorruft. Zu achten ist auf eine ausreichende Dosierung der Adenosin-Gaben, da es sonst zu einer Unterschätzung der FFR kommt [27–31]. Eine kritische Betrachtungsweise ist sicherlich notwendig, um methodische Probleme auszuräumen [32]. Der Führungskatheter sollte in der AO liegen. Wir legen meistens einen weiteren Führungsdraht, mit dem der Führungskatheter sicher abgestützt werden kann, damit der Druckdraht frei liegt und der Führungskatheter in die AO gedrückt werden kann, falls eine Druckdämpfung auftritt.

Bei Dauerregistrierungen und Rückzügen ist darauf zu achten, dass kein Drift des Nullpunkts entsteht.

6.3.7 Studienlage

Erste Langzeituntersuchungen bei Patienten, bei denen die FFR eingesetzt wurde, ergaben günstige Ergebnisse in Bezug auf die Entscheidungsfindung zur Intervention [18, 20, 21, 32, 34]. Zwischenzeitlich sind größere Studien (DEFER/FAME) erschienen [33, 36].

In der DEFER-Studie wurde bei 323 Patienten mit Druckdrahtanalyse die Signifikanz von Stenosen geprüft. Lag die FFR < 0,75, wurde die Indikation zur Intervention gesehen. Bei den Patienten, die einen Wert > 0,75 hatten, wurde eine Randomisierung zur Intervention oder zur abwartenden Haltung durchgeführt.

Der Stenosegrad der untersuchten Patienten lag bei 48 ± 9% bzw. 48,7 ± 10% in der randomisierten Gruppe (FFR ≥ 0,75) und 57 ± 12% in der Interventionsgruppe (FFR < 0,75).

Die FFR betrug 0,56 ± 0,16 in der behandelten Gruppe (FFR < 0,75) und in den randomisierten Gruppen (FFR ≥ 0,75) 0,87 ± 0,07 bzw. 0,87 ± 0,06.

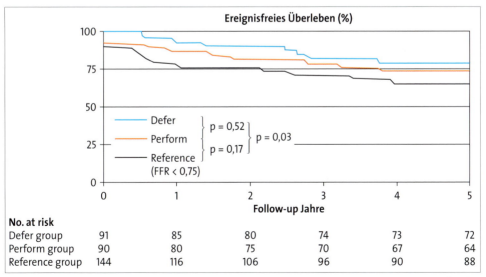

Abb. 6.27: Darstellung der 5-Jahres-Ergebnisse der DEFER-Studie mit Wiedergabe der ereignisfreien Überlebenskurven. **Blau:** Patientengruppe, die aufgrund einer FFR über ≥ 0,75 nicht interveniert wurde. **Rot:** Patientengruppe, bei der aufgrund der angiographischen Abschätzung eine Intervention erfolgte. **Schwarz:** Patientengruppe, die aufgrund einer FFR < 0,75 interveniert wurde. Reproduziert aus [36] mit freundlicher Genehmigung von Elsevier

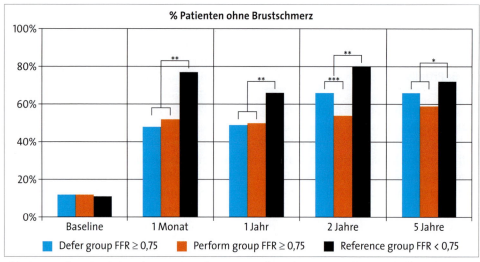

Abb. 6.28: 5-Jahres-Ergebnisse der DEFER-Studie mit Darstellung der prozentualen Anteile der Patienten, die ohne AP sind. Patientengruppeneinteilung wie in Abbildung 6.27. Reproduziert aus [36] mit freundlicher Genehmigung von Elsevier

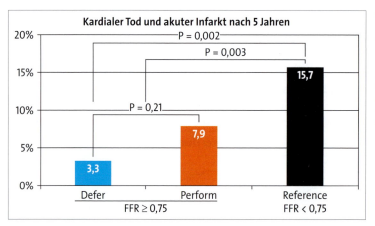

Abb. 6.29: Todesfälle und akute Infarkte innerhalb von 5 Jahren in der DEFER-Studie. Einteilung der Patienten wie in Abbildung 6.27. Reproduziert aus [36] mit freundlicher Genehmigung von Elsevier

Nach 1 Jahr, 3 Jahren und 5 Jahren war die Überlebensrate am höchsten in der Gruppe, bei der keine Intervention durchgeführt wurde, während sie in der Interventionsgruppe nach Randomisierung niedriger lag (s. Abb. 6.27–6.29). Noch niedriger lag die Überlebensrate für die Patienten, bei denen aufgrund einer FFR < 0,75 eine Intervention durchgeführt wurde. Ebenso waren mehr Patienten in der Gruppe ohne Intervention ohne AP. In dieser Gruppe war die 5-Jahres-Rate an Myokardinfarkten und Todesfällen nur 3,3%, während sie in der Interventionsgruppe bei 7,9% lag. In der Gruppe, die primär interveniert worden war, weil die FFR < 0,75 betrug, lag die Rate an Myokardinfarkten und Todesfällen sogar bei 15,7% [36].

Auf dem Boden dieser DEFER-Studie wurde eine noch größere Studie (FAME) durchgeführt, bei der 1005 Patienten entweder zur Angiographie- oder zur FFR-geführten Intervention randomisiert wurden [37]. Nach einem Beobachtungsjahr betrug die Letalität in der Angiographiegruppe 3%, in der FFR-Gruppe 1,8%. Der Unterschied war nicht signifikant. Auch die Zahl der Infarkte und Revaskularisierungen war in der Angiographiegruppe höher. Für den kombinierten

Abb. 6.30: Ergebnisse der FAME-Studie. Mehrgefäßerkrankung und angiographische (**rot**) oder FFR-geführte PCI (**blau**). In allen Analysen ergibt sich ein Vorteil für die FFR-geführte Patientengruppe [37].

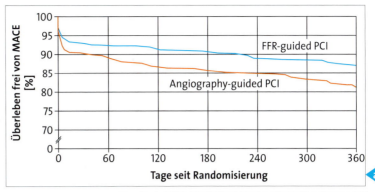

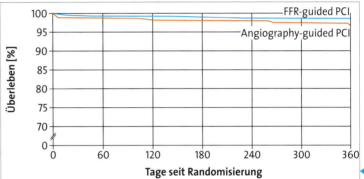

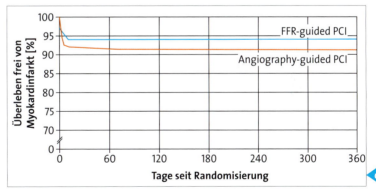

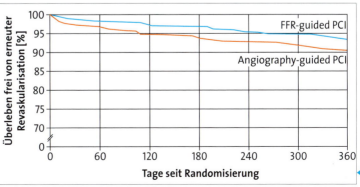

Endpunkt Tod und Herzinfarkt war ein signifikanter Unterschied festzustellen. In der Angiographiegruppe betrug die Letalität 11,1%, in der FFR-Gruppe 7,3%. Außerdem war die höhere Zahl von Patienten mit fehlender AP nach Randomisierung grenzwertig signifikant. In der Kosten-Nutzen-Analyse betrug der Kostenwert in der Angiographiegruppe 6007 US-$ und in der FFR-Gruppe 5332 US-$. Auch nach 1 1/2 und 2 Jahren (ESC 09/TCT 09) ergaben die Analysen einen Vorteil für die FFR-Gruppe, die sich außerdem als kostengünstiger erwies (s. Abb. 6.30) [37].

> **Merke**: Die FFR bietet eine ideale Möglichkeit, bei intermediären Stenosen oder Mehrfachstenosierungen zu entscheiden, ob aus hämodynamischer Sicht eine Intervention erforderlich ist oder nicht. Die FFR ersetzt das „Eye-balling" in der Kardiologie. In einigen Fällen eignet sie sich zur Kombination mit dem IVUS. Leider werden aber mikrovaskuläre Perfusionsstörungen nicht aufgedeckt, die aber bei 50% der Patienten mit Risikofaktoren und „normalem" Ko-

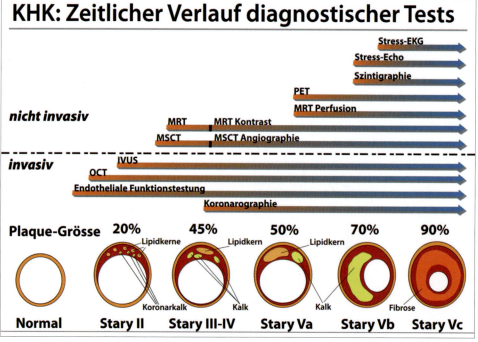

Abb. 6.31: Darstellung nichtinvasiver und invasiver Verfahren zur Erfassung der koronaren Atherosklerose in Abhängigkeit von der Entwicklung entsprechend der Stary-Klassifikation I–V. Funktionstests, die die Folgen einer KHK darstellen, werden erst positiv, wenn Stenosen > 70% vorliegen. Das Belastungs-EKG erreicht je nach Vortestwahrscheinlichkeit eine Genauigkeit von 60–70%. Für die Stressechokardiographie liegen die Werte 20% höher. Noch sensitiver scheinen die PET und die MRT zu sein, die bereits oberhalb von 50% Perfusionsstenosen des Myokards aufdecken können. Aufgrund des positiven Remodellings der Gefäße bis zu einer Plaquegröße von 45% kann die Koronarangiographie erst oberhalb dieser Werte Lumeneinengungen der Gefäße erfassen. Oft wird eine Lumeneinengung auch vom MSCT und MRT mit Lumendarstellung beurteilt. Unabhängig von der Lumeneinengung ist die direkte Darstellung der Gefäßwand mithilfe der OCT mit der höchsten Auflösung möglich, sodass bereits im Stadium Stary II (fatty streaks) auffällige Befunde erhoben werden können. Um eine 10er Potenz geringer liegt die Auflösung des IVUS. Sie ermöglicht allerdings nicht nur die Ausmessung des Lumens, sondern auch eine Beurteilung und Ausmessung von Gefäßwand und der Wandstrukturen mithilfe der VH. Damit ist sie eine neue Standardmethode in der Diagnostik. Wird eine Acetylcholin-Testung intrakoronar durchgeführt, gelingt die Erfassung einer endothelialen Dysfunktion, noch bevor morphologische Zeichen erfasst werden können. Ob dies gelingt, wenn sogar die OCT-Bildgebung negativ ausfällt, bleibt abzuwarten (nach R. Erbel in Herz 2007).

ronarangiogramm nachweisbar sind. Entscheidend ist, dass die PCI besonders bei Mehrgefäßerkrankungen sicherer und kostengünstiger werden kann.

6.4 Intravaskulärer Ultraschall

6.4.1 Einleitung

Lange Zeit galt die Koronarangiographie als Goldstandard zur Diagnose der KHK, obwohl bekannt war, dass z.T. erhebliche Diskrepanzen zu pathologisch-anatomischen Befunden aufgedeckt wurden [1–3]. Ursache ist die kompensatorische Größenzunahme der Arterien während der Entwicklung der Atherosklerose („positives Remodelling") [4]. Erst ab einer Zunahme der Plaquefläche und der Gefäßzirkumferenz > 40% bzw. > 60%, ist der kompensatorische Mechanismus erschöpft [4, 5]. Daher ist die Angiographie – wie alle anderen Konturmethoden – nicht in der Lage, eine Frühdiagnose der KHK zu stellen. Noch weniger sind indirekte Verfahren wie Belastungs-EKG, Belastungs-Echokardiogramm oder Belastungsszintigraphie in der Lage, eine Frühdiagnose zu stellen, da sie erst pathologische Befunde zeigen, wenn die koronaren Gefäße mehr als 50–70% eingeengt sind und eine Perfusionsstörung oder WBS eintritt (s. Abb. 6.31).

Die IVUS-Untersuchung ist dagegen in der Lage, verkalkte und nicht verkalkte Plaques bereits ab einer Intimaverdickung von mehr als 100–150 µm zu erfassen (s. Abb. 6.32). Die IVUS-Technik ist zum neuen Goldstandard geworden. Die Entwicklung der Technik, die Methodik, die diagnostische Wertigkeit sowie die Möglichkeiten im Rahmen von Interventionen werden im Folgenden dargestellt.

6.4.2 Technik des IVUS

Grundsätzlich werden mechanische IVUS-Systeme von elektronisch gesteuerten Systemen unterschieden.

1. Derzeit werden die **mechanischen Systeme** mit Ultraschallkristallen bestückt, die mit einer Schallfrequenz von 40 MHz (Atlantis SR Pro, 2,5 F, Boston Scientific, Natick, MA, USA) bzw. 45 MHz (Revolution, 3,2 F, Volcano, Rancho Cordova, CA, USA) senden. Bisher steht die seitliche Bildgebung im Vordergrund. Die Ultraschallbildgebung nach vorne aber ist bereits in Entwicklung. Abbildung 6.33

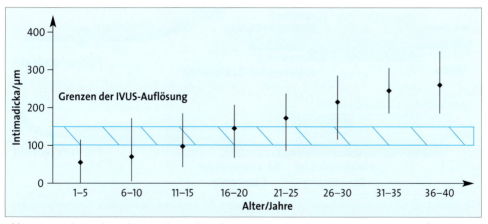

Abb. 6.32: Mit dem Lebensalter zunehmende Dicke der Intima des RIVA männlicher Individuen (modifiziert nach [6]) im Vergleich zur Grenze des derzeitigen Auflösungsvermögens des IVUS, die bei ≈ 100–150 µm liegt.

zeigt die unterschiedlichen Kathetertechniken, die zur Gewinnung von IVUS-Aufnahmen verwendet werden. Bei den mechanischen Systemen unterscheiden wir zwischen Kathetern, die den Schallkopf über eine Welle rotieren, und Kathetern, die einen feststehenden Ultraschallkristall bei rotierendem Spiegel verwenden. Das Auflösungsvermögen liegt axial bei 150–170 µm, lateral bei 200 µm und longitudinal bei 250 µm [7–10]. Die Kathetergröße liegt zwischen 2,5 und 3,2 F, sodass Gefäße ab einem Durchmesser von etwa 1,5 mm untersucht werden können (s. Abb. 6.34). Für größere, periphere Gefäße stehen größere Systeme zur Verfügung. Die Führung der Katheter erfolgt über ein normales Drahtsystem, das auch bei PCI verwendet wird (0,37 mm = 0,014 inch).

2. Daneben stehen **elektronische Systeme** (20 MHz) zur Verfügung. Bei diesen Systemen werden schmale akustische Elemente (64 Stück) in die Katheterspitze (Eagle Eye, Volcano) eingebaut, die zylindrisch um die Katheterspitze positioniert und im Rotationsprinzip angesteuert werden. Die Spitze enthält elektronische Schaltungen, um die Zahl der notwendigen Kabel zu reduzieren.

Die Vorteile der mechanischen Katheter liegen in der hohen Auflösung auch im Nahfeld. Die Führung der Schallköpfe in einer Plastikhülle reduziert die Reibung des Katheters entlang der Gefäßwand, die Rotation ist freier. Dadurch wird eine gleichförmige Rotation erreicht, die bei fehlender Verwendung von Führungshüllen nicht gegeben ist, v.a. bei stark gewinkelten und verkalkten Gefäßen. Es entstehen Rotationsartefakte, sog. non uniform rotation distorsions (NURD).

Die elektronischen Systeme haben den großen Vorteil, dass mechanische Teile fehlen und damit weniger empfindlich sind. Auch wird der Bildaufbau nicht gestört. Sicherlich ist auch ein Vorteil, dass damit die Kombination mit anderen Kathetersystemen leichter gelingt, wie z.B. die Kombination des Ultraschalls mit einem Atherektomiekatheter [11] oder eines sichtgesteuerten Laser-Atherektomiekatheters [12]. Kombinationssysteme mit Laserkathetern sind bereits entwickelt worden [13]. In der klinischen Routine wurden kombinierte Ultraschallkatheter eingesetzt, die einen Ballon mit/ohne Stent besitzen [14].

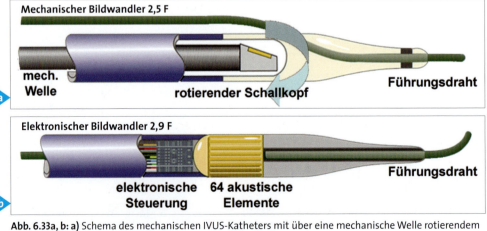

Abb. 6.33a, b: a) Schema des mechanischen IVUS-Katheters mit über eine mechanische Welle rotierendem Schallkopf. Der Ultraschallkatheter liegt in einer Führungshülle und läuft nur ein kurzes Stück über den Führungsdraht. Beispiele für solche Katheter sind der Boston Scientific Atlantis SR Pro oder der Volcano Revolution. **b)** Schema des elektronischen Bildwandlers. 64 fest installierte akustische Elemente werden elektronisch angesteuert und erzeugen so das Rotationsbild. Ein Beispiel ist der Volcano EagleEye.

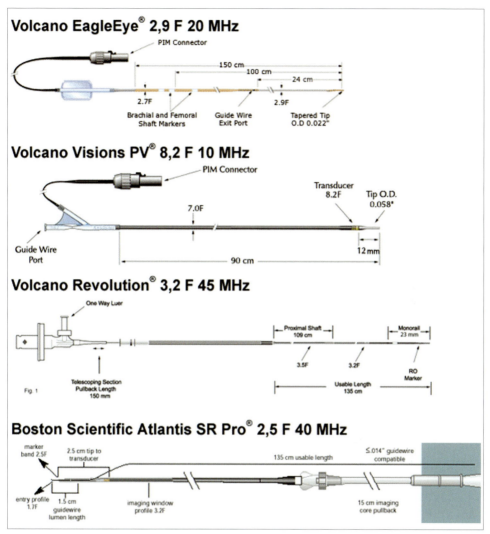

Abb. 6.34: Aktuell verfügbare IVUS-Katheter. EagleEye ist ein elektronisch gesteuerter Katheter, Visions PV ist der elektronisch gesteuerte Katheter für den Einsatz in großen Gefäßen. Revolution und Atlantis SR Pro sind mechanisch gesteuerte IVUS-Systeme.

Ganz wesentlich erschien die Entwicklung eines Mikromotors zur Rotation, der wesentliche Nachteile der nicht ganz gleichförmigen Rotation des mechanischen Ultraschallkatheters eliminieren sollte, da die Antriebswelle entfiel. Auch die Rotation bedurfte keiner hohen Rotationskräfte, sodass das Drehmoment des Mikromotors ausreiche. Die ersten Patienten konnten im Mai 1995 in Essen gemeinsam von Serruys und Erbel untersucht werden [15]. Leider ist diese Entwicklung stehen geblieben. Problem war die durch die Rotation induzierte Bildung von Mikrokavitationen, die die Bildgebung beeinträchtigten.

Neben der Entwicklung kombinierter bildgebender und therapeutischer Systeme wird zukünftig die antegrade Blickrichtung in den Vordergrund des Interesses rücken. Erste Systeme wurden bereits vorgestellt, die zukünftig in erster Linie für die Wiedereröffnung verschlossener Gefäße (CTO) genutzt werden; z.B. wird die Ausrichtung eines Radiofrequenzsignals zur Rekanalisation durch diese Bildgebung gesteuert.

6.4.3 Anwendung des IVUS im Katheterlabor

6.4.3.1 Prämedikation

Vor Anwendung des IVUS muss ein Führungsdraht (0,014 inch) in die Koronararterie eingeführt werden. Dies bedeutet, dass das Gefäß vor Koronarspasmen und Thrombenbildungen geschützt werden muss, die durch den Draht induziert werden können. Daher werden zusätzlich zur Standardheparintherapie weitere 2000–3000 IE (ACT > 250 s) und 0,2 mg Nitroglycerin i.c. appliziert. Die meisten Patienten, die zum Katheterraum kommen, erhalten bereits Plättchenaggregationshemmer, sodass diese zusätzliche Prämedikation nicht notwendig ist. Andernfalls muss aber besonders vorsichtig gearbeitet werden, da eine erhöhte Aggregationsneigung beobachtet wird. In diesem Fall sollten sofort 500 mg ASS i.c. oder i.v. verabreicht werden. Einer Prämedikation mit ASS ist der Vorzug zu geben.

6.4.3.2 IVUS-Kathetertechnik

Nach Positionierung des Drahts, der eine weiche, flexible Spitze aufweisen und möglichst weit distal vorgeschoben werden sollte, erfolgt die Vorführung des Ultraschallkatheters durch den Führungskatheter, der mindestens eine Größe von 5 F besitzen muss. Eine kontinuierliche Betrachtung des IVUS-Bildes zeigt an, ob der Führungskatheter verlassen wird, sodass längere Durchleuchtungszeiten vermieden werden.

Wird ein erschwertes Vorführen des Ultraschallkatheters festgestellt, wird die Positionierung unter Durchleuchtung korrigiert. Das Vorführen der Katheter erfolgt mit der sog. Monorail-Technik. Dies bedeutet, dass bei kurzen Führungsstücken an der Katheterspitze Probleme bei stark gewinkeltem Gefäßverlauf auftreten können. Eine Knickbildung des Drahts ist unbedingt zu vermeiden. Grundsätzlich sollte nur ein leichtgängiges Vorführen erlaubt sein, da eine erschwerte Vorführung bedeutet, dass eine erhöhte Reibung an der Gefäßwand der Gefahr der Ausbildung einer Dissektion, eines Koronarspasmus oder generell einer Gefäßwandschädigung Vorschub leisten kann.

Probleme treten gelegentlich auch beim Rückzug der Kathetersysteme im Koronargefäß auf, da durch einen erhöhten Reibungswiderstand des Drahts Knick- oder Schleifenbildungen auftreten können, die dazu führen, dass der Ultraschallkatheter nicht mehr zurückgezogen werden kann. Das Problem kann durch Rückzug des gesamten Systems gelöst werden. Hilfreich ist daher die distale Positionierung der weichen Drahtspitze, um Knickbildungen zu vermeiden und den Katheter über die steiferen Drahtanteile zu führen.

> **Merke:** Der Rückzug des mechanischen IVUS Katheters in den Führungskatheter sollte unter Durchleuchtung erfolgen, da der Katheter nur eine Drahtführung an der Spitze (Monorail-Teil) von etwa 3 cm hat.

Typischerweise gibt es bei den elektronischen Systemen Nahfeldartefakte. Diese sind zwar technisch bedingt unvermeidlich, können aber ausgelöscht werden. Dazu wird ein sog. „Ring Down" durchgeführt. Dazu wird der Draht so positioniert, dass die Ultraschallspitze nach Verlassen des Führungskatheters frei in der AO oder zentral im Gefäßlumen liegt. Elektronisch wird nun das Nahfeld aus dem IVUS-Bild ausgeblendet. Eine Berührung der Wand sollte beim Ring Down vermieden werden, da das in der Software zu Fehlinterpretationen und Bildfehlern führt.

Ist der Ultraschallkatheter in das Gefäßsegment, das von Interesse ist, vorgeführt worden, beginnt der kontinuierliche Rückzug.

Selbst für klinische Belange ist ein Rückzugsmotor zu empfehlen, der eine konstante Bildgebung während des Rückzugs gewährleistet. Für wissenschaftliche Fragestellungen ist eine Rückzugsgeschwindigkeit von 0,5 mm/s notwendig, sonst von 1 mm/s.

6.4.3.3 Technisches Equipment

Zwischenzeitlich sind die IVUS-Systeme modular aufgebaut und können in ein bestehendes Katheterlabor integriert werden. Bisher war es ein Nachteil für das Labor, dass eine schwere Konsole in den Raum bewegt werden musste, die zudem eine hohe Wärme-Erzeugung und Nebengeräusche verursachte. Außerdem benötigten die Mitarbeiter eine gewisse Zeit, um das System anzuschließen, mit dem EKG zu verbinden, Patienteninformationen einzugeben und die Analyse der Bilder durchzuführen. Zudem wurden meist die Angiographie- und Ultraschallbilder, wie oben dargestellt, getrennt aufgezeichnet und archiviert.

Die kombinierte Bilddarstellung von Röntgenbild und Ultraschallbild sollte in modernen Katheterlabors angewendet werden, sodass in jedem Fall die Position des IVUS-Katheters im Gefäß sichtbar wird (s. Abb. 6.35). Die Transformation des Ultraschallvideosignals auf das hochauflösende digitale Röntgensignal (Artis zee, Siemens, Erlangen) ermöglicht eine BIB-Darstellung [16–18]. Hervorzuheben ist die sehr gute Bilddarstellung des Koronarangiogramms und auch des Ultraschallbildes, die ohne Informationsverlust gemeinsam gespeichert werden können. Das bedeutet, dass zu jeder Position auch das entsprechende Ultraschallbild digital archiviert werden kann. Nicht nur das stehende, sondern auch das laufende Bild kann aufgezeichnet werden. Ein weiterer Vorteil ist die digitale Sicherung als DICOM-Version auf andere Speichermedien, z.B. auf CD-ROM/DVD.

Auch bei blockierter Röntgenstrahlung können die Ultraschallsignale kontinuierlich digital aufgezeichnet werden, sodass auch längere Rückzüge möglich sind und sogar netzwerkfähig zur Verfügung stehen.

Auf dem Boden einer computerbasierten Plattform (s5i Imaging System, Volcano, Rancho Cordova, CA, USA) steht nun ein modulares System zur Verfügung, das in das Katheterlabor eingebaut sowohl vom Kontrollraum als auch vom Katheterraum aus selbst gesteuert werden kann (s. Abb. 6.35). Auch andere Firmen haben diese Entwicklung vorangetrieben (iLab, Boston Scientific, Natick, MA, USA) (s. Abb. 6.36).

Damit kann eine kleine Systemeinheit am Tisch befestigt oder im Kontrollraum platziert werden. Nach Konnektierung des IVUS-Katheters stehen multiple Benutzerinterfaces zur Steuerung des Systems zur Verfügung. Aufgrund der computerbasierten Plattform ist eine Echtzeitintegration des Ultraschallbildes in das Angiographiebild möglich [18]. Eine exakte Lokalisation der Positionierung des Katheters gelingt.

Ein Joystick wird am Kathetertisch befestigt, den der Operateur bewegen kann. Die Dokumentation erlaubt eine netzwerkfähige Verbindung und Archivierung. Die Abspeicherung der Fälle wird damit vereinfacht. Das neue System kann nicht nur IVUS-Aufnahmen, sondern auch die VH wiedergeben. Automatisch oder semiautomatisch wird die Kontur des Lumens und der Membrana elastica externa als Grenze zwischen Media und Adventitia festgelegt und die Gefäß-, Lumen- und Plaquefläche bestimmt (s. Abb. 6.35). Wird zusätzlich der Rückzugmotor eingesetzt, kann über eine untersuchte Strecke das Plaquevolumen berechnet und die stärkste Einengung des Gefäßes aufgesucht werden. Die Größe des Bildes, integriert im Röntgenbild, kann angepasst werden. Wir nutzen eine 30%ige Bilddarstellung des IVUS im angiographischen Bild. Die Positionierung erfolgt je nach Koronararterie in den einzelnen Bildecken. Neben der BIB-Wiedergabe ermöglicht das System aber auch eine Vollbilddarstellung, wodurch die Erkennung der Auswertedaten verbessert wird. Wird die Röntgenstrahlung gesperrt, kann das IVUS-Bild im Rückzug vollständig aufgenommen werden. Dies bedeutet, dass auch längere Gefäßstrecken integriert in das Katheterarchivsystem ohne Strahlenbelastung aufgenommen werden können. Dies ist für spezielle interessierende Fragestellungen, z.B. die Auffindung von Plaquerupturen, Veränderung der Plaquekomposition oder Stentstrebenadaptation an die Gefäßwand von Interesse. Wird eine zu dokumentierende Stelle gefunden, wird das zugehörige IVUS-Bild gespeichert und eine Koronarangiographie angeschlossen, sodass die Position des IVUS-Katheters im Koronarangiogramm sichtbar wird. Im Bild erscheint auch die Längsschnittdarstellung der Plaqueverteilung, die durch Drehung der Scanlinie angepasst werden kann [18].

6.4.4 Ultraschallorientierung

Für standardisierte Rückzüge werden Markierungspunkte, die Seitenränder und Gefäßvorsprünge oder andere ultraschallbetonte Strukturen aufgesucht. Bei Rückzugvorgängen werden Start und Ende dokumentiert. Wichtig ist der Start an Seitenästen, damit eine Reproduzierbarkeit auch bei Verlaufsuntersuchungen gegeben ist.

Die Orientierung im 360°-IVUS-Bild ist schwierig. Die Darstellung des Perikards – Struktur mit der hellsten Reflektion – im

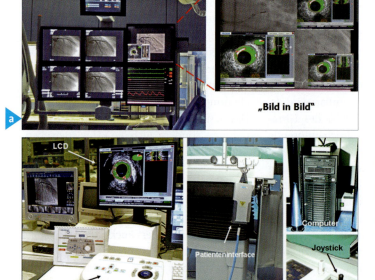
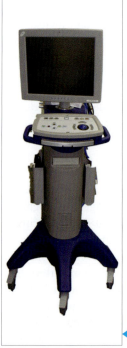

Abb. 6.35a–c: a) Herzkathetermonitorsystem einer biplanen Röntgenanlage mit Hämodynamikmonitor (**rechts** unten) und Zusatzmonitor zur Aufzeichnung des Koronarangiogramms und BIB-Darstellung des IVUS-Bildes in der VH (**rechts**). Zentraler Bildschirm zur Darstellung der Position und Strahlendosis (**Mitte** oben). **b)** Blick auf den Kontrollraum: Kathetertisch mit Monitor, Joystick für die HKU und Zusatzmonitor zur Darstellung des IVUS-Bildes mit eingeblendetem Bild der VH im Rückzug. Abgebildet ein Standbild mit Ausmessungen der Plaquefläche und Plaquekomposition, Kontrolleinheit (Volcano s5i Imaging System) zur Steuerung (**Pfeil**) [18]. **c)** Alternativ zur modularen Integration des elektronischen IVUS-Systems in die bestehende Katheteranlage kann eine mobile Einheit verwendet werden (Volcano s5i Imaging System).

Abb. 6.36: Modulare Integration des mechanischen Sektorscanners in ein Herzkathetersystem (iLab, mit freundlicher Genehmigung von Boston Scientific, Ratingen)

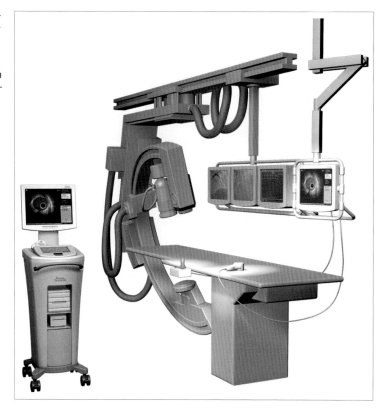

IVUS lässt erkennen, wo sich die Herzoberfläche befindet. Im Bereich des Hauptstamms der LCA befindet sich der transversale Perikardsinus, der z.T. mit Flüssigkeit gefüllt ist. Ab dem Abgang des RCX findet sich das Dreieck nach Brocq-Mouchet. Im Bereich des RIVA gehen die septalen Äste im 90°-Winkel und die diagonalen Äste schräg aus dem Hauptgefäß ab. Parallel läuft die vordere absteigende Vene, die an der linken Seite verläuft und auch diagonale Äste abgibt, sodass sich dort die linke Seite des Herzens befindet. Am 1. und am 2. diagonalen Ast findet sich eine Überkreuzung von diagonalen Venen. Diese kreuzen z.T. zweifach. Im Falle einer Muskelbrücke wird die Arterie von Myokardgewebe mit geändertem Reflexionsmuster umgeben und verläuft z.T. im RV, erkennbar an der Trabekularisieung im Nahfeld. Im Bereich des RCX sieht man parallel proximal das LAA und das vordere Mitralklappensegel. Außerdem befindet sich im distalen Teil die große Herzvene. Die RCA hat keine parallelen Venen, die im Verlauf zu erwarten wären. Nur einzelne kleine Venen kreuzen den Verlauf der RCA.

6.4.5 Gewebedifferenzierung

Bereits jetzt gelingt mit der IVUS-Untersuchung eine semiquantitative Gewebedifferenzierung. Die höchste Sensitivität und Spezifität besitzt der IVUS zum Nachweis von Verkalkungen der Koronargefäße. Der Ultraschall wird bei Kalkeinlagerungen des Gefäßes fast vollständig reflektiert. Es entsteht distal ein Schallschatten (s. Abb. 6.37). Die Schallschattenbildung kann an der Gefäßoberfläche oder in tiefen Lagen des Atheroms vorkommen. Schon Kalkablagerungen einer Größenordnung > 1 mm werden nach-

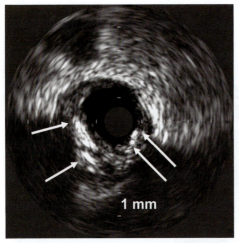 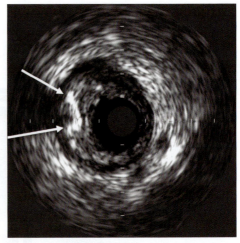

Abb. 6.37: IVUS-Aufnahme einer Koronararterie mit oberflächlicher Verkalkung (**links**) und tiefer Verkalkung (**rechts**). Die hellste Reflexgebung stammt von Verkalkungen der Gefäße mit Schallschattenbildung (**Pfeile**). **Rechts:** Besonders gut erkennbar ist die Dreischichtung des Gefäßes mit Atherosklerose des Gefäßes mit exzentrischer Ausbreitung, abgetrennt durch die Media (dunkle Randzone). Trennung von der Adventitia (umgebendes Gewebe). Eichung 1 mm, zentral bildartefaktgebender Katheter.

gewiesen. Im Vergleich zu flächenförmigen Verkalkungen weisen Mikroverkalkungen keine Schallschattenbildung auf. Bei arterieller Hypertonie ist in Einzelfällen eine Mediasklerose in den Gefäßen erkennbar.

Lipidablagerungen im Gefäß, die bei Atheromen und Fibroatheromen auffallen, sind an einer echoarmen Zone im Bereich der Plaque eines Gefäßes erkennbar (s. Abb. 6.38). Sie liegen zunächst in der Tiefe. Die Sensitivität ist nach Di Mario et al. relativ niedrig, die Spezifität hoch. Für klinische Belange reicht die Genauigkeit sicher aus [19].

Fibrotische Anteile des Gefäßes, die auf Kollageneinlagerungen beruhen, werden durch helle unregelmäßige Reflektionen der Intimaverdickung des Gefäßes erkennbar und sind typisch für die Atherosklerose. Die Sensitivität und Spezifität sind höher als für die Erfassung von Lipideinlagerungen. Plaques bestehen aus:

▲ 70% fibrotischem Anteil
▲ 10% Kalkanteilen
▲ 10% nekrotischen, lipidreichen Anteilen
▲ 10% anderen Anteilen von Plaquestrukturen [20]

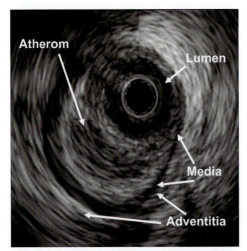

Abb. 6.38: Ausgeprägtes Atherom/Fibroatherom der Koronararterie mit noch erhaltenem freiem Lumen, sichtbarem Katheterartefakt und durch die hohe Auflösung klar abgrenzbarer Media und Adventitia. Das Atherom ist extrem exzentrisch lokalisiert mit gering veränderter freier Wand.

Schwierig ist in vielen Fällen die Erkennung einer Thrombusbildung im Gefäß. Ragt der Thrombus in das Lumen des Gefäßes vor und zeigt sich im laufenden Bild eine flottierende Bewegung, ist die Identifizierung einfach. So konnten sowohl bei akuter Lungenembolie als auch bei akutem Infarkt und

UAP Thromben identifiziert werden [21–23]. Bei fehlender Protrusion des Thrombus in das Lumen ist bildmorphologisch eine Schichtbildung typisch, die als sog. Layering im Gefäß erkannt werden kann [23]. In Koronargefäßen führt der Ultraschallkatheter bei frischen Thromben zu Abdrücken, die als Aussparung im Gefäß imponieren und als Hinweis auf eine murale Thrombusbildung gedeutet werden können [22]. Thromben zeigen auch ein feines, eher gleichmäßig reflektierendes Bild und bilden z.T. mehrfache Schichten, die kaum von den darunter liegenden arteriosklerotischen oder verkalkten Anteilen abgrenzbar sind [23]. Bisher ist eine Differenzierung auch in der VH nicht möglich. Jedoch ist für den Untersucher zu bedenken, dass bei ACS, besonders Infarkten, immer Thromben sichtbar sind, wenn man z.B. die OCT und Angioskopie nutzt.

6.4.6 Gefäßaufbau

Typisch für die Anschallung aller Arten von Membranen ist, dass durch den Ultraschall ein Ein- und Austrittsecho und somit das Bild einer Dreischichtung der Gefäßwand entsteht [24]. In vitro gelingt eine gute Differenzierung von Gefäßen, die einen muskulären (Koronararterien) oder elastischen Aufbau (AO) zeigen [25]. Auch in Koronararterien ist eine Dreischichtung erkennbar. Zunächst wurde angenommen, dass die echoarme mittlere Schicht der Media entspricht [25]. Weitergehende Untersuchungen haben gezeigt, dass auch eine AO, selbst wenn die Intima entfernt ist, eine Dreischichtung im Ultraschallbild zeigt. Die Reflektion der inneren Schicht ist jedoch intensiver als im Koronargefäß. Die Dreischichtung im Koronargefäß ist also einem Ein- und Austrittsecho zuzuordnen. Sie ist bei den kommerziell erhältlichen Schallsonden von mittlerer Qualität bei Gesunden nicht vorhanden. Erst mit Zunahme der Intimadicke (s. Abb. 6.32) wird die Dreischichtung sichtbar, wenn die Intimadicke das Auflösungsvermögen des Ultraschalls übersteigt, d.h. > 100–150 µm erreicht [26]. Eine homogene oder auch leicht asymmetrische Intimaverdickung, die einer Dreischichtung im Koronargefäß entspricht, kann bei Patienten > 40 Jahren nicht als pathologisch gelten. Eine Dreischichtung, die im früheren Lebensalter auftritt, muss aber als Hinweis auf eine beginnende Arteriosklerose gewertet werden.

Mit höherer Schallfrequenz (> 40 MHz) wird bei verbessertem Auflösungsvermögen eine Intimaverdickung in Zukunft auch schon im früheren Stadien sichtbar werden. Dies wird aber die Differenzierung eher erschweren als erleichtern. Wünschenswert wäre, wenn die Intima- und Mediadicke separat bestimmt werden könnten. Zahlreiche experimentelle Untersuchungen haben jedoch gezeigt, dass nur eine zuverlässige Bestimmung der gesamten Wanddicke bestehend aus Media und Intima im Koronargefäß möglich ist. Die Durchmesserbestimmung reicht also vom Endothel bis zur Lamina elastica externa. Die Adventitia kann meistens vom umliegenden Gewebe nicht abgegrenzt werden (s. Abb. 6.38). Praktisch wichtig ist aber die Möglichkeit, bei sich überkreuzenden Gefäßen oder bei ganz epikardial gelegenen Gefäßen einen Eindruck von der wirklichen Wanddicke des Gefäßes zu bekommen, die deutlich geringer ausfällt, als allgemein angenommen wird.

6.4.7 Atherosklerose der Koronararterien

Die Atherosklerose der Koronararterien ist eine fokale, zunächst umschriebene, an besonderen Prädilektionsstellen sich entwickelnde Erkrankung der Intima. Die Erkrankung verläuft in Schüben und kann in der Folge multiple Stellen der Koronararterien erfassen.

Mithilfe des IVUS können, basierend auf den Empfehlungen der AHA, die Plaquebildungen der Stary-Klassifikation (s. Abb. 6.39) zugeordnet werden [27]. Zu beachten ist, dass die KHK gerade im Frühstadium fokal und v.a. in den ersten 2 cm der LCA auftritt. Während im Frühstadium die einzelnen z.T. verkalkten Plaquebildungen im Koronarangiogramm nicht sichtbar sind, können sie im IVUS bereits nachgewiesen werden. Trotzdem können diese einzelnen Plaquebildungen schwere Infarkte bei Plaqueaufbrüchen (Plaqueerosionen und -ulzerationen) verursachen. Deshalb ist die Unterscheidung zwischen stabilen und instabilen Plaquebildungen wichtig. Tabelle 6.5 gibt aufgrund der pathologischen anatomischen und IVUS-Untersuchungen die Unterscheidung zwi-

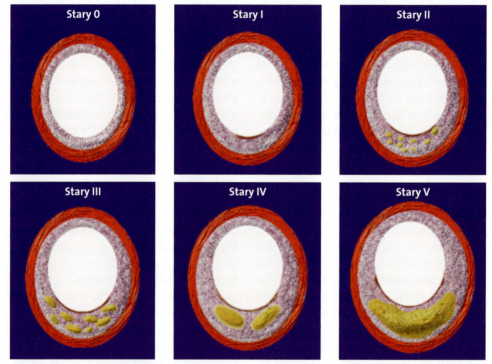

Abb. 6.39: Schematische Darstellung der Stadieneinteilung der Entwicklung der Atherosklerose auf dem Boden der Empfehlungen der AHA. Unterschieden werden 5 Stadien. Es ist erkennbar, dass ein entscheidender Faktor die zunehmende Lipidkernbildung im Atherom/Fibroatherom ist. Stadium III wird als Intermediärstadium bezeichnet und Stadium IV als Atherom. Bei Kollageneinbau liegt ein Fibroatherom vor, das als Stadium Stary V bezeichnet wird. Nach [33]

Tab. 6.5: Differenzierung zwischen stabilen und instabilen Plaques

	Stabile Plaques	Instabile Plaques
Gefäßkontur	Glatt	Unregelmäßig
Gefäßverkalkung	Häufig	Selten
Schichtbildung	Fehlt meist	Typisch
Plaqueaufbrüche	Selten	Häufig
Ulzeration	Selten	Häufig
Echoarme Zone	Klein, tief gelegen	Schmale Kappe, große echoarme Zone

schen einer stabilen und instabilen Plaquebildung wieder.

Plaqueaufbrüche können im IVUS von stabilen Plaques unterschieden werden, wenn nach der Plaqueruptur das Atherom ausgewaschen wird und eine Resthülle verbleibt. Wenn sich die Hülle mit thrombotischem Material füllt, ist eine Differenzierung im IVUS derzeit fast nicht möglich. In diesen Fällen kann ein Plaqueaufbruch erkannt werden, wenn zusätzlich eine murale Thrombenbildung im Gefäß vorhanden ist, die auf einen Plaqueaufbruch mit konsekutiver Thrombosierung hinweist. Ist die Thrombosierung nur mural, entwickelt sich eine UAP; ist sie komplett, entsteht oft ein transmuraler akuter Infarkt. Wichtig ist darauf hinzuweisen, dass Plaqueaufbrüche auch an mehreren Stellen des Gefäßes sogar gleichzeitig sowohl in den Koronar- als auch in peripheren Arterien auftreten können. Typisch für den Plaqueaufbruch sind die bei ausgewaschenem Atherom nachweisbare dünne fibröse Kappe, die eine Ruptur aufweist, und die echoarme Zone im Bereich einer großen Plaque [26].

Im Koronarangiogramm sind Plaqueaufbrüche häufig als Aneurysmata zu erkennen, die einem Extravasat ähneln [28, 29]. In Wirklichkeit stellen sie aber weder wahre noch falsche Aneurysmata, sondern ulzerierte Plaques dar [27, 30].

Die Arteriosklerose beginnt zunächst im proximalen Bereich der LCA oder RCA in den ersten 2 cm. Die Prädilektionsstelle ist die Bifurkation der LCA. An dieser Stelle finden sich schon im Kindesalter Intimaverdickungen (Stary I und II), die aber noch nicht als Ausdruck einer Arteriosklerose im progredienten Stadium gedeutet werden können [31–33].

Die Entwicklung der Arteriosklerose wird in 6 Stadien (s. Abb. 6.39) unterschieden [26]. Die Abbildungen 6.40 und 6.41 geben schematisch die Entwicklung bis zu Stadium V, dem Fibroatherom wieder. Die Stadien zeigen die in Tabelle 6.6 zusammengefassten Charakteristika, die histologisch und mittels IVUS unterschieden werden können [26, 27, 30].

Läsionen vom Typ II–V können Risse, Hämatome und Thrombusauflagerungen zeigen und sich zur Läsion Stary VI (komplexe Läsionen) entwickeln.

Durch individuelle Faktoren und reparative Vorgänge können viele Plaquevarianten entstehen. Da Plaques häufig mehrschichtig aufgebaut sind, wird immer das höchste Stary-Stadium angegeben. Treten akute Ereignisse auf, werden folgende Angaben gewählt: an 1. Stelle die komplexe Läsion z.B. VIa und an 2. Stelle die Plaquemorphologie z.B. III, d.h. VI a/III [26].

6.4.8 Virtuelle Histologie

Die Atherosklerose der Koronararterien ist gekennzeichnet durch Verdickung der Intima mit Einlagerung von Verkalkungen, aber auch Ausbildung von Lipidkernen, Einblutungen oder v.a. Fibrosierung. Nach pathologisch-anatomischen Untersuchungen bestehen die Plaques zu 70% aus fibrotischem Gewebe, 10% aus Verkalkungen und 10% aus lipidreichen Anteilen. Nur in 10% sind weitere Gewebsanteile feststellbar.

Die Bezeichnung „harte und weiche" Plaques ist physikalisch nicht gerechtfertigt, da dies bedeuten würde, dass die Kompressibilität getestet worden wäre. Dies gelingt nur mit der Elastographie, die zur Palpographie weiter entwickelt worden ist [35–38]. Eine größere und weitere Verbreitung hat diese Methode bisher allerdings nicht gewonnen, obwohl vulnerable Plaques charakterisiert werden können.

Von größerer Bedeutung ist die Spektralanalyse der Radiofrequenzsignale des Ultraschalls, da sie genutzt werden kann, um aus der Amplitude und der Frequenz Charakteristika der Plaquekomposition zu gewinnen.

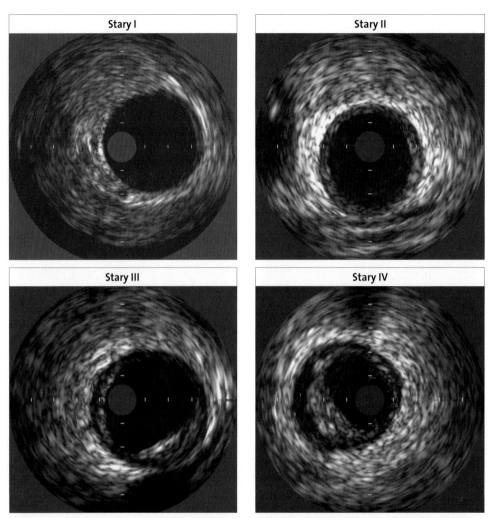

Abb. 6.40: Stadieneinteilung der koronaren Atherosklerose mittels IVUS, Differenzierung der Klasse I–IV auf dem Boden der Zunahme der Intimaverdickung. Im Frühstadium nachweisbare exzentrische Plaquebildung mit zunächst allenfalls nachweisbaren Mikroverkalkungen in Stadium III und IV (Stadium IV = Atherom)

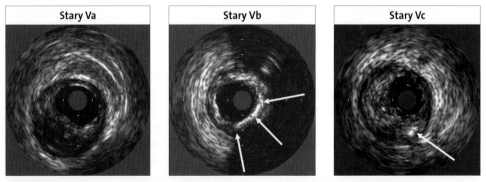

Abb. 6.41: Darstellung der Entwicklung der Atherosklerose in Stadium Stary V. Unterschieden wird ein Stadium Va (Fibroatherom) und differenziert ein Stadium Vb mit ausgeprägter Verkalkung (**Pfeile**) als Stary Vb und mit überwiegender Fibrosebildung und allenfalls minimaler Verkalkung (**Pfeil**) als Stary Vc.

Tab. 6.6: Stadieneinteilung der koronaren Atherosklerose

Stadium	Histologie	IVUS
Stary I	Fokale Intimaverdickung	Unter dem Auflösungsvermögen
Stary II	Fokale Intimaverdickung mit Lipideinlagerung	Stary I und II im IVUS nicht nachweisbar
Stary III	Fokale Intimaverdickung, lokalisiert auf wenige mm des Gefäßes mit Begrenzung auf Teile des Gefäßperimeters und vorwiegend an Bifurkationen	Exzentrische Intimaverdickung > 30 mm ohne echoarme Zone (Lipidpool)
Stary IV	Atherom, zentrale Lipidakkumulation	Echoarme Zone der Intima erkennbar, exzentrische Plaquebildung, erhaltene Pulsation (s. Abb. 6.40)
Stary V	Fibroatherom	Im Vergleich zu Stary IV noch größere echoarme Zone, dünne fibröse Kappe, durch Kollageneinbau verminderte Pulsation (s. Abb. 6.39–6.41)
Stary Va	Fibroatherom	Ohne Kalk, Mehrfachbeschichtung mit großer echofreier Zone (Lipidpool) (s. Abb. 6.41)
Stary Vb	Fibroatherom mit Kalkeinlagerung, früher als Stary Typ VII bezeichnet	Oberflächliche oder tiefe Schallschattenbildung (s. Abb. 6.37)
Stary Vc	Fibroatherom, stark kollagenhaltige Plaque, früher Typ VIII, häufig in peripheren Gefäßen	Keine echoarme Zone (keine Lipidpools), dichte Reflektion. Im Gegensatz zu Typ IV wird das Lumen des Gefäßes bei Typ V stärker eingeengt.
Stary VI	Komplizierte Plaques	
Stary VIa	Plaqueruptur, Plaque-Einriss	Ulzerationen, fibröse Kappenreste, Deckmembranunterbrechung mit echofreier Zone und Kommunikation zum Lumen (Kontrastinjektion) (s. Abb. 6.42)
Stary VIb	Intramurale Plaquehämatome oder -hämorrhagie	Multiple kleine echoarme Zonen (Pulsationsänderungen, Differenzierung zur Lipidakkumulation schwierig, keine Kommunikation Hämorrhagie: diffuse Einblutung und Verdickung, schwierige Differenzierung im IVUS zu Stary IV und V Verlaufsbeobachtung notwendig (s. Abb. 6.43)
Stary VIc	Plaqueaufbruch mit muraler Thrombusbildung	Raue Oberfläche, frei flottierende Strukturen (s. Abb. 6.44), Schichtbildung(en), Katheterabdruck, Plaquereduktion nach PTCA

Die Radiofrequenzdaten wurden mit Ex-vivo-Gefäßschnitten verglichen und die Signale den histologisch nachweisbaren Plaqueanteilen zugeordnet. Das wird dann für die In-vivo-Bildgebung genutzt.

Für die VH stehen derzeit 2 Systeme kommerziell zur Verfügung: Volcano Virtual Histology, Volcano, Rancho Cordova, CA, USA, und iMap, Boston Scientific, Natick, MA, USA.

In vergleichenden Untersuchungen zur Histologie konnte für die Erkennung des Koronarkalks und der Fibrose eine hohe Genauigkeit festgestellt werden. Selbst für die Erkennung von lipidreichen Plaques und nekrotischen Anteilen der Plaques wurde eine

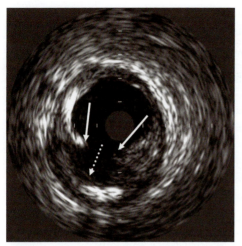 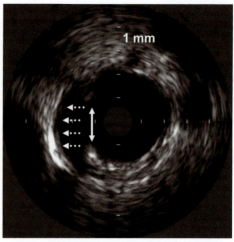

Abb. 6.42: Links: Stadium VIa nach Stary und AHA-Klassifizierung mit Ausbildung einer Plaqueruptur (**Pfeile**). Nach Auswaschung des Atheroms bleibt ein tiefes Ulkus (gestrichelter **Pfeil**) mit am Boden befindlicher Verkalkung. **Rechts:** Die Rupturränder liegen in 50% zentral im Atherom, die Rupturstelle liegt zu Beginn des Atheroms in proximaler Richtung der Koronararterie. Zu beachten ist die Durchmessergröße des Gefäßes von etwa 3,5 mm, d.h. Plaqueruptur ohne Lumeneinengung und Flussbehinderung.

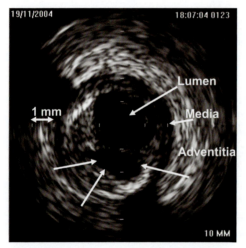

Abb. 6.43: Intramurale Hämatombildung entsprechend der Stary-VIb-Klassifizierung. Sichtbar eine große, echoarme Zone, die exzentrisch und unregelmäßig gelagert ist. In Echtzeit sichtbare Flussartefakte im Sinne von Geldrollenbildungen. Erkennbar zusätzlich die in der Tiefe liegenden Verkalkungen (**Pfeil**).

Tab. 6.7: Alternative Einteilung der Stadien der Atherosklerose nach Virmani et al. [67]

1	Intimaverdickung
2	Intimaxanthome
3	Pathologische Intimaverdickung
4	V.a. Fibroatherom
5	Fibroatherom mit dünner Kappe
6	Komplexe Plaques mit nekrotischem Kern (Lipidpool)
7	• Frühes Stadium mit (foam cell) Apoptose
8	• Spätes Stadium mit exzessiver Apoptose
9	• Hämorrhagie mit nekrotischem Kern

klinisch befriedigende Genauigkeit von 85% erreicht [38]. Die Algorithmen sind zwischenzeitlich noch verfeinert worden [39]. Verkalkungen werden weiß, lipidreiche Plaques gelb-grün, fibrotische Anteile grün und nekrotische Anteile rot gekennzeichnet (s. Abb. 6.45 und 6.46). Mithilfe der VH ist die Erkennung der Plaquekompositionen wesentlich weiter vorangeschritten und ist auch auf die verschiedenen Stadien übertragen worden (s. Abb. 6.47–6.52).

Derzeit besteht die Limitation noch in der Erkennung von Thrombenbildungen. Auch die Plaquekomposition im Bypass ist noch nicht vollständig validiert.

Die Verwendung der VH (s. Abb. 6.45) ist klinisch so weit vorangetrieben worden, dass einfache Umschaltungen erlauben, ein

6.4 Intravaskulärer Ultraschall

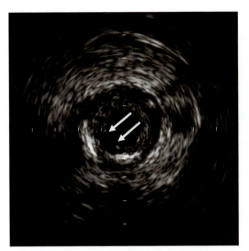
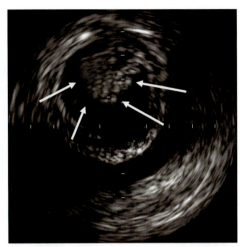

Abb. 6.44: Links: Atherosklerotische komplizierte Plaquebilung, gekennzeichnet als Stary VIc bei Nachweis von Thromben, die sich mural/okklusiv zeigen. Typisch sind „Fußabdrücke" des Katheters im verschlossenen Gefäß. **Rechts:** frei flottierende Strukturen im Lumen.

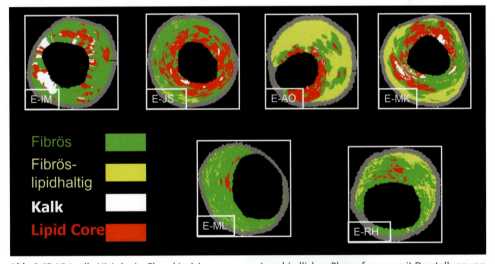

Abb. 6.45: Virtuelle Histologie: Charakterisierung von unterschiedlichen Plaqueformen mit Darstellung von fibrösen, fibrolipidhaltigen, verkalkten und nekrotischen Anteilen (grün, gelb, weiß und rot gefärbt). Dominierend ist die fibröse Komposition, gefolgt von fibrolipidhaltigen und manchmal großen nekrotischen Anteilen.

Graubild des IVUS in ein Farbbild mit Darstellung der einzelnen Plaqueanteile abzubilden. Auch über einen gesamten Gefäßverlauf ist die Analyse des gesamten Plaquevolumens auf der Basis der VH möglich. Für die Plaquebildung erfolgt dann die Angabe der Anteile in %.

Bisherige Ergebnisse weisen darauf hin, dass v.a. bei Diabetikern vermehrte Verkalkungen nachweisbar sind; nekrotische Anteile der Plaque (Rotfärbung), die mehr als 10% betragen, sind als kritisch anzusehen und weisen auf eine dünnwandige vulnerable Plaque hin [40–44]. Aufgrund der Radiofrequenzanalyse kann auch der Bereich hinter einer oberflächlichen Verkalkung analysiert werden, da die Verkalkungen nicht

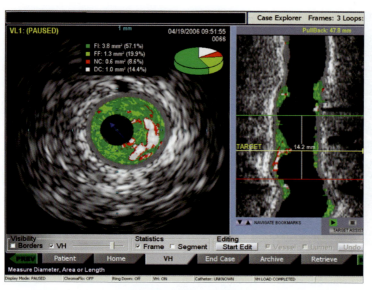

Abb. 6.46: IVUS-Aufnahme einer Koronararterie im Quer- (**links**) und Längsschnitt (**rechts**) mit Charakterisierung der Plaquebestandteile in beiden Schnitten. Neben den Flächenanteilen sind prozentual sowohl nummerisch als auch als Kuchendiagramm die fibrinhaltigen, die lipidhaltigen, die nekrotischen und die kalkhaltigen Anteile gekennzeichnet.

Defintion	Bild	Abkürzung
Adaptive Intimaverdickung	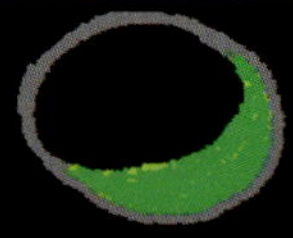	AIT
Pathologische Intimaverdickung	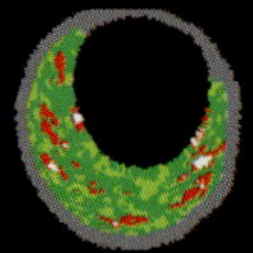	PIT
Fibroatheroma mit wenig Koronarkalk	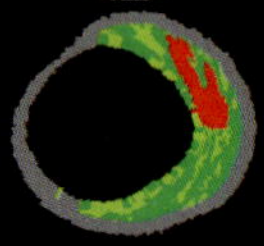	FA
Fibroatherom mit deutlicher Verkalkung	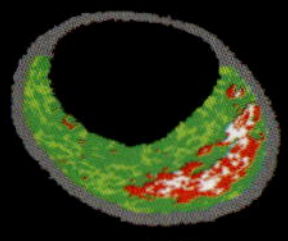	FA
Thin cap fibroatheroma	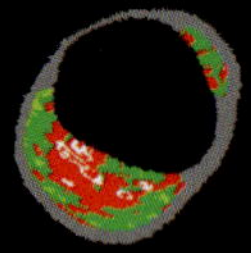	TCFA
TCFA mit multiplen Läsionen	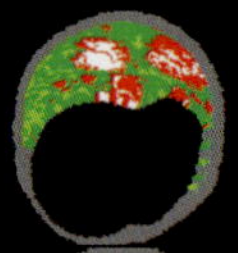	mlTCFA
Fibrokalzifierte Plaque	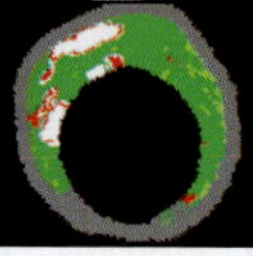	FC

Abb. 6.47: Atherosklerosestadien im IVUS bei Analyse mittels VH. In der Abbildung sind die verschiedenen Definitionen mit dem entsprechenden VH-Bild im IVUS und die gebräuchlichen Abkürzungen dargestellt. Modifiziert nach [47]

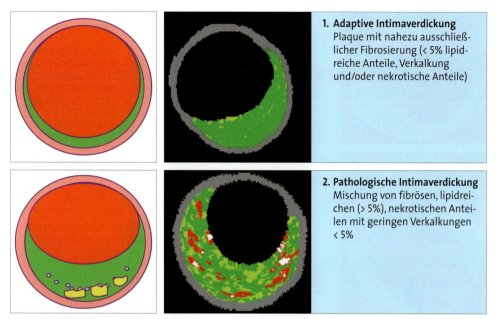

Abb. 6.48: Atherosklerosestadien 1 und 2 mit adaptiver und mit pathologischer Intimaverdickung im schematischen und IVUS-VH-Bild. Die Kriterien sind jeweils aufgelistet.

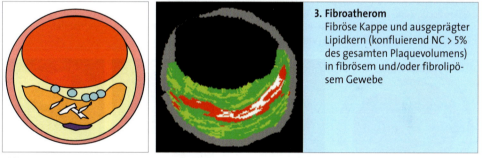

Abb. 6.49: Atherosklerosestadium 3 im IVUS mit VH

vollständig den Ultraschall reflektieren, sondern nur zum großen Anteil abschwächen.

Bei Interventionen wird eine vermehrte Ausschüttung von Biomarkern wie Troponin festgestellt, wenn in der Plaquezusammensetzung ein erhöhter Anteil nekrotischer Komponenten vorhanden ist [45, 46].

6.4.9 Positives/kompensatorisches Remodelling

Die fokale Entwicklung der Arteriosklerose führt zunächst nicht, wie man vermuten könnte, zu einer Lumeneinengung, sondern induziert eine Gefäßexpansion (Abb. 6.31 und 6.39). Damit kompensiert das Gefäß die potenzielle Lumeneinengung, die sich durch die Plaque-Entwicklung einstellen könnte. Diese Kompensation erschöpft sich, wenn die Plaquefläche 40% erreicht [48]. Betrachtet man den Umfang des Gefäßes, ist die Kom-

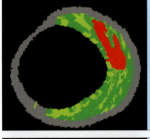

Fibroatherom ohne dichte Verkalkungen
Nekrotische Anteile, innerhalb und nicht an der lumenseitigen Plaquefläche

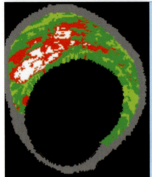

Fibroatherom mit dichten Verkalkungen
Nekrotische Zone innerhalb des Plaques

Abb. 6.50: Atherosklerosestadium 4 im IVUS und in der VH mit Abbildung eines Fibroatheroms ohne dichte Verkalkungen und eines Fibroatheroms mit dichten Verkalkungen. Zu beachten sind die jeweils tief liegenden Zonen, die keinen Kontakt zur lumenseitigen Kontaktfläche der Plaques haben.

Fibroatherom mit dünner Kappe (TCFA) oder **vulnerable Plaque**
Nekrotische Zone ist ausgedehnt (> 10% des Plaquevolumens) **und nahe oder in der Nähe des Lumens**. Weitere Unterteilung in Abhängigkeit vom Verkalkungsgrad, Länge der Läsion und Vorhandensein von Zeichen früherer Plaquerupturen **(Vulnerabilität Index = VI 1–3)**

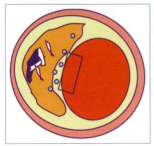 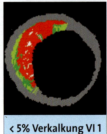 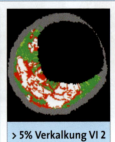 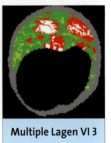

| | < 5% Verkalkung VI 1 | > 5% Verkalkung VI 2 | Multiple Lagen VI 3 |

Abb. 6.51: Atherosklerose im VH-Bild bei Fibroatherom mit dünner Kappe (TCFA). Die nekrotische Zone ist > 10% und in der Nähe der Lumengrenze. Weitere Unterteilung in Abhängigkeit vom Verkalkungsgrad.

pensation erschöpft, wenn der Gefäßumfang um mehr als 63% zugenommen hat [49]. Mittels IVUS können diese pathologisch-anatomischen Befunde nachvollzogen werden, indem proximale und distale gesunde Gefäßabschnitte mit den erkrankten Gefäßstrecken verglichen werden [50–55]. Bis zu einer Plaquefläche von 8–10 mm² reicht der Kompensationsmechanismus aus, um eine Gefäßeinengung zu verhindern (s. Abb. 6.53). Dies entspricht einer durchschnittlichen Plaquefläche von 45% bezogen auf den Gefäßquerschnitt (Begrenzung durch die Lamina elastica externa) [50]. Das Gefäßremodelling oder Glagov-Phänomen erklärt, warum Frühzeichen der Arteriosklerose nicht in der Koronarographie, die ja schließlich eine Konturmethode darstellt, erkannt werden können.

Auf dem Boden dieser Analysen ist zu verstehen, warum eine Plaquefläche von

Weitere Unterteilung der Plaques bezogen auf die Lumeneinengung und andere Risikofaktoren

Abb. 6.52: Atherosklerosestadien im IVUS und in der VH mit Darstellung der Hochrisikoplaquebildung (VIb) in Abhängigkeit von der Lumeneinengung. Die Fibroatherome mit einer dünnen Kappe sind dann als Hochrisiko anzusehen, wenn die nekrotischen Anteile mehr als 20% ausmachen, eine fibröse Kappe fehlt, Verkalkungen > 5% vorhanden sind und ein positiver Remodelling-Index und eine signifikante Querschnittsflächeneinengung vorliegen. Modifiziert nach [47]

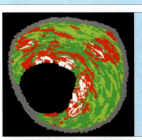

Hochrisiko TCFA (VI 4)
a. Konfluierende NC > 20%
b. Fehlende fibröse Kappe
c. Verkalkung > 5%
d. Remodelling Index > 1,05
e. > 50% Querschnittflächeneinengung im IVUS

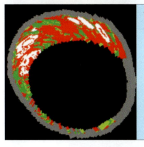

TCFA ohne signifikante Lumeneinengung
(Querschnittflächenstenose < 50% im IVUS, < 25% im Angiogramm)

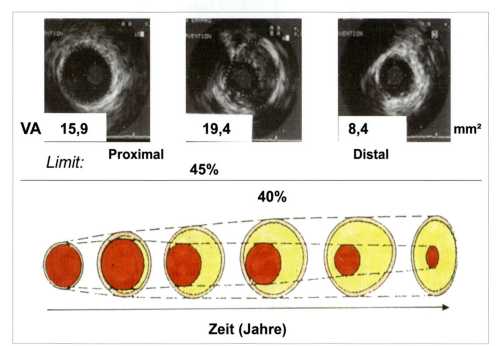

Abb. 6.53: Darstellung des positiven Remodelling als Kompensation der drohenden Lumeneinengung, die nach Überschreiten von 45% (IVUS-Daten) zu einer Lumeneinengung führt. Da die Einengung bis zu diesem Zeitpunkt nicht stattfindet, kann mit der Angiographie die Erkrankung des Gefäßes im Frühstadium nicht erfasst werden. Dargestellt ist das IVUS-Bild im distalen Gefäß an der Stelle der höchsten Einengung und im proximalen Bereich; die Gefäßfläche nimmt von 19,4 auf 15,9 mm² und distal auf 8,4 mm² ab. Schematische Zeichnung nach Glagov mit Remodelling des Gefäßes über die Zeit. Komponenten der drohenden Lumeneinengung bis 40%. Modifiziert nach [48, 50]

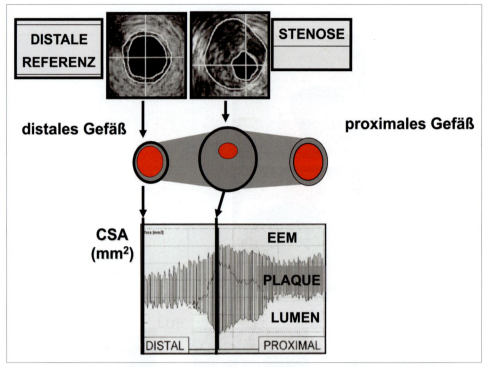

Abb. 6.54: Die Querschnittsflächen des Lumens, der Plaque und der Gefäßfläche sind in der Längsschnittrekonstruktion (**unten**) bei positivem Remodelling aufgetragen. Erkennbar ist, dass von proximal nach distal die Gefäßfläche zunimmt und gleichzeitig das Lumen abnimmt. Dies wird als positives Remodelling bezeichnet. Im distalen Bereich ist das Gefäß dann wieder schmäler und die Plaquegröße geringer. Von proximal nach distal ist eine kontinuierliche, physiologische Gefäßflächenabnahme sichtbar [61]. CSA = Querschnittsfläche, EEM = Gefäßgrenze zwischen Media und Adventitia, reproduziert von [61] mit freundlicher Genehmigung der BMJ Publishing Group Ltd.

65% im IVUS angiographisch nur eine Einengung von 20–25% ergibt. Dies erklärt auch, warum nach erfolgreicher PTCA im Mittel eine Plaquefläche von 65–70% entsprechend einer Reststenose von 27–30% erfasst wird [50–52, 56–60]. Daher liegen die Plaqueflächen, die ein Gefäß einengen, auch im Bereich von 12–16 mm² in den proximalen großen Gefäßen.

6.4.10 Negatives Remodelling

Nicht bei allen Gefäßen ist die Frühphase der Arteriosklerose mit einem Gefäßremodelling verbunden. Wahrscheinlich, ausgelöst durch ausgedehnte Apoptosen, kann es auch zur Narbenbildung mit Schrumpfung des Gefä- ßes kommen, sodass der Gefäßquerschnitt abnimmt. In der Frühphase der Arteriosklerose ist aber ein negatives Remodelling selten und häufiger bei ausgedehnter und fortgeschrittener Arteriosklerose feststellbar [1, 54, 62] (s. Abb. 6.55).

6.4.11 IVUS-Auswertung

Von der Gefäßquerschnittsfläche des Ultraschalls kann ein maximaler und minimaler Durchmesser v.a. auch bei Asymmetrie des Lumens bestimmt werden. Noch genauer ist aber die Erfassung der Gefäßquerschnittsfläche. Im Normalfall ist diese Fläche kreisrund, und die beiden Durchmesser sind fast identisch [63]. Voraussetzung für eine reprodu-

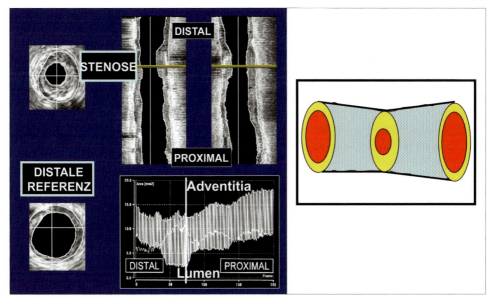

Abb. 6.55: Darstellung des negativen Remodelling, erkennbar an der Abnahme des Durchmessers des Gefäßes mit Maximum an der engsten Lumenstelle (s. Längsschnitt). Erst im distalen Bereich ist wieder ein normales Gefäß vorhanden, das nur eine geringe Atherosklerose aufweist und die Abnahme des Gefäßdurchmessers von proximal und distal im natürlichen Ausmaß zeigt. Die Längsschnittdarstellungen (**oben**) zeigen die Querschnitts- und Längsschnittstellen mit den stärksten Einengungen. Das negative Remodelling existiert v.a. bei zirkulären atherosklerotischen Prozessen. Es ist eher im Spät- als im Frühstadium nachweisbar. Möglicherweise stellt es einen Schrumpfungsprozess nach Abheilung von intramuralen Hämorrhagien und/oder Plaquerupturen dar [61]. Mit freundlicher Genehmigung der BMJ Publishing Group Ltd.

zierbare Messung ist eine EKG-Triggerung, da durch die Pulsation des Gefäßes eine systolische Aufweitung (+ 10–15%) eintritt. Umgekehrt ergeben sich bei Myokardbrücken systolische Kompressionen. Die Auswertung erfolgt enddiastolisch wie bei der Koronarangiographie (s. Tab. 6.8).

Liegen Plaquebildungen vor, wird als Gefäßquerschnittsfläche die Lamina elastica externa sowie die Gefäßumenfläche (LA) konturiert [56]. Aus der Differenz von Gefäßquerschnittsfläche (VA) und Lumenfläche (LA) ergibt sich die Plaquefläche (PA) (s. Abb. 6.46), die auch die Media umfasst, da eine klare Abtrennung nicht möglich ist.
PA = VA – LA (mm²)

1. Wird die Lumenfläche in Beziegung zur Gefäßfläche gesetzt, ergibt sich die Flächenstenose (FA) berechnet:

$$FA\ (\%) = \frac{LA}{VA} \times 100$$

Tab. 6.8: Normwerte der Größe der Koronararterien im IVUS nach Ge et al. [63]

	Durchmesser (D)	Fläche (A)
Hauptstamm	5,3 mm (4–6,4)	24,0 mm² (13–33)
Segment 6	4,4 mm (3,6–5,8)	16,5 mm² (10–27)
Segment 7	3,7 mm (2,2–5,2)	11,9 mm² (4–22)

2. Wird die Einengung des Gefäßes entsprechend der koronarographischen Methode der Stenosebestimmung bewertet, so wird die Gefäßquerschnittsfläche in einem Referenzsegment (FA_R) 10 mm vor und hinter dem Stenosesegment (FA_S) gewählt.

$$FA\ (\%) = \frac{FA_R - FA_S}{FA_R} \times 100$$

Die IVUS-Untersuchung zeigt aber, dass das Referenzsegment oft selbst arteriosklerotisch verändert ist, sodass diese Methode häufig nicht angewendet werden kann [56].

Bei exzentrischer Stenosierung des Gefäßes wird ein Quotient aus dem größten und kleinsten Durchmesser (D) gebildet. Sinnvoll ist die Unterscheidung zwischen einer Exzentrizität (E) bei normalem und pathologischem Gefäßabschnitt, da unterschiedliche Effekte einer PTCA erwartet werden können (s. Abb. 6.37).

$$E = \frac{D_{min}}{D_{max}}$$

Die Flächenanalyse in Diastole und Systole, besser kontinuierlich Bild für Bild, ergibt eine Information über die prozentuale Flächenänderung während eines Herzzyklus, die im Normalfall über 10–15% ausmacht und bei Hypertonie reduziert ist [63]. Die gleichzeitige Berücksichtigung des intrakoronaren Drucks, meist wird der Aortendruck verwandt, kann eine Bestimmung der Compliance des Gefäßes erlauben, die Basis zur Berechnung der Hysterese, die sich aus der Steigung der Geraden ergibt, wenn die Aufdehnung und Relaxation des Gefäßes gegen den Druck aufgetragen wird.

6.4.12 Sicherheit und Nebenwirkungen

Als invasives Verfahren ist IVUS potenziell mit leichten und schweren Nebenwirkungen behaftet [64].

Die Einführung eines Drahts in das Koronarsystem birgt die Gefahr des Auslösens von Koronarspasmen in sich. Bei ungenügender Antikoagulation können sich Thromben ausbilden. Daher gehört zur Prämedikation die zusätzliche Applikation von Heparin (z.B. 3000–5000 IE) und Nitroglycerin (0,2 mg), wie bereits oben beschrieben. Es sind aber auch ausgedehnte Spasmen der Koronararterien bis zum Verschluss des Gefäßes beob-

Tab. 6.9: Komplikationen in gesicherter und möglicher Beziehung zur intrakoronaren Bildgebung. Modifiziert nach [64]

Sichere/mögliche Komplikationen	Diagnostischer IVUS bei transplantierten Patienten (n = 503)	Diagnostischer IVUS bei nicht transplantierten Patienten (n = 656)	IVUS während Intervention (n = 1048)	Alle Patienten (n = 2207)
Spasmen	15/0	21/0	27/0	63 (2,9%)/0
Akute Komplikationen				
Akute Verschlüsse	0/0	1/0	2/5	3/5
Dissektion	0/0	0/0	1/3	1/3
Thromben	0/0	1/0	0/0	1/0
Embolien	0/0	0/0	1/0	1/0
Arrhythmien	0/0	0/1	0/0	0/1
Gesamt	0/0	2/1	4/8	6 (0,3%)/9 (0,4%)
Schwere Komplikationen				
Nicht tödlicher MI	0/0	0/0	3/2	3/2
Notfall-CABG	0/0	0/1	0/2	0/3
Tod	0/0	0/0	0/0	0/0
Gesamt	0/0	0/1	3/4	3 (0,1%)/5 (0,2%)

achtet worden [65], die mit ausgeprägten Ischämiereaktionen verbunden sein können.

Der Vergleich der Nebenwirkungsrate von IVUS-Untersuchungen, die aus diagnostischen Gründen durchgeführt werden, mit denen, die aus interventionellen Gründen durchgeführt werden, ergab, dass schwerwiegende Nebenwirkungen wie maligne Arrhythmien, Herzinfarkt oder gar Todesfälle fast immer mit interventionellen Maßnahmen verbunden gewesen sind.

Eine große multizentrische Studie hat die Befunde von über 2000 IVUS-Untersuchungen analysiert (s. Tab. 6.9 und 6.10). Leichte Nebenwirkungen kamen in 2–4%, schwere Nebenwirkungen, wie Infarkt oder erneute Dissektion eines Gefäßes nach durchgeführter erfolgreicher PTCA, in 0,4% der Fälle vor.

Tab. 6.10: Rate an sicher und möglicherweise IVUS-bezogenen Komplikationen [64]

Prozedere	Anzahl	Komplikationen	
		Spasmen Anzahl und (%)	Akute + schwere Anzahl und (%)
Alle Patienten	2120	63 (3,0)	23 (1,1)
Männer	1657	52 (3,1)	21 (1,3)
Alter	56,2 ± 11,3	53,7 ± 13,1	56,0 ± 11,5
Präsentation			
UAP/AMI	717	22 (3,0)	15 (2,1)
SAP	608	13 (2,1)	5 (0,8)
Asymptomatisch/andere	795	28 (3,5)	3 (0,4)
Indikation für IVUS-Studie			
Diagnostik bei transplantierten Patienten	495	15 (3,0)	0 (0)
Diagnostik bei nicht transplantierten Patienten	650	21 (3,2)	4 (0,6)
Interventionen	975	27 (2,8)	19 (1,9)
Koronargefäß			
RIVA	1360	43 (3,2)	11 (0,8)
RCX	288	5 (1,7)	2 (0,7)
RCA	452	14 (3,1)	8 (1,8)
Andere	139	2 (1,4)	2 (1,4)
Größe des IVUS-Katheters			
< 4,0 F	734	20 (2,7)	10 (1,2)
4,0–4,5 F	855	26 (3,0)	10 (1,2)
> 4,5 F	531	17 (3,2)	3 (0,6)
IVUS-Untersuchungsfrequenz			
1–19	499	14 (2,8)	8 (1,6)
20–100	1074	28 (2,6)	12 (1,1)
> 100	547	21 (3,8)	3 (0,5)

Nicht endgültig geklärt ist die Frage, ob durch die Einführung eines Drahts und eines Ultraschallkatheters in das Koronargefäß ein ausgelöster Intima- und/oder Endothelschaden eine Intimaproliferation und damit die Entwicklung der Arteriosklerose begünstigt. Diese Frage haben Pinto et al. 1994 in Stanford untersucht [66]. Sie verglichen die Veränderung der Koronargefäße in einem mit IVUS-Sonden untersuchten und in einem nicht untersuchten Gefäßabschnitt bei Patienten, die wegen einer Transplantation zur IVUS-Untersuchung kamen. Im untersuchten Gefäß fand sich keine signifikante Lumenreduktion. Da aber die Analyse der Daten einen Trend erkennen lässt, der eine stärkere Lumeneinengung für den Gefäßabschnitt aufwies, der mit dem IVUS untersucht worden ist, muss zunächst noch die Analyse weiterer Studien abgewartet werden, bevor endgültig sicher gestellt ist, dass die IVUS-Untersuchung, die aus diagnostischen Gründen durchgeführt wird, keine klinische bedeutungsvolle Intimaproliferation auslöst.

Die IVUS-Untersuchung ist also als invasives Verfahren mit einem kalkulierbaren, sehr niedrigen Risiko verbunden.

6.4.13 Normalwerte

Bezüglich der Koronarangiographie liegen nur wenige Publikationen für Normalwerte der Koronararterien vor, da die Ausmessung von Gefäßen in früheren Jahren immer bedeutete, dass eine Offline-Auswertung notwendig war. Eine Online-Auswertung ist erst mit digitalen Systemen, heute mit der QCA möglich.

Mithilfe des IVUS kann an jeder beliebigen Stelle des Gefäßes die Koronarweite als Durchmesser oder Fläche bestimmt werden. Normwerte (s. Tab. 6.8) für die LCA und RCA sind zwischenzeitlich publiziert worden [63]. In der Tabelle sind die Mittelwerte und die Streubereiche wiedergegeben.

Zu beachten ist, dass das Gefäß systolisch und diastolisch eine Änderung der Querschittsfläche durch die pulsatile Funktion aufweist. Die Pulsation macht normalerweise mehr als 10% aus. Bei arterieller Hypertonie ist die Pulsation vermindert, ohne dass morphologische Veränderungen der Koronararterien sichtbar sind. Dies ist auf die Mediahyperplasie und -sklerose zurückzuführen. Bei Atherosklerose und Ausbildung von Plaques findet sich eine zunehmende Verminderung der Pulsation aufgrund einer Zunahme der Steifigkeit, die bei Kollageneinbau im Stadium Stary V höher ist als im Stadium IV. Mit zunehmender Plaquebildung erlischt die pulsatile Funktion, was eine zusätzliche Beeinträchtigung der Koronardurchblutung darstellt, da keine Energie während der Systole gespeichert wird, die diastolisch zur Verfügung steht.

6.5 Optische Kohärenztomographie

6.5.1 Grundlagen

Die OCT ist ein Untersuchungsverfahren, bei dem zeitlich kurzkohärentes Licht mithilfe eines Interferometers zur Entfernungsmessung reflektiver Materialien eingesetzt wird. Dadurch werden hochauflösende In-situ-Bilder ermöglicht. Verschiedene präklinische sowie klinische Serien zeigten, dass OCT eine sichere Identifikation intramuraler und luminaler Morphologien ermöglicht, z.B. Plaques, Thromben, Dissektionen sowie Informationen über Lumen und Stentdimensionen (s. Abb. 6.56). Studien zum Vergleich von IVUS und OCT zeigten, dass OCT zusätzliche morphologische Informationen erbringt. Durch die hohe zeitliche und räumliche Auflösung kann die OCT auch zur Detektion von Koronaranomalien wie z.B. einer Muskelbrücke verwendet werden.

Das Prinzip der OCT ist ähnlich dem des Ultraschalls. Doch im Gegensatz zu diesem bedient sie sich nicht der Schallwellen, sondern des Lichts als Trägermedium, was ihr gegenüber dem IVUS einen bedeutenden Vorteil bei der Auflösung verschafft.

Trägermedium der OCT zur Erzeugung eines tomographischen Bildes ist niederkohärentes Licht, was ihr gegenüber dem IVUS einen bedeutenden Vorteil bei der Auflösung verschafft. Mit einer axialen Detailauflösung von 2–30 µm und einer lateralen von 5–30 µm ist die OCT dem IVUS um etwa den Faktor 10 überlegen. So kann die OCT auch Strukturen im Mikrometerbereich abbilden und in vivo eine der Histologie vergleichbare Darstellung der untersuchten Gefäße liefern. Allerdings verhindern v.a. Blutbestandteile eine qualitativ ausreichende Bildgebung. Daher ist zur Durchführung eine OCT-Untersuchung eine kurzfristige Spülung des Gefäßes erforderlich (s. unten).

Die OCT ist dabei möglicherweise in der Lage, die verschiedenen Plaquecharakteristika mit höherer Sensitivität und Spezifität zu erkennen, als dies durch andere Bildgebungsmodalitäten bisher möglich war. Aufgrund des deutlich geringeren Durchmessers von 0,4 mm im Vergleich zum IVUS (1 mm). kann der OCT-Katheter zudem hochgradige Stenosen passieren oder bis in sehr periphere Gefäßabschnitte vordringen.

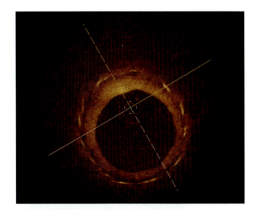

Abb. 6.56: OCT eines Stents in einer Koronararterie

6.5.2 OCT-Systeme

Aktuell existieren 2 verschiedene Systeme für die OCT:

1) M3 OCT, Time-Domain-System
Nach Passage der Stenose wird über den Draht ein einlumiger Katheter für das M3 OCT (z.B. Transit, Cordis, Johnson & Johnson, Miami, FL, USA oder ProGreat, Terumo Co., Tokio, Japan) oder ein doppellumiger Katheter (z.B. 0,023 inch TwinPass, Vascular Solutions, Inc., Minneapolis, MN, USA) eingewechselt. Der liegende Draht wird dann gegen einen Lichtleiterdraht (Light Lab Image Wire, LightLab Imaging, jetzt St. Jude Medical, St. Paul, MN, USA) ausgetauscht. Da v.a. Blutbestandteile die OCT-Untersuchung stark behindern, besitzt diese Generation des OCT-Systems ein integriertes Okklusions- und Spülsystem. Nach Okklusion des Gefäßes durch die Insufflation des integrierten Ballons werden durch eine kontinuierliche Spülung mit körperwarmer Ringer-Lösung über den Spülkatheter Blutbestandteile, die das OCT-Signal stören, aus dem Untersuchungsgebiet beseitigt, und somit wird eine möglichst suffiziente Bildgebung der koronaren Gefäßwand ermöglicht. Problematisch sind natürlich der Gefäßverschluss und die daraus resultierenden Arrhythmien. Daher sollte man unbedingt darauf achten, dass die Ringer-Lösung auf mind. 30 °C erwärmt wird. Der automatische Rückzug erfolgt mit 3 mm/s und einer Bildrate von 20 Bildern/s. Alternativ gibt es nicht-okklusive Techniken, bei denen eine kontinuierliche Injektion des Gefäßes mit Kontrastmittel mit einer Flussrate von 1–3 ml/s durchgeführt wird.

Das M3 OCT-System ist mittlerweile vom C7-XR OCT-System (s. unten) abgelöst worden und wird nicht mehr vertrieben.

2) C7-XR OCT, Fourier Domain-System
Ein wesentlicher Fortschritt wurde durch das neue System erreicht, das statt einer zeitab-

hängigen Analyse eine Fourier-abhängige Analyse nutzt. Das System verwendet einen speziellen weiterentwickelten OCT-Bildgebungskatheter (C7 Dragonfly, Light Lab Imaging, jetzt St. Jude Medical, St. Paul, MN, USA), der über einen liegenden Draht distal in das Gefäß geführt wird. Der Rückzug erfolgt unter kontinuierlicher Kontrastmittelinjektion von zum Beispiel 4 ml/s mit einem Gesamtvolumen von 14 ml (z.B. Iodixanol 370, Visipaque, GE, Healthcare, Cork, Irland) über den Führungskatheter. Im Gegensatz zum bisherigen System ist der Rückzug viel schneller und läuft mit 20 mm/s sowie einer bemerkenswerten Bilderrate von 100 Bildern/s. Das System kann so konfiguriert werden, dass der Rückzug bei Detektion der KM-Spülung automatisch beginnt. Ein kompletter 55 mm Rückzug dauert nur noch 5 Sekunden, eine Gefäßokklusion ist nicht erforderlich.

Die Auswertung der OCT-Aufzeichnungen kann mit Hilfe einer speziellen Offline-Auswertungs-Konsole (s. Abb. 6.57) vorgenommen werden (C7-XR OCT Imaging System, St. Jude Medical, St. Paul, MN, USA). Angepasst an die Rückzugsgeschwindigkeit gelingt die Analyse der Querschnittsbilder im Abstand von 1 mm innerhalb des behandelten und dargestellten Segmentes.

6.5.3 Wertigkeit der OCT

Ganz wesentlich und neu war die Erkenntnis, dass mit der OCT Thromben erfasst werden können, die sonst z.B. angiographisch oder mit dem IVUS nicht gesehen werden. Thromben können mit der OCT definiert werden als intraluminale Massen, die eine helle Bildreflektion zeigen und sich in das Lumen vorwölben und keine Signalauslöschung als Schattengebung zeigen. Zum Teil haben diese Thromben aber auch eine signalreiche Vorwölbungsstruktur, die eine geringe Abschattung zeigt [1, 2].

Mit der OCT gelingt die Erkennung von Plaqueerosionen und Plaquerupturen selbst innerhalb von Stentbereichen, aber auch die Feststellung von Streben über Seitenästen und Stentstreben, die nicht wandadaptiert sind.

Bei Verlaufsuntersuchungen kann die Abdeckung der Stentstreben durch die Intima bestimmt werden [3–5] oder auch die Auflösung von Stentstreben, z.B. bei Polymer- oder Magnesiumstents, erkannt werden [7].

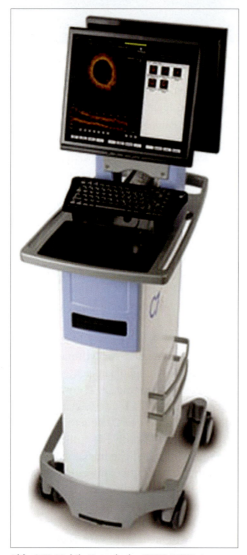

Abb. 6.57: Mobile Konsole des C7-XR OCT Intravascular Imaging Systems (mit freundlicher Genehmigung der St. Jude Medical GmbH, Eschborn) zur Registrierung und Auswertung der OCT-Datensätze (LightLab, Westford, MA, USA)

Die OCT ergibt bei DES Stents der 1. Generation in bis zu 30% nicht abgedeckte Stentstreben [4]. Nach ST-Hebungsinfarkt ist die Rate nicht abgedeckter Stents noch höher [5]. Diese Daten werden gestützt von pathophysiologisch-anatomischen Daten bei Patienten mit akutem Koronarsyndrom [8] und als Prädiktor für frühe Stentthrombosen gesehen [9].

Eine ganz neue Entwicklung ist die Betrachtung der Dichte des OCT-Bildes, da so eine weitergehende Analyse des Gewebebildes möglich wird. So kann bereits experimentell zwischen Fibrin und Neointimabildung im Bereich der Stentstreben unterschieden werden [10]. Ein Befund, der auch bei Patienten möglich erscheint und ganz neue Perspektiven eröffnen würde.

6.6 Vasomotionstestung

Die Vasomotionstestung im Herzkatheterlabor sollte genutzt werden, nicht nur, um die diagnostische Sicherheit zu erhöhen, sondern auch, um dem Patienten eine ausreichende Antwort geben zu können, wenn bei typischer oder atypischer Symptomatik, positivem EKG-Befund oder auffälligen Laboresten eine ungenügende Erklärungsmöglichkeit bleibt. Zu bedenken ist, dass selbst eine Hypercholesterinämie bereits die Vasomotion der Koronararterien stören kann [1, 2]. Dies gilt auch für eine akute Myokarditis, die nicht nur das Myokard, sondern auch die Gefäßwand befallen kann, wie z.B. bei Parvovirus B19 [3, 4]. Vielfach steht auch die Frage eines Koronarspasmus im Raume. Die Testung hilft, viele Fälle einer unklaren Symptomatik, besonders eine Variant-Angina (Prinzmetal-Angina), aufzudecken. Koronarspasmen treten in $2/3$ der Fälle bei KHK-Patienten, mehr im Infarktgebiet als in anderen Gefäßabschnitten auf. Bei Patienten mit akuter Symptomatik und ohne Koronarstenosen finden sich Koronarspasmen in ca 50% der Fälle [2].

Merke Definition des Koronarspasmus: vorübergehender totaler oder subtotaler Gefäßverschluss verbunden mit ST-T-Anhebungen oder -Senkungen und/oder typischer Angina pectoris.

Die Bedeutung der Vasomotion wird noch zusätzlich durch die Vielzahl an Berichten zum Tako-Tsubo-Syndrom unterstützt. Auch im extrauniversitären Herzkatheterlabor sollten standardisierte Tests genutzt werden.

◢ 1. Ergonovin-Testung zur Aufdeckung von Koronarspasmen und gestörter Vasomotion:
0,05 mg, 0,1 mg, 0,2 mg bis 0,4 mg Ergonovinmaleat i.v. als Bolus im Abstand von 3 Minuten gefolgt von 200 µg Nitroglycerin. Im Test können Abnahmen der MLD um 0,2 bis 0,5 mm erwartet werden.
Auswertung: MLD Differenz zwischen Ergonovin QCA zur Basiswert QCA.
Inzidenz von Koronarspasmen: 5–10% mit Symptomen und EKG-Veränderungen; Therapie: i.c. Nitroglycerin auch in höheren Dosen.

◢ 2. Acetycholin-Testung zur Aufdeckung einer endothelabhängigen gestörten Vasomotion:
Acetycholin gilt schon lange als typische Substanz, die aufzeigt, ob das Endothel intakt oder z.B. durch eine Hypercholesterinämie bereits geschädigt ist. Im Normalfall findet sich eine Vasodilatation, die bei geschädigtem Endothel in eine Vasokonstriktion umschlägt.
Die Testung ist mittlerweile in die Herzkatheterpraxis eingezogen, da auch die Applikationsform, getriggert durch japanische Wissenschaftler, vereinfacht worden ist.
– 2.1. Konventionelles Verfahren:
   Superselektive Sondierung mit Einlage eine Infusionskatheters (z.B. Finecross MG, Terumo, Japan).

Acetycholindosis in 3 Stufen: 0,36 µg/ml, 3,6 µg/ml, und 18 µg/ml i.c. über einen Perfusor mit einer Geschwindigkeit von 2 ml/min. Stufen jeweils für 3 min Intervall mit folgenden Filmsequenzen und anschließender i.c. Gabe von 200 µg Nitroglycerin.
- 2.2. Neue vereinfachte Verfahrensweise:
  - a. Intrakoronare Applikation: 20 µg und 50 µg in die RCA, 50 µg und 100 µg in die LCA
    Vorsichtsmaßnahme: temporärer Schrittmacher!
  - b. Alternatives Vorgehen: 2 µg, 20 µg und 100 µg in die LCA jeweils über 3 min. Wenn LCA Test negativ, dann 80 µg in die RCA, zum Schluss 200 µg Nitroglycerin.

7 Rechtsherzkatheterisierung

7.1 Durchführung **237**

7.2 Druckkurven im Rechtsherzkatheter **243**

7.3 Berechnungen **245**
    7.3.1 Vaskulärer Widerstand – 245
    7.3.2 Systemischer Widerstand – 245
    7.3.3 Pulmonaler Gefäßwiderstand – 245
    7.3.4 Berechnung des HZV und Shuntberechnung – 245

7.4 Klassifizierung der pulmonalen Hypertonie **247**

7.5 Pulmonalisangiographie **247**

7.6 Diagnostik bei Klappenvitien **250**
    7.6.1 Allgemeines Vorgehen – 250
    7.6.2 Gorlin-Formeln – 250
    7.6.3 Mitralklappeninsuffizienz – 250
    7.6.4 Mitralklappenstenose – 251
    7.6.5 Aortenklappenstenose – 252
    7.6.6 Aortenklappeninsuffizienz – 252

7.7 Pericarditis constrictiva und restriktive Kardiomyopathie **252**
    7.7.1 Einleitung – 252
    7.7.2 Echokardiographische Zeichen der Pericarditis constrictiva und Differenzierung zur restriktiven Kardiomyopathie – 253
    7.7.3 Hämodynamische Evaluation – 256

7.8 Diagnostik bei Kardiomyopathien **256**
    7.8.1 Allgemeines Vorgehen – 256
    7.8.2 Restriktive Kardiomyopathie – 259
    7.8.3 Dilatative Kardiomyopathie – 259

7 Rechtsherzkatheterisierung

Die Rechtsherzkatheteruntersuchung (Einschwemmkatheter, im Alltagssprachgebrauch häufig auch als „kleiner Herzkatheter" bezeichnet) ist eine wichtige Säule in der Diagnostik von Herz-Kreislauf- Erkrankungen und ihrer Reagibilität auf eine medikamentöse Therapie [1]. Auch im Rahmen der präoperativen Diagnostik von Herzklappenvitien spielt die pulmonale Druckmessung eine wichtige Rolle als Hinweis auf die Folgeschäden dieser Erkrankungen. Zudem ermöglicht dieses Instrument die Bestimmung von Herz-Zeit-, Shunt- und Regurgitationsvolumina. Die Messung der peripheren und pulmonalen Widerstände ergänzen die diagnostischen Möglichkeiten.

Heute eher selten durchgeführt wird die Rechtsherzkatheterisierung unter dynamischem oder pharmakologischem Stress.

7.1 Durchführung

Zugang für die Rechtsherzkatheteruntersuchung ist i.d.R. die rechte V. femoralis. In diese wird zunächst eine 7-F-Schleuse in Seldinger-Technik eingeführt. Alternativzugänge sind die rechte oder linke V. jugularis, in Ausnahmefällen die Venae subclaviae.

Standardmäßig werden bei der Rechtsherzkatheteruntersuchung folgende Drücke registriert:
- Pulmonalarterieller Verschlussdruck (PCWP)
- Pulmonalarteriendruck (PAP)
- Rechtsventrikulärer Druck (RVP)
- Rechtsatrialer Druck (RAP)

Diese Druckmessungen können mittels Swan-Ganz-Katheter vorgenommen werden. Dieser wird vor der Untersuchung entsprechend vorbereitet: Aufschrauben und Spülen der Dreiwegehähne, Spülen des PA- und des RA-Schenkels mit NaCl-Lösung und Testen des PA-Ballons.

Für den hydrostatischen Nullabgleich müssen die Druckabnehmer auf Höhe des sog. Referenz- oder Nullpunkts liegen. Dieser liegt konventionsgemäß an der Einmündungsstelle des CS in den RA. Um die Position des Nullpunkts festzustellen, wird die Thoraxschieblehre nach Burri verwendet, die in der Annahme der Position des RA auf $3/5$ der Höhe vom Rücken bis zum Sternum den Referenzpunkt anzeigt (s. Abb. 7.1).

Nach Einführen des Swan-Ganz-Katheters in die Schleuse und Vorführen in die V. cava inferior wird der Ballon an der Katheterspitze mit 1,5 ml Luft geblockt. Unter Durchleuchtung erfolgt das weitere Vorbringen über den RA und RV in die PA. Die Platzierung erfolgt im AP-Strahlengang. Die

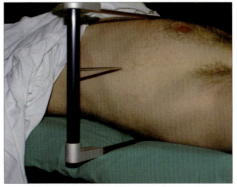

Abb. 7.1: Verwendung der Burri-Thoraxschieblehre zur Ermittlung des Referenzpunkts (Nullpunkt)

Röntgenanlage sollte auf eine reduzierte Durchleuchtungsstärke und gepulste Durchleuchtung gestellt werden, um die Strahlenbelastung zu reduzieren.

Zum Vorführen des Katheters über die Pulmonalklappe und in die A. pulmonalis stehen prinzipiell 2 Methoden zur Verfügung:
- Schleife im RA und Vorführen über den RV in die rPA oder lPA
- J-Biegung vom RA zum RV. Im RV Drehung des Katheters durch den Untersucher im Uhrzeigersinn, bis der Katheter in den RVOT (Right Ventricular Outflow Tract) springt, und Vorführen des Katheters in die A. pulmonalis

Wenn dies nicht gelingt, was bei pulmonaler Hypertonie und sehr großem RV nicht selten ist, wird der Katheter mit einem 0,021 inch Draht verstärkt: Nach Vorführung des Drahtes mit J-Spitze in die PA oder schon alleine durch das Drehen folgt der Katheter in die PA Position und PCW-Stellung. (s. Abb. 7.2)

Die Katheterspitze wird mit dem geblockten Ballon soweit in die PA vorgeführt, bis ein PA-Verschlussdruck (pulmonalkapillärer Wedge-Druck, PCW) erreicht ist (s. Abb. 7.3).

> **Merke:** Die Balloninflation in der PA darf nur bei konstanter Druckmessung und keinesfalls blind erfolgen. Der Ballon wird so weit aufgedehnt, bis der PAP in die PCW-Druckkurve übergeht. In der PA nimmt die Gefäßcompliance von proximal nach distal ab, sodass bei zu distaler Positionierung, besonders bei pulmonaler Hypertonie, Rupturgefahr besteht.

Durchführung des Nullabgleichs mit geöffnetem Dreiwegehahn und mit NaCl gespülten Schläuchen. Messung des Wedge-Drucks in Exspiration und Apnoe. Wichtig ist es, dies mit dem Patienten vor der Untersuchung zu üben. Insbesondere ist darauf zu achten, dass der Patient in der Apnoe nicht in den Bauch presst, im Sinne eines Valsalva-Manövers. Dies führt bei einem gesunden Herz-Kreislauf-System zu einem erheblichen systolischen Druckabfall und Anstieg des RA bzw. RVEDP, der beim Herzinsuffizienten nicht oder nur vermindert nachweisbar ist. Zur Vermeidung eines Valsalva-Manövers sollte der Patient angewiesen werden, das Atemmanöver bei geöffnetem Mund durchzuführen.

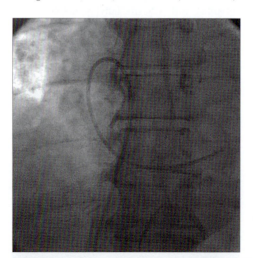
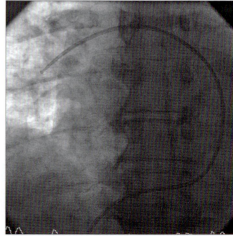

Abb. 7.2: Methoden zum Vorführen des Katheters in PA-Position. **Links:** Schleife im RA. **Rechts:** J-Biegung des Katheters, der hier bereits die PA-Position erreicht hat

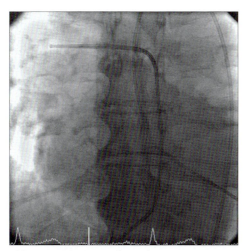 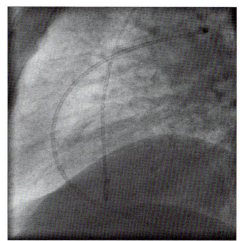

Abb. 7.3: Positionierung des Katheters in PCW-Position im posterior-anterioren und seitlichen Strahlengang

Die Messung wird mit 50 mm/s Papiervorschub digital aufgezeichnet (s. Abb. 7.4). Wenn der Patient im Vorhofflimmern ist, muss die automatische a-Wellen-Erkennung der Registriersoftware ausgeschaltet werden, da es sonst zu Fehlern bei der Kalkulation der hämodynamischen Parameter kommt.

> **Merke:** Bei Vorhofflimmern fehlt die a-Welle, sodass die Software vor der Messung umgestellt werden muss, sodass nur die v-Welle als Auswertung erscheint.

Entblocken des Ballons und leichtes Zurückziehen des Katheters. Messung des PAP (Exspiration und Apnoe). Abnahme von je 2 BGA-Röhrchen über die Spitze des Katheters in PA.

Standardmäßig wird eine Blutgasanalyse (BGA) in PA, RV und RA-Position und arteriell durchgeführt. Darüber hinaus bei Shuntvitien zusätzlich im LV, in der V. cava superior in 2 Stufen, der V. cava inferior sowie in 3 Stufen im RA (oben, Mitte und unten) zur Berechnung der Shuntgröße (s.u.). Die Sondierung der V. cava superior und der V. brachiocephalica erfolgt mittels MP-Katheter, der auch zur angiographischen Darstellung (z.B. bei V.a. Lungenvenenfehleinmündung) genutzt werden kann.

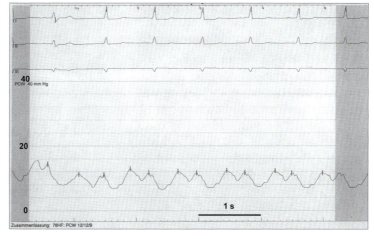

Abb. 7.4: Registrierung der PCW-Druckkurve im 40-mmHg-Bereich bei 50 mm/s Vorschub (a-Welle typischerweise höher als die v-Welle; zeitversetzt, da in PCW-Position)

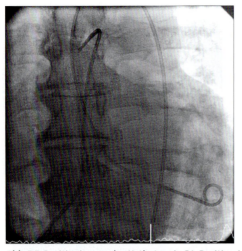 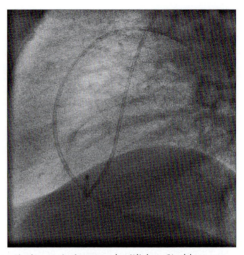

Abb. 7.5: Positionierung des Katheters in PA-Position im anterior-posterioren und seitlichen Strahlengang. Im LV positionierter Pigtail-Katheter zur simultanen Druckmessung bei bestimmten Fragestellungen

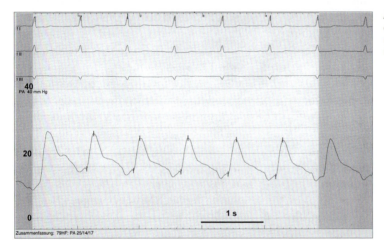

Abb. 7.6: Registrierung der PAP-Kurve im 40-mmHg-Bereich bei 50 mm/s Vorschub

Abnahme arterieller BGA zur Bestimmung der O_2-Differenz zur Bestimmung des HZV nach dem Fick'schen Prinzip.

Nach erfolgter PA-Messung wird das HZV mittels Thermodilution bestimmt:

Um den Punktionsbereich steril zu halten, erfolgt zunächst die Abdeckung mit einem großen sterilen Tuch, über das die Kabel geführt werden. Dann Anschluss der Thermosensoren des Katheters an die Verbindungskabel des Hämodynamik-/Oxymetriemonitors (s. Abb. 7.7). Kontrolle der korrekten Lage der Katheterspitze in der A. pulmonalis. Anschließend Injektion von jeweils 10 ml kalter Kochsalzlösung über den proximal gelegenen HZV-/RA-Schenkel des Swan-Ganz-Katheters (blau).

> **Merke:** Zwar gelingt die HZV-Messung auch mit NaCl in Raumtemperatur, besser und für Fehler weniger anfällig ist aber die Verwendung von NaCl mit Kühlschrank-Temperatur.

Das HZV wird durch die implementierte Software des HKL nach dem Prinzip der Thermodilution über die Stuart-Hamilton Formel berechnet. Mindestens dreimalige

7.1 Durchführung

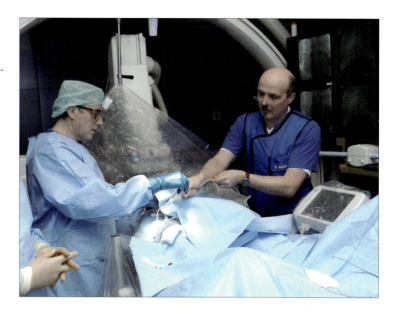

Abb. 7.7: Sterile Abdeckung der Punktionsstelle und Anschluss der Thermosensoren des Swan-Ganz-Katheters

Wiederholung der Messung mit Bildung des Mittelwerts, bei Vorhofflimmern evtl. auch mehr Messungen.

Rückzug des Katheters aus der PA in den RV (s. Abb. 7.8). Vorteilhaft ist es, nach dem Rückzug (unter Druckkurvenkontrolle) den Ballon erneut leicht zu insufflieren, da dadurch eine stabilere Katheterlage erreicht wird. Druckmessung im RV (40 mmHg Druckbereich, s. Abb. 7.9). Der frühdiastolische Druck im RV (RVEDP) muss Null erreichen (außer bei schwerer restriktiver Funktionsstörung); evtl. ist ein erneuter Nullabgleich mit Kontrolle und Regulierung des Druckabnehmers vor Wiederholung der Messung erforderlich. Bei abgeflachten Kurven ist ein Spülen des Katheters mit Kochsalzlösung erforderlich, um das Blut vollständig auszuspülen, da es eine Dämpfung verursacht. Stellt sich eine neue Nullhöhe ein, müssen **alle** Messungen in PCW, PA, RV und RA wiederholt werden.

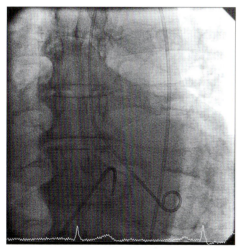
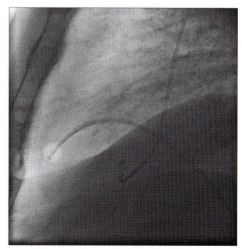

Abb. 7.8: Positionierung des Katheters im RV im posterior-anterioren und seitlichen Strahlengang. Im LV positionierter Pigtail-Katheter zur simultanen Druckmessung bei bestimmten Fragestellungen

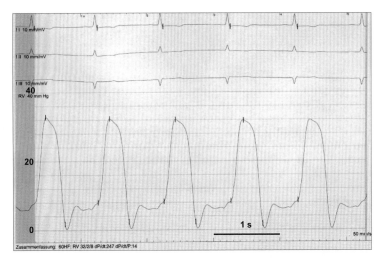

Abb. 7.9: Registrierung der RVP-Kurve im 40-mmHg-Bereich mit 50 mm/s Vorschub

Rückzug des Katheters über die Trikuspidalklappe (TK) in den RA, Blutentnahme und Messung des Drucks im RA, um RV-Einflussstörungen zu erfassen, wie z.B. bei PHT oder Trikuspidalklappeninsuffizienz (s. Abb. 7.10). Registrierung des Drucks im RA in tiefer Inspiration und Expiration, Prüfung des sog. Kussmaul-Zeichens: Bei normaler Hämodynamik fällt der RA Druck inspiratorisch stark ab, meist sogar unter den Nullpunkt: „**Kussmaul negativ**". Bei fehlendem inspiratorischem Druckabfall oder sogar Druckanstieg spricht man von „**Kussmaul positiv**" als mögliches Zeichen z.B. der Herzinsuffizienz oder konstriktiver und restriktiver Funktionsstörungen (s. Abb. 7.11).

Rückzug des entblockten Katheters über die Schleuse. Bei gleichzeitiger arterieller Gefäßpunktion wird zunächst die arterielle Punktionsstelle verschlossen. Die Schleusenentfernung ist möglich, sobald die ACT < 175 s beträgt. Ziehen der venöse Schleuse und 5–10 min leichte manuelle Kompression der venösen Punktionsstelle.

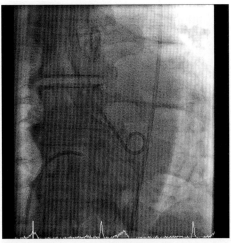 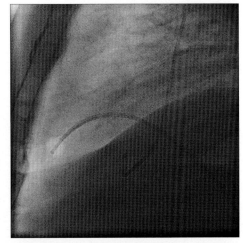

Abb. 7.10: Positionierung des Katheters im RA im anterior-posterioren und seitlichen Strahlengang. Im LV positionierter Pigtail-Katheter zur simultanen Druckmessung bei bestimmten Fragestellungen

Abb. 7.11: Registrierung der RAP-Kurve (entspricht dem ZVD) im 40-mmHg-Bereich mit einer Geschwindigkeit von 50 mm/s. Typischer Druckkurvenverlauf mit a- und v-Welle (a-Welle > v-Welle) sowie erhaltenem x- und y-Tal. Vergleiche den Unterschied zur PCW-Kurve (s. Abb. 7.4).

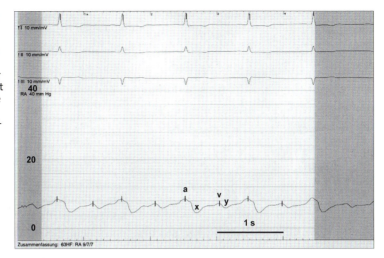

Tab. 7.1: Assistenz bei der Rechtsherzkatheteruntersuchung

- Vorbereitung des Swan-Ganz-Katheters: Bestücken der Anschlüsse mit Dreiwegehähnen, Spülen der Schenkel, Anschluss der Insufflationsspritze (zuvor mit Luft gefüllt), Testen des Ballons
- Vorbereitung der 7-F-Schleuse, Schließen des Dreiwegehahns
- Anreichen der Punktionsnadel, bestückt mit einer 10-ml-Spritze, halb gefüllt mit Kochsalzlösung
- Anreichen des kurzen Drahts, Annahme der Punktionsnadel, Anreichen der Schleuse, Anreichen des Katheters
- C-Bogen in p.a. fahren, 25 cm Bildvergrößerung, schwache Durchleuchtung
- Nach Anweisung Blocken des Ballons, Mitdrehen des Katheters (i.d.R. im Uhrzeigersinn)
- Bei PA-Messung Anreichen von 2 BGA-Röhrchen
- Anreichen des sterilen Tuchs und 3 x 10-ml-Spritzen mit kalter Kochsalzlösung bei der HZV-Messung
- Verschließen der unsteril gewordenen Anschlüsse des Swan-Ganz-Katheters mit den Verschlusskappen
- Anreichen der BGA-Röhrchen für die RA-Oxymetrie
- Anreichen der BGA-Röhrchen für die arterielle Oxymetrie, sofern eine Schleuse liegt

7.2 Druckkurven im Rechtsherzkatheter

Bei normalen hämodynamischen Verhältnissen hat die rechtsatriale Kurve einen typischen Verlauf. Die a-Welle repräsentiert die rechtsatriale Kontraktion, die der P-Welle im EKG folgt. Die c-Welle entsteht durch den Schluss der TK zu Beginn der ventrikulären Systole, gefolgt vom x-Tal, das durch den mesosystolischen Druckabfall im Vorhof durch die Verschiebung der Ventilebene zustande kommt. Die v-Welle entspricht dem Druckanstieg im Vorhof aufgrund des durch die ventrikuläre Systole erzeugten max. Einstroms in den Vorhof; sie ist i.d.R. kleiner als die a-Welle im RA. Schließlich folgt das y-Tal, das vom Druckabfall nach Öffnung der TK erzeugt wird. Eine hohe v-Welle mit Aufhebung des x-Tals spricht für eine Trikuspidalklappeninsuffizienz.

In der Aufzeichnung der rechtsventrikulären Kurve lässt sich eine a-Welle präsystolisch durch den Einstrom nach Kontraktion des Vorhofs nachweisen, Erreichen des RVEDP. Im Falle von Vorhofflimmern ist

Tab. 7.2: Normalwerte Rechtsherzkatheter (systolisch/diastolisch/Mittelwert)

• RA/ZVD	7/5/4 mmHg
• RV	25/4 mmHg
• PA	25/10/15 mmHg
• PCW	10/15/9 mmHg
• Herzindex (CI)	3–3,5 l/min/m² KOF
• Systemischer Widerstand (SVR)	800–1400 dyn/s/cm⁵
• Pulmonalarterieller Widerstand (PVR)	25–125 dyn/s/cm⁵

eine a-Welle nicht mehr nachweisbar. Beachtet werden muss ein mögliches Dip-Plateau oder Wurzelzeichen als Hinweis auf eine Pericarditis constrictiva oder restriktive Kardiomyopathie.

Aus der Druckkurve in PA Position werden wenig diagnostische Rückschlüsse gezogen. Im Vergleich zum rechtsventrikulären Druck, der meist erhebliche Schleuderzacken durch die flottierende Katheterspitze aufweist, ist der PA Druck gleich hoch. Gradienten als Hinweis auf eine Pulmonalklappenstenose oder pulmonalarterielle Stenosen sind zu beachten. Tiefe diastolische PA-Drücke entstehen bei Klappeninsuffizienzen.

Die Form der linksatrialen Kurve kann durch den Katheter in PCW-Position registriert werden, da in PCW die LA-Druckkurve nach dem Gesetz der kommunizierenden Gefäße und bei fehlender Mitralklappenstenose den linksventrikulären diastolischen Druck reflektiert. Die Registrierung in Ruhe, manchmal unter Belastung, eignet sich zur

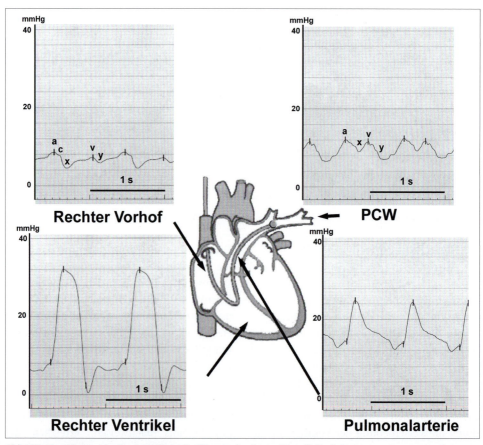

Abb. 7.12: Druckkurven in den jeweiligen Positionen des Swan-Ganz-Katheters

weiteren Differenzierung einer Mitralinsuffizienz, die sich als hohe v-Welle entsprechend dem Schweregrad manifestiert. Ist eine diastolische Compliancestörung des LV vorhanden, können ebenfalls sehr hohe v-Wellen beobachtet werden.

7.3 Berechnungen

Durch die Rechtsherzkatheteruntersuchung können zahlreiche hämodynamische Aussagen über Kalkulationen auf der Basis des gemessenen HZV, der Drücke im kleinen Kreislauf und der in den jeweiligen Segmenten abgenommenen Oxymetrien gemacht werden.

7.3.1 Vaskulärer Widerstand

Der Flusswiderstand R berechnet sich generell nach Druck geteilt durch den Fluss ($R = U / A$). Auf die Gefäßstrombahn umgesetzt bedeutet dies, dass sich der Widerstand aus dem Gradienten über ein Stromgebiet geteilt durch den Fluss durch das Stromgebiet berechnet. Früher wurde der Gefäßwiderstand in Wood-Einheiten angegeben, wobei 1 Wood-Einheit (mmHg/l/min) 80 $dyn/s/cm^5$ entspricht. Dyn ist die heute gebräuchliche Einheit. Der systemische Widerstand (normal 800–1400 $dyn/s/cm^5$) ist ein wichtiger Parameter in der Therapie der Herzinsuffizienz und der Sepsis. Der pulmonal-arterielle Widerstand (normal 25–125 $dyn/s/cm^5$) hilft bei der Klärung der Genese einer PHT.

7.3.2 Systemischer Widerstand

$$SVR\ (dyn/s/cm^5) = \frac{80\ (mittlerer\ Aortendruck - RA\ mittel)\ (mm\ Hg)}{HZV\ (l/min)}$$

7.3.3 Pulmonaler Gefäßwiderstand

$$PVR\ (dyn(s)/cm^5) = \frac{80\ (mittlerer\ PA\text{-}Druck - mittlerer\ LA\text{-}Druck\ oder\ PCW\text{-}Druck)\ (mm\ Hg)}{HZV\ (l/min)}$$

7.3.4 Berechnung des HZV und Shuntberechnung

1. Heutzutage erfolgt die Messung des HZV mittels Thermodilutionsmethode nach der Stuart-Hamilton-Formel. Prinzipiell entspricht diese Methode der Indikatorverdünnungsmethode, nur, dass statt eines Farbstoffs eine definierte Menge einer kalten Kochsalzlösung zentralvenös injiziert wird. In der PA liegt ein Thermistor, der den Temperaturabfall, der durch die kalte Lösung erzeugt wird, misst. Die Passagezeit ist proportional zur Pumpleistung des Herzens, sodass auf das HZV geschlossen werden kann.

2. Früher wurde zur Messung des HZV regelhaft das Fick'sche Prinzip angewandt, nachdem die Sauerstoffdifferenz zwischen arteriellem und venösem Blut direkt proportional der Sauerstoffaufnahme in der Lunge (bzw. der Sauerstoffabgabe im peripheren Kapillargebiet) und indirekt proportional dem die Lunge (bzw. die Systemkreislauf) passierenden Blutvolumen ist [2].

$$HMV\ (l/min) = \frac{Sauerstoffaufnahme/min}{Arteriovenöse\ Sauerstoffdifferenz}$$

Die Sauerstoffaufnahme muss spirometrisch bestimmt werden (in Ruhe nimmt ein Mensch ungefähr 250 ml O_2/min auf). Dann kann das HZV über Oxymetrien aus der AO, oberer und unterer Hohlvene und Pulmonalvene (PV) berechnet werden. Eine Oxymetrie ist i.d.R. aus der PV nicht verfügbar (außer nach z.B. transseptaler Punktion), hier kann ein Wert von 96% angenommen werden.

Da das venöse Blut nach Passage der zerebralen Strombahn im Vergleich zur Körperstrombahn mehr entsättigt ist, wird eine gemischtvenöse Sättigung berechnet, bei der das Blut aus der oberen Hohlvene eine größere Gewichtung erhält:

$$\text{Gemischtvenöse Sättigung} = \frac{3 \times \text{Sättigung obere Hohlvene} + \text{Sättigung untere Hohlvene}}{4}$$

Das HZV ist auf die KOF zu normieren. Es berechnet sich der sog. Herz-Index/Cardiac Index, der mehr als 3–3,5 l/min/m² KOF betragen sollte.

Die KOF ist als Näherungswert nach der Dubois-Formel zu errechnen:
Körperoberfläche (m²) = 0,007184 × (Körpergröße [cm])^{0,725} × (Körpergewicht [kg])^{0,425}

Das Fick'sche Prinzip findet heute noch Anwendung bei der Berechnung von Shuntvolumina: Grundsätzlich muss das HZV beider Kreisläufe identisch sein, es sein denn, es liegt eine Kurzschlussverbindung zwischen dem systemischen und pulmonalen Kreislauf vor, die zu einer Vermischung frisch gesättigten arteriellen mit noch schlecht gesättigtem venösem Blut (Shunt) führt. In diesem Fall müssen die Minutenvolumina beider Kreisläufe getrennt berechnet werden.

$$\text{Systemkreislauf-minutenvolumen (l/min)} = \frac{O_2\text{-Verbrauch (ml/min)}}{[O_2\text{-Gehalt A. fem. (Vol.-\%)} - O_2\text{-Gehalt gemischtvenös (Vol.-\%)}] \times 10}$$

$$\text{Lungenkreislauf-minutenvolumen (l/min)} = \frac{O_2\text{-Verbrauch (ml/min)}}{[O_2\text{-Gehalt V. pulm. (Vol.-\%)} - O_2\text{-Gehalt A. pulm. (Vol.-\%)}] \times 10}$$

Zur Errechnung der Shuntvolumina ist eine weitere Größe, das sog. effektive Pulmonalminutenvolumen, erforderlich. Hierunter ist nicht das gesamte durch die Lungen in der Zeiteinheit fließende Stromvolumen zu verstehen, sondern nur die Menge venösen Bluts, die in den Lungen arterialisiert wird,

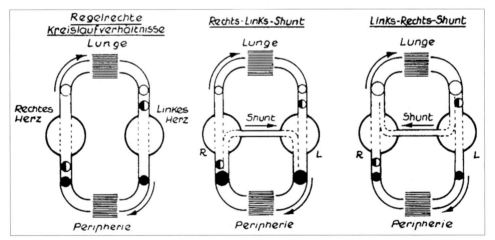

Abb. 7.13: Schematische Darstellung der Kreislaufverhältnisse bei Rechts-Links- bzw. Links-Rechts-Shunt [2] im Vergleich zur Norm. Bei Rechts-Links-Shunt übersteigt das Minutenvolumen im Systemkreislauf (●→●) um den Shuntbetrag des Lungenkreislaufs (○→○). Entsprechend umgekehrt beim Links-Rechts-Shunt. Beim einseitigen Shunt ergibt die Differenz beider Kreislaufminutenvolumina seine Größe, während bei gekreuztem Shunt das „effektive" Pulmonalminutenvolumen (◐→◐) als Hilfsgröße dient. Der Rechts-Links-Anteil des Shunts stellt die Differenz von Systemvolumen und „effektivem" Pulmonalminutenvolumen dar, der Links-Rechts-Anteil ist die Differenz zwischen Lungenkreislauf- und „effektivem" Lungenkreislaufminutenvolumen.

d.h. die Blutmenge, die aus dem Gebiet des gemischtvenösen Bluts das Lungenkapillarbett erreicht. Die Formel lautet:

$$\text{„Effektives" Pulmonalminutenvolumen (l/min)} = \frac{O_2\text{-Verbrauch (ml/min)}}{[O_2\text{-Gehalt V. pulm. (Vol.-\%)} - O_2\text{-Gehalt gemischtvenös (Vol.-\%)}] \times 10}$$

Im Fall eines alleinigen Rechts-Links-Shunts entspricht das effektive Pulmonalminutenvolumen dem tatsächlich die Lungen passierenden Stromvolumen, während eine Differenz zwischen System- und effektivem Pulmonalminutenvolumen besteht. Letzteres ist um den Betrag des Rechts-Links-Shunts kleiner. Umgekehrt ist beim isolierten Links-Rechts-Shunt das effektive Pulmonalminutenvolumen um den Shuntbetrag kleiner als das Lungenkreislaufminutenvolumen, während effektives und Systemminutenvolumen einander entsprechen.

Bei gekreuztem Shunt ergeben sich die Shuntvolumina beider Richtungen aus den entsprechenden Differenzen zwischen effektivem Pulmonalminutenvolumen einerseits und dem System- bzw. Lungenkreislaufminutenvolumen andererseits (s. Abb. 7.13).

Der Shunt wird nun berechnet nach:
Rechts-Links-Shunt = Systemminutenvolumen – effektives Pulmonalminutenvolumen
Links-Rechts-Shunt = Lungenkreislaufminutenvolumen – effektives Pulmonalminutenvolumen

Die Shuntfraktion kann vereinfacht auch wie folgt berechnet werden:

$$\text{Shunt (\%)} = \frac{\text{Sättigung Aorta (\%)} - \text{gemischtvenöse Sättigung (\%)}}{\text{Sättigung Pulmonalvene (\%)} - \text{Sättigung Pulmonalarterie (\%)}}$$

7.4 Klassifizierung der pulmonalen Hypertonie

Nach der Definition der ESC liegt eine PHT vor, wenn invasiv gemessen in Ruhe ein pulmonaler Mitteldruck von 25 mm Hg oder bei Belastung von 30 mm Hg überschritten wird. Allerdings wird bei gesunden Personen in Ruhe selten ein Wert > 20 mm Hg überschritten. Daher spricht man bei PA-Mitteldrücken > 20 mm Hg von einer „Borderline-Hypertonie" (Dana Point, WHO-Konferenz 2008). Eingeteilt wird die PHT nach ihrer Ätiologie in der sog. Venedig-Klassifikation, die in der Weltkonferenz für PHT (Venedig 2003) entwickelt wurde (s. Tab. 7.4).

7.5 Pulmonalisangiographie

Die Pulmonalisangiographie bietet die Möglichkeit, embolische Gefäßverschlüsse direkt nachzuweisen. Ihre Indikation besteht dementsprechend bei akuter und insbesondere chronischer LE. Typischerweise finden sich zentral erweiterte PA mit KM-Aussparungen aufgrund wandständiger Thromben und periphere Gefäßabbrüche. Neben der reinen Diagnostik bietet die Pulmonalisangiographie bei akuter LE die Möglichkeit, eine lokale, hoch dosierte Lysetherapie über den einliegenden Angiographiekatheter und/oder eine

Tab. 7.3: Normalwerte für die Sauerstoffsättigung an den verschiedenen Katheterorten

V. cava superior	55–70%
V. cava inferior	55–70%
RA	75%
RV	75%
PA	75%
Pulmonalkapillär	97%
LA	> 95%
LV	> 95%
AO	> 95%

Tab. 7.4: Revidierte Klassifikation der PHT (Venedig 2003) nach [3, 4]. Diese Einteilung wurde während der 3. PHT-Weltkonferenz beschlossen und ersetzt die Evian-Klassifikation (1998).

1 Pulmonal arterielle Hypertonie

1.1 Idiopathisch (IPAH)

1.2 Familiär (FPAH)

1.3 Assoziiert mit (APAH)

1.3.1 Kollagenosen

1.3.2 Kongenitale systemisch pulmonale Shuntvitien

1.3.3 Portale Hypertension

1.3.4 HIV-Infektion

1.3.5 Drogen/Medikamente

1.3.6 Andere (Schilddrüsenerkrankungen, Glykogenspeicherkrankheiten, M. Gaucher, hereditäre Teleangiektasie, Hämoglobinopathien, myeloproliferative Erkrankungen, Splenektomie)

1.4 Assoziiert mit signifikanter venöser/kapillärer Beteiligung

1.4.1 Pulmonale veno-okklusive Erkrankung (PVOD)

1.4.2 Pulmonal kapilläre Hämangiomatose

1.5 Persistierende pulmonale Hypertonie der Neugeborenen

2 Pulmonale Hypertonie bei Linksherzerkrankung

2.1 Linksatriale oder linksventrikuläre Erkrankungen

2.2 Linksseitige Klappenerkrankungen

3 Pulmonale Hypertonie assoziiert mit Hypoxie

3.1 Chronisch obstruktive Lungenkrankheit

3.2 Interstitielle Lungenkrankheit

3.3 Schlafapnoe-Syndrom

3.4 Erkrankungen mit alveolärer Hypoventilation

3.5 Höhenbewohner

3.6 Pulmonale Entwicklungsstörungen

4 Pulmonale Hypertonie aufgrund chronischer thrombotischer und/oder embolischer Erkrankungen

4.1 Thromboembolie der proximalen Lungenarterien

4.2 Obstruktion der distalen Lungenarterien

4.3 Lungenembolie (Tumor, Parasiten, Fremdkörper)

5 Sonstiges

Sarkoidose, Histiozytosis X, Lymphangioleiomyomatose, Gefäßkompression von außen (Lymphknoten, Tumor, fibrosierende Mediastinitis)

7.5 Pulmonalisangiographie

Abb. 7.14: Von Miller et al. vorgeschlagenes Schema zur angiographischen Schweregradeinteilung der LE, reproduziert aus [5], mit freundlicher Genehmigung der BMJ Publishing Group Ltd. Die rPA wird in 9, die lPA in 7 bedeutsame Äste eingeteilt. Der Nachweis von Füllungsdefekten und/oder Embolien wird pro betroffenen Ast mit 1 Punkt bewertet. Des Weiteren wird der Effekt der Embolie auf den Fluss bewertet: Jede Lunge wird in 3 Zonen aufgeteilt (obere, mittlere, untere) und der Fluss in jeder Zone bewertet (kein Fluss = 3 Punkte, stark reduziert = 2 Punkte, leicht reduziert = 1 Punkt, normal = 0 Punkte). Damit ist ein theoretischer Maximalpunktewert von 34 Punkten möglich.

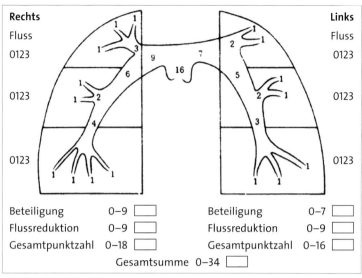

mechanische Thrombusfragmentation mittels des Katheters oder sogar eines Ballons durchzuführen. Verschiedene Scores, z.B. nach Miller, s. Abb. 7.14 [5], Walsh oder Qanaldi, ermöglichen zudem die Einschätzung des Schweregrads anhand der Gefäßabbrüche.

Die Pulmonalisangiographie erfolgt über den Pigtail-Katheter mit einer KM-Menge von 35 ml und einem KM-Fluss von 20 ml/s. Zunächst erfolgt eine Injektion in den Truncus pulmonalis im anterior-posterioren Strahlengang, anschließend eine selektive Darstellung der rPA und lPA. Hierzu Angulation nach LAO 20°/20° kranial für die lPA bzw. RAO 20°/kranial 20° für die rPA. Bei Herzkathetermessplätzen mit Möglichkeit der digitalen Subtraktionsangiographie (DSA) sollte diese Methode verwendet werden, um die Genauigkeit der Aufnahme zu erhöhen (s. Abb. 7.15). Neuerdings gelingt dies noch besser mit dem CT, das im HK-Platz integriert ist (dynaCT, Siemens, Erlangen).

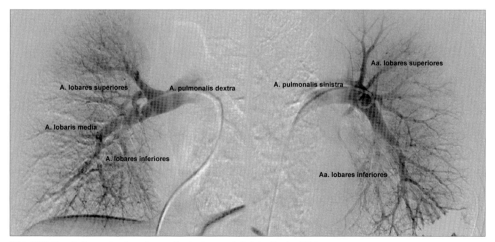

Abb. 7.15: Darstellung der A. pulmonalis dextra und sinistra in der DSA

7.6 Diagnostik bei Klappenvitien

7.6.1 Allgemeines Vorgehen

Zur reinen Diagnostik von Herzklappenerkrankungen ist die invasive Abklärung mittels Herzkathetertechniken nicht mehr Mittel der ersten Wahl, da die Echokardiographie – sowohl transthorakal als auch transösophageal – hier den Standard setzt. Daher würde man vor der invasiven Abklärung immer eine aktuelle Echokardiographie fordern. Aber insbesondere bei inkonsistenten, widersprüchlichen Befunden kann die invasive Untersuchung zusätzliche Hinweise liefern, ggf. auch durch Einsatz zusätzlicher Belastungsuntersuchungen.

Im Rahmen z.B. der präoperativen Evaluation ist eine invasive Abklärung sinnvoll. So können durch KM-Injektionen in die jeweiligen Herzhöhlen Insuffizienzen detektiert und nach ihrem Schweregrad beschrieben werden. Noch relevanter erscheint jedoch die Messung der Drücke im Lungenkreislauf als Hinweis auf die hämodynamische Relevanz eines Vitiums, wenn sich hier Zeichen der Druckerhöhung zeigen. Das gemessene HZV ermöglicht zusammen mit dem Druckgradienten über der betroffenen Klappe eine Berechnung der KÖF nach der Gorlin-Formel (s.u.).

Nicht zuletzt sollte im Rahmen der präoperativen Evaluation an die Durchführung einer Koronarangiographie gedacht werden. Zum einen, da sie zur Klärung der Genese einer Klappenerkrankung hilfreich sein kann (z.B. bei ischämisch bedingter MI), zum anderen, da hier die mögliche Notwendigkeit einer Bypassoperation geklärt werden kann, wenn es zum Klappeneingriff kommt (s. Tab. 7.5). Eine Koronarangiographie ist in dieser Situation bei jedem begründeten V.a. eine KHK indiziert.

7.6.2 Gorlin-Formeln

Der Standard zur Berechnung der KÖF ist die echokardiographische Planimetrie und Kalkulation mit den entsprechenden Methoden und Formeln. Doch gerade zum Monitoring einer invasiven Klappenbehandlung (z.B. Valvuloplastie) und zur Dokumentation des Behandlungserfolgs ist eine invasive Bestimmung der KÖF sinnvoll. Hierfür steht die Gorlin-Formel zur Verfügung, deren Berechnung auf dem Vorwärtsfluss über der jeweiligen Klappe basiert. Etwas problematisch ist die Tendenz zur Überschätzung bei hohen und zur Unterschätzung bei niedrigen Herzzeitvolumina [6].

$$\text{Aortenklappenöffnungsfläche} = \frac{HZV}{44{,}3 \times EF \times HF \times \sqrt{\text{mittlerer Druckgradient}}}$$

$$\text{Mitralklappenöffnungsfläche} = \frac{HZV}{44{,}3 \times DFT \times HF \times \sqrt{\text{mittlerer Druckgradient}}}$$

(DFT = Diastolic filling time)

7.6.3 Mitralklappeninsuffizienz

Die echokardiographische Detektion und Schweregradbestimmung ist Mittel der ersten Wahl bei Patienten mit MI. Im Rahmen der präoperativen Abklärung ist eine Koronarangiographie bei begründetem V.a. eine KHK durchzuführen. In der Laevokardiogra-

Tab. 7.5: Möglichkeiten der invasiven Diagnostik bei Klappenvitien
- Kavitäre Angiographien zur Detektion und Schweregradbestimmung von Klappeninsuffizienzen
- Rechtsherzkatheteruntersuchung zur Abklärung einer PAP-Erhöhung
- Koronarangiographie zur Klärung einer ischämischen Genese und Planung einer möglichen ACVB-OP

7.6 Diagnostik bei Klappenvitien

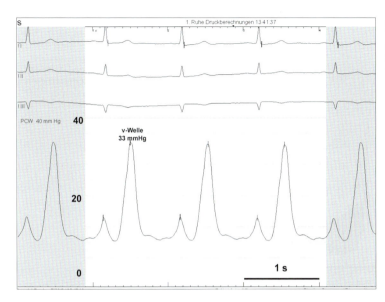

Abb. 7.16: Überhöhte v-Welle (33 mmHg) bei schwerer MI bei Messung in der Wedge-Position

Tab. 7.6: Angiographische Schweregradeinteilung der MI nach Sellers [7]
- 1+ Regurgitationsjet mit minimaler Anfärbung LA
- 2+ Regurgitationsjet mit moderater Anfärbung LA, schnelle Entfärbung
- 3+ Anfärbung des LA wie LV, langsame Entfärbung, kein Jet mehr abgrenzbar
- 4+ LA dichter angefärbt als der Ventrikel, LA bleibt lange angefärbt und ist dilatiert, LV dilatiert

phie ist nach KM-Injektion der KM-Übertritt zu sehen, der seit 1964 nach den Sellers-Kriterien [7] in 4 Schweregrade eingeteilt wird (nicht nach den sonst üblichen 3 echokardiographischen Graden). Die Messung des PCW enthüllt eine überhöhte v-Welle, die durch den systolischen Rückstrom von Blut in den LA erzeugt und über die Lungenkapillaren retrograd fortgeleitet wird. Eine Erhöhung des PAP zeigt eine PHT als Folge einer länger bestehenden MI an (s. Abb. 7.16).

7.6.4 Mitralklappenstenose

Zur Schweregradbestimmung einer Mitralklappenstenose (MKS) ist sowohl der Druckgradient als auch die KÖF entscheidend. Für die invasive Bestimmung dieser Parameter ist eine simultane Druckmessung zwischen LA und LV erforderlich (s. Abb. 7.18). Zur Vereinfachung wird der PCW-Druck über den

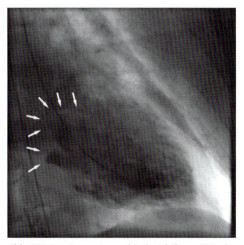

Abb. 7.17: Bereits angiographisch sichtbarer Mitralklappenprolaps beider Segel (Pfeile) mit resultierender hochgradiger MI Grad 3+ nach Sellers

Rechtsherzkatheter als LA-Druck näherungsweise angenommen. In den LV wird ein Pigtail-Katheter eingeführt und der LVP abgegriffen. Der mittlere Druckgradient berechnet sich dann aus der Fläche, die sich

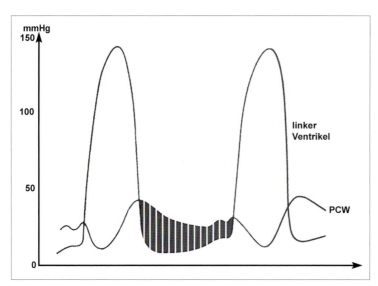

Abb. 7.18: Simultane Druckmessung in PCW und LV bei einer MKS. Das Integral über der gestreiften Fläche entspricht dem mittleren Druckgradienten über der MK.

zwischen beiden Druckkurven in der Diastole bildet. Nach Bestimmung des HZV mit der Thermodilutionsmethode kann im Anschluss mit der Gorlin-Formel (s.o.) eine KÖF berechnet werden. Weitergehendes s. Kapitel 23.

7.6.5 Aortenklappenstenose

Die Berechnung der KÖF bei AS erfolgt parallel zum Vorgehen bei der MKS. Allerdings steht hier zur Ermittlung des transvalvulären Druckgradienten die Schwierigkeit der Passage der verengten AK im Vordergrund. Aufgrund des Risikos der Mobilisierung von sklerotischem Klappenmaterial und dem damit verbundenen Schlaganfallrisiko sollte die Indikation zur Sondierung der AK eher streng gestellt werden und nur im Rahmen von geplanten Aortenklappeninterventionen erfolgen. Näheres zur Technik s. Kapitel 21.

7.6.6 Aortenklappeninsuffizienz

Aortenklappeninsuffizienzen führen langfristig zu einer Volumenbelastung des LV und in späteren Stadien zu einer Herzinsuffizienz mit Rückwärtsversagen. Das ist im Rechtsherzkatheter mit der Messung des PCW-Drucks, der sich erhöht darstellt, und der Messung des PAP nachzuweisen. Der Schweregrad der Klappenerkrankung ist parallel zur MI nach den Sellers-Kriterien [7] nach Injektion von KM in die Aorta ascendens zu ermitteln (s. Tab. 7.7).

7.7 Pericarditis constrictiva und restriktive Kardiomyopathie

7.7.1 Einleitung

Die Erkennung der Pericarditis constrictiva, v.a. der nicht verkalkenden Form, ist auch

Tab. 7.7: Angiographische Schweregradeinteilung der AI nach Sellers [7]

- 1+ Nachweis eines Regurgitationsjets ohne Anfärbung des LV
- 2+ Nachweis eines Regurgitationsjets und schwache Anfärbung des LV
- 3+ Dichte Anfärbung des LV, gewöhnlich kein Jet mehr abgrenzbar
- 4+ LV dichter angefärbt als die AO

heute noch eine klinische Herausforderung, die noch dadurch erschwert wird, dass eine Differenzierung zur restriktiven Kardiomyopathie notwendig ist [8-14].

Klinisch sind bei Patienten mit Pericarditis constrictiva die erhebliche Stauung und die Zeichen der Rechtsherzinsuffizienz mit z.T. erheblichem Transaminasenanstieg erkennbar. Typisch sind die deutliche Halsvenen- und peripher venöse Stauung, die schließlich auch das finale Beschwerdebild kennzeichnen. Ödeme, Aszites und Druckschmerz der gestauten Leber sind andere Zeichen (s. Tab. 7.8). Im EKG ist typisch ein elektrischer Alternans (s. Tab. 7.9).

In den letzen Jahren gibt es wesentliche Fortschritte in der Diagnostik, die zur Erkennung benutzt werden sollten, da die nicht verkalkende Pericarditis sonst leicht übersehen wird.

Ein weiteres diagnostisches Zeichen ergibt sich bei Beobachtung der Veränderungen des arteriellen Drucks des Patienten. Diskordante Änderungen der Drücke während der Atmung sind ein typisches Zeichen [8, 9]. Das Fehlen einer atemabhängigen Veränderung der Druckwerte schließt aber eine Pericarditis constrictiva nicht aus [8].

7.7.2 Echokardiographische Zeichen der Pericarditis constrictiva und Differenzierung zur restriktiven Kardiomyopathie

In den letzten Jahren hat die Echokardiographie seit der Einführung der Doppler- und Gewebe-Doppler-Echokardiographie wesentliche Fortschritte in der Diagnostik der Pericarditis constrictiva erreicht [8]. In den Tabellen 7.10 und 7.11 werden die wichtigsten Parameter aufgelistet, für die bisher eine Differenzierungsmöglichkeit gegeben wurde. Bei restriktiver Kardiomyopathie ist es typisch, dass sich während der Atmung die Blutflussgeschwindigkeit an der MK und TK

Tab. 7.8: Klinische Zeichen der Pericarditis constrictiva [nach 10]
- Schwere venöse Stauung
- Hypotension
- Niedrige Pulsamplitude
- Ödeme
- Leberstauung
- Muskelschwäche

Tab. 7.9: EKG-Zeichen der Pericarditis constrictiva
- Periphere Niedervoltage
- T-Wellen-Inversion
- P-sinistro atriale
- Vorhofflimmern
- AV-Blockierungen
- Intraventrikuläre Leitungsstörung
- Pseudoinfarktbild

nicht ändert und auch keine Verlagerung des IVS auftritt. Auch der RR bleibt bei der Atmung konstant. Bei der Pericarditis constrictiva hingegen finden sich typische, atemabhängige Veränderungen des RR mit Abfall während der Inspiration, was als typisches Kussmaul-Zeichen gewertet wird.

Im Echokardiogramm findet man eine Verdickung des Perikards (> 4 mm), das z.T. Mehrschichtungen aufweist (s. Abb. 7.19). Dabei ist die Struktur des Myokards normal oder fast normal, während bei restriktiver Kardiomyopathie eine Verdickung des Myokards sowie eine verstärkte Echogenität sichtbar sind.

Eine Pericarditis constrictiva kann auch ohne Verdickung des Perikards einhergehen [11]. In diesen Fällen sind das linke und rechte Atrium bei normalen oder fast normalen Herzkammern vergrößert, die V. cava inferior stark erweitert mit verminderter respiratorischer Größenänderung.

Entscheidend ist aber die Doppler-Flussanalyse, die die Schlüssel zur Diagnose enthält.

Tab. 7.10: Echokardiographische Zeichen der perikardialen Konstriktion (s. Abb. 7.18 und 7.19)

1. Herzstruktur	
• RV/LV	Gering oder kaum vergrößert mit normaler, z.T. path. Größe
• RA/LA	Massive Vergrößerung
• Myokard	normale Wanddicke und Struktur
2. Ventrikelfunkion	
• RV/LV	(fast) normale Ejektionsfraktion
• Diastole	frühdiastolischer Füllungsstopp, keine Diastase oder atriale Füllung
• Durchmesser	fehlende diastolische Aufweitung nach der frühen Füllung
• Septum	frühdistolische pathologische (dip-plateau) Bewegung
3. Mitralklappeneinstrom	
• Inspiration:	Abnahme der E- und A-Wellen-Einstromgeschwindigkeit
• Exspiration:	Zunahme der E- und A-Einstromgeschwindigkeit
4. Trikuspidalklappeneinstrom	
• Inspiration:	Anstieg der E- und A-Einstromgeschwindigkeit
• Exspiration:	Abnahme der E- und A-Einstromgeschwindigkeit
5. Pulmonalvenenfluss	
• Inspiration:	Abnahme der S- und D-Einstromgeschwindigkeit
• Exspiration:	Zunahme der S- und D-Einstromgeschwindigkeit
6. Lebervenenfluss	Diastolische Flussumkehr und erhöhter diastolischer Rückfluss
7. Gewebedoppler Untersuchung (Tissue Doppler/TDI)	
• Myokardgeschwindigkeit	> 8 cm/s
8. Perikardverdickung	> 4 mm
9. Perikarderguss	Zeichen der feuchten Pericarditis constrictiva

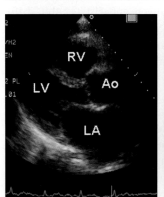
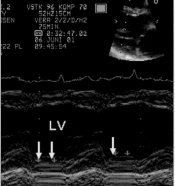
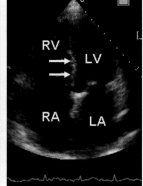

Abb. 7.19: Nachweis der Zeichen einer Pericarditis constrictiva im M-Mode und im 2D-Echokardiogramm. Erkennbar die starke Vergrößerung des LA im Längsschnitt und beider Vorhöfe in apikaler Anlotung. Die Verdrängung des IVS sichtbar im apikalen Schnittbild. Typische Verdickung des Perikards im M-Mode und 2D erkennbar. In der 2. Phase der Diastole (Diastase) horizontale Bewegung der posterioren Wand als Zeichen des fehlenden und gestoppten Einstroms aus dem LA

7.7 Pericarditis constrictiva und restriktive Kardiomyopathie

Tab. 7.11: Differenzierung zwischen Pericarditis constrictiva und restriktiver Kardiomyopathie mittels Doppler-echokardiographischer Evaluation

Parameter	Normalbefund	Pericarditis constrictiva	Restriktive Kardiomyopathie
A. Mitraleinstrom			
Atemvariation	≤ 10%	≥ 25%	= 0
E-Geschwindigkeit	> A-Geschwindigkeit	> A-Geschwindigkeit	> A-Geschwindigkeit > 1 m/s
A-Geschwindigkeit	< E-Geschwindigkeit	< E-Geschwindigkeit	< E-Geschwindigkeit > 0,5/ms
E/A	< 1,5	Atemvariation	≥ 2,0 keine Atemvariation
DT (ms)	≥ 160	≥ 160	< 160
B. Trikuspidaleinstrom			
Atemvariation in E-Geschwindigkeit	≤ 15%	≥ 40%	≤ 15%
E/A	–	–	≥ 2
DT (ms)	≥ 160	≤ 160	≤ 160
C. Lebervenenfluss			
Systolischer (S) und diastolischer (D) Vorwärtsfluss	S > D in SR S < D in AF S↑, D↓, mit Exspiration	Exspiration D↓ Diastolischer Fluss Umkehr mit Exspiration	S- < D-Flussumkehr Anstieg mit Inspiration von S- und D-Flussumkehr
D. Pulmonalvenenfluss	–	≥ 25% Atemschwankung	–
E. Mitralringgeschwindigkeit im Gewebedoppler	Geschwindigkeit parallel mit Mitraleinstrom	Mitralringgeschwindigkeit erhöht > 8 cm/s	Mitralringgeschwindigkeit reduziert < 8 cm/s

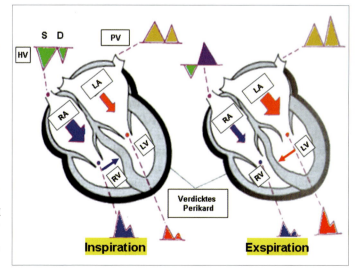

Abb. 7.20: Schematische Darstellung des Herzens im 4-Kammer-Blick mit Änderung des Einstroms aus den Vorhöfen in die Ventrikel und Darstellung der Verschiebung des IVS sowie Verhältnisse in Inspiration und Expiration. Das verdickte Perikard führt zur Drucktrennung zwischen intrapleuralem und intraperikardialem Raum. Die atemabhängige Variation der Füllungsdrücke wird gefolgt von charakteristischen Befunden im gepulsten Doppler, registriert an der TK und MK sowie an den Lebervenen und Pulmonalvenen. Modifiziert von C. van Birgelen nach [14].

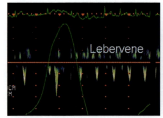 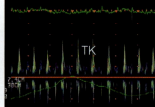 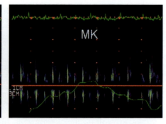

Abb. 7.21: Schematische Darstellung des Herzens im 4-Kammer-Blick in In- und Exspiration mit Nachzeichnung der gepulster Dopplerflusskurven an der MK und TK sowie der Lungenvene und Lebervene. In Originalregistrierung ist die verstärkte Atemvariabilität über der TK, MK und in den Lebervenen dargestellt. Die eingezeichnete Kurve zeigt zum EKG die Atemvariation mit In- und Exspiration. In der Inspiration verstärkter Einstrom in den RV und Rückstrom in die Lebervene sowie verlangsamter Einstrom in den LV. In Exspiration verminderter Einstrom in den RV, verstärkter Einstrom in den LV und verminderter Rückstrom in die Lebervene.

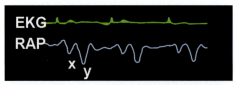

Abb. 7.22: EKG und RAP mit Darstellung der Anhebung des x-Tals und vertiefter Darstellung des y-Tals gefolgt von einem abrupten Druckanstieg und Einstromstopp. Positives Kussmaul-Zeichen

7.7.3 Hämodynamische Evaluation

Die qualitativ hochwertige Durchführung und Auswertung einer simultanen Druckmessung, z.B. gleichzeitig im LV und RV oder gleichzeitig im RA und RV, sind anspruchsvolle Aufgaben für ein HKL.

Bei der Pericarditis constrictiva zeigt sich in der Ventrikelkurve ein sog. Dip-Plateau-Phänomen (Quadratwurzelzeichen) der frühen schnellen Füllungsphase gefolgt von einem plötzlichen Abfall [13]. Es zeigt sich ein inspiratorischer Anstieg des RAP (positives Kussmaul-Zeichen). Im Endstadium der Pericarditis constrictiva ist ein diastolischer Druckangleich vom LV über LA, PCW, PA, RV und RA erkennbar. Zwischen RV und LV wird ein diastolischer Druckunterschied < 5 mmHg als diagnostisches Kriterium gewertet; weitere Kriterien sind: RVP < 50 mmHg und enddiastolischer RVP > 33% des systolischen RVP [8, 12]. Mit diesen Zeichen unterscheiden wir die Pericarditis constrictiva von der restriktiven Kardiomyopathie (s. Tab. 7.12).

7.8 Diagnostik bei Kardiomyopathien

7.8.1 Allgemeines Vorgehen

Nach der Einteilung der ESC sind Kardiomyopathien Erkrankungen, bei denen der

Tab. 7.12: Hämodynamische Evaluation der Perikarditis constrictiva

Parameter	Pericarditis constrictiva	Restriktive Kardiomyopathie
LVEDP-RVEDP/mmHg	≤ 5	> 5
RVSP/mmHg	≤ 50	> 50
RVEDP/RVSP	≤ 0,33	< 0,3
RA/LA-Druckkurve	x-Tal erhalten	
	y-Tal aufgehoben	
RA vs. perikardialer Druck	RA-Druck = intraperikardialer Druck	
Koronararteriendurchmesser	Diastolische Kompression der Koronararterien	

7.8 Diagnostik bei Kardiomyopathien

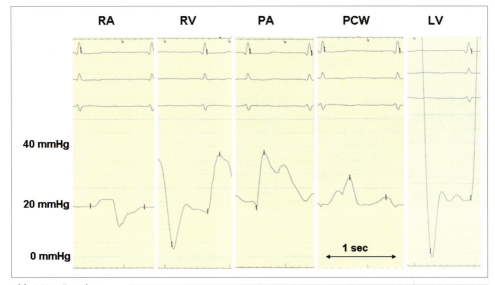

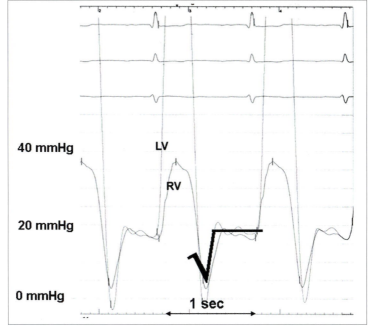

Abb. 7.23: Hämodynamik bei Pericarditis constrictiva mit Darstellung der Druckentwicklung im RA, RV, PA, PCW-Druck und LV mit Nachweis eines Dip-Plateau-Phänomens („Quadratwurzelzeichen"), positivem Gammazeichen und diastolischem Druckangleich (Unterschied < 5 mmHg) in allen Herzhöhlen

Herzmuskel strukturelle und funktionelle Abnormitäten aufweist, die sich nicht durch eine KHK, eine Hypertonie, eine Herzklappenerkrankung oder kongenitale Herzerkrankung erklären lassen (s. Abb. 7.25) [15].

Als primäres Diagnostikum gilt die Echokardiographie, aber auch die MRT hat einen großen Nutzen in der Abklärung dieser Erkrankungen.

Die invasive Abklärung ermöglicht Aussagen über die hämodynamischen Folgen der zugrunde liegenden Erkrankung. In einigen Fällen sind die invasive Messung und die Entnahme von Myokardbiopsien unabdingbar zur endgültigen diagnostischen Klärung. Beispiele für Kardiomyopathien sind z.B. die HOCM, auf die genauer in Kapitel 27 eingegangen werden wird, die dilatative Kardio-

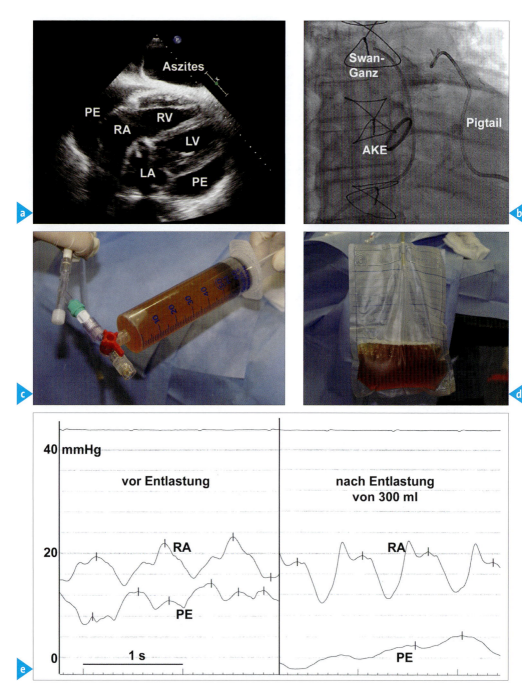

Abb. 7.24a–e: Patient mit Dressler-Syndrom nach chirurgischem Aortenklappenersatz (AKE) mit rezidivierenden Perikardergüssen. **a)** TTE von subkostal zeigt einen ausgeprägten Perikarderguss (PE). Zusätzlich Aszites. **b)** Nach Punktion: im Perikardbeutel einliegender Pigtail-Katheter. Swan-Ganz-Katheter positioniert in der PA. Zentral im Bild: der mechanische Aortenklappenersatz. **c)** Sterile Entlastung des PE. **d)** Auffangen des Ergusses. Insgesamt wurden 300 ml abgelassen. **e)** Simultane Druckmessung im RA über Swan-Ganz-Katheter und über den im Perikardbeutel (PE) einliegenden Pigtail-Katheter. Links vor, rechts nach Entlastung von insgesamt 300 ml PE. Der Druck im PE nimmt unter der Entlastung deutlich ab, während der RAP insgesamt leicht abfällt.

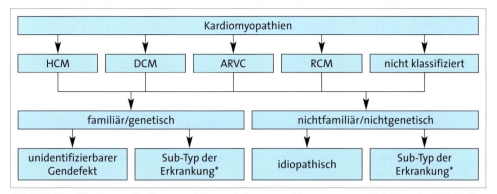

Abb. 7.25: Klassifikation der Kardiomyopathien nach der vorgeschlagenen neuen Einteilung der ESC. Modifiziert aus [15]. ARVC – arrhythmogene rechtsventrikulären Kardiomyopathie, DCM – dilatative Kardiomyopathie, HCM – hypertrophe Kardiomyopathie, RCM – restriktive Kardiomyopathie. *Beispiele für Subtypen sind in Tabelle 7.13 aufgeführt.

myopathie und auch die restriktive Kardiomyopathie.

Nach erfolgter nichtinvasiver Diagnostik erfolgt die invasive Messung der Druckverhältnisse im kleinen Kreislauf. Es folgt die Koronarangiographie zum Ausschluss ischämischer Ursachen für die Funktionsstörung. Eine Myokardbiopsie schließlich kann die Genese klären.

7.8.2 Restriktive Kardiomyopathie

Eine Restriktion des Myokards kann die Folge einer pathologischen Veränderung der myokardialen Matrix durch Einbau pathologischer Peptide sein, z.B. im Rahmen einer Amyloidose oder bei Speichererkrankungen. Die Folge ist eine schwere diastolische Funktionsstörung des LV, die zu einer Herzinsuffizienz trotz ausreichender systolischer Kontraktilität führt. Daraus folgen deutlich erhöhte linksventrikuläre Füllungsdrücke. Zwar können die Echokardiographie und die MRT-Untersuchung den V.a. die zugrunde liegende Störung lenken, letztlich klärt nur die Myokardbiopsie die Genese. Die Zeichen einer Restriktion im Rechtsherzkatheter ähneln denen einer Konstriktion, jedoch kommt es zu einer respiratorischen Varianz in der Druckkurve zwischen RV und LV, die bei der Konstriktiva nicht nachzuweisen ist. Für Details s.o.

7.8.3 Dilatative Kardiomyopathie

Der dilatativen Kardiomyopathie liegen strukturelle Veränderungen zugrunde, die mit einer Dilatation und zunehmenden Reduktion der LVF und RVF (rechtsventrikulären Funktion) einhergehen. Ursachen können familiär genetisch sein, aber auch infolge einer Myokarditis oder Medikamententoxizität, z.B. bei Zytostatika.

Zur Klärung der Genese folgt nach klinischer und echokardiographischer Evaluation die Rechtsherzkatheteruntersuchung, dann die Koronarangiographie, um eine ischämische Genese auszuschließen. Letztlich kann eine Myokardbiopsie zeigen, ob eine postentzündliche oder genetische Ursache der Herzmuskelerkrankung zugrunde liegt.

Tab. 7.13: Exemplarische Auswahl an Subtypen von Kardiomyopathien aus der vorgeschlagenen neuen Einteilung der ESC. Modifiziert und gekürzt nach [15]. Abkürzungen wie in Abb. 7.25

	HCM	DCM	ARVC	RCM	Unklassifiziert
Familiär	• Familiär, unbekannter Genlocus • Sarkomer-Protein-Mutationen • Glykogenspeicherkrankheiten • Lysosomale Speichererkrankungen • Mitochondriale Zytopathien • Noonan-Syndrom • LEOPARD-Syndrom • Friedreich-Ataxie • Familiäre Amyloidose	• Familiär, unbekannter Genlocus • Sarkomer-Protein-Mutationen • Zytoskelettale Gene (Dystrophin, Desmin, Sarkoglykan-Komplex, Epicardin) • Kernmembran • Disci-intercalares-Protein-Mutationen • Mitochondriale Zytopathie	• Familiär, unbekannter Genlocus • Disci-intercalares-Protein-Mutationen • Kardialer Ryanodin-Rezeptor (RyR2)	• Familiär, unbekannter Genlocus • Sarkomer-Protein-Mutationen • Familiäre Amyloidose (Transthyretin (+ Neuropathie), Apolipoprotein(+ Nephropathie) • Desminopathie • Hämochromatose • Anderson-Fabry-Disease • Glykogenspeicherkrankheiten	• Non-Compaction • Barth-Syndrom
Nichtfamiliär	• Adipositas • Kinder diabetischer Mütter • Athletisches Training • Amyloidose (AL/Präalbumin)	• Myokarditis (infektiös/toxisch/immunologisch) • Kawasaki-Krankheit • Churg-Strauss-Syndrom (eosinophil) • Viruspersistenz • Medikamenteninduziert • Schwangerschaft • Endokrinologisch • Nutritiv (Thiamin, Carnitin, Selen, Hypophosphatämie, Hypokalzämie) • Alkohol • Tachykardiomyopathie	• Entzündlich?	• Amyloidose (AL/Präalbumin) • Sklerodermie • Endomyokardfibrose • Karzinoid • Tumormetastasen • Strahlung • Medikamente (Anthrazykline)	• Tako-Tsubo-Kardiomyopathie

8 Myokardbiopsie

8.1 Rechtsventrikuläre Biopsie 263

8.2 Linksventrikuläre Biopsie 266
    8.2.1   Komplikationen – 267

8.3 Nachkontrolle 267

8 Myokardbiopsie

In vielen Fällen hilft die nichtinvasive Diagnostik bei Klärung von Erkrankungen des Myokards nicht weiter. So ergibt sich eine Indikation zur Myokardbiopsie u.a. bei V.a. (Peri-)Myokarditis und Kardiomyopathie unklarer Genese sowie bei der Frage der Transplantatabstoßung nach Herztransplantation [1, 2]. Eine genaue Übersicht über den Empfehlungsgrad zur Myokardbiopsie in verschiedenen klinischen Szenarien gibt Tabelle 8.1.

Die erste nichtchirurgische Entnahme von Proben aus dem RV erfolgte 1958. Seit den 1960er Jahren wurde die technische Durchführung der Myokardbiopsie verbessert und der Eingriff sicherer gemacht, u.a. durch die zuvor durchgeführte rechtsventrikuläre Angiographie. Zudem sind verbesserte, flexible Biopsiezangen entwickelt worden, sodass der Eingriff heutzutage mit kalkulierbarem Komplikationsrisiko durchgeführt werden kann (s. Tab. 8.2).

Biopsien können sowohl aus dem rechten wie linken Ventrikel entnommen werden. Die diagnostische Wertigkeit beider Entnahmestellen ist etwa gleich hoch. Die Entnahme aus dem rechten *und* linken Ventrikel scheint vorteilhaft zu sein, da in diesen Fällen bis zu 80% diagnostisch verwertbare Resultate zu erzielen sind [3]. Zeichen der Myokarditis fanden sich bei 481 Patienten in 18,7% in der LV-und in 7,9% in der RV-Biopsie. Die Ausrichtung auf Zeichen einer Myokarditis mit „late enhancement" im MRT brachte keinen Hinweis auf einen Vorteil der Biopsie-Lokalisation.

Merke: Die Biopsie aus dem RV und LV erscheint für die Diagnosefindung vorteilhaft gegenüber der Biopsie aus nur einem Ventrikel.

8.1 Rechtsventrikuläre Biopsie

Myokardbiopsien werden standardmäßig aus dem rechten Ventrikelseptum entnommen. Der Zugang erfolgt über eine venöse 9-F-Schleuse in der rechten oder linken V. femoralis.

Über einen 0,35-inch-J-Draht wird ein 96 cm 7 F Long Sheath (Cordis, Roden, Niederlande) in die Spitze des RV vorgebracht (s. Abb. 8.1). Günstig erweist sich die Vorführung eines J-Drahtes, der vorher angebogen wird, damit der RV leichter erreicht wird. Der Draht wird bis zur Spitze des RV geleitet, sodass anschließend die steifere 7-F-Schleuse dem Draht folgen kann. Wenn bei großem RV die Sondierung schwierig ist, kann ein Pigtail-Katheter zunächst für das Einbringen eines langen J-Drahts in den RV oder die PA benutzt werden. Günstig erweist sich manchmal die Schleifenbildung im RA (vgl. Kap. 7).

Die fluoroskopische Lagekontrolle erfolgt in 2 Ebenen, gewöhnlich in RAO 0°/LAO 90° oder in RAO 30°/LAO 60°. Die KM-Gabe über die 7-F-Schleuse hilft, die Lage vor dem Septum abzusichern. Notwendig ist anschließend die Ausspülung des KM, da sonst die Passage des Bioptoms nicht wahrgenommen wird. In RAO zeigt die Schleuse auf die linke Thoraxseite, in LAO direkt auf den Untersucher zu, d.h. auf den BV zu.

Tab. 8.1: Indikationsstellung und Rolle der Endomyokardbiospie in 14 klinischen Szenarien. Nach den Leitlinien der AHA/ACC/ESC [1]

Szenario Nr.	Klinisches Szenario	Empfehlungsgrad*	Evidenzgrad
1	Neu aufgetretene Herzinsuffizienz < 2 Wo. Dauer mit normal großem oder dilatiertem LV und hämodynamischer Einschränkung	I	B
2	Neu aufgetretene Herzinsuffizienz > 2 Wo. bis 3 Monate Dauer assoziiert mir einer linksventrikulären Dilatation und neuen ventrikulären Arrhythmien, AV-Block II°/III°, Versagen der üblichen Therapie innerhalb von 1–2 Wo.	I	B
3	Herzinsuffizienz von > 3 Monaten Dauer assoziiert mit einer linksventrikulären Dilatation und neuen ventrikulären Arrhythmien, AV-Block II°/III°, Versagen der üblichen Therapie innerhalb von 1–2 Wo.	IIa	C
4	Herzinsuffizienz assoziiert mit einer DCM unabhängig von der Dauer mit V.a. allergische Reaktion und/oder Eosinophilie	IIa	C
5	Herzinsuffizienz assoziiert mit V.a. Anthrazyklin-Kardiomyopathie	IIa	C
6	Herzinsuffizienz assoziiert mit unklarer restriktiver Kardiomyopathie	IIa	C
7	V.a. kardiale Tumore	IIa	C
8	Ungeklärte Kardiomyopathie bei Kindern	IIa	C
9	Neu aufgetretene Herzinsuffizienz von 2 Wo. bis 3 Monaten Dauer assoziiert mit einer linksventrikulären Dilatation ohne neue ventrikuläre Arrhythmien oder AV-Block II°/III°, die auf die übliche Therapie innerhalb von 1–2 Wo. anspricht	IIb	B
10	Herzinsuffizienz > 3 Monaten Dauer assoziiert mit einer linksventrikulären Dilatation ohne neue ventrikuläre Arrhythmien oder AV-Block II°/III°, die auf die übliche Therapie innerhalb von 1–2 Wo. anspricht	IIb	C
11	Herzinsuffizienz assoziiert mit einer unklaren HCM	IIb	C
12	V.a. arrhythmogene rechtsventrikuläre Dysplasie/Kardiomyopathie	IIb	C
13	Ungeklärte ventrikuläre Arrhythmien	IIb	C
14	Ungeklärtes Vorhofflimmern	III	C

* Wie in Leitlinien üblich, wird der Grad der Empfehlung eingeteilt nach I = empfohlene Maßnahme, IIa = eher empfehlenswert, IIb = eher nicht empfehlenswert, III = nicht empfehlenswert. Der Evidenzgrad gibt die Güte der der Empfehlung zugrunde liegenden Studienlage an.

Die Funktion des Bioptoms (z.B. 1,8 × 1000 mm MDZ-4 Bioptom, Pilling Weck, Karlstein am Main) wird vor dem Einführen geprüft: Das Öffnen und Schließen der Zange sollte leichtgängig sein. Die Zange wird nun an der Spitze um 70–90° vorgebogen.

Das Bioptom wird vorsichtig vorgeschoben. Der Patient sollte über das mögliche Auftreten von HRST unterrichtet werden. Sobald das Bioptom die Spitze des Führungsschleuse erreicht, beginnt eine kritische Phase, da es ungeöffnet vorgeschoben das RV Myokard perforieren kann. Sobald das Bioptom die Schleuse verlässt, wird die Zange geöffnet, da auch so eine Durchdringung des Myokards verhindert wird. Die Zange muss leicht nach kaudal zeigen und auf das Septum gerichtet sein. In LAO zeigt sie auf den Operateur zu

Tab. 8.2: Komplikationsrisiko bei 546 Myokardbiopsien [nach 2]

Insgesamt 33 Komplikationen (6%)

15 (2,7%) Komplikationen an der Punktionsstelle:
- 12 (2,0%) arterielle Punktionen beim Setzen der Lokalanästhesie
- 2 (0,4%) vasovagale Reaktionen
- 1 (0,2%) prolongierte Sickerblutung nach Entfernung der venösen Schleuse

18 (3,3%) im Rahmen der Biopsieprozedur:
- 6 (1,1%) Arrhythmien
- 5 (1,0%) Reizleitungsstörungen
- 4 (0,7%) Schmerz durch eine mögliche Perforation
- 3 (0,5%) definitive Perforationen (PE), 2 der 3 Patienten mit einer definitiven Perforation starben

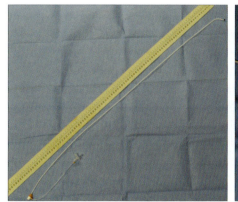
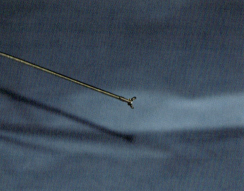
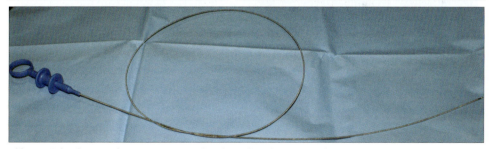

Abb. 8.1: Links oben: Cordis 96 cm 7 F Long Sheath. **Rechts** oben: Zange des Bioptoms. **Unten:** Ansicht des kompletten Bioptoms, die Zange wird durch Zug an den oberen Scheiben am distalen Ende geöffnet.

oder leicht nach dorsal. Nach Entnahme der Biopsie (Zangenschluss) wird das Bioptom in geschlossenem Zustand in den Führungskatheter zurückgezogen. Die erfolgreiche Gewebeentnahme wird daran erkannt, dass die Schleuse an das Bioptom mit dem Myokard herangezogen wird und mit einem leichten Ruck in die Schleuse rutscht (s. Abb. 8.2).

Die Zange des Bioptoms wird über einer Kompresse unter guter Beleuchtung geöffnet. Das in der Zange liegende Biopsat wird mittels einer Kanüle aufgenommen und in eines der beiden vorbereiteten Probenröhrchen gegeben. Je nach Fragestellung werden bei jedem Patienten mindestens 6 bis 8 Biopsien entnommen. Die Biopsate werden ei-

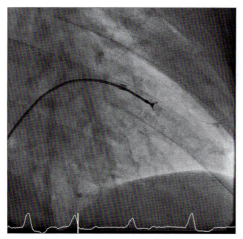 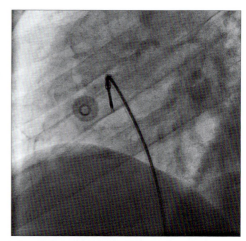

Abb. 8.2: Rechtsventrikuläre Biopsie-Entnahme in RAO-30°- und LAO-60°-Projektion

nerseits zur histopathologischen Begutachtung und andererseits zur Virusdiagnostik asserviert. Für beide Untersuchungen wird jeweils ein Probenröhrchen vorbereitet.

Das Röhrchen für die Pathologie enthält Formalin, das Röhrchen für die Virologie Kochsalzlösung.

In der Virologie wird zur Diagnose der Myokarditis eine PCR zur Detektion kardiotroper Viren (Adeno-, Parvo-, Entero-, Coxsackie-, Influenza-, Parainfluenzaviren, CMV, Mumps, HSV, Hepatitis) in Auftrag gegeben. Auf dem Anforderungsschein zur Untersuchung sollte die Verdachtsdiagnose „Myokarditis" angegeben werden (s. Tab. 8.3).

Ein Röhrchen geht in die Pathologie zur pathologisch-anatomischen, histologischen und immunhistochemischen Diagnostik.

8.2 Linksventrikuläre Biopsie

In besonderen Fällen wird Material aus dem LV gewonnen, z.B., um Gebiete mit positivem Nachweis von myokardialem Late Enhancement im MRT zu treffen [3, 4]. Dazu wird durch einen Pigtail-Katheter ein langer, zusätzlich stark angebogener J-Draht (≥ 260 cm) in den LV geführt. Über diesen Draht wird ein rechter 8-F-Judkins Katheter (JR-4-8-F) eingewechselt. Das Bioptom wird wie beim RV vorgeführt. Die Biopsie-Entnahme erfolgt beim LV aus der Hinterwand, die am besten in LAO 60° eingestellt wird. Die 6 Probe-Entnahmen erfolgen unter Durchleuchtung in LAO-Projektion an der freien Hinterwand unterhalb der Mitralklappe, evtl. nach MRT-Bildgebung an anderen Stellen.

Tab. 8.3: Assistenz bei der Myokardbiopsie

- Vorbereitung des 7 F Long Sheath: Spülen, Dreiwegehahn schließen, ggf. bereits J-Draht einführen. Biopsiezange bereitlegen, korrekte Funktion überprüfen
- Wechsel auf die 9-F-Schleuse. Anreichen des Long Sheath
- C-Bogen einstellen: 25 cm Vergrößerung, p.a./seitlich oder RAO 30°/LAO 60° nach Ansage des Untersuchers
- Anreichen der Biopsiezange, Mitführen der Biopsiezange in gestreckter Haltung
- Nach erfolgter Biopsie Annahme der Zange, Öffnen zur Herausnahme des Biopsats durch Anziehen des Mechanismus
- Nach dem Spülen Zange schließen, erneut anreichen

8.2.1 Komplikationen

Denkbare Komplikationen im Rahmen einer linksventrikulären Biopsie sind Thrombenbildung, Arrhythmien, Perikardtamponaden, Verletzungen und Abrisse von Sehnenfäden und/oder Papillarmuskeln mit möglicherweise akuter MI. Insgesamt erscheint die Komplikationsrate gering. In einer Arbeit von Brooksby et al. von 1977 wurden bei 154 Patienten insgesamt 858 Biopsate entnommen. Dabei kam es in einem Fall zu einer ventrikulären Tachykardie (VT), der eine Perikardtamponade folgte, die folgenlos entlastet werden konnte. 4 Patienten beklagten Brustschmerz. Bei einem Patienten kam es zu einer transitorischen ischämischen Attacke bei fehlender Heparinisierung unter dem Eingriff. In der Folge wurden die Biopsien unter Antikoagulation durchgeführt, ohne weitere zerebrale Ereignisse [4]. In einer Studie aus 2 deutschen Zentren bei 755 Patienten fanden sich schwerwiegende Komplikationen der LV- oder RV-Biopsie mit Tamponade oder Schlaganfall bei 0,6% bzw. 0,8%, Brustschmerzen, Rhythmusstörungen mit VTs, Hypotensionen und AV Blockierungen sowie ein geringer Perikarderguss fanden sich bei 2,9% bzw 5,1% der Patienten [3].

8.3 Nachkontrolle

Wegen des Risikos einer Perforation und Herzbeuteltamponade sind engmaschige HF- und RR-Kontrollen notwendig. In den ersten 2 h sollten die Kontrollen alle 15 min durchgeführt werden, in den folgenden 4 h alle 30 min und anschließend stündlich bis zum Abend. Es ist zu beachten, dass eine Perikardtamponade auch mit deutlicher Verzögerung auftreten kann, insbesondere bei Verletzung des RA. Aus diesem Grund ist es sinnvoll, Biopsien möglichst früh im Tagesprogramm eines Katheterlabors durchzuführen. Gleichzeitig ist damit sichergestellt, dass die Biopsate zeitgerecht zur pathologischen und virologischen Diagnostik gebracht werden können.

Grundsätzlich ist vor der Myokardbiopsie eine echokardiographische Untersuchung durchzuführen, um zu erkennen, ob bereits ein Erguss vorliegt. Unmittelbar nach Ende des Herzkatheters ist eine bettseitige Kontrolluntersuchung notwendig, um eine Ergussbildung zu erkennen. Hierzu bieten sich die heutzutage verfügbaren portablen Handheld-Geräte an (s. Abb. 8.3). Eine erneute Untersuchung sollte im Intervall von 6 h vor der Mobilisation erfolgen.

Bei V.a. eine Perikardtamponade ist die Kontrolle des zentralen Venendrucks (ZVD)

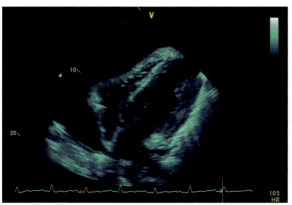
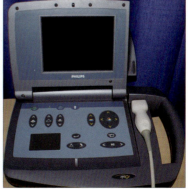

Abb. 8.3: Perikardtamponade: transthorakaler echokardiographischer Nachweis eines Kollapses des RV durch einen PE. **Rechts:** portables Echokardiographiesystem (Optigo, Philips, Endover, MA, USA) zur schnellen bettseitigen Evaluation

hilfreich, die neben dem Anstieg der HF und dem Abfall des RR frühzeitig durch einen Anstieg des ZVD die Entwicklung einer Perikardtamponade anzeigt. In jedem Fall sollte ein Patient mit V.a. Perikardtamponade zügig auf die ITS verlegt werden. Ein Perikardpunktionsset für die Notfallpunktion muss im Katheterlabor jederzeit verfügbar sein.

Bei nachgewiesener Tamponade müssen unmittelbar Blut gekreuzt und Blutkonserven (n = 6) bestellt und der Herzchirurg und Anästhesist benachrichtigt werden, da in den meisten Fällen eine konservative Beherrschung nicht gelingt und operiert werden muss.

9 Periinterventionelle Ultraschalldiagnostik

9.1	Einleitung	271
9.2	Technische Ausstattung	271
9.3	Ultraschall des Herzens und der großen Gefäße	272
	9.3.1 Einleitung – 272	
	9.3.2 Technik der intrakardialen Ultraschalldiagnostik – 272	
	9.3.3 Intrakardiale Bildgebung – 273	
	9.3.4 Anwendung des intrakardialen Ultraschalls – 274	
	9.3.5 Intraaortaler Ultraschall – 277	
	9.3.6 Intrapulmonaler Ultraschall – 280	
9.4	Transthorakales Monitoring bei Myokardbiopsien	281
9.5	Septalastablation bei HOCM: transthorakales Monitoring	281
9.6	Klappenvalvuloplastie, -implantation und -rekonstruktion	282
9.7	Notfallsituationen	284

9 Periinterventionelle Ultraschalldiagnostik

9.1 Einleitung

Der Einsatz echokardiographischer Techniken im HKL stellt eine erhebliche Erweiterung der diagnostischen Möglichkeiten im Rahmen von Interventionen dar. Dabei dienen sie gleichzeitig der Führung von Interventionen (z.B. Septalastablation bei HOCM, Implantation von Okkluder-Devices bei PFO/ASD) als auch der postinterventionellen Erfolgskontrolle und -dokumentation sowie der Ausschlussdiagnostik von Komplikationen.

Die technischen Möglichkeiten reichen von der konventionellen TTE über die TEE und den hier einsetzbaren Modalitäten bis hin zu intravaskulär einsetzbaren Systemen. Die neuartigen Live-3D-Echokardiographiesysteme (sowohl transthorakal als auch transösophageal) erweiterten das periinterventionelle Monitoring um beeindruckende Aufsichten auf intrakardiale Strukturen.

Neben dem bereits in Kapitel 6 ausführlich vorgestellten IVUS gibt es intrakardial einsetzbare Schallköpfe (intrakardiale Echokardiographie, ICE). Diese Sonden erlauben nicht nur die zweidimensionale ICE, sondern auch die Doppler- und Farb-Doppler-Anwendung [1, 2]. Ihr Einsatz hat den Vorteil, dass je nach Indikation auf, für den Patienten möglicherweise unkomfortable, transösophageale Untersuchungen (Würgereiz, Speichelaspiration) verzichtet werden kann.

In jedem HKL sollten eine TTE- und TEE-Untersuchung möglich sein. Sie geben u.a. Aufschluss über die links- und rechtsventrikuläre regionale und globale Funktion, mögliche Vitien und Erkrankungen des Perikards. Damit lässt sich die invasive Untersuchung gezielter planen: Möglicherweise ist die Notwendigkeit einer Rechtsherzkatheteruntersuchung zu erkennen, oder es zeigt sich eine Erkrankung der großen Gefäße, die mit abzuklären ist. Bei niereninsuffizienten Patienten kann auf eine Laevokardiographie verzichtet werden, wenn die EF nicht-invasiv bestimmt werden kann.

9.2 Technische Ausstattung

Jedes HKL sollte einen raschen Zugriff auf ein transthorakales Echokardiographiesystem haben. Bewährt haben sich die kleinen mobilen Geräte, gerade im Rahmen des Komplikationsmanagements. Zur Verfügung stehen sehr kleine Geräte mit eingeschränktem Funktionsumfang (z.B. OptiGo, Philips, Endover, MA, USA, welches aktuell nicht mehr kommerziell erhältlich ist; Vscan, GE Healthcare, München), deren Vorteil in einer besonders schnellen Einsatzfähigkeit am Patienten und ihrer besonderen Kompaktheit liegt, Letzteres sogar im Format eines Mobiltelefons, und moderne Systeme in Laptop-Größe (z.B. GE vivid i oder Philips CX50), die sich durch einen vollen Funktionsumfang inkl. TEE auszeichnen und eine exakte, digitale Dokumentation ermöglichen. Optimalerweise steht ein solches System einsatzbereit direkt im HKL.

Das HKL sollte zudem raschen Zugriff auf einen in der TEE erfahrenen Untersucher haben, der Interventionen begleiten kann. Optimal erscheint die Bereitstellung eines transösophagealen Live-3D-Systems (z.B. Philips iE33).

Für die ICE sind Sonden verfügbar, die über eine venöse Schleuse (8 F und 10 F) bis in das rechte Herz vorgeführt werden können (s. Abb. 9.1). Die Sonden (z.B. ACUSON AcuNav, Siemens AG Medical Solutions, Erlangen) werden steril angereicht und über einen steril verpackten Konnektor an das seitlich neben dem Kathetertisch befindliche Ultraschallsystem (z.B. Siemens ACUSON Sequoia oder ACUSON Cypress) angeschlossen, alternativ gibt es modulare Systeme, die in die Katheteranlage integriert sind. Die Sonde wird direkt an ihrem Handgriff gesteuert (Rotation/Ante- und Retroflexion), die Bildeinstellungen und die Eindringtiefe müssen am Gerät eingestellt werden. Die Archivierung der Ultraschallaufnahmen kann hierbei in einem BIB-Verfahren mit den dazugehörigen Röntgenbildern erfolgen, die gleichzeitig mit dem echokardiographischen Bild die Dokumentation der Lage des Katheters erlaubt.

9.3 Ultraschall des Herzens und der großen Gefäße

9.3.1 Einleitung

Schon früh wurde versucht, Ultraschallsonden auch für die intrakardiale Bildgebung zu nutzen. Klinisch breit einsetzbar wurde die Technik durch den Fortschritt der Entwicklung flexibler, in 3 Ebenen steuerbarer Ultraschallkatheter mit linearem Schallkopf. Diese Sonden erlauben nicht nur die 2D-Bildgebung, sondern auch die Doppler- und Farb-Doppler-Anwendung [3]. Im Vergleich zur TEE und zum IVUS sind die technischen Details in Tabelle 9.1 wiedergegeben.

9.3.2 Technik der intrakardialen Ultraschalldiagnostik

Die multimodalen Phased-Array-Schallköpfe (64 Ultraschallelemente, 5–10 MHz) für den intrakardialen Ultraschall erlauben die Bildgebung in einer Ebene mit einer Winkelgröße von 90°. Die Ultraschallsonde wird über einen Konnektor mit einer normalen Ultraschallkonsole verbunden. Der Konnektor wird mit einer sterilen Plastikhaube überzogen und an den Katheter angeschlossen (s. Abb. 9.2).

Der Ultraschallkatheter selbst kann in 3 Ebenen um bis zu 110° abgewinkelt werden. Durch die gleichzeitige mögliche Rotation ist eine fast freie Winkeldarstellung der verschiedenen Herzstrukturen möglich [2].

Die am häufigsten verwendeten ICE-Katheter haben eine Größe von 10 F, zwischenzeitlich gibt es auch 8-F-Katheter, mit denen jedoch eine stabile intrakardiale Positionierung und damit eine gute Bildgebung schwieriger sind.

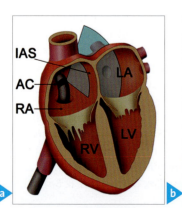
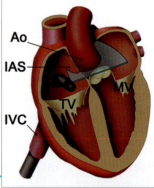

Abb. 9.1a, b: Schematische Darstellung der Verwendung der ICE zur Beurteilung des IAS [3], reproduziert mit freundlicher Genehmigung von Wolters Kluwer Health. Über die IVC in den RA eingebrachter AcuNav (Siemens Medical Systems, Erlangen) ICE-Katheter (AC) mit Anlotung des IAS. **a)** senkrechte Schnittführung, Darstellbarkeit von Teilen der MK. **b)** nach Abwinkelung des Katheters Darstellung des IAS in horizontaler Ebene mit Schnitt durch die Aortenwurzel (AO).

9.3 Ultraschall des Herzens und der großen Gefäße

Tab. 9.1: Technische Charakteristika der verschiedenen Bildgebungstechniken

	ICE/IPAI	TEE	IVUS
Frequenz	5,0–10,0 MHz	3,5–7,0 MHz	10–20 MHz
Peripherer Querschnitt	90°-Sektor	90°-Sektor	360°
Maximale Eindringtiefe	12 cm	20 cm	5 cm
M-Mode	+	+	-
Doppler-Kapazität	voll*	voll*	-
Kardiale Bildgebung	+++	++	+
Bildgebung der AO	+++	+	++

* Volle Doppler-Kapazität einschließlich Farbdoppler, PW- und CW- sowie Gewebe-Doppler. IPAI = intraluminale und Gruppenstrahlerbildgebung

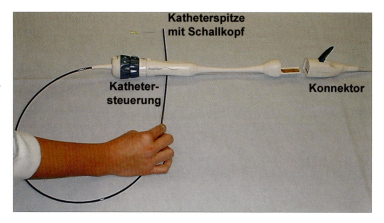

Abb. 9.2: Siemens Acu-Nav-Katheter. Die Steuerung der Spitze erfolgt über die beiden Steuerungsräder (Retro-, Ante- und Seitflexion) am Handgriff. Der Konnektor kann steril verpackt auf dem Kathetertisch platziert werden und verbindet den Katheter mit dem Ultraschallsystem. Modifiziert nach [2]

Die Sonde wird über 10-F-Schleuse in venöser Position in die V. cava eingebracht. Manche Untersucher bevorzugen eine 11-F-Schleuse, da sich dadurch die Drehbarkeit des Katheters verbessert.

Im Gegensatz zu anderen Kathetern wird der ICE-Katheter nicht über einen Draht vorgeschoben. Daher ist es häufig sinnvoll, lange Schleusen einzusetzen, um ein möglicherweise hinderliches Kinking der venösen Becken-Bein-Gefäße überwinden zu können.

Eine Vorausinjektion mit 500 ml Kochsalzlösung füllt die Venen ausreichend und erleichtert die Vorführung des Katheters.

Zur Orientierung dienen die Bildgebung mit Darstellung der seitlichen Gefäßwände- und -strukturen sowie die Fluoroskopie, eine Bewegung ähnlich der Orientierung eines Autofahrers im Nebel an den seitlichen Leitplanken. Über die V. cava inferior wird das Herz erreicht.

Die Katheter können, da kein Lumen vorhanden ist, resterilisiert und wieder verwendet werden.

9.3.3 Intrakardiale Bildgebung

Durch die hohe Flexibilität der Sonde sind multiple Anlotpositionen möglich. Daher ist eine Standardisierung der Bildgebung anzustreben (s. Tab. 9.2).

Vom RA aus können besonders gut das IAS, die Lungenvenen und das Vorhofohr angelotet werden. Neben dem Vorhofohr lassen sich gleichzeitig die Lungenvenen darstellen. Durch Drehung können auch die rechtsseitigen Lungenvenen erreicht wer-

Tab. 9.2: Standardisierte Anlotpositionen in der ICE

Schallfenster	Katheterposition	Standardisierter Schnittplan
Transatrial	Retroflexion in RA	Längs, kraniokaudale Sicht auf IASD, LA, LAA
	Ausgerichtet in RA	Kurze Achse mit Blick auf das anteriore IAS und A. ascendens
	Anteflexion in RA	Lange Achse mit Blick auf RV mit TK
Transventrikulär	RV	Lange Achse mit Blick auf LV, IVS, LVOT, LA, einschl. LAA
		Kurze Achse mit Blick auf LV
Transvenös	IVC	Ansicht der abdominellen AO und der Seitenäste
	SVC und RA	Ansicht der A. ascendens und Truncus brachiocephalicus
		Lange Achse mit Blick auf die AK
		Kurze Achse mit Blick auf die AK
Intraaortal	Aorta descendens	Bildgebung aus dem Inneren der AO

LAA = linkes Vorhofohr, LVOT = linksventrikulärer Ausflusstrakt

den. Von dieser Position aus werden auch die AK und die Aorta ascendens dargestellt. Wichtig ist, dass mithilfe der intrakardialen Ultraschalluntersuchung der blinde Fleck, der für die TEE in Bezug auf die aszendierende AO besteht, eliminiert werden kann. Gleichzeitig sind die abgehenden Kopfarterien sichtbar.

Aus dem RV heraus kann die kurze Achse des LV dargestellt werden.

Sowohl von der V. cava superior als auch von der V. cava inferior aus können nahe liegende aortale Strukturen und abgehende Gefäße sichtbar werden. Wird die Sonde i.a. vorgeführt, werden die gesamte AO und anliegende Organstrukturen sichtbar.

9.3.4 Anwendung des intrakardialen Ultraschalls

9.3.4.1 PFO-/ASD-Verschluss

Die Implantation von Okkluder-Devices zum Verschluss eines PFO/ASD ist die wahrscheinlich häufigste Indikation für ein echokardiographisches Monitoring im Rahmen elektiver Eingriffe.

Die Aufgabe der Echokardiographie besteht in der Unterstützung bei der Positionierung der Führungsdrähte und der Okkludersysteme im IAS. Auch die anschließende Lagekontrolle und das Raggling-Manöver (das Bewegen des Okkluders vor der Ablösung im Septum zur Überprüfung des sicheren Halts) können echokardiographisch dokumentiert werden.

Grundsätzlich besteht die Möglichkeit der transösophagealen Kontrolle. Hier ermöglichen insbesondere die neuen Live-3D-Echokardiographie-Systeme neue und hilfreiche Einblicke während der Intervention. Nachteilig ist hierbei die notwendige Sedierung in Rückenlage des Patienten, die zu einer möglichen Speichelaspiration führen könnte. Dadurch wird die Untersuchung nicht sehr gut toleriert. Abhilfe können zukünftige, ursprünglich für die Pädiatrie entwickelte Miniatur-TEE-Sonden schaffen, die transnasal eingeführt werden.

Den größten Patientenkomfort bieten die intrakardialen Echosonden mit dem geringen Nachteil einer zweiten venösen Punktion. Für den Interventionalisten bietet sich der Vorteil der selbständigen Steuerbarkeit des interessierenden Bildausschnitts.

Die ICE bietet eine optimale Darstellung des IAS und hilft, die Diagnostik bei einem PFO-/ASD-Verschluss zu verbessern (s. Abb.

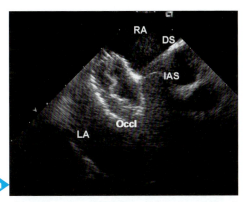
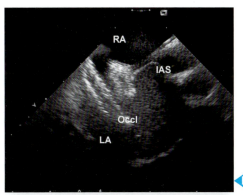
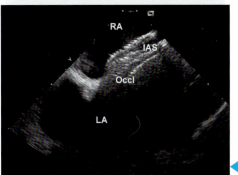

Abb. 9.3a–c: ICE-geführter Verschluss eines ASD mittels Schirmchen-Okkluder (Occl). Der AcuNav-Katheter liegt im RA. **a)** Im LA ist bereits der links atriale Teil des Schirmchens entfaltet, der mittels eines Delivery-Systems (DS) über das IAS gebracht wurde. **b)** Entfaltung des rechtsatrialen Anteils des Schirmchens. **c)** Nach Ablösung des DS ist das IAS zwischen den beiden Anteilen des Schirmchens eingefasst.

9.3). Über das BIB-System können die Ultraschallaufnahmen gleichzeitig über Analogverbindungen mit dem Röntgenbild dargestellt werden; an digitalen Systemen wird derzeit gearbeitet.

Bei allen Schritten der Implantation des Verschlusssystems von der Passage des IAS über die Freisetzung der Schirmchenanteile bis hin zur Kontrolle der sicheren Lage ermöglicht die ICE ein optimales Monitoring. Verschiedene Autoren haben festgestellt, dass die ICE für diese Applikation den anderen Techniken überlegen ist [3–5].

9.3.4.2 ICE-Führung der linken Vorhofohrverschlusstechnik

Bei Patienten mit Vorhofflimmern, bei denen die orale Antikoagulation kontraindiziert oder unerwünscht ist, kann der Verschluss des Vorhofohrs ausgesprochen hilfreich sein, um das Schlaganfallrisiko zu reduzieren [6]. Die ersten Systeme, die implantiert wurden (PLAATO, Watchman etc.), sind zwischenzeitlich optimiert worden. Neuerdings steht die nächste Generation an Devices zur Verfügung, die neben einem Verschlusskörper auch ein Abdeckschild für das Ostium des Vorhofohrs nutzt (Amplatzer Cardiac Plug, St. Jude Medicals, St. Paul, MN, USA). Außerdem werden aktuell externe Verfahren (z.B. über einen perikardialen Zugangsweg) getestet, um das Vorhofohr zu verschließen.

Mittels ICE können das Vorführen des Katheters und der Verschluss des Vorhofohrs dargestellt werden, jedoch scheint hier die transösophageale Echokardiographie, insbesondere wenn 3D-Techniken eingesetzt werden, bzgl. der Ausmessung des Vorhofohrs und des Monitorings der Prozedur überlegen zu sein.

9.3.4.3 Radiofrequenzablation von Lungenvenen

Die genaue Positionierung der Katheter zur Ablation der Lungenvenen bei Vorhofflimmern ist wichtig, um auch Komplikationen

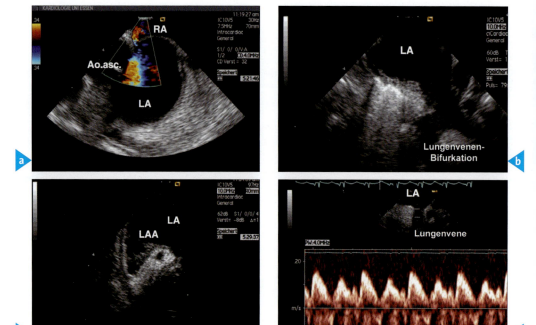

Abb. 9.4a–d: Evaluation des LA mittels ICE mit verschiedenen Modalitäten. Modifiziert nach [2]. **a)** Farb-Doppler-Nachweis eines kleinen ASD mit kontinuierlichem Shunt zwischen LA und RA. **b)** Lungenvenenbifurkation. **c)** Darstellung des LAA. **d)** Pulsed-Wave-Doppler-Signal des Pulmonalveneneinstroms (Geschwindigkeiten in cm/s)

durch unerwünschte Affektion anderer kardialer Strukturen zu vermeiden. Hierbei kann die ICE hilfreich sein. In der transatrialen langen Achse können die linken Lungenvenen bestens dargestellt werden. Durch Rotation des Katheters im Uhrzeigersinn können die rechten Lungenvenen erfasst werden.

Zusätzlich kann mithilfe der ICE die Ablationsposition in rechtsatrialen und rechtsventrikulären Bereichen erfasst werden.

9.3.4.4 ICE bei interventioneller Mitralklappenrekonstruktion und Clipimplantation

Die transösophageale dreidimensionale Echokardiographie ist derzeit die überlegene Maßnahme, um interventionelle Behandlungsmethoden bei MI zu führen und zu dokumentieren. Die korrekte Positionierung eines Mitralklappenclips oder die Dokumentation der Mitralringspannung durch CS-Devices ist nur mittels TEE in ausreichender Qualität und Reproduzierbarkeit möglich.

Die ICE ist wegen der schwierigen Anlotung der MK und des CS aufgrund der fehlenden Multiplanarität der Sonde als Monitoringverfahren eher ungeeignet, außer sie wird von subklavikulär oder über die V. jugularis interna vorgenommen.

9.3.4.5 Monitoring bei perkutaner transluminaler septaler myokardialer Ablation

Die ICE erlaubt eine gute Darstellung des Septums und der AK, sodass die Injektion von Echo-, oft sogar auch von Röntgen-KM die myokardialen Strukturen distal des Injektionsballons im Bild hervorhebt und so die Abschätzung der durch Alkohol oder Mikrosphären zu abladierende Zone ermöglicht. Die Vermischung der Mikrosphärensuspension mit KM zur Injektion in den septalen Ast dokumentiert gut den Effekt der Therapie.

Der Vorteil der ICE liegt in der direkten Bestimmbarkeit des Gradienten und der Flussanalyse mittels Farb- und CW-Doppler. Damit liegt unmittelbar eine Information über den Akuteffekt einer Ablation vor, die unabhängig von einer möglicherweise eingeschränkten Anlotqualität einer transthorakalen Untersuchung ist.

9.3.5 Intraaortaler Ultraschall

9.3.5.1 Klinische Anwendung

Mittels IVUS können Größe und Form sowie Kontur des Lumens der AO erfasst werden. Hierzu steht der Visions PV 8,2 F 10-MHz-Katheter (Volcano, Rancho Cordova, CA, USA) zur Verfügung, der über einen 0,035-inch-Draht geführt wird. Das technische Prinzip entspricht dem der anderen vorgestellten elektronisch gesteuerten IVUS-Katheter (siehe Kap. 6).

Im Vergleich zur Angiographie ergeben sich bei normalen Strukturen gute Korrelationen. Es zeigt sich aber, dass die Arteriosklerose außer bei Ausprägung einer unregelmäßigen Konturierung des Gefäßlumens mittels Angiographie, auch bei einer biplanen Technik, nicht erkannt werden kann. Die Kalzifizierung und Thrombosierung der Aortenwand werden unterschätzt.

Die Wand der AO ist dreischichtig aufgebaut. Gut abgrenzbar sind Intimaverdickungen, die auch bereits im jugendlichen Alter vorhanden sein können, wobei sie häufiger im Bereich der Aorta abdominalis als im Bereich der Aorta thoracalis auftreten [7]. Diese Wandveränderungen werden mit zunehmender Aortensklerose in verschiedene Stadien eingeteilt.

Die diagnostische Wertigkeit des intraaortalen Ultraschalls wurde zunächst für die klassische Aortendissektion [8, 9], später auch für die aortale intramurale Hämatombildung und das penetrierende Aortenulkus (PAU) belegt [8, 10, 11]. Auf dieser Diagnostik basiert die Klassifizierung der Aortendissektion nach Svensson et al. [12], wie sie auch in die ESC Leitlinien übernommen wurde [13].

Die Vorteile des Aorten-IVUS liegen in der Schallbarkeit der gesamten AO. Insbesondere die Ursprünge der abdominellen Seitenäste mit der Frage, ob sie bei Aortendissektionen dem falschen oder wahren Lumen entspringen, können erfasst werden. Die genaue Kenntnis der Anatomie ist notwendig, um die Bilder interpretieren zu können. Der unterschiedliche Fluss erlaubt meist eine Differenzierung von wahrem und falschem Lumen (s. Abb. 9.5). Im falschen Lumen finden sich häufig aufgrund der reduzierten Flussgeschwindigkeiten eine Thrombosierung und/oder spontaner Echokontrast. Ist kein Fluss vorhanden oder kein Thrombus sichtbar, ist bei vollständigem Fehlen der Kommunikation eine nicht kommunizierende Dissektion oder ein intramurales Hämatom vorliegend. Selbst oberflächliche Intimaabhebungen, z.B. nach Aortenisthmusdilatation, werden sichtbar.

Die Ausbreitung der Dissektion in Richtung rechte oder linke A. iliaca kann nachgewiesen werden. Dies ist für die chirurgische Vorgehensweise und auch für eine möglicherweise notwendige Katheterisierung und interventionelle Therapie ein Gewinn.

Erstmalig konnte auch gezeigt werden, dass mit Unterstützung des IVUS eine interventionelle Fenestrierung der Intimamembran gelang. Nur die Evaluation mittels IVUS erlaubte eine gezielte Anbiegung einer transseptalen Nadel sowie die sichere Vorführung über die Dissektionsmembran. Anschließend war es möglich, Drahtsysteme und Ballons vorzuführen, um eine gute Kommunikation beider Lumina zu erreichen [14].

Auch bei der interventionellen Implantation von intraluminalen Aortenprothesen, besonders im Abdomenbereich, ist die IVUS-

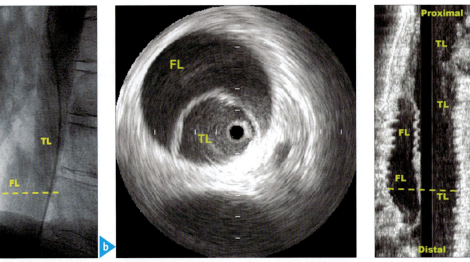

Abb. 9.5a, b: Typ-B-Dissektion. **a)** Angiographie mit Nachweis eines falschen Lumens (FL), das sich vom wahren Lumen (TL) absetzt. Die gestrichelte Linie gibt die Schnittebene zu **b)** an. **b)** Darstellung der Dissektionsmembran im Aorten-IVUS. **c)** Rückzug des IVUS über die Länge der Dissektion. Deutlich zu erkennen die Dissektionsmembran, die TL und FL trennt.

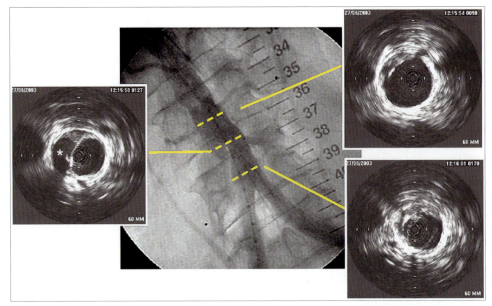

Abb. 9.6: Intraaortaler IVUS zur Evaluation eines PAU. In der Mitte Darstellung der Angiographie mit infrarenaler lokalisierter Aussackung der AO. Daneben die Aorten-IVUS-Bilder der jeweils angegebenen Schnittebenen. In der Mitte zeigt sich eine lokalisierte Exulzeration (*).

Untersuchung hilfreich, um Einrisse der Intimamembran aufzusuchen und eine Malperfusion durch Kollaps des wahren Lumens oder Verengung der Gefäßostien zu erfassen.

Nachteilig ist derzeit noch, dass das IVUS-Kathetersystem nicht steuerbar ist. Im Gegensatz dazu ist das AcuNav-System (Siemens Medical Systems, Erlangen) steuerbar und gewährleistet eine Zentrierung des Ultraschallkopfs. Dadurch werden Verzerrungen der Bildgebung vermieden, und eine bessere Ausrichtung wird ermöglicht. Da der Katheter ohne Röntgenkontrolle vorgeführt werden kann, wird eine Reduktion der Strahlenbelastung erreicht. Die Orientierung an den Gefäßwänden erlaubt bei fehlendem Widerstand eine freie Vorführung des Katheters, die allenfalls bei starker Windung und Elongation der AO schwierig sein kann. Die Führung über ein Drahtsystem entfällt.

Derzeit ist die Auflösung v.a. bei sehr großer AO (> 6 cm) noch unbefriedigend. Die Entwicklung niederfrequenter Schallköpfe mit höherer Energie ist aber notwendig, um eine gute Darstellung im Bereich der thorakalen AO zu erreichen. Die Schallqualität im Bereich der Aorta abdominalis ist bereits gut. Das AcuNav-System gibt zusätzliche Information über den gepulsten, kontinuierlichen oder Farb-Doppler, ist aber durch die lineare Ausrichtung des Schallkopfs in der Längsachse des Katheters limitiert.

9.3.5.2 Wissenschaftliche Fragestellungen

Die Dehnbarkeit der AO determiniert die Windkesselfunktion der AO. Mit dem Alter nimmt die Windkesselfunktion durch Arteriosklerose ab und die Pulswellenlaufgeschwindigkeit zu. Bisher ist die Pulswellenlaufgeschwindigkeit als nichtinvasives Maß für die Bestimmung der Aortencompliance analysiert worden, und viele Autoren sind der Meinung, dass durch Analyse der Aortencompliance auf das Vorliegen einer KHK geschlossen werden kann. Während mithilfe der TEE die Analyse der Änderung der Aortenquerschnittsfläche nur im Bereich der thorakalen AO möglich ist, kann dies mithilfe des IVUS im Bereich der gesamten AO erfolgen. Wird zusätzlich der Aortendruck berücksichtigt, kann auch die Hysterese der AO und die Auswirkung der Arteriosklerose, aber auch die durch Medikamente bedingten Gefäßveränderungen bestimmt werden. So konnte u.a. nachgewiesen werden, dass ACE-Hemmer die Compliance der AO ändern. Si-

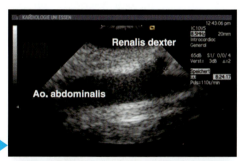
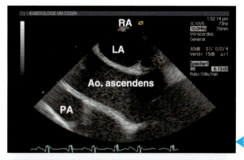
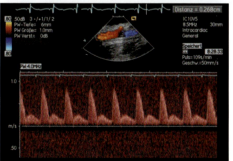
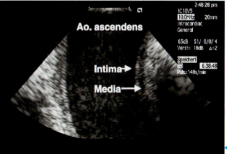

Abb. 9.7a–d: Möglichkeiten des ICE zur Evaluation der AO. **a)** Schnitt von der V. cava inferior mit Darstellung der Aorta abdominalis und Ostium der rechten Nierenarterie. **b)** Blick vom RA in den LA, die Aorta ascendens und PA. **c)** PW-Doppler-Signal der rechten Nierenarterie. **d)** Aorta ascendens mit Darstellung der Intima und Media. Modifiziert nach [2]

cherlich wird diese Frage für die IVUS-Untersuchung im Wesentlichen eine wissenschaftliche bleiben, da der invasive Charakter eine breite Anwendung nicht ermöglicht. Die Methode kann aber in Kombination mit dem Druck als Validierungsmethode für andere Analyseverfahren gewählt werden.

9.3.6 Intrapulmonaler Ultraschall

Die PA ist mittels eines Ultraschallkatheters nicht einfach zu erreichen. Bewährt hat sich das Vorführen eines Pigtail-Katheters bis in die PA. Hierüber kann ein 2,60 m langer 0,035-inch-Draht eingesetzt werden. Über diesen Draht wird ein rechter Führungskatheter 8 F eingewechselt, der das Vorführen des IVUS-Katheters über einen 0,014-inch-Draht erlaubt. Der Katheter selbst kann dann mit oder ohne Draht vorgeführt werden. Meist können aber nur die unteren Pulmonalgefäße in der Peripherie erreicht werden. Für das selektive Erreichen aller (auch der oberen) Pulmonalvenen ist noch ein steuerbarer Katheter zu entwickeln [15].

Die normale PA zeigt einen einschichtigen Wandaufbau und ist gekennzeichnet durch eine starke Pulsation des Gefäßes während der Herzaktion und Verschiebung des Katheters.

Bei bestehender PHT entwickelt sich im chronischen Stadium eine ausgeprägte Arteriosklerose, die dazu führen kann, dass eine ausgeprägte fokale und lokalisierte Wandverdickung sichtbar wird. Bei chronischer PHT auf dem Boden rezidivierender Lungenarterienembolien finden sich murale Thrombusbildungen, die nicht nur in den kleinen Gefäßen gefunden werden. Auch die Wand der PA erscheint überwiegend einschichtig, multiple Schichtbildungen sind bei chronischer pulmonaler Druckerhöhung vorhanden. Die Differenzierung zwischen pulmonaler atherosklerotischer fokaler Wandverdickung und muraler Thrombenbildung kann schwierig sein. Hilfreich ist die Suche nach Zeichen einer multiplen Schichtbildung, weil dies typisch für die murale Thrombusbildung bei chronischer PHT ist. Die Erkennung flottierender Thromben bei PHT oder rezidivierender LE ist dagegen unproblematisch [16]. Nicht immer ist die Trennung von chronischer PHT und chronisch rezidivierender LE möglich [15].

> **Merke**: Die akute LE ist gekennzeichnet durch frei flottierende Thromben im Bereich der PA, die bei chronisch rezidivierender LE auch murale Anteile aufweisen [15].

Die IVUS-Untersuchungen können auch benutzt werden, um den Effekt einer Thrombolyse oder mechanischen Rekanalisation zu beobachten.

Der Vorteil der IVUS-Untersuchung liegt im direkten Nachweis des Thrombus; im Gegensatz zu indirekten Zeichen der Angiographie, die sich auf den Nachweis von Füllungsdefekten stützt. Heute bringt die MSCT- und MRT-Diagnostik bereits vorab wichtige Informationen.

Mithilfe der IVUS-Untersuchung kann v.a. bei der PHT unklarer Ursache eine weitergehende Diagnostik erreicht werden. Dies ist z.T. die Voraussetzung für die mögliche z.T. sehr erfolgreiche durchgeführte Thrombektomie oder Dilatation durch den Chirurgen oder Interventionalisten.

Die interventionelle Therapie der schweren LE mit dem Ziel der Eröffnung verschlossener Gefäße und der nachfolgenden thrombolytischen Therapie benötigt die IVUS-Führung, um nach Eröffnung Therapiekontrollen durchführen zu können (s. Kap. 29).

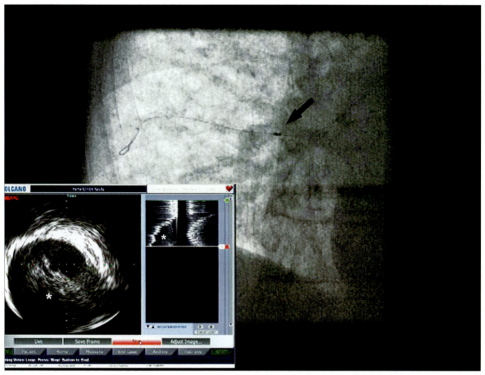

Abb. 9.8: Nutzung des IVUS zur Darstellung von Thromben (*) der Lungenstrombahn bei Embolie. BIB-Aufnahme mit Durchleuchtung (**großes Bild**, der IVUS-Katheter in der rPA ist markiert) und IVUS-Aufzeichnung (**kleines Bild, links** große thrombotische Auflagerung (*) in der PA. **Rechts:** Aufzeichnung eines Rückzugs, hier Darstellung der Ausdehnung des Thrombus (*)

9.4 Transthorakales Monitoring bei Myokardbiopsien

Die Durchführung einer Myokardbiopsie wird i.d.R. angiographisch gesteuert (s. Kap. 8). Allerdings sollte zum Ausschluss der schwerwiegendsten Komplikation einer Perikardtamponade direkt postinterventionell ein bettseitiges TTE erfolgen. Eine Folgeuntersuchung sollte nach ungefähr 3–4 h, noch vor der Mobilisation durchgeführt werden. Um epiperikardiale Separationen von neu aufgetretenen Ergüssen sicher unterscheiden zu können, sollte vor der Biopsie in jedem Fall ein Ausgangs-TTE aufgenommen werden.

9.5 Septalastablation bei HOCM: transthorakales Monitoring

Hier kommt der TTE eine entscheidende Bedeutung zu. Im Rahmen des Eingriffs wird ein Septalast des RIVA okkludiert, um mittels hier injizierten Alkohols – oder neuerdings Mikrosphären – eine Infarzierung im Bereich des hypertrophierten Septums herbeizuführen, um damit die Ausflusstraktobstruktion zu reduzieren (s. Kap. 27). Um das zu infarzierende Areal vor der definitiven Ablation abschätzen zu können, wird zuvor echokardiographisches KM (z.B. aufgeschäumtes Gelafundin) in den durch einen Ballon okkludierten Septalast injiziert. Dadurch färbt sich das betroffene Areal an und kann so echokardiographisch durch transthorakale apikale und parasternale Anlotung dargestellt und

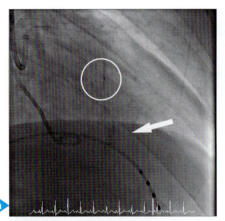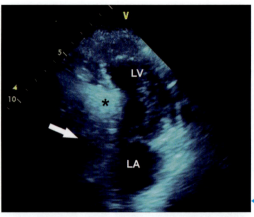

Abb. 9.9a, b: Transthorakales echokardiographisches Monitoring bei Septalastablation einer HOCM. **a)** Ballonokklusion (**Kreis**) eines Septalasts. Darstellung des distalen Gefäßbetts nach KM-Gabe (**Pfeil**). **b)** Transthorakaler 4-Kammer-Blick. Nach Gabe agitierten Gelafundins in den okkludierten Septalast färbt sich das basale Septum (*) echodicht an und indiziert damit die Lokalisation des Areals der Infarzierung nach Mikrosphärenapplikation. Die rechten Herzhöhlen sind durch den Schallschatten (**Pfeil**) verborgen.

dokumentiert werden, bevor die Mikrosphären eingebracht werden (s. Abb. 9.9). Nach der definitiven Intervention lässt sich die nun auftretende WBS dokumentieren. Zudem kann durch CW-Doppler-Echokardiographie die akute Reduktion der Flussbeschleunigung im Ausflusstrakt gemessen werden, wobei unklar ist, inwieweit sie einen Hinweis auf das endgültige Ergebnis nach dem Remodelling des Septums gibt.

9.6 Klappenvalvuloplastie, -implantation und -rekonstruktion

Während die reine ABVP auch ohne intrainterventionelles echokardiographisches Monitoring sicher durchführbar ist, sollte bei der Mitralklappenvalvuloplastie ein TTE periinterventionell eingesetzt werden. Hilfreich ist das TTE bei der Punktion des IAS, besonders wichtig ist es jedoch bei der Platzierung des Dilatationsballons über der Klappe. Zusätzlich erlaubt das TTE die Dokumentation des Interventionserfolgs durch Messung des transmitralen Gradienten mittels Doppler-Echokardiographie.

Für die neuerdings durchführbare perkutane Aortenklappenimplantation gilt genauso wie für die reine Valvuloplastie, dass sie grundsätzlich ohne intraprozedurales Echomonitoring durchführbar ist. Jedoch muss hier zur Planung des Eingriffs eine hochwertige transösophageale Untersuchung vorliegen, in der die Pathomorphologie der AK, die Anatomie des Aortenbulbus (inkl. des Abstands der Klappe zu den Koronarostien) und die einsehbaren Anteile der Aorta ascendens und descendens (Beurteilung von Dimensionen, Darstellung von Plaques und Thromben) beurteilbar sind [17]. Bei Eingriffen mit absehbarer Risikokonstellation sollte im Zweifallsfall ein TEE in Bereitschaft sein.

Interventionelle Verfahren zur Behandlung der MI sind abhängig von einem transösophageal durchgeführten Monitoring. Hierbei ist besonders die neue Live-3D-Echokardiographie hilfreich, um die Platzierung von Devices zum Clipping der MK zu führen oder den Effekt einer Implantation eines CS-Devices darzustellen [18].

9.6 Klappenvalvuloplastie, -implantation und -rekonstruktion

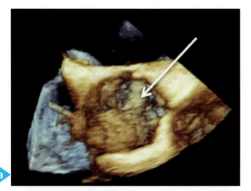
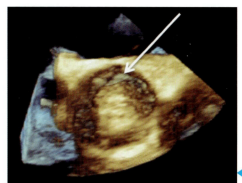
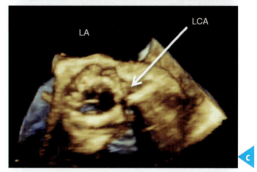

Abb. 9.10: Transösophageales Live-3D-Monitoring einer perkutanen Aortenklappenimplantation. Darstellung einer Plaque, die durch die Ballondilatation an den Annulus gedrückt wird (**a** und **b**). **c)** Kontrolle nach Klappenimplantation, das LCA-Ostium ist nicht verlegt [17].

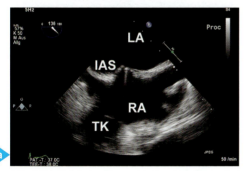
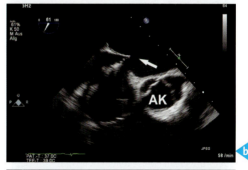
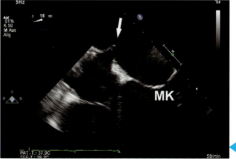

Abb. 9.11a–c: Echokardiographisches Monitoring bei Implantation eines Clips zur interventionellen Behandlung einer MI. **a–c)** Punktion des IAS aus verschiedenen Projektion, um eine günstige Lage der Schleuse zur Clipimplantation zur MK zu erreichen.

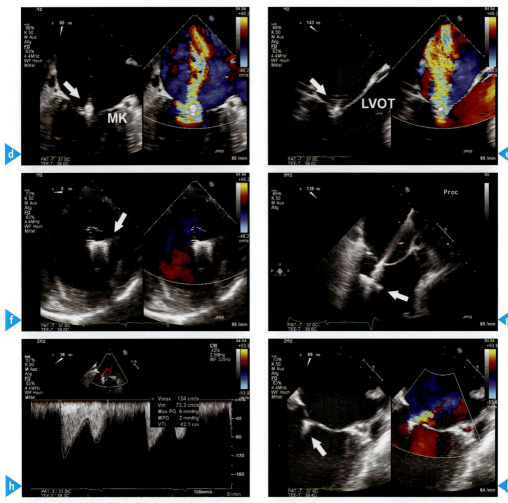

Abb. 9.11d–i: Echokardiographisches Monitoring bei Implantation eines Clips zur interventionellen Behandlung einer MI. **d–e)** Die Position des Clips (**Pfeil**) in Bezug auf die MK wird in verschiedenen Projektionen überprüft. Idealerweise teilt der Clip den Farb-Doppler-Jet der Insuffizienz. **f)** Lagekontrolle des Clips im transgastralen Kurzachsschnitt durch die MK. Hier wird die Ausrichtung des Clips zur Kommissur überprüft. **g)** Der Clip wird mit ausgefahrenen Armen durch die Klappe geführt. Auf diese Arme werden die beiden Segel aufgeladen und mit dem Clip verankert. **h)** Nach Clipimplantation zeigt sich kein signifikant erhöhter Gradient. **i)** Der Clip ist freigesetzt (**Pfeil**). Die Regurgitation ist deutlich reduziert. Modifiziert aus [18]

9.7 Notfallsituationen

Im Rahmen der Akutbehandlung von Myokardinfarkten gibt das transthorakale Echo wichtige Zusatzinformationen vor einer Intervention. Ein globaler Überblick über die LVF und mögliche regionale WBS geben zusätzliche Hinweise auf die Lokalisation des Gefäßverschlusses und das Ausmaß der Ischämie. Mögliche Komplikationen wie ein akuter Papillarmuskelabriss oder ein Perikarderguss bei Ventrikelruptur können frühzeitig erkannt werden. Jedoch darf das Warten auf die echokardiographische Untersuchung die PTCA eines Gefäßverschlusses nicht verzögern.

Insbesondere im periinterventionellen Management von Komplikationen spielt das echokardiographische Monitoring eine wichtige Rolle. Der Verdacht einer Perforation von Koronararterien im Rahmen von Dilatationen, angiographisch dargestellt durch ein KM-Paravasat, sollte frühzeitig eine TTE folgen lassen, um einen relevanten Perikarderguss ausschließen zu können oder die therapeutischen Bemühungen zu verfolgen. Der V.a. eine Aortenverletzung sollte je nach Schweregrad und Infrastruktur der Klinik zu einer raschen, ggf. sogar bettseitigen transösophagealen Untersuchung führen. Alternativ ist natürlich eine CT indiziert.

10 Postinterventionelles Prozedere

10.1 Medikamentöse Therapie nach der Herzkatheteruntersuchung **289**
    10.1.1 Einleitung – 289
    10.1.2 Thrombozytenfunktionshemmer – 290
    10.1.3 Thrombin-Antagonisten – 294
    10.1.4 GPIIb/IIIa-Inhibitoren – 298

10.2 Dokumentation und Befundung **299**

10.3 Qualitätsmanagement im Herzkatheterlabor **304**
    10.3.1 Interne Qualitätssicherung – 304
    10.3.2 Externe Qualitätssicherung – BQS – 306

10 Postinterventionelles Prozedere

10.1 Medikamentöse Therapie nach der Herzkatheteruntersuchung

10.1.1 Einleitung

Atherosklerotische Gefäßveränderungen gipfeln in Atherothrombosen, die Ursache für Herzinfarkt und Schlaganfall sind. In der Pathogenese spielen Inflammation und insbesondere die Aktivierung von Thrombozyten (Blutplättchen) eine zentrale Rolle, und entsprechend stellt die medikamentöse Thrombozytenaggregationshemmung ein unverzichtbares Therapieprinzip dar. Thrombozyten sind wesentlich an der Blutstillung nach Gefäßverletzungen beteiligt. Eine Thrombozytenadhäsion an die Gefäßwand, die von einer Thrombozytenaktivierung gefolgt wird, führt zur Aggregatbildung. Aktivierte Thrombozyten, die z.B. auch aus durch postoperative Inflammationsreize aktivierten Megakaryozyten stammen können, sind in der Lage, durch Freisetzung von Thromboxan A2 (TXA2) und Serotonin (5-HT) eine Vasokonstriktion zu induzieren. Diese Vorgänge tragen zur Blutstillung nach Gefäßverletzungen bei, können aber auch akute bzw. subakute thrombotische Gefäßverschlüsse bewirken. Darüber hinaus setzen Thrombozyten eine Vielzahl mitogener Faktoren frei, die nach Gefäßverletzung (z.B. durch eine Ballondilatation) die Migration und Proliferation von glatten Gefäßmuskelzellen stimulieren und aufrechterhalten können, ein Effekt, der im Übrigen auch durch die Gabe von Statinen inhibiert werden kann, was ein weiteres Argument für die Gabe von Statinen an alle Patienten möglichst bereits vor oder auf jeden Fall nach perkutaner Intervention darstellt [1]. Zusätzlich zu ihren mitogenen Wirkungen können thrombozytäre Faktoren, wie z.B. CD40-Ligand (CD40L), eine Entzündungsreaktion in der Gefäßwand hervorrufen, die einen wesentlichen Faktor in der Pathogenese der Atherosklerose und Restenose darstellt. Somit sind Thrombozyten mittelbar auch an chronischen Gefäßverschlüssen beteiligt.

Aktivierte Thrombozyten heften zunächst über GPIb an kollagengebundenen vWF (von-Willebrand-Faktor) sowie über GPVI an Kollagen. Häufig ist die initiale Thrombozytenaktivierung nicht ausreichend, um GP-IIb/IIIa zu aktivieren. Daher verfügen Thrombozyten über 2 effiziente Verstärkungsmechanismen. Zum einen wird bei Aktivierung ADP (Adenosindiphosphat) freigesetzt, zum anderen wird COX-abhängig TXA2 gebildet, das Thromboxan-Rezeptoren (TP) aktiviert. Eine pharmakologische Hemmung der Thrombozytenfunktion ist auf der Stufe der initialen Aktivierung (Cilostazol, Dipyridamol), der Verstärkungsmechanismen (ASS, Clopidogrel, Ticlopidin, Prasugrel, Ticagrelor) sowie der Ligandenbindung (Abciximab, Eptifibatid, Tirofiban) möglich (s. Abb. 10.1).

Die Zahl der zugelassenen Plättchenfunktions- und Aggregationshemmer ist jedoch gering und beschränkt sich in der Therapie des ACS auf ASS (Aspirin), Clopidogrel (Plavix, Iscover), Prasugrel (Efient) und Ticagrelor (Brilique) sowie die 3 Glykoprotein-IIb/IIIa-Inhibitoren (GPI) Abciximab (ReoPro), Tirofiban (Aggrastat) und Eptifibatid (Integrilin). Ticlopidin (Ticyld), der Vorläufer von Clopidogrel, ist aufgrund seiner Nebenwirkungen inzwischen nahezu bedeutungslos geworden

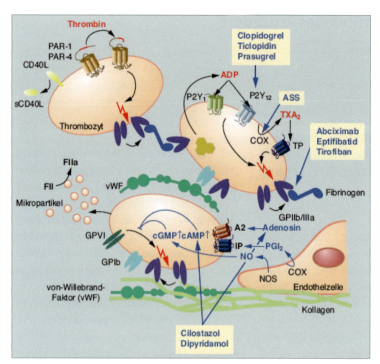

Abb. 10.1: Signalwege bei der Aktivierung der Thrombozytenfunktion. Aktivierende Mediatoren/Signalmoleküle sind **rot**, inhibitorische Mediatoren/Signalmoleküle **blau** dargestellt [2], reproduziert mit freundlicher Genehmigung von Wiley-VCH.

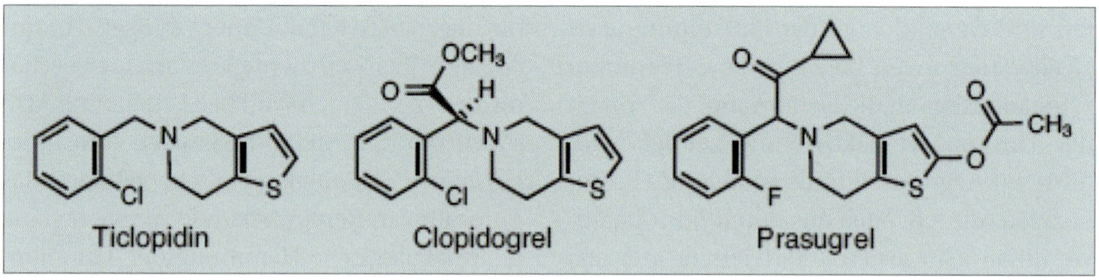

Abb. 10.2: Strukturformel verschiedener Thrombozytenfunktionshemmer

und wird nur noch bei Allergieneigung zu den Thienopyridinen Clopidogrel und Prasugrel eingesetzt (s. Abb. 10.2).

Während die GPIs i.v. verabreicht werden und lediglich im Akutfall zum Einsatz kommen, werden ASS, Clopidogrel, Prasugrel und Ticagrelor p.o. angewendet und stellen in Kombination den Grundpfeiler in der akuten und chronischen Therapie des ACS dar [3]. Einen besonders hohen Stellenwert hat die duale Plättchenhemmung bei Patienten, bei denen im Rahmen einer PCI ein Stent implantiert wird, da hier eine Aggregationshemmung an 2 Angriffspunkten (Cyclooxygenase, ADP-Rezeptoren) erforderlich ist.

10.1.2 Thrombozytenfunktionshemmer

10.1.2.1 Acetylsalicylsäure

ASS führt in niedrigen Dosierungen über eine Inhibition der Thromboxan (TXA2)-Biosynthese zu einer irreversiblen Hemmung der thrombozytären Cyclooxygenase (COX-1). Damit ASS wirkt, muss die thrombozytäre Thromboxansynthese nahezu vollständig gehemmt werden. Für die Gerinnungshemmung genügen schon Dosierungen von 75–100 mg/d. Bei steigenden Dosierungen (0,5–2 g) kommt es zu einer Hemmung der Cyclooxygenase COX-2 und der daraus folgenden reduzierten Bildung von Prostaglandinen, was konsekutiv zu einer schmerzstillenden, antirheumatischen und fiebersenkenden Wirkung führt. In hohen Dosierungen (2–5 g) wirkt ASS entzündungshemmend.

Der klinische Nutzen einer Monotherapie mit ASS ist hauptsächlich in einer Metaanalyse [4] nachgewiesen worden.

Die Dosierung für eine dauerhafte Therapie mit ASS liegt in Deutschland bei 100 mg/d. Im angloamerikanischen Raum wird v.a. die Dosierung von 325 mg propagiert, da in dieser Dosierung auch die durch Scherkräfte ausgelöste Thrombozytenaggregation gehemmt wird.

Bei nicht vorbehandelten Patienten sollte eine Loading Dose von 500 mg p.o. mindestens 3 h vor der Intervention gegeben werden, da ohne Aufsättigung die volle Wirkung erst nach 1 Woche erreicht wird (Dementsprechend lang ist auch die Abklingzeit von 3–5 Tagen). Bei einem kürzeren Zeitintervall kann das ASS auch i.v. (Aspirin i.v., Bayer, Leverkusen) appliziert werden (I-C).

Merke: Es gibt Nonresponder, die mit Thrombozytenaggregations-Hemmtests aufgedeckt werden können. Neben nichtsteroidalen-Antirheumatika (NSAR) können auch Lebensumstände, wie übermäßiger Grapefruitgenuss, die Wirkung von ASS herabsetzen. ASS-Generika können eine unterschiedliche Bioverfügbarkeit zeigen.

10.1.2.2 Thienopyridine

Derzeit sind 3 Thienopyridine für die klinische Anwendung zugelassen: Clopidogrel (Handelsnamen Iscover, BMS, England und Plavix, Sanofi, Frankfurt), Ticlopidin (Handelsname Tiklyd, Sanofi, Frankfurt) und Prasugrel (Handelsname Effient, Lilly, Bad Homburg; Daiichi Sankyo, Berlin).

Clopidogrel/Ticlopidin. Die beiden Thienopyridine Clopidogrel und Ticlopidin sind wie der COX-Inhibitor ASS Plättchenfunktionshemmer. Es handelt sich jedoch zum einen um Prodrugs und zum anderen greifen sie an einer anderen Stelle in die Plättchenaktivierung ein. Nach Biotransformation binden die aktiven Metaboliten irreversibel an den Plättchenrezeptor $P2Y_{12}$, einen der beiden G-Protein-gekoppelten Transmembranrezeptoren für ADP, und hemmen so die Fibrinogenbrückenbildung zwischen benachbarten Thrombozyten.

Ticlopidin, der Vorläufer von Clopidogrel, ist aufgrund seiner Nebenwirkungen (Neutropenien) inzwischen nahezu bedeutungslos geworden und allenfalls bei Unverträglichkeiten eine notwendige Alternative.

Ohne Loading Dose wird bei einer Clopidogrel-Dosis von 75 mg/d erst nach 4–7 Tagen ein Steady-state erreicht. Mit einer Loading Dose von 300 mg kann man nach 6 h, bei 600 mg nach 2 h mit einer relevanten Wirkung rechnen.

Nach 10 Jahren Erfahrung hat sich gezeigt, dass Clopidogrel einige klinisch relevante nachteilige Eigenschaften besitzt:

- Verzögerter Wirkungseintritt: 50%ige Hemmung der ADP-induzierten Plättchenaggregation erst 4–6 bzw. 2 h nach Gabe einer Aufsättigungsdosis (AD) von 300 bzw. 600 mg.
- Begrenzter Hemmeffekt: Auch mit der Gabe von 900 mg lässt sich nur eine Aggregationshemmung von etwa 60% erzielen.
- Clopidogrel unterliegt dem Cytochrom-Stoffwechsel und ist entsprechend abhängig von Polymorphismen, d.h. genetischen Variabilitäten.
- Interindividuelle Variabilität: Die Hemmwirkung auf die Plättchen unterliegt starken Schwankungen, wobei das verminderte Ansprechen (sog. Clopidogrel-Resistenz) der Plättchen mit einer erhöhten Rate an klinischen Ereignissen (v.a. Stentthrombosen und 6,7-fach erhöhtes Risiko kardialer Ereignisse nach elektiver PCI) assoziiert ist.

- Nonresponder: Es hat sich gezeigt, dass die thrombozytenfunktionshemmende Wirkung bei einigen Patienten (gleichzeitige Einnahme von Protonenpumpeninhibitoren, BMI > 30 kg/m², Diabetes mellitus, Lipoprotein (a) > 30 mg/dl) nicht ausreicht. Dies wurde auch mit einer höheren Rate thrombotischer Komplikationen assoziiert. Eine genetische Prädisposition hierfür haben Patienten mit einer Mutation des $P2Y_{12}$-ADP-Rezeptors. Neben einer Dosissteigerung auf 150 mg/d (oder höher) kann man diese Patienten neuerdings mit Prasugrel behandeln. Beim Umsetzen von Clopidogrel auf Prasugrel ist jedoch zu beachten, dass es erforderlich ist, eine Prasugrel-Loading-Dose zu geben, da sich sonst eine ausreichende Wirkung erst nach 1 Woche einstellt.

Clopidogrelbesilat. Seit 2009 sind neben dem Clopidogrelhydrogensulfat (Handelsnamen Iscover und Plavix) noch 2 Clopidogrelpräparate der Firma HEXAL (Handelsname Clopidogrel HEXAL) sowie der Firma ratiopharm (Clopidogrel ratiopharm) im Handel. Sie unterscheiden sich von den Originalpräparaten durch das verwendete Salz (Clopidogrelbesilat). Es gibt bisher kaum pharmakologische Daten hinsichtlich der Wirksamkeit des Clopidogrelbesilats. Es wird gerne argumentiert, dass zwischen den beiden Clopidogrelverbindungen keine Unterschiede zu erwarten sind, da die Salze jeweils nach Aufnahme dissoziieren und die Wirksubstanz nicht mehr mit dem abgespaltenen Salzanteil interagiert. Ob damit die Bioverfügbarkeit und die Freisetzung des Clopidogrelbesilats dem des Clopidogrelhydrogensulfats entsprechen, ist noch unklar. Unabhängig von der Wirksamkeit ist das Clopidogrelbesilat nur für die Monotherapie zugelassen und kann aus diesem Grund bei Patienten mit der durch die Stentimplantation notwendigen dualen Thrombozyteninhibition zusammen mit ASS nicht verwendet werden.

Prasugrel. Prasugrel ist wie Clopidogrel ein Thienopyridin, das nach metabolischer Aktivierung spezifisch und irreversibel an den ADP-Rezeptor $P2Y_{12}$ bindet. Der aktive Metabolit von Prasugrel wirkt in vitro ähnlich hemmend auf Plättchen wie der aktive Metabolit von Clopidogrel. Aufgrund seiner distinkten chemischen Struktur unterscheidet sich Prasugrel jedoch deutlich in seinen pharmakokinetischen Eigenschaften. Nach oraler Gabe wird Prasugrel schnell resorbiert und metabolisiert. Die max. Plasmakonzentration des aktiven Metaboliten ist innerhalb von ca. 30 min erreicht. Im Gegensatz zu Clopidogrel ist es nicht von genetischen Varianten des CYP3A5, CYP2B6, CYP2C9 und CYP2C19 abhängig. Somit gibt es auch keine Wirkungsresistenz. In der bisher größten Studie zu Prasugrel konnte die Überlegenheit hinsichtlich der kardiovaskulären Morbidität nachgewiesen werden [5]. Das Präparat ist seit Dezember 2008 zugelassen.

Es ist zu bevorzugen, wenn eine Resistenz gegen Clopidogrel, besonders bei Patienten mit Diabetes, besteht. Allerdings sind relative Kontraindikationen, insbesondere das Patientenalter und stattgehabte Blutungsereignisse zu beachten. Operative Eingriffe sind frühestens 5–6 Tage nach Absetzen von Prasugrel möglich.

Bei Umsetzen von Clopidogrel auf Prasugrel bei Nonrespondern wird eine verbesserte Hemmung der Thrombozytenaggregation gefunden, die nach 1 Woche ein „steady state" erreicht. Will man eine rasche Verbesserung erreichen, so ist nach einer Aufsättigung (z.B. mit 60 mg) das Niveau bereits nach 2 Stunden messbar [20].

Merke: Strenge Indikation der Verordnung von Prasugrel bei Patienten älter als 75 Jahre, Vorgeschichte mit Schlaganfall, TIA, Blutungsneigung oder schweren Leberfunktionsstörungen.

10.1.2.3 Ticagrelor

Im Gegensatz zu den Thienopyridinen ist das kürzlich vorgestellte und für den klinischen Gebrauch seit Anfang 2011 zugelassene Ticagrelor (Handelsname „Brilique", AstraZeneca, London, UK) kein Prodrug, sondern wirkt direkt ohne den Umweg einer hepatischen Metabolisierung. Dadurch kommt es zu keiner Wirkungseinschränkung durch Interaktion mit hepatisch verstoffwechselten Medikamenten. Zudem ist Ticagrelor ein reversibler Antagonist am ADP-P2Y$_{12}$-Rezeptor, was ein schnelleres Abklingen der Wirkung nach Absetzen der Medikation bewirkt.

Im August 2009 wurden die Ergebnisse der PLATO-Studie, der Phase-III-Studie zu Ticagrelor (18 624 Patienten), im New England Journal of Medicine publiziert [6]. Es zeigte sich im Vergleich einer täglichen Einnahme von 2 × 90 mg (Loading Dose 180 mg) Ticagrelor zu einer täglichen Einnahme von 75 mg Clopidogrel (Loading Dose 600 mg) nach ACS eine signifikant geringere Letalität durch vaskuläre Ursachen, Herzinfarkt und Schlaganfall von respektive 9,8% in der Ticagrelor- und 11,7% in der Clopidogrel-Gruppe. Es zeigte sich kein Unterschied in der Rate schwerer Blutungsereignisse. Daher ist Ticagrelor möglicherweise eine sinnvolle Alternative zum Clopidogrel.

Operative Eingriffe sind aufgrund der reversiblen Bindung bereits nach 1–2 Tagen möglich. In den aktuellen ESC-Leitlinien wurde beim NSTEMI und STEMI eine I-B-Empfehlung ausgesprochen [21].

10.1.2.4 Cilostazol

Der Phosphordiesterase-III-Hemmer Cilostazol ist ein aus der Angiologie bekanntes Medikament und wird bei pAVK zur Verlängerung der schmerzfreien Gehstrecke eingesetzt. Es ist mit dieser Indikation seit 2007 in Deutschland zugelassen. Zum einen bewirkt es eine Vasodilatation, zum anderen inhibiert es die Aktivierung von Thrombozyten durch Blockierung der Hydrolyse und damit Steigerung des intrazellulären cAMP-Spiegels in Blutplättchen und glatten Muskelzellen. Zudem werden eine Hochregulation des Anti-Onkogens p53 und eine erhöhte Produktion von Hepatozytenwachstumsfaktor diskutiert, wodurch es zur Apoptose glatter Muskelzellen und Minderung ihrer Migration und Proliferation kommt. Zudem beschleunigt der Hepatozytenwachstumsfaktor die Reendothelialisierung und Stabilisierung des Endothels [7]. Außerdem werden antiinflammatorische Effekte beschrieben.

Aufgrund dieser Eigenschaften wurde die Wirksamkeit von Cilostazol zur Reduktion der Restenoserate nach perkutaner Intervention in verschiedenen Studien untersucht. Eine aktuelle Metaanalyse verglich die duale Plättchenhemmung mittels Thienopyridinen und ASS gegen eine Tripletherapie mit zusätzlicher Gabe von Cilostazol [8]. Es zeigte sich eine signifikante Reduktion der Revaskularisierungsrate, jedoch kein Einfluss auf die Rate der subakuten Stentthrombose. Schwere Blutungen wurden nicht gehäuft beschrieben. Als häufigste Nebenwirkung werden Kopfschmerzen und Hautausschlag beschrieben (4,8–7,5%) [8].

In der kürzlich publizierten CILON-T Studie konnte kein signifikanter Unterschied im Endpunkt Tod, nicht tödlicher Infarkt, Schlaganfall und Revaskularisierung festgestellt werden. Allerdings waren die besten Ergebnisse bei den Patienten zu finden, die die stärkste Hemmung der Plättchenaggregation zeigten. Aufgrund dieser Resultate wird es nicht zu einer Empfehlung einer postinterventionellen Tripletherapie mit ASS, Thienopyridin und Cilostazol kommen.

> **Merke:** Eine Testung der Thrombozytenaggregation könnte die Wirksamkeit der Therapie belegen und die Sicherheit für die Patienten erhöhen. Die GRAVITAS, TRIGGER PCI, ARCTIC Studien werden diese Frage beleuchten.

10.1.2.5 Wirkungsdauer der Thrombozytenaggregationshemmer

Eine normale Thrombozytenfunktion wird nach 7–10 Tagen nach der letzten ASS-Einnahme wieder erreicht. Das Gleiche gilt für das Clopidogrel, schneller klingt Ticagrelor (1–2 Tage) ab (s. Tab. 10.1 und Tab. 10.2).

10.1.3 Thrombin-Antagonisten

10.1.3.1 Unfraktioniertes Heparin

Unfraktioniertes Heparin (UFH) ist ein direkter Thrombin-Inhibitor. Die gerinnungshemmende Wirkung ist an das Vorhandensein von Antithrombin III gebunden, mit dem Heparin eine Komplexbindung eingeht. Bereits im Thrombus gebundenes Thrombin kann durch Heparin nicht inhibiert werden, weswegen Residualthromben ihre prokoagulatorische Wirkung behalten.

Die mittlere Halbwertszeit des UFH liegt bei 90–120 min, ist jedoch von der Dosierung abhängig: Bei höheren Dosierungen nimmt die Halbwertszeit zu.

Die periinterventionelle Gabe von UFH ist etabliert, aber die diesbezügliche Studienlage ist limitiert. Die Dosierung sollte an das Körpergewicht adjustiert werden. Die Dosis zur Erzielung eines therapeutischen Wirkspiegels ist individuell sehr unterschiedlich und verändert sich im Verlauf einer längeren Anwendung, u.a. aufgrund von Antikörperbildung. UFH kann bei längerer Anwendung zu Alopezie und Osteoporose führen.

Die schwerwiegendste Komplikation der Heparin-Gabe ist die **heparininduzierte Thrombozytopenie Typ II** (HIT II). Hierbei kommt es im Rahmen einer allergieähnlichen Reaktion zu einer lebensgefährlichen Thrombozytopenie, die ihre Ursache in dem thrombotischen Verschluss der Mikrostrombahn potenziell aller Organe durch pathologisch aktivierte Thrombozyten hat (s. Tab. 10.3, 10.4 und 10.6).

Die einzig wirksame Therapie ist das sofortige Absetzen des Heparins und die sofortige Gabe eines anderen Antikoagulans. Zugelassen sind hierfür Danaparoid (Orgaran), Lepirudin (Refludan) und Argatroban (Arga-

Tab. 10.1: Antithrombotische Therapie bei Patienten nach Koronarintervention, Evidenzbewertung [nach 15]

Medikament	Dosis	Loading Dose	Therapiedauer
ASS	100 mg/d (I-C)	500 mg, ggf. i.v. (I-C)	Lebenslang
Clopidogrel (Iscover, Plavix)	75 mg/d (I-A)	600 mg (I-B) (300 mg als Booster)	BMS*: 4 Wo. (I-A) DES: 6–12 Monate** (I-C) ACS: 12 Monate (I-A)
Ticlopidin (Tiklyd)	2 x 250 mg/d	500 mg	BMS: 4 Wo. (I-A) DES: 6–12 Monate** (I-C)

* BMS = bare metal stent
** Ggf. länger nach komplexen Interventionen (Brachytherapie, Hauptstamm, Bypass, Bifurkationen [9])

Tab. 10.2: Therapeutischer Einsatz von Prasugrel (Efient)

Geeignete Patienten	Prasugrel	Loading Dose	Therapiedauer
> 60 kg und < 75 Jahre	10 mg/d	60 mg	BMS: 4 Wo. DES: 6–12 Monate* ACS: 12 Monate
< 60 kg	5 mg/d	60 mg	
> 75 Jahre (erst nach Abwägen der Risiken)	5 mg/d	60 mg	

* Ggf. länger nach komplexen Interventionen (Brachytherapie, Hauptstamm, Bypass, Bifurkationen [9]).
Kontraindikationen: TIA/Schlaganfall in der Anamnese

Tab. 10.3: Periinterventionelle Dosierung des UFH ohne und mit GP-IIb/IIIa-Inhibitoren, Evidenzbewertung nach [15]

Körpergewichtadjustiert	Ohne GP IIb/IIIa	70–100 IE/kg KG Bolus (I-C) (alternativ wird ein Low-Dose-Regime mit einer 5000-IE-Bolusgabe vorgeschlagen [10])
	Mit GP IIb/IIIa	50–70 IE/kg KG Bolus (I-C)
Monitoring	Ohne GP IIb/IIIa	Ziel: ACT 250–350 s (ggf. Bolus 2000–5000 IE)
	Mit GP IIb/IIIa	Ziel: ACT 200–250 s Jeweils gemessen 10 min nach Bolusgabe Infusion von UFH beginnen, wenn ACT < 175 s
Schleusenentfernung		Konventionell nach 3–4 h, bei 2500-IE-Bolus (4 F) nach 60 min oder ACT < 175 s

Tab. 10.4: Standarddosierungen von Danaparoid (Orgaran), Lepirudin (Refludan) und Argatroban (Argatra) zur therapeutischen Antikoagulation bei HIT II*

Wirkstoff	Initiale Bolusgabe	Erhaltungsdosis
Danaparoid	2250 Anti-Xa-Einheiten i.v. Bei KG < 55 kg: 1500 Anti-Xa-Einheiten Bei KG > 90 kg: 3750 Anti-Xa-Einheiten	400 Anti-Xa-Einheiten/h für 4 h, 300 Anti-Xa-Einheiten/h für weitere 4 h, dann weiter mit 150–200 Anti-Xa-Einheiten/h Kontrolliert über Anti-Xa-Plasmaspiegel (Ziel: 0,5–0,8 Anti-Xa-Einheiten während der Erhaltungsinfusion)
Lepirudin	0,4 mg/kg KG i.v.	0,15 mg/kg KG/h (max. 110 kg KG), **aPTT-kontrolliert
Argatroban	Kein Bolus	Initial 2 µg/kg KG/min, max. 10 µg/kg KG/min, aPTT-kontrolliert

* Beachte die Fachinformationen in speziellen Fällen, z.B. bei Niereninsuffizienz oder Leberfunktionsstörungen
** pTT = partielle Thromboplastinzeit

tra). Danaparoid eignet sich zur Antikoagulation bei Patienten mit HIT II im Rahmen einer Koronarangiographie. Initialbolusgabe von 2250 Anti-Xa-Einheiten vor Diagnostik, ggf. Wiederholung vor Intervention.

Merke: Lepirudin und Argatroban sind die Medikamente der 1. Wahl bei HIT Patienten, da die Dosis angepasst werden kann. Fondaparinux wird eine weitere Alternative sein; ob dies Bivalirudin sein wird, bleibt abzuwarten (nach [19]).

Die weniger bedrohliche und häufigere **HIT I** führt i.d.R. nur zu einem passageren Thrombozytenabfall. Gefürchtet ist aber die perakute Thrombenbildung, die ganze Gefäßabschnitte oder Teile des Herzens erfassen können.

Merke: Bei kontinuierlicher Heparingabe sind neben der Bestimmung der aPTT regelmäßige Thrombozytenkontrollen notwendig, um rechtzeitig reagieren zu können: d.h. Absetzen von Heparin und Einsatz der alternativen Medikamente.

10.1.3.2 Niedermolekulare Heparine

Niedermolekulare Heparine (NMH) zeichnen sich gegenüber den UFH durch eine **bessere Bioverfügbarkeit** (bei subkutaner Anwendung), **längere Halbwertszeit** und eine dosisabhängige Clearance aus. Plasmaspitzenspiegel bez. der Anti-Faktor-Xa-Aktivität werden nach 2–5 h erreicht. Eine signifikante Anti-Faktor-Xa-Wirksamkeit hält bis zu 12 h an. NMH werden vorwiegend renal ausgeschieden und haben eine durchschnittliche Halbwertszeit von 4,5 h (2–6 h).

Der renalen Elimination von NMH kommt eine besondere Bedeutung bei Patienten mit Niereninsuffizienz zu: In allen Stadien muss die Dosis angepasst werden. Hier sind v.a. alte Patienten gefährdet, bei denen trotz vielleicht noch normalem oder grenzwertig erhöhtem Serumkreatinin eine stärkere Einschränkung der Nierenfunktion vorliegen kann.

Für das bei der KHK am häufigsten verwendete Enoxaparin (Clexane) gilt, dass bei leicht oder mäßig eingeschränkter Nierenfunktion (GFR 30–80 ml/min) keine Dosisanpassung erforderlich ist (1 ml/kg KG 2 × tgl.). Bei Patienten mit stark eingeschränkter Nierenfunktion (GFR < 30 ml/min) wird empfohlen, 1 mg/kg KG s.c. 1 × tgl. oder 0,5 mg/kg KG s.c. 2 × tgl. zu verabreichen.

Merke: Dosisreduktion der NMH bei Niereninsuffizienz beugt Blutungskomplikationen vor.

Bei Patienten mit stark eingeschränkter Nierenfunktion kann die Wirkung durch Kontrollen der Anti-Faktor-Xa-Spitzenspiegel überwacht werden. Die Anti-Xa-Spitzenspiegel sollten 4 h nach der s.c. Applikation gemessen werden und nach Gabe therapeutischer Dosierungen zwischen 0,4 und 1,1 IE Anti-Xa/ml liegen.

Aus o.g. Gründen werden daher bei uns keine NMH verwendet.

10.1.3.3 Faktor-Xa-Inhibitoren

Das zur Konformationsänderung von Antithrombin notwendige Pentasaccharid konnte inzwischen in einer aufwändigen Synthesekette hergestellt werden. Da diese Substanz, anders als die Heparine, selektiv für Faktor Xa ist, ist sie ein Vertreter einer neuen Klasse indirekter Faktor-Xa-Inhibitoren (z.B. Fondaparinux, Arixtra). Wie Heparin müssen die Pentasaccharide parenteral appliziert werden. Die Halbwertszeit nach s.c. Gabe beträgt 17 h. Daher wird die Substanz nur 1 × tgl. in der Dosis 2,5 mg gegeben, die erste Dosis kann auch i.v. gegeben werden. Da die Substanz renal eliminiert wird, sollte sie bei Patienten mit schwerer Niereninsuffizienz (GFR < 30 ml/min) nicht gegeben werden.

Eine aktuelle Arbeit aus dem OASIS 5 Trial verglich die Gabe von Fondaparinux mit Enoxaparin nach Behandlung eines NSTEMI mit anschließender Gabe von Thienopyridinen oder Glykoprotein-IIb/IIIa-Inhibitoren. Unter Fondaparinux zeigte sich ein um 40% reduziertes Risiko für schwere Blutungsereignisse im Vergleich zu Enoxaparin [11].

Derzeit laufen Studien mit oral verfügbaren Faktor-Xa-Inhibitoren (z.B. Rivaroxaban, Xarelta) sowie Thrombinantagonisten (z.B. Dabigratan, Pradaxa, Boehringer Ingelheim). Die ersten Ergebnisse zeigten eine signifikant reduzierte kardiovaskuläre Ereignisrate bei minimal erhöhtem Blutungsrisiko, allerdings haben diese Studien noch nicht den Einsatz bei ACS und PCI untersucht.

10.1.3.4 Direkte Thrombin-Inhibitoren

Klassische Vertreter direkter Thrombin-Inhibitoren sind die Hirudine. Studiendaten zufolge sind Hirudine bei der Prophylaxe von Thrombosen ebenso effektiv wie Heparine. Allerdings weisen sie auch eine höhere Nebenwirkungsrate auf. Daher beschränkt sich die Zulassung der Hirudinderivate **Lepirudin** (Refludan) und **Bivalirudin** (AngioMax) sowie des kleinmolekularen Thrombin-Inhibitors **Argatroban** (Avoca) auf die Thromboseprophylaxe und -therapie bei heparininduzierter Thrombozytopenie sowie auf die arterielle Thromboseprophylaxe bei der Koronarangioplastie.

Im Gegensatz zu Heparin sind Hirudine in der Lage, ohne Anwesenheit von Antithrombin III freies Thrombin und fibringebundenes Thrombin zu inaktivieren. Darüber hinaus werden Hirudine nicht durch Fibrinmonomere oder Plasmaproteine neutralisiert. Ferner verursachen sie keine heparininduzierte Thrombozytopenie.

Der Therapie-Effekt der Hirudine kann durch die Verlängerung der aPTT oder der ACT kontrolliert werden.

Eine Sonderform nimmt das Bivalirudin ein. Es ist ein semisynthetisches Derivat mit einer kürzeren Halbwertszeit (25 min) und wird proteolytisch abgebaut. Somit wird es im Gegensatz zu den anderen Hirudinen nicht renal eliminiert und kann daher bei einer Niereninsuffizienz nicht akkumulieren.

In ihrer klinischen Effektivität gibt es keinen relevanten Unterschied zwischen den einzelnen Substanzen. Bivalirudin zeichnet sich jedoch durch ein niedrigeres Risiko für das Auftreten von Blutungen aus und kann daher bei Patienten mit vorliegendem erhöhtem Blutungsrisiko eingesetzt werden (ältere Patienten, Niereninsuffizienz, weibliches Geschlecht etc., s. Tab. 10.5).

Das semisynthetische Hirudinfragment Bivalirudin [12] konnte kürzlich in einer Myokardinfarktstudie eine dem Heparin gleichwertige antithrombotische Potenz belegen. Allerdings ist die bei PCI beobachtete frühe katheterinduzierte Thrombosierungsrate zu bedenken, die zeigt, dass die Komedikation beachtet werden muss.

Tab. 10.5: Dosierungsschema für Bivalirudin

Während PCI	0,5 mg/kg KG i.v. Bolus 1,75 mg/kg KG/h i.v. Infusion
Nach PCI	Ggf. für 4–12 h 0,25 mg/kg/h i.v. Infusion

Tab. 10.6: Charakteristik von 5 Antikoagulantien, die bei heparininduzierter Thrombozytopenie (HIT) eingesetzt werden können (modifiziert nach [19]). ACCP American College of Chest Physicians; FDA Food and Drug Administration

	Wirkungsmechanismus	Thrombin-Anhaftung	Metabolismus	Halbwertszeit t 1/2	FDA-Indikation	ACCP Empfehlung für Behandlung der akuten HIT
Argatroban	Direkter Thrombininhibitor	+ univalent, reversibel	hepatisch	40–50 Minuten	HIT mit oder ohne Thrombose, PCI bei Patienten mit HIT	Grad 1C
Lepirudin	Direkter Thrombininhibitor	+++ bivalent, irreversibel	renal	60–80 Minuten	HIT mit Thrombose	Grad 1C
Bivalirudin	Direkter Thrombininhibitor	++ bivalent, reversibel	80% Eiweißabbau 20% renale Clearence	25–40 Minuten	PCI bei Patienten mit HIT	Grad 2
Danaparoid	Faktor Xa Hemmung	N/a	renal	25 Std.	In den USA nicht erhältlich	Grad 1B
Fondaparinux	Faktor Xa Hemmung	N/a	renal	17–21 Std.	Nicht zugelassen von der FDA für den Gebrauch bei HIT	Grad 2C

10.1.4 GPIIb/IIIa-Inhibitoren

GPIIb/IIIa-Inhibitoren gehören pharmakologisch zur Gruppe der Antiintegrine. Diese Pharmaka unterscheiden sich von den klassischen Plättchenfunktionshemmern durch ihren primär extrazellulären Wirkungsmechanismus. Dieser besteht in einer Besetzung von GPIIb/IIIa-Rezeptoren mit nachfolgender Verhinderung der Fibrinogenbindung.

Abciximab war der erste Wirkstoff aus der Gruppe der Antiintegrine, der als Inhibitor der Plättchenaggregation entwickelt und therapeutisch eingesetzt wurde. Niedermolekulare Substanzen wurden als Strukturanaloga der RGD- (**Tirofiban**) bzw. KGD-Sequenz (**Eptifibatid**) entwickelt. Abciximab und die niedermolekularen Substanzen interferieren mit der Fibrinogenbindung am Plättchen-GPIIb/IIIa-Rezeptor [13]. Daraus resultieren eine Abnahme der Fibrinogenbrücken zwischen den Thrombozyten und damit eine Hemmung der Plättchenaggregatbildung.

Niedermolekulare Substanzen wie Tirofiban und Eptifibatid unterscheiden sich vom hochmolekularen Antikörper Abciximab hinsichtlich Wirkungsmechanismus und Pharmakokinetik. Abciximab mit einem Molekulargewicht (MG) von 4,76 kDa (Kilodalton) verbleibt größtenteils im Gefäßraum und wird nach Freisetzung vom Thrombozyten proteolytisch im Plasma gespalten. Aufgrund der weit überwiegenden Bindung am Thrombozyten ist auch die biologische Halbwertszeit sehr viel länger als die Halbwertszeit im Plasma. Dies trifft für niedermolekulare Substanzen nicht zu. Tirofiban (MG 495 Da) und Eptifibatid (MG 832 Da) werden renal, überwiegend als aktive Substanz, ausgeschieden. Hier verläuft die Plättchenaggregationshemmung parallel zum Plasmaspiegel der Substanz und ist wesentlich kürzer als nach Abciximab (s. Tab 10.7, 10.8 und 10.9).

Abciximab (ReoPro). Die empfohlene Dosis von Abciximab beträgt 0,25 mg/kg KG als i.v.

Tab. 10.7: Halbwertszeiten der verschiedenen GPIIb/IIIa-Rezeptorhemmer

Halbwertszeit	Abciximab	Tirofiban/Eptifibatid
Plasma	10–15 min	1,5–2,5 h
Biologisch	12–24 h	2–4 h

Tab. 10.8: Dosierung und Anwendung von Eptifibatid (Integrilin)

Eptifibatid (Integrilin)									
KG (kg)	54–59	60–65	66–71	72–78	79–84	85–90	91–96	97–103	104–109
Bolus (ml)	5,0	5,6	6,2	6,8	7,3	7,9	8,5	9,0	9,5
Perfusor (ml/h)	9,0	10,0	11,0	12,0	13,0	14,0	15,0	16,0	17,0

Therapiedauer bis zu 96 h, für weitere 24 h nach PTCA ± Stent
Bei Patienten mit schwerer Niereninsuffizienz (GFR < 30 ml/min) die Perfusordosis auf 50% reduzieren

Tab. 10.9: Dosierung und Anwendung von Tirofiban (Aggrastat)

Tirofiban (Aggrastat)									
KG (kg)	46–54	55–62	63–70	71–79	80–87	88–95	96–104	105–112	113–120
Bolus ml (30 min)	24	28	32	36	40	44	48	52	56
Perfusor (ml/h)	6	7	8	9	10	11	12	13	14

Therapiedauer bis 48 h, mindestens 12, max. 24 h nach PTCA ± Stent
Bei Patienten mit schwerer Niereninsuffizienz (GFR < 30 ml/min) Bolus- und Perfusordosis auf 50% reduzieren

Bolus mit direkt anschließender kontinuierlicher i.v. Infusion von 0,125 μg/kg KG/min (bis max. 10 μg/min). Zur Vermeidung ischämischer kardialer Komplikationen bei Patienten, die sich einer PCI unterziehen und denen noch nicht Abciximab infundiert wird, sollte nach der Bolusinjektion eine Infusion über 12 h gegeben werden. Es gibt allerdings erste Daten, dass man die Infusion nach der Bolusgabe nicht mehr durchführen muss.

Dosierung und Anwendung von Abciximab (ReoPro)
- Aufziehen der errechneten Gesamtmenge an Abciximab für die Bolusdosis und ggf. kontinuierliche Infusion
- Ansetzen eines Filters (0,22 μm) und über den Filter Entnahme des erforderlichen Volumens in eine oder mehrer 10-ml-Spritzen
- Kontinuierliche Infusion: 3,75 ml Abciximab auf 50 ml verdünnen (G 5 oder 0,9% NaCl) (s. Tab. 10.10)

Nach **unserer** Erfahrung genügt die Bolusgabe, da i.d.R. periinterventionell eine Loading Dose von 600 mg Clopidogrel verabreicht wird, dessen Wirkung nach ungefähr 2 h einsetzt, solange hält die Schutzwirkung des Abciximab-Bolus an. Aus Kostengründen ziehen wir direkt 2 Amp. (entsprechend 10 mg) auf, die die bei uns verabreichte Maximaldosis darstellen. Bei entsprechend niedrigerem KG wird gewichtsadaptiert appliziert und der Rest verworfen.

Sollte dennoch die Indikation zur kontinuierlichen Abciximab-Infusion gesehen werden, wird diese erst gestartet, wenn die ACT < 200 s ist. Mit dieser Praxis können bislang größere Blutungskomplikationen und Hämatome vermieden werden.

10.2 Dokumentation und Befundung

Einen breiten Rahmen nimmt die Dokumentation der durchgeführten Herzkathetereingriffe bei der täglichen Arbeit im Katheterlabor ein. Jeder untersuchte bzw. behandelte Patient ist zu registrieren, der Untersuchungsablauf zu protokollieren und die Filmaufnahmen sowie die hämodynamischen Informationen sind zu sichern. Diese Dokumentation ist von elementarer Bedeutung für die Befundübermittlung und die Therapieplanung, das Personal- und Materialmanage-

Tab. 10.10: Dosierung von Abciximab (ReoPro)

KG (kg)	50	51	52	53	54	55	56	57	58	59	60	61	62	63	64	65	66
Bolus (ml)	6,2	6,3	6,5	6,6	6,7	6,8	7,0	7,1	7,2	7,3	7,5	7,6	7,7	7,8	8,0	8,1	8,2
Infusion (ml/h)	2,5	2,5	2,6	2,6	2,7	2,7	2,8	2,8	2,9	2,9	3,0	3,0	3,1	3,1	3,2	3,2	3,3
KG (kg)	67	68	69	70	71	72	73	74	75	76	77	78	79	80	81	82	83
Bolus (ml)	8,3	8,5	8,6	8,7	8,8	9,0	9,1	9,2	9,3	9,5	9,6	9,7	9,8	10,0	10,1	10,2	10,3
Infusion (ml/h)	3,3	3,4	3,4	3,5	3,5	3,6	3,6	3,7	3,7	3,8	3,8	3,9	3,9	4,0	4,0	4,0	4,0
KG (kg)	84	85	86	87	88	89	90	91	92	93	94	95	96	97	98	99	100
Bolus (ml)	10,5	10,6	10,7	10,8	11,0	11,1	11,2	11,3	11,5	11,6	11,7	11,8	12,0	12,1	12,2	12,3	12,5
Infusion (ml/h)	4,0	4,0	4,0	4,0	4,0	4,0	4,0	4,0	4,0	4,0	4,0	4,0	4,0	4,0	4,0	4,0	4,0
KG (kg)	101	102	103	104	105	106	107	108	109	110	111	112	113	114	115	116	117
Bolus (ml)	12,6	12,7	12,8	13,0	13,1	13,2	13,3	13,5	13,6	13,7	13,8	14,0	14,1	14,2	14,3	14,5	14,6
Infusion (ml/h)	4,0	4,0	4,0	4,0	4,0	4,0	4,0	4,0	4,0	4,0	4,0	4,0	4,0	4,0	4,0	4,0	4,0

Tab. 10.11: Zusammenfassung der antithrombotischen Therapieoptionen bei Myokardrevaskularisation [21]

Elektive PCI	Evidenzklasse
Thrombozytenfunktionshemmung	
• ASS	I-B
• Clopidogrel	I-A
• Clopidogrel-Vorbehandlung mit 300mg Loading Dose > 6 h vor PCI (oder 600mg > 2 h vor dem Eingriff)	I-C
Antikoagulation	
• UFH	I-C
• Enoxaparin	IIa-B
NSTE-ACS	
Thrombozytenfunktionshemmung	
• ASS	I-C
• Clopidogrel (600 mg Loading Dose so schnell wie möglich)	I-C
• Clopidogrel für 9–12 Monate nach PCI	I-B
• Prasugrel	IIa-B
• Ticagrelor	I-B
+ GP IIb-IIIa Aatagonisten (bei Hochrisiko-Patienten mit erhöhtem Troponin)	
• Abciximab mit dualer Plättchenhemmung	I-B
• Tirofiban, Eptifibatide	IIa-B
• Upstream GPIIb-IIIa-Antagonisten	III-B
Antikoagulation	
Sehr hohes Ischämierisiko	
• UFH+GPIIb-IIIa Antagonisten	I-C
• Bivalirudin(monotherapie)	I-B
Mittel bis hohes Ischämierisiko	
• UFH	I-C
• Bivalirudin	I-B
• Fondaparinox	I-B
• Enoxaparin	IIa-B
Niedriges Ischämierisiko	
Fondaparinux	I-B
Enoxaparin	IIa-B
STEMI	
Thrombozytenfunktionshemmung	
• ASS	I-B
• Clopidogrel (600mg Loading Dose so schnell wie möglich)	I-C
• Prasugrel	I-B
• Ticagrelor	I-B
+ GPIIb-IIIa Antagonisten bei Patienten mit Nachweis einer starken intrakoronaren Thrombuslast	
• Abciximab	IIa-A
• Eptifibatide	IIa-B
• Tirofiban	IIa-B
• Upstream GPIIb-IIIa-Antagonisten	III-B
Antikoagulation	
• Bivalirudin	I-B
• UFH	I-C
• Fondaparinux	III-B

10.2 Dokumentation und Befundung

Tab. 10.12: Mindestanforderung an die im Rahmen der Herzkatheteruntersuchung und -intervention zu dokumentierenden Elemente [14, 15]

- Beteiligtes ärztliches und Assistenzpersonal
- Uhrzeit (Beginn und Ende der Untersuchung)
- Untersuchungsschritte und Maßnahmen, besondere oder unübliche Maßnahmen müssen begründet werden, sofern sie nicht aus der übrigen Dokumentation (z.B. aus den Bildsequenzen) hervorgehen.
- Verwendete Medikamente und Materialien
- KM-Art und -menge
- Durchleuchtungszeit und Strahlendosis
- Befunde, Diagnosen
- OPS-Codes
- BQS-Bogen
- Anordnungen für Sofortmaßnahmen und Empfehlungen
- Komplikationen (bei schweren Komplikationen gesondertes Protokoll)

ment im Katheterlabor und nicht zuletzt für die Qualitätssicherung (s.u.).

Die Leitlinien der DGK [14, 15] sehen die Dokumentation zumindest folgender Punkte vor, die in Tabelle 10.12 aufgelistet sind.

Diese und alle anderen Informationen werden vorzugsweise kontinuierlich als Protokoll notiert und zusammen mit der Registrierung der Hämodynamik in eine elektronische Datenbankstruktur eingepflegt. Aus diesen Daten kann dann der Befund erstellt werden, die Datenerfassung für die BQS-Dokumentation (s.u.) oder auch klinische Studien erfolgen und die Planung der Materialwirtschaft (Bestellung von verbrauchten Materialien, Kostenberechnung) durchgeführt werden.

Der Befunderstellung nach Koronarangiographie oder Intervention kommt eine besondere Bedeutung zu. Schließlich dient der verständlich formulierte Befund nicht nur der reinen Dokumentation, sondern v.a. der Bahnung der Therapie des Patienten. Daher muss er eine sichere Kommunikation zwischen den Ärzten innerhalb und außerhalb der Klinik ermöglichen. Der Befund sollte unmittelbar im Anschluss an die Untersuchung verfasst werden. Zuvor empfiehlt sich die Erstellung eines handschriftlichen Kurzbefunds (auf einem Formblatt, s. Abb. 10.3) mit den wichtigsten Fakten (Befund, Punktion, direkte Anweisungen zur Nachbehandlung), insbesondere, wenn der eigentliche Befund nicht vom Untersucher selbst,

Tab. 10.13: Dokumentation im Anschluss an eine Herzkatheteruntersuchung/-intervention

- Handschriftlicher Kurzbefund (s. Abb. 10.3)
- Ausführlicher Befundbericht
- BQS-Bogen mit den OPS-Ziffern (s.u.)
- Informationsmaterial für den Patienten (z.B. Patientenbroschüren, s. Begleit-CD)
- Röntgen-Pass (s. Begleit-CD)
- Stent/Implantat-Pass (s. Begleit-CD)
- Verschlusssystem-Pass

Westdeutsches Herzzentrum Essen Medizinische Klinik und Poliklinik Abteilung für Kardiologie Dir.: Prof. Dr. med. R. Erbel	Hufelandstraße 55 45122 Essen Tel.: 0201-723-0 Fax: 0201-723-5951
	Hk-Nr.: HK-Datum: Operateur: Assistenz I: Assistenz II: Registrierung: Op-Personal: IVUS/ICD:

Kurzbericht der Katheteruntersuchung

Vorläufige Diagnose:

Komplikationen während der Untersuchung:

Verabreichte Medikamente:

| Weitere Therapie/Procedere:

(Operateur) | Clopidogrel 75 mg/d:
    4 Wochen   6 Monate   12 Monate

Angioseal – 6 F – 8 F – Andere
Perciose   – 6 F – 8 F – Andere
Nitro-Perfusor: mg/h i.v.
Liquimin-Perfusor: i.E./h i.v.
Flüssigkeit: ml/h i.v.
Antibiose (Dauer):
Aspirin: 100 mg/d
Reo-Pro-Perfusor: ___ ml/h i.v. bis: ___ | EBT-Kalk: ☐
EBT-Fluss: ☐
SPECT: ☐
Suinti-Ruhe: ☐
Suinti-Belastung: ☐
PET: ☐
TTE: ☐
TEE: ☐
Belastungsecho: ☐
S-Echo-Fahrrad: ☐
S-Echo-Belastung: ☐
MRT: ☐
MSCT: ☐ |

Komplikationen auf der Station:
(Stationsarzt)

Abb. 10.3: Beispiel für ein Formblatt zur handschriftlichen Kurzbefundung einer Koronarangiographie

sondern durch einen Assistenten verfasst wird.

Die Struktur des Befunds enthält neben demographischen Daten Informationen über die Untersucher und das beteiligte Personal. Auf den ersten Blick ersichtlich sollten die Diagnosen mit den durchgeführten Interventionen sein. Voruntersuchungen, anamnestische Informationen und hämodynamische Daten sollten aufgeführt werden. Eine Beschreibung der Ergebnisse der jeweiligen Untersuchungsschritte und die Beschreibung der durchgeführten Intervention folgen dann. Schließlich müssen akute Anordnungen sowie weitere

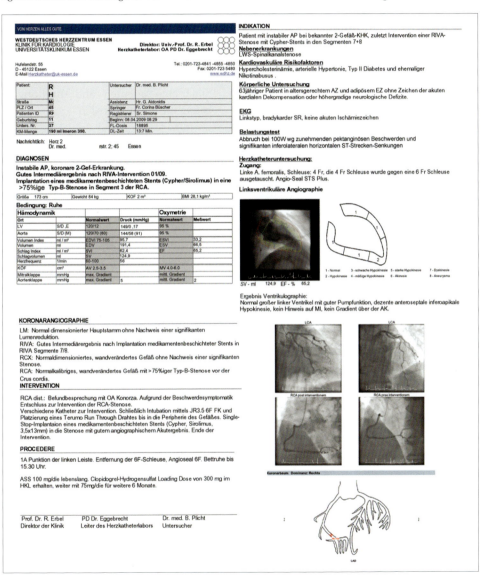

Abb. 10.4: Beispiel eines standardisierten Herzkatheterberichts, wie er im HKL des Universitätsklinikums Essen erstellt wird. Auf dem 1. Blatt (**oben** links) erscheinen demographische Daten, die Diagnosen- und Befundzusammenfassung, auf dem 2. (**oben** rechts) und 3. Blatt dann die klinischen Informationen, die Indikationsstellung und die Befunde. Im Anschluss daran der Interventionsbericht und die Anordnung des weiteren Prozedere. Abschließend (**unten** rechts) Abdruck von repräsentativen Standbildern der durchgeführten Untersuchung und Intervention.

therapeutische Empfehlung niedergelegt werden. Die Erstellung eines solchen Befunds erscheint zwar aufwändig, ist aber erforderlich und wird durch moderne Datenbanksysteme deutlich vereinfacht.

10.3 Qualitätsmanagement im Herzkatheterlabor

10.3.1 Interne Qualitätssicherung

Die kontinuierliche Verbesserung der Qualität eines HKL muss ein Anliegen aller an den Prozessen beteiligten Akteure sein, sowohl des ärztlichen als auch des pflegerisch-technischen Personals. Dabei sind Belange der Patientenbetreuung und technische Fragen genauso zu berücksichtigen wie Arbeitsabläufe, Personal- und Zeitmanagement.

Für die Qualitätssicherung im HKL ist für die Betrachtung der komplexen Abläufe eine klare Strukturierung der Aufgabenbereiche notwendig (s. Abb. 10.5 und Tab. 10.14).

Die Aufgabenbereiche können wie folgt eingeteilt werden:
- HKL-Struktur mit Analyse des Personals, der Ausstattung und der Organisation.
- Herzkatheterfunktionsüberprüfung mit Analyse der Indikationsstellung, der Herzkatheterqualität und der Patientenbetreuung.
- Beurteilung der Herzkatheterergebnisse mit Auswertung der Erfolgsrate, der Komplikationsrate, der Interventionsrate.
- Nicht zuletzt können diese Analysen durch eine Patienten- und Angehörigenbefragung ergänzt werden.

Merke: SOPs (Standard Operating Procedures) für Abläufe im Herzkatheterlabor führen zur Standardisierung und sind der erste Schritt zur Qualitätssicherung.

Die oben definierten Punkte müssen unter Einbeziehung aller im HKL Beschäftigten regelmäßig analysiert, bewertet und bei Handlungsbedarf entsprechend verbessert wer-

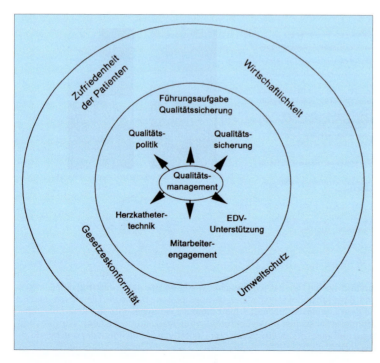

Abb. 10.5: Qualitätsmanagement – Ziele und Bereiche der Einflussnahme unter Berücksichtigung der Aspekte Wirtschaftlichkeit, Umweltschutz, Gesetzeskonformität und Zufriedenheit der Patienten. Modifiziert nach [17]

den. Als Grundlage dient die Dokumentation der im Katheterlabor durchgeführten Untersuchungen, ihre Ergebnisse, evtl. Komplikationen. Das Führen von Fehlerlisten und Mängelbüchern erleichtert die Suche nach Problemquellen. Zudem ist die Strahlenbelastung der Mitarbeiter kontinuierlich zu überprüfen und zu dokumentieren und auf diesem Gebiet nach Fehlerquellen und Optimierungsmöglichkeiten zu suchen.

Herzkatheterlaborstruktur. Die personelle und technische Ausstattung müssen gleichermaßen klinischen, wirtschaftlichen, wissenschaftlichen und sicherheitstechnischen Aspekten genügen. Es gilt, die Organisationsstruktur und die Abläufe auf Optimierungsmöglichkeiten zu analysieren. Ein wichtiger Aspekt ist die Einhaltung von Hygiene- und Reinigungsstandards, insbesondere bei der Betreuung von immunsupprimierten oder infektiösen Patienten. Genauso sind Standards im Strahlenschutz (sowohl aus Patienten- als auch aus Mitarbeiterperspektive) zu erarbeiten und einzuhalten. Eine wichtige Maßnahme sind regelmäßige Schulungen des Personals und Strahlenschutzunterweisungen.

Herzkatheterfunktion. Bei diesem Themenbereich werden Indikationsstellung, Hospitalzeit, Qualität der technischen Aufzeichnung der Untersuchung und der Röntgenanlage und die Behandlung von Risikopatienten beleuchtet.
Eine Maßnahme ist z.B. die regelmäßig durchzuführende Konstanzmessung zur Dokumentation der einwandfreien Funktion der Durchleuchtungseinheit.

Herzkatheterergebnisdarstellung. In diesen Bereich gehört die Überprüfung der Indikationsstellungen und der Erfolgsergebniskontrolle. Während diese beiden Faktoren bei Interventionen relativ eindeutig zu bewerten sind, ist dies bei rein diagnostischen Untersuchungen nicht ganz so leicht. Sollte die Anzahl an Normalbefunden jedoch deutlich über den in der Literatur beschriebenen 10–15% liegen, sollte die allgemeine Indikationsstellung überprüft werden.

Ein weiterer, besonders wichtiger Punkt ist das Komplikationsmanagement. Hierzu ist eine Erfassung und Dokumentation von Komplikationen sowohl im Katheterlabor als auch im weiteren stationären Aufenthalt notwendig.

Komplikationen sind direkt und detailliert zu protokollieren. Das Protokoll dient

Tab. 10.14: Qualitätssicherung – Modifikation für das HKL nach [16]

Laborstruktur	1. HK-Personal-Auslastung
	2. Ausstattung
	3. Organisation
Funktion	1. Indikationsstellung
	2. HK-Qualität
	3. Patientenbetreuung
Ergebnisdarstellung	1. Erfolgsrate
	2. Komplikationsrate
	3. Interventionsrate
	4. Patientenbefragung

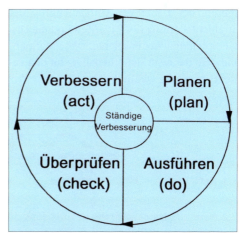

Abb. 10.6: Deming-Zyklus (benannt nach W. E. Deming) – Kreislauf zur ständigen Verbesserung durch Planung, Ausführung, Überprüfung und Verbesserung. Nach [18]

zur Manöverkritik und Erkennung singulärer und systematischer Fehler. Die Diskussion von Komplikationen sollte vertrauensvoll und offen unter Beteiligung aller Mitarbeiter erfolgen, um der Kritik eine Breitenwirkung [16] zu verschaffen und künftig Fehler zu verhindern. Nicht zuletzt sind Komplikations-Protokolle im Fall von möglichen und sich in der heutigen Zeit häufenden Rechtsstreitigkeiten sehr wichtig.

> „Wer aufhört, besser werden zu wollen, hört auf, gut zu sein."
> (Marie Freifrau von Ebner-Eschenbach, österreichische Erzählerin)

Unmittelbare Qualitätskontrolle – Sicherheitsnetz für Patient und Qualität. Während die o.g. Maßnahmen auf eine mittel- und langfristige Sicherung und Verbesserung der Qualität abzielen, sind durch bestimmte Abläufe im Katheterlabor unmittelbare Qualitätskontrollen möglich. So steht am Ende einer jeden HKU die Kontrolle und Abnahme durch den ärztlichen Leiter des Katheterlabors, erst dann ist die Untersuchung zu beenden. Zu dieser Kontrolle gehören neben der Zusammenfassung und Besprechung der Befunde mit dem Assistenten und Patienten die Beurteilung der Dauer der Untersuchung, der Strahlenbelastung des Patienten und die Diskussion möglicher Probleme. Diese Maßnahme stellt das erste Sicherheitsnetz für den Patienten und die Qualität dar.

Ein 2. Netz bildet die tägliche kardiologische Fallbesprechung, in dem die Katheterbefunde in einem größeren Plenum diskutiert und in den klinischen Gesamtzusammenhang eingeordnet werden können. Probleme können frühzeitig erkannt und Verbesserungen vorgeschlagen werden. Diese Konferenz ist praktisch ein Qualitätszirkel, in dem die Bedeutung der Qualität als Gruppenaufgabe erkannt und umgesetzt werden kann. **Qualität ist die Summe aus Technik und Geisteshaltung** [16].

10.3.2 Externe Qualitätssicherung – BQS

Die aktuellen Entwicklungen im Gesundheitswesen erfordern ein zunehmend ökonomischeres Handeln bei der Erbringung ärztlicher Leistungen. Gleichzeitig muss eine ausreichende Qualität in der Patientenversorgung gewährleistet werden. Um eine unabhängige Qualitätskontrolle und -sicherung zu ermöglichen, wurde durch den Gemeinsamen Bundesausschuss (G-BA), dem obersten Beschlussgremium der gemeinsamen Selbstverwaltung von Ärzten, Zahnärzten, Physiotherapeuten, Krankenhäusern und Krankenkassen in Deutschland, im Jahr 2001 die Bundesgeschäftsstelle Qualitätssicherung gGmbH (BQS) mit der externen, vergleichenden Qualitätssicherung in den deutschen Krankenhäusern beauftragt. Ihr Ziel ist es, durch deutschlandweit flächendeckende Er-

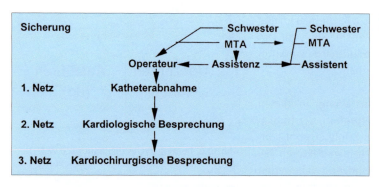

Abb. 10.7: Die 3 Sicherheitsnetzwerke zur Vermeidung von Fehlern im HKL [16]

hebung qualitätsrelevanter Daten der zu überprüfenden diagnostischen und therapeutischen Verfahren die medizinische Versorgungsqualität kontinuierlich zu verbessern, Informationen für klinische und epidemiologische Forschung bereitzustellen, die Implementation von Leitlinien zu unterstützen und gesundheitspolitisch relevante Informationen zu liefern.

Gesetzliche Basis für die externe Qualitätssicherung sind § 137 SGB V und § 91 Abs. 2 SGB V.

Die erhobenen Daten werden innerhalb einer Gruppe miteinander verglichen, um z.B. Qualitätsmängel aufzudecken. Auffälligkeiten werden seitens der BQS mit der jeweiligen Klinik diskutiert, um die Qualität zu verbessern. Die zentral ausgewerteten Daten werden jährlich in einem Qualitätsreport veröffentlicht.

Für die interventionelle Kardiologie liegt der Schwerpunkt der Betrachtungen in der Indikationsstellung („Indikationsqualität") sowie den Erfolgs- und Komplikationsraten („Ergebnisqualität"). Gleichzeitig werden Qualitätsmerkmale definiert, die im Schnitt einzuhalten sind („Prozessqualität"). Zu Letzterem zählen die Durchleuchtungsdauer und die KM-Menge (s. Tab. 10.15).

Die interventionell kardiologisch tätigen Kliniken sind verpflichtet, mittels standardisierter Formulare die Qualitätsindikatoren einer jeden Untersuchung/Intervention zu dokumentieren. Diese werden in elektronischer Form an die BQS übermittelt und dort ausgewertet.

Qualitätsindikatoren, also Hinweise auf eine gute Qualität, für die Koronarangiographie und PCI sind z.B.:

- Indikationsstellung: möglichst oft Ischämiezeichen bei führender Indikation „bekannte KHK" oder „V.a. KHK bzw. Ausschluss KHK" oder „elektive Kontrolle nach Koronarintervention", d.h. die Indikation sollte durch Klinik und Befunde gestützt werden.
- Durchleuchtungsdauer: möglichst niedrige Durchleuchtungsdauer (Koronarangiographie ohne PCI ≤ 5 min, mit PCI ≤ 12 min).
- KM-Menge: möglichst geringe KM-Menge (Koronarangiographie ohne PCI ≤ 150 ml, Koronarangiographie mit PCI einzeitig ≤ 250 ml).

Gleichzeitig werden der BQS die OPS-Ziffern der durchgeführten Prozeduren übermittelt, um eine Differenzierung und Beurteilung des technischen Einsatzes bei den jeweiligen Eingriffen zu ermöglichen.

Weiterführende Informationen und ausführliche, strukturierte Berichte sind auf den Internetseiten der entsprechenden Gremien zu finden: http://www.bqs-online.de und http://www.g-ba.de.

Tab. 10.15: Übersicht über die BQS-Qualitätsindikatoren „Prozessqualität" (Stand 2008)

Qualitätsindikator: Kontrastmittelmenge		Qualitätsindikator: Durchleuchtungsdauer	
Koronarangiographie	≤ 150 ml	Koronarangiographie ohne PTCA	≤ 5 min
PTCA	≤ 200 ml		
Koronarangiographie + PTCA	≤ 250 ml	Koronarangiographie + PTCA	≤ 12 min

11 Notfallmanagement im Herzkatheterlabor

11.1	Einleitung	311
11.2	Generelle Maßnahmen	311
11.3	Bradykarde Herzrhythmusstörungen	311
11.4	Anlage eines temporären Schrittmachers	312
11.5	Tachykarde Herzrhythmusstörungen	313
11.6	Hypertensiver Notfall	314
11.7	Lungenödem	315
11.8	Perikardtamponade	315
	11.8.1 Klinik der Perikardtamponade – 315	
	11.8.2 Bestimmung der Ergussmenge im Echokardiogramm – 316	
	11.8.3 Echokardiographie der Perikardtamponade – 319	
	11.8.4 Mögliche Ursachen einer falsch positiven Diagnose eines Perikardergusses – 320	
	11.8.5 Perikardpunktion – 320	
	11.8.6 Perikardfensterung – 328	

11 Notfallmanagement im Herzkatheterlabor

11.1 Einleitung

Die Herzkatheteruntersuchung stellt eine invasive Untersuchung des Herzens dar, bei der immer mit Notfallsituationen gerechnet werden muss. Diese können zum einen durch die kardiale Grunderkrankung bedingt sein, jedoch auch durch den Katheter selbst induziert werden. Daher muss vor jeder HKU sichergestellt werden, dass derartige Situationen schnell und sicher beherrscht werden. Um dies gewährleisten zu können, bedarf es einer guten Schulung des Herzkatheterpersonals in allen Maßnahmen der Reanimation. Daneben muss jedes HKL über eine ausreichende apparative Ausstattung verfügen, damit lebenserhaltende Maßnahmen ohne Zeitverzug eingeleitet werden können.

11.2 Generelle Maßnahmen

Um in einer etwaigen Notfallsituation schnell reagieren zu können, sollten Standardnotfallmedikamente direkt im Labor gelagert werden und z.T. schon aufgezogen, griffbereit zur Verfügung stehen. Bei Medikamenten, die vorsorglich aufgezogen im Herzkatheter bereitgestellt werden, muss darauf geachtet werden, dass diese aufgrund hygienischer Notwendigkeiten täglich neu bereitgestellt werden müssen.

Sofort griffbereit, also aufgezogen zur sofortigen Verwendung, sollten folgende Medikamente sein:

- Atropin 1 mg – Bradykardie, Asystolie
- Epinephrin (Suprarenin) 1,0 mg auf 10 ml – druckloser Patient, Reanimation
- Prednisolon (Decortin H) 250 mg – akute KM-Allergie
- Amiodaron (Cordarex) 300 mg – tachykarde Rhythmusstörungen

11.3 Bradykarde Herzrhythmusstörungen

Bei Intubation der Koronararterien oder bei der Gabe von KM sind eine temporäre Bradykardie oder Asystolie insbesondere bei der rechten Koronararterie möglich. In der akuten Situation der Asystolie sollte der Patient aufgefordert werden, anhaltend und repetitiv zu husten. Durch diese Maßnahme kann erreicht werden, dass eine ausreichende Kreislauffunktion erhalten bleibt [1]. So wird sichergestellt, dass der Patient bis zur Applikation von Medikamenten (Atropin, Orciprenalin) ansprechbar bleibt. Das Husten sollte, genauso wie die richtige Atemtechnik, mit dem Patienten vor der HKU besprochen und geübt werden.

Bei anhaltender Bradykardie sollte zunächst ein Therapieversuch mit Atropin 1 mg, ggf. Wiederholung mit 1,5 mg Atropin nach 5 min, unternommen werden. In Ausnahmefällen kann auch Isoprenalin gegeben werden, hier muss jedoch die potenziell proarrhythmogene Wirkung berücksichtigt werden.

Treten bradykarde HRST im Rahmen eines AMI auf, z.B. bei Rekanalisation der rechten Koronararterie, sollte vorsichtshalber ein passagerer Schrittmacher gelegt werden. Auch bei der Rotablation der rechten Koronararterie sind Bradykardien und passagere

AV-Blockierungen zu beobachten und Verlangen eine entsprechende Vorsicht und Prophylaxe mit kurzen Phasen der Rotablation und Vorausinjektion von Atropin. Eine Bradykardie verbunden mit einer vegetativen Begleitsymptomatik muss immer als ernstes Zeichen und Hinweis auf eine Blutung, z.B. bei Perikardtamponade, gewertet werden.

11.4 Anlage eines temporären Schrittmachers

Zur Anlage einer temporären, transvenösen Schrittmachersonde können als Zugang die V. jugularis, V. subclavia und V. femoralis verwendet werden [2]. Vom rein anatomischen Standpunkt aus ist die Platzierung der Schrittmachersonde über die rechte V. jugularis am einfachsten, da bei diesem Zugang ein Legen ohne Durchleuchtung möglich ist. In der Notfallsituation im Herzkatheter ist dies jedoch i.d.R. nicht praktikabel. In diesem Fall kann die Sonde vorzugsweise über die V. femoralis unter Durchleuchtung platziert werden. Praktisch sollte wie folgt vorgegangen werden:
- Punktion der V. femoralis medial der Arterie
- Einführen einer 5-F-Schleuse
- Vorführen einer Schrittmachersonde (z.B. Pacing Electrode Catheter, Bard Electrophysiology, Lowell MA, USA) in PA-Projektion bis zum Herzen
- Platzierung der Sonde in PA-Projektion im Apex des RV
- Bestimmung der Reizschwelle (geringste Impulsamplitude, mit der eine Stimulation des Herzens möglich ist), Einstellung der Stimulation auf die 3-fache Reizschwelle (Sicherheitsbereich)
- Bestimmung der Wahrnehmung des elektrischen Signals des Herzens (es wird eine asynchrone Stimulation bei intermittierendem Eigenrhythmus verhindert)

Die Platzierung der Schrittmachersonde orientiert sich an einer Kombination aus anatomischen und elektrischen Daten. Um eine stabile Lage zu erreichen, sollte prinzipiell eine Platzierung im Apex des RV angestrebt werden. Die Reizschwelle sollte unter 3 V bei einer Impulsdauer von 0,5 ms liegen. Dies gewährleistet, dass die Energieabgabe des Schrittmachers mit einem ausreichenden Sicherheitsabstand (i.d.R. 3-fache Reizschwelle) eingestellt werden kann, da insbesondere im Rahmen eines ischämischen Ereignisses ein Reizschwellenanstieg auftreten kann. Eine Ausnahme stellt der Rechtsherzinfarkt dar, bei dem die Schrittmacherelektrode in den RA gelegt wird, da eine Kammermyokardstimulation im infarzierten Gewebe nicht effektiv ist.

> **Merke**: Bei einem Hinterwandinfarkt mit Rechtsherzinfarkt ist die Vorhofstimulation und nicht die rechtsventrikuläre Stimulation einzusetzen, da sonst eine elektrische Stimulation ohne mechanische Antwort erfolgt.

Gelingt eine Platzierung einer Schrittmachersonde in der Notfallsituation aus anatomischen Gründen nicht, kann in Ausnahmefällen auch eine transkutane Stimulation über Selbstklebepatches (z.B. Quik-Combo, Medtronic GmbH, Meerbusch) und ein externes Defibrillatorsystem mit Schrittmacherfunktion (z.B. Lifepak, Medtronic GmbH) vorgenommen werden. Dazu sollten die Patches möglichst anterior-posterior platziert werden, um eine gute Energieübertragung zu gewährleisten. Die externe Stimulation wird mit einer Energie von 100 mA begonnen und muss bis zur adäquaten hämodynamischen Reaktion (Puls, RR) gesteigert werden. Da dies jedoch für den Patienten sehr unangenehm und schmerzhaft ist, weil es zu Kontraktionen der gesamten Thoraxmuskulatur kommt und somit auch das Weiterführen der HKU erschwert wird, sollte dies die absolute

Ausnahme bleiben und, wenn unvermeidbar, möglichst bei intubiertem und beatmetem Patienten erfolgen.

> **Merke**: Die externe Stimulation ist nur effektiv, wenn die Energieabgabe so hoch gewählt wird, dass nicht nur ein elektrisches Signal, sondern auch eine mechanische Kontraktion des Herzens und ein effektiver Puls beobachtet werden.

11.5 Tachykarde Herzrhythmusstörungen

Im Rahmen einer HKU muss prinzipiell mit 2 Arten von tachykarden HRST gerechnet werden, der VT und dem Kammerflimmern. Beide Formen können zum einen während der Laevokardiographie katheterinduziert auftreten, werden jedoch auch während der Darstellung der Herzkranzgefäße beobachtet.

Die häufigste Ursache für Kammerflimmern ist die KM-Injektion bei Verschlussdruck, erkennbar an einem Druckabfall an der Katheterspitze. Daher ist die Druckkurve durch Operateur und Assistent im Auge zu behalten und jede sogenannte Ventrikularisierung zu vermeiden. Unter diesem Begriff wird ein Druckabfall mit Aufhebung der typischen arteriellen Kurvenform verstanden. Werden 4-F-Katheter genutzt, sind diese malignen Rhythmusstörungen seltener als bei größeren Kathetern, da ein Verschlussdruck bei der Sondierung seltener beobachtet wird.

Andere, sicher noch dramatischere Ursachen sind z.B. die versehentlichen Injektionen von Thromben oder Luft in die Koronararterie; die Therapie noch schwieriger. Vorbeugend sollte deshalb immer der Rückfluss aus dem Katheter frei sein und der Katheter noch vor der Intubation innerhalb der Aorta freigespült werden.

Zu den Bedingungen, die das Auftreten von malignen Rhythmusstörungen fördern, gehören auch die Injektion von kalten Kochsalzlösungen, kaltem KM, sowie bestehende Hypotension und Elektrolytstörungen.

> **Merke**: Da Kammerflimmern bei einer Herzkatheteruntersuchung nicht selten eine iatrogene Ursache hat, sollte jeder Fall Anlass zur selbstkritischen Analyse mit der Suche einer vermeidbaren Fehlerquelle sein.

Bei instabiler VT und bei Kammerflimmern ist die sofortige Defibrillation die Therapie der Wahl. Da wenige Sekunden über das Schicksal des Patienten entscheiden, muss ein Defibrillator einsatzbereit und vor jedem Eingriff geprüft in der unmittelbaren Nähe des Kathetertisches vorhanden sein.

Bei neueren Defibrillatoren, die eine biphasische Schockform besitzen, sollte initial mit 200 J defibrilliert werden. Kommt hingegen ein älterer Defibrillator mit monophasischer Schockform zum Einsatz, sollten schon beim 1. Schock 360 J abgegeben werden [3, 4]. Entscheidend ist aber, dass keine Zeit verloren wird: Der BV muss hochgefahren, die mechanische Herzmassage begonnen und bis zur Aufladung des Defibrillators durchgeführt werden.

> **Merke**: Auch beim Kammerflimmern kann das Husten des Patienten einen Restkreislauf erhalten, der den Patienten bei Bewusstsein hält. Erst wenn alles bereit ist und der Defibrillator geladen ist, hört der Patient auf zu husten. Er wird in der Folge bewusstlos und kann ohne Beeinträchtigung defibrilliert werden.

Tritt Kammerflimmern während eines akuten Infarkts oder bei Verschluss eines Gefäßes im HKL auf, das sich nicht durch einmalige Schockabgabe terminieren lässt, sollten Reanimationsmaßnahmen entsprechend den empfohlenen Leitlinien durchgeführt werden [5]. Hierbei sollte auch Amiodaron

(300 mg als Kurzinfusion) zur Rhythmusstabilisierung eingesetzt werden. Im Rahmen der speziellen Situation im HKL sollte jedoch berücksichtigt werden, dass die Wiedereröffnung eines verschlossenen Gefäßes in vielen Fällen die wichtigste Maßnahme ist, anhaltende ventrikuläre Rhythmusstörungen zu kontrollieren. Sollten auch diese Maßnahmen nicht zum Erfolg führen, ist die mechanische Herzmassage weiterzuführen. Mechanische Reanimationssysteme, z.B. LUCAS (Medtronic, Düsseldorf) I ohne und II mit Batteriebetrieb für 45 Minuten, haben sich in diesen Situationen bewährt, da sie zu mindestens eingeschränkt eine Koronarangiographie und PCI auch während der Herzmassage erlauben, ohne das Personal einer zu hohen, sonst nicht zu vermeidenden Strahlenbelastung im direkten Strahlengang auszusetzen.

Tritt eine hämodynamisch stabile VT auf, kann vor einer elektrischen Therapie ein medikamentöser Therapieversuch unternommen werden. Hier hat sich die Bolus-Gabe von 50 mg Ajmalin (oder körpergewichtadaptiert: 1 mg/kg KG Ajmalin, z.B. Gilurytmal) langsam i.v. bewährt.

11.6 Hypertensiver Notfall

Eine hypertensive Entgleisung wird im HKL nicht selten beobachtet. Der Patient reagiert ängstlich auf die ihm fremde Situation, was einen Anstieg des RR besonders bei Hypertonikern bewirkt. Eine vielleicht unbekannte Hypertonie wird womöglich sogar demaskiert. Um hypertensive Entgleisungen auf dem Boden von Angstzuständen zu verhindern, ist eine gute Vorbereitung und Aufklärung des Patienten erforderlich. Hierbei können Informationsbroschüren hilfreich sein (s. Begleit-CD). Zur Linderung von Angstzuständen können auch im HKL akut 5 mg Diazepam s.l. oder ca. 1 h vor der Untersuchung $^{1}/_{2}$ Tbl. Flunitrazepam (Rohypnol) verabreicht werden. Manchmal hilft Zolpidem (Stilnox). Patienten nehmen zudem häufig am Tag der Untersuchung fälschlicherweise ihre Medikamente nicht ein, da sie davon ausgehen, nüchtern bleiben zu müssen und das auch auf die Medikamenteneinnahme ausdehnen. Ein weiterer, nicht seltener Grund für einen RR-Anstieg kann auch Harndrang während der Untersuchung sein, den

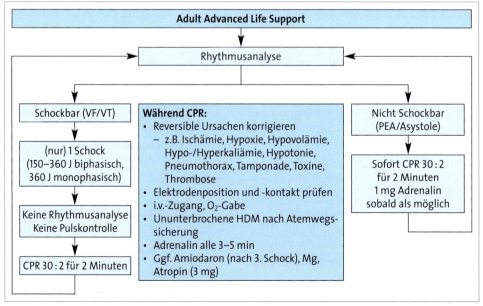

Abb. 11.1: Reanimationsalgorithmus des European Resuscitation Council von 2005

der Patient aus Scham möglicherweise nicht angibt und der als ausgesprochen quälend empfunden wird.

Normotensive RR-Werte sind jedoch während der HKU unbedingt anzustreben, da andernfalls durch die Gabe von Heparin ein erhöhtes Risiko einer intrazerebralen Blutung besteht. Ein erhöhter RR kann bei gleichzeitiger Gabe von KM auch zum Linksherzversagen und Lungenödem führen.

Zur akuten Senkung des RR im HKL können folgende Stoffe eingesetzt werden:
- Nitroglycerin: 0,2–0,6 mg i.c./i.a. (akut und mehrfach)
- Glyceroltrinitrat (Nitrolingual infus.): 1–3 mg/h (z.T. bis 10 mg/h) i.v.
- Nitroprussid Natrium: initial 0,2 µg/kg KG/min i.v., ggf. steigern bis 10 µg/kg KG/min
- Urapidil (Ebrantil): 12,5–25 mg langsam i.v.
- Metoprolol (Beloc): 5–10 mg langsam i.v.

11.7 Lungenödem

Während der Koronarangiographie ist die Gabe von KM zu Darstellung der Herzkranzgefäße notwendig. Auch wenn die KM-Menge einer diagnostischen Koronarangiographie 100 ml und einer Intervention 300 ml nicht überschreiten soll [6], kann es durch die Gabe von KM, insbesondere bei vorher stark eingeschränkter LVF, zum Lungenödem kommen. Der Patient fällt klinisch durch folgende Symptome auf:
- Dyspnoe/Orthopnoe/Tachypnoe
- Zyanose
- Rot-schaumiges Sputum
- Hypotonie
- Unruhe

In diesem Fall sind sofort folgende Maßnahmen zu ergreifen:
- O_2-Gabe (6–10 l/min)
- Nitroglycerin-Perfusor (2–6 mg/h druckadaptiert)
- Furosemid 40 mg i.v.
- Morphin 5 mg i.v.
- Bei kardiogenem Schock ggf. Katecholamine
- Ggf. Intubation

11.8 Perikardtamponade

11.8.1 Klinik der Perikardtamponade

Die Perikardtamponade stellt eine typische klinische Notfallsituation dar, bei der eine rasche Diagnostik und Therapie notwendig sind [7]. Die klinischen Zeichen der Tamponade beinhalten Dyspnoe, Tachykardie, Halsvenenstauung, abgeschwächte Herztöne, Pulsus paradoxus mit RR-Abfall während der Inspiration um > 10 mmHg und RR-Abfall < 100 mmHg. Wird das Perikard durch eine Perforation während einer HKU oder Intervention verletzt, treten stärkste Schmerzen auf, die z.T. morphinresistent sind. Auch die Verletzung mit einer Brockenbrough-Nadel wird sofort verspürt. Verletzungen sind aber z.T. klinisch stumm oder der Patient verspürt nur ein Unwohlsein, eine Übelkeit und ein Angstgefühl. Die HF kann zunächst abfallen, wenn eine vagotone Reaktion im Vordergrund steht. Der Patient wird plötzlich hypoton. Er verliert das Bewusstsein.

Eine Sonderform ist die Tamponade bei Myokardrupturen: plötzlicher Bewusstseinsverlust, Druckverlust und paradox weiterlaufendes EKG mit einer konstanten HF von 50–60/min.

Im HKL, das interventionell arbeitet, muss jederzeit mit einer Tamponade gerechnet werden, da sie bei koronaren, aber auch nichtkoronaren Eingriffen auftreten kann (s. Tab. 11.1). Entsprechende Notfall-Perikardpunktionssets sollten vorgehalten werden und jederzeit verfügbar sein.

Tab. 11.1: Eingriffe mit erhöhtem Risiko für eine Koronar- oder Ventrikelperforation

- Intervention mit Gefäß-Ballon-Mismatch > 1:1,5
- Hohe, wenn auch notwendige, Drücke für die Ballon- und Stentimplantation
- Rotablation
- Atherektomie
- Interventionen an Ostiumstenosen
- Myokardbiopsien
- Aortenklappenimplantationen
- Transseptale Punktion und alle damit verbundenen Eingriffe:
  – PFO-Verschluss
  – LAA-Verschluss
  – Mitralklappenintervention
  – PV-Ablation
  – Vorhofflimmernablation

11.8.2 Bestimmung der Ergussmenge im Echokardiogramm

11.8.2.1 Abschätzen der Ergussgröße

Ein PE wird mittels Ultraschalldiagnostik schon bei geringen Mengen sicher erfasst. Ätiologisch stehen Patienten mit Herzinsuffizienz und Neoplasien im Vordergrund, zunehmend auch postoperative Patienten. Patienten mit akuter Perikarditis und Kollagenerkrankungen machen einen Großteil der Patienten mit PE aus. Nicht selten ist der Nachweis eines PE das erste Zeichen, das auf eine Hypothyreose hinweist.

Unterschieden wird der PE in der Ausdehnung nach Horowitz et al. [8] in 4 verschiedene Typen (s. Tab. 11.2).

Mit dieser Methode wird jedoch nur eine grobe Quantifizierung erreicht. Die Bestimmung des Durchmessers der Ergussbildung an der Hinterwand reicht ebenfalls zur Quantifizierung nicht aus, da bei einem normal großen Herzen ein Erguss mit einem Durchmesser von 1 cm auf eine wesentlich geringere Ergussmenge hinweist, als wenn eine Ergussgröße von 1 cm bei einem dilatierten Herzen vorliegt. Thrombosiert ein Hämoperikard, wird die Abschätzung im Ultraschall weiter erschwert.

11.8.2.2 Semiquantitative Einteilung

Eine andere **semiquantitative** Methode wurde vorgeschlagen [9, 10, 14]:

- Schmaler Erguss: < 10 mm echoarme Zone
- Mittelgradiger PE: 11–20 mm echoarme Zone
- Großer PE: > 20 mm echoarme Zone

11.8.2.3 Quantifizierung des Perikardergusses

Zur **Quantifizierung** wurde von Schweizer et al. eine modifizierte Fassformel entwickelt [11, 12]. Diese Methode wurde von uns auch auf die 2D-Echokardiographie übertragen [7, 13]. Das Vorgehen ist in Abbildung 11.3 schematisch dargestellt. Wesentlich ist, dass die Bestimmung in der systolischen Herzphase erfolgt. Eine alternative Methode zur

Tab. 11.2: Perikardergusseinteilung nach Horowitz (vgl. Abb. 11.2) [nach 8]

Typ A	Kein Erguss
Typ B	Systolische Separation von Epikard und Perikard
Typ C1	Systolische und diastolische Separation des Epikards und Perikards (schmaler Erguss > 16 ml)
Typ C2	Systolische und diastolische Separation von Epikard und Perikard mit abgeschwächter Perikardbewegung
Typ D	Ausgeprägte Separation von Epikard und Perikard mit großer, echofreier Zone
Typ E	Perikardverschiebung (> 4 mm)

11.8 Perikardtamponade

Abb. 11.2: Schematische Darstellung des EKG und der Hinterwand des LV mit M-Mode-Registrierung, Darstellung von EN (Endokard), EP (Epikard) und P (Perikard). In der Schemazeichnung **a)** ist der Normalbefund angegeben. **b–d)** bezeichnet die zunehmende PE-Bildung mit Separation von EN und P. **e)** Darstellung der Wandbewegung bei Perikardverdickung. Modifiziert nach [8]

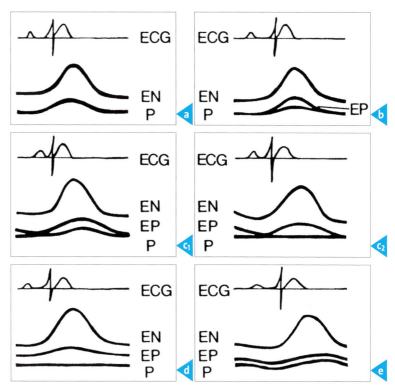

Abb. 11.3: Darstellung der Volumenbestimmung des PE durch Subtraktion des epikardialen Volumens vom Perikardvolumen. Wichtig ist, auf die orthogonale Anschallung des Herzens zu achten. Modifiziert nach [7]. HW = Hinterwand, Dp = Durchmesser der Perikardgrenzen, DE = Durchmesser der Epikardgrenzen, VPE = Volumen des Perikardergusses

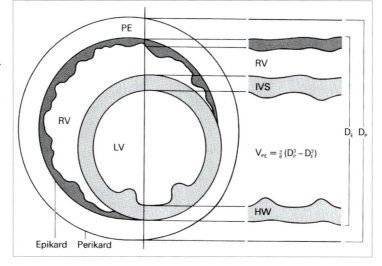

$$V_{PE} = \tfrac{\pi}{6}(D_P^3 - D_E^3)$$

Bestimmung des Volumens des PE ergibt sich durch Berücksichtigung der Längsachse und Querachse des Herzens unter Verwendung eines Rotationsellipsoids, ohne dass aber die Genauigkeit erhöht werden könnte [41].

$V_{Perikarerguss} = V_{Perikardbeutel} - V_{Herz}$

$V_{Perikardbeutel}$ bzw. $V_{Herz} = \pi \times {}^4/_3 \times {}^1/_2\,L \times {}^1/_2\,D_1 \times {}^1/_2\,D_2$

$V_{Perikardbeutel}$ bzw. V_{Herz} = Volumen umgrenzt vom Perikard oder Epikard

- L = maximaler Längsdurchmesser (Perikard schallkopfnah zu Perikard schallkopffern im 4CH-Blick, bzw. Epikard vom Apex bis Epikard LA-Dach)
- D_1 = Querdurchmesser im 4CH-Blick orthogonal zu L (Perikard zu Perikard, bzw. LV- zu RV-Epikard)
- D_2 = Querdurchmesser in der parasternalen Kurzachse (Perikard zu Perikard, bzw. RV- zu LV-Epikard)

Der Korrelationskoeffizient zwischen abgezogener Ergussmenge und berechneter Größe betrug 0,97, die Regressionsgleichung y = 0,95x + 21,25 [41] erklärt die gute Übereinstimmung über einen weiten Bereich.

Die Bedeutung der Bestimmung der Ergussmenge wird an den Ergebnissen von 182 Patienten sichtbar. Bei Ergussmengen < 100 ml entwickelte sich in keinem Fall eine Perikardtamponade, bei Ergussmengen bis 400 ml in 13% der Fälle und bei Ergussmengen > 400 ml in 39% der Fälle [13]. Die Bestimmung der Ergussmenge ist daher für die Therapieentscheidung und die Überwachung der Patienten von großer Bedeutung. Die 3D-Echokardiographie scheint prädestiniert dafür zu sein, eine noch genauere Bestimmung von PE-Volumina zu erreichen. Studienergebnisse diesbezüglich stehen noch aus.

Merke: Ein groß erscheinender Perikarderguss bei kleinem hypertrophierten Ventrikel kann hämodynamisch die gleiche Bedeutung wie ein klein erscheinender Erguss bei großem Herzen haben. Die enge Verlaufskontrolle von Herzfrequenz und Blutdruck hilft unter Beachtung der Tamponadezeichen im Echokardiogramm bei der Entscheidungsfindung im Herzkatheterlabor.

Tab. 11.3: Zeichen der Perikardtamponade

1. Klinische Zeichen der Tamponade: Beck'sche Trias von 1935 [45]
• Hypotension
• Jugularvenenstauung
• Leise Herztöne
2. Echokardiographische Zeichen der Tamponade [34]
• Frühdiastolischer RV-Kollaps
• Spätdiastolischer RA-Kollaps
• Spätdiastolischer LA-Kollaps
• Erweiterung und verminderte Atemvariation der VCS/VCI
• Abnormale MV-Bewegung
• Pseudo-SAM (systolische Einwärtsbewegung des anterioren Mitralsegels) – DE↑ S↓ Slope vermindert
• RV < LV
• Pseudo-LV-Hypertrophie

11.8 Perikardtamponade

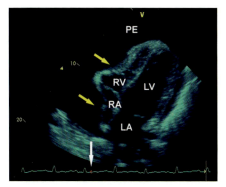
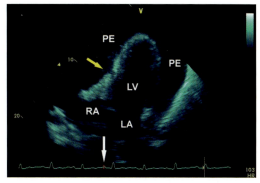

Abb. 11.4: Ausgeprägter PE im 2D-Echokardiogramm mit im Erguss schwimmendem Herzen („Swinging heart"). **Links:** Darstellung des Kollapses der rechtsventrikulären Vorderwand (RV) und Kompression des RA (gelbe **Pfeile**). Im EKG ist mit **Pfeil** die Herzphase dargestellt, in der das Bild aufgenommen wurde. Die wechselnde Amplitude der gleichzeitig abgeleiteten EKGs wird „elektrischer Alternans" genannt. Im weiteren Verlauf des Herzzyklus (weißer **Pfeil**) kommt es zur vollständigen Kompression des RV.

Die klinischen und echokardiographischen Zeichen der Perikardtamponade sind in Tabelle 11.3 aufgelistet.

11.8.3 Echokardiographie der Perikardtamponade

Echokardiographisch wurde von Schiller und Botvinik [14] bei Perikardtamponade exspiratorisch eine Abnahme des Durchmessers des RV auf < 1 cm bei der Tamponade festgestellt. Settle et al. [15] ergänzten die Angaben durch den Nachweis einer Zunahme des Durchmessers des RV bei der Inspiration mit Abnahme des Durchmessers des LV und Abnahme des EF-Slopes (frühdiastolische Schlussbewegung) der MK. Als wichtigstes Zeichen der Tamponade (s. Tab. 11.3) werden heute der diastolische Kollaps des RA [16, 17] und RV [15, 18] betrachtet (s. Abb. 11.4). Der Kollaps tritt auf, wenn diastolisch der intraperikardiale Druck den intraventrikulären Druck übersteigt (s. Abb. 11.5). Wird dieses Zeichen beobachtet, ist das HZV bereits um 10–15% abgefallen; die Indikation (Klasse I) zur Punktion ist gegeben [19–21], allerdings kann das Zeichen bei rechtsventrikulärer Dilatation und Hypertrophie fehlen [7].

Pathophysiologie der Herztamponade:

PE
↓
Intraperikardiale Drucksteigerung
↓
Intraperikardialer Druck höher als Druck im RV
↓
Kompression des rechten Herzens

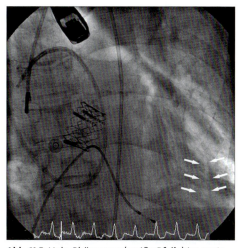

Abb. 11.5: Halo-Phänomen (weiße **Pfeile**) im postero-anterioren Strahlengang nach Ventrikelperforation im Rahmen einer perkutanen Aortenklappenimplantation

11.8.4 Mögliche Ursachen einer falsch positiven Diagnose eines Perikardergusses

Wesentlich erscheint die Kenntnis falsch positiver und falsch negativer Befunde eines PE, die einen entscheidenden Einfluss auf die Therapie nehmen können. Diese Befunde (s. Tab. 11.4) wurden von Cikes und Ernst [21] zusammengetragen.

11.8.5 Perikardpunktion

11.8.5.1 Vorbemerkungen zur Perikardpunktion

Bereits 1841 wurde über die Punktion des Perikards berichtet (zitiert nach [23]). Aufgrund der hohen Zahl der Nebenwirkungen und z.T. schwerwiegenden Komplikationen wurde 1956 von Bishop et al. die Registrierung des EKGs über eine eingeführte Elektrode vorgeschlagen [24]. Nachteilig an dieser Methode ist jedoch, dass eine Änderung des EKGs erst

Tab. 11.4: Probleme der korrekten Diagnostik eines Perikardergusses

Falsche Untersuchungstechnik:

- Falsche Einstellung des echokardiographischen Geräts
- Falsche Schallkopfpositionierung oder falsche Schallstrahlrichtung [22]
- Unvollständige Untersuchung aller Wandabschnitte

Falsch positiver Erguss im Bereich der Vorderwand:

- Subepikardiales Fett
- Zysten, Tumoren
- Hernie des Foramen Morgagni
- Katheter im RV
- Fehlinterpretation des IVS als rechtsventrikuläre Vorderwand

Falsch positiver Erguss im Bereich der Hinterwand:

- Pleuraerguss
- Inferiore linke Lungenvene
- Postoperatives mediastinales Hämatom mit RA-/RV-Kompression
- Aorta thoracica
- Koronarsinus
- Koronararterienaneurysma
- Massiv vergrößerter LA
- Anteile des RV
- Pseudoaneurysma des LV
- Mitralringverkalkung
- Verdickte oder verkalkte Chordae tendineae
- Papillarmuskel
- Kollabierte Lungenflügel, Infiltrate
- Reverberationen

registriert wird, wenn bereits eine Verletzung des Myokards eingetreten ist. Die Leitung der Punktion durch die Echokardiographie und die Verwendung von Kathetern an der Stelle von liegenden Nadeln erzielte entscheidende Verbesserungen [11, 23, 25–27].

Im Gegensatz zu anderen Autoren [26] wird die obligate Durchführung der Perikardpunktion unter Durchleuchtungskontrolle und entsprechender hämodynamischer Überwachung im HKL von uns, wie auch von der Mayo-Klinik, Rochester, USA, als nicht zwingend betrachtet, da bei Anwendung dieser Technik in 5% der Fälle schwere Komplikationen beobachtet werden [27]. Die wesentliche Erhöhung der Sicherheit ist durch die Einführung der ein- und zweidimensionalen Echokardiographie in die Perikardpunktion, entweder durch die ultraschallgestützte [28] oder Ultraschall geleitete Perikardpunktion, erreicht worden [11, 12]. Bei der ersten Technik wird der Patient in Rü-

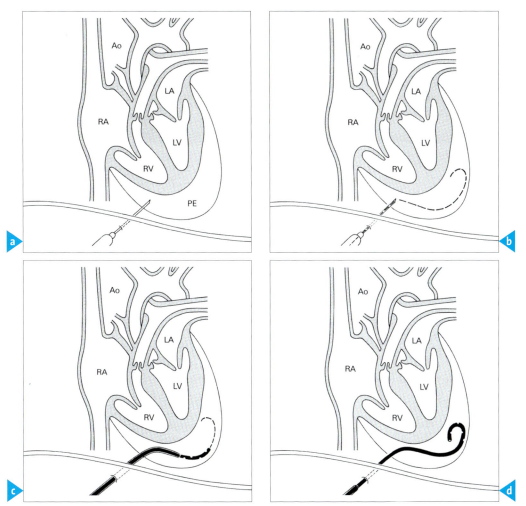

Abb. 11.6a–d: Schematische Darstellung der Technik der perkutanen Perikarddrainage. Modifiziert nach [7]. **a)** Subkostale Punktion des Perikards vom linken Epigastrium aus in Richtung linke Schulter. **b)** Einführung eines J-Führungsdrahts in Seldinger-Technik. **c)** Einführung eines 7-F-Pigtail-Katheters durch ein 7-F-Einführungsbesteck. **d)** Entfernung des Führungsdrahts und des Einführungsbestecks nach exakter Katheterplatzierung

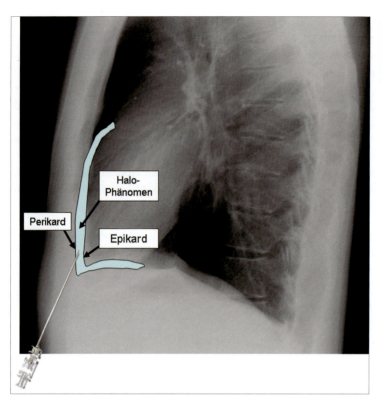

Abb. 11.7: Schematische Darstellung der radiologisch gestützten Perikardpunktion im lateralen Strahlengang (Fotomontage)

Tab. 11.5: Indikationen zur Perikardpunktion nach der ESC [9]

Klasse I	Akute Tamponade
	• PE von > 20 mm in der Diastole
	• V.a. bakterielle oder tuberkulöse Perikarditis
Klasse IIa	Erguss 10–20 mm
	• Aus anderen als den o.g. diagnostischen Gründen
	• V.a. Tumorerkrankung
Klasse IIb	Erguss < 10 mm
	• Aus anderen als den o.g. Gründen
Klasse III	Aortendissektion
	• Thrombozytopenie < 50 000/m³
	• Schmale, dorsal gelegene Ergüsse
	• Antikoagulation

ckenlage von allen Anlotpunkten aus angeschallt.

Bei der ultraschallgestützten Punktion wird ein spezieller Schallkopf verwandt, bei dem die Nadel bei kontinuierlicher Anlotung vorgeschoben werden kann [11].

11.8.5.2 Indikation zur Perikardpunktion nach der ESC

Ist der PE > 20 mm in der Diastole, besteht eine Klasse-I-Indikation [9], (s. Tab. 11.5). Eine weitere Indikation ergibt sich bei Punktionen, die aus diagnostischen Gründen bei V.a. bakterielle oder tuberkulöse Perikarditis durchgeführt werden.

11.8.5.3 Punktionsvorbereitung

Ist der Patient im Schock, kann eine vorübergehende Stabilisierung durch Volumensubstitution erreicht werden, die entweder venös oder bei liegendem Katheter intraarteriell erfolgt [10]. Heute wird die Kombination einer raschen Volumensubstitution mittels Kochsalzinfusion und gleichzeitiger Gabe von Dobutamin empfohlen, da die Kombinationstherapie der alleinigen Volumensubstitution überlegen ist [29].

Transthorakal und subkostal wird das Herz in allen Schnittebenen dargestellt und der Abstand zum Erguss abgeschätzt. Dies ist notwendig, damit die Eindringtiefe der Nadel geschätzt werden kann. Ein venöser Zugang muss geschaffen werden. Sämtliche Notfallmedikamente müssen erreichbar sein. Es empfiehlt sich, sowohl Atropin als auch Lidocain bereits in Spritzen aufzuziehen oder Fertigspritzen zu verwenden. Um eine rasche und standardisierte sichere Punktion in Notfällen zu erreichen, ist ein komplett vorbereitetes Punktionsset entwickelt worden [30], (s. Tab. 11.6).

Tab. 11.6: Instrumentarium für die Perikardpunktion

2 Lochtücher (Royal Drape 45 x 75 cm)
2 Abdecktücher (50 x 50 cm)
3 Kanülen Nr. 1
1 Nadel Nr. 12, Hautanästhesie, Scandicain 1%
1 Spinalnadel (0,65 x 90 mm), Tiefenanästhesie, Scandicain 1%
1 Einmalskalpell, Feather
1 Punktionsnadel, 1,4 x 70 mm (17,5 G) 2 x 20
2 x 50-ml-Spritzen, 1 x 2-ml-Spritze
J-Führungsdraht (0,9 mm, Länge 150 cm)
1 Vierwegehahn
2 Klebefolien, Tegaderm (10 x 25 cm)
1 Nahtbesteck, Ethibond 3,5 m/75 cm
1 Nadelhalter
7-F- oder 5-F-Schleuse, Länge 10 cm
7-F- oder 5-F-Pigtail-Angiographiekatheter, Länge 110 cm

11.8.5.4 Punktionsort

Als Punktionsort werden sowohl subkostale als auch thorakale Lokalisationen vorgeschlagen [28, 31]. In einer Auswertung von 80 Patienten konnte in 70% der Fälle die Punktion von subkostal aus vorgenommen werden. Ein Ansatz, der im Herzkatheterlabor meist gewählt wird. In Fällen ausgeprägter Adipositas und/oder Hepatomegalie wird nicht subkostal, sondern apikal punktiert, da nach subkostaler Punktion peritoneale Blutungskomplikationen beobachtet werden. Die apikale Punktion ist aber ebenfalls nicht unproblematisch. Eine Ventrikelpunktion, die zur Verstärkung der akuten Tamponadezeichen führt, ist eine klassische Komplikation. In 30% der Fälle ist aber die apikale Punktionsstelle notwendig. Es wird nicht parasternal (v.a. nicht näher als 2 cm zum Sternalrand aufgrund der hier verlaufenden IMA), sondern thorakal an der Stelle punktiert, an der ohne Lungeninterposition (starke Reflektion) die stärkste Ergussbildung festgestellt wird und die größte Nähe zur Thoraxwand besteht [27]. Die Punktionsstelle liegt z.T. sogar axillar. Von anderen Autoren ist sogar die Punktion von lateral und dorsal bei gleichzeitig bestehendem Pleuraerguss vorgeschlagen worden [28].

> **Merke:** Als Punktionsstelle wird der Punkt ausgesucht, an dem der Perikarderguss die größte Ausdehnung und die kürzeste Entfernung zur Thoraxwand hat: häufig in apikaler oder links lateraler Position.

11.8.5.5 Punktionstechnik

Die Punktion erfolgt unter kontinuierlicher EKG- und RR-Kontrolle. Liegt ein Rechtsherzkatheter, kann am Verlauf der Druckänderung im RA und PA die Effektivität der Druckentlastung des Perikards gut erfasst werden (s. Abb. 7.24).

Wenn möglich, ist die Rechtsherzkatheteruntersuchung hilfreich, um eine feuchte Pericarditis constrictiva auszuschließen. Sie wird sich nach Ablassen des Ergusses manifestieren [9]. Subkostal wird der linke epigastrische Winkel zwischen Xyphoid und Rippenbogenrand aufgesucht und zunächst mit 2% Novocain-Lösung kutan anästhesiert (dünne 12er-Nadel). Eine lange, dünne Nadel (7 cm) wird sodann unter Aspiration vorgeführt und eine Tiefenanästhesie vorgenommen. Die Nadel stößt zunächst auf das Periost des Rippenbogenrands, das anästhesiert wird. Um den Rippenbogenrand wird die Nadel dann flach auf die linke Schulter zugeführt, indem sie aus einer zunächst sehr steilen in eine jetzt flache Lage gebracht wird. (s. Abb. 11.5). Im Gegensatz zu anderen Autoren empfehlen wir, die Nadel auf die linke Schulter zuzuführen, da dann senkrecht auf den Perikardraum zugestoßen und die Gefahr der Punktion des RA vermieden wird [7, 12]. Diese Komplikation ist in unserem Krankengut gesehen worden, wenn auf die rechte Schulter zu punktiert wurde.

Vor der Durchstoßung des Perikards ist ein höherer Widerstand zu überwinden. Nach Aspiration in die Spritze darf nicht mehr weiter anästhesiert werden, die Eindringtiefe der Anästhesienadel wird abgeschätzt.

Nach Wechsel auf die Punktionsnadel wird unter konstanter Aspiration zunächst steil auf den Rippenbogenrand und dann um den Rippenbogen herum flach auf die linke Schulter zu punktiert.

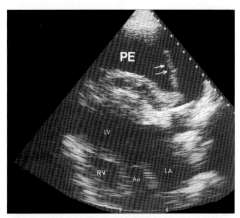

Abb. 11.8: Drainage eines großen PE mittels Pigtail-Katheter (**Pfeile**). Erkennbar die Verdickung des Perikards

Wird bei Aspiration ein hämorrhagischer Erguss gefunden, wird zur Differenzierung zwischen einer Fehlpunktion und der korrekten Lage der Nadel ein Echokontrastmittel injiziert. Hierfür verwenden wir eine agitierte Gelatinelösung (Gelafundin): 10 ml werden in eine Luer-Lock-Spritze aufgezogen und über einen angeschraubten Dreiwegehahn in eine 2. leere Luer-Lock-Spritze hin- und herbewegt. Die hierbei entstehende Verwirbelung der minimalen Luftbeimengung durch das Verbindungssystem reicht aus, um eine deutliche Kontrastierung zu erreichen. Die klare Lösung wird trüb. Findet sich jetzt nach Injektion eine Anfärbung des echofreien Raums, liegt die Punktionsnadel regelrecht. Mit dieser Technik können selbst septierte Perikardergüsse sicher punktiert werden (s. Abb. 11.5).

Nach Punktion wird über die Nadel ein langer gebogener Führungsdraht vorgeführt und die Nadel zurückgezogen.

Nach Erweiterung der Punktionsstelle mittels eines Skalpells wird über den Draht das Einführungsbesteck vorgeführt. Das Perikard ist derb, daher muss ein höherer Widerstand überwunden werden. Zwingend ist also die sichere Lage des Drahts, der weit vorgeführt werden sollte.

Nach Zurückziehen des Dilatators wird über den liegenden Draht ein Pigtail-Katheter vorgeführt (s. Abb. 11.8). Nach Rückzug des Drahts wird über einen Dreiwegehahn eine Spritze zur Aspiration angesetzt. Am einfachsten ist die direkte Verbindung zu einem Beutel mit einem Vakuum. Alternativ kann mit 50-ml-Spritzen aspiriert und ein steriler Beutel gefüllt werden. Gleichzeitig wird Volumen i.v. infundiert.

Vor Anlagen des Verbands wird die Einführungshülse zurückgezogen, sodass nur der Pigtail-Katheter verbleibt.

Die Entlastung von bis zu 1 l Perikardflüssigkeit ist erlaubt. Es wird empfohlen, größere Flüssigkeitsmengen fraktioniert über 1 oder 2 Tage abzulassen, damit die Entwicklung des Syndroms einer akuten Rechtsherzdekompression verhindert wird [9].

Wegen der Gefahr von Infektionen sollte der Katheter nach 48 h gezogen werden. Wenn notwendig, muss wieder neu punktiert werden, wenn auch beschrieben wurde, dass eine Drainage mehrere Tage liegen kann; > 250 ml Erguss können täglich nachlaufen [9]. Allerdings beobachteten wir mit diesem Vorgehen eine Rezidivrate, selbst bei Tumorpatienten, von < 5% [19].

Um eine feuchte Pericarditis constrictiva ausschließen zu können, muss neben dem Druck im Perikard auch der Druck im RV mittels Rechtsherzkatheteruntersuchung bestimmt werden. Nach Ablassen des Ergusses manifestiert sich diese Sonderform der Perikarditis und eines Perikardergusses an einem bleibenden Hämodynamikbild der Konstriktion [9].

11.8.5.6 Untersuchung des Perikardergusses

Bei einem Notfall im HKL mit Tamponade ist keine weitergehende Diagnostik der Flüssigkeit notwendig. Sonst aber ergeben sich folgende Empfehlungen der ESC [9], (s. Tab. 11.7).

11.8.5.7 Monitoring

Bei effektiver Entlastung wird der Patient sofort eine Erleichterung verspüren, die HF sinkt, der Blutdruck steigt an (s. Abb. 11.9). Der RAP normalisiert sich, außer bei Patienten mit Rechtsherzbelastungszeichen, Cor pulmonale, PHT etc. Auch bei einer Pericarditis constrictiva wird sich der Druck nicht normalisieren und die Zeichen der Konstriktion werden persistieren.

Im Echokardiogramm wird die vollständige Entleerung des Ergusses kontrolliert und ein Nachlaufen sofort erkannt, noch bevor die HF wieder ansteigt und der RR fällt.

Bei einer Tamponade während einer Myokardbiopsie muss beachtet werden, dass im Hochdrucksystem des LV Tamponaden sofort symptomatisch werden, im Bereich des RV Tamponaden zunächst stumm und erst zeitverzögert nach einigen Minuten und Stunden auftreten, sodass diese Patienten engmaschig kontrolliert werden müssen: Ein TTE muss das Fehlen eines PE noch vor Verlassen des HKL bestätigen, des Weiteren muss eine Kontrolle nach 4-6 h vor der Mobilisation erfolgen.

Tab. 11.7: Empfehlungen der ECS zur Untersuchung der Perikardflüssigkeit. Nach [9]

Klasse I	• V.a. Tumorleiden: zytologische Untersuchungen
	• V.a. Tuberkulose: Kultur, Adenosin-Deaminase, IFN-γ-Bestimmung, Perikardlysozym, PCR
	• V.a. bakterielle Infektion: 3 Kulturen für aerobe und anaerobe Keime, 3 Blutkulturen
Klasse IIa	• V.a. Virusinfektion: PCR auf kardiotrope Viren
	• V.a. neoplastische Perikarditis: Tumormarker CEA, AFP, Ca 125, Ca 72-4, Ca 15-3, Ca 19-9, CD 30, CD 25
	• V.a. Adeno-Ca vs. Mesotheliomdifferenzierung: Epithelmembranantikörper, CEA, Vimentin-Färbung
Klasse IIb	• Exsudat- vs. Transsudaterkennung
	• Spezifisches Gewicht > 1015
	• Proteingehalt > 3 g/dl
	• Flüssigkeit/Serum > 0,5
	• LDH > 200 U/l
	• Serum/Flüssigkeit > 0,6
	• Glukose-Exsudat < Transsudat

> **Merke**: Bei Verdacht auf eine Perforation oder nach Biopsie muss ein TTE das Fehlen eines PE noch vor Verlassen des HKL bestätigen. Des Weiteren muss eine engmaschige Kontrolle von HF und RR, evtl. RA und PA Druck erfolgen und wiederholt eine TTE durchgeführt werden.

Ein immer wiederkehrendes klinisches Problem ist, dass Patienten einen PE zeigen, wenn nach einer Intervention ein Echokardiogramm zur Kontrolle durchgeführt wird und unklar bleibt, ob vorher schon ein Erguss bestanden hat. Es empfiehlt sich, bei allen potenziell risikoreichen Eingriffen präinterventionell ein Echokardiogramm zum Ausschluss eines Ergusses durchzuführen und/oder die Existenz eines PE vorher zu dokumentieren, um eine mögliche Zunahme erkennen zu können.

> **Merke**: Bei HK Untersuchungen, die die potenzielle Gefahr einer Tamponade beinhalten, ist unbedingt präinterventionell ein TTE durchzuführen, um sicher später, bei Verdacht, einen bereits präexistenten Erguss einschätzen und auf eine Gefahrenquelle hinweisen zu können.

Tab. 11.8: Komplikationen bei Perikardpunktion. Nach [9, 34]
- RA/RV-Myokardperforation
- Pneumothorax (0,6%)
- Peritoneumpunktion
- Verletzung der IMA
- Fistelbildung
- Hypertension (0,3%)
- Infektionen (0,3%)
- Arrhythmien (0,6%)
- Blutungen (1,1%)

Postinterventionell müssen diese Patienten auf der Station engmaschig bez. der HF und des RR kontrolliert werden. HF- und RR-Messungen müssen zunächst alle 15 min, nach 2 h halbstündlich, nach 4 h stündlich bis zur 6. Stunde durchgeführt werden. Zudem sollte jetzt ein PE mittels Echokardiographie ausgeschlossen werden, da später auftretende Tamponaden unwahrscheinlich sind.

> **Merke**: Wenn die Flüssigkeit im Herzbeutel gerinnt – dies ist besonders im HKL wichtig zu beachten –, ist kein echoarmer Raum um das Herz herum mehr nachweisbar. Epikard und Perikard können nicht mehr differenziert werden, sodass möglicherweise fälschlich von einem Stopp der Blutung ausgegangen und nach anderen Ursachen einer Verschlechterung der Hämodynamik gefahndet wird. In diesen Fällen ist natürlich ein Rechtsherzkatheter zur Messung des RAP und PAP hilfreich. Zumindest sollte der ZVD/RAP bestimmt werden, da der Anstieg des RAP (und Abfall des PAP) erkannt werden kann, z.T. bevor eine Veränderung der HF eintritt.

11.8.5.8 Komplikationen

Bei der Perikardpunktion liegt die größte Gefahr in der Punktion des rechten und linken Herzens [31]. In den letzten 10 Jahren ist dies nur bei nicht echokardiographisch kontrollierter Punktionstechnik aufgetreten. In der Literatur wurden Komplikationen bei fehlender sonographischer Kontrolle in 2–35% der Fälle, Todesfälle in 2–19% der Fälle beschrieben [13, 15, 20, 21, 22, 32, 33], (s. Tab. 11.8).

Selbst nach neuesten Angaben wird die Rate schwerer Komplikationen bei Perikardpunktionen unter Durchleuchtungskontrolle und hämodynamischer Überwachung (s. Tab. 11.8) mit unter 5% angegeben [35]. Bei einer Auswertung von 86 unter echokardiographischer Kontrolle durchgeführten Punktionen zeigte sich eine Komplikationsrate von 4,6%. Es wurden je einmal der RA und der RV punktiert sowie einmal ein Pneumothorax gesetzt. In einem Fall trat eine Thrombosierung des Pigtail-Katheters auf, sodass eine neue Tamponade entstand. Ein Todesfall wurde nicht beobachtet. Diese Ergebnisse stehen gut in Übereinstimmung mit der Literatur [27]. Todesfälle werden bei echokardiographischer Kontrolle nicht beobachtet. Schwerwiegende Komplikationen, wie von uns beschrieben, traten in 1–17% der Fälle auf [27]. Publikationen der letzten 10 Jahre weisen Komplikationen von nur 1–8% auf.

Merke: Die Punktion unter echokardiographischer Kontrolle ist der früher erfolgten Punktion unter Röntgenkontrolle und hämodynamischer Überwachung überlegen. Die Fehlpunktion des RA erfolgt nur bei Punktionsrichtung auf die rechte Schulter zu. Peritoneale Blutungen werden nicht beobachtet, wenn subkostale Punktionen bei Hepatomegalie und Adipositas vermieden werden. Ist bei Ergussbildung an der Hinterwand des LV vor dem RV und RA keine freie Flüssigkeit vorhanden, sollte auf eine Punktion verzichtet werden.

Bei nur geringer Ergussbildung sollte die Indikation streng gestellt werden, da bei dieser Situation eine hohe Komplikationsrate zu erwarten ist [27].

Bei Fehlpunktionen von RA oder RV/LV sollte zunächst die Vorführung eines 2. Katheters in den Perikardraum erfolgen, um unter hämodynamischer Überwachung den fehlgeleiteten Katheter zurückziehen zu können, um eine Zunahme der bestehenden Tamponade zu verhindern [36]. Über den 2. Katheter kann nun die Drainage erfolgen.

Wird das Blut steril aus dem Perikardraum abgenommen und heparinisiert, kann es über einen venösen Zugang wieder retransfundiert werden. Dies ist besonders dann notwendig, wenn größere Mengen Blut aspiriert werden, wie z.B. bei transseptaler Fehlpunktion im HKL als Brücke bis zur evtl. notwendigen Notfalloperation zum Verschluss der Perforationsstelle.

HRST werden bei Perikardpunktionen nur selten beobachtet. Bei Verwendung gebogener Führungsdrähte werden außer einzelnen Extrasystolen keine malignen Rhythmusstörungen berichtet.

Da selten Bradykardien (< 0,5%) mit Hypotensionen auftreten, empfiehlt sich die Vorbereitung von Atropin zur i.v. Injektion.

Die Drainage sollte akut nicht > 1 l betragen und sodann stufenweise erfolgen, da

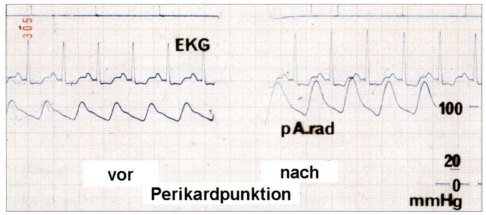

Abb. 11.9: Perikardtamponade: Druckregistrierung und EKG vor und nach Punktion mit Darstellung der Drucknormalisierung unmittelbar nach Abzug der Perikardflüssigkeit. pA.rad = Druck der A. radialis

sonst ein „plötzliches Dekompressionssyndrom" des RV resultiert [9].

Die Perikarddrainage sollte nicht länger als 48–72 h intraperikardial liegen bleiben, da mit zunehmender Zeitdauer die Gefahr einer Infektion steigt [23]. Als Empfehlung gilt die Entfernung, wenn täglich < 25 ml Erguss nachlaufen [9].

Äußerste Sauberkeit und Pflege stellen eine selbstverständliche Voraussetzung dar, um Infektionen zu vermeiden.

Bei schnell nachfließendem Erguss kann auch eine längere Drainage notwendig werden. In der Auswertung von 86 Perikardpunktionen wurde ein Rezidiv nur bei < 5% der Patienten beobachtet. Wurde eine Drainage ordnungsgemäß durchgeführt und ein Pigtail-Katheter über 48 h zur Drainage belassen, trat ein Rezidiv bei nur 2% der Patienten auf. PE-Rezidive werden in anderen Kollektiven z.T. mit bis zu 40% der Fälle bei zugrunde liegender Perikarditis beschrieben [44, 45].

Bei < 1% der Punktionen muss v.a. beim Lungenemphysem mit einem Pneumothorax gerechnet werden [8]. Ein Pneumoperikard ist meist ohne Folgen [8].

11.8.5.9 Schlussfolgerung
Die ultraschallgestützte Perikardpunktion stellt in Notfallsituationen im Herzkatheter ein sicheres Verfahren dar, um einen PE zu drainieren. Enge TTE-Kontrollen decken späte Tamponaden auf, die besonders bei falsch geführten transseptalen Punktionen befürchtet werden müssen, da Verletzungen im Vorhof- und RV-Bereich möglicherweise zu nur langsam progredienten Ergüssen führen.

11.8.6 Perikardfensterung

Ist mit mehrmaliger Punktion und Drainage über längere Zeit ein PE nicht beherrschbar, muss an die Instillation von sklerosierenden oder anderen medikamentös wirksamen Substanzen gedacht werden. Alternativ bietet sich die chirurgische Perikardektomie an. In den letzten Jahren wurde die Ballonkatheterfensterung des Perikards entwickelt.

Die Indikation zur Ballonfensterung des Perikards ergibt sich bei rezidivierenden Perikardergüssen, die trotz länger dauernder Drainage über Pigtail-Katheter nicht beherrscht werden können.

11.8.6.1 Technik
Die Technik der Perikardfensterung ist im ersten Ansatz nicht unterschiedlich von der Durchführung einer Perikarddrainage. Sie wird sowohl unter Durchleuchtungskontrolle [39] als auch unter Ultraschallkontrolle [40] durchgeführt. Autoptisch konnte gesichert werden, dass mithilfe der Ballondilatation tatsächlich eine Fensterung des Perikards mit Herstellung einer Kommunikation erreicht wird. Unter Verwendung von Ballonkathetern bis 23 mm entstehen Fensterungen zwischen 16 und 19 mm Durchmesser mit Verbindung zwischen Perikardraum und umgebendem mediastinalem Gewebe und z.T. zum linken Pleuraraum [40–44]. Auch eine Verbindung zum abdominellen Raum wird vermutet. Der exakte Mechanismus ist jedoch noch unbekannt.

Für die Ballondilatation werden unterschiedliche Katheter verwendet. Zunächst sind 3 cm lange, 20 mm breite Ballonkatheter benutzt worden [39, 40, 44].

Der Monofoil-Katheter wird zunächst nach Vordilatation mit einem 10-F-Dilatator über einen 0,097-cm (0,038-inch) extra steifen J-Führungsdraht in den Perikardraum positioniert. Der Draht sollte dabei weit im Perikardraum vorgeführt sein.

Nach Vorführung des Ballons erfolgt die Insufflation mit verdünntem KM so weit, dass die Impression durch das Perikard sichtbar wird. Es ist auf eine subkutane Lage des Ballons zu achten, der bei Fehllage weiter vorgeführt werden muss. Die weitere Aufdehnung erfolgt dann bis zur max. Größe des Ballons unter Handinjektion.

Nach Rückzug des Ballonkatheters erfolgt die Injektion von 15 ml KM, um den Austritt aus dem Perikardraum in das umgebende Gewebe zu dokumentieren [44]. Wenn keine freie Passage von KM sichtbar ist, muss eine erneute Dilatation oder aber auch eine 2. Punktion weiter lateral erfolgen.

Am Ende wird die Perikardflüssigkeit vollständig entfernt, und zum Abschluss werden die rechtsventrikulären und perikardialen Drücke gemessen.

Da erhebliche Schmerzen auftreten können, empfiehlt sich als Prämedikation eine Kombination von Benzodiazepinen und Morphin zur Sedierung und Schmerzbehandlung.

Alternativ zu einem Monofoil-Katheter kann auch ein Inoue-Ballonkatheter eingesetzt werden [43]. Erfolgreich ist eine Perikardfensterung mit einem 22-mm-Ballon durchgeführt worden. Der Vorteil des Inoue-Ballons besteht darin, dass selektiv der distale Ballonabschnitt im Perikardraum aufgedehnt und dann der Katheter durch Rückzug im Perikard verankert werden kann. Die weitere Aufdehnung führt dann zur Herstellung eines Perikardfensters. Dies ist durch experimentelle Untersuchungen besonders gut dokumentiert [42]. Die Durchführung der Perikardfensterung unter zusätzlicher echokardiographischer Kontrolle hat auch den Vorteil der Demonstration der Perikardfensterung [43].

11.8.6.2 Ergebnisse

Die Erfolgsrate der Ballonperikardfensterung liegt um 90% unter Verwendung von Ballonkathetern der Größe 18 bis 25 mm. Es werden z.T. sogar 2 20-mm-Ballons eingesetzt [44]. Der freie Abfluss von KM aus dem Perikard wird bei über 50% der Patienten dokumentiert [44]. Eine 2. Perikardfensterung zur effektiven Therapie ist bei 45% der Patienten notwendig. Auch bei fehlendem sichtbarem Abfluss von KM ist eine effektive Therapie aufgrund der klinischen und echokardiographischen Ergebnisse möglich, da kein direkter Zusammenhang besteht.

11.8.6.3 Komplikationen

Zu den Komplikationen, die auftreten können, gehören Blutungen aus Einrissstellen von kleinen Gefäßen, die z.T. chirurgisch gestillt werden müssen. Bei den meisten Patienten tritt ein linksseitiger Pleuraerguss auf, der aber als methodisch bedingt angesehen werden kann. Ein Pneumothorax ist bei 4% der Patienten beobachtet worden. Trotz effektiver Kathetertherapie kann aufgrund persistierender Ergussbildung eine chirurgische Therapie gelegentlich notwendig sein [44]. Eine Pleuradrainage ist bei 4% bei fehlendem Erguss im Vorbefund und bei 12% der Patienten mit vorbestehendem Pleuraerguss notwendig. Zu berücksichtigen ist allerdings, dass es sich überwiegend um Patienten mit malignen Perikardergüssen gehandelt hat.

11.8.6.4 Schlussfolgerung

Neben der Instillation von Medikamenten oder sklerosierenden Substanzen und auch der Perikardektomie ist die wenig invasive Ballonkatheterfensterung eine effektive alternative Therapie mit geringer Morbidität und Letalität.

12 Ambulanter Herzkatheter: Vorbereitung, Aufklärung, Nachsorge

12.1	Einleitung	333
12.2	Aufklärung	333
12.3	Gesonderte Informationen zur Stentimplantation	337
12.4	Besonderheiten der ambulanten Herzkatheteruntersuchung	338

12 Ambulanter Herzkatheter: Vorbereitung, Aufklärung, Nachsorge

12.1 Einleitung

Auch wenn die Herzkatheteruntersuchung für viele Kardiologen zum täglichen Brot gehört und hundert- oder tausendfach durchgeführt wird, ist dieser Eingriff für viele Patienten erstmalig und einmalig und v.a. mit vielen Ängsten und Sorgen verbunden. Da die HKU in Deutschland ein sehr häufiger Eingriff ist, erleben wir nicht selten Patienten, die bereits aus Erzählungen und Erfahrungen im nächsten Verwandten- und Bekanntenkreis berichten können. Nicht selten gehören zu diesen Berichten auch negative Erfahrungen über schwere Komplikationen und sogar Todesfälle – während bzw. im Zusammenhang mit der Herzkatheteruntersuchung. Auch wenn viele dieser Erfahrungen aus den Anfängen der Koronarangiographie vor mehr als 30 Jahren herrühren, prägen diese negativen Erlebnisse nach wie vor den Eindruck von einem scheinbar sehr gefährlichen und potenziell tödlichen Eingriff.

Wir, von unserer ärztlichen Seite, müssen daher besondere Sensibilität und psychologisches Einfühlungsvermögen walten lassen, um den Patienten möglichst optimal auf die diagnostische HKU oder auch die koronare Intervention vorzubereiten. Je aufgeklärter der Patient über die bevorstehenden Ereignisse ist, je mehr Vertrauen wird er in den behandelnden Arzt setzen und damit zu einer insgesamt entspannten Atmosphäre beitragen.

Aufklärung heißt dabei aus unserer Sicht, dass der Patient und möglicherweise auch seine Angehörigen den Ablauf sowie die Möglichkeiten, Grenzen und die Risiken einer solchen Untersuchung bzw. eines solchen Eingriff verstanden haben und alle Fragen zu diesem Thema beantwortet worden sind.

Im Aufklärungsgespräch sollten wir besonders darauf achten, dass die Ärzte die Sprache der Patienten sprechen und möglichst Fachwörter und komplizierte Satzkonstruktionen vermeiden. Aus langjähriger Erfahrung bin ich der Meinung, dass wir in dieser Hinsicht die Pflicht haben, komplizierte Sachverhalte dem Patienten gegenüber in einfache Worte zu übersetzen.

12.2 Aufklärung

Das Aufklärungsgespräch ist keine Freundlichkeit gegenüber dem Patienten, sondern eine ernst zu nehmende Pflicht, die auch gewisse rechtliche Rahmenbedingungen zu erfüllen hat.

Im Falle von Komplikationen und eines möglichen Rechtsstreits werden zuständige Gerichte und Richter zunächst einmal die formalen Kriterien eines solchen individuellen Aufklärungsgesprächs prüfen. Die von Arzt und Patient unterschriebene und datierte Einverständniserklärung kann in einer solchen Situation von immenser Bedeutung sein.

Aus rechtlicher Sicht muss der behandelnde Arzt den Patienten mindestens einen Tag vor der Untersuchung über Nutzen, Risiken und Folgen der geplanten diagnostischen Untersuchung und einer möglichen Intervention sowie über Alternativen und andere Therapieoptionen und deren Möglichkeiten und Risiken in einem umfassenden Gespräch informieren.

Nach neueren Erkenntnissen sollten z.B. auch die diagnostischen Möglichkeiten, aber auch die Grenzen einer Herz-CT-Untersuchung dargestellt werden. Bei Mehrgefäßerkrankungen ist die alternative Behandlung durch eine Bypassoperation zu erläutern.

Nach den Leitlinien für diagnostische HKUs sind dabei sprachlich und inhaltlich die konkrete Situation des Patienten und ein allgemeines Krankheitsverständnis zu berücksichtigen. Sollte die Aufklärung bei elektiven Untersuchungen ausnahmsweise kurzfristiger erfolgen, muss der Patient darauf aufmerksam gemacht werden, dass er auch Bedenkzeit haben kann.

Die Frist zwischen Aufklärungsgespräch und HK kann in Ausnahmefällen kürzer sein, wenn die Klinik des Patienten instabiler erscheint. Selbst bei schweren oder risikoreichen Untersuchungen oder Eingriffen sollte ein Gespräch vor Vereinbarung des Termins der Untersuchung bzw. des Eingriffs erfolgen. Die Aufklärung muss insbesondere jedes Risiko, das dem Eingriff spezifisch anhaftet, einschließlich seiner Häufigkeit umfassen.

Bei Notfalleingriffen oder vitaler Indikation müssen dem Patienten unmittelbar und verständlich alle Informationen vermittelt werden, damit er in möglichst kurzer Zeit über die Durchführung der vorgeschlagenen Diagnostik und Behandlung entscheiden kann. Bei akuten Notfällen sollte unter Angabe von Zeugen, Zeit und Datum der Inhalt des Aufklärungsgesprächs dokumentiert werden. Die Durchführung des Aufklärungsgesprächs und dessen Inhalt müssen auch bei Verwendung von entsprechenden Vordrucken individuell schriftlich dokumentiert werden. Der untersuchende Arzt muss sich vor Untersuchungsbeginn vergewissern, dass der Patient ordnungsgemäß aufgeklärt worden ist.

Das Aufklärungsgespräch sollte eine gewisse Struktur haben, die sich an vorformulierten Aufklärungsbögen und standardisierten Vordrucken orientieren kann. Einerseits sollte dem Patienten erläutert werden, warum die Untersuchung überhaupt nötig ist. Auch zur eigenen ärztlichen Absicherung ist eine korrekte Indikationsstellung sehr wichtig.

Zwar ist vielfach die Herzkatheteruntersuchung die Methode der Wahl. Als Ärzte sind wir jedoch verpflichtet, auch über alternative diagnostische Möglichkeiten sowie Therapiemöglichkeiten aufzuklären, sodass sich der Patient bewusst für die von uns vorgeschlagene Maßnahme entscheiden kann. Zu erwähnen sind z.B. moderne Methoden der CT, MRT, Myokardszintigraphie oder Echokardiographie.

Dann sollte dem Patienten erklärt werden, wie der eigentliche Eingriff durchgeführt wird. Es beginnt mit der Erklärung der Zugangswege über die Leiste oder über die Armarterien oder -venen, je nachdem, ob ein Rechtsherz- oder Linksherzkatheter durchgeführt wird. Für beide Verfahren sind die Vor- und Nachteile der jeweiligen Zugangswege zu erläutern. Ein solcher Zugang wird i.d.R. nur unter örtlicher Betäubung durchgeführt. Entsprechend sind Vorteile, aber auch Risiken einer solchen örtlichen Betäubung zu erörtern.

Wichtig ist für den Patienten vielfach, dass er in dieser Weise den Ablauf und Fortgang der Untersuchung mitverfolgen kann. Seine Mitarbeit ist sogar bei den Atemkommandos hilfreich und von großer Bedeutung. Nur bei sehr aufgeregten Patienten ist zu überlegen, eine leichte Sedierung im Vorfeld zu verabreichen, um den Stress der Untersuchung abzumildern. In sehr seltenen Fällen ist die Durchführung der Untersuchung in Narkose als Alternative bei überaus nervösen und ängstlichen Patienten notwendig.

Danach sollten die einzelnen Schritte der Untersuchung mit Punktion, Einbringen der Schleuse und das Wechseln der Katheter erläutert werden.

Der Patient sollte bereits im Aufklärungsgespräch über die Verabreichung von KM und die damit verbundenen möglichen allergischen Reaktionen informiert werden. Insbesondere das Wärme- bzw. das Hitzegefühl während der Laevokardiographie ist für viele Patienten ein nachhaltig beeindruckendes Erlebnis und sollte bereits im Aufklärungsgespräch angesprochen werden.

Bestehen besondere Risiken, muss eine entsprechende KM-Prophylaxe verabreicht werden. Manchmal bestehen bereits Erfahrungen aus vorangegangenen Untersuchungen, in denen es angeblich zu allergischen Reaktionen gekommen ist. Vielfach handelt es sich jedoch dabei mehr um Unverträglichkeitsreaktionen mit Übelkeit und Wärmegefühl, die jedoch keine allergischen Reaktionen darstellen. Im Zweifelsfall sollte großzügig eine KM-Prophylaxe angewendet werden.

Natürlich sollten auch andere Risiken während der Untersuchung angesprochen werden. Dazu gehören explizit Extrasystolen und HRST, Blutungen durch Gefäßverletzungen an der Punktionsstelle, der Verschluss und die Verletzungen von Gefäßen durch den Katheter, Verletzungen im Herzen sowie Bildung von Thromben und Embolien mit dem Risiko eines Schlaganfalls, einer Lungenembolie, eines Herzinfarkts oder Sehverlusts.

Auch die mit den Blutungskomplikationen verbundenen Transfusionen und das dadurch bedingte Risiko einer entsprechenden Infektion, z.B. mit HIV oder Hepatitis B oder C, sollten explizit erwähnt werden.

Katheter können sich stark verdrehen und sogar in Teilen abreißen, sodass sie operativ entfernt werden müssen.

Heutzutage schließt sich bei entsprechender Indikation vielfach nahtlos an die diagnostische Koronarangiographie die perkutane Intervention an. Wird bei entsprechender Symptomatik eine solche Intervention in Erwägung gezogen, sollte das Aufklärungsgespräch die Möglichkeiten und Risiken einer solchen Intervention direkt beinhalten.

Eine solche Intervention erhöht das Risiko des Eingriffs deutlich und sollte entsprechend gewürdigt werden. Insbesondere das Risiko eines Gefäßverschlusses mit AP-Beschwerden oder mit anschließendem Herzinfarkt, die Verletzung von Herzkranzgefäßen und das Risiko einer notfallmäßigen Bypassoperation sollten angesprochen werden.

Durch die Weiterentwicklung der interventionellen Maßnahmen ist auch im Vorfeld die Anwendung von Alternativtechniken zur klassischen Ballondilatation und Stentimplantation zu diskutieren. Insbesondere die Vor- und Nachteile der klassischen BMS sowie der DES sollten ausführlich besprochen werden.

Vielfach kann das eher trockene Aufklärungsgespräch durch farbige Illustrationen oder Schemazeichnungen aufgelockert und dem Patienten deutlich verständlicher gemacht werden. Durch handschriftliche Anmerkungen in den Zeichnungen können wichtige Untersuchungsschritte verdeutlicht werden. Diese dokumentieren zusätzlich die Intensität der Aufklärung.

Durch die Gabe von KM kann neben allergischen Reaktionen auch eine Verschlechterung der Nierentätigkeit bis hin zum Nierenversagen entstehen. Insbesondere bei Diabetikern und Patienten mit Vorschädigung der Niere sowie gewissen Medikamentenkombinationen (z.B. Metformin mit der Gefahr einer Laktatazidose) müssen besondere Vorsichtsmaßnahmen getroffen werden.

Das KM hat auch eine große Wirkung auf die Schilddrüse und kann bei entsprechender Disposition eine Schilddrüsenüberfunktion auslösen. Diese Problematik muss im Vorfeld erfragt oder im Zweifelsfall durch zusätzliche Laboruntersuchungen eindeutig geklärt werden.

Speziell bei Frauen im gebärfähigen Alter sollte routinemäßig die Frage einer möglichen Schwangerschaft angesprochen und ggf. abgeklärt werden.

Um ein vollständiges und umfassendes Aufklärungsgespräch richtig zu führen, empfiehlt es sich, eine standardisierte Checkliste abzuarbeiten. Bei vielen standardisierten Aufklärungsbögen findet sich eine solche Checkliste am Ende des Bogens.

Besonderheiten des Aufklärungsgesprächs, die individuelle Risiken für den Patienten und damit verbundene mögliche Komplikationen, Nebeneingriffe, Folgemaßnahmen oder Gründe für eine Ablehnung beinhalten, sollten gesondert schriftlich aufgeführt und dokumentiert werden.

Auch Fragen des Patienten zum Aufklärungsgespräch sollten ausführlich dokumentiert werden. Gleiches gilt für die Gründe einer Ablehnung des Patienten. Sollte der Patient z.B. den Eingriff ablehnen und dadurch das Erkennen eines drohenden Herzinfarkts verzögert werden, können dadurch erhebliche Rechtsansprüche des Patienten oder der Angehörigen abgewehrt werden.

In jedem Fall ist die Einwilligung des Patienten mit Ort, Datum und Uhrzeit durch seine eigenhändige Unterschrift zu dokumentieren. Auch der Name des ärztlichen Kollegen, der das Aufklärungsgespräch geführt hat, ist schriftlich festzuhalten.

Die Aufklärung vor dem Eingriff sollte ebenfalls Informationen zum Verhalten nach dem Eingriff beinhalten.

Hier beginnt die Aufklärung mit Informationen über den Verschluss der Punktionsstelle. Traditionell wird die Punktionsstelle durch Abdrücken und anschließendem DV verschlossen. Dieses Verfahren ist personell aufwändig und für den Patienten vielfach mit langer Bettruhe und Unannehmlichkeiten beim Toilettengang verbunden. Entsprechend sollte eine Aufklärung über moderne Verschlusssysteme erfolgen, die ein Anker- oder Nahtsystem verwenden. Hierzu gibt es vielfach gut illustrierte Informationsbroschüren, die das Gespräch deutlich erleichtern. Bei Verwendung von Kollagensystemen sind manchmal auch gute Materialkenntnisse erforderlich, da manche Patienten über die Herkunft des Kollagens, die Abbauwege und die Dauer der Resorption Auskunft wünschen.

Vielfach herrscht auch über die Zeit nach dem Eingriff eine große Unsicherheit, sodass der Patient ausführlich über sein Verhalten nach dem Eingriff informiert werden sollte.

Zunächst geht es darum, wie und in welcher Form der Patient liegen darf und v.a. wann er erstmalig aufstehen darf. Klare Anweisungen sind dabei wichtig, denn bei einem fehlerhaften Verhalten kann das ganze Ergebnis der Untersuchung oder der Intervention im Nachhinein gefährdet werden.

Vielfach wird der Eindruck der HKUs komplett durch den postinterventionellen Verlauf bestimmt. Beim Patienten bleibt im Einzelfall nicht das sehr gute interventionelle Ergebnis eines primär komplizierten Eingriffs, sondern das ausgeprägte Hämatom im Leistenbereich in Erinnerung und führt dazu, dass der behandelnde Arzt und die Klinik in Misskredit geraten.

Umso wichtiger ist auch für den behandelnden Kardiologen, dass er sich um die Zeit nach dem Eingriff Gedanken macht und sich intensiv um den Patienten kümmert.

Je nach Verschlusssystem darf der Patient sofort, 4–6 h nach dem Eingriff oder erst am nächsten Tag aufstehen. Bei der Verwendung eines DV ist sogar noch zusätzlich über eine Heparin-Gabe aufzuklären.

Auch in den darauf folgenden Tagen sollte der Patient die Leiste schonen und keine Fahrradtour oder intensives Treppensteigen unternehmen. Viele Patienten wollen den Erfolg des Eingriffs und die verbesserte kardiale Leistungsfähigkeit bzw. die jetzt gebesserte Luftnot direkt testen und setzen sich kurz nach dem Eingriff teils ungewöhnlichen körperlichen Belastungen aus, was natürlich kontraproduktiv ist.

Der Patient sollte auch über sein Trinkverhalten aufgeklärt werden. Gerade nach einer KM-Belastung sollte ausreichend (> 2 l/d)

Flüssigkeit zugeführt werden, um die Niere entsprechend durchzuspülen. Insbesondere, wenn die Patienten einen DV haben, vermeiden sie häufig das Trinken, um einen häufigen Toilettengang zu umgehen. Daher kann die kurzfristige Anlage eines Blasenkatheters hilfreich sein.

Es ist darüber hinaus wichtig, dem Patienten zu erklären, dass er routinemäßig nach dem Eingriff durch EKG und RR-Messungen überwacht wird. Auch die i.v. Verweilkanüle sollte bis zum Entfernen des DV bzw. bis zum nächsten Morgen liegen bleiben. Ggf. sind weitere Überwachungsmaßnahmen wie Blutabnahme oder Sauerstoffsättigung erforderlich.

Optimalerweise sollte auch über die nächsten 4 Wo. nach der Krankenhausentlassung gesprochen werden, um den Patienten eine Richtlinie und Anleitung für sein Verhalten zu geben.

Am Ende der Untersuchung bzw. vor Entlassung aus dem Krankenhaus sollten dem Patienten ein Röntgenpass und ggf. ein Stent- oder Interventionspass ausgehändigt werden, in dem alle wichtigen Daten des Eingriffs vermerkt sind (s. auch Begleit-CD).

12.3 Gesonderte Informationen zur Stentimplantation

Stentimplantationen sind für die Patienten ein wichtiges Ereignis, über das sie mit ihrem behandelnden Arzt und auch ihrem sozialen Umfeld adäquat kommunizieren möchten. Entsprechend braucht der Patient Informationen über die Art des Stents und die Zahl der implantierten Stents. Direkt nach dem Eingriff können übergangsweise leichte Brustschmerzen auftreten, über die der Patient informiert werden sollte. Vielfach handelt es sich dabei um einen leichten Schmerz, der durch eine Überdehnung der Gefäßwand entsteht. Er sollte im Verlauf nach der Implantation gleich bleiben bzw. tendenziell innerhalb der nächsten 2 Tage abnehmen.

Wichtig ist für den Patienten zu wissen, ob er einen mit Medikamenten beschichteten oder nicht beschichteten Stent erhalten hat, denn das hat auch entsprechende Auswirkungen auf die Medikamenteneinnahme und die damit verbundenen Gefahren.

Für jeden Patienten nach Stentimplantation ist die Einnahme einer Kombinationstherapie aus Aspirin und Clopidogrel (oder alternativ Prasugrel bzw. Ticagrelor, s. Kap. 10) zwingend erforderlich. Für die nicht beschichteten Stents braucht der Patient diese Therapie nur für 4 Wo. einzunehmen. Bei beschichteten Stents sollte er diese Therapie für mindestens 6 bis 12 Monate, ggf. sogar lebenslang einnehmen. Eine solche Entscheidung hat erhebliche Implikationen für die Kosten und die weitere Lebensführung. Es ist wichtig, den Patienten zu erklären, dass bei einem unkontrollierten Absetzen dieser Kombinationstherapie die Gefahr für einen Herzinfarkt erheblich steigt. Eine solche Veränderung der Therapie sollte nur nach Rücksprache mit dem behandelnden Kardiologen erfolgen.

Auf der anderen Seite sollte man dem Patienten auch unnötige Bedenken durch ein Aufklärungsgespräch nehmen, denn der Patient kann mit einem solchen Stent ein völlig normales Leben führen. Er kann unbedenklich fliegen. Magnetfelder bis hin zur Durchführung einer MRT haben keinen Einfluss auf den Stent. Der Stent kann auch nicht verrutschen und auch entsprechend nicht wieder entfernt werden. Durch eine solche Maßnahme ist auch eine spätere Bypassoperation nicht gefährdet.

Allerdings kann sich ein Stent auch wieder verschließen. Auf die Gefahren und die entsprechenden Restenoseraten sowie die notwendigen Kontrolluntersuchungen sollte der Patient hingewiesen werden.

12.4 Besonderheiten der ambulanten Herzkatheteruntersuchung

Die ambulante Untersuchung bietet dem Patienten vielfach eine deutliche Verbesserung des Komforts und der Logistik. Er kann in seinem eigenen Bett schlafen, und die Kontaktzeit in der eher unangenehmen Krankenhausatmosphäre kann auf ein Minimum reduziert werden.

Auf der anderen Seite sind allerdings die Überwachungsmöglichkeiten der Ärzte und des Pflegepersonals nur eingeschränkt und bergen daher möglicherweise zusätzliche Gefahren.

Entscheidend wichtig erscheint mir, dass Lebensgewohnheiten des Patienten vor und nach der HKU genau erfragt, analysiert und besprochen werden. Dies gilt z.B. für Ess-, Rauch- und Trinkgewohnheiten, die einen direkten Einfluss auf den Erfolg und die Gefahren einer HKU haben könnten. Während diese Gewohnheiten im Krankenhaus mehr unter Kontrolle bleiben, sind wir bei der ambulanten HKU auf die vernünftige und vertrauensvolle Mitarbeit der Patienten angewiesen.

Auch in der Nachbetreuung sollten dem Patienten genaue Verhaltensmaßregeln an die Hand gegeben werden, um unnötige Komplikationen und Gefahren zu vermeiden. In dieser Weise sollte der Patient z.B. besonders über Ruhephasen, Toilettengänge, auftretende Blutungen, Brustschmerzen und allergische Reaktionen nach dem KM aufgeklärt werden.

Voraussetzungen für eine ambulante HKU sind daher eine gute Compliance und ein ausreichender Allgemeinzustand. Die Durchführung der Untersuchung sollte komplikationslos erfolgt sein. Falls dies nicht der Fall ist, ist ggf. eine ungeplante stationäre Aufnahme notwendig. Entsprechend sollten Betten für solche Fälle bereitgehalten werden.

Auch die Nachbeobachtungsphase von ca. 6 h sollte komplikationslos verlaufen sein. Gleichfalls sollten auch die häuslichen Verhältnisse eine sichere Nachsorge gewährleisten. Allein stehende Patienten sind für eine solche ambulante Katheteruntersuchung daher eher nicht geeignet.

Nach den Leitlinien sollte der Patient in den ersten 24 h nach einer HKU nicht selbst ein Kraftfahrzeug führen [1]. Insbesondere das Tragen schwerer Lasten oder schwere körperliche Anstrengungen sind zu vermeiden. Der Patient sollte darüber hinaus mit einer Rufnummer versorgt werden, unter der er rund um die Uhr Unterstützung bei auftretenden Komplikationen erhalten kann.

In jedem Fall hat sich bewährt, dass die Informationsunterlagen in standardisierter und schriftlicher Form dem Patienten übermittelt und ausgehändigt werden. Die standardisierte Vorgehensweise schafft eine für alle Beteiligten nachvollziehbare Qualität, eine größtmögliche Transparenz und verhindert gleichzeitig Fehler, die durch einen hektischen Klinikalltag entstehen könnten.

Die Voraussetzungen **für** und **gegen** eine ambulante HKU sind in den Tabellen 12.1

Tab. 12.1: Voraussetzungen für eine ambulante HKU [1]

- Gute Compliance für Anordnungen und ausreichender Allgemeinzustand
- Keine stationäre Behandlungsnotwendigkeit vor Beginn der Untersuchung
- Komplikationslose Durchführung der Untersuchung
- Kein Untersuchungsergebnis, das eine sofortige stationäre Überwachung erfordert
- Komplikationslose Nachüberwachungsphase
- Häusliche Verhältnisse, die eine sichere Nachsorge gewährleisten

12.4 Besonderheiten der ambulanten Herzkatheteruntersuchung

Tab. 12.2: Gründe, die gegen die ambulante Durchführung einer HKU sprechen [1]
- Drohende Dekompensation bei hochgradig reduzierter LVF
- Schwere und/oder überwachungsbedürftige Begleiterkrankungen (z.B. schlecht eingestellter Diabetes mellitus)
- Adipositas
- Hohes Lebensalter
- Entfernter Wohnort
- Patientenwunsch (z.B. Angst vor Komplikationen, keine ausreichende Betreuung zu Hause)

und 12.2 dargestellt. Eine interne Checkliste „Ambulanter Herzkatheter" für die an der ambulanten Behandlung beteiligten Mitarbeiter zur Standardisierung des Patientenmanagements wird in Tabelle 12.3 vorgestellt.

Tab. 12.3: Interne Checkliste „Ambulanter Herzkatheter" für die an der Behandlung ambulanter Patienten beteiligten Mitarbeiter zur Standardisierung des Patientenmanagements

Checkliste „Ambulanter Herzkatheter"
- ☐ Terminvereinbarung mit dem zuständigen Sekretariat:
  - ○ Einweisung durch den niedergelassenen Kardiologen/Hausarzt
  - ○ Aktuelles Belastungs-EKG, ggf. alternativer Ischämienachweis
  - ○ Vorbefunde, aktuelle Medikation
- ☐ Tag des Aufklärungsgesprächs:
  - ○ Ruhe-EKG, Laborentnahme (kleine Routine, inkl. BB, Gerinnung, Ischämiemarker, Entzündungsparameter, Kreatinin, TSH, T4)
  - ○ Ärztliches Aufklärungsgespräch:
    - ■ Sichtung der Vorbefunde
      Anamnese:
      - Klärung der Indikation/ambulante Durchführbarkeit?
        - ○ AZ? Niereninsuffizienz? Diabetes? Marcumar?
        - ○ Im Zweifallsfall Rücksprache mit leitendem Oberarzt des HKL
      - Vorgeschichte, kardiovaskuläre Risikofaktoren
      - Aktuelle Beschwerden
      - Allergien? Nieren-/Schilddrüsenerkrankungen? Geplante Operationen? Studienpatient?
    - ■ Körperliche Untersuchung
    - ■ Erläuterungen zur Durchführung der Untersuchung:
      - Am Vorabend ausreichend Flüssigkeitszufuhr
      - Kleines Frühstück zu Hause, Einnahme der üblichen Medikation (Cave: Metformin, Marcumar!)
      - 7.15 Uhr Erscheinen am Untersuchungstag
      - Unterbringung im Überwachungsraum
      - Entlassung am gleichen Tag bei reiner Diagnostik, nach Intervention erst am nächsten Tag gegen 11 Uhr (Patient sollte entsprechend vorbereitet sein: Kleidung, Medikamente)
    - ■ Aufklärung (Koronarangiographie, IVUS, Stentimplantation, Studien)
    - ■ Ggf. Durchführung eines Belastungs-EKGs

Tab. 12.3: Fortsetzung

Checkliste „Ambulanter Herzkatheter"

- [ ] Tag der Untersuchung:
    - ○ Abholung des Patienten in der Patientenaufnahme (7.15 Uhr)
    - ○ Versorgung des Patienten mit i.v. Zugang, ggf. Prämedikation
    - ○ Durchführung der Untersuchung/Intervention
    - ○ In der Nachbetreuungsphase sind der jeweilige Arzt des HKL und der Untersucher (Oberarzt) jederzeit ansprechbar.
    - ○ Nach reiner Diagnostik 6 h Überwachung, dann nach Mobilisation Entlassung nach Hause
    - ○ Nach Intervention Sechs-Stunden-Laborkontrolle, Mobilisation, weitere Überwachung über Nacht (Übergabe des Patienten an die nächtliche Pflegekraft), am nächsten Morgen Laborkontrolle und Ruhe-EKG, nach Erhalt der Ergebnisse Entlassung nach Hause (ca. 11 Uhr)
    - ○ Der Katheterbefundbericht ist der Entlassungsbrief.
        - ■ Patient erhält einen Ausdruck des Befundberichts zusammen mit den Patientenbroschüren und dem AngioSeal-/Perclose- und Stentpass.
        - ■ Auf Patientenwunsch Mitgabe einer CD-ROM/DVD der Untersuchung
        - ■ Der Katheterbericht wird an den einweisenden Arzt gesandt/gefaxt, ggf. direkte telefonische Kontaktaufnahme.

13 Angeborene Herzfehler im Erwachsenenalter

13.1 Einleitung 343

13.2 Angeborene Herzfehler und Lebensqualität 344

13.3 Angeborene Herzfehler 345
    13.3.1 Pulmonalstenose – 345
    13.3.2 Aortenstenose – 347
    13.3.3 Aortenisthmusstenose (Coarctatio aortae, ISTA) – 348
    13.3.4 Ventrikelseptumdefekt – 352
    13.3.5 Vorhofseptumdefekt – 354
    13.3.6 Persistierender Ductus arteriosus Botalli – 356
    13.3.7 Truncus arteriosus communis – 358
    13.3.8 Fallot-Tetralogie (Tetrade) und Fallot-Pentalogie (Tetrade + ASD) – 358
    13.3.9 Transposition der großen Gefäße (TGA) – 361
    13.3.10 Trikuspidalatresie – 361
    13.3.11 Ebstein-Anomalie – 363
    13.3.12 Hypoplastisches Linksherzsyndrom – 363
    13.3.13 Endokardfibroelastose – 364

13.4 Operationsverfahren 364
    13.4.1 Fontan-Operation – 364
    13.4.2 Arterielle Switch-Operation bei TGA – 366
    13.4.3 Vorhofumkehr nach Senning oder Mustard – 367
    13.4.4 Rastelli-Operation – 368
    13.4.5 Glenn-Anastomose bei univentrikulärem Herz – 368
    13.5.6 Blalock-Taussig-Shunt, Waterston-Anastomose, Potts-Anastomose – 368

13.5 Herzrhythmusstörungen 369
    13.5.1 Herzrhythmusstörungen bei herzgesunden Kindern – 369
    13.5.2 Herzrhythmusstörungen bei herzkranken Kindern – 369
    13.5.3 Harmlose Rhythmusstörungen – 369
    13.5.4 Potenziell gefährliche Rhythmusstörungen – 369
    13.5.5 Indikation für eine antiarrhythmische Therapie – 369
    13.5.6 WPW-Syndrom – 370

13 Angeborene Herzfehler im Erwachsenenalter

13.1 Einleitung

Rund 6000 Kinder (0,8–1% aller Neugeborenen) werden jedes Jahr in Deutschland mit einem Herzfehler geboren. Angeborene Herzfehler – dazu zählt man sowohl die Fehlbildungen des Herzens als auch die der großen Gefäße – zeigen ein weites Spektrum, beginnend mit einfachen Fehlern, die das Herz-Kreislauf-System wenig beeinträchtigen, bis hin zu sehr schweren Herzerkrankungen, die unbehandelt zum Tode führen. Durch die Fortschritte der Kinderkardiologie, Herzchirurgie und Anästhesie erreichen heute über 90% der Patienten das Erwachsenenalter (s. Abb. 13.1). In den meisten Fällen sind die Patienten jedoch lebenslang chronisch krank. Nach Operationen stellen sich häufig Folge-Erkrankungen ein, die zu Einschränkungen der Lebensqualität, Leistungs- und Arbeitsfähigkeit führen und sogar lebensbedrohlich sein können [1].

Die Anzahl der betroffenen Kinder, Jugendlichen und Erwachsenen, derzeit sind es circa 300 000 in Deutschland, nimmt aufgrund der besseren Behandlungsmöglichkeiten, aber auch des Fehlens einer definitiven Heilung, von einer Transplantation abgesehen, ständig zu.

Die operativen und interventionellen Behandlungsmethoden haben sich in den letzten Jahrzehnten sprunghaft weiterentwickelt. Inzwischen ist es schon möglich, ASD fast ausschließlich mit einem katheterinterventionellen Eingriff, also ohne Herzoperation am offenen Brustkorb zu beseitigen. Ebenso wurden in den letzten Jahren Kathetermethoden entwickelt, um VSD zu verschließen. Aktueller Höhepunkt auf dem Gebiet ist die Entwicklung perkutan zu implantierender Herzklappen. Ein Ende der Entwicklung ist nicht absehbar.

Auch wenn diese Patienten meist in spezialisierten Sprechstunden (EMAH – Erwach-

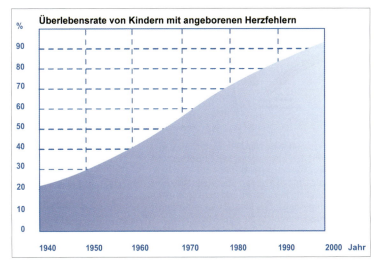

Abb. 13.1: Entwicklung der Überlebensrate von Kindern mit angeborenen Herzfehlern seit 1940 [Quelle: Kompetenznetzwerk Angeborene Herzfehler]

sene mit angeborenen Herzfehlern, oder englisch GUCH – Grown-ups with congenital heart disease) betreut werden, führt diese Entwicklung dazu, dass auch nicht auf angeborene Herzfehler spezialisierte Internisten und Kardiologen immer häufiger mit dieser Patientengruppe in Kontakt treten werden, daher soll an dieser Stelle kurz auf die wichtigsten Herzfehler und deren operative und interventionelle Behandlung eingegangen werden [2]. Dieser Abschnitt soll die Anatomie der Herzfehler sowie die Verhältnisse nach einer möglichen Korrekturoperation umreißen, um dem Erwachsenenkardiologen den „Erstkontakt" zu erleichtern.

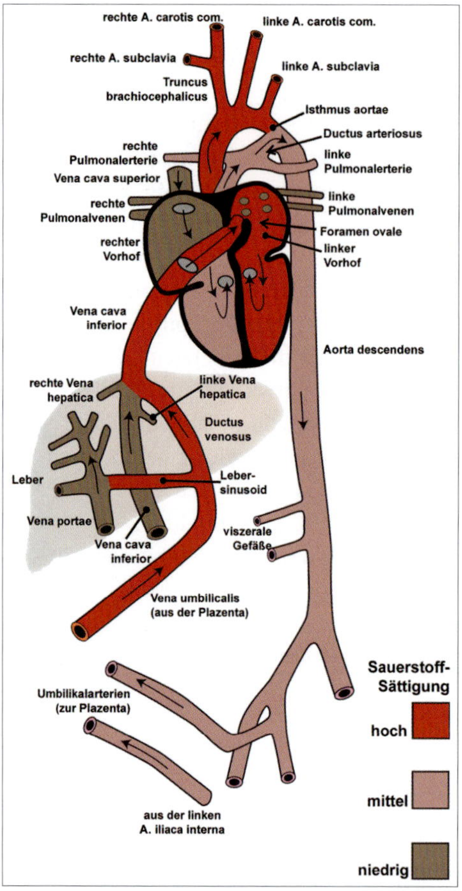

13.2 Angeborene Herzfehler und Lebensqualität

Durch die großen Fortschritte auf dem Gebiet der Behandlung angeborener Herzfehler in den letzten Jahrzehnten überleben inzwischen ca. 90% der Kinder und erreichen das Erwachsenenalter. Durch die verbesserte Lebenserwartung ist es jetzt an der Zeit, auch umfassende Untersuchungen zur Lebensqualität durchzuführen.

Während es den meisten Kindern mit angeborenen Herzfehlern nach Einschätzung ihrer Eltern gut bis sehr gut geht, tauchen mit zunehmendem Alter Schwierigkeiten auf. Erste Auswertungen aus der LESSIE-Studie [3] zeigen, dass erwachsene Patienten ihre körperliche Leistungsfähigkeit im Vergleich zur Normalbevölkerung als eingeschränkt empfinden. An der LESSIE-Studie haben rund 1500 Erwachsene zwischen 18 und 86 Jahren mit einer angeborenen Herzerkrankung teilgenommen. Ein Herzfehler ist meist mit vielen körperlichen Restriktionen verbunden. Beim Übergang vom Jugend- in das junge Erwachsenenalter leiden Männer unter den körperlichen Einschränkungen ihrer Herzerkrankung stärker als ihre gleichaltrigen weiblichen Altersgenossen. Mit steigendem Alter setzt bei ihnen jedoch wieder eine größere Zufriedenheit mit der körperlichen Leistungsfähigkeit ein.

Mit den körperlichen Einschränkungen geht auch eine schlechtere psychische Zufriedenheit im jüngeren Erwachsenenalter einher. Ein Grund dafür ist, dass das junge Erwachsenenalter von vielen Herausforderungen und Veränderungen geprägt ist, wie z.B. die Loslösung vom Elternhaus, die Aufnahme einer Berufsausbildung und Berufstä-

Abb. 13.2: Schematische Darstellung des fetalen Kreislaufs mit den physiologischen Shuntverbindungen. Das arterialisierte Blut aus der Plazenta wird über die Umbilikalvenen über den Ductus venosus unter partieller Umgehung der Leber in den Kreislauf eingespeist. Das Blut der V. cava inferior wird über das Foramen ovale direkt in den LA gebracht. Durch den Ductus arteriosus, der das Blut in die systemische Zirkulation einbringt, wird die Lungenperfusion größtenteils umgangen.

Tab. 13.1: Häufigkeit der angeborenen Herzfehler nach Angaben in der Literatur [Quelle: Kompetenznetzwerk Angeborene Herzfehler]

VSD	Ventrikelseptumdefekt	31%
ASD	Vorhofseptumdefekt	7%
PDA	Persistierender Ductus arteriosus	7%
PaV	Pulmonalklappenstenose	7%
ISTA	Aortenisthmusstenose	5–8%
AoV	Aortenklappenstenose	3–6%
TOF	Fallot-Tetralogie	5,5%
AVSD	Atrioventrikulärer Septumdefekt	4,8%
TGA	Transposition der großen Gefäße	4,5%
HLHS	Hypoplastisches Linksherzsyndrom	3,8%
PA + VSD	Pulmonalatresie mit Ventrikelseptumdefekt	2,5–3,4%
PA	Pulmonalatresie ohne Ventrikelseptumdefekt	2,4%
TrA	Trikuspidalatresie	1–2%
DIV	Double inlet left ventricle (singulärer Ventrikel)	1,5%
DORV	Double outlet right ventricle	1,2%
CCT	Angeboren korrigierte Transposition der großen Gefäße	1%
TAC	Truncus arteriosus communis	0,5–1%
HOCM	Hypertrophe obstruktive Kardiomyopathie	0,4%
Suprav. AS	Supravalvuläre Aortenstenose (Williams-Beuren-Syndrom)	0,4%

tigkeit oder die Familiengründung. Körperliche Beeinträchtigungen werden dann verstärkt wahrgenommen.

13.3 Angeborene Herzfehler

Angeborene Herzfehler (0,8–1% aller Neugeborenen) teilt man in Herzfehler mit oder ohne begleitende Zyanose ein. Diese Einteilung spiegelt die Bedeutung dieses Unterschieds für die Klinik des Patienten wider. Zu den angeborenen Herzfehlern mit Zyanose, bei denen in der Hauptsache ein Rechts-Links-Shunt vorliegt, gehören die Fallot-Tetralogie, die Pulmonalatresie, die Trikuspidalatresie, die Transposition der großen Arterien, der Truncus arteriosus communis und die Fehleinmündung aller Lungenvenen.

Die folgende kurze Aufstellung soll in schlagwortartiger Form einen kursorischen Überblick über das Spektrum der angeborenen Herzfehler liefern. Sie enthält Informationen, die in ausführlicher Form in den aktuellen Leitlinien der ESC für Erwachsene mit angeborenen Herzfehlern zu finden sind [2].

13.3.1 Pulmonalstenose

Angeborene Pulmonalstenosen (7% aller angeborenen Herzfehler) ohne Ventrikelseptumdefekt kommen als Klappenstenosen, als Stenosen in der Ausflußbahn des rechten Ventrikels (RVOTO, sog. infundibuläre Stenosen) oder als periphere Pulmonalarterienaststenosen vor. Sie sind häufig mit anderen

Tab. 13.2: Auskultationsbefunde bei Kindern

Herzgeräusch, akzidentelles	Ein häufig im Kindesalter auftretendes **systolisches** Geräusch, meist 2–3/6, mit p.m. über dem Erb'schen Punkt, das lagevariabel ist. Beim Aufsetzen des Kindes ist das Geräusch oft nicht mehr oder deutlich leiser zu hören. Bei einer sonographischen Untersuchung des Herzens kann kein pathologischer Befund erhoben werden.
Funktionelle Strömungsgeräusche	Entstehen bei einer relativen Stenose der Ausflussbahnen durch ein vergrößertes HMV. Das HMV vergrößert sich entweder durch eine Erhöhung der HF oder/und durch eine Erhöhung des Schlagvolumens (SV). Es ist meist ein systolisches spindelförmiges Austreibungsgeräusch über der Herzbasis.

kongenitalen Anomalien (Noonan-Syndrom) kombiniert. In der Mehrzahl liegen valvuläre Stenosen mit Verwachsungen und Verklebungen der Taschenklappen vor; in ca. 10% der Fälle infundibuläre Stenosen.

- **Klinik:** Milde, moderate Stenosen sind asymptomatisch, Symptome erst bei hochgradigeren kritischen Stenosen.
- **Leitsymptome:** Belastungsdyspnoe; Zyanose bei gleichzeitig bestehendem PFO oder ASD (Lungendurchblutung ist normal oder vermindert bei Rechts-Links-Shunt).
- **Diagnostik:** lautes, raues Systolikum p.m. 2. ICR links mit Fortleitung in die Lungen (Schwirren, systolisch 2. ICR); 2. HT abgeschwächt oder fehlt
  - EKG: Rechtstyp, P dextrocardiale, Rechtshypertrophie
  - Echokardiographie: führende diagnostische Maßnahme zur Ermittlung der Ebene der RVOTO, Anatomie der Pulmonalklappe, RV Hypertrophie und Ko-Morbiditäten. Doppler-Gradienten können bei Patienten mit tubulärer Stenose und mit valvulärer oder subvalvulärer Stenose unzuverlässig sein. Der maximale Gradient beim „double chambered RV" unterschätzt den Stenosengrad, weil der Fluss hier keine axiale Richtung hat. Schweregradeinteilung: Leichte PS max. Gradient < 36 mmHg, mittelgradige PS max. Gradient 36–64 mmHg, schwere PS max. Gradient > 64 mmHg. Zwar ist die Aussagekraft der Doppler-Untersuchung eingeschränkt, nützlich ist aber immer die Abschätzung des RV-Drucks mittels Geschwindigkeitsmessung über der TI.
  - Röntgen-Thorax: Rundung des RV, poststenotische Dilatation der PA, selten reduzierte Lungengefäßzeichnung.
  - MRT/CT: hilfreich zum Finden der Stenoseebene, besonders wenn sie subinfundibulär gelegen ist, sowie nach Operation mit Konduit und zur Einschätzung der RV-Funktion. Nachweis von malperfundierten Lungenbezirken
  - Radionuklid-Untersuchungen: zur Aufdeckung von Malperfusionen der Lunge bei peripherer PS
  - HK: Invasive Messung zur Beurteilung der Stenoseebene, des Schweregrads und der Zunahme der Befunde
- **Therapie:** Ballonvalvuloplastie; bei Druckgradient > 60 mmHg: Indikation zur OP oder interventionellen Therapie (s. Kap. 24).
- **Follow-up:** regelmäßige lebenslange echokardiographische Nachuntersuchungen. Die Häufigkeit der Untersuchungen ist vom Schweregrad abhängig, meistens jährliche Kontrollen in spezialisierten EMAH-Zentren. Patienten mit leichter oder moderater PS müssen nur alle 5 Jahre gesehen werden.

Tab. 13.3: Empfehlungen zur Intervention bei PS, nach [2]

Indikation	Empfehlungs- und Evidenzgrad
RVOTO auf allen Ebenen unabhängig von ihren Symptomen, wenn der max. Doppler-Gradient > 64 mmHg, sofern die RV-Funktion normal und kein Klappenersatz erforderlich ist.	I-C
Bei valvulärer PS ist die Ballonvalvuloplastie Mittel der Wahl	I-C
Bei asymptomatischen Patienten nach ineffektiver Ballonvalvuloplastie und deren einzige Option der chirurgische Klappenersatz ist, sollte die OP bei einem syst. RVP > 80 mmHg erfolgen (TI Doppler-Geschw. > 4,3 m/s).	I-C
Intervention bei Patienten mit Gradient < 64 mmHg und: • PS-abhängige Beschwerden • reduzierte RV Funktion • Double-Chamber RV • relevante Arrhythmien • Re-Li-Shunt durch ASD oder VSD	IIa-C
Periphere PS unabhängig von Beschwerden, wenn syst. RV-Druck > 50 mmHg und > 50%ige Durchmesserstenose und/oder bei Lungenperfusionsstörung	IIa-C

13.3.2 Aortenstenose

Angeborene Aortenstenosen machen 3–6% aller angeborenen Herzfehler aus. Die valvuläre Form ist am häufigsten (bikuspidale oder unikommissurale AK), seltener finden sich die subvalvuläre (15%) oder supravalvuläre (5%) Form. Die supravalvuläre Form ist meist verbunden mit dem Williams-Beuren-Syndrom (Hyperkalzämiesyndrom, Gnomengesicht, Retardierung).

▶ Valvuläre Aortenstenose:
  – Durch poststenotische Erweiterung der AO und Zunahme der Muskelmasse des LV kann es zur relativen Koronarinsuffizienz mit AP-Beschwerden kommen. Achtung: unter Belastung Gefahr von VT und VF bei schwerer AS.
  – Klinik: Symptome i.d.R. erst im Schulalter: Belastungsdyspnoe, Blässe, Stenokardien, Synkopen. Bei kritischer Aortenstenose treten die Symptome schon im 1. Lebensjahr auf.
  – Diagnostik: mäßig lautes Systolikum p.m. 2. ICR rechts, charakteristisches Schwirren im Jugulum, fortgeleitet in die Karotiden, Herzspitzenstoß verstärkt und verbreitert.
  – EKG: LV-Hypertrophiezeichen und Repolarisationsstörungen.
  – Rö-Thorax: Kalzifikation.
  – Transthorakale Echokardiographie: Goldstandard für Bestimmung von LV Masse/Funktion, Klappengröße/Morphologie/Fläche, LV/Ao-Gradient, AI.
  – Stress-Test: ggf. bei asymptomatischen Patienten mit schwerer AS, um Belastungsgrad, Blutdruckregulation und Arrhythmieneigung zu bestimmen sowie für die Planung des OP-Zeitpunktes.
  – Low Dose Dobutamin-Stress-Echo: hilfreich bei AS und reduzierter LV EF zur Evaluation der kontraktilen Reserve.
  – MRT/CT: Bestimmung der Aortendilatation.
  – HK bei nicht konklusiven nicht-invasiven Befunden
  – Therapie: Verbot von Leistungs- und Kraftsport; OP und Dilatation.

- Follow-up: Lebenslange und regelmäßige Nachsorge. Die Intervalle sind vom Stenosegrad abhängig. Nach Klappen-Intervention jährliche Kontrolle mit Echokardiographie der AK und Aortenwurzel zur Beurteilung des Stenoseprogresses und der Aortendilatation.
▲ Subaortenstenose:
  - Diagnostik: Echo zur Darstellung der LVOT Anatomie, AK Anomalien, Grad der AI, LV Funktion, LV Hypertrophie und Komorbiditäten. Mittels Doppler-Untersuchung wird der Schweregrad der subvalvulären Stenose bestimmt, der Doppler-Gradient überschätzt möglicherweise die Obstruktion, daher ist in diesem Fall die HKU hilfreich. TEE-Darstellung der subvalvulären Membran, ggf. ergänzt durch 3D-Echo-Techniken.
  - Follow-up: Lebenslange, regelmäßige Nachsorge, inklusive Echo, um bei nicht operierten Patienten die Progression der Stenose, AI und LV Funktion/Größe zu beurteilen. Ebenso reguläre Post-OP-Nachsorge, um rechtzeitig Restenosen (häufig in isolierten Fällen und nach OP bei Kindern), eine progressive AI, Komplikationen wie Arrhythmien, Block-Bilder und iatrogener VSD festzustellen. Das Follow-up sollte von EMAH-Zentren durchgeführt werden.
▲ Supravalvuläre Aortenstenose:
  - Diagnostik:
    - Echokardiographie: Information über die Diagnose und Druckgradienten, möglicherweise wird der tatsächliche Druckabfall über der Klappe überschätzt.
    - Stress-Test: s. valvuläre AS
    - MRT/CT: liefert präzise anatomische Ansichten von der Läsion selbst sowie der Aorta und den von der Aorta abgehenden Gefäßen (Karotiden und Nierenarterien) und der Pulmonalisstrombahn.
    - HK nur, wenn die nicht-invasive Abklärung unschlüssig ist.
  - Follow-up: Lebenslange und regelmäßige Nachsorge inklusive einer Echokardiographie ist wichtig, um die Progression der Stenose, LV Größe/Funktion und Entwicklung von Symptomen zu beurteilen. Postoperativ ist die Entwicklung eines Aneurysmas (MRT/CT) und die Progression einer KHK zu verfolgen. Nachsorge muss in EMAH-Zentren erfolgen.

13.3.3 Aortenisthmusstenose (Coarctatio aortae, ISTA)

Der Bereich zwischen dem Abgang der A. subclavia sinistra und der Insertion des Ligamentum Botalli bzw. des offenen Ductus Botalli wird als Isthmus der Aorta bezeichnet, einer physiologischen Enge von 20–30% des Aortendurchmessers. Im Zusammenhang mit der Rückbildung von Kiemenbogenarterien kommt es in diesem Bereich gelegent-

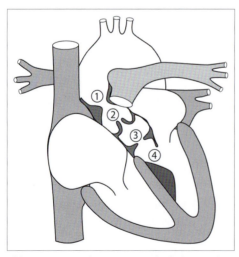

Abb. 13.3: Formen der Einengung der linksventrikulären Ausstrombahn: **1** supravalvuläre Aortenstenose, **2** valvuläre Aortenstenose, **3** membranöse subvalvuläre Aortenstenose, **4** idiopathische hypertrophe Subaortenstenose (IHSS) = hypertrophe obstruktive Kardiomyopathie

13.3 Angeborene Herzfehler

Tab. 13.4: Empfehlungen zur Intervention bei AS, nach [2]

Indikation	Empfehlungs- und Evidenzgrad
Klappenersatz-OP bei schwerer AS mit klappen-bezogenen Symptomen (AP, Dyspnoe, Synkope)	I-B
Asymptomatische Patienten mit schwerer AS bei Beschwerden im Belastungs-Test	I-C
OP-Indikation unabhängig von Symptomen bei schwerer AS und LV-Dysfunktion (LVEF ≤ 50%), sofern dafür kein anderer Grund vorliegt	I-C
OP-Indikation unabhängig von Symptomen, wenn Aorta asc. > 50 mm (27,5 mm/m^2 KOF) und keine andere Indikation für Thorax-OP gegeben ist	IIa-C
Asymptomatische Patienten mit schwerer AS und RR-Abfall unter Belastung	IIa-C
Asymptomatische Patienten mit schwerer AS und mittel- bis hochgradiger Kalzifikation der Klappe und einem Progress der Doppler-Geschwindigkeit ≥ 0,3 m/s/Jahr	IIb-C
Klappenersatz bei Patienten mit mittelgradiger AS bei geplanter ACB-, Aszendens- oder anderer Klappen-OP	IIa-C
Schwere AS mit niedrigem Gradienten (< 40 mmHg) und LV-Dysfunktion mit vorhandener kontraktiler Reserve	IIb-C
Schwere AS mit niedrigem Gradienten (< 40 mmHg) und LV-Dysfunktion ohne kontraktile Reserve	IIa-C
Asymptomatische Patienten mit schwerer AS und massiver LV-Hypertrophie (> 15 mm), sofern nicht bedingt durch art. Hypertonie	IIb-C

Tab. 13.5: Empfehlungen zur Intervention bei supravalvulärer AS, nach [2]

Indikation	Empfehlungs- und Evidenzgrad
OP-Indikation bei Patienten mit Symptomen (in der Ruhe oder unter Belastung) und mittlerem Doppler-Gradienten ≥ 50 mmHg	I-C
OP-Indikation bei Patienten mit mittlerem Doppler-Gradienten < 50 mmHg, wenn: • die Beschwerden der Obstruktion zuzuordnen sind (Belastungs-Dyspnoe, Angina, Synkope) • LV-Dysfunktion (ohne andere Ursache) • schwere LV-Hypertrophie verursacht durch Obstruktion (nicht bedingt durch art. Hypertonie) • wenn OP bei KHK erforderlich ist	I-C
OP-Indikation bei asymptomatischem Patienten mit einem mittleren Gradienten ≥ 50 mmHg, LV-Dysfunktion, LVH oder path. Stress-Test, wenn OP-Risiko niedrig ist	IIb-C

lich zu Stenosierungen, für die neben der Bezeichnung Isthmusstenose auch der Terminus Koarktation üblich ist (5–8% aller angeborenen Herzfehler). In 0,5% ist die ISTA Ursache einer arteriellen Hypertonie; 20% aller Patienten mit Turner-Syndrom haben eine ISTA. Die Differenzierung verschiedener Formen richtet sich nach Sitz der Stenose und der Beziehung zum Ductus Botalli oder Ligamentum Botalli.

◢ **Präduktale CoA:** in 80% tubuläre Hypoplasie des Aortenbogens, meist persistie-

Tab. 13.6: Empfehlungen zur Intervention bei Subaortenstenose, nach [2]

Indikation	Empfehlungs- und Evidenzgrad
Symptomatische Patienten (spontan oder unter Belastungstest) mit einem mittleren Gradienten ≥ 50 mmHg oder schwerer AI	I-C
Asymptomatische Patienten sollten operiert werden bei	
• LVEF < 50% (möglicherweise beträgt der Gradient < 50 mmHg wegen des erniedrigten Flusses)	IIa-C
• schwerer AI und LVESD > 50 mm (oder 25 mm/m² KOF) und/oder LVEF < 50%	IIa-C
• mittlerem Doppler-Gradienten ≥ 50 mmHg und pathologischer RR-Regulation unter Belastung	IIa-C
• mittlerem Doppler-Gradienten ≥ 50 mmHg und deutlicher LVH	IIa-C
OP bei asymptomatischem Patienten kann in Betracht gezogen werden bei:	
• mittlerem Doppler-Gradienten ≥ 50 mmHg, LV normal, Belastungstest normal und OP-Risiko niedrig	IIb-C
• Progress der AI zu mehr als geringer AI (um weiteren Progress zu verhindern)	IIb-C

render Ductus arteriosus (PDA), in 60% der Fälle zusätzliche Fehlbildungen (VSD, ASD): Untere Körperhälfte wird über den Duktus mit Blut versorgt, Zyanose der unteren Körperhälfte; Herzinsuffizienz-Zeichen typischerweise in der 3. bis 4. Lebenswoche, meist abgeschwächte Femoralispulse; Systolikum über der AO (verschwindet bei Dekompensation), manchmal **systolisches Pressgeräusch**.
▸ **Postduktale CoA**: Aorteneinengung gegenüber oder nach der Ductuseinmündung: Kollateralkreislauf über IMA und Interkostalarterien zur Aorta thoracica (später: **Rippenusuren** im Röntgenbild, ab dem 8. Lebensjahr wegen Arrosion von Rippen durch den pulsierenden Druck möglich); deutliche **RR-Differenz** zwischen Armen und Beinen, **Fußpulse abgeschwächt**, Linksherzhypertrophie.
▸ Klinik: arterielle Ruhe- oder Belastungs-Hypertonie (häufig sogar nach erfolgreicher Behandlung). Die Bedeutung des isolierten, belastungsinduzierten Hyper-

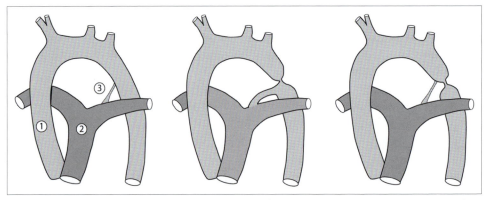

Abb. 13.4: Einteilung der Aortenisthmusstenosen. **Links:** normale Anatomie: **1** Aorta, **2** Truncus pulmonalis, **3** Ligamentum arteriosum als Residuum des Ductus arteriosus Botalli. **Mitte:** präduktale Stenose, sog. infantiler Typ. **Rechts:** postduktale Stenose, sog. Erwachsenen-Typ

tonus ist derzeit noch Diskussionsgegenstand. Rezidive oder Residuen der ISTA verschlimmern die systemische arterielle Hypertonie und ihre Konsequenzen. Aneurysmata der Aorta asc. oder in der Eingriffsebene sind Risikofaktoren für Ruptur und Tod. Aufmerksamkeit ist geboten bei bikuspider Aortenklappe, MK-Erkankungen, koronarer Herzerkrankung sowie Aneurysmata des Circulus Willisi (jedoch wird derzeit kein Bedarf für eine Routinescreening bei asymptomatischen Patienten gesehen.)

◢ Diagnostik:
- EKG: je nach Schwere normal oder Linkstyp mit LV-Hypertrophiezeichen;
- Echo: Lokalisation, Struktur, Ausdehnung und Ausmaß der ISTA. LV-Hypertrophie und -Funktion, begleitende kardiale Anomalien, aortale und supraaortale Gefäßdiameter. Die Messung des Doppler-Gradienten ist nicht unbedingt hilfreich bei der Quantifizierung weder der nativen noch der postoperativen Coarctation. Das diastolische „run-off"-Phänomen ist das noch zuverlässigste Zeichen für die signifikante Coarctation oder Re-Coarctation.
- MRT/CT: bevorzugte nicht-invasive Methode zur Evaluation der gesamten Aorta eines Erwachsenen. Beide Untersuchungen zeigen Ausdehnung und Grad der Verengung der Aorta, den Aortenbogen sowie die prä- und post-stenotische Aorta, evtl. Aneurysmata und Kollateralen.
- HK: Nachweis der hämodynamischen Relevanz („peak to peak" Gradient > 20 mmHg in Abwesenheit von gut entwickelten Kollaretalen). Angiogra-

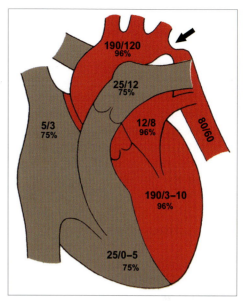

Abb. 13.5: Schematische Darstellung des Blutkreislaufs bei ISTA (**Pfeil**) mit Darstellung des Druckabfalls am Isthmus der AO. Angegeben Druckwerte in mmHg und darunter die Sauerstoffsättigungswerte in Vol.-%. Modifiziert nach [1]

Tab. 13.7: Empfehlungen zur Intervention der bei Aortenisthmusstenose, nach [2]

Indikation	Empfehlungs- und Evidenzgrad
Alle Patienten mit RR-Differenz > 20 mmHg zwischen oberer und unterer Extremität, unabhängig von Symptomen aber mit hypertensiven RR-Werten (> 140/90 mmHg bei Erwachsenen) in der oberen Extremität, pathologischer RR-Regulation unter Belastung oder signifikanter LV-Hypertrophie sollten interveniert werden.	I-C
Unabhängig vom RR-Gradienten sollten Patienten mit Hypertonie, die eine Stenosierung ≥ 50% relativ zum Aortendiameter auf Zwerchfellebene (in MRT/CT oder invasiver Angiographie) zeigen, für die Intervention in Betracht gezogen werden.	IIa-C
Unabhängig vom RR-Gradienten und Hypertonie sollten Patienten mit einer Stenosierung ≥ 50% relativ zum Aortendiameter auf Zwerchfellebene (in MRT/CT oder invasiver Angiographie) für die Intervention in Betracht gezogen werden.	IIb-C

phie, die weiterhin als Goldstandard für prä- und postoperative Evaluation der ISTA gilt.
▶ Therapie: operativ oder interventionell (s. Kap. 20).
▶ Follow-up: Regelmäßige Nachsorge alle 2 Jahre mit Evaluation in spezialisierten EMAH-Zentren. Bildgebung der Aorta mittels MRT zur Dokumentation der post-interventionellen Anatomie und ggf. Komplikationen (Restenosen, Aneurysmata).

13.3.4 Ventrikelseptumdefekt

Ventrikelseptumdefekte (mit ca. 30% häufigster der angeborenen Herzfehler) kommen im muskulären, membranösen (häufigste Form) und infundibulären Teil des Septums sowie auch in der Nähe der AV-Klappenöffnung lokalisiert vor. Defekte im muskulären Septum können mit der systolischen Kontraktion kleiner werden. Eine große Zahl der Kammerseptumdefekte – der Anteil wird auf 50–70% geschätzt – schließt sich definitiv und spontan. Defekte in der Pars membranacea schließen sich oft unter Ausbildung von Aneurysmata. Weit über die Hälfte der Ventrikelseptumdefekte ist mit anderen Fehlbildungen (Aortenstenose, Ductus Botalli apertus, Aortisthmusstenose, Vorhofseptumdefekt, Pulmonalstenose, Aorteninsuffizienz, usw.) vergesellschaftet. Bei größeren Defekten kommt es zu einem Links-Rechts-Shunt mit Druckanstieg im RV und der A. pulmonalis.

▶ 4 Schweregrade:
– Kleiner Defekt: lautes **holosystolisches** Pressstrahlgeräusch p.m. 3.–4. ICR links; gespaltener 2. Herzton, Schwirren, häufig Spontanverschluss
– Mittelgroßer Defekt: pulmonaler Widerstand nicht erhöht, Belastungsdyspnoe, im Röntgen-Thorax zeigt sich die Lunge mit vermehrter Druckdurchblutung, ausreichendes Gedeihen; OP meist im Vorschulalter
– Großer Defekt (> $2/3$ des Aortendurchmessers): deutlich erhöhter Pulmonalisdruck (Systolikum wird schwächer!), frühe Gedeihstörung, Trinkschwierigkeiten, Infektanfälligkeit, Röntgen-Thorax: Kardiomegalie, Herzinsuffizienz; OP im 1. Lebensjahr, Bändelung der A. pulmonalis nur bei multiplem VSD („swiss cheese" – aber eher selten)
– Großer Defekt (> als der Aortendurchmesser) mit ausgeprägtem pulmonalem Widerstand: **Eisenmenger-Reaktion** mit Shuntumkehr: zuerst subjektive Besserung, aber zunehmende Zyanose durch Rechts-Links-Shunt, Lebenserwartung 20–30 Jahre.
– Sonderform Single ventricle: komplett fehlendes Septum.

▶ Diagnostik:
– Echo: Nachweis des Defekts und Schweregradbestimmung. Beschreibung von Lokalisation, Zahl und Größe des Defekts, der LV Volumenbelastung, Abschätzung des PAP. Überprüfung einer durch Prolaps des rechten Aortensegels oder des akoronaren Segels induzierten AI, besonders im Falle von hochsitzenden perimembranösen VSD.
– MRT: alternative Technik bei nicht aussagekräftigem Echobefund bezüglich LV Volumen und Shunt-Quantifizierung.
– HK: Bestimmung des PVR, wenn der PAP im Echo > 50% des systemischen Drucks beträgt.

▶ Bei hohem Lungenwiderstand und nach **Shuntumkehr** ist der Verschluss eines VSD **kontraindiziert**!
▶ OP – Indikation, immer wenn klinisch Symptome bestehen – altersunabhängig.
▶ Follow-up: Entwicklung einer AI oder TI, Grad des Rest-Shunts, LV Dysfunktion, Erhöhung des PAP, die Entwicklung eines DCRV und Entwicklung einer diskreten subaortalen Stenose müssen echokardio-

graphisch beobachtet werden. Ein möglicher kompletter AV Block braucht Aufmerksamkeit (häufig treten nach VSD Verschluss bifaszikuläre oder transitorische trifaszikuläre Blockbilder übergehend in einen AV Block auf). Patienten mit LV Dysfunktion, Rest-Shunt, PHT, AI, RVOTO oder LVOTO müssen jährlich in spezialisierten EMAH-Zentren gesehen werden. Patienten mit kleinem VSD (nativ oder residuell, normale LV-Funktion, normaler PAP, asymptomatisch) und ohne andere Erkrankungen brauchen 3–5 jährliche Kontrollen. Nach interventionellem VSD Verschluss regelmäßiges Follow-up während der ersten 2 Jahre, danach je nach Ergebnis alle 2–4 Jahre. Nach chirurgischem Eingriff ohne Residuum ist eine 5jährliche Kontrolle ausreichend.

Eisenmenger-Reaktion
Bei bestehendem Links-Rechts-Shunt ist der pulmonale Blutfluss nicht selten doppelt so hoch wie der systemische Blutfluss. Diese „pulmonale Rezirkulation" führt bei längerem Bestehen zu einem Umbau der Lungenarteriolen mit Anstieg des pulmonalen Widerstands. Schließlich werden die Veränderungen der Lungenstrombahn irreversibel. Der Lungengefäßwiderstand überschreitet den Systemwiderstand, was zur Shuntumkehr vom Links-Rechts-Shunt zum Rechts-Links-Shunt führt, sog. Eisenmenger-Reaktion. Je nach Schwere des angeborenen Vitiums kann sich eine Eisenmenger-Reaktion bereits schon im 1. Lebensjahr ausbilden. Ab diesem Zeitpunkt ist das Spektrum der therapeutischen Möglichkeiten erheblich eingeschränkt, da eine alleinige Herztransplantation aufgrund der Lungenschädigung nicht infrage kommt. Es kommt zu einem raschen Progress der Erkrankung mit Ausbildung einer Zyanose. Die Prognose ist deutlich eingeschränkt.

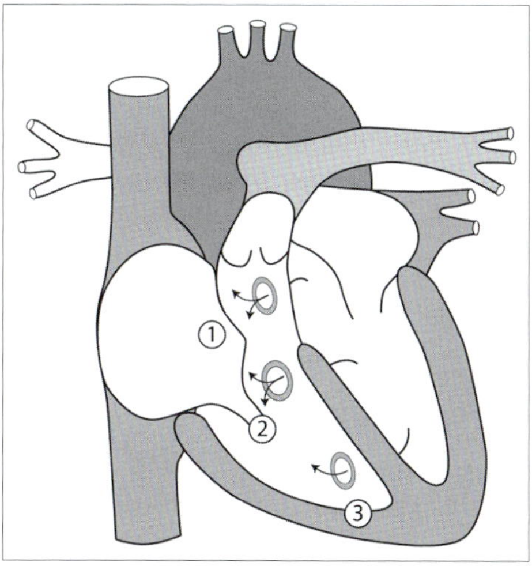

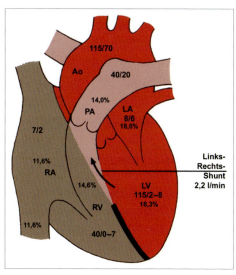

Abb. 13.6: Lokalisation der verschiedenen VSD-Typen: **1** infundibulärer VSD, **2** membranöser VSD, **3** muskulärer VSD

Abb. 13.7: Schematische Darstellung eines VSD mit einem Links-Rechts-Shunt (**Pfeil**) von 2,2 l/min. Angegeben sind Druckwerte in mmHg und Sauerstoffsättigungen in Vol.-%. Modifiziert nach [1]

Tab. 13.8: Empfehlungen zur Intervention bei VSD, nach [2]

Indikation	Empfehlungs- und Evidenzgrad
Patienten mit symptomatischem Li-Re-Shunt über einen (residuellen) VSD ohne schwere PHT sollten chirurgisch behandelt werden.	I-C
Asymptomatische Patienten mit LV-Volumenüberlastung bedingt durch einen VSD sollten chirurgisch behandelt werden.	I-C
Patienten mit Z.n. Endokarditis sollten für einen chirurgischen Verschluss in Betracht gezogen werden.	IIa-C
Patienten mit VSD-assoziiertem Prolaps eines AK-Segels, der eine progrediente AI verursacht, sollten für eine OP in Betracht gezogen werden.	IIa-C
Patienten mit VSD und PHT sollten für die OP in Betracht gezogen werden, wenn Li-Re-Shunt (Qp : Qs > 1,5) und PAP oder PVR < $^{2}/_{3}$ der systemischen Werte ist (Ausgangswerte oder nach Vasodilatatorengabe, bevorzugt NO, oder nach PHT-Therapie).	IIa-C
Der chirurgische Eingriff muss vermieden werden bei Eisenmenger-VSD und bei belastungsinduzierten Sättigungsabfällen.	III-C
Bei kleinem, nicht subarteriellem Defekt, der nicht zu LV-Volumenbelastung oder PHT führt, und ohne Endokarditis in der Anamnese, sollte die OP vermieden werden.	III-C

Tab. 13.9: Empfehlungen zur gezielten Therapie der PHT bei Patienten mit angeborenen Herzfehlern, nach [2]. WHO-FC Funktionelle Klasse nach WHO-Einteilung

Empfehlung	Empfehlungs- und Evidenzgrad
Gezielte PHT-Therapie nur in spezialisierten Zentren	I-C
Endothelin-Rezeptor-Antagonist (ERA) Bosentan sollte bei Patienten mit Eisenmenger-Syndrom und WHO-FC III initiiert werden.	I-B
Andere ERAs, Posphodiesterase-5-Inhibitoren und Prostanoide in WHO-FC-III Klasse mit Eisenmenger-Syndrom sollten in Betracht gezogen werden.	IIa-C
Kombinationstherapie in WHO-FC-III mit Eisenmenger-Syndrom	IIb-C
Ca-Antagonisten sind zu vermeiden bei Eisenmenger Syndrom	III-C

13.3.5 Vorhofseptumdefekt

Linker und rechter Vorhof sind normalerweise durch das Vorhofseptum getrennt. Bei jedem vierten Menschen bleibt das Foramen ovale offen. Bei 1–1,5% der Menschen entwickelt sich eine konstante Auswölbung des Vorhofseptums von links nach rechts als inter-atriales Septumaneurysma. Jeder größere Defekt im Vorhofseptum führt infolge der Druckdifferenz zwischen den beiden Vorhöfen zu einem Shunt, der zunächst von links nach rechts gerichtet ist, also arterialisiertes Blut vom linken Vorhof über den rechten Vorhof und die rechte Kammer erneut dem Lungenkreislauf zuführt. In der Folge entwickelt sich eine Belastung der rechten Herzhöhlen und eine Vermehrung der Lungengefäßzeichnung. Entwicklungsgeschichtliche Besonderheiten der Ausbildung des Vorhofseptums lassen verschiedene Defekte unterscheiden. Ein Spontanverschluss ist selten.

◢ Typen (ASD = Atriumseptumdefekt):

13.3 Angeborene Herzfehler

- ASD II: Secundum-Typ, Defekt im mittleren und oberen Bereich der Fossa ovalis, **keine** Beteiligung der AV-Klappen, **häufigere Form**, Symptomatik im Kindesalter gering, nur bei großem Shunt Gedeihstörungen, Dyspnoe, Herzbuckel, weit **gespaltener 2. Herzton**, **Systolikum im 2.–3. ICR**, nicht atemvariabel; im EKG häufig Rechtstyp.
- ASD I: Primum-Typ, als Endokardkissendefekt meist **mit** AV-Klappenbeteiligung, unmittelbar an AV-Klappen grenzend; im EKG häufig links-anteriorer Hemiblock.
- ASD + Pulmonalstenose: dann Nachweis eines Rechts-Links-Shunts.
- Sinus-venosus-Defekt: Defekt im oberen hinteren Teil des Vorhofseptums zwischen Einmündung der oberen Hohlvene und der Fossa ovalis. Fast immer in Kombination mit einer Einmündung der rechtsseitigen Lungenvenen in den RA. Nachweis gelingt häufig nur im TEE.
- AVSD: kompletter atrioventrikulärer Septumdefekt (u.U. gemeinsame AV-Klappe); am häufigsten bei M. Down, rasche Entwicklung der pulmonalen Hypertrophie.
- Extremform: MK und TK sind durch eine gemeinsame AV-Klappe mit 5–6 Segeln ersetzt. ASD und VSD gehen ineinander über. Gemäß dem Druckgefälle kommt es bei dieser Fehlbildung zum **Links-Rechts-Shunt ohne** Zyanose, da die Sättigung im Körperkreislauf nicht herabgesetzt ist. Dies äußert sich durch Herzinsuffizienz und ein **Systolikum** sowie einem pathognomischen **überdrehten Linkslagetyp** im EKG.
▲ Diagnostik:
  - Echo ist entscheidend für Diagnose und Quantifizierung. Beurteilung der Rechtsherzbelastung (RV Volumen, PAP und TI). Ein Sinus venosus Defekt ist nur mittels TEE zu evaluieren.
  - MRT/CT: Alternativ, falls Echo ungenügend ist, besonders für die Bewertung des RV Volumens und der pulmonal-venösen Anbindungen.
  - HK: Bestimmung des PVR, wenn der PAP im Echo > 50% des systemischen. Drucks beträgt.
▲ Therapie: Interventioneller Verschluss; bei älteren Patienten, die ungeeignet für ein Occluder System sind, muss je nach Komorbidität die OP angedacht werden.
▲ Follow-up: Evaluation von Rest-Shunts, RV-Größe und -Funktion, TI und PAP mittels Echo. EKG und LZ-EKG zur Evaluation von Arrhythmien. Spätere post-operative Arrhythmien bei Patienten < 40 Jahre sind häufig intra-atriale Reentry-Tachykardien oder Vorhofflattern, die abladiert werden können. Patienten > 40 Jahren mit oder ohne Defektkorrektur, bekommen häufiger Vorhofflimmern (geringe Erfahrung zur Ablation in solchen Fällen). Patienten, die bis zum 25. Lebensjahr ohne relevante Folgezustände (kein Rest-Shunt, normaler PAP, normaler RV, keine Arrhythmie) behandelt wurden, be-

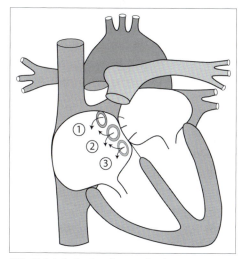

Abb. 13.8: Lokalisation der verschiedenen ASD: **1** Sinus-venosus-Defekt, **2** Ostium-secundum-Defekt, **3** Ostium-primum-Defekt

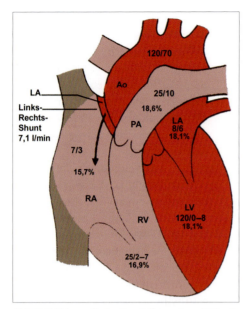

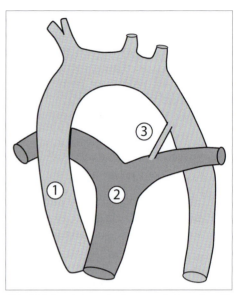

Abb. 13.9: Schematische Darstellung eines ASD mit Links-Rechts-Shunt von 7,1 l/min, der sich aus den Sauerstoffsättigungswerten ergibt. Angegeben sind Druckwerte in mmHg und Sauerstoffsättigungen in Vol.-%. Modifiziert nach [1]

Abb. 13.10: Persistierender Ductus arteriosus Botalli **3**: Es verbleibt eine Shuntverbindung zwischen PA **2** und AO **1**.

nötigen kein regelmäßiges Follow-up. Bei Rest-Shunt, erhöhtem PAP oder Arrhythmien (vor und nach Korrektur) und ältere Patienten nach Korrektur (> 40 Jahre) brauchen eine Anbindung an EMAH-Zentren, die Intervalle sind vom Schweregrad der Restsymptomatik abhängig. Nach Occluder-Verschluss regelmäßiges Follow-up innerhalb der ersten 2 Jahre, danach je nach Ergebnis alle 2–4 Jahre.

13.3.6 Persistierender Ductus arteriosus Botalli

Normalerweise kommt es postpartal am 1. Tag zu einem **funktionellen** und bis zum Ende des 3. Lebensmonats zu einem **anatomischen** Verschluss des Ductus arteriosus. Unter einem offenen Ductus Botalli (PDA, patent ductus arterious) versteht man die Persistenz der in der Fetalperiode notwendigen Verbindung von Pulmonalarterie und Aorta über die ersten Lebensmonate hinaus. Die Druckdifferenz zwischen Aorta und Pulmonalarterie bewirkt zunächst einen Links-

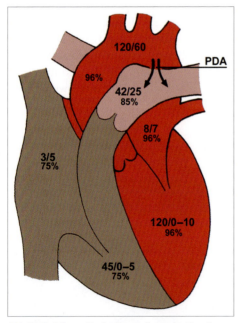

Abb. 13.11: Schematische Darstellung der Druckverhältnisse und Sauerstoffsättigungen (in Vol.-%) bei Links-Rechts-Shunt aufgrund eines PDA vom Erwachsenen-Typ. Modifiziert nach [1]

13.3 Angeborene Herzfehler

Tab. 13.10: Empfehlungen zur Intervention beim ASD, nach [2]. WU Wood Einheiten

Indikation	Empfehlungs- und Evidenzgrad
Patienten mit bedeutsamem Shunt (Zeichen der RV-Volumenbelastung) und PVR < 5 WU unabhängig von Symptomen	I-B
Verschluss mit Occluder ist Mittel der Wahl der Behandlung für ASD vom Secundum-Typ.	I-C
Alle ASDs unabhängig von der Größe bei Patienten mit paradoxen Embolien (nach Ausschluss anderer Ursachen)	IIa-C
Patienten mit PVR ≥ 5 WU aber < $2/3$ SVR oder PAP < $2/3$ des Systemdrucks und Nachweis eines Li-Re-Shunts (Qp:Qs > 1.5)	IIb-C
ASD-Verschluss muss bei Patienten mit Eisenmenger-Syndrom vermieden werden.	III-C

Rechts-Shunt, dessen Größe von der Weite des Ductus und den Widerständen in beiden Kreisläufen abhängt. Charakteristisch ist, dass sowohl in der Systole wie in der Diastole Shuntblut aus der Aorta in die Pulmonalarterie fließt, sofern die normale Druckdifferenz zwischen Aorta und Pulmonalarterie erhalten ist. Der Ductus Botalli apertus stellt das klassische Beispiel der Volumenbelastung des linken Ventrikels durch einen angeborenen Gefäßfehler dar. Bei großem Shuntvolumen kommt es zu einer pulmonalen Hypertension bis hin zur Shuntumkehr.

- Klinik (bei großem Shuntvolumen): Dyspnoe, Tachykardie, leichte Ermüdbarkeit, Schwitzen.
- Diagnostik: **Maschinengeräusch** (kontinuierlich mit p.m. linker oberer Sternalrand), Schwirren, große RR-Amplitude, Pulsus celer et altus;
  - Echo: Nachweis des PDA durch Darstellung des retrograden Flusses in die A. pulmonalis (bei Eisenmenger-Reaktion Shunt-Umkehr!), Beurteilung der LV Volumenbelastung, PAP, PA Größe, und RV Veränderungen.
  - MRT/CT sind indiziert, wenn zusätzliche Quantifizierung der LV Volumen oder PA erforderlich sind.
  - HK: Bestimmung des PVR, wenn der PAP im Echo > 50% des systemischen Drucks beträgt.
- **Systolisches Crescendo-** und ein **diastolisches Decrescendogeräusch** mit einem **p.m. im 2. ICR links parasternal**.
- DD: Koronarfistel, aortopulmonales Fenster, perforiertes Sinus-valsalvae-Aneurysma.
- Therapie: chirurgische Durchtrennung oder interventioneller Verschluss via Herzkatheter, beim Frühgeborenen medikamentöser Versuch mit Indometacin oder Ibuprofen möglich.
- Follow-up: Echokardiographische Evaluation zur Beurteilung von LV-Größe und -Funktion, PAP, Rest-Shunt sowie assoziierte Läsionen. Patienten ohne Rest-Shunt, normalem LV und PAP benötigen kein reguläres Follow-up nach 6 Monaten. Patienten mit LV-Dysfunktion und residueller PHT müssen alle 1–3 Jahre, je nach Schweregrad, in EMAH-Zentren nachverfolgt werden.

Der Ductus arteriosus verschließt sich wegen der geänderten Drucklage sofort nach Entfaltung der Lungen und verwächst i.d.R. innerhalb der ersten 5–6 Tage. COX-Hemmer wie ASS oder Indometacin hemmen die Produktion von Prostaglandinen, was den Verschluss eines PDA herbeiführen kann. Soll der Ductus offen gehalten werden, kann Prostaglandin E1 eingesetzt werden. Im fetalen Kreislauf vermindert der Ductus den pul-

Tab. 13.11: Empfehlung zur Intervention bei PDA, nach [2]

Indikation	Empfehlungs- und Evidenzgrad
PDA-Verschluss bei Patienten mit LV-Volumenbelastung	I-C
PDA-Verschluss bei Patienten mit PHT, aber PAP < $2/3$ des Systemdrucks oder PVR < $2/3$ des SVR	I-C
Okkluder-Verschluss ist die Methode der Wahl, wenn technisch durchführbar	I-C
PDA-Verschluss bei Patienten mit PHT und PAP > $2/3$ des Systemdrucks oder PVR > $2/3$ des SVR bei noch vorhandenem Li-Re-Shunt (Qp : Qs > 1,5) oder Nachweis der pulmonal-vaskulären Reaktivität im NO-Test oder nach PHT-Therapie.	IIa-C
Okkluder-Verschluss bei kleinen PDAs mit kontinuierlichem Geräusch bei normalem LV und PAP.	IIa-C
Kein Verschluss bei stummem PDA (sehr klein, kein Geräusch)	III-C
Kein Verschluss bei PDA mit Eisenmenger und bei Patienten mit belastungsinduzierter Entsättigung der unteren Extremitäten.	III-C

monalen Blutzufluss, indem er das Blut aus dem RV in die AO umleitet, wo ein geringerer Flusswiderstand als in den noch nicht entfalteten fetalen Lungen herrscht.

13.3.7 Truncus arteriosus communis

Beim Truncus arteriosus communis entspringt über einem hochsitzenden Ventrikelseptumdefekt ein gemeinsames Ausflussgefäß, das in verschiedenen Variationen Körper- und Lungenkreislauf versorgt. In der Mehrzahl liegt eine Hyperperfusion des Lungenkreislaufs mit der Gefahr einer rasch einsetzenden Widerstandserhöhung vor. In Einzelfällen vermindert eine Abgangsstenose der Pulmonalarterie, die aus dem Truncus entspringt, die Lungenperfusion.
▲ A. pulmonalis und AO sind zu einem Stamm verschmolzen, der über einem VSD entspringt.
▲ Die Klinik entspricht der des großen VSD, Diagnosesicherung durch Echo.
▲ Therapie: OP mit Implantation eines klappentragenden Conduits vom RV zur A. pulmonalis, Trennung der Gefäßanteile und VSD-Verschluss; Re-OPs sind häufig nötig.

13.3.8 Fallot-Tetralogie (Tetrade) und Fallot-Pentalogie (Tetrade + ASD)

Die Kombination einer Pulmonalstenose mit einem Ventrikelseptumdefekt, reitender Aorta und rechtsventrikulärer Hypertrophie wird als Fallot-Tetralogie, mit einem Vorhofseptumdefekt als Trilogie und mit beiden Defekten als Pentalogie bezeichnet.
▲ **Häufigster** zyanotischer Herzfehler mit:
  – Subaortal gelegenem VSD
  – Valvulärer und/oder infundibulärer Pulmonalstenose
  – Hypertrophie des RV
  – Anteposition der AO.
▲ Nach Loogen werden 3 Gruppen unterschieden [4]:
  – Leichte Pulmonalstenose mit VSD und vorwiegend Links-Rechts-Shunt
  – Mittelschwere Pulmonalstenose mit VSD und in Ruhe bestehendem mäßigem Rechts-Links-Shunt mit Verstärkung unter Belastung
  – Schwere Pulmonalstenose mit VSD, Dextroposition der AO und Pseudotruncusbildung.
▲ Rechts-Links-Shunt und Zyanose werden bestimmt durch den Grad der Pulmonalstenose.

- **Klinik**: Säuglinge im 1. Lebensmonat häufig unauffällig, im 1.–2. Lebensjahr hypoxämische Anfälle, Kind versucht, durch **Hockstellung** den systemischen Widerstand zu erhöhen (Zunahme der Lungendurchblutung).
- **Diagnostik**: scharfes, lautes Systolikum im 3.–4. ICR links parasternal, Echo: RV-Hypertrophie, CW-Doppler-Nachweis der Pulmonalstenose, Farb-Doppler-Nachweis des VSD; Röntgen-Thorax mit betonter Herztaille durch fehlendes Pulmonalsegment (Holzschuhform), in 20–25% hohe Rechtslage der AO.
- DD: Pulmonalatresie mit VSD.
- Therapie der hypoxämischen Anfälle mit Sedativa und O_2-Gabe, Propranolol kann prophylaktisch wirken.
- Palliativ durch Anlage einer Blalock-Taussig-Anastomose, definitiv durch frühe chirurgische Korrektur.
- Diagnostische Maßnahmen nach einer Korrektur:
  - Echo: Bestimmung der residuellen RVOTO und der PI, Rest-VSD, RV- und LV-Größe und -Funktion, TI, RV-Drücke, Aortenwurzelgröße und AI.
  - MRT/CT: besonders für die Evaluation von RV-Volumen und -Funktion, PI, Größe, Form und Morphologie der PA, Aorta asc und der Lage der großen Arterien oder Konduits im Verhältnis zum Sternum (vor evtl. Resternotomie)

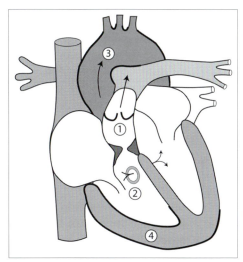

Abb. 13.12: Fallot-Tetralogie, schematische Darstellung: **1** Pulmonalstenose, **2** VSD, **3** Reitende AO, **4** Rechtsherzhypertrophie

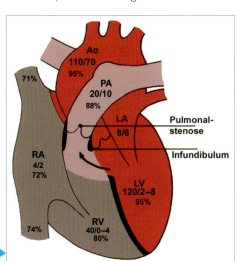
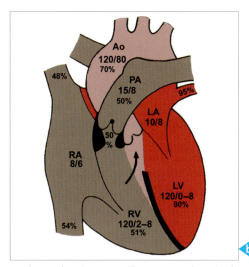

Abb. 13.13: Schematische Darstellung der Druckverhältnisse (mmHg) und Sauerstoffsättigungen (in Vol.-%) bei Fallot-Tetralogie. **a)** „Weißer Fallot" mit Links-Rechts-Shunt, Pulmonalstenose und gering überreitender AO. **b)** „Blauer Fallot" mit Rechts-Links-Shunt, überreitender AO, hochgradiger Pulmonalklappen- und Infundibulumstenose. Modifiziert nach [1]

Tab. 13.12: Empfehlungen zur Intervention nach Korrektur einer Fallot-Tetralogie, nach [2]

Indikation	Empfehlungs- und Evidenzgrad
AK-Ersatz bei Patienten mit schwerer symptomatischer AI oder Zeichen der LV-Dysfunktion	I-C
PK-Ersatz bei symptomatischen Patienten mit schwerer PI und/oder PS (RV syst. Druck > 60 mmHg, TI-Doppler-Geschwindigkeit > 3,5 m/s)	I-C
PK-Ersatz bei asymptomatischen Patienten mit schwerer PI und/oder PS, wenn mind. eines der folgenden Kriterien erfüllt ist: • Verschlechterung der Belastbarkeit • Progrediente RV-Dilatation • Progrediente RV-Dysfunktion • Progrediente TI (zumindest mittelgradig) • RVOTO mit systolischem RV-Druck > 80 mmHg (TI-Doppler-Geschwindigkeit > 4,3 m/s) • Anhaltende atriale/ventrikuläre Arrhythmien	IIa-C
VSD-Verschluss bei Patienten mit residuellem VSD und bedeutender LV-Volumenbelastung, oder wenn sich der Patient einer PK-OP unterzieht.	IIa-C

Tab. 13.13: Empfehlungen zur EPU und zur ICD-Implantation, nach [2]

Indikation	Empfehlungs- und Evidenzgrad
ICD-Implantation nach überlebtem Herzstillstand nach Ausschluss von reversiblen Ursachen	I-B
EPU bei Patienten mit spontaner, anhaltender VT. Empfehlung zur Katheter- oder chirurgischen Ablation. Falls erfolglos, dann ICD-Implantation.	I-C
EPU bei unklarer Synkope und gestörter Ventrikelfunktion. Bei Ausschluss einer reversiblen Ursache ist Indikation zur ICD-Implantation gegeben.	IIa-B
EPU bei Patienten mit ventrikulärem Couplet oder nicht-anhaltender VT zur Beurteilung des Risikos von anhaltenden Tachykardien.	IIb-C

– LZ-EKG und Event-Rekorder bei Hoch-Risiko-Patienten mit eventuellen oder vorhandenen Arrhythmien.
– EPU und/oder Ablation sind empfohlen bei symptomatischen Patienten mit vermuteten oder klinisch nachgewiesenen Arrhythmien, atrial oder ventrikulär, ggf. zur Planung einer ICD-Implantation (s. Tab. 13.13).
▲ Follow-up: Jährliche Kontrolle in EMAH-Zentren, ggf. seltener bei denjenigen, die minimale/stabile hämodynamische Störungen haben. Zu erwartende spätere Komplikationen: PI, Rest-RVOTO (auf Infundibulärebene, auf der Ebene von PK und Pulmonalishauptstamm, sowie distal nach der Bifurkation und gelegentlich in den Abzweigungen von rechter/linker PA), RV-Dilatation und -Dysfunktion. Residual-VSD führt zur LV-Volumenbelastung. Eine Aortenwurzeldilatation führt üblicherweise zu AI und selten zur Aortendissektion. LV-Dysfunktion (mögliche Ursachen: lang bestehende palliative arterielle Shunts, Residual-VSD und/oder AI).

13.3.9 Transposition der großen Gefäße (TGA)

Bei fehlender Rotation der Ausflussbahn der Ventrikel in der frühembryonalen Entwicklung können Aorta und Pulmonalis »transponiert«, d.h. dem falschen Ventrikel zugeordnet sein. Die Aorta führt Blut aus dem rechten Ventrikel in den Systemkreislauf, die Pulmonalarterie versorgt den Lungenkreislauf aus dem linken Ventrikel, die beiden Kreisläufe sind nicht hintereinander, sondern parallel geschaltet. Nur bei zusätzlichen Verbindungen beider Kreisläufe auf der Ebene der Vorhöfe, der Ventrikel oder der großen ausführenden Gefäße ist eine begrenzte Lebenserwartung gegeben. Im Neugeborenenalter ist die TGA die häufigste Ursache für eine kardiale zentrale Zyanose ohne Besserung bei O_2-Gabe.

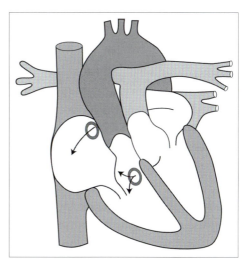

Abb. 13.14: TGA mit ASD und VSD. Wichtiges morphologisches Merkmal ist die Parallelstellung von AO und PA, die sich im normalen Situs kreuzen würden.

- Am 1.–4. Lebenstag kommt es mit dem Verschluss des Ductus arteriosus zu einer schweren, lebensbedrohlichen Zyanose.
- Zusätzliche Fehlbildungen bei > 50% der Kinder (VSD, Pulmonalstenose, PDA, CoA), diese entscheiden über die Lungendurchblutung. Eine Sonderform der TGA ist die Taussig-Bing-Anomalie [5], bei der es zu einer Linksposition der Pulmonalarterie kommt, die dann über einem VSD reitet.
- Das EKG ist meist normal, teilweise AV-Überleitungsstörungen bis hin zum AV-Block III°
- Therapie: früher Senning-OP ab dem 6. Monat mit Vorhofumkehr, heute arterielle Switch-OP in der 2. Lebenswoche
- Bei kongenital korrigierter Transposition der großen Gefäße
  - Diagnostik:
    - Echo ist die Schlüsseluntersuchung; es zeigt die doppelte Diskordanz. Nachweis von AV-Malformationen („Ebstein"-ähnlich) und Regurgitationen, VSD, LVOTO und PS. Systolische Funktion des Systemventrikels und Quantifizierung der AV-Klappeninsuffizienz.
    - MRT: Daten über intrakardiale Anatomie und die großen Gefäße. Quantifizierung der Ventrikelvolumen, -masse und EF.
    - LZ-EKG/Event-Recorder bei Patienten mit nachgewiesenen oder V.a. Arrhythmien
    - HK: bei inkonklusiven nicht-invasiven Befunden
    - Follow-up: lebenslang jährliche Kontrollen, besonders wegen gefürchteter AV-Blockierungen, Dysfunktion des Systemventrikels sowie der AV-Klappen.

13.3.10 Trikuspidalatresie

Die Trikuspidalatresie ist ein obligat zyanotisches Vitium. Das venöse Blut gelangt hier über einen obligaten Vorhofseptumdefekt oder ein offenes Foramen ovale in den linken Vorhof und damit in den arteriellen Kreislauf. Die Lunge erhält Blut über einen Ventrikelseptumdefekt oder einen Ductus

Tab. 13.14: Empfehlungen zur Intervention bei TGA nach Atrial Switch-OP, nach [2]

Indikation	Empfehlungs- und Evidenzgrad
Empfehlungen zum chirurgischem Eingriff	
Klappenrekonstruktion oder -Ersatz bei Patienten mit schwerer symptomatischer Insuffizienz der systemventrikulären (Trikuspidal)AV-Klappe ohne signifikante ventrikuläre Dysfunktion (RVEF ≥ 45%)	I-C
Signifikante system-ventrikuläre Dysfunktion, mit/ohne TI, sollte konservativ behandelt werden, ggf. Herz-Transplantation.	I-C
Symptomatische LVOTO, oder Verschlechterung der LV-Funktion	I-C
Bei symptomatischer pulmonal-venöser Obstruktion	I-C
Symptomatische Patienten mit Baffle-Stenose, die für eine Katheterintervention nicht geeignet sind	I-C
Symptomatische Patienten mit Baffle-Leck, die für eine Stentimplantation nicht geeignet sind	I-C
Klappenrekonstruktion oder -Ersatz bei Patienten mit schwerer asymptomatischer Insuffizienz der systemventrikulären (Trikuspidal)AV-Klappe ohne signifikante ventrikuläre Dysfunktion (RVEF ≥ 45%)	IIa-C
Bei erwachsenen Patienten müssen das pulmonalarterielle Banding zur Erzeugung eines septalen Shifts oder das LV-Training mit folgender arterieller Switch-OP vermieden werden, da es sich im Experimentalstadium befindet.	III-C
Empfehlungen zur kathetergestützten Intervention	
Stentimplantation bei symptomatischen Patienten mit Baffle-Stenosen	I-C
Gecoverte Stentimplantation oder Okkluderverschluss von Baffle-Lecks bei symptomatischen Patienten mit bedeutsamer Ruhe-/Belastungszyanose	I-C
Gecoverte Stentimplantation oder Okkluderverschluss von Baffle-Lecks bei Patienten mit Symptomen aufgrund des Li-Re-Shunts	I-C
Gecoverte Stentimplantation oder Okkluderverschluss von Baffle-Lecks sollten bei asymptomatischen Patienten in Betracht gezogen werden, bei denen es zu einer erheblichen Ventrikel-Volumenbelastung aufgrund des Li-Re-Shunts kommt	IIa-C
Stentimlantation bei asymptomatischen Patienten mit Baffle-Stenose, die einen Schrittmacher benötigen.	IIa-C
Stent-Implantation kann auch bei anderen asymptomatischen Patienten mit Baffle-Stenose in Betracht gezogen werden.	IIb-C

Tab. 13.15: Empfehlungen zur Intervention bei kongenital korrigierter TGA, nach [2]

Indikation	Empfehlungs- und Evidenzgrad
Klappenoperation bei schwerer Insuffizienz der systemventrikulären AV-Klappe (TK), bevor sich die Systemventrikelfunktion verschlechtert (RVEF < 45%).	IIa-C
Anatomische Korrektur (Atrial Switch oder Rastelli-OP bei nicht restriktivem VSD), wenn der LV unter dem systemischen Druck funktioniert.	IIb-C

Botalli. Nur dann sind die Betroffenen überlebensfähig. Ist der Ventrikelseptumdefekt groß oder hat die Pulmonalis offenen Anschluss an den linken Ventrikel, so kann eine pulmonale Hyperämie resultieren. Häufig ist die Pulmonalarterie hypoplastisch, dadurch wird der pulmonale Blutstrom reduziert [6].
- EKG: Linkstyp, P dextrocardiale; Echo: unmittelbare Darstellung der Atresie mit fehlender Trikuspidalklappenmobilität, dilatierter LV, Nachweis eines VSD oder PFO
- OP-Verfahren nach Fontan

13.3.11 Ebstein-Anomalie

Die Ebstein-Anomalie ist charakterisiert durch eine Verlagerung des Ansatzes eines oder mehrerer Segel der Trikuspidalklappe in den rechten Ventrikel nach herzspitzenwärts (Ventrikularisierung der TK). Die rechte Herzkammer wird so in einen supravalvulären und einen infravalvulären Anteil getrennt. Der supravalvuläre Anteil wird funktionell Teil des rechten Vorhofs (Atrialisierung des RV). Die Segel der TK sind meist dysplastisch, sodass eine Klappeninsuffizienz besteht, die die Symptomatik bestimmt. Zeichen der Rechtsherzinsuffizienz treten häufig erst im fortgeschrittenen Alter, Zyanose bei Rechts-Links-Shunt auf Vorhofebene bei ASD. Die mittlere Lebenserwartung beträgt 20–30 Jahre, teilweise asymptomatische Verläufe bei über 60-Jährigen (bekannt sind Marathon-Läufer mit Ebstein-Anomalie).
- Diagnostik:
  - Echo: Schlüsseluntersuchung zur Evaluation der Anatomie und Funktion der TK, apikodistale Verschiebung des septalen oder posterioren Segels (bei Erwachsenen ≥ 0,8 cm/m² KOF), die Größe des anterioren Segels, „tethering" des septalen oder posterioren TK-Segels an Ventrikelwand oder Septum, Größe und Funktion der Herzhöhlen, RVOTO und begleitende Defekte.
  - MRT: präoperativ indiziert zur Darstellung des dilatierten rechten Herzens, der RV- und TK-Funktion.
  - EKG: hohes P, kurze Überleitungszeit, meist Rechtsschenkelblock; bei 30% der Patienten ein WPW-Syndrom; Echo: Erhöhte Bewegungsamplitude im M-Mode, Nachweis der apikalen Verlagerung der Klappe, Nachweis der Trikuspidalklappeninsuffizienz im Farb-Doppler, Röntgen-Thorax mit beidseitiger Verbreiterung und Kugelform.
- Therapie: operativ mit Segelverkürzung, Anuloplastik, ASD-Verschluss.
- Follow-up: jährliche Kontrolle in EMAH-Zentren. Typische zu erwartende postoperative Komplikationen sind eine residuelle TI, RV- oder LV-Insuffizienz, atrialer Shunt, Arrhythmien und hochgradige Block-Bilder.

13.3.12 Hypoplastisches Linksherzsyndrom

Schwere Anomalie mit Atresie bzw. extremer Stenose der MK und/oder AK sowie einem hypoplastischem LV. Nur durch einen Links-Rechts-Shunt über PFO und PDA, und dann auch nur kurz, mit dem Leben vereinbar. Um eine ausreichende systemische Sauerstoffsättigung aufrechtzuerhalten, ist ein medikamentöses Offenhalten des Ductus arteriosus für die Kinder lebensnotwendig. Mehrfache, aufwändige Operationen (Norwood-Verfahren) ermöglichen den Kindern ein Überleben auch über die ersten Lebensmonate hinaus, dennoch muss mit einer stark eingeschränkten Belastbarkeit der Patienten gerechnet werden. Ggf. Herztransplantation.

Tab. 13.16: Empfehlungen zur Intervention bei Ebstein-Anomalie, nach [2]

Indikation	Empfehlungs- und Evidenzgrad
Indikationen zum chirurgischen Eingriff	
Klappenrekonstruktion bei Patienten mit mehr als mittelgradiger TI und Symptomen (NYHA > II oder Arrhythmien) oder Verschlechterung der Belastbarkeit	I-C
Bei bestehender Indikation zur TK-OP sollte intraoperativ gleichzeitig ein bestehender ASD/PFO chirurgisch behandelt werden.	I-C
Klappenrekonstruktion sollte unabhängig von Symptomen in Betracht gezogen werden bei progredienter RV-Dilatation oder Verschlechterung der RV-Funktion und/oder progredienter Kardiomegalie in Rö-Thorax	IIa-C
Indikationen zur Katheterintervention	
Vorstellung von Patienten mit relevanten Arrhythmien zur EPU, ggf. Ablation, wenn möglich, alternativ chirurgische Behandlung von Arrhythmien im Rahmen einer geplanten Herz-OP	I-C
Isolierter ASD/PFO-Veschluss bei dokumentierten systemischen (a.e. paradoxen) Embolien	IIa-C
Isolierter ASD/PFO-Verschluss kann nach gründlicher Evaluation in Betracht gezogen werden, wenn Zyanose (O_2-Sättigung in der Ruhe < 90%) das Hauptproblem ist.	IIb-C

13.3.13 Endokardfibroelastose

Sehr seltene Sonderform der Kardiomyopathie im Kindesalter mit Verdickung und Versteifung des Endokards unklarer Genese. Am häufigsten sind der LV, der LA sowie die MK betroffen. Klinisch führend Herzinsuffizienz mit letztlich Einflussstauung (Hepatomegalie und Aszites), eindeutige Herzgeräusche fehlen. Im Röntgen-Thorax Zeichen der Kardiomegalie und der Stauung. Im EKG Linkshypertrophiezeichen. Derzeit keine kausale Therapie, symptomatische Herzinsuffizienztherapie im Vordergrund. Die Prognose ist schlecht, häufig kommt es zum Tod bereits im 1. Lebensjahr.

13.4 Operationsverfahren

13.4.1 Fontan-Operation

Die Fontan-Operation (erstmalig beschrieben von Fontan und Baudet 1971), die eine Verbindung zwischen RA und Lungenschlagader unter Umgehung einer Herzkammer schafft, wurde ursprünglich zur Kreislauftrennung bei der Trikuspidalklappenatresie durchgeführt [6]. Mittlerweile wird diese OP-Technik bzw. ihr Prinzip bei verschiedenen Herzfehlern angewendet, bei denen keine 2 funktionstüchtigen Herzkammern zur Verfügung stehen:
- Trikuspidalatresie
- Mitralatresie (inkl. Hypoplastisches Linksherzsyndrom)
- Double inlet ventricle
- Herzen mit Isomerie der Vorhöfe
- Pulmonalatresie mit intaktem Ventrikelseptum
- Ebstein-Malformation

Die ursprüngliche Fontan-**Operation** ist die Schaffung eines Blutstroms zum Lungenarteriensystem ohne eine dazwischen liegende Herzkammer, also 2 getrennte Kreisläufe und somit ein funktionell univentrikuläres Herz. Die Lungendurchblutung erfolgt somit nur passiv über den ZVD. Dazu wurde der Pulmonalarterienstamm vom Ventrikel abgetrennt, der Stumpf zum Ventrikel vernäht. Das RAA wird entfernt und an dieser Stelle wird die PA konnektiert, sodass die PA jetzt unmittelbar mit dem venösen System verbunden ist. Somit bestehen 2 getrennte Kreisläufe. Die Ventrikel als formal univentrikuläres Herz versorgen nun den Körperkreislauf mit arteriellem Blut.

Der optimale OP-Zeitpunkt ist schwierig zu bestimmen. Bei günstiger Anatomie und Hämodynamik wird heute ein früher OP-Zeitpunkt in einem Alter zwischen 2–4 Jahren angestrebt.

Da es sich um einen mehrzeitigen Eingriff handelt, wird im Alter zwischen 1–2 Jahren die sog. Hemi-Fontan-Situation hergestellt. Hierbei wird die PA von der Herzkammer abgesetzt und im Dach des RA eingenäht. Das Blut der oberen Körperhälfte wird durch einen im Vorhof eingenähten Kunststoff-Patch zur PA umgeleitet. Das Blut der unteren Körperhälfte gelangt zusammen mit dem Blut aus den Lungenvenen zum Ventrikel, der es in den Körperkreislauf auswirft. Diese Methode wird gewählt, damit im ersten Schritt nur 50% des venösen Bluts arterialisiert werden und der Ventrikel sich an die neue Situation anpassen kann. Die zyanotische Situation bleibt weiter bestehen. Im 2. OP-Schritt (nach ca. 1 Jahr) wird dann der Kunststoff-Patch entfernt. Das Blut der unteren Körperhälfte wird dann über ein eingenähtes Gore-Tex-Interponat in die Lunge geleitet.

Tab. 13.17: Entwicklung der Fontan-Operation (nach Kozlik-Feldmann/Netz, Kinderherzzentrum Klinikum Großhadern)

Operation/Modifikation	Autoren
Fontan (mit prothetischer Klappe)	Fontan und Baudet 1971
Kreutzer (Verbindung Vorhof – Pulmonalisbifurkation)	Kreutzer et al. 1973
Bjork (Anastomose Vorhof – RV)	Bjork et al. 1979
Aortopulmonale Konnektion bei Subaortenstenose	Waldman et al. 1988
Totaler cavopulmonaler Bypass	de Leval et al. 1988
Bidirektionale cavopulmonale Anastomose (zweizeitige Fontan-OP)	Bridges et al. 1990
„Fenestrierter Fontan" (ein kleiner Vorhofdefekt wird belassen)	Bridges et al. 1990
Extrakardialer Fontan (Tunnel außerhalb des Vorhofs)	Marcelletti et al. 1990

Tab. 13.18: Kriterien für eine Fontan-Operation [nach R. Freedom]

- Normaler Sinusrhythmus
- Normale, nicht behinderte Zuflüsse aus Körper- und Lungenvenen
- Normaler Lungengefäßwiderstand (mittlerer Lungenarteriendruck max. bei 15–20 mmHg)
- Keine hochgradigeren Pulmonalarterienstenosen
- Relation PA zur AO > 0,75
- „Normale" Ventrikelfunktion
- Keine hochgradige Insuffizienz der systemischen atrioventrikulären Herzklappe
- Normale diastolische Funktion des Ventrikels

13.4.2 Arterielle Switch-Operation bei TGA

Diese OP wird in den ersten Lebenstagen oder -wochen durchgeführt. Das Überleben dieser Kinder wird durch ein unmittelbar nach der Geburt durchgeführtes Rashkind-Manöver (Einriss des IAS mittels eines Ballons) gesichert. Sowohl die AO als auch die PA werden oberhalb der Herzklappen abgetrennt und vertauscht wieder angenäht, die Herzkranzgefäße in der AO reinseriert. Ein bestehender VSD wird verschlossen. Der Kreislauf entspricht jetzt dem anatomisch richtigen Verlauf.

◢ Diagnostik:
- Echo: Schlüsseldiagnostik, Beurteilung von LV Funktion, Stenosen im arteriellen Anastomosenbereich, besonders häufig PS, neoaortale Klappeninsuffizienz, Dimensionen der Aorta asc. und Angulation des Aortenbogens. Darstellung von Truncus pulmonalis, Bifurkation und beider Pulmonalarterien insbesondere bzgl. Stenose. Evaluation von RV-Funktion und Systemdruck (TI-Geschwindigkeit).
- Stress-Echo: Demaskierung der LV-Dysfunktion und Provokation einer myokardialen Ischämie.
- MRT: Darstellung von Aorta, pulmonalarteriellen Stenosen und Flussrichtung zwischen rechter und linker Lunge.
- CT: ggf. zur nicht-invasiven Bildgebung der Koronarien (insbesondere

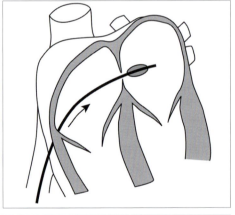
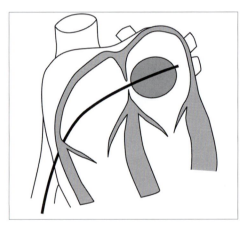
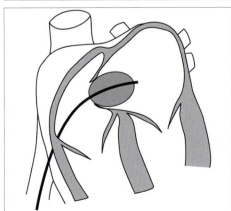
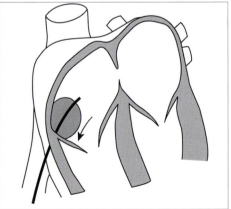

Abb. 13.15: Ballon-Atrioseptostomie nach Rashkind. Ein Katheter wird von der V. cava inferior durch den RA und das Foramen ovale in den LA vorgeführt. Der insufflierte Ballon wird kräftig zurückgezogen, sodass das Foramen ovale einreißt.

Tab. 13.19: Empfehlungen zur Intervention bei TGA nach Atrial Switch-Op, nach [2]

Indikation	Empfehlungs- und Evidenzgrad
Stent-Implantation oder Koronarchirurgie (je nach Befund) bei signifikanten Koronarstenosen mit Ischämienachweis	I-C
Chirurgische Korrektur der RVOTO bei symptomatischen Patienten mit RV-Druck > 60 mmHg	I-C
Chirurgische Korrektur des RVOTO unabhängig von Symptomen, wenn sich eine RV-Dysfunktion entwickelt	I-C
Chirurgische Korrektur in asymptomatischen Patienten mit RVOTO und RVP > 80 mmHg	IIa-C
OP der Aortenwurzel bei Erweiterung der (neo)aortalen Wurzel > 55 mm	IIa-C
Stentimplantation oder chirurgische Sanierung (je nach Befund) bei peripherer PS, unabhängig von Symptomen, bei einer Durchmesserstenose > 50%, RV-Druck > 50 mmHg und/oder Lungenperfusionsstörung.	IIa-C

der Ostien nach Reimplantation) und als mögliche Alternative zum MRT.
- HK: bei LV-Dysfunktion und v.a. myokardialer Ischämie.
▸ Follow-up: jährliche Kontrolle in EMAH-Zentren. Häufig zu erwartende Komplikationen: LV-Dysfunktion und Arrhythmien, Dilatation des prox. Anteils der Aorta ascendens mit AI. PS und PA-Stenose (uni- oder bilateral)

13.4.3 Vorhofumkehr nach Senning oder Mustard

Historisch gesehen war die Vorhofumkehr-OP die erste chirurgische Möglichkeit, Kindern mit TGA das Überleben zu sichern. Hierzu wird das IAS komplett entfernt und ein Patch auf Vorhofebene eingenäht und damit das Blut auf Vorhofebene umgeleitet. Dies bedeutet, dass jetzt, entgegen der physiologischen Zirkulation, das rechte Herz für den Körperkreislauf und das linke für den Lungenkreislauf zuständig ist. Nachteile dieser Methode sind sicherlich Vorhofrhythmusstörungen sowie auf lange Sicht die Funktion des morphologischen RV als Systemventrikel. Dieses OP-Verfahren ist heute verlassen worden und wird nur angewandt, wenn eine Switch-OP nicht durchgeführt werden kann.
▸ Diagnostik nach Vorhofumkehr-Operation:
- Echo zur Evaluation der System- und subpulmonalen Ventrikelgröße und -funktion, subpulmonalen Ausflusstrakt-Obstruktion, TI, Leck oder Obstruktion von atrialen „Baffles" (operative Trennung und Umleitung der Kreisläufe), und Bestimmung des pulmonal-venösen Rückstroms. Die Beurteilung einer Vena cava sup.-Stenose ist schwer und bedarf eines TEE. Kontrast-Echo ist indiziert beim V.a. Baffle-Stenose oder -Leck.
- MRT/CT ist bedeutsam zur Beurteilung der Funktion von Systemventrikel (RV) und v.a. der Stenosefreiheit der „Baffles".
- LZ-EKG/Eventrecorder bei Patienten mit hohem Risiko für HRST.
- HK, wenn die nicht-invasive Abklärung nicht konklusiv ist oder eine PHT zu evaluieren ist.
▸ EPU/Ablation sind aufgrund der Anatomie komplizierte Eingriffe und können nur in spezialisierten Zentren durchge-

führt werden. Die Patienten haben das Risiko des plötzlichen Herztods: Atriale Tachyarrhythmien, gestörte Systemventrikelfunktion und eine QRS Dauer ≥ 140 ms sind Risikofaktoren.

◢ Follow-up: jährliche Untersuchung in EMAH-Zentren. Zu erwartende Komplikationen: Dysfunktion des Systemventrikels (RV), TI als Zeichen der RV-Dilatation, Tachyarrhythmien (meist Vorhofflattern, aber auch Vorhofflimmern und andere supraventrikuläre Arrhythmien, sowie Gefahr von VT, Kammerflimmern, plötzlicher Herztod), Bradyarrhythmien, Lecks der „Baffles" (verursachen Shunts), Obstruktion des systemvenösen und/oder pulmonal-venösen Abflusses, Obstruktion des subpulmonalen Ausflusstrakts aufgrund der nach links gerichteten interventrikulären Septumbewegung.

13.4.4 Rastelli-Operation

Das Prinzip der Rastelli-Operation bei einer TGA mit VSD und Pulmonalstenose basiert auf der Trennung beider Kreisläufe auf Ventrikelebene durch das Einsetzen eines klappentragenden Conduits (Contegra Conduit) und Verschluss des VSD. Das Conduit muss je nach Alter und Zeitpunkt der OP später ausgetauscht werden. In den letzten Jahren werden diese Patienten perkutan mit der Melody-Pulmonalklappe versorgt (s. Kap. 24). Funktionell ist der RV der System- und der LV der Pulmonalventrikel. Dieses OP-Verfahren wird auch heute noch bei wenigen Indikationen angewandt.

13.4.5 Glenn-Anastomose bei univentrikulärem Herz

Dieses Verfahren hat heute nur noch Bedeutung im Rahmen der Fontan-Operation als Palliativeingriff und ist Teil der totalen Cavo-Pulmonalen-Anastomose (TCPC). Alle angeborenen oder operativ angelegten zentralen Zuflüsse zu den Lungenschlagadern werden unterbrochen. Die obere Hohlvene wird durchtrennt und mit der PA (Lungenschlagader) verbunden. Der herznahe Anteil wird blind verschlossen. Die untere Hohlvene leitet ihr Blut unverändert in die Hauptkammer. Dadurch besteht weiterhin eine Zyanose, jedoch eine geringere als vor der OP.

13.5.6 Blalock-Taussig-Shunt, Waterston-Anastomose, Potts-Anastomose

Am 29. November 1944 erfolgte die erste chirurgische aortopulmonale Verbindung bei Fallot-Patienten, der klassische Blalock-Taussig-Shunt. Die Lungendurchblutung wurde durch eine End-zu-Seit-Anastomose der A. subclavia auf die entsprechend linke (beim Arcus aortae sinister) oder rechte (beim Arcus aortae dexter) PA durchgeführt. Die Nachteile dieser Anastomose waren die Volumenbelastung des LV und eine nun von Kollateralen abhängige Perfusion des entsprechenden Arms. Letzteres konnte ab den 1970er Jahren durch die Interposition eines Gore-Tex-Shunts zwischen A. subclavia und A. pulmonalis (modifizierter Blalock-Taussig-Shunt) anstelle der direkten End-zu-Seit-Anastomose vermieden werden. Die Potts- und Waterston-Anastomose wurden 1946 bzw. 1962 eingeführt und beinhalteten eine direkte Anastomose der linken oder rechten Lungenarterie mit der benachbarten Aorta descendens (Potts-Anastomose) oder Aorta ascendens (Waterston-Anastomose).

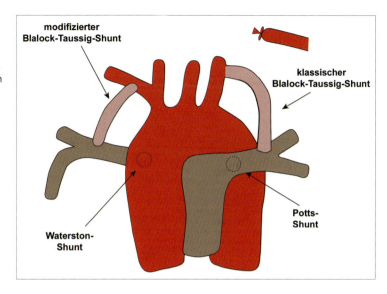

Abb. 13.16: Schematische Darstellung der verschiedenen Techniken zur Shunt-OP als Palliativeingriff bei angeborenen Herzfehlern

13.5 Herzrhythmusstörungen

13.5.1 Herzrhythmusstörungen bei herzgesunden Kindern

- Verursacht durch elektrische Instabilität des Neugeborenenherzens, vegetative Tonusschwankungen, endokrine Störungen, Elektrolytstörungen, Volumenmangel, Hypoxie, Medikamente

13.5.2 Herzrhythmusstörungen bei herzkranken Kindern

- Verursacht durch angeborene Herzfehler, Myokarderkrankungen, Fehlbildungen des Reizleitungssystems

13.5.3 Harmlose Rhythmusstörungen

- SA- und AV-Überleitungsstörungen I° und II°
- Einfache AV-Dissoziation
- Wandernder Schrittmacher
- AV-Ersatzrhythmen
- Respiratorische Sinusarrhythmie

13.5.4 Potenziell gefährliche Rhythmusstörungen

- Organische Sinusknotendysfunktion: meist Folge von operativen Eingriffen am Vorhof
- Vorhofflimmern/-flattern
- Supraventrikuläre Tachykardie (SVT), z.B. bei WPW-Syndrom (atrioventrikuläres Bündel, PQ verkürzt, QRS verbreitert) und Lown-Ganong-Levine(LGL)-Syndrom (atrionodale Bündel, PQ verkürzt, QRS normal): drohende kardiale Dekompensation (nach > 24 h!)
- Long-QT-Syndrom (teilweise assoziiert mit Schwerhörigkeit): Störung im Bereich der Kaliumkanäle; bei vielen Kindern wird es nicht erkannt, da die EKGs automatisch ausgewertet werden: mindestens 5 Zyklen von Hand auswerten! Gefahr von Torsade-de-pointes-Tachykardien

13.5.5 Indikation für eine antiarrhythmische Therapie

- Symptomatische kardiale Arrhythmien: mit objektivierbarem Krankheitswert, Synkopen etc.

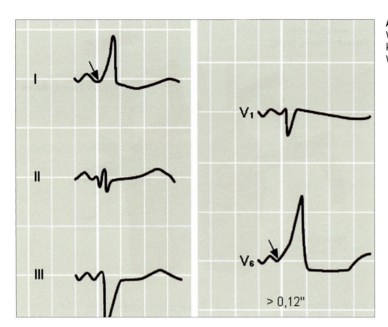

Abb. 13.17: EKG bei WPW-Syndrom: verkürzte PQ-Zeit, Delta-Welle (**Pfeil**)

- Prognostisch relevante Arrhythmien: Vorläufer bedrohlicher Arrhythmien, Vorhofflattern mit 2:1-Überleitung etc.

13.5.6 WPW-Syndrom

- Herzfunktionsstörung mit Neigung zu – meist gut vertragener – **paroxysmaler Tachykardie** durch – im Allgemeinen konstante – Beschleunigung der atrioventrikulären Erregung (Präexzitation)

- EKG: normale P-Welle, verkürzte PQ-Zeit (< 0,11 s) und ein QRS-Komplex mit vorangehender träger „Vorschwankung" (Deltawelle; in den Extremitätenableitungen mit der raschen Hauptschwankung gleichgerichtet, rechts präkordial positiv oder negativ); davon unterschieden als besonderer Präexzitationstyp das LGL-Syndrom mit kurzem PQ bei normalem QRS (gut zu differenzieren anhand des gleichzeitig geschriebenen His-Bündel-Kardiogramms)

14 Technische und personelle Voraussetzungen für die Herzkatheterdiagnostik und Intervention

14.1 Personelle, technische und bauliche Voraussetzungen **373**
    14.1.1 Personal – 373
    14.1.2 Schutzmaßnahmen – 375
    14.1.3 Bauliche und strukturelle Voraussetzungen – 376
    14.1.4 OP-Bereitschaft – 381
    14.1.5 Kardiologische Besprechung – 381
    14.1.6 Kardiochirurgische Besprechung – 381

14.2 Kardiovaskuläres Informationssystem im Westdeutschen Herzzentrum Essen **383**
    14.2.1 Einleitung – 383
    14.2.2 Netzwerkstruktur – 384
    14.2.3 Elektronische Terminplanung – 384
    14.2.4 Digitale Elektrokardiographie – 386
    14.2.5 Digitale Angiographie mit Integration des IVUS – 386
    14.2.6 Digitale Archivierung und Bildverteilung im DICOM-Format – 386
    14.2.7 Befunderstellung und Arztbriefschreibung – 388
    14.2.8 Produktivitätszuwachs durch das CVIS – 389

14 Technische und personelle Voraussetzungen für die Herzkatheterdiagnostik und Intervention

14.1 Personelle, technische und bauliche Voraussetzungen

14.1.1 Personal

Der technische Fortschritt in den letzten Jahren hat bewirkt, dass die personellen Voraussetzungen für ein HKL gesunken sind. Die mittlerweile flächendeckend eingeführte digitale Bildverarbeitung erübrigt eine Dunkelkammer und die langwierige Entwicklung von Filmen sowie die Filmarchivierung. Alles läuft digital (s.u.). Eine HKU kann heute durchaus von einer Person durchgeführt werden, wenn ein Mitarbeiter verfügbar ist, der Material anreicht und Registrierungen erledigen kann. Wichtig ist, dass ein Facharzt für Kardiologie selbst die HKU vornimmt oder aber die Arbeit eines Assistenten überwacht und alle Voraussetzungen erfüllt sind, sodass eine Notfallsituation beherrscht werden kann.

Auch Interventionen können von einem Arzt durchgeführt werden, wenn entsprechende Vorbereitungen getroffen werden und die notwendigen Materialien wie Ballonkatheter und Stent tragende Katheter gereicht werden. Besonders in komplizierten Fällen ist es jedoch hilfreich, wenn ein 2. Arzt am Kathetertisch steht.

Die entsprechenden personellen Voraussetzungen sind in unterschiedlichen Labors sehr variabel, sodass in einzelnen Labors überwiegend Ärzte, in anderen HK Laboren überwiegend Pflegepersonal, MTA oder Arzthelferinnen assistieren.

Die selbstständige Durchführung einer HKU ist nur möglich, wenn die Facharztanerkennung „Innere Medizin mit dem Schwerpunkt Kardiologie" vorliegt. In der Weiterbildung sind Ärzte berechtigt, HKU durchzuführen, wenn gewährleistet ist, dass der verantwortliche ärztliche Leiter oder sein Stellvertreter die Indikationsstellung und die Befunderhebung überwachen und die hämodynamischen und angiographischen Befunderhebungen auf Vollständigkeit und Aussagefähigkeit überprüfen [1].

Interventionen sollten von Kollegen durchgeführt werden, die sich in der Weiterbildung zum Kardiologen befinden. In Abhängigkeit vom Ausbildungsstand und der Eignung kann unter Anleitung die interventionelle Kardiologie erlernt werden. Dabei ergibt sich die Notwendigkeit, durch Assistenz zunächst Erfahrung zu sammeln. Dies betrifft v.a. die Beherrschung von Komplikationen, da sich hierin die wirkliche „Katheterkunst" zeigt.

Neben den grundsätzlichen Kenntnissen im Bereich der Pathophysiologie und Pathogenese, Diagnostik und Therapie von Herzerkrankungen sollte eine 3-jährige Tätigkeit im Bereich der Inneren Medizin und eine 6-monatige Tätigkeit in der Intensivmedizin vorliegen. Vorraussetzung ist die Kenntnis im gesamten Bereich der kardiovaskulären Notfallmedizin, die natürlich auch den kardiogenen Schock und die Behandlung von lebensbedrohlichen Rhythmusstörungen beinhaltet [1].

Der im HKL tätige Arzt muss in der Lage sein, die Geräte zu bedienen, die Anwendung beherrschen und mögliche Fehlerquellen zu suchen. Notwendig ist die kontinuierliche Weiterbildung, die häufig zunächst in der Assistenz und der Registrierung der Hämodynamik und der Qualitätssicherung besteht. Der in der Weiterbildung befindliche Arzt sollte möglichst ein Logbuch führen und darin seine Weiterbildung dokumentieren.

In Deutschland werden von der Kassenärztlichen Vereinigung (KV) für die selbstständige Durchführung von diagnostischen HKU 1000 HK innerhalb der vorangegangen 4 Jahre gefordert [2]. Für eigenverantwortlich tätige Vertragsärzte werden mindestens 1000 Linksherzkatheter und 300 Interventionen innerhalb der letzten 4 bzw. 3 Jahre vor Antragstellung bindend verlangt (§ 135 Abs. 2 SGB V). Pro Jahr müssen mindestens 150 HKU und davon mindestens 50 Interventionen durchgeführt werden [3–5].

Die DGK empfiehlt 75 Interventionen pro Jahr bei einem Zentrum, das mindestens 200 Interventionen pro Jahr durchführt [6, 7]. In Bezug auf das ACS fordert die DGK 40 Infarktinterventionen pro Zentrum pro Jahr [8, 9].

Eine weitere Voraussetzung ist die Absolvierung eines **Strahlenschutzkurses**. Der Erwerb der Fachkunde zur Anwendung von Röntgenstrahlen wird im § 18a Abs. 2 Röntgenverordnung für Ärzte geregelt und erfordert den Besuch entsprechender Strahlenschutzkurse. Der leitende Arzt und Betreiber des HKL ist i.d.R. auch Strahlenschutzbeauftragter [10]. Der Strahlenschutzbeauftragte führt die jährliche Unterweisung des Herzkatheterpersonals durch und überprüft die Wartung- und Konstanzprüfungen der Anlagen durch das Personal und die Firmen. Sehr wichtig ist die regelmäßige Kontrolle der richtigen Durchführung der Dosimetrie, insbesondere das korrekte und konsequente Tragen der Dosimeter am Körper [10]. Ganz wesentlich ist in dieser Eigenschaft auch die Einarbeitung der Mitarbeiter in die Kenntnisse des Strahlenschutzes, was sich v.a. auf die Möglichkeiten der Strahlenreduktion durch Einblendung, gepulste Durchleuchtung, Optimierung der Position des Tischs und der Röhre sowie die Untersuchungstechnik bezieht [11]. Nachweislich lässt sich so die Strahlenbelastung erheblich senken.

Nach § 18 Abs. 2 Röntgenverordnung muss im Katheterlabor eine Arbeitsanweisung in Schriftform vorliegen. Entsprechendes Muster stellt die DGK zur Verfügung [12].

In Bezug auf die Qualifikationen des technischen Hilfspersonals gibt es heute fließende Übergänge, wobei die Fort- und Weiterbildung im Hinblick auf die Katheterassistenz und die therapeutische Diagnostik entscheidend ist. Sicherlich ist vorzuziehen, wenn technisches Personal kontinuierlich assistiert und damit eine hohe Erfahrung mitbringt, die die Qualität der Katheteruntersuchung fördert. Die technische Unterstützung ist v.a. bezogen auf den Strahlenschutz notwendig, da hier entsprechende Qualitätskontrollen durchgeführt und auch regelmäßig zur Überprüfung vorgelegt werden müssen. Kurse in qualifizierten Zentren sollten heute zum Standard werden, um hoch motiviertes Personal zu rekrutieren.

Aufgrund der Flut der anfallenden Daten ist ein/e **Dokumentationsassistent/in** wichtig, damit die Dokumentation der Befunde optimal erfolgt und die Qualitätskontrolle regelmäßig durchgeführt wird. Mithilfe der BQS-Bögen werden Daten zur externen Qualitätssicherung erhoben. Hierfür ist die Angabe der OPS-Ziffern für die eingesetzten Prozeduren erforderlich. Die ermittelten OPS-Ziffern können gleichzeitig für die DRG-Verschlüsselung des Patientenfalls verwendet werden, die kontinuierlich zur Abrechnung der Krankenhausverwaltung vorgelegt werden muss. Die Zahl der möglichen OPS-Eingaben ist sehr umfangreich und wird nicht immer durch BQS-Analysen selbst abgedeckt. Aufgrund dieser komplexen Materie hat sich daher der Einsatz von Dokumentationsassistenten bewährt.

14.1.2 Schutzmaßnahmen

Aus der Entwicklung der HKU ist es zu verstehen, dass es auch in Bezug auf die verwandte Schutzkleidung große Unterschiede zwischen den einzelnen Katheterlaboren zu beobachten sind. Noch heute wird in einzelnen Katheterlaboren die Untersuchung von einem Operateur durchgeführt, der vor dem Eingriff nur das Oberhemd wechselt, eine Bleischürze umbindet und einen sterilen Kittel und sterile Handschuhe anzieht. Selbst in Straßenschuhen wird noch das Katheterlabor betreten.

Empfohlen wird, und von uns auch eingesetzt, ein Einkleiden des Operateurs und der Assistenten mit:
- OP-Kleidung
- OP-Schuhen
- Sterilem Kittel über der Bleischürze
- Das Anlegen von sterilen Handschuhen nach chirurgischer Händedesinfektion mit alkoholischer Lösung z.B. Desderman, Sterillium, Spitasept
- Schutzbrille
- fakultativ Mundschutz und Kopfbedeckung, obligat bei immunsupprimierten Patienten und Eingriffen im Hybridraum

Auch bei der Betrachtung von Bildern, die in internationalen Journalen wie Circulation und European Heart Journal aus unterschiedlichsten Katheterlabors gezeigt werden, wie auch auf Bildern von Live-Übertragungen auf Kongressen, wird die breite Variation in der Nutzung der Schutzkleidung wie Kopfbedeckung und Mundschutz deutlich. Zu der Notwendigkeit, eine entsprechende Schutzkleidung anzulegen, gibt es kaum Untersuchungen. Eine erhöhte Infektionsgefährdung ohne Gesichtsmaske und Kopfbedeckung ist nicht bekannt. Daher wird eine entsprechende Maßnahme auch nicht in unserer Klinik gefordert. Die DGK spricht allerdings eine Empfehlung für diese Maßnahmen aus, die aber nicht als bindend verstanden werden können, da sie nicht durch entsprechende Studien untermauert sind und nur einem Konsensus entsprechen. Außerdem zeigen die Beispiele vieler anderer Krankenhäuser und die eigenen Erfahrungen, dass eine tatsächliche Infektgefährdung der Patienten nicht gegeben ist.

Bei Untersuchungen von immunsupprimierten Patienten wird von uns aber eine entsprechende Vorsichtsmaßnahme gepflegt, um eine Gefährdung der Patienten, auch wenn sie nur theoretisch vorhanden ist, zu minimieren.

Eine vollständige Schutzkleidung wird auch dann gefordert, wenn Implantationen von Klappen, Verschlusssystemen und anderen dauerhaft implantierten Systemen erfolgen.

Werden hochinfektiöse Patienten (z.B. HIV, Hepatitis C) untersucht, ziehen die Operateure **Indikatorhandschuhe** unter die normalen sterilen Handschuhe an, um auch unbewusste Verletzungen zu erkennen.

Spitze Gegenstände (Nadeln, Kanülen, Skalpelle etc.) werden als zusätzliche Vorsichtsmaßnahme in spezielle Sicherheitsbehälter abgeworfen.

Die Verwendung von Einmalmaterial bei Hochrisikopatienten und infektiösen Patienten ist selbstverständlich.

Eine regelmäßige Reinigung des HKL ist notwendig. Patienten mit Infektionsgefährdung des Personals (HIV-Infektion, Hepatitisinfektion) sollten möglichst am Ende des Tages untersucht werden, damit anschließend eine Komplettreinigung und Desinfektion erfolgen kann. Entsprechende Schutzmaßnahmen sind notwendig.

Die korrekte Entsorgung der genutzten Materialien ist zu beachten.

Ein ähnliches Vorgehen ist auch dann notwendig, wenn Patienten untersucht werden sollen, die möglicherweise zu einer Infektgefährdung anderer Patienten Veranlassung geben, wie MRSA-/ORSA-positive Patienten.

14.1.3 Bauliche und strukturelle Voraussetzungen

14.1.3.1 Grundlagen

Die DGK hat Leitlinien zur Einrichtung und Betreiben von Herzkatheterräumen veröffentlicht, die aber zuletzt 2001 erschienen sind [13]. Zudem liegen standardisierte und einheitliche Vorschriften zur Einrichtung eines HKL vor:

DIN 1946-4	Raumluft – technische Anlagen in Gebäuden des Gesundheitssystems
DIN VDE O100-710	Errichten von Niederspannungsanlagen
DIN 681	Strahlenschutz
BGR 132	Ableitfähige Böden

Empfohlen wird die Einrichtung von Herzkatheterräumen in unmittelbarer Nähe der ITS, der Notaufnahme und in der Nähe des OP-Saals, was in einem Herzzentrum am besten gelingt und Schwierigkeiten bereitet, wenn in einer Klinik nur ein Pavillonsystem zur Verfügung steht. In die Positionierung des Herzkatheterraums sollten heute auch die Lokalisation des Schockraums und die Anfahrt des Notarztwagens mit berücksichtigt werden. Im Herzzentrum in Essen ist die Anfahrt des Notarztwagens so geregelt, dass ein Schockraum unmittelbar erreicht werden kann, wo alle Bedingungen gegeben sind, um eine Notfalldiagnostik- und -therapie bis hin zu Notoperationen durchführen zu können (inkl. C-Bogen). Bei uns liegt nur eine Etage höher das HKL (s. Abb. 14.1) und 2 Etagen höher der herz- und thoraxchirurgische OP mit ITS. Alle Stationen sind mit einem Aufzug verbunden, sodass nur kurze Wege existieren, ein Notfallteam rasch vor Ort ist und auch im weitläufig gestalteten Aufzug eine Fortsetzung einer Nottherapie möglich ist. Hier ist auch ein Telefon angebracht. Zudem kann der Fahrstuhl mit Sonderregelung für Nottransporte frei geschaltet werden.

Kurze Wege bedeuten auch kurze und schnelle Informationswege zur optimierten und raschen Versorgung besonders von kritisch kranken Patienten.

Ein dem HKL nahegelegener Raum zur Vor- und Nachbetreuung bei ambulanten Patienten und auch Tagespatienten ist besonders hilfreich und sollte 3–6 Patientenbetten umfassen.

Die Notaufnahme, die in der Nähe liegen sollte, verfügt optimal ebenfalls über mindestens 4 Betten (Mindestanforderung an eine Chest Pain Unit (CPU) [14]. Die entsprechenden Betten müssen mit Monitor verse-

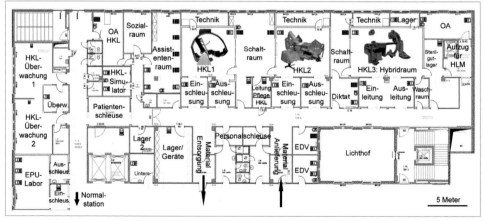

Abb. 14.1: Grundriss des HKL des Westdeutschen Herzzentrums Essen mit seinen 3 Laboren. HLM = Herz-Lungen-Maschine für den Hybridraum, OA = Oberarzt, EPU = Elektrophysiologisches Untersuchungslabor

14.1 Personelle, technische und bauliche Voraussetzungen

hen und an eine zentrale Alarmstelle angeschlossen sein.

Da sich die medizinische Diagnostik und Therapie in den letzten Jahren wesentlich geändert haben, sind auch die Belange der modernen Bildgebung und der operativen Therapie im Rahmen einer Versorgung von Herzpatienten zu berücksichtigen. So sollte auch ein CT oder MRT in der Nähe verfügbar sein. Im Westdeutschen Herzzentrum in Essen ist das MRT unmittelbar in der Nähe des Schockraums verfügbar, sodass Notfallpatienten aus dem HKL, dem OP-Saal oder bei Anlieferung über den Notarzt hier direkt untersucht werden können.

Im Hinblick auf zukünftige kombinierte interventionelle und chirurgische Verfahren wurde das HKL so gestaltet, dass OP-Bedingungen eingehalten werden können. Dies bedeutet, dass eine getrennte **Versorgung** und **Entsorgung** mit speziellen Zugängen existieren; Umkleideräume für Männer und Frauen vor Betreten des HKL.

Ein EDV-Spezialist ist im Bereich des HKL eingebunden, da die digitale Bildgebung und Vernetzung einen optimalen, reibungslosen Ablauf benötigen und Störungen sofort beseitig werden müssen.

Auch die Herzkatheterräume sind wie OP-Räume mit **Einleitungsraum** und **Ausleitungsraum** versehen, in denen die Patienten lückenlos überwacht und versorgt werden können. Sämtliche Ein- und Ausleitungsräume sind identisch ausgestattet, verfügen über eine Monitorüberwachung und ein Alarmsystem. Zusätzlich sind die Räume mit Radio und CD-Player ausgestattet, um den Patienten die Wartezeit zu erleichtern. Diese Räume sorgen dafür, dass Patienten nicht auf dem Flur unbeaufsichtigt warten müssen, sondern unter ständiger Kontrolle sind. Der Ablauf innerhalb des HKL wird zusätzlich vereinfacht, da schnelle Wechselzeiten möglich werden. Im Hybridraum sind der Ein- und Ausleitungsraum nicht mehr getrennt, damit ausreichend Platz für die anästhesiologische Vorbereitung und Nachsorge der Patienten existiert.

Die unmittelbar angebundenen Katheterräume sollten nach den DGK-Leitlinien [13] mehr als 30 m^2 beinhalten und erreichen im Westdeutschen Herzzentrum in Essen > 40 m^2. Sicherlich ist für biplane Katheterplätze mehr Raum notwendig als für monoplane Anlagen.

Um eine möglichst optimale Hygiene zu erreichen, sind alle Katheterschränke eingebaut, versiegelt und reichen vom Boden bis zur Decke. Damit ist genügend Stauraum vorhanden. In jedem Katheterraum gibt es zusätzlich eine große Arbeitsfläche mit Arbeitsschränken, die ebenfalls voll versiegelt sind. Der Zugang zum HKL wird über die Ein- und Ausleitungsräume mit Schiebetüren geregelt, die nicht gleichzeitig, sondern nur versetzt bedient werden können, um eine optimale Hygiene zu erreichen. Nur in Notfällen gibt es eine spezielle rote Taste, die die gleichzeitige Öffnung der Türen für den direkten Zugang zum HKL ermöglicht.

Im Hinblick auf kombinierte Eingriffe, die möglicherweise eine Anästhesie benötigen, sind die Planungen entsprechend zu modifizieren. In unserem biplanen HKL arbeitet auch die pädiatrische Kardiologie. In Kooperation mit der Anästhesiologie wurde entsprechend der Arbeitsplatz eingerichtet. Eine **Anästhesieampel** mit allen notwendigen Geräten erlaubt die HKU in Narkose oder Analgosedierung, aber auch die notfallmäßige Beatmung.

Der **Hybridraum** wurde ebenfalls gemeinsam mit den Anästhesiologen unter Leitung von Prof. Peters, aber auch mit den Herzchirurgen unter Leitung zunächst von Prof. Reidemeister, später von Prof. Jakob geplant und erfüllt alle Bedingungen, die von einem aseptischen OP-Platz gefordert werden. Um eine optimale Hygiene zu erreichen, wurde über dem OP-Platz ein spezielles „**Field of Air**" angebracht, das eine laminare Luftströmung von der Decke zum Boden und nach außen erlaubt. Um die Luftströmung nicht zu stören, wurde nicht ein hängendes, sondern ein bodenwärts angebrachtes Kathetersystem ausgewählt. Um aus der OP-Stellung entlang dem Raum in die Herzkatheterstellung zu kommen, wird der Tisch um 15° gedreht. Diese Drehung ist notwendig, um das Field of Air frei zu geben. Der Kathetertisch selbst ist gleichzeitig ein OP-Tisch und in der Lage, Drehungen und Kippungen durchzuführen (s. Kap. 28). Eine voll ausgerüstete Anästhesieanlage ist angebunden, diese ist hängend angebracht. Im gesamten Raum gibt es keine fest installierten bodenständigen Systeme außer dem Herzkatheter-C-Arm, damit jeweils eine vollständige, optimale Reinigung möglich ist und die Hygieneverhältnisse verbessert werden. Die Herzkatheterschränke für den Hybridraum sind nicht im Raum selbst, sondern außen in einem Nachbarraum untergebracht.

Aufgrund der derzeitigen Entwicklung sind alle Katheterplätze heute mit **Flachbilddetektoren** ausgestattet, was Platz sparend und besonders für die Kommunikation auch mit der Anästhesiologie günstig ist. Die digitale Bildtechnik gibt größere Freiräume. Auch in den Monitorampeln sind Flachbildschirme integriert. Sie bieten größere Möglichkeiten, z.B. in Bezug auf die Onlineauswertung der Ventrikel oder der Koronarien im Rahmen der QCA, die online möglich ist und für „**sophisticated intervention**" PCIs genutzt wird.

Integriert sind moderne 3D-Verfahren, die eine exakte Ausmessung der Koronararterien zur Auswahl von Interventionssystemen ermöglichen. Ebenfalls integriert in alle Räume ist ein IVUS-System. Während bisher nur die analoge Einspeisung von Signalen möglich war, wird derzeit gemeinsam mit der Firma Siemens an einer Integration der digital verfügbaren **IVUS**-Daten in das Kathetersystem gearbeitet. Perfekte Lösungen sind derzeit noch nicht kommerziell verfügbar.

Integraler Bestandteil in einem HKL sollte auch ein Modul sein, um den **intrakoro-** **naren Druck** und den **Dopplerfluss** zu messen. In vielen Fällen müssen aber Stand-Alone-Systeme dazu verwendet werden, was natürlich auch ökonomisch bei mehreren Herzkatheterplätzen sinnvoll ist.

Alle Überwachungs- und Schalträume und auch die Türen sind mit Bleiglasplatten mit verstellbaren Lamellenjalousien versehen, um eine Kommunikation zu erleichtern. Gegensprechanlagen sind installiert. Die Verwendung von Sprechmikrofonen zur Kommunikation mit dem Schaltraum hat sich bei uns nicht bewährt.

Jeder Katheterraum ist mit einem Defibrillator und mit einem Schrittmachersystem mit Akku- und Batteriebetrieb versorgt.

Die Beleuchtung ist stufenlos regelbar und 2 OP-Lampen stehen zur Verfügung mit ausreichender Helligkeit (> 20 000 Lux). In jedem Raum befindet sich ein **Notfallwagen**, der alle Systeme zur Intubation und Reanimation sowie die Notfallmedikamente beinhaltet.

Im Herzkatheterbereich ist zusätzlich ein **mechanisches Thoraxkompressionssystem** (LUCAS 2, Medtronic, Düsseldorf) verfügbar, das mittlerweile mittels Batterie für 45 min betrieben werden kann. Das System erlaubt in Notfallsituationen die Entlastung des Personals und die Konzentration auf den Eingriff selbst. Die Durchleuchtung ist zwar nicht im PA-Strahlengang, aber dafür in LAO und RAO möglich, sodass die notfallmäßige Sondierung und Intervention der Koronararterien gelingt.

Druckluft- und Sauerstoffversorgungsleitungen sowie **Vakuumanschlüsse** sind selbstverständlich. Für Druckluft ist darauf zu achten, dass möglichst hohe Bar-Zahlen erreicht werden, damit auch ein Rotablatorsystem, das mit Druckluft arbeitet, angeschlossen werden kann und nicht eine eigene Druckluftversorgung benötigt.

Jeder Notfallraum braucht eine **Notstromversorgung** und eine **Klima-Anlage** entsprechend DIN 1946.

Der **Herzkatheterschaltraum** ist günstigerweise bei 2 Plätzen mittig anzubringen und sollte ausreichend groß sein, damit eine freie Beweglichkeit der Mitarbeiter möglich ist, da in diesem Raum viele organisatorische Abläufe zu managen sind. Neben einem **Hämodynamikmessplatz** mit Möglichkeit der EKG-Registrierung und der Druckmessung sind separate Bildschirme für die A- bzw. auch B-Ebene notwendig. Weitere Bildschirme sind vielfach nicht zu vermeiden, wenn IVUS- oder Doppler-Untersuchungen durchgeführt und registriert werden sollen. Auch ein eigener Internetarbeitsplatz ist wünschenswert, da hierüber schnelle Informationen gewonnen werden können, wenn diese gebraucht werden.

Für die Mitarbeiter sollten ausreichend große Schreibtische mit Möglichkeit zur Lagerung von Schreibunterlagen, Unterlagen für die Aufklärung der Patienten, Einverständniserklärungen, Studienunterlagen sowie Abfassung der Herzkatheterberichte und BQS-Dokumentationen verfügbar sein.

Für den Schaltraum sollte auf eine gute **Beleuchtung** geachtet werden. Wichtig ist, dass große Fenster den Blick nach außen ermöglichen, die aber gleichzeitig so abgeblendet sind, dass eine Einblickbehinderung vorhanden ist. Sonnenwärts gerichtete Jalousien sind notwendig, um eine optimale Betrachtung der Bildschirme auch bei Sonneneinstrahlung zu ermöglichen.

Notwendige weitere Zusatzsysteme sind für ein HKL:
- Wärmematten
- CoolGuard-System für reanimierte Patienten
- LUCAS 2 für die mechanische Reanimation
- Intravaskuläre Ultraschall-Geräte
- Intrakoronare Doppler-Geräte
- Intrakoronare Druckdraht-Messgeräte
- Blutgasanalyse-System
- ACT-Messgerät

14.1.3.2 Röntgenanlagen

Insbesondere in Bezug auf Röntgenanlagen haben sich in den letzten Jahren erhebliche Änderungen ergeben, da die konventionellen Röhrengeräte durch digitale Flachbilddetektoren ersetzt worden sind. Hochfrequenz-**Röntgengeneratoren** erlauben auch in extremen Projektionen und bei erheblich übergewichtigen Patienten noch eine ausreichende Bildqualität. Die gepulste Durchleuchtung ist heute Standard und die Notwendigkeit der Reduktion der Strahlenexposition wichtig. Die hohe Flexibilität der Anlagen ermöglicht heute auch eine entsprechende Reduktion der Bildfrequenz, die z.B. bei der Durchleuchtung und Führung von Kathetern auf 7,5 Bilder/s gesenkt werden kann.

Die **Bildverstärkergröße** variiert heute zwischen 22 und 46 cm und kann damit neben der hochauflösenden Darstellung der Koronargefäße eine Übersichtsangiographie auch der Peripherie oder der Lunge ermöglichen. In modernen Anlagen ist die Einblendung separat sichelförmig in verschiedenen Ebenen und verschiedenen Seiten möglich. Die Begrenzung der Bildgröße ermöglicht zusätzlich eine erhebliche Reduktion der Strahlenexposition. Hilfreich ist dabei für jede Projektion eine automatisch vorgegebene Einblendung, die zusätzlich justiert werden kann.

Nach Einrichtung einer Herzkatheteranlage muss eine **Abnahmeprüfung** erfolgen, die regelmäßig in monatlichen, später in 3-monatlichen Abständen wiederholt wird. Hier spielen die **Konstanzprüfungen** eine große Rolle, und exemplarisch müssen anonymisierte Herzkatheterfilme der ärztlichen Prüfungsstelle bei der Ärztekammer zur Verfügung gestellt werden [13].

14.1.3.3 Strahlenschutzbedingungen

Der Strahlenschutz spielt auch heute noch eine sehr dominante Rolle und kann nicht oft genug eingefordert werden. Zu genauen

Hinweisen wird auf die Veröffentlichungen der DGK verwiesen [13]. Die **Durchführungshilfen** zum Strahlenschutz in der Medizin (TÜV Rheinland), die regelmäßig aktualisiert werden, helfen auch zur Unterweisung des Personals und sollten dem Herzkatheterverantwortlichen zur Verfügung gestellt werden.

Grundsätzlich müssen beim Herzkathetereinsatz verfügbar sein:
- Dosisinformation während der Untersuchung mit Angabe des **Dosisflächenprodukts**
- Einhaltung der Grenzwerte der Bildempfängerdosis bzw. **Dosisleistung**

Es sollte darauf geachtet werden, dass ein möglichst optimaler Untersucherstrahlenschutz und Unterkörperstrahlenschutz erreicht wird. Bleiglasplatten, Bleihängematten und fahrbare Bleizusatzschutzeinrichtungen sind zu begrüßen. Die Schutzkleidung sollte zirkulär für den Operator angebracht sein, wobei Schilddrüsenschutz und Bleiglas- und Schutzbrillen wichtige Ergänzungen darstellen. Spezielle Schutzhandschuhe, sehr unhandlich, haben sich bei uns zur weiteren Reduktion der Strahlenbelastung nicht bewährt.

Die Röntgenverordnung fordert eine spezielle Fachkunde im Strahlenschutz und die regelmäßig Durchführung der Qualitätssicherung [13].

14.1.3.4 Bild- und Befunddokumentation

Bezüglich der digitalen Bildarchivierung sind in den letzten 10 Jahren wesentliche Fortschritte erzielt worden. Während früher die Abspeicherung auf VHS-Bändern erfolgte, war die Qualität unbefriedigend, auch die analoge und digitale Konversion.

Zwischenzeitlich wurde die Speicherung auf CD-ROM im DICOM-Format (Digital Imaging and Communications in Medicine) durchgeführt, wodurch die bisherigen 35-mm-Koronarographiefilme ersetzt wurden.

Größere Datenmengen können gespeichert werden. Im täglichen Ablauf aber ist die Speicherung nur auf CD-ROM wenig hilfreich, da v.a. das Aufsuchen vielfach umständlich ist und die Archivierung häufig nicht komplett gelingt. Der entscheidende Fortschritt ist die digitale Vernetzung, die die Abspeicherung auf CD-ROM nur noch für die individuelle Weitergabe der Herzkatheterdaten benötigt.

Aus Sicherheitsgründen ist es notwendig, dass das Vernetzungssystem innerhalb des HKL eigenständig und von außen nicht zugänglich ist. Zwar wäre es wünschenswert, wenn auch zuweisende Ärzte von außen auf die Daten Zugriff hätten, ein Virusbefall eines solchen Systems wäre aber praktisch vorprogrammiert und kann trotz aller Vorsichtsmaßnahmen eine Gefährdung der **Datensicherheit** bewirken.

Während die Richtlinien der DGK noch von paralleler Datenbank für die Klinik sprechen, ist von uns im Vernetzungssystem Horizon Cardiology (McKesson, San Francisco, CA, USA) ein digitaler Ordner für den Patienten angelegt, der neben den klinischen Daten auch die bildgebende Information aus dem Echolabor, der Elektrophysiologie, dem EKG, dem Belastungs-EKG und dem Hämodynamikmonitor mit den digitalen Bildverarbeitungen beinhaltet. Dieses System hat sich bewährt, weil im HKL ohne Rückfragen sämtliche historischen Daten und bildgebenden Informationen einschließlich der CT und MRT sowie die im Labor zur Verfügung stehenden Daten für die Interpretation, die Indikationsstellung und Therapie-Entscheidung genutzt werden können (s.u.).

Am Ende der HKU wird vom Operator ein **Kurzbericht** angefertigt, der sofort mit dem Patienten auf die Station geht. Von uns erhält der Patient ein **Informationsheft** über die Zeit nach dem HK, das viele Fragen beantwortet, die sich generell ergeben, aber auch Fragen der Flüssigkeitszufuhr und des Verhaltens berücksichtigt (s. Begleit-CD).

Ein eigener ausführlicher **Herzkatheterbericht** wird unmittelbar vom Operateur und Assistenten erstellt, der neben der Indikationsstellung, Risikofaktoren und Vorerkrankungen den klinischen Befund, die Ergebnisse im EKG, Echo und, wenn notwendig, CT und MRT umfasst. Der Verlauf der HKU wird detailliert geschildert und die Diagnose und die therapeutischen Entscheidungen beigefügt (s. Kap. 10). Der Herzkatheterbericht umfasst auch die von den MTA, Schwestern und Pflegern eingegebenen Daten zu den benutzten Materialien, der Hämodynamik und der Röntgenuntersuchung.

Die Station muss darüber informiert werden, welches Verschlusssystem verwandt wurde und wie die Punktionsstelle in der Leiste oder am Arm versorgt werden soll. Auch die unmittelbar anschließende und weiterführende Therapie muss mitgeteilt werden, um Rücksprachen zu erübrigen und eine optimale Patientenversorgung zu erreichen.

Alle Daten müssen aus Gründen der Röntgenverordnung 10 Jahre und aus zivilrechtlichen Gründen 30 Jahre archiviert werden [13].

14.1.4 OP-Bereitschaft

In Europa, aber auch weltweit, war Deutschland Vorreiter für die HKU und Intervention ohne direkte OP-Bereitschaft. Grundsätzlich ist es notwendig, dass vor einem Eingriff das allgemeine Risiko abgeschätzt und bewertet wird. Liegt ein überhöhtes Risiko vor, z.B. bei hauptstammnahen Stenosen, die behandelt werden sollen, oder ist der Hauptstamm selbst stenosiert, sowie bei Patienten mit kritisch eingeschränkter Ventrikelfunktion, ist eine enge Abstimmung mit einem herzchirurgischen Team notwendig, wenn nicht im selben Gebäude die direkte Versorgung von Notfallpatienten möglich ist. Die früher sehr formalistisch und eng durchgeführte Absprache ist heute nicht mehr üblich. Die Zahl der OP-Fälle, die notfallmäßig nach einer HKU durchgeführt werden müssen, ist unter 1% innerhalb der letzten Jahre gesunken [15], und selbst in den USA werden Eingriffe in Häusern durchgeführt, die keine herzchirurgische Klinik vorhalten. Eine enge Absprache mit herzchirurgischen Teams im sog. Herzteam wird allerdings nach wie vor als notwendig erachtet.

14.1.5 Kardiologische Besprechung

Die kardiologische Besprechung dient der Diskussion der Operateure im HKL mit den Stationsärzten zur Planung, aber auch zur Besprechung von Befunden. In der kardiologischen Besprechung werden auch Zusatzbefunde der Echokardiographie oder aus der Nuklearmedizin aufgeführt und Diagnose- und Therapie-Entscheidung gemeinsam getroffen.

Die kardiologische Besprechung gilt als Sicherheitsnetz für die HKL-Diagnostik und die kardiochirurgische Besprechung als weiteres Sicherheitsnetz.

Ein typisches Protokoll, das in Aachen entstanden und in Mainz und Essen weiter entwickelt wurde, zeigt Abbildung 10.4.

14.1.6 Kardiochirurgische Besprechung

Regelmäßige (mindestens wöchentliche) kardiologische-kardiochirurgische Besprechungen sind notwendig, um Patienten, die operiert werden sollen, vorzustellen, oder aber auch OP-Kandidaten zu diskutieren, die evtl. einer Intervention zugeführt werden können oder sollen. Andererseits dient der Meinungsaustausch mit Kollegen der Herzchirurgie zur Diskussion problematischer Fälle und Absprache des diagnostischen und therapeutischen Vorgehens. Die entsprechen-

OPERATIONSANMELDUNG

Zuweisende Kardiologie	Klinik für Thorax- und Kardiovaskuläre Chirurgie Universitätsklinikum Essen Direktor Prof. Dr. H. Jakob Hufelandstr. 55 – 45147 Essen Telefon 0201/723-4913 – Fax 0201/723-5493 E-Mail: thg@uni-essen.de

Name/Vorname

Alter: ____ Größe: ____ Gewicht: ____ M ☐ W ☐

HKT-Datum: ___/___/___
Anmeldung: ___/___/___
Reg.-Nr.: _____

Diagnosen: _____

_____

_____

_____

- KHK ☐
- AK ☐
- MK ☐
- Aorta ☐
- Angeb. ☐
- Andere ☐
- Thorax ☐

HKT/Echo _____

_____

COPD ☐ ja ☐ nein   LuFu: VC ____ 1, ____ %Norm, ____ FEV$_1$ ____ 1/sec, ____ %VC

Crea: ____ mg% Dialyse ☐ ja ☐ nein

ACI: _____

Anderes: _____

Vitalität: Thallium ☐   Stressecho ☐   PET ☐ _____

Erforderl. Diagnostik: LuFu ☐   Carotis ☐   ZMK ☐   HNO ☐   Echo ☐

Sonstiges: _____

_____

_____

_____

_____

OP: _____

Bem. OP _____

_____

Datum: ___/___/___ Kardiologie: _____ Chirurg: _____

☐ elektiv   (≥ 2 Wo)
☐ dringlich   (≤ 2 Wo)
☐ stand by   (1–3 Tage)
☐ Notfall   (≤ 1 Tag)
Wunsch _____
Int. Grad.: _____

Abb. 14.2: Formblatt Operationsanmeldung im Rahmen der kardiologischen kardiochirurgischen Konferenz

den Absprachen sollten protokolliert und dokumentiert werden (s. Abb. 14.2). Die regelmäßige Teilnahme an der herzchirurgischen Besprechung wird auch aus Gründen der Weiterbildung für den Facharzt für Kardiologie gefordert.

14.2 Kardiovaskuläres Informationssystem im Westdeutschen Herzzentrum Essen

14.2.1 Einleitung

Das Westdeutsche Herzzentrum Essen (WDHZ) ist seit Dezember 2003 in Betrieb. Es hat 50 kardiologische Betten und 60 Betten für die Thorax- und kardiovaskuläre Chirurgie. Jährlich werden > 2000 Herzkathetereingriffe in 2 Herzkatheterräumen vorgenommen. Im sog. Hybridraum werden zusätzlich kombinierte kardiologisch-kardiovaskulär/chirurgische Eingriffe (z.B. Aortenklappenimplantationen, Behandlung akuter Aortendissektionen) durchgeführt.

Seit der Inbetriebnahme des WDHZ Essen ist ein Kardiovaskuläres Informationssystem (CVIS = Cardiovascular Information System) „Horizon Cardiology" der Firma Medcon (nun McKesson, USA) im Einsatz. Der lokale Support wird durch die Firma PulmoKard (Herdecke, Deutschland) vorgenommen. Die initiale Installation (s. Abb. 14.3) verbindet die 3 Herzkatheterlabors, das Echokardiographielabor mit 7 Ultraschallgeräten, 29 Arbeitsstationen für Bildauswertung, Befund- und Arztbriefschreibung in einem Netzwerk. Über die HL7-Schnittstelle (Health Level 7) ist das Krankenhausinformationssystem (KIS) Medico/S (Siemens) angeschlossen. Alle Bild- und Befunddaten werden in einem digitalen Archiv gespeichert. Die Daten sind in einer SQL-Datenbank (Structured Query

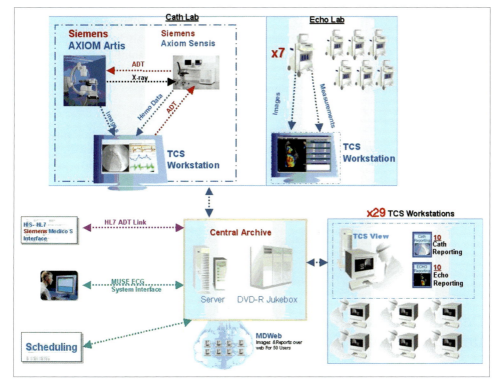

Abb. 14.3: Initiale Installation des kardiovaskulären CVIS im WDHZ

Language) organisiert. Die Bilddaten werden im DICOM-Standard abgelegt.

14.2.2 Netzwerkstruktur

Das physikalische Netzwerk im Gebäude basiert auf Lichtwellenleitern. Die Server sind mit GB-Ethernet (1000 Mbit/s) vernetzt. Die Bild- und Befundungsstationen sind mit Fast Ethernet (100 Mbit/s) angebunden. Sekretariatsrechner sind entweder mit 10 Mbit/s und zunehmend auch mit 100 Mbit/s vernetzt.

Alle bildgebenden Modalitäten und das CVIS sind in einem „Modalitäten-Subnetz" lokalisiert, das keine direkte Verbindung zum Internet hat. Durch diese Maßnahme lässt sich in Kombination mit den obligatorischen Windows- und Anwendungsupdates nebst Einsatz eines klinikumweiten Antivirusprogramms ein effektiver Schutz gegen Computerviren und andere Schadsoftware herstellen.

Ein 2. Subnetz ist kommunikativ mit dem Internet und dem E-Mail-Dienst verbunden. Für die tägliche ärztliche Routine ist der Zugang zu beiden Subnetzen erforderlich, ohne die Sicherheit des Modalitäten-Subnetzes zu kompromittieren (s. Abb. 14.4 und 14.5).

Die Ärzte an den Bild- und Befundungsstationen arbeiten primär im Modalitäten-Subnetz. Der Internetzugang wird über den Windows Terminal Service bewerkstelligt und ist innerhalb einer Windows-Fensteroberfläche für die Benutzer sichtbar. Die Druckdienste sind so organisiert, dass Drucker in beiden Subnetzen gleichzeitig benutzbar sind.

Das CVIS kommt zum Einsatz, sobald ein Patient die Klinik betritt. Die Patientenstammdaten werden vom KIS über die HL7-Schnittstelle übernommen. Dazu zählen die Aufnahme, Verlegungs- und Entlassungsdaten und auch eine klinikumsweit eindeutige Patienten-ID. Diese Daten werden vom CVIS auch an die Hämodynamiksysteme des HKL weitergeleitet.

14.2.3 Elektronische Terminplanung

In der Initialinstallation wurde mehrere Jahre lang der elektronische Terminplaner des CVIS genutzt. Die räumlichen und personellen Ressourcen waren im CVIS abgebildet. Untersuchungen ließen sich mit einem ein-

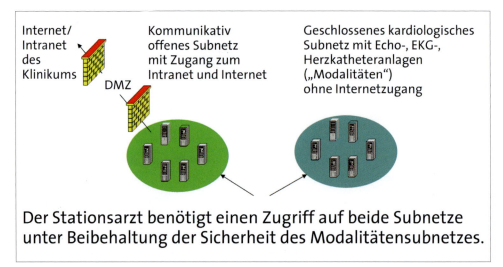

Abb. 14.4: Sicherheitsstruktur mit 2 Subnetzen: das Prinzip. DMZ: Demilitarisierte Zone = Rechner, der zwischen geschützten und ungeschützten Bereichen vermittelt.

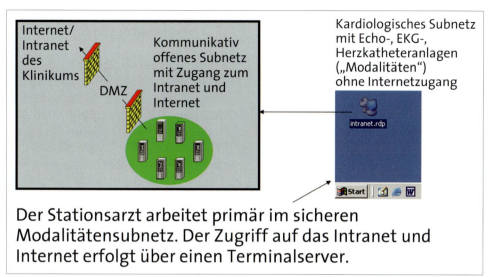

Abb. 14.5: Sicherheitsstruktur mit 2 Subnetzen: die technische Realisierung

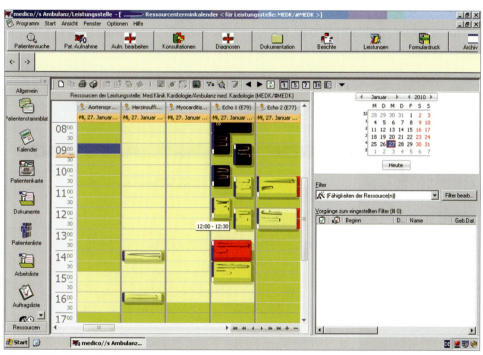

Abb. 14.6: Elektronische Terminplanung im KIS

fachen Drag und Drop im Kalender eintragen. Der Status („geplant", „in Durchführung", „abgeschlossen") war farbig kodiert und so auf einen Blick zu erkennen.

Mittlerweile ist die Terminplanung im KIS integriert. Dies hat den Vorteil, dass Untersuchungen im Herzzentrum klinikumsweit elektronisch angefordert werden und deren Durchführung direkt im KIS dokumentiert werden können (s. Abb. 14.6). So gewinnen die Stationen einen Zugriff und können die Patienten besser informieren, die Wartezeit verkürzen und punktgenau die Patienten vorbereiten.

14.2.4 Digitale Elektrokardiographie

Für die Erfassung und Befunderstellung der Ruhe- und Belastungs-EKGs wird das MUSE CV von General Electric genutzt. Dieses System ist auch über eine HL7-Schnittstelle mit dem KIS verbunden.

Die EKG-Befunde und -Kurven werden als Adobe PDF über eine Weboberfläche (MUSEWeb) exportiert, die sich direkt vom CVIS zum aktuell ausgewählten Patienten aufrufen lassen (s. Abb. 14.7). Das MUSEWeb ist auf jeder Workstation im Modalitäten-Subnetz installiert.

14.2.5 Digitale Angiographie mit Integration des IVUS

Zwei Herzkatheterlabors sind mit einem Bildmischersystem ausgestattet, um die IVUS-Bilder in Echtzeit mit den Angiographien zu kombinieren. Im resultierenden Video lässt sich die Position des IVUS-Katheters erkennen und gleichzeitig das IVUS-Bild beurteilen (s. Abb. 14.8). Die technische Lösung wurde von der Firma PulmoKard (Herdecke) geschaffen. Die vom Bildmischer erzeugten Videos werden quasi in Echtzeit digitalisiert und ins standardisierte DICOM-Format umgeschrieben.

14.2.6 Digitale Archivierung und Bildverteilung im DICOM-Format

Das digitale Bildarchiv des CVIS legt alle Bilder und Bewegtbildsequenzen im standardi-

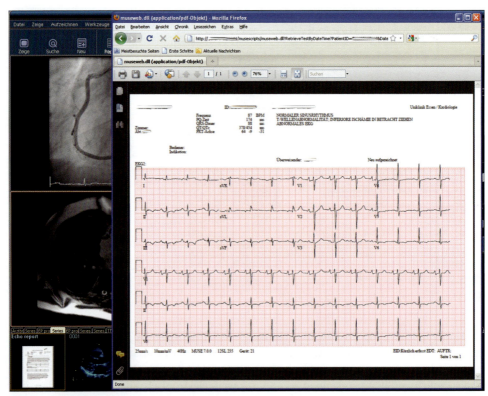

Abb. 14.7: Aufruf von EKG-Befunden über das CVIS

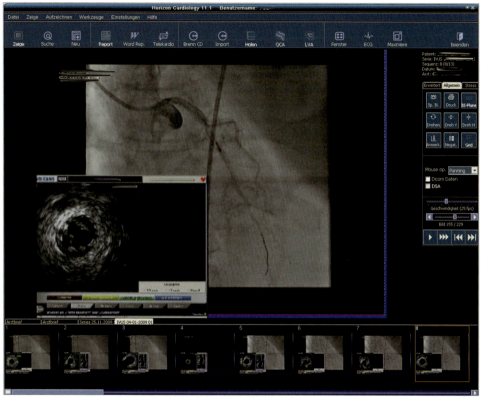

Abb. 14.8: Digitale Angiographie mit überlagertem IVUS-Bild

sierten DICOM-Format ab. Beim Import von proprietären Nicht-DICOM-Bildern (z.B. von Druckkurven von der Hämodynamik) werden diese vom CVIS automatisch ins DICOM-Format umgewandelt.

Alle bildgebenden Modalitäten der Echokardiographie- und Herzkatheterlabors erzeugen nativ DICOM-Bilder. Sie senden diese Bilder über das Netzwerk zu speziellen DICOM-Gateways im Serverraum. Für eine bessere Lastverteilung sind jeweils mehrere DICOM-Gateways getrennt für Angiographien und Ultraschallbilder installiert. Das CVIS verteilt die Bilder bereits wenige Sekunden später an alle vernetzten Workstations, wo sie während der Befunderstellung betrachtet und in die Berichte eingefügt werden können.

Auch der Import und die digitale Archivierung externer DICOM-Daten sind möglich. So können radiologische Befunde (z.B. CT, MRT, Szintigraphie etc.) oder digitale Filme auswärtiger Herzkatheterlabors, die vom Patienten auf digitalen Datenträgern mitgebracht werden, auf den Server aufgespielt und zum Patientendatensatz hinzugefügt werden.

Die Kapazität des DICOM-Bildarchivs wurde über die Jahre mehrfach ausgebaut. Jährlich kommen rund 2000 GB (entspricht 2 TB) Daten hinzu. Die derzeitige Kapazität umfasst 24 TB, wobei etwa alle 3 Jahre das Archiv erweitert werden muss, um die steigenden Kapazitätsanforderungen zu erfüllen und gleichzeitig vom technischen Fortschritt und verbessertem Preis-Leistungs-Verhältnis der Massenspeicher zu profitieren.

Für die initiale Langzeitarchivierung wird eine DVD-Jukebox mit rund 6 TB Kapazität genutzt. Daten werden jeweils auf 2 getrennte Datenträger gebrannt und ausgelagert. Auf archivierte Daten kann in wenigen Sekunden zugegriffen werden, da sie zusätzlich auf schnellen Festplatten vorgehalten werden. Ein sog. Prefetching ist daher unnötig.

In Planung ist ein räumlich ausgelagertes Langzeitarchiv als Bestandteil eines Zentralen Digitalen Archivs des Klinikums unter der Verwaltung der Zentralen IT (ZIT = Zentrale IT am Universitätsklinikum Essen). Für die Kardiologie werden rund 40 TB Kapazität bereitgestellt.

14.2.7 Befunderstellung und Arztbriefschreibung

Gegenwärtig sind jeweils 10 Workstations für Echo- und Herzkatheterberichte im Einsatz. Weitere 12 Arztarbeitsplätze sind in den Untersuchungsräumen der Poliklinik und den Arztzimmern der Stationen aufgestellt. Diese Arbeitsplätze sind i.d.R. mit 2 Bildschirmen ausgestattet, um den gleichzeitigen Einblick in das KIS und das CVIS zu ermöglichen.

Jeder Echo- und Herzkatheterbericht wird unmittelbar nach Beendigung der Prozedur geschrieben. Hierzu soll zukünftig ein Spracherkennungssystem implementiert werden.

Sobald der Bericht vom Untersucher digital signiert wird, steht er auch prinzipiell klinikumsweit zur Einsicht über eine webbasierte Oberfläche namens MDWeb zusammen mit den aufgezeichneten Bildern und Bildsequenzen zur Verfügung (s. Abb. 14.9). Das MDWeb setzt für die Installation nur einen Internet Explorer und eine vom Administrator angelegte Benutzerkennung voraus. Das MDWeb ist für 50 gleichzeitige Zugriffe konzipiert.

Das CVIS verwaltet die erstellten Berichte in einer revisionssicheren Form. Nur der Operator hat das Recht, unter Angabe seiner Benutzerkennung und seines Passworts einen Bericht abzuschließen und ggf. später

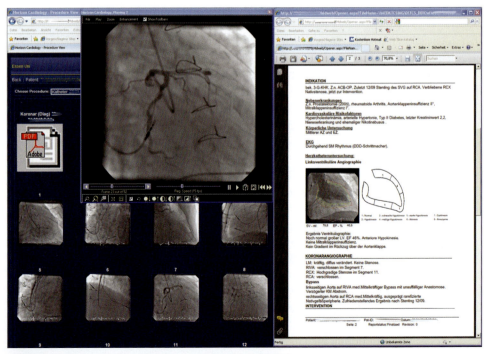

Abb. 14.9: Webbasierte Bild- und Befundverteilung über MDWeb

zu revidieren. Bei Änderungen an einem bereits signierten und somit finalisierten Bericht wird die alte Fassung unverändert gelassen und ihr eine weitere – revidierte – Fassung zur Seite gestellt.

Gelegentlich ist es erforderlich, eine DICOM-CD-ROM für den Patienten oder den mitbehandelnden Arzt zu brennen. Zu diesem Zweck sind einige Workstations mit einem CD-Brenner und einem CD-Farbdrucker ausgerüstet. Auf den erzeugten CD-ROMs ist ein integrierter DICOM-Viewer, der über den Autorun-Mechanismus startet, sobald die CD-ROM ins Laufwerk eingelegt wird. Zusätzlich lassen sich Bilder und Sequenzen als JPG (Grafikformat der Joint Photographic Experts Group) und AVI (Audio Video Interleave, Videoformat) exportieren, zu deren Betrachtung die Windows-Bordmittel genügen. Praktisch ist dies für die Erstellung von Publikationen und Präsentationen.

Alle Bilder und Dokumente werden vom CVIS in einer SQL-Datenbank verwaltet. Die Benutzeroberfläche fasst alle zu einem Patienten gehörenden Informationen zusammen und stellt sie übersichtlich dar. Alle für den abschließenden Arztbrief benötigten Informationen, auch Vorbefunde und importierte auswärtige Befunde stehen zur Verfügung. Der Arztbrief ist fertig gestellt, wenn der Patient die Klinik verlässt.

14.2.8 Produktivitätszuwachs durch das CVIS

Bald nach der Einführung des CVIS gab es einen bemerkenswerten Produktivitätszuwachs im Echokardiographielabor. Bei gleicher Geräteausstattung und gleichem Personal wurden in den folgenden Monaten mehr Untersuchungen durchgeführt und dokumentiert als jemals in den Jahren zuvor (s. Abb. 14.10).

Das CVIS wird laufend weiterentwickelt und verbessert. Ein Hauptaugenmerk liegt auf der besseren Integration der im Klinikum eingesetzten Systeme, damit der Arzt die für die Behandlung seiner Patienten benötigten Informationen ohne Umstände in einer für ihn brauchbaren Form finden und weiterverarbeiten kann.

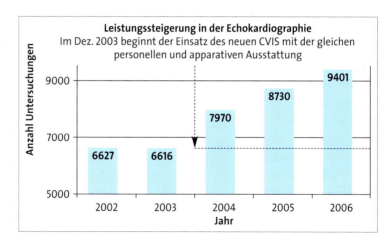

Abb. 14.10: Produktivitätszuwachs in der Echokardiographie als Folge der Einführung des CVIS

15 Koronare Intervention

15.1	**Einleitung als Vorbemerkung zur PCI**	393
15.2	**Indikationen zur PCI**	399
	15.2.1 Einleitung – 399	
	15.2.2 Diagnostik – 400	
	15.2.3 Indikation zur PCI – 402	
15.3	**Koronare Interventionen – Materialien**	414
	15.3.1 Führungsdrähte – 414	
	15.3.2 Führungskatheter – 415	
	15.3.3 Ballonkatheter – 416	
	15.3.4 Koronare Stents – 419	
	15.3.5 Stentthrombosen – 454	
	15.3.6 Stentfrakturen – 455	
15.4	**Koronare Interventionen – Mechanismus der PCI**	456
15.5	**Koronare Interventionen – Technik der PCI**	459
	15.5.1 Wahl des Führungskatheters – 459	
	15.5.2 Y-Konnektor – 463	
	15.5.3 Sondierung der Koronarstenose – 464	
	15.5.4 Auswahl des Ballonkatheters – 464	
	15.5.5 Determinanten der Restenosierung nach PTCA – 467	
	15.5.6 Stentimplantation – 467	
	15.5.7 Erfolgskriterien der PTCA und Stentimplantation – 473	
	15.5.8 IVUS-geführte BMS-Implantation – 473	
	15.5.9 IVUS-geführte DES-Implantation – 474	
15.6	**Durchführung der PCI**	475
	15.6.1 Vorbereitung – 475	
	15.6.2 Praktische Durchführung – 475	
15.7	**Koronare Interventionen – Spezielle Techniken**	478
	15.7.1 Buddy-Wire-Technik – 478	
	15.7.2 Jailed-Buddy-Wire-Technik – 478	
	15.7.3 Doppeldraht-Technik – 479	
	15.7.4 Flip-Flop-Technik – 479	
	15.7.5 Nato-Methode – 479	
15.8	**Unmittelbare Nachbehandlung**	480
15.9	**Koronare Komplikationen nach PCI**	480
15.10	**Fallbeispiel**	480
	15.10.1 Vorgehen bei schwieriger verkalkter Stenose der RCA – 480	

15 Koronare Intervention

15.1 Einleitung als Vorbemerkung zur PCI

Die PCI wurde nach Grüntzig zunächst PTCA genannt und vor 34 Jahren am 16.09.1977 von Grüntzig in Zürich eingeführt [1]. Zu Beginn war die Entwicklung der PTCA sehr zögerlich und erreichte 1984 erst 2809 PTCAs bei 56 797 HKUs entsprechend einer Interventionsquote von 4,9% [2], (s. Kap. 1).

Eine sprunghafte Entwicklung setzte 10 Jahre später nach der Einführung der Stentimplantation 1988 ein, sodass 1994 immerhin 88 380 Koronarinterventionen bei 347 747 Herzkathetern (Interventionsquote von 24,7%) zu verzeichnen waren [2], (s. Abb. 15.1).

Der nächste Anschub zur Verbreitung der koronaren Intervention kam 1995/1996 durch die Reduktion der subakuten Stentthrombosen mit Einführung der Ballonhochdruckstentimplantation und doppelten Plättchenaggregationshemmung, zunächst mit Ticlopidin und ASS, später mit Clopidogrel und ASS. Der Begriff PCI wurde eingeführt.

Einen weiteren Schub bewirkten die 2002 vorgestellten DES.

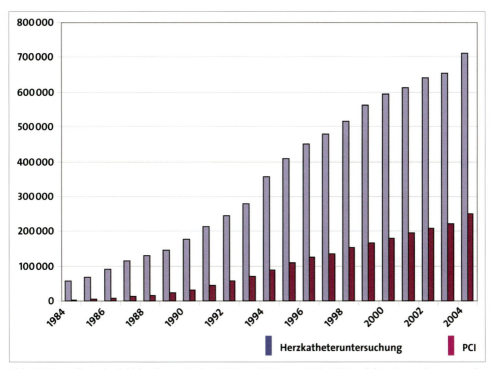

Abb. 15.1: Darstellung der Zahl der diagnostischen HKUs und PCIs von 1984–2005 und die Interventionsquote, die sich daraus ergibt [2]. Der Trend hält an. 2008 wurden fast 850 000 diagn. HKU und 300 000 PCI durchgeführt.

Der Anstieg wurde zwischenzeitlich leicht gebremst, da späte Stentthrombosen zu verzeichnen waren. Diese stellen zwischenzeitlich allerdings nur noch ein marginales Problem dar, wenn Hochdruckimplantationen eingesetzt und eine Unterexpansion der Stents vermieden werden. Wichtig ist zudem die konsequente, auch langfristige duale Hemmung der Plättchenaggregation.

Im Jahr 2005 wurden 269 503 PCIs bei 770 704 HKU (Interventionsquote von 35%) vorgenommen [2]. Aus den Leistungszahlen der DGK geht auch hervor, dass die Quote der Stentimplantationen auf fast 86% gestiegen ist und die Zahl der DES 2005 bereits 28% erreichte. Bemerkenswert ist bei der Analyse der Daten, dass neben den Krankenhäusern mittlerweile auch sehr viele Praxen nicht nur diagnostische HKU, sondern auch PCIs durchführen. In den Praxen hat sich die Zahl der HKU fast verzehnfacht, die Zahl der Interventionen mehr als verfünffacht. Gleichzeitig ist in den Universitätskliniken eine Steigerung um das Dreifache festzustellen; während sich die Zahl der HKU in den Krankenhäusern von 1992–2005 verdreifacht hat, ist die Zahl der koronaren Interventionen sogar um das siebenfache gestiegen.

Die weitere Entwicklung wird sicherlich kaum gebremst werden, weil:
- die Bevölkerung immer älter wird,
- viele Patienten, die früher behandelt wurden, zwischenzeitlich eine Progression der Erkrankung entwickeln,
- außerdem die Zahl der Patienten, die früher Bypass operiert wurden, zunehmend erneut untersucht und behandelt werden müssen, da sie nicht nur eine Progression der Atherosklerose der nativen, sondern auch der Bypassgefäße entwickeln.

Viele Jahre lang wurden bis zu 90 000 Bypassoperationen jährlich durchgeführt, sodass eine erhebliche Zahl von Patienten mit Bypass-Stenosen zu erwarten ist. Derzeit erreicht die Zahl der Bypasspatienten in unserem Labor bereits > 25% des Patientengutes.

In einer Analyse für Europa (s. Abb. 15.2) von Meier und Cook, Bern, wurden weitere Details veröffentlicht, die die zunehmende Akzeptanz der PCI erklären [3, 4].
1. Die Zahl der Koronarangiographien stieg von 684 000 (1992) auf 1 993 000, d.h. von 1250 auf 3500/Mio. Einwohner.
2. Die Zahl der PCIs stieg von 184 000 auf 733 000 d.h. von 335 auf 1300/Mio. Einwohner und die der Stentimplantation

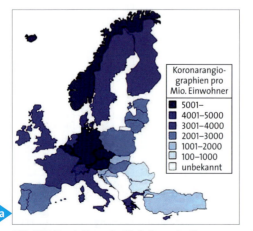 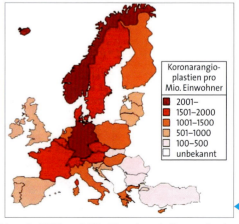

Abb. 15.2: Darstellung der Verteilung der Koronarographien, die 2003 pro 1 Mio. Einwohner in Europa durchgeführt wurden. Zusätzlich angegeben ist die Zahl der PCIs in Bezug auf die einzelnen europäischen Länder [nach 4].

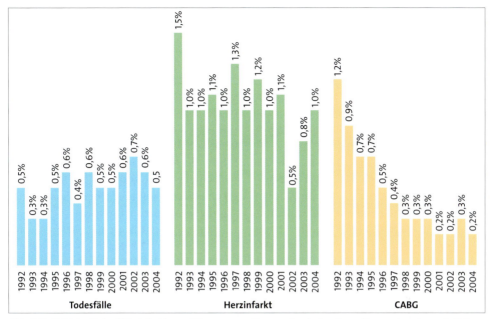

Abb. 15.3: Zahl der Todesfälle, Infarkte und Bypassoperationen, die akut notwendig wurden, dargestellt im Zeitraum von 1992–2004. Bemerkenswert ist die Abnahme der notwendigen Bypassoperationen auf 1/6 der Zahl von 1992 im Jahr 2004 [4].

von 3000 auf 610000, d.h. von 5 auf 1100/Mio. Einwohner an [3].

3. Die Zahl der periinterventionellen Todesfälle hat sich zwischen 1992 und 2002 mit im Mittel 0,5% der PCIs nicht verändert.
4. Die Zahl der Herzinfarkte fiel dagegen von 1,5% auf 0,5–1% ab. In Bezug auf den Herzinfarkt spielen sicherlich unterschiedliche Definitionen eine Rolle, da die Sensitivität der Biomarker erhöht und die Erkennung von Mikroinfarkten ermöglicht wurde, sodass der Effekt eher noch höher anzusetzen ist.
5. Entscheidend ist aber, dass die Zahl der Patienten von 1,2 auf 0,2% reduziert werden konnte, die nach einer PCI notoperiert werden müssen, weil die PCI scheitert oder mit Komplikationen einhergeht, die interventionell nicht zu beherrschen sind (s. Abb. 15.3) [5].

Die erhöhte Sicherheit der koronaren Intervention ist im Wesentlichen auf die fast routinemäßig gewordene Stentimplantation zurückzuführen.

Bisher war die Restenosierung von Gefäßen ein erhebliches Problem der Stentimplantation. Zwar wurde durch die Stentimplantation das Recoil der Gefäße fast vollständig blockiert, die Neointimaproliferation führte jedoch zu fokalen oder generalisierten Restenosierungen der Gefäße nicht nur im Stentbereich selbst, sondern auch an den Seitenrändern. Daher wird heute nicht mehr nur die Restenose als Qualitätsmerkmal ausgewertet, sondern auch die Notwendigkeit beschrieben, die Gefäßläsion im Koronarsegment zu behandeln (TLR, target lesion revascularisation) und/oder aber auch das Gesamtgefäß zu betrachten (TVR, target vessel revascularisation). Unterschieden werden kann noch zusätzlich zwischen einer koronarangiographisch bewerteten Restenosierung und einer klinischen Beurteilung, die auf dem Nachweis einer myokardialen Ischämie beruht. In Abbildung 15.4 wird die TLR-Rate in Abhängigkeit von der Gefäßkomplexität und dem Einsatz von DES dargestellt. Angegeben sind die Monate der Verlaufsbeobachtung in unterschiedlichen Studien und zusätzlich in Zahlen das Late Lumen Loss (LLL), das derzeit als Insegment (InSLLL) aufgeführt wird. Im Wesentlichen beruhen die Zahlen auf Daten der Cypher-, Taxus-, Endeavor, jetzt auch der Xience und Nobori Stent-Studien und -Register.

Gefürchtet werden nach wie vor die Stentthrombosen, die zunächst bei selbstexpandierenden Stents in über 20% der Fälle beobachtet wurden; eine Tatsache, die fast zum Stopp der Stentimplantation geführt hätte [6]. Bei Verwendung von ballonexpandierenden Stents aus Edelstahl (BMS – bare metal stent) ist die Rate der subakuten Stentthrombosen innerhalb der ersten 30 Tage von erheblicher Bedeutung. Die duale Plättchenaggregation und die Hochdruckdilatation hat die Zahl erheblich reduziert [7–9]. Verteilt über einen Verlauf von 3 Jahren werden die Stentthrombosen bei BMS in 75% der Fälle in den ersten 30 Tagen, in 23% im 1. Jahr und später nur noch in 2% der Fälle (s. Abb. 15.5) beobachtet. Bei den mit Medikamenten beschichteten Stents (DES – drug eluting stents), die auch als aktive Stents bezeichnet werden, finden sich Stentthrombosen zu 19% auch noch nach einem Jahr. Die Zahl der akuten Stentthrombosen ist dagegen auf 61% innerhalb der ersten 30 Tage im Vergleich zu BMS zurückgegangen [4] (s. Abb. 15.5).

Werden alle Vor- und Nachteile der BMS und DES miteinander verglichen, wird klar erkennbar, dass die MACE-Rate reduziert und die Sicherheit der Stentimplantation verbessert werden konnte, was auch dazu führte, dass immer komplexere Interventionen durchgeführt und häufiger Mehrgefäßerkrankungen, sogar in einer Sitzung, vollständig revaskularisiert werden.

Bemerkenswert ist in den letzten 30 Jahren der Erfolg bei der Herzinfarktbehandlung gewesen [10, 11]. Abbildung 15.6 zeigt die 30-Tage-Sterblichkeit in Abhängigkeit von den Patienten, die eine normale Koronarperfusion erreichen. Die besten Erfolge aller Verfahren erzielt die PCI, die auch die geringste 30-Tage-Letalität aufweist.

Auf dem Boden dieser Erkenntnisse ist der erste versorgungsgestützte Herzinfarktverbund einer Großstadt in Deutschland in Essen am 01.09.2004 gegründet worden (s. Abb. 15.7) [12]. Für eine ganze Stadt wird eine optimierte, standardisierte und qualitätsorientierte Versorgung der Patienten gewährleistet, die einen ST-Strecken-Hebungs-

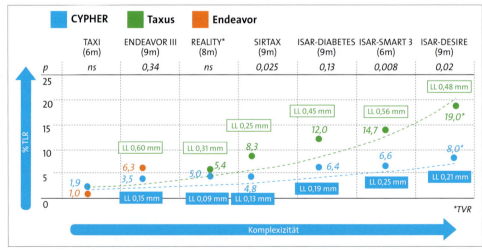

Abb. 15.4: Darstellung der TLR-Rate und der Komplexität in Bezug auf den LL beim Cypher-, Taxus- und Endeavor-Stent, reproduziert aus [3] mit freundlicher Genehmigung von Prof. B. Meier, Bern

15.1 Einleitung als Vorbemerkung zur PCI

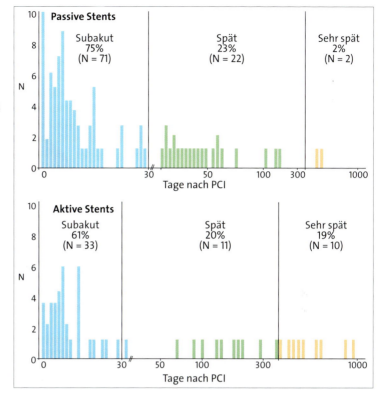

Abb. 15.5: Zahl der subakuten und späten sowie sehr späten Stentthrombosen bei BMS (passive Stents) und DES (aktive Stents), reproduziert aus [3] mit freundlicher Genehmigung von Prof. B. Meier, Bern

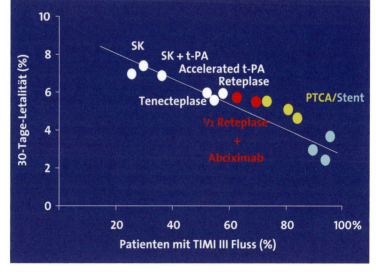

Abb. 15.6: Darstellung der 30-Tage-Letalität in Abhängigkeit von der Reperfusionsrate in unterschiedlichen Therapieverfahren bei akutem STEMI. Je höher die Reperfusionsrate (TIMI-Fluss), umso niedriger die 30-Tage-Letalität. Modifiziert von M. Haude nach [10, 11]

infarkt (STEMI) entwickelten. Zur Versorgung der ca. 600 000 Einwohner wurde die Stadt in 4 Regionen aufgeteilt und vier einzelnen Interventionszentren zugeordnet. Bereits im ersten Jahr konnte für 489 Patienten eine 30-Tage-Letalität von 7,6% erzielt werden, die unerwartet günstig ausfiel. Dabei ist zu beachten, dass weder Patienten im Schock noch nach Reanimation ausgeschlossen worden sind [12].

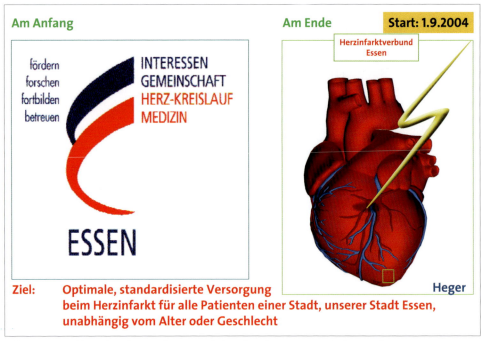

Abb. 15.7: Entwicklung der Aktivität des Herzinfarktverbundes Essen, gegründet von der Interessensgemeinschaft Herz-Kreislauf-Medizin in Essen für eine ganze Stadt zur optimalen standardisierten Versorgung von Herzinfarkten für alle Patienten einer Stadt unabhängig von Alter und Geschlecht. Der Herzinfarktverbund startete am 01.09.2004.

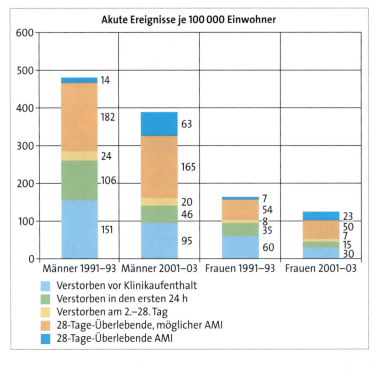

Abb. 15.8: Darstellung der Ergebnisse des Herzinfarktregisters im Rahmen der MONICA- und KORA-Studie für den Zeitraum 1991–1993 und 2001–2003 für Männer und Frauen. Angegeben ist die Zahl der Überlebenden und Verstorbenen aufgeteilt in Tod vor dem Klinikaufenthalt, innerhalb der ersten 24 h und vom 2.–28. Tag [13]. Für NRW nach neuesten Zahlen des Landesamtes für Statistik 72 Todefälle an Herzinfarkt auf 100 000 Einwohner.

Auch in der MONICA-Studie konnte für den Bereich Augsburg von Frau H. Löwel veröffentlicht werden, dass innerhalb von 10 Jahren die Herzinfarktrate erheblich gesunken ist und gleichzeitig das Überleben gesteigert worden ist. Dieses erstaunliche Ergebnis gilt sowohl für Männer als auch für Frauen. Nicht zuletzt waren diese Erfolge (s. Abb. 15.8) dafür entscheidend, dass die Menschen heute mehr als 7 Jahre länger leben als früher und die Erfolge ganz wesentlich der verbesserten Herz-Kreislauf-Therapie und der Prävention von Herz-Kreislauf-Erkrankungen zugeordnet werden können [13].

15.2 Indikationen zur PCI

15.2.1 Einleitung

Die Indikationsstellung zur koronaren Revaskularisation bezieht sich streng auf den Nachweis einer Symptomatik und Ischämie [1]. Dabei sollte der Kliniker bedenken, dass schon Maseri et al. vor vielen Jahren nachgewiesen haben [2], dass 70% aller Ischämieattacken, die im Monitor erfasst werden, asymptomatisch sind. Die Ischämiekaskade, die vor vielen Jahren von Sigwart et al. 1982 publiziert wurde [3], gibt einen Hinweis auf die Abfolge der elektrophysiologischen und mechanischen sowie symptomatischen Ereignisse mit Beginn der Ischämie bei Patienten, die dilatiert werden (s. Abb. 15.9). Zunächst treten diastolische, dann systolische Funktionsstörungen des Herzens innerhalb von 10–20 s auf, die regional begrenzt sind und meist die Gesamtfunktion nicht beeinträchtigen, außer bei hochgradigen proximalen Stenosen. In der Folge treten Veränderungen im Oberflächen-EKG auf. Erst nach 40–45 s folgen pektanginöse Beschwerden. Liegen kleine Ischämieareale, Infarzierungen, ausgedehnte Kollateralisierungen vor, kann der Patient symptomfrei bleiben [4]. Die Zeit bis zum Auftreten einer Ischämie wird als Ischämiezeit bezeichnet. Wird die Ischämiezeit verlängert, kann dies als Erhöhung der Ischämietoleranz betrachtet werden. Ein Verfahren, das zur Austestung von Medikamenten genutzt wird. Besonders wirksam sind diesbezüglich Nitrate, also Medikamente, die die Vor- und Nachlast und damit die LV-Wandspannung und so den Sauerstoffverbrauch senken. Die Symptomatik kann auch bei Patienten mit einer Störung des autonomen Nervensystems, z.B. Diabetiker, fehlen.

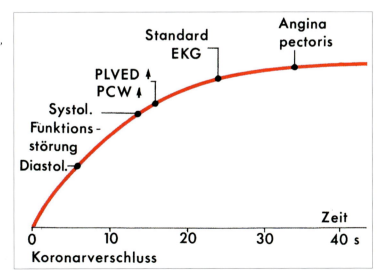

Abb. 15.9: Ischämiekaskade mit Abfolge des elektrophysiologischen, mechanischen und symptomatischen Ereignisses in der zeitlichen Abfolge nach Induktion einer koronaren Ischämie [nach 3]

15.2.2 Diagnostik

Die Berücksichtigung nur von Symptomen als Auswahlkriterium für eine Intervention muss fehlleiten, weil wir tagtäglich in der klinischen Praxis und in der Öffentlichkeit eines Besseren belehrt werden. Unerwartet, z.T. trotz vorangegangener Untersuchungen mittels Belastungs-EKG, treten akute, manchmal tödliche Ereignisse auf. Die Heinz Nixdorf Recall Studie hat kürzlich bestätigt, dass 30% aller kardiovaskulären Ereignisse primär tödlich sind, sodass die entsprechende Vorsorge- und Risikoreduktion entscheidend ist [5]. Während die typische AP durch die belastungsabhängige Symptomatik gekennzeichnet ist, die nach wenigen Minuten in Ruhe verschwindet, ist die atypische AP besonders bei Hinterwand- und Seitenwandischämien vorhanden und wird bei Schmerzsensationen im Bereich Schulter, Kiefer oder Oberbauch häufig falsch gedeutet. Klinisch wichtig ist hervorzuheben, dass neben der Belastungsangina die Belastungsdyspnoe als Äquivalent gewertet werden muss.

Der Ischämiediagnostik kommt im Belastungs-EKG und im Langzeit-EKG eine besondere Bedeutung zu. Die Ischämiediagnostik mittels Belastungs-EKG ist selbst bei optimaler Ausführung stark abhängig von der Vortestwahrscheinlichkeit; ihre Sensitivität erreicht in vielen Fällen nur knapp 60%. Demgegenüber können Belastungsechokardiographie, -szintigraphie und -MRT die Genauigkeit um ca. 20% steigern, sind aber nicht in der Lage, die Sensitivität über 90% zu steigern (s. Abb. 15.10). Besonders bei Patienten mit Schrittmacher, Gelenkbeschwerden, Belastungsintoleranz, pulmonalen Symptomatikzuständen und auch nach Bypassoperation oder mehrfachen Interventionen bleibt die Ischämiediagnostik häufig unbefriedigend und die Katheterdiagnostik der einzige Ausweg. Die genaueste Methode in Bezug auf die Ischämiedetektion ist die nichtinvasive PET, die aktuell auch mit der

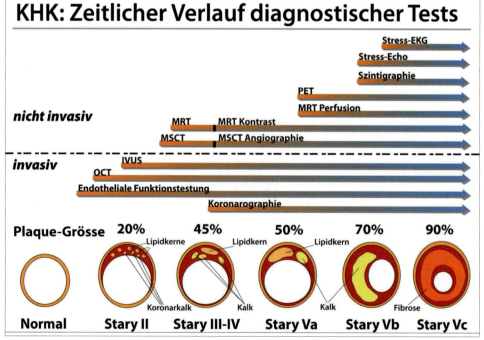

Abb. 15.10: Sensitivität diagnostischer Tests bez. der KHK in Abhängigkeit vom zeitlichen Fortschreiten der Erkrankung [6]

CT-Untersuchung (PET/CT) kombiniert wird, um neben der Ischämie- auch die Lokalisations- und Vitalitätsdiagnostik zu verbessern. Der genaue klinische Stellenwert dieser Kombinationsdiagnostik ist aber noch nicht erarbeitet worden, zudem ist die Verfügbarkeit limitiert.

Immer mehr Patienten durchlaufen eine nichtinvasive CTA, z.T. ohne vorher klinisch untersucht worden zu sein. Während der Ausschluss einer Koronargefäßverkalkung mit einer exzellenten Prognose verbunden ist, sind bei ausgedehnten Verkalkungen mit einem Agatston-Score > 400 Aussagen über das Vorhandensein von Koronarstenosen derzeit kaum möglich. In vielen Fällen kann aber bei geeigneten, besonders jungen Patienten mit optimalen Untersuchungsbedingungen eine Koronarstenose nachgewiesen werden. Die neuesten Ergebnisse zeigen, dass die Methode nicht geeignet ist, um die funktionelle Bedeutung einer Stenose abzuschätzen, was schon für die Koronarangiographie selbst schwierig ist, wenn vergleichende invasive Techniken herangezogen werden [7].

In Abbildung 15.10 ist die Beziehung zwischen der Entwicklung der Koronarsklerose und der nichtinvasiven und invasiven Diagnostik dargestellt [6].

Ist die invasive Diagnostik nicht richtungweisend, können Funktionsanalysen mittels IVUS, ICD und/oder ICP sowie die Bestimmung der FFR während der HKU hilfreich sein [6].

Im Gegensatz zur chronischen KHK ergibt sich die Indikation bei ACS zur möglichst raschen Abklärung, die bei akutem STEMI bedeutet, dass innerhalb von 90–120 min (DGK) nach Diagnosestellung die Wiedereröffnung des Gefäßes erreicht werden muss, d.h. möglichst innerhalb von 2 h nach Alarmierung des Arztes durch den Patienten und innerhalb von 30 min im Krankenhaus (s. Tab. 15.1).

Bei NSTEMI und UAP wird die Indikation zur Katheteruntersuchung und Intervention (DGK) innerhalb von 72 h nach Symptombeginn gesehen. Dies bedeutet ein für die Klinik möglichst rasches und standardisiertes Vorgehen.

15.2.2.1 PCI-relevante Vordiagnostik

Folgende Basisinformationen sollten insbesondere vor einer PCI dokumentiert sein (I-C):

- Aktuelle Beschwerden (insbesondere kardiale, allgemein internistische und neurologische)
- Internistischer Untersuchungsbefund
- Medikamente (insbesondere ASS, Clopidogrel, Heparin und Cumarine, Betablocker, Antihypertensiva, Diuretika und Antidiabetika, besonders Metformin)
- Zweitkrankheiten mit Risiken für eine PCI (Diabetes mellitus, Nieren- und Schilddrüsenerkrankungen, Gerinnungsstörungen, nicht ausgeheilte Entzündungen u.a.)
- Evtl. weitere vorhandene Zweiterkrankungen mit potenziell erheblich erniedrigter Lebenserwartung
- Herz- und Kreislauf-Krankheiten (Bluthochdruck, Vitien und HRST)

Tab. 15.1: Zeiten, die bei der primären PCI des STEMI angestrebt werden sollten

Diagnosestellung (1. Arztkontakt) bis primäre PCI	< 90–120 min
Max. tolerabler Zeitverlust PCI vs. Thrombolyse	90 min
Transportzeit	< 60 min (max. 90 min)
Intrahospitales Intervall zur primären PCI (Pforte-Ballon-Zeit)	
• Mit Ankündigung	< 30 min
• Ohne Ankündigung	< 60 min

- Schrittmacher und antitachykarde Systeme
- LVF und ggf. RVF
- Periphere arterielle und zerebrovaskuläre Erkrankungen
- Bevorstehende Operationen mit Blutungsrisiko unter dualer plättchenhemmender Therapie
- Unsichere Medikamenten-Compliance und Dauerantikoagulation (besonders bei Verwendung von DES)
- Allergien, besonders KM-Allergie
- Befunde früherer diagnostischer und interventioneller Katheterverfahren und herzchirurgischer Eingriffe (ggf. Herzkatheterberichte, Bilddokumente und OP-Protokolle)
- Ruhe-EKG nicht älter als 2 Wo., bei neuen Beschwerden vom selben Tag
- Laborwerte: mindestens Hämoglobin, Thrombozyten und Leukozyten, Kreatinin, TSH basal, Kalium, INR, ggf. aPTT
- Beim NSTEMI-ACS Troponin T oder Tropin I

15.2.3 Indikation zur PCI

15.2.3.1 Indikation zur PCI bei SAP

Nach den ESC-Empfehlungen gibt es für die PCI eine Klasse-I-A-Indikation bei einer Stenose mit abhängigen großen Ischämiearealen [8]. Außerdem werden Stentimplantationen bei nativen Koronararterien und bei Bypassstenosen als Klasse-I-A-Indikation gesehen. Dies gilt aber auch für die Restenose, für die in einer randomisierten Studie die Effektivität nachgewiesen wurde [8, 9]. In Tabelle 15.2 sind die weiteren Indikationen zu sehen.

Zukünftig werden die Empfehlungen bez. der chronischen SAP überarbeitet, da die SYNTAX-Studie und die zu erwartende FREEDOM-Studie neue Erkenntnisse über Mehrgefäßerkrankungen und Hauptstammstenosen geben werden (s. Tab.15.3). Insbesondere die Einbindung von Risiko-Scores wird bei der Indikationsstellung mitberücksicht. Neben dem TIMI Risk Score existieren der Grace Risk Score und aktuell der NCDR Risk Score zur Bestimmung des Interventionsrisikos in bestimmten klinischen Situation (SAP, UAP). [29]

Tab. 15.2: Empfehlungen zur Revaskularisierung bei SAP oder stummer Ischämie, nach [8].

	Anatomisches Korrelat zur KHK	Empfehlungsstärke
Prognostische Indikation	Hauptstamm(HS)-Stenose > 50%*	I-A
	Jede proximale RIVA-Stenose > 50*	I-A
	2- oder 3-Gefäß-KHK mit gestörter LV-Funktion*	I-B
	Nachweis eines großen ischämischen Areals (> 10% LV)	I-B
	Einziges offenes Gefäß mit > 50% Stenose*	I-B
	1 Gefäß-KHK ohne proximale RIVA und ohne > 10%iges Ischämieareal	III-A
Symptomatische Indikation	Jede Stenose > 50% mit limitierender AP oder Angina-Äquivalent, nicht reagierend auf orale Medikation.	I-A
	Dyspnoe/Herzinsuffizienz und > 10% LV-Ischämie/Viabilitätsnachweis im Gebiet des > 50%ig stenosierten Gefäßes.	IIa-B
	Keine limitierenden Symptome unter oraler Therapie	III-C

* mit nachgewiesener Ischämie oder FFR < 0,8 für angiographische Durchmesserstenosen von 50–90%

Tab. 15.3: Empfehlungen ACB-OP vs. PCI in SAP mit Läsionen behandelbar mit beiden Prozeduren und mit prognostisch niedrigem OP-Risiko [8].

Indikation	Empfehlungsstärke	
Anatomisches Korrelat der KHK	Begünstigt ACB-OP	Begünstigt PCI
1- oder 2-Gefäß-KHK ohne proximale RIVA-Stenose	IIb-C	I-C
1- oder 2-Gefäß-KHK mit proximaler RIVA-Stenose	I-A	IIa-B
3-Gefäß-KHK mit einfachen Läsionen, volle funktionelle Revaskularisation durch PCI möglich, Syntax Score ≤ 22	I-A	IIa-B
3-Gefäß-KHK mit komplexen Läsionen, mittels PCI nur unvollständige Revaskularisation zu erreichen, Syntax Score > 22	I-A	III-A
Hauptstammstenose (isoliert oder 1-Gefäß-KHK, Ostium/Schaft)	I-A	IIa-B
HS-Stenose (isoliert oder 1-Gefäß-KHK, distale Bifurkation)	I-A	IIb-B
HS-Stenose plus 2- oder 3-Gefäß-KHK, SYNTAX Score < 32	I-A	IIb-B
HS-Stenose plus 2- oder 3-Gefäß-KHK, SYNTAX Score ≥ 33	I-A	III-B

15.2.3.2 Empfehlungen zur PCI bei NSTEMI und UAP

Zur Indikationsstellung wird eine Risikostratifizierung durchgeführt. Ein erhöhtes Risiko wird gesehen bei:
- Alter > 65–70 Jahre
- Bekannter KHK
- Früheren Herzinfarkten
- Früherer PCI
- Früheren Bypassoperationen
- Herzinsuffizienz
- Lungenödem
- Mitralinsuffizienz
- Entzündungszeichen mit erhöhtem CRP, Fibrinogen, Interleukin 6
- Stark erhöhtem BNP- oder NT-proBNP-Spiegel im oberen Quartilenbereich
- Niereninsuffizienz

Entsprechend der Risikoklassifizierung wird in eine konservative und invasive Strategie unterschieden. Strategien zur Koronarangiographie und ggf. PCI bei NSTEMI-ACS [1]:

Merkmale (a): eilige invasive Strategie
- Therapierefraktäre AP mit/ohne ST-Senkung (≥ 2 mm) oder tief negativen T-Wellen
- Zeichen der akuten Herzinsuffizienz oder Schock
- Schwere Rhythmusstörungen (Kammerflimmern, VT)

Merkmale (b): frühe invasive Strategie (< 72 h)
- Troponin erhöht
- Dynamische ST- oder T-Veränderungen (symptomatisch oder stumm)
- Diabetes mellitus
- Niereninsuffizienz (GFR < 60 ml/min/ 1,73 m^2)
- Eingeschränkte LVF (EF < 40%)
- Frühe Postinfarktangina
- PCI innerhalb von 6 Monaten
- Frühere ACVB-OP
- Hoher Risikoscore (z.B. GRACE Score)

Für die frühe PCI innerhalb von 48 h sieht die ESC eine Klasse-I-A-Indikation bei hohem Risiko vor. Für die sofortige PCI innerhalb von 2 1/2 h wird bei Hochrisikopatienten eine Klasse-II-B-Indikation gesehen und für die routinemäßige Verwendung von Stents bei solchen Patienten mit ACS eine Klasse-I-C-Indikation vorgeschlagen [8].

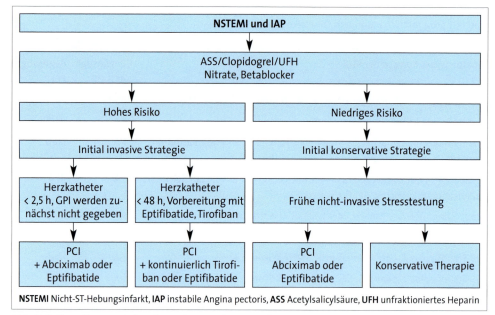

Abb. 15.11: Flow Chart zur Behandlung des ACS ohne ST-Hebungen

Nach der DGK gelten folgende PCI-Indikationen bei NSTEMI-ACS:

Klasse I:
Invasive Abklärung und PCI bei geeigneter Läsion:
- Eilig bei Merkmalen (a)   I C
- Innerhalb von 72 h bei Merkmalen (b)   I A

Klasse IIa:
- Invasive Abklärung innerhalb von 6 h   IIa B
- PCI bei Mehrgefäßerkrankung mit manifestem Diabetes mellitus und geeigneter Koronarmorphologie   IIa C
- PCI bei Mehrgefäßerkrankung, die eigentlich Kandidaten für eine ACB sind, aber mit vermutbar höherem OP-Risiko im Vergleich zur PCI   IIa C

Klasse IIb:
- Stenose des ungeschützten Hauptstamms   IIb C

15.2.3.3 ST-Hebungsinfarkt

15.2.3.3.1 Einleitung

Mehr als 30 Jahre nach Beginn der intrakoronaren Streptokinasebehandlung und 30 Jahre nach Beginn der mechanischen Rekanalisation ist die primäre PCI die Methode der Wahl geworden, um ein verschlossenes Gefäß bei akutem Infarkt zu eröffnen. Die zunächst geführte kombinierte Therapie der Thrombolyse mit der PCI ist der alleinigen PCI unterlegen. Auch die Vorausinjektion einer thrombolytischen Substanz (facilitated PCI) ist der alleinigen PCI nicht überlegen. Wenn eine Verlegung rasch erfolgt, können selbst Patienten über längere Strecken transportiert werden, um der entsprechenden Therapie zugeführt zu werden.

In Essen wurde deutschlandweit der 1. Herzinfarktverbund gegründet. Es ist ein Versorgungsmodell für eine ganze Stadt, die in 4 Zonen aufgeteilt ist und durch 4 Interventionszentren versorgt wird. Nach einem standardisierten Protokoll, entsprechend den Leitlinien werden die Patienten behandelt. Die Letalität konnte unter 8% für die ganze Stadt gesenkt werden. Im 1. Jahr fanden sich bei knapp 600 000 Einwohnern 486 Herzinfarkte [8–14]. Eine Analyse der Krankenkassen ergab, dass im Vergleich zu anderen Regionen die Letalität signifikant gesenkt werden kann (Datenerhebung im Auftrag der AOK Rheinland/Hamburg). Alle Patienten werden entsprechend einem standardisierten, an Leitlinien orientierten Schema behandelt. Die Vorgehensweise ist in einem Herzinfarktverbund-Handbuch zusamengefasst worden (s. Begleit-CD).

Definitionen [1]:
Primäre PCI: PCI als alleinige Therapie, d.h. ohne zusätzliche Lysetherapie
Facilitated PCI: Beginn mit i.v. Lyse und sofort anschließender, geplanter PCI
Rescue PCI: PCI nur bei ineffektiver Lyse (keine Gefäßwiedereröffnung)

15.2.3.3.2 Voraussetzung für die akute Infarkt-PCI

Die primäre PCI beim akuten Infarkt stellt hohe Anforderungen an die Operateure und sollte nur von einem ausreichend erfahrenen Team durchgeführt werden. In der Notfallsituation des akuten Infarkts wird primär nur das Infarktgefäß („Culprit lesion") behandelt, während für weitere Läsionen ein späterer Zeitpunkt vorgesehen werden sollte und dabei die allgemeinen Kriterien der Intervention mit Forderung des Nachweises einer Postinfarkt-Angina und/oder Ischämie zugrunde gelegt werden.

15.2.3.3.3 Indikation zur primären PCI

Die primäre PCI ist indiziert, wenn das Infarktgefäß innerhalb von 12 h nach Beginn der Symptome oder des Brustschmerzes eröffnet werden kann, wenn keine thrombolytische oder andere thrombusauflösende Therapie begonnen worden ist.

Die primäre PCI wird auch bei Patienten durchgeführt, bei denen eine absolute Kontraindikation zur thrombolytischen Therapie besteht (DGK I-C-Indikation [1]). Kontraindikationen zur Thrombolyse:
- Größeres Trauma
- Größere OP
- Gastrointestinale Blutung innerhalb des letzten Monats
- Hämorrhagischer Schlaganfall
- Blutungsneigung
- Aortendissektion

15.2.3.3.4 Alternativen zur primären PCI

Als Alternative zur primären PCI kann die thrombolytische Therapie angesehen werden, wenn innerhalb von 3 h nach Beginn der Symptome die Reperfusionstherapie beginnt, da sie dann die gleiche Effektivität in Bezug auf die Verkleinerung der Herzinfarktgröße und der Letalität wie die PCI hat. Allerdings gibt es bei der primären PCI weniger Schlaganfälle.

15.2.3.3.5 Indikation zur Rescue PCI

Unter Rescue PCI versteht man das Versagen der thrombolytischen Therapie mit Persistenz der Schmerzen und fehlender Rückbildung der ST-Strecken-Anhebung innerhalb von 45–60 min nach Beginn der Infusion der thrombolytischen Substanz. Die Intervention kann erfolgreich durchgeführt werden und wird sogar mit der Klasse IIa B nach der DGK als Empfehlung versehen.

15.2.3.3.6 PCI nach Thrombolyse (> 24 h)

Bei durchgeführten Thrombolysen sollte nach neuesten Ergebnissen die PCI standardmäßig erfolgen [15]. Derzeit empfiehlt die DGK noch, die Indikation (I C) auf diejenigen zu beschränken, die eine AP entwickeln, Patienten mit Ischämienachweis und malignen Rhythmusstörungen. Diese Empfehlungen werden sich zukünftig ändern müssen (s. Tab. 15.4).

Tab. 15.4: Empfehlungen zur PCI bei STEMI der ESC 2010 [8]

Indikation	Die Zeit nach 1. Arztkontakt	Empfehlungsstärke
Primäre PCI		
Symptombeginn < 12 h + persistierende ST-Hebungen oder neu aufgetretener LSB	So schnell wie möglich und innerhalb 2 h nach 1. Arztkontakt	I-A
Weiterbestehende Schmerzen > 12 h + persistierende ST-Hebungen oder neu dokumentierter LSB	So schnell wie möglich	IIa-C
Schmerzanamnese > 12 h und < 24 h + persistierende ST-Hebungen oder neu dokumentierten LSB	So schnell wie möglich	IIb-B
PCI nach Fibrinolyse		
Dringliche PCI nach erfolgreicher Fibrinolyse (Erneute Beschwerden und ST-Hebungen)	Innerhalb 24 h	I-A
Rescue-PCI nach erfolgloser Lysetherapie	So schnell wie möglich	IIa-A
Elektive PCI/ACB-OP		
Nach Dokumentation von AP/positivem Provokationstest	Evaluation vor Entlassung	I-B
Nicht empfohlen bei vollständig ausgebildeten Q-Zacken und ohne weitere Beschwerden/Ischämiezeichen oder Nachweis vitalen Myokards in Infarktbereich	Überweisen > 24 h	III-B

15.2.3.3.7 Notfall-PCI bei kardiogenem Schock

Nach wie vor ist die Therapie des kardiogenen Schocks ausgesprochen schwierig und die Letalität weiterhin im Bereich von 40–60%. Die primäre PCI bei diesen Patienten ist extrem schwierig, fordert einen hohen Personalaufwand, da vielfach noch unter Reanimation die Öffnung eines verschlossenen Gefäßes versucht werden muss. In diesen Fällen helfen mechanische Reanimationssysteme, wie z.B. Kompressions- und Gurtsysteme (z.B. Lucas CPR, Medtronic GmbH, Meerbusch; AutoPulse, Zoll Medical Deutschland, Köln), um einen Patienten konstant der Herzmassage zuzuführen, aber gleichzeitig durchleuchten und intervenieren zu können. Dies gelingt bei diesen Systemen in der RAO- oder LAO-Projektion und entlastet durch die mechanische Vorgabe und Beatmung das ganze Notfallteam, das sich auf die weitere Therapie wie den Ausgleich der Blutgase, der Azidose und die Optimierung der Medikation konzentrieren kann.

Im kardiogenen Schock sollte erst ein linksventrikuläres Unterstützungssystem (LVAD), z.B. eine intraaortale Ballonpumpe (IABP, z.B. iPulse, ABIOMED Europe, Aachen) oder eine axiale Mikromotorpumpe (z.B. Impella LP, ABIOMED Europe, Aachen) gelegt werden, bevor die Intervention beginnt.

Im Gegensatz zur primären PCI im Normalfall kann im kardiogenen Schock eine Mehrgefäß-PCI angestrebt werden, wobei aber der Nutzen der besseren Myokardfunktion und das Risiko der Gesamtbelastung abzuwägen sind. Die Tabellen 15.4 und 15.5 stellen die Indikationen nach den Empfehlungen der ESC und der DGK zusammen.

Um den Ablauf innerhalb eines Krankenhauses zu beschleunigen, sollten Patienten bei Ankündigung durch den Notarzt nicht erst in eine Aufnahme oder auf eine ITS verlegt werden, sondern direkt in den Herzka-

15.2 Indikationen zur PCI

Tab. 15.5: Indikation zur PCI bei STEMI nach Empfehlungen der DGK 2008 [1]

Klasse I	
Die primäre PCI ist das Mittel der 1. Wahl zur Behandlung des STEMI	
Innerhalb von 12 h nach Symptombeginn unter folgenden Bedingungen:	
• Zeit zwischen Arztkontakt (Diagnosestellung) und antizipierter Dilatation nicht > 90–120 min	I A
• Zeit zwischen Aufnahme am PCI-Krankenhaus und 1. Dilatation < 60 min	I A
Bei Patienten mit Kontraindikationen zur Thrombolyse und < 12 h von Symptombeginn bis Beginn der PCI	I C
Bei Patienten im kardiogenen Schock (bis 36 h nach Symptombeginn)	I A
Patienten nach Thrombolyse (3–24 h nach Symptombeginn)	I A
Klasse IIa	
Patienten mit erfolgloser Lysetherapie im Sinne einer Rescue PCI (persistierende Beschwerden oder inkomplette ST-Resolution 45–60 min nach Beginn der Lysetherapie), wenn die PCI kurzfristig durchgeführt werden kann	IIa B
Patienten mit STEMI und einer prähospitalen Zeit von 12–48 h, insbesondere bei persistierenden oder rezidivierenden Beschwerden oder Ischämiezeichen	IIa B

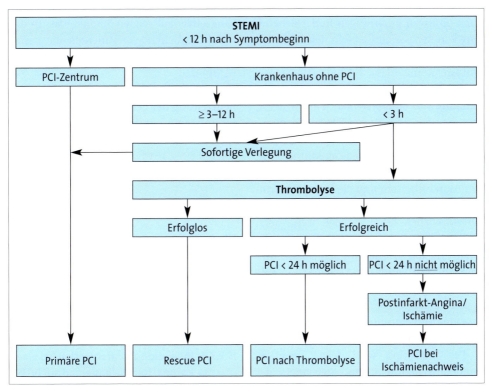

Abb. 15.12: Flow Chart zur Behandlung des STEMI

Tab. 15.6: Indikation zur PCI bei subakutem STEMI

Klasse I	
Patienten mit	
• Reinfarkt*	I-C
• Spontaner Postinfarktangina	I-C
• Induzierbarer Ischämie oder Belastungsangina	I-B
• Deutlich eingeschränkter Ventrikelfunktion (EF < 40%)	I-C
• Verschlechterung der Hämodynamik	I-C
• Elektrischer Instabilität	I-C

* Bei Betrachtung des Reinfarkts allgemein als AMI, die Besonderheiten des Einzelfalls sind aber ggf. stärker zu berücksichtigen.

theterraum gebracht werden. In Abbildung 15.13 ist das Ablaufschema wiedergegeben.

15.2.3.4 Empfehlungen zur Nutzung von Aspirations- und Protektionssystemen bei ACS

Nach positiven Erfahrungen in der Behandlung von Bypassstenosen – in den Leitlinien der DGK von 2008 sind hier distale Protektionssysteme mit Klasse-I-A-Indikation versehen – bestand die Hoffnung, dass die Verwendung von Filtersystemen (Filterwire EX, Boston Scientific, Natick, USA) oder Aspirationssystemen (GuardWire, Medtronic, Meerbusch; Proxis, St. Jude Medical, Minnetonke, MN, USA) die Infarktgröße verkleinern, die Perfusion verbessern und die Letalität verringern würde. Größere Studien haben aber keinen wirklichen Erfolg gezeigt, wenn auch zahlreiche Studien die Verbesserung der Koronarperfusion betonen. In den ESC-Richtlinien von 2005 wurde den Systemen nur eine Empfehlung Klasse IIb C gegeben. Auch die neueren Studien lassen noch nicht erwarten, dass eine Höhergruppierung zur Klasse I erreicht wird, höchstens Klasse IIa.

Die Indikation wird derzeit gesehen, wenn ausgedehnte Füllungsdefekte in der Koronarangiographie oder Thromben im IVUS nachgewiesen werden, die auf eine hohe Thrombuslast hinweisen (s. Tab. 15.7).

15.2.3.5 Indikation zur Intervention einer Koronarstenose unter Berücksichtigung der FFR (ESC 2005)

Die Bestimmung der FFR erlaubt die Entscheidung zur PCI gestützt auf die funktionelle Bedeutung einer Koronarstenose. Im Langzeitverlauf zeigten Studien, dass in dieser Weise behandelte Patienten die besten Langzeitergebnisse aufweisen (DEFER 1–5, FAME) [20].

Beurteilung der FFR bei 50–70% Durchmesserstenose und nicht dokumentierter Ischämie oder fehlender Vortestung:

FFR > 0,80 Keine PCI, da hämodynamisch keine relevante Stenose

FFR < 0,75 PCI, da hämodynamisch relevante Stenose

FFR 0,75–0,80 (0,85) Test überprüfen, Entscheidung von der Gesamtsituation abhängig, evtl. IVUS oder Doppler zur Diagnosefindung

15.2.3.6 Indikation zur Intervention bei einer Koronarstenose basierend auf IVUS-Kriterien

Die IVUS-Untersuchungen zeigen bei Patienten mit Stenosen, die durch eine Querschnittsfläche ≤ 5 mm² (s. Abb. 15.14) ge-

15.2 Indikationen zur PCI

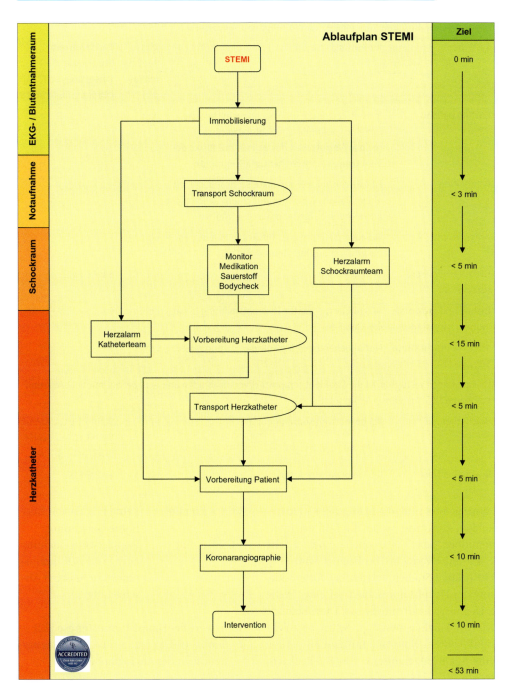

Abb. 15.13: Behandlungspfad für den Patienten mit akutem STEMI entsprechend der Akkreditierung des Brustschmerzzentrums (CPU) der Klinik für Kardiologie im Westdeutschen Herzzentrum Essen des Universitätsklinikums Essen

Tab. 15.7: Empfehlungen zum Einsatz von PCI-Ergänzungssystemen

System	Indikation	Klasse der Empfehlungen	Randomisierte Studien für die Bewertung und Graduierung A und B
Cutting balloon	Instent-Restenose (IRS) nach Brachytherapie, um eine geographische Fehlplatzierung zu vermeiden, Verrutschen des Ballons mit Risiko der Verletzung stenosenaher Gefäßsegmente	IIa-C	–
Rotablation	Fibrotische/schwer verkalkte Stenosen, die mit einem Ballon nicht/auch mit einem Ballon nicht ausreichend aufgedehnt werden können	I-C	–
Atherektomie	De-novo-, Ostium- oder Bifurkationsstenosen bei erfahrenen Operateuren	IIb-C	–
Distale Embolieprotektion	Venenbypässe	I-A	SAFER, FIRE
Distale und proximale Protektionssysteme	ACS mit ausgeprägter Thrombusbildung in nativen Gefäßen	IIb-C	–
Mit PTFE beschichtete Stents	Notfallbehandlung bei Koronarperforationen	I-C	–
Da kaum noch verfügbar, ist die Strahlentherapie fast verschwunden und wird derzeit nur bei pAVK und koronaren DES-Restenosen eingesetzt:			
Brachytherapie	IRS bei nativen Koronargefäßen	I-A	SCRIPPS-I, GAMMA-1, WRIST, LONG-WRIST, START, INHIBIT
Brachytherapie	IRS bei Bypassstenosen	I-B	SVG-WRIST

kennzeichnet sind, die häufigsten kardiovaskulären Ereignisse, wobei die Zahl der Interventionen aber erst unter einer Fläche < 4,0 mm² vermehrt beobachtet wird [17]. Prospektive Studien zeigten bei Atherosklerose des Hauptstamms auch bei einer Weite ≥ 15 mm² gehäufte Ereignisse. Diese Befunde wurden kürzlich bestätigt. Selbst bei nicht signifikanten Hauptstammstenosen wurde eine 5-Jahres-Ereignisrate von 8% beobachtet [18, 19].

Beurteilung einer 50–70% Durchmesserstenose im IVUS bei nicht dokumentierter Ischämie oder fehlender Stresstestung:
IVUS < 4,0 mm²   PCI, da gehäuft kardiale Ereignisse
IVUS > 5,0 mm²   Keine PCI, da keine erhöhte Gefährdung
IVUS 4–5 mm²   Doppler-Untersuchung oder FFR/FFVR-Bestimmung zur besseren Abschätzung

Grenzwert bei Hauptstammstenose [22]:
◢ 6 mm² (IVUS) und > 50% Durchmesserstenose in der Angiographie

Auf dem TCT-Kongress 2009 wurden von G. Stone Daten der PROSPECT-Studie präsentiert, nach denen eine Plaque als kritisch zu betrachten ist, wenn sie im IVUS und in der VH folgende Kriterien erfüllt:
◢ 70% Plaquefläche

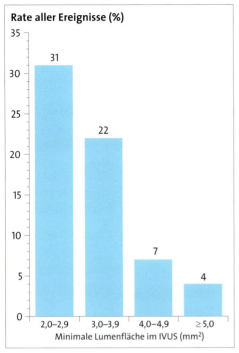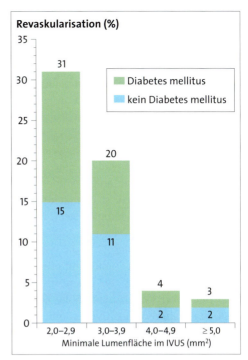

Abb. 15.14: Abhängigkeit des Auftretens kardiovaskulärer Ereignisse von der im IVUS gemessenen minimalen Lumenfläche, modifiziert nach [22]

- < 4 mm² Lumenfläche
- < 10% TCFA (Thin Cap Fibroatheroma) in der IVUS-VH
- Necrotic core (NC) in der Nähe des Lumens, evtl. Mehrschichtung (in der VH)

15.2.3.7 Indikation zur Intervention einer Koronarstenose gestützt auf den ICD

Mithilfe der im ICD bestimmten CFR kann die hämodynamische Bedeutung einer Koronarstenose abgeschätzt werden. Als normal gilt eine CFR > 3,0 [23]. Fälschlicherweise werden selbst Werte von 2,2–3,0 als physiologisch angesehen [24]. Wird ein Grenzwert im Angiogramm von 1,5 mm MLD als kritische Grenze angenommen, liegen die meisten CFR-Werte unter 3,0; wird die Grenze auf 1,0 mm MLD festgelegt, liegt die CFR < 2,5 [25].

Ein Problem in der Diagnostik stellen mikrovaskulären Perfusionsstörungen dar, die selbst bei atherosklerotisch veränderten, aber nicht stenosierten Gefäßen in bis zu 50% der Fälle beobachtet werden [26]. Vergleichende Untersuchungen eines Referenzsegmentes zusätzlich zum stenosierten Gefäß erlaubt eine weitergehende Differenzierung [27]. Die so bestimmte FFVR korreliert exzellent zu den FFR-Werten (R = 0,91) mit einer Differenz von 0,08 ± 0,63.

Beurteilung der Doppler-Untersuchung bei 50–70%igen Durchmesserstenosen und nicht dokumentierter Ischämie oder fehlender Stresstestung [28]:

FFVR < 0,75   PCI, da hämodynamisch bedeutsame Stenose

FFVR > 0,80   Keine PCI, da hämodynamisch unbedeutende Stenose

FFVR 0,75–0,80   Zusatzuntersuchung mit IVUS oder FFR zur weiteren Differenzierung

15.2.3.8 Indikation zur Implantation von DES

Die Entwicklung auf dem Gebiet der DES verläuft sehr rasch, weil viele Firmen involviert sind und zahlreiche Neuentwicklungen vorgestellt werden [29]. In einer ausführlichen Darstellung hat die DGK dazu Position bezogen und die Literatur recherchiert. Neben Studien zu nicht beschichteten Stents gibt es mittlerweile auch im Bereich der DES vergleichende Studien. Die Indikation wird besonders streng analysiert, weil die neu aufgekommene Gefahr der späten und sehr späten Stentthrombosen eine Herausforderung darstellt. Für die Substanzen Sirolimus, Paclitaxel, Zotarolimus, Everolimus und Biolimus A9 ist die Wirksamkeit in randomisierten Studien mit primärem klinischem Endpunkt dokumentiert, und zwar mit hoher Evidenz. Eine hohe Evidenz besitzen die angebotenen Cypher- (mit Sirolimus beschichtet, Cordis), Taxus- (mit Paclitaxel beschichtet, Boston Scientific), Endeavor/Resolute- (Zotarolimus, Medtronic), Xience V- (mit Everolimus beschichtet, Abbott) und Element-Stents (mit Everolimus beschichtet, Boston Scientific), während nur eine mittlere Evidenz besteht für die Biomatrics- (mit Biolimus A9 beschichtet, Biosensors International Group, Singapur), Nobori- (mit Biolimus A9 beschichtet, Terumo, Japan) und Yukon- (mit Rapamycin beschichtet, Translumina, Hechingen) -Stents oder Stentbeschichtungsverfahren. Die Rate liegt bei etwa 0,4% – 0,6% pro Jahr für späte Stentthrombosen bei Cypher- und Taxus-Stents.

Grundsätzlich muss neben ASS die zusätzliche Thrombozytenaggregationshemmung mit Clopidogrel, Prasugrel oder Ticagrelor für mindestens 6 Monate fortgesetzt werden; im individuellen Fall für 12 Monate oder länger.

Die DES sollten bevorzugt bei Patienten mit erhöhtem Risiko einer Restenose implantiert werden, z.B. bei:
- Gefäßdurchmesser ≤ 3 mm
- Stenosenlänge ≥ 15 mm
- Nach Rekanalisationen
- Instent-Stenosen
- Bypassstenosen

Die alleinigen BMS sind eher zu bevorzugen, wenn eine Stentthrombose große Probleme hervorrufen würde, z.B. bei:
- Eingeschränkter LVF
- Niereninsuffizienz
- Diffuser KHK mit Mehrgefäß-PCI
- Fehlender Möglichkeit der Langzeittherapie mit dualer Thrombozytenaggrega-

Tab. 15.8: Empfohlene DES, die primäre klinische Endpunkte oder angiographische Surrogatendpunkte erreicht haben [8]

DES	Beschichtung	Studien
Klinische primäre Endpunkte erreicht		
BioMatrix Flex	Biolimus A9	LEADERS
Cypher	Sirolimus	SIRIUS
Endeavor	Zotarolimus	ENDEAVOR-II, -III, -IV
Resolute	Zotarolimus	RESOLUTE-AC
Taxus Liberté/Element	Paclitaxel	TAXUS-IV, -V; PERSEUS-WH
Xience V	Everolimus	SPIRIT-III, -IV
Angiographische primäre Endpunkte erreicht		
Nevo	Sirolimus	NEVO RES I
Nobori	Biolimus A9	NOBORI-I Phase-1 and -2
Yukon	Sirolimus	ISAR-Test

Tab. 15.9: Faktoren, die für die Favorisierung der PCI oder ACB-OP sprechen

I. Indikationen für die Bevorzugung der PCI

Ia. Absolut:

- Entsprechende koronare Anatomie für die Stentimplantation mit gut erhaltener LVF ($\geq 40\%$)
- Patient lehnt OP ab

Ib. Relativ:

- Läsion beschränkt auf die LCA oder Hauptgefäß
- Isolierte Läsion LCA
- Notfalleingriff (z.B. Dissektion der LCA mit Komplikationen während Angiographie oder PCI)
- AMI mit Hauptstammbeteiligung mit Notfallrevaskularisation
- Kardiogener Schock mit Hauptstammbeteiligung und Notfallrevaskularisation
- Alter (≥ 80 Jahre)
- Schwere zusätzliche Krankheiten (z.B. chronische Lungenerkrankung, schlechter AZ* etc.)
- Lebenserwartung < 1 Jahr
- Frühere Bypassoperation
- Koronaranatomie ungünstig für Bypassoperation (z.B. schlechter distaler Abfluss, kleine Gefäße)

II. Indikationen für die Bevorzugung einer ACB-OP

IIa. Absolut:

- Patienten, die eine PCI ablehnen
- Kontraindikationen für Antikoagulationstherapie einschließlich Aspirin, Heparin und Thienopyridin (Ticlopidine oder Clopidogrel)
- Anamnese mit schweren allergischen Reaktionen auf rostfreien Stahl, Nickel, Medikamente von DES und KM
- Anamnese: bekannte Koagulopathie oder Blutungsneigung
- Schwangerschaft

IIb. Relativ:

- Komplexe Koronaranatomie der LCA, Stentimplantation nicht möglich (z.B. schwere Kalzifizierung und starke Schlängelung)
- Totale Okklusion anderer Koronargefäße (≥ 2 Gefäße)
- Mehrgefäßerkrankung außer der linken Hauptstammstenose
- Reduzierung der LVF (< 40% EF)
- Erhebliche periphere Gefäßerkrankung ohne Möglichkeit der Vorführung eines Führungskatheters oder einer IABP
- IRS der LCA, bei der eine PCI nicht möglich ist

*AZ = Allgemeinzustand

tionshemmung bei erwarteten Operationen
- Gestörter Compliance und multimorbiden Patienten
- Geplanter OP
- Erhöhtem Blutungsrisiko
- Antikoagulationsdauertherapie
- Allergie
- Hohem Alter

Zudem empfehlen sich BMS bei großen Gefäßen mit einem Diameter > 3,5 mm.

Die SPIRIT-IV- und Compare Studie haben für den mit Everolimus beschichteten Stent (Xience V, Abbott Vascular) sehr gute Ergebnisse erbracht, sodass hier eine I-A-Empfehlung zu erwarten ist.

15.3 Koronare Interventionen – Materialien

15.3.1 Führungsdrähte

Der Führungsdraht wird im Rahmen der koronaren Intervention durch den Führungskatheter bis weit in die Peripherie des zu behandelnden Gefäßes eingebracht und dient dem interventionellen Instrumentarium (Ballonkatheter und Stent) als Schiene.

Führungsdrähte bestehen aus verschiedenen Schichten (vgl. Abb. 15.15) und sind in verschiedenen Größen (Durchmesser) von 0,010–0,018 Zoll erhältlich. Üblicherweise werden zur Dilatation Führungsdrähte mit 0,014-Zoll-Durchmesser und einer weichen Drahtspitze verwendet. Je nach Schweregrad der zu passierenden Stenose kommen aber auch Führungsdrähte mit weniger flexiblen Spitzen und gesteigerter Schaftsteifigkeit zum Einsatz. Dies ist insbesondere bei schwer passierbaren Stenosen oder Gefäßverschlüssen der Fall.

Grundsätzlich lassen sich 3 verschiedene Flexibilitätsgrade der Drahtspitzen von Führungsdrähten unterscheiden:

- Floppy: weiche atraumatische Spitze
- Intermediate: etwas festere Spitze als beim Floppy, dadurch ist eine bessere Steuerbarkeit gegeben (mehr „Push")
- Stiff Wire: feste und damit traumatisierende Spitze bei guter Steuerbarkeit

Spezielle, hydrophil beschichtete Drähte eignen sich besonders zur Passage von schwer passierbaren Stenosen oder anatomisch schwierigen Koronarverläufen (z.B. Run-Through, Terumo, Japan). Bei ihrer Anwendung ist zu beachten, dass sie vor Gebrauch ausreichend mit Flüssigkeit benetzt sein müssen, also bereits in der Schnecke gespült werden. Der Nachteil dieser Drähte ist, dass sie bereits bei mäßigem Schub die Gefäßwand im Bereich der Stenose und der Gefäßendstrecke perforieren können.

Um die manchmal schwierigen Winkel von Gefäßabgängen zu überwinden, muss die Spitze der Führungsdrähte vorgebogen werden. Gleichzeitig führt die Biegung dazu, dass sich der Draht in der Peripherie in eine J-Schleife legt, was i.d.R. günstig ist, weil es für das Gefäß weniger traumatisch ist. Bereits vorgebogene Führungsdrähte können z.T. beim Hersteller bestellt werden. Der Untersucher erledigt das i.d.R. selbst anhand der individuellen Situation. Die einfachste Möglichkeit ist das vorsichtige Biegen der Spitze an der Einführnadel. Es werden verschiedene Techniken der Vorbiegung beschrieben, hier spielen letztlich Geschick und Erfahrung des Untersuchers eine große Rolle. Häufig wird nur eine Biegung an der Spitze des Drahts angebracht, alternativ kann wenige Millimeter vor der ersten Biegung eine Sekundärbiegung angebracht werden, die bei komplizierten Seitenastabgängen hilfreich sein kann.

Bei der Vorführung eines Drahts in der Koronararterie empfiehlt sich die ständige Rotation zwischen Daumen und Zeigefinger, um die Reibung an der Wand zu vermindern und das Vorführen zu erleichtern. Besonders bei verhärteten stark atherosklerotischen Ge-

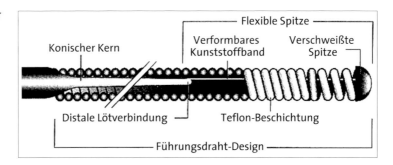

Abb. 15.15: Allgemeiner Aufbau eines Führungsdrahts mit Darstellung der wesentlichen Bestandteile

fäßen ist diese Technik hilfreich. Das freie Rotieren der Drahtspitze zeigt zusätzlich an, dass der Draht im Lumen und nicht gefangen unter einer atherosklerotischen Plaquebildung liegt. Kurze Kontrastinjektionen sollten zwischendurch dazu dienen, eine korrekte Lage des Drahts zu dokumentieren. Grundsätzlich empfiehlt sich die Vorführung des Drahts bis in die Peripherie, dabei ist hilfreich, wenn die Drahtspitze eine J-Schleife bildet. Über diese J-Schleife kann der Draht peripher abgestützt und z.B. ein Führungskatheter aus dem Ostium geschoben werden, wenn ein Verschlussdruck entstehen sollte. Dies hilft, den Austausch des Führungskatheters zu vermeiden, was nicht nur Kosten spart, sondern auch eine bessere Bildgebung ermöglicht. Führungskatheter mit Seitenöffnungen sollten möglichst vermieden werden, da aufgrund der unterschiedlichen Widerstandsverhältnisse das KM primär in die AO und weniger in die Koronararterie abströmt und der KM-Verbrauch unnötig erhöht wird.

15.3.2 Führungskatheter

Jede Intervention beginnt mit dem Auswechseln des diagnostischen Katheters gegen den Führungskatheter, sofern nicht primär schon genutzt, z.B. bei einem akuten Infarkt.

Die Führungskatheter bestehen aus mehreren Schichten und sind den diagnostischen Kathetern aufgrund ihrer stabileren Konstruktion überlegen. Durch ihre Teflonbeschichtung an der Innenseite erhöhen sie die Gleitfähigkeit für den Ballonkatheter. Eine mittlere Schicht aus gewebten Kevlarfasern sorgt für die nötige Steifigkeit und Drehstabilität des Führungskatheters insbesondere beim Vorschieben des Ballonkatheters. Zur Vermeidung von Ostiumverletzungen beim Vorschieben des Katheters ist dieser mit einer weicheren Spitze ausgestattet. Die handelsüblichen Führungskatheter besitzen die gleiche Konfiguration wie diagnostische Katheter, unterscheiden sich jedoch im Innendurchmesser. Hier stehen dem Interventionalisten unterschiedliche Größen von 5 F, 6 F, 7 F und größer zur Verfügung. Routinemäßig werden die meisten Dilatationen mit einem 6-F-Judkins-Katheter durchgeführt, wobei der Gebrauch von 5-F-Führungskathetern zunimmt.

Größere Führungskatheter (z.B. 8 F) finden insbesondere in speziellen Situationen (z.B. bei einem Bifurkationsstent) oder bei speziellen Interventionen (z.B. Rotablation oder peripheren Interventionen) Anwendung. Ihr Nachteil besteht darin, dass sie aufgrund ihrer größeren Steifigkeit traumatischer wirken und insbesondere bei engen Koronarostien zur Okklusion neigen.

Kleine Führungskatheter (z.B. 5 F) sind v.a. für unkomplizierte Dilatationen, den radialen Zugang und Sondersituationen geeignet, da sie intrakoronar und insbesondere in Bypässen mit einem relativ niedrigen traumatischen Risiko vorgeschoben werden können. Nachteilig wirkt sich hier aus, dass sie aufgrund ihres geringeren Außendurchmessers im Vergleich zu den größeren Führungsdrähten schlechter sichtbar sind und geringere KM-Flüsse erlauben. Zudem bieten sie ein geringeres Lumen für intrakoronare Sondertechniken.

Insbesondere bei engen Ostien und drohender Okklusion des Gefäßes können Führungskatheter mit Seitenlöchern hilfreich sein, da durch sie die Perfusion des Koronargefäßes gewährleistet wird. Nachteil ist jedoch die schlechtere Anfärbung des Gefäßes, was häufig durch einen potenziell ungünstig höheren Verbrauch an KM kompensiert wird. Auch sind funktionelle Untersuchungen, die die i.c. Gabe von Medikamenten (z.B. Adenosin oder Nitroglycerin) erfordern, nur eingeschränkt durchführbar.

> **Praktische Hinweise**:
> ▲ XB-(Voda)-Katheter bieten neben Amplatz-Kathetern die beste Abstützung.
> ▲ XB-Katheter neigen zum Abknicken, wenn man sie aus der sterilen Verpackung zieht. Daher ist es günstiger, sie inkl. der Pappunterlage anzunehmen und sie dann vorsichtig vom distalen Ende nach proximal daraus zu lösen.
> ▲ Auch Führungskatheter müssen vor ihrem Gebrauch gespült werden.

15.3.3 Ballonkatheter

Als Ballonkatheter wird ein Kunststoffkatheter bezeichnet, der an seiner Spitze mit einem mit Flüssigkeit entfaltbaren Okklusionsballon ausgestattet ist. Er wird im Rahmen einer PTCA über einen Führungsdraht und Führungskatheter vorgeschoben, in der Stenose platziert und i.d.R. mit einem Druck von 8–12 atm inflatiert. Auf diese Weise gelingt es meist, die Engstelle zu beseitigen.

Ballonkatheter werden in unterschiedlichen Durchmessern (> 1,25 mm) und unterschiedlicher Länge (10–60 mm) angeboten. Abhängig vom Ballonmaterial und damit einhergehend vom Dehnungsverhalten unterscheidet man grundsätzlich folgende Ballontypen:

▲ Non-compliant-Ballon:
  – Verändert seinen Durchmesser bei zunehmendem Dilatationsdruck nur geringfügig.
  – Er dehnt sich gleichmäßig über die gesamte Länge aus, sodass sich in Gebieten mit geringerem Gegendruck (z.B. vor einem Stent) kein Druckmaximum mit Überdehnung auftritt (sogenannter Dog-Boning-Effekt).
  – Eine Überdehnung des Gefäßes ist nur gering ausgeprägt.
  – Eignet sich v.a. für harte oder verkalkte Stenosen oder bei Ruptur eines Compliant-Ballons.
  – Beispiele sind der Pantera Leo (Biotronik AG, Bülach, Schweiz) und der Quantum Maverick (Boston Scientific, Natick, MA, USA).
▲ Semi-compliant-Ballon: Vereinigt die Eigenschaften der beiden anderen Ballontypen.
  – Beispiele sind der Maverick und der Apex (beide Boston Scientific). Der Apex-Ballon ist in zwei Versionen erhältlich. Der Apex Push eignet sich durch seine steife Spitze für schwer zu überwindende Stenosen, während der Apex Flex eine besondere Biegsamkeit aufweist, die bei Läsionen in sehr torquierten Gefäßen hilfreich ist.
▲ Compliant-Ballon:
  – Abhängig vom Dilatationsdruck kann der Durchmesser bis zu 1 mm variieren und das Gefäß überdehnt werden.
  – Eignet sich für unsichere Gefäßdurchmesser, multiple Stenosen und Stenosen in einer Biegung.
  – Reine Compliant-Ballons haben in der interventionellen Kardiologie an Stellenwert verloren.

15.3 Koronare Interventionen – Materialien

Tab. 15.10: Übersicht über verschiedene Ballonkathetersysteme

Ballonkatheter	Beschreibung
OTW-Katheter	Der Katheter wird in seiner gesamten Länge auf einen ca. 3 m langen Führungsdraht geführt. Vorteil: Es wird eine sehr gute Schubfestigkeit erreicht. Superselektive Medikamentengabe und intravasale Druckmessung sind möglich. Nachteil: schwieriger Katheterwechsel
Monorail-Ballonkatheter	Es wird nur ein Teil des Ballonkatheters (etwa 25 cm) über den Führungsdraht geführt. Der Draht wird an dem distalen Katheterende eingebracht, über 25 cm zentral geführt und liegt dann außerhalb des Katheters. Vorteil: Bei gleicher Schubfestigkeit besteht die Möglichkeit des schnellen Katheterwechsels ohne Durchleuchtung.
OTW-Ballonkatheter	Die Steuerung des Katheters erfolgt nicht über einen Führungsdraht. An der Katheterspitze ist ein etwa 2 cm langer vorbiegsamer Draht montiert, über den der Katheter geführt wird. Nachteil: hohe Komplikationsrate
Perfusionskatheter	Katheter mit mehreren Seitenlöchern am distalen und proximalen Teil des Schafts, die während der PTCA eine Perfusion der Koronararterien ermöglichen. Vorteil: Deutlich längere Dilatationszeiten ohne Myokardischämie sind möglich.
Cutting Balloon	Grundprinzip: Aufweitung von Koronarstenosen durch 3–4 Längsinzisionen mittels integrierter Mikromesser (Mikrotome). Vorteil: kontrollierte Verletzung des Gefäßes im Bereich der Inzisionen
Tapered Balloon	Eignet sich v.a. für den Gebrauch langer Koronarläsionen, auf einer Ballonlänge von 25 mm nimmt sein Durchmesser um 0,5 mm ab. Dies soll eine Traumatisierung der distalen Gefäßanteile mit kleineren Gefäßdurchmessern verringern.

Zur besseren Positionierung des Ballons in der Stenose werden die Katheter mit Doppelmarkern angeboten (Adante, Gemini). Ballons mit einem Durchmesser < 2 mm dagegen werden aufgrund ihrer geringeren Schaftdicke nur mit einem mittig platzierten Marker gefertigt. Für die PTCA stehen verschiedene Ballonkathetersysteme und Applikationsarten zur Verfügung. Einen Überblick geben Tabelle 15.10 und Abbildung 15.16.

Eine Weiterentwicklung der herkömmlichen Ballonkatheter stellt der Medikamenten-beschichtete bzw. Medikamente-freisetzende Ballonkatheter (DEB) (z.B. DIOR Eurocor GmbH, Bonn; SeQuent Please, B. Braun Melsungen AG, Berlin; ELUTAX, pfm, Köln) dar. Die entscheidenden überzeugenden Studien wurden mit dem SeQuent Please Ballon vorgelegt. Die Oberfläche des Ballons ist hierbei mit einem Medikament (z.B. dem Zytostatikum Paclitaxel) beschichtet, das dann durch die Ballondilatation an der Stelle der Stenose in das Gewebe hinein abgegeben wird. Wichtig ist insbesondere die Dauer der Balloninsufflation, da von ihr die Rate des Medikamententransfers in das Gewebe abhängt. Sie sollte abhängig vom Ballonmodell 30 s nicht unterschreiten. Außerdem ist die Vorführung zügig vorzunehmen, da sonst bereits im Katheter und Gefäßlumen zuviel Substanz verloren wird. Die Wirkung des freigesetzten Medikaments soll eine überschießende Proliferation und damit eine Restenose verhindern. Der Vorteil der medikamentenbeschichteten Ballonkatheter im Gegensatz zur Stenttherapie besteht darin, dass nach durchgeführtem Eingriff kein mechanischer Fremdkörper im Gefäß verbleibt. Insbesondere bei Instent-Stenose stellen medikamentenbeschichte Ballons eine vielversprechende

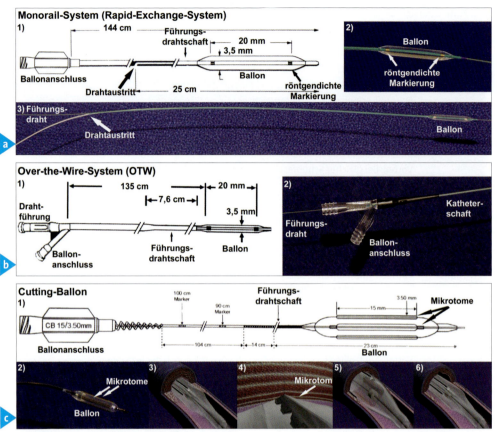

Abb. 15.16a–c: Darstellung aktueller Ballonkathetersysteme. **a)** Monorail-System (Rapid-Exchange-System), das über eine kurze Drahtführung (**3**) in das Koronargefäß eingebracht werden kann und damit sehr schnell über einen Draht normaler Länge ausgetauscht werden kann. Röntgendichte Markierungen helfen bei der Platzierung im Koronargefäß (**2**). **b)** OTW-System mit langer Drahtführung über den gesamten Katheterschaft. Der Vorteil der guten Kontrolle wird mit dem Nachteil eines komplizierteren Wechsels der Katheter über einen langen Draht erkauft. Der Ballonanschluss erfolgt seitlich des Ausgangs des Führungsdrahts (**2**). **c)** Der Cutting Balloon ist mit 4 Mikrotomen bestückt (**2**), Messern, die bei Balloninflation in die Plaque einschneiden und damit eine kontrollierte Verletzung herbeiführen sollen (**3–6**), modifiziertes Schema, mit freundlicher Genehmigung von Boston Scientific.

Option dar, die in randomisierten Studien und Registern derzeit evaluiert wird.

Als Indikation für den DEB können die Instent Restenose, als mögliche Indikationen die Bifurkationsstenose mit DEB Behandlung des Seitenastes, die Stenose von kleinen Gefäßen angesehen werden. Noch offen ist, ob die DEB Behandlung mit nachfolgender Implantation eines BMS Stent günstig ist. Das Vorgehen war in der PEPCAD 3 Studie dem Cypher-Stent unterlegen, aber der LLL mit 0,43 mm günstig ausgefallen. Derzeit wird der DEB auch in der Peripherie und der Pädiatrie getestet.

Eine weitere Neuentwicklung sind Ballons, die über Poren in der Ballonoberfläche eine lokale Medikamentengabe ermöglichen (ClearWay RX, Atrium Europe B.V., Mijdrecht, Niederlande). Als beispielhafte Anwendung wird die Dilatation einer thrombotischen Läsion bei STEMI vorgeschlagen, bei der dann im gleichen Arbeitsschritt Abciximab über den Katheter lokal infundiert wird. Es stehen noch Studien aus, die belegen, dass

15.3 Koronare Interventionen – Materialien

die Rate an postinterventionellem Slow Flow/No Reflow gemindert werden kann.

15.3.4 Koronare Stents

15.3.4.1 Einleitung

Unter einem Stent versteht man ein Drahtgeflecht, das nach erfolgreicher Ballondilatation das Gefäß von innen schienen und offen halten soll. Die Ziele der koronaren Stentimplantation bestehen in der Erzielung eines größeren, glatten Lumens mit Beseitigung vorhandener Dissektionsmembranen, in der Verhinderung des elastischen Recoils und in der Verhinderung des Gefäßremodellings.

Medizinhistorisch geht das Wort „Stent" auf den schottischen Dentisten C. T. Stent (1807–1905) zurück, der ein System entwickelte, das ähnlich einem Gerüst röhrenförmige Strukturen stützte. Ballonexpandierbare Stents wurden mit der Einführung der Ballondilatation durch Grüntzig 1977 propagiert und 1985 von Palmaz entwickelt. Erste koronare Stents wurden beim Menschen 1986 von Puel in Frankreich und Sigwart in der Schweiz implantiert. Die erste Stentimplantation in Deutschland erfolgte 1988 durch Erbel in Mainz. Dies war nicht nur die erste Stentimplantation in Deutschland, sondern auch die erste Palmaz-Schatz Stentimplantation weltweit. Mit diesem Stent gelang der Durchbruch in der interventionellen Kardiologie.

15.3.4.2 Stentmaterialien

Von den verschiedenen Materialien, die ab Mitte der 1980er Jahre für die Stentimplantation zur Verfügung standen, hat sich der rostfreie Stahl („Edelstahl") 316 L, der u.a. im Palmaz-Schatz Stent verwandt wird, durchgesetzt (s. Abb. 15.17). Für viele Jahre bildete er die Plattform, die genutzt wurde, um z.B. passive Beschichtungen aufzubringen. Rostfreier Stahl besteht zu 64% aus Eisen. Als Anteile sind aber auch Nickel, Chrom und Molybdän vorhanden, die die Korrosionsbeständigkeit verbessern. Chrom bildet an der Oberfläche eine schützende Passivschicht aus Chromoxid (s. Tab. 15.11).

In der Folge wurden weitere Legierungen entwickelt. Eine besondere Bedeutung erreichte die Cobalt-Chrom-Legierung L605 oder MP35N mit unterschiedlichem Cobalt- und Nickelanteil sowie unterschiedlichen Molybdän- und Titaneinmischungen [1].

Neu ist die Platin-Chrom-Legierung, die im Vergleich zum Stahlstent einen Eisenanteil von nur 37% aufweist, dafür aber einen Platingehalt von 33% (s. Abb. 15.18). Mit dieser Entwicklung konnte die Stentstärke von 317 MPa auf 455 MPa gesteigert werden.

Gleichzeitig erlaubten die neuen Materialen eine Reduktion der Stentstrebenbreite-

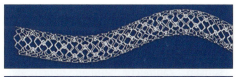
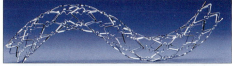
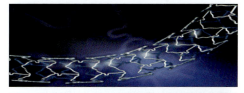
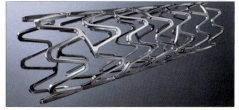

Abb. 15.17: Beispiele aktueller Stents. Von oben nach unten: Catania-Stent (mit freundlicher Genehmigung der CeloNova BioSciences Germany GmbH, Ulm), Cypher-Stent (mit freundlicher Genehmigung der Cordis Medizinische Apparate GmbH, Norderstedt), Promus-Stent und Element- Stent (beide mit freundlicher Genehmigung der Boston Scientific Medizintechnik GmbH, Ratingen)

Tab. 15.11: Vergleich der verschiedenen Legierungen der Stentmaterialien

Elementanteil in Gewicht (%)	316L Rostfreier Stahl	Platin-Chrom-Legierung	L605 (Cobalt-Chrom-Legierung)	MP35N (Cobalt-Chrom-Legierung)
Eisen	64	37	3,0 max.	1,0 max.
Platin	–	33	–	–
Cobalt	–	–	52	34
Chrom	18	18	20	20
Nickel	14	9	10	35
Wolfram	–	–	15	–
Molybdän	2,6	2,6	–	9,75
Mangan	2,0 max.	0,05 max.	1,5	0,15 max.
Titan	–	–	–	1,0 max.

und -dicke, z.B. 91 µm Driver, 81 µm Vision, 60 µm Prokinetic [2–6]. Während die Stentstrebendicke beim Cypher-Stent noch 140 µm betrug, ist sie heute auf 97 µm beim Taxus-Liberté-, 91 µm beim Endeavor- und 81 µm beim Xience-V-Stent und beim Taxus Element gesunken. Zahlreiche Studien haben zwischenzeitlich belegt, dass die Restenoserate abhängig von der Stentstrebendicke ist. Zu beachten ist auch, dass die Querschnittsprofile der Streben unterschiedlich gestaltet sind, z.B. rechteckig, quadratisch, rund oder sogar keilförmig.

Die Platin-Chrom-Stents werden aus einer Röhre geschnitten, elektrisch poliert und in einer Säurelösung gebadet, um die Chromanteile an die Oberfläche zu ziehen und einen Chromoxidüberzug für den Stent zu erreichen, was als Passivierung bezeichnet wird. Die Oberfläche ist resistent gegen Kor-

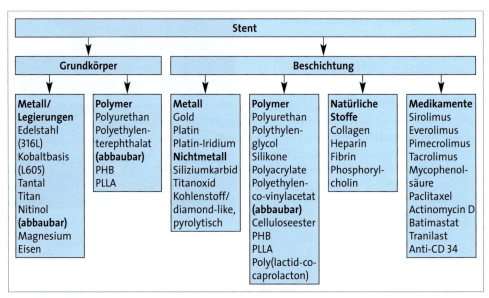

Abb. 15.18: Grundkörper und Beschichtung von Stents 2010

rosion und verhält sich ähnlich wie der rostfreie Stahl [7].

Eine Alternative ist die Herstellung von Stents aus ausgestanzten Folien mit anschließender Mikroverschweißung.

15.3.4.3 Stentdesign
Bei einer max. Aufweitung des Stents werden starke Radialkräfte benötigt, um ein Recoil und eine Längsverkürzung bei der Expansion zu verhindern. Gleichzeitig muss die Flexibilität des Stents gehalten und eine geringe Querschnittsfläche, eine geringe Stentoberfläche und gleichzeitig geringe Stentstrebendicke erreicht werden.

Nach Strupp et al. [8] werden Stents nach ihrem Aufbau in 5 Hauptgruppen (es existieren weitere Sonderformen) eingeteilt:
- Slotted Tube Stents mit rautenförmigen Maschen
- Modulare Stents
- Stents mit multizellularen Modulen
- Stents mit helikal-sinusoidalem Design
- Multizellulare Stents

Die Eigenschaften der 5 Stent-Hauptgruppen im Einzelnen [8]:

Slotted Tube Stents mit rautenförmigen Maschen
Prototyp für den Slotted Tube Stent ist der Palmaz-Schatz Stent, mit dem die ersten randomisierten Stentstudien durchgeführt wurden (BENESTENT, STRESS, REST, Stand-By). Stents dieser Gruppe bestehen aus einem metallischen Röhrchen, in das mit verschiedenen Techniken (z.B. Laser) Schlitze geschnitten werden. Nach Expansion ergibt sich ein relativ weites rautenförmiges Maschenwerk. Sie finden heute keine Verwendung mehr, da sie mit ihrer bikonkaven Entfaltungstechnik mit z.T. koronar transmuralem Einspießen nahezu vertikal aufgerichteter Struts an den Enden, Struttorsion bei Entfaltung und konsekutiver inhomogener Verkürzung mit entsprechend schwieri-

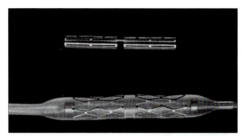

Abb. 15.19: Artikulierter Palmaz-Schatz Stent als Prototyp für einen Stent im Slotted-Tube-Design

ger Platzierung als obsolet zu betrachten sind. Historisch zu erwähnen ist der artikulierte Palmaz-Schatz Stent, der die mangelhafte longitudinale Flexibilität überwandt und damit Ausgangspunkt für das Design zukünftiger Stents wurde (s. Abb. 15.19).

Modulare Stents
Modulare Stents bestehen aus einer Reihe von kronenförmigen Modulen mit elliptorechtwinkligem Drahtquerschnitt. Die Module sind z.T. mit den Nachbarmodulen punktuell verbunden. Durch umlaufende Anordnung der Junktionen entsteht eine spiralige Längsverstrebung. Die modulare Bauweise verleiht den Stents eine hohe longitudinale Flexibilität. Die jüngste Generation ist charakterisiert durch ein noch weiter verbessertes Profil, einen festen Sitz (Einbettungstechnik) und noch weiter verbesserter Flexibilität durch Substraktion einzelner Junktionen. Durch exakte Anpassung des Ballons an die Stentlänge unter Vermeidung von „Schultern" im Sinne des „dog boning" sollen Randdissektionen durch fokale Überexpansion beim Stentabsetzen vermieden werden. Der aktuelle Driver-Stent (Medtronic, Vascular Encoporation, Santa Rosa, CA, USA) mit einer Cobald-Nickel-Legierung ist der neueste Vertreter dieser Gruppe mit dünneren Stentstruts (s. Abb. 15.20).

Aus historischen Gründen ist der modular gebaute Bard-XT-Stent (Bard GmbH, Karlsruhe, Deutschland) zu erwähnen, da er sich, obwohl modular gebaut, in vivo deutlich abweichend von den erstgenannten

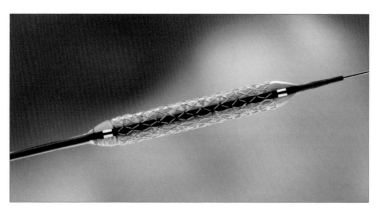

Abb. 15.20: Driver-Stent (mit freundlicher Genehmigung der Medtronic GmbH, Meerbusch) als Beispiel für einen modularen Stent

Stents verhalten hat. Der Stent wird derzeit nicht mehr vertrieben. Die kronenförmigen, 2,15 mm langen Module sind auf einem flexiblen geraden Drahtfilament im Abstand von 0,5 mm aufgereiht, was eine einseitige Versteifung des Konstrukts bedeutet. Bei der Implantation kann diese Versteifung ein zentrifugales Auseinanderweisen der Module bedingen, wodurch z.T. unerwünschte Lücken entstehen, durch die hindurch es zu einer Protrusion von Plaquematerial kommen kann.

Stents mit multizellularen Modulen
Verschiedene Stents im modular multizellularen Design, auch Hybriddesign genannt, haben die vorherige Gruppe erweitert, wobei sich der Stent, je nach Anzahl zirkumferenzieller Junktionen, der multizellularen oder der ursprünglichen Gruppe nähert. Je mehr Junktionen, desto mehr Verlust an longitudinaler Flexibilität. Je weniger Junktionen, umso höher die Flexibilität, aber auch die Neigung zur Lückenbildung mit potenzieller Plaqueprotrusion. Multizellulare Module mit 1:1-Verbindungen zeigen die Biodiv Ysio-Stents (Biocompatible Cardiovascular Inc., San Jose, CA, USA), deutlich weniger longitudinale Junktionen bietet der Nexus-Stent (Medico Corp, Bucuresti, Rumänien, s. Abb. 15.21).

Stents mit helikal-sinusoidalem Design
Bei diesem Design handelt es sich um sinusoidale Mäander, die spiralig angeordnet sind und zirkumferenziell versetzt vereinzelt Längsverknüpfungen haben. Es ergeben sich Eigenschaften, die zwischen der modularen und der modular multizellularen Gruppe liegen mit hoher Flexibiliät und großem Seitenastzugang.

Ein ähnliches Design bietet der R Stent Evolution (OrbusNeich, Hongkong, China), der überaus komplex aufgebaut ist. Er besteht aus einer sich überkreuzenden Doppelhelix, sodass eine hohe Flexibilität mit klinisch bemerkenswerter Anpassung an die Gefäßanatomie resultiert, verbunden mit allseits gutem Seitenastzugang. Weitere Stents dieser Gruppe sind der Liberté- (Boston Scientific, Scientific, Maple Grove, USA) und der PRO-Kinetic-Stent (Biotronik GmbH & Co. KG, Berlin, Deutschland, s. Abb. 15.22).

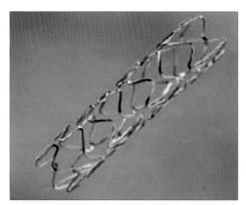

Abb. 15.21: Nexus-Stent (Medico Corp, Bucuresti, Rumänien) als Beispiel für einen Stent mit multizellularen Modulen

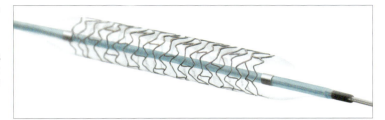

Abb. 15.22: PRO-Kinetic-Stent (mit freundlicher Genehmigung der Biotronik GmbH & Co. KG, Berlin, Deutschland) als Beispiel für einen Stent im helikal-sinusoidalen Design

Multizellulare Stents

Unter einem multizellularen Stentdesign versteht man die komplett wabenförmige Konstruktion (geschlossenes Zelldesign). Erster Stent dieser Gruppe war der MultiLink-Stent (Abbott Vascular, Wetzlar, Deutschland, s. Abb. 15.23). Das 15 mm lange Modell bestand aus 12 kronenförmigen Segmenten, die mit 33 Längsverstrebungen verbunden waren. Bei Expansion ergibt sich der typische maschen- oder multizellulare Aspekt dieser Gruppe.

Das geometrisch unterschiedlich angelegte Maschenwerk verleiht den verschiedenen Stents dieser Gruppe in nicht entfaltetem Zustand ein durchaus differentes Aussehen. Gemeinsam ist ihnen eine ausreichende longitudinale Flexibilität, dichte netzförmige Abdeckung der Gefäßwand in expandiertem Zustand, hohe radiale Kraft und geringe Verkürzung.

Änderungen im physikalischen Verhalten, wie der longitudinalen Flexibilität, lassen sich durch Reduktion der Anzahl von Brücken erreichen, wodurch größere Lücken in Kauf genommen werden. Je mehr Elemente entfernt werden, umso näher kommt man dem Design der multizellular-modularen Hybridgruppe bis hin zum modularen Design (inkomplett geschlossene Waben).

Variationen des Stentdesigns mit Verkürzung der Endglieder sollen den Nachteil einer bikonkaven Expansion ausgleichen, während bei anderen Modellen durch eine Verlängerung der Endglieder mit longitudinalen Stabilisationsverstrebungen oder durch Überziehen der Stentenden mit einer ballonintegrierten Membran das gleiche Ziel verfolgt wird.

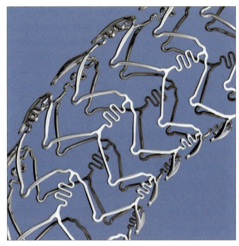

Abb. 15.23: MultiLink-Zeta-Stent (mit freundlicher Genehmigung von Abbott Vascular, Wetzlar, Deutschland) als Beispiel für einen multizellularen Stent

Über diese 5 Hauptgruppen hinaus existieren Stentdesigns, die sich nicht den Hauptgruppen zuordnen lassen, z.B. mit selbstexpandierenden Stents oder Seitenast-, Bifurkations- oder Ostiumstents. Zudem müssen die biodegradierbaren Stents als Sondergruppe genannt werden.

In Tabelle 15.12 sind unterschiedliche Designs aktueller DES-Formen mit ihren Spezifikationen aufgelistet. Zu beachten ist, dass diese i.d.R. auf einem konventionellen BMS-Modell basieren.

Unter Resistenz, ein Maß für die Radialkraft des Stents, versteht man das Offenhalten eines Gefäßes. Die Radialkraft aktueller Stents erreicht > 0,25 N/mm und liegt damit höher als bei früheren Modellen (< 0,2 N/mm) (s. Abb. 15.24).

Im Stentdesign werden neben den offenen die geschlossenen Zellformen (s. Abb. 15.25) unterschieden.

Tab. 15.12: Spezifikationen aktueller Stentdesigns

	Spezifizierung	PROMUS Element/ TAXUS Element	TAXUS Liberté	TAXUS Express	PROMUS (Xience)	CYPHER	ENDEAVOR
Design	Design						
	Gruppe	Modularmultizellular	Modularmultizellular	Modularmultizellular	Modularmultizellular	Multizellular	Modular
	Strebenweite (mm/inch)	0,061/ 0,0024 (SV) 0,089/ 0,0035 (LV)	Minimum: 0,076/ 0,0030 Maximum: 0,094/ 0,0037	Minimum: 0,071/ 0,0028 Maximum: 0,091/ 0,0036	0,0076/ 0,0030	0,081/ 0,00321 0,132/ 0,0052	0,090/ 0,0036
	Strebendicke (mm/inch)	0,081/ 0,0032[a] 0,086/ 0,0034[b]	0,097/ 0,0038	0,132/ 0,0052	0,081/ 0,0032	0,140/ 0,0055	0,090/ 0,0036
Oberflächenabdeckung	Oberfläche (SAR) (%)	2,5 mm: 17,6 3,0 mm: 16,4	2,5 mm: 15,5 4,0 mm: 17,6		2,5 mm: 16,8 3,0 mm: 14,1	2,5 mm: 18,3 3,0 mm: 14,4	2,5 mm: 18,1 3,0 mm: 21,4
Stentintegrität	Ermüdungstest	400 Mio. Zyklen	400 Mio. Zyklen	400 Mio. Zyklen			

[a] Daten für 2,25–3,5-mm-Stents, [b] Daten für 4,0–5,0-mm-Stents. PROMUS nutzt die Vision-Stent-Plattform, Cypher nutzt die Bx-Velocity-Stent-Plattform. Endeavor nutzt die Driver-Stent-Plattform. Daten für Boston Scientific 2,5 mm: TAXUS Element n = 15, Xience V n = 10, Endeavor n = 3, TAXUS Liberté n = 8, Cypher n = 3. Nach [123]

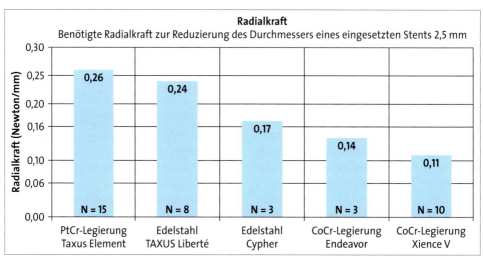

Abb. 15.24: Radiale Stärke von Stents in mm. Die Daten beziehen sich auf Stents mit 2,5 mm Durchmesser. Die In-vitro-Testungen entsprechen nicht unbedingt den klinischen Eigenschaften. N/mm = Newton/Millimeter. Nach [123]

15.3 Koronare Interventionen – Materialien

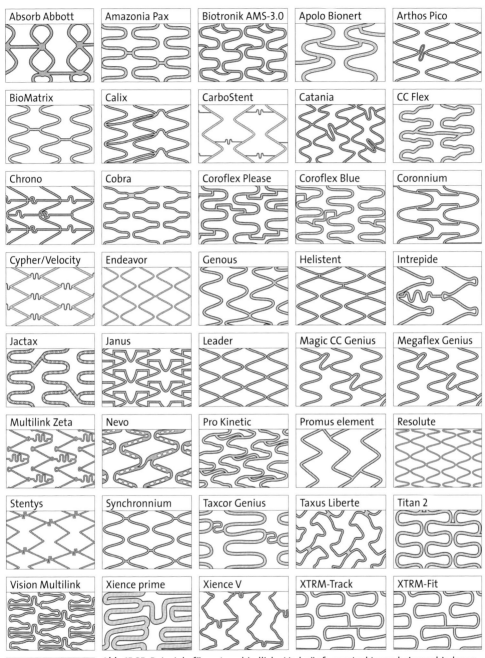

Abb. 15.25: Beispiele für unterschiedliche Verknüpfungsstrukturen bei verschiedenen aktuellen Stent-Designs.

Die Verbindungsstreben der einzelnen Ringe scheinen eine Schwachstelle für Brüche zu bilden, erlauben aber eine hohe Flexibilität.

Bei der Schaffung unterschiedlichster Stentdesigns wird neben Verbinderelementen von Transitionselementen und verschiedenen Helixstrukturen gesprochen, die gewährleisten sollen, dass bei Aufdehnung keine Längsverkürzung auftritt und eine hohe Radialkraft bestehen bleibt. In Abhängigkeit von der Stentgröße werden Länge und Breite der vertikalen und transitorischen Elemente und der Verbinder gewählt. Analysen mit Finiten-Element-Modellen (FEM) erlauben die Beurteilung der Stentkräfte und decken mögliche Schwachstellen auf.

15.3.4.4 Stentrecoil (elastische Rückstellkräfte)

Der große Vorteil einer Stentimplantation besteht in der Blockade des elastischen Recoils der Gefäße. Andererseits übt das Gefäß nach passiver Aufdehnung einen Druck auf den Stent aus, der durch die glatten Muskelzellen und die Kontraktion des Gefäßes noch verstärkt werden kann. Unter geringem Recoil versteht man die Fähigkeit des Stents, eine initiale Aufweitung, die durch den Ballon vorgegeben wird, zu halten. Derzeit liegt das Recoil der Stents generell < 7% und bei den Neuentwicklungen sogar < 5% (s. Abb. 15.26). Erkennbar ist, dass derzeit der Titanstent den geringsten Recoil aufweist.

15.3.4.5 Stentformbarkeit (Conformability)

Unter Conformability wird die Fähigkeit verstanden, sich an ein gewundenes Gefäß anzupassen und bei der Aufdehnung durch den Ballon eine Gefäßstreckung und damit verstärkte Schädigung zu vermeiden. Je steifer ein Stent ist, umso weniger wird er einem natürlichen Gefäßverlauf folgen. Dies ist auch

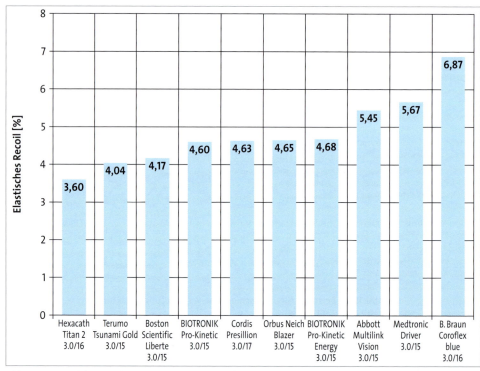

Abb. 15.26: Recoil (Rückstellung nach Aufdehnung verschiedener Stents mit 3,0 mm Durchmesser und 15–17 mm Länge), Angabe in % des durch den Ballon vorgegebenen Durchmessers (nach Schmidt, Institut für Biomedizinische Technik, Universität Rostock)

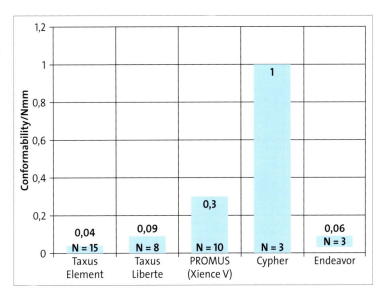

Abb. 15.27: Conformability von Stents mit unterschiedlicher Verformbarkeit. Nach [123]

in Verbindung gesetzt worden zur Stärke der Restenosierung [9]. In Bezug auf die Anpassung (Conformability) unterscheiden sich die Stents erheblich (s. Abb. 15.27).

15.3.4.6 Reibungswiderstand (Pushability)

Bei der Vorführung eines Stents entstehen Reibungskräfte, die für die einzelnen Stents unterschiedlich ausfallen. Vergleichend finden sich Unterschiede (s. Abb. 15.28), die erheblich sind und von praktischer Bedeutung sein können. Dies gilt nicht für das Stadium der frühen Atherosklerose und einer Stenose bei einem jungen Patienten, aber sehr wohl beim älteren Patienten, da eine erhebliche Sklerose der Koronargefäße vorliegen kann und im Einzelfall die Reibung so hoch ist, dass der Stent nicht vorgeführt werden kann

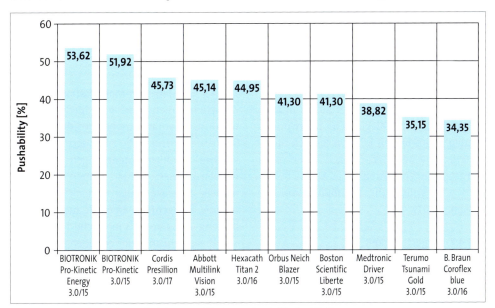

Abb. 15.28: Darstellung der Pushability in % für Stents der Größe 3 x 15–17 mm

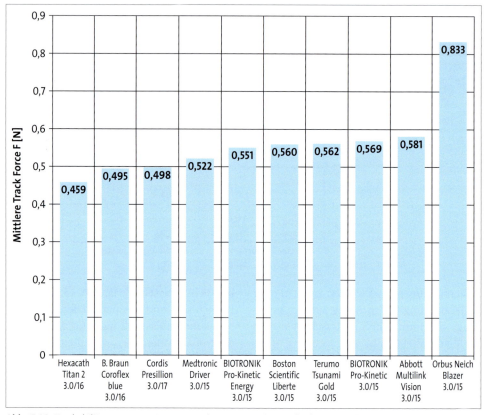

Abb. 15.29: Trackability, gemessen in Newton, bei einem Führungskatheter 5 F über einen 0,014-inch-Draht bei verschiedenen Stenttypen

und Hilfsmittel, wie z.B. ein Buddy Wire, genutzt werden müssen (Trackability/Crosability). Umgekehrt zeigt die Trackability (s. Abb. 15.29 und 15.30) die Führbarkeit des Katheters, also die Möglichkeit des Vorführens an.

Bei der Vorführung eines Stents müssen teilweise scharfe Biegungen überwunden werden. Beim Biegen können je nach Stentstruktur freie Stentstreben nach außen springen und das Vorführen eines Stents behindern oder vollständig unmöglich machen (s. Abb. 15.31).

15.3.4.7 Biegesteifigkeit
Von Bedeutung ist für die Vorführung eines Stents die Möglichkeit, einem Gefäßverlauf zu folgen, was immer dann gut gelingt, wenn die Biegesteifigkeit nicht zu hoch ist. Die einzelnen Stents verhalten sich sehr unterschiedlich, da Unterschiede in der Biegesteifigkeit (von 6–40 N/mm^2) nachweisbar sind (s. Abb. 15.32).

15.3.4.8 Stentstreben-Modifikationen
Zwischenzeitlich sind verschiedenste Entwicklungen vorangetrieben worden, um die Stentstrebenstruktur so zu ändern, dass auch größere Medikamentenmengen deponiert werden können, z.B. Janus-Stent (Sorin Biomedias, Saleccia, Italien) oder Conor-Stent (Cordis, Langenfeld, Deutschland). Die Abbildung 15.33 zeigt 2 mögliche Formen der Stentbeschichtung, die erlauben, dass nach einer Überdeckung unterschiedlichste Medikamente in Depots aufgebracht werden können. Bisher haben diese entsprechenden Variationen der Stentstruktur noch nicht zum durchschlagenden Erfolg geführt.

15.3 Koronare Interventionen – Materialien

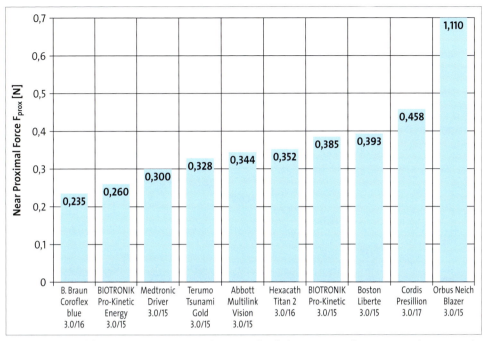

Abb. 15.30: Crossability, gemessen in Newton, für unterschiedliche Stenttypen bei 3 mm Durchmesser und 15–17 mm Länge

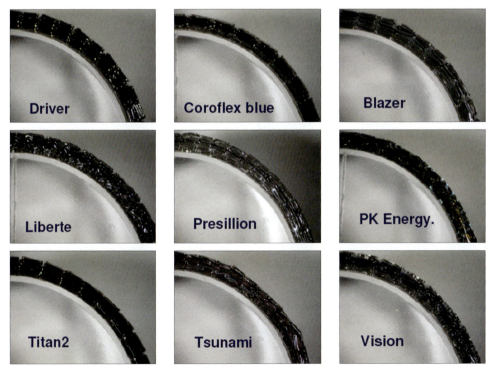

Abb. 15.31: Darstellung der Stentoberfläche nach vorgegebener Biegung mit sichtbaren Vorsprüngen einzelner Stentstreben bei einigen Stents, die bei anderen vollständig fehlen und eine glatte Oberfläche schaffen

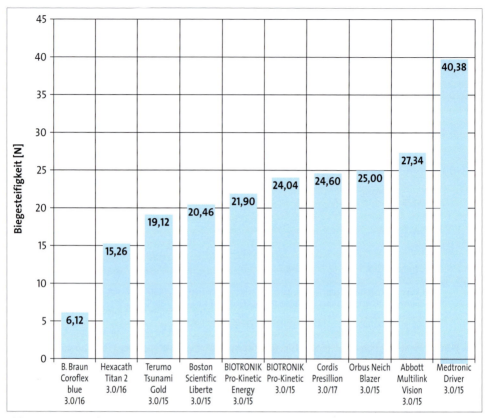

Abb. 15.32: Biegesteifigkeit, gemessen in Newton, unterschiedlicher Stents von 3,0 mm Durchmesser und 15–17 mm Länge

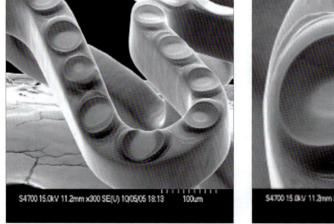
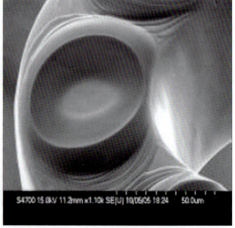

Abb. 15.33: Variation der Oberflächenstruktur von Stentstreben zur aktiven Stentbeschichtung isoliert an der der Gefäßwand anliegenden Seite (Ja TM = bioerodable abluminal micro drops). Mögliche Verwendung von Taxol (Labcoat Element) und Everolimus (JacPro)

15.3.4.9 Seitenastzugang unterschiedlichster Stents

Bei der Stentimplantation, v.a. bei Bifurkationen, werden heute die Implantation im Hauptast und die „Rescue"-Dilatation des Seitenasts empfohlen. Deshalb spielt die Seitenastzugänglichkeit für den Draht eine wichtige Rolle. Für unterschiedliche aktuelle Stents ist die Zugangsmöglichkeit mit der Angabe der Größe der Zugangsmöglichkeit in Tabelle 15.13 von 0,63–0,81 mm aufgelistet.

Eine Variante bietet ein neuer selbstexpandierender Stent (Stentys, Inc., Princeton, NJ, USA und Paris, Frankreich), der bei Position in Höhe des Seitenasts an einer Seite den Zugang zum Gefäß ermöglicht.

Neu ist die Möglichkeit, zunächst den Seitenast über den Hauptast mit einem Stent zu versorgen, der große Stentstrebenabstände in Höhe der Bifurkation besitzt und so anschließend die Versorgung des Hauptastes erleichtert (Tryton, Tryton Medical Inc. Durham, NC, USA).

15.3.4.10 Röntgendichte von Stents

Sowohl bei der HKU als auch im CT spielt die Sichtbarkeit von Stents eine Rolle. Während im Katheter eine gute Sichtbarkeit wünschenswert ist, wird im CT das Gegenteil gewünscht, da hier Artefakte eine Beurteilung des Lumens erschweren. Ein Extrem bietet hier der Magnesiumstent [10, 11], der im CT außer in In-vitro-Untersuchungen im 64-Zeiler und mittels Micro-CT nicht sichtbar ist. Vergleichend finden sich in Abbildung 15.34 Analysen der Röntgensichtbarkeit im Multikompact bei 70 KeV (Siemens, Erlangen). Die Röntgenabschwächung bei 60 KeV und 100 KeV ist für verschiedene Legierungen in Abbildung 15.35 dargestellt.

Tab. 15.13: Seitenastzugänglichkeit, größte „Öffnung" in der Stentstruktur

Modell	Öffnung in mm
Driver 3,0/15, Medtronic	0,63
Coroflex Blue 3,0/16, B. Braun	0,66
Tsunami Gold 3,0/15, Terumo	0,96
Multilink Vision 3,0/15, Abbott	0,96
Presillion 3,0/17, Cordis	0,76
PK Energy 3,0/15, BIOTRONIK	0,83
PRO-Kinetic 3,0/15, BIOTRONIK	0,86
Liberté 3,0/15, Boston Scientific	0,61
Titan 2 3,0/16, Hexacath	0,71
Blazer 3,0/15, Orbus Neich	0,81

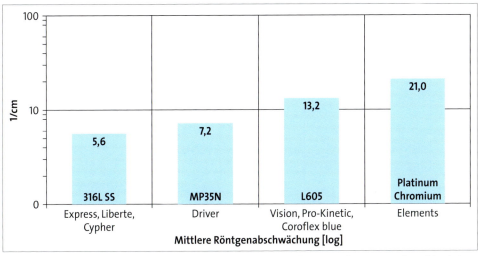

Abb. 15.34: Mittlere Abschwächung im Röntgenstrahlengang zwischen 60 und 100 KeV im logarithmischen Maßstab für unterschiedliche Stents mit unterschiedlichen Legierungen

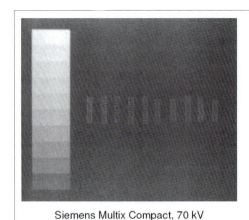

Abb. 15.35: Röntgenaufnahmen unterschiedlicher Stents, aufgenommen mit dem Siemens Multi Compact bei 70 kV

Von links nach rechts:
- Driver
- Coroflex blue
- Tsunami Gold
- ML Vision
- Presilion
- Prokinetic Energy
- Prokinetic
- Liberte
- Titan2
- Blazer

15.3.4.11 Stentprofile

Bei Aufbringung von Stents auf einen Ballon ist die Stentprofilgröße bedeutungsvoll, v.a., wenn kleine Führungskatheter verwendet werden. Dies spielt u.a. auch eine Rolle bei der Nutzung mehrerer Drähte, und wenn zusätzliche Stents geführt werden müssen. Zwischenzeitlich wird immer mehr ein 5-F- statt eines 6-F- oder 7-F-Führungskatheters genutzt. Derzeit liegen die Querschnittsdurchmesser zwischen 0,86 und 1,1 mm, was im Einzelfall z.B. bei einer Doppelballon-PCI von erheblicher Bedeutung sein kann (s. Abb. 15.36).

15.3.4.12 Ballonstentverbindung

Neben der Ballonkonsistenz spielt auch die Ballonform eine gewisse Rolle, wenn es um die Frage der Vorführung eines Stents geht. Ein größerer Ballonüberhang wird z.T. genutzt, um die Passage einer Stenose zu erleichtern (s. Abb. 15.37 und 15.38). Im aufgedehnten Zustand sollte der Ballon nicht weit über den Stent hinausragen, da sonst

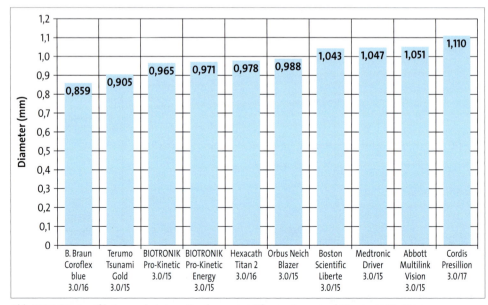

Abb. 15.36: Stentprofile in mm bei einer Durchmessergröße von 3 mm und Länge von 15–17 mm

15.3 Koronare Interventionen – Materialien

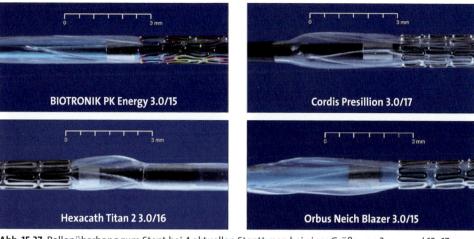

Abb. 15.37: Ballonüberhang zum Stent bei 4 aktuellen Stenttypen bei einer Größe von 3 mm und 15–17 mm Durchmesser

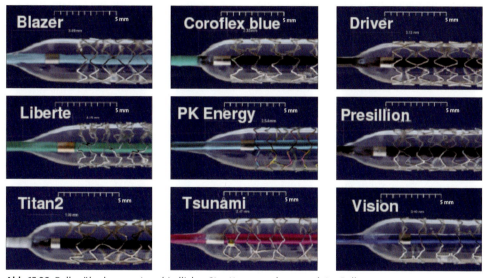

Abb. 15.38: Ballonüberhang unterschiedlicher Stenttypen und verwendeter Ballons.

Gefäßverletzungen auftreten, die nicht durch den Stent abgedeckt und, sofern ein DES genutzt wird, nicht durch Medikamente erreicht werden.

15.3.4.13 Bildgebung unterschiedlicher Stentformen

Die Bildgebung der Stents im IVUS gelingt ohne Probleme und ist damit auch allen anderen Methoden überlegen, um die Stentimplantation zu kontrollieren. Die Implantation der Magnesiumstents war u.a. nur so zu prüfen.

Günstig ist auch eine MRI-Kompatibilität, wie sie für den Magnesiumstent existiert, die aber für Stahlstents und Cobalt-Chrom-Stents nicht gegeben ist.

Starke Artefakte und sog. Blurr-Effekte stören bei der CT-Untersuchung, sind aber für die Cobalt-Chrom-Stents weniger stark ausgeprägt. Der Magnesiumstent ist im CT nicht sichtbar und erlaubt die freie Darstellung des Gefäßlumens. Auch Polymerstents sind nicht röntgendicht und damit auch im CT nicht sichtbar.

Die beste Auflösung gibt die OCT-Diagnostik, mit der Malappositionen von Stentstreben, Neointimaproliferation, Thrombusbildung, Plaquerupturen und auch die Struktur von Polymerstents bestens dargestellt werden können. Es fehlt aber die Bildgebung der tieferen Gefäßwandstrukturen, die nur mit dem IVUS erreicht wird.

15.3.4.14 Stentbeschichtung

15.3.4.14.1 Passive Stentbeschichtung

Um die Biokompatibilität der Stents zu verbessern, wurden unterschiedlichste Materialien auf einen Stahlstent aufgebracht (s. Tab. 15.14). Dieser Vorgang wird passive Stentbeschichtung genannt.

Die Passivbeschichtung mit **Siliciumcarbid** (SiC) in einer amorphen Form wurde für den BMS (ProKinetic Energy, Biotronik, Berlin) gewählt.

In früheren Versuchen wurde von uns der Titan-Stent entwickelt [12]. Zwischenzeitlich wurde auch ein rostfreier Stahlstent mit einer **Titan-Nitrit-Oxid**-Beschichtung überzogen (Titan 2, Hexacath, Paris, Frankreich).

Carbon zur Beschichtung wurde beim Carbon-Stent mit einem Edelstahl als Grundgerüst genutzt (Chrono, Sorin, München, Deutschland) [13]. Auch der mit Carbon beschichtete Stent hat günstige Ergebnisse gezeigt [13], während die Goldbeschichtung keine günstigen Ergebnisse erzielt [14].

Keramikbeschichtung. Eine andere Möglichkeit der Beschichtung besteht in der Verwendung von **Keramik** [15]. Auf einen Stahlstent wird eine Aluminiumoxidbeschichtung von 500 nm aufgebracht, die mit einer Nanoporen-Keramikschicht versehen ist, die nach einem bestimmten physikalisch-chemischen Prozess aus Aluminiumoxid (Al_2O_3) hergestellt wird: Dazu wird ein 2%iges Oxalsäurebad bei 0 °C angesetzt. Die Porengröße von 5–15 nm kann in diesem Prozess gesteuert werden. Die Porendichte beträgt $10^9/cm^2$ (s. Abb. 15.39). Diese passive Beschichtung kann zusätzlich genutzt werden, um Medikamente aufzubringen [15]. In einer experimentellen Studie über 28 Tage konnte gezeigt werden, dass die Neointimaproliferation durch die Aluminiumoxidschicht deutlich reduziert werden kann. Die Dicke der Intima nahm von 111 ± 64 auf 64 ± 21 μm ab. Auch die Zahl der Makrophagen und Lymphozyten in der Umgebung der Stentstreben wurde deutlich reduziert. Bei Verwendung von Keramikbeschichtungen wird beobachtet, dass sich keine Fibrinablagerungen bilden und die Proliferation gering bleibt. In einer physiologischen Umgebung bleibt die Aluminiumschicht besonders chemisch stabil [16, 17]. Besonders wichtig ist,

Tab. 15.14: Übersicht über passive Stentbeschichtungen

Hersteller	Stentsystem	Anmerkung
AMG	Arthos Inert	Stainless-Steel-Stent mit Oxidation der Oberfläche
Biotronik	Prokinetic Energy	Probio-Coating (amorphes Siliciumcarbid)
CeloNova Bio Sciences	Catania	Nanodünne Polyzene-F-Beschichtung
Eucatech	CC-Flex ProActive	Glycokalix-ähnliches Heparinpolymer
Hexacath	Titan2	Stainless-Steel-Stent mit Titan-Nitrit-Oxid-Oberfläche (umfangreiches Studienprogramm)
Sorin	Chrono	Carbon-Coating (Stainless-Steel-Stent = Carbostent)

15.3 Koronare Interventionen – Materialien

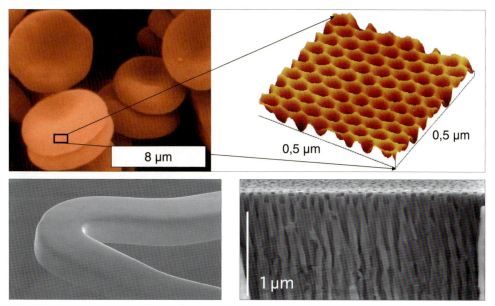

Abb. 15.39: Nanoporen-Keramikbeschichtung von Stents mit Darstellung der Oberfläche im Vergleich zu Erythrozyten und elektronenmikroskopische Aufnahme (von Prof. Schmid, Essen)

dass die Aluminiumoxidschicht keine zusätzliche Rauigkeit aufweist, sondern eine glatte Oberfläche zeigt (s. Abb. 15.39). Eine glatte Oberfläche scheint mitbedeutend für eine möglichst geringe Neointimaproliferation zu sein [14].

Passive Polymer-Stentbeschichtung. Das Polycholin (PC) enthält 2-Methacryloyloxyethyl-PC (MPC) und Lauryl-Methacrylat (LMA), das an Hydroxypropyl-Methacrylat (HPMA) und Trimethoxysilylpropyl-Methacrylat (TSMA) gekoppelt ist (s. Abb. 15.40). Das MPC imitiert die äußere Membran der roten Blutkörperchen für die Biokompatibilität, und das LMA-Monomer repräsentiert eine hydoprophile und eine hydrophobe Region, die an die Oberfläche des Stents bindet, eine Idee, die Penn und Ricci aus Vancouver vorangebracht haben. Die Dauerhaftigkeit der Bindung wird durch HPMA und TSMA gewährleistet. Die Polymerbeschichtung z.B. des Endeavor-Stents (Medtronic, Vascular Encorporation, Santa Rosa, CA, US) besteht aus einer primären PC-Beschichtung von 1 µm, gefolgt von einer weiteren medikamentenabgebenden PC-Schicht mit 90% Zo-tarolimus und 10% PC von 2–4 µm und einer weiteren Schutzschicht.

Auch mit dem BioLinx-Polymer wird mit hydrophilen und hydrophoben Anteilen eine verbesserte Medikamentenabgabe erreicht, sodass erst nach 180 Tagen das Medikament Zotarolimus vollständig abgegeben ist.

Eine Neuentwicklung bedeutet die Stentbeschichtung mit dem in Deutschland entwickelten Polymer Polyzene F (CeloNova Biosciences, Newnan, USA). Polyzene F stammt aus dem Krebsforschungszentrum Heidelberg und wird in Nanodicke aufgetragen. Polyzene F ist ein biokompatibles und biostabiles Polymer Poly[bis(trifluoroäthoxy)]phosphazene. Das Polyzene F reduziert die Glycoprotein IIb/IIIa-Rezeptordichte an Thrombozyten, vermindert die Thrombosierung und Fibrosierung und die Komplementreaktion. Polyzene F reduziert auch die Adhäsion und Akkumulation von Blutplättchen und senkt die Infiltration von inflammatorischen Zellen im Rahmen einer Reduktion der Fremdkörperreaktion [18–20]. In der Folge findet sich eine verminderte Neointimaprolifera-

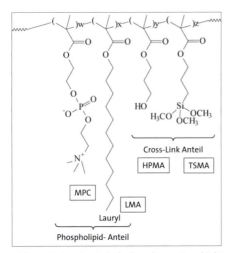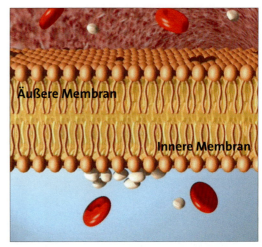

Abb. 15.40: Passive Polycholinpolymer-Beschichtung zur Erhöhung der Kompatibilität mit hydrophilen und lipophilen Anteilen. Modifiziert nach [68] mit freundlicher Genehmigung von Oxford University Press

tion [21]. Im Catania-Stent ist das Polymer auf einen Cobalt-Chrom-Stent aufgetragen. In dem offenen Zelldesign des Stents haben die Stentstreben nur eine Dicke von 65 μm und das Polymer nur 40 nm, sodass Stentgrößen von 2–4 mm Durchmesser vorliegen, wobei die Stentstrebendicke bei 3–4 cm langen Stents 74 μm; die Profile < 1 mm für den 2,5-mm-Stent und ≤ 1,05 mm für den 4-mm-Stent betragen. Damit liegt die Stentstrebendicke unter vergleichbaren Stentgrößen und die Polymerdicke der Beschichtung des Cobalt-Chrom-Stents fast um den Faktor 1000 unter der üblichen Polymerbeschichtung, die eine Dicke von 5–16 μm aufweist.

Unter Leitung von Prati sind erste Studien in Italien durchgeführt worden, die sehr vielversprechend sind [21]. Der LL war 0,6 ± 0,48 mm und die Neointimahyperplasie (NIH) 27,9 ± 16%. In der OCT zeigte sich nach 6 Monaten eine vollständige Stentbedeckung durch die Neointima bei 99,5% der Stentstreben; nur 0,15% waren nicht wandadaptiert. Die binäre angiographische Restenoserate betrug nur 6,8%. Nach 12 Monaten ergaben sich eine TLR von 3,6% und eine nicht klinisch induzierte TVR von 7,3% [22].

Degradierbare Polymer-Beschichtung. Die biodegradierbaren Polymere haben vielversprechende Resultate gezeigt, weil die Entzündungsreaktion geringer als bei den bisherigen Polymeren ausfällt [23]. Die Degradationsgeschwindigkeit wird durch verschiedene Faktoren beeinflusst. Eine Beschleunigung findet sich bei niedrigem oder hohem pH-Wert, bei hydrolytischen Substanzen im Polymerstützkorsett, bei verminderter Kristallinisierung und kleinen Polymerstücken [24]. Bei einem Gefäß mit Entzündungszeichen, das einen niedrigen pH-Wert aufzeigt, wird mit einer beschleunigten Polymerdegradation gerechnet. Das Polymer muss eine ausreichend lange Halbwertszeit besitzen, um das Medikament vollständig abgeben zu können, und außerdem muss das Polymer sterilisierbar bleiben. Entsprechende biodegradierbare Polymere werden im Nobori-Stent (Terumo, Leuven, Belgien) und Biomatrix-Stent (Biosensors International, Singapore) genutzt und sind in Europa zugelassen. Erste positive Ergebnisse liegen für die Stealth-Studie [25] und die Leaders-Studie [26] vor. In den experimentellen Studien wird eine verminderte Neointimaproliferation und bessere Endothelialisierung beschrieben. Dies geht einher mit einer verbesserten erhaltenen endothelialen Funk-

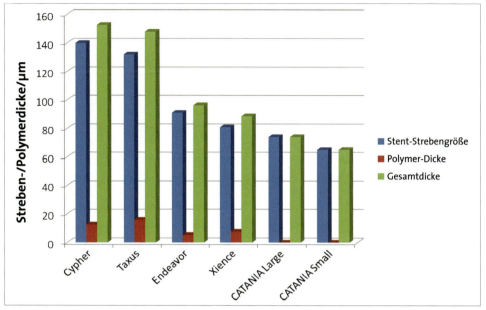

Abb. 15.41: Passive Polymerbeschichtung mit Polyzene F. Die Polymerdicke beträgt nur 40 nm (Nanometer) und liegt damit niedriger als bei den ersten Generationen von DES mit Polymerbeschichtung, die fast um den Faktor 1000 höher ausfiel.

tion der Gefäße nach DES-Implantation mit z.B. Biolimus A9 [27]. Da sowohl Sirolimus als auch Biolimus A9 an das FK-bindende Protein 12 binden und damit mTOR (Mammilian Target of Rapamycin) hemmen, kann die unterschiedliche Wirkung auf die unterschiedlichen Polymere zurückgeführt werden. Biodegradierbare Polymere scheinen somit sicherer zu sein als persistierende Polymere, die für die 1. Generationen der DES genutzt worden sind.

15.3.4.14.2 Aktive Stentbeschichtung

Für die Stentimplantation standen zunächst selbstexpandierende Stents zur Verfügung. Durchgesetzt hat sich der ballonexpandierbare Stent aus Edelstahl, heute mit einer Cobalt-Chrom- oder Platin-Chrom-Legierung. Um die Neointimaproliferation nach Stentimplantation zu reduzieren, wurden verschiedene Verfahren entwickelt, um eine Medikamentenfreisetzung zu nutzen, die in der Lage sind, die Neointimaproliferation zu hemmen. Diese Entwicklungen wurden vorangetrieben, weil weder die passive Beschichtung noch die p.o. Gabe von Calciumantagonisten, ACE-Hemmern und anderen Substanzen in der Lage waren, die Neointimaproliferation zu hemmen.

Für die Medikamentenfreisetzung ergeben sich folgende Möglichkeiten:

- Polymerbindung eines Medikaments an der Stentoberfläche
- Isolierte gefäßwandorientierte (abluminale) medikamentenbeschichtete Polymeraufbringung
- Absorbierbares Polymer an der Stentoberfläche zur Medikamentenbindung
- Nanobeschichtung mit Polyzene F zur Medikamentenbindung
- Direkte Aufbringung eines Medikaments auf mikrostrukturierte Stentoberflächen
- Direkte Aufbringung eines Medikaments auf eine nanoporenstrukturierte Stentoberfläche

Die neuesten Entwicklungen sind bioabsorbierbare Polymerstents und absorbierbare

Magnesiumstents, die ebenfalls Medikamente freisetzen, aber noch in der Erprobung sind.

Unterschiedlichste Substanzen kommen für die Hemmung der Proliferation und Migration der glatten Muskelzellen infrage:

Taxane (Paclitaxel) und abgewandelte Substanzen. Paclitaxel ist ein Extrakt aus der Rinde von Taxus brevifolia, einer langsam wachsenden immergrünen Pflanze im Pazifik [28]. Durch Polymerisation der Mikrotubuli der Zellen entwickelt sich ein Stop-im-Zell-Zyklus vor der mitotischen Teilung in G2 oder während der mitotischen Phase des Zellzyklus [29], sodass der Zelltod folgt (s. Abb. 15.42). Dieser zytotoxische Effekt von Paclitaxel, der in Zellkulturen und in tierexperimentellen Untersuchungen festgestellt wurde, zeigte auch bei Verwendung von Palmaz-Schatz Stents eine dosisabhängige Reduktion der Neointimaproliferation [30–32]. Andererseits wurde auch azelluläres Material in der Umgebung der Stents in hohen Dosen aufgedeckt. Diese Veränderungen gingen mit einer Nekrose der Media einher. Wurde Paclitaxel mit einem biodegradierbaren Polymer gekoppelt, wurde ebenfalls eine Verminderung der Neointimaproliferation beobachtet [31, 32]. Wurden die Experimente ausgedehnt, zeigte sich nach 90 Tagen kein Unterschied mehr, sodass ein späteres, verstärktes Neointimawachstum vermutet wurde. Bei Verwendung eines anderen Polymers, das aus Milchsäure hergestellt wurde, fand sich aber selbst nach einem $1/2$ Jahr noch eine Hemmung der Neointimaproliferation [33].

Klinisch wurde die Paclitaxel-Freisetzung an Stents in den Taxus-Studien I–VI geprüft [34–37]. Die Taxus-Stents basieren auf dem Express-Stent haben eine Polymerschichtdicke von 14 µm bestehend aus Translute Polymer (Polystyrene-b-Isobutylen-b-styrene). Durchgesetzt hat sich die Dosis von 1 µg/mm^2. In den Ergebnissen zeigt sich eine Restenoserate um 5% bei einer subakuten Thromboserate in der Größenordnung von 1% pro Jahr [34–42].

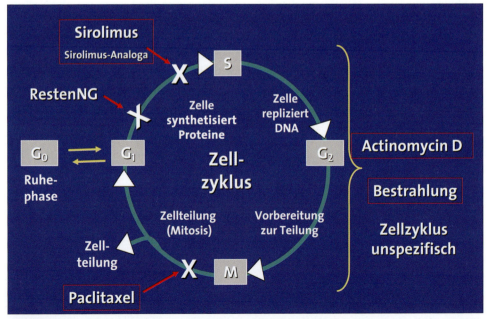

Abb. 15.42: Darstellung des Zellzyklus mit den Wirkungsprofilen unterschiedlicher immunsuppressiver Substanzen, die bei der DES-Technologie verwandt werden (modifiziert nach M. Haule, Neuss)

Tab. 15.15: Zusammenfassung der wichtigsten randomisierten Studien zu Paclitaxel-beschichteten Stents (PES) vs. BMS bei unterschiedlichen klinischen Bedingungen, modifiziert nach [124]

Studie oder Erstautor	Patientenzahl PES vs. BMS	Klinische Bedingung	In stent Late Loss (PES vs. BMS), mm	Binäre In-Stent-Restenose (PES vs. BMS), %	TLR (PES vs. BMS), %	MACE (PES vs. BMS), %	Definitive/mögliche Stentthrombose (PES vs. BMS), %	Tod (PES vs. BMS), %
TAXUS I	31/30	Einfache Läsion	0,36 vs. 0,71	0,0 vs. 10,4	0,0 vs. 10,0	3,3 vs. 10,0	0,0 vs. 0,0	0,0 vs. 0,0
TAXUS II Slow	131/136	Einfache Läsion	0,31 vs. 0,79	2,3 vs. 17,9	4,7 vs. 12,9	10,9 vs. 22,0	0,7 vs. 0,0	0,0 vs. 1,5
TAXUS II Moderate	135/134	Einfache Läsion	0,30 vs. 0,77	4,7 vs. 20,2	3,8 vs. 16,0	9,9 vs. 21,4	0,7 vs. 0,0	0,0 vs. 0,0
TAXUS V	577/579	Komplexe Läsion	0,49 vs. 0,90	13,5 vs. 31,9	8,6 vs. 15,7	15,0 vs. 21,2	0,7 vs. 0,7	0,5 vs. 0,9
Erglis et al.	53/50	Ungeschützter linker Hauptstamm	0,22 vs. 0,60	5,7 vs. 22,0	1,9 vs. 16,0	13,2 vs. 30,0	0,0 vs. 0,0	1,9 vs. 2,0
TAXUS VI	219/227	Lange, komplexe Läsion	0,39 vs. 0,99	9,1 vs. 32,9	6,8 vs. 18,9	16,4 vs. 22,5	0,5 vs. 0,9	0,0 vs. 0,9
Horizons-AMI	2257/749	STEMI	0,41 vs. 0,82	8,2 vs. 21,0	4,3 vs. 7,2	8,0 vs. 7,9	3,1 vs. 3,3	3,5 vs. 3,5
PASEO	90/90	STEMI	NA	NA	4,4 vs. 14,4	11,1	1,1 vs. 1,1	4,4 vs. 6,7
PASSION	310/309	STEMI	NA	NA	5,3 vs. 7,8	8,8 vs. 12,8	1,4 vs. 2,3	4,6 vs. 6,5
TAXUS-IV	662/652	Zulassungsstudie	0,39 vs. 0,92	5,5 vs. 24,4	3,0 vs. 11,3	8,5 vs. 15,0	0,8 vs. 1,1	2,4 vs. 2,2

Rapamycin (Sirolimus). Rapamycin gehört zu den Makrolid-Antibiotika und wurde 1975 aus Streptomyces hygroscopius isoliert, das in der Gegend von Rapa Nui (Osterinsel) gefunden wurde [43]. Zunächst wurde vermutet, dass es sich um eine antimykotische Substanz handeln würde. Schnell wurden die immunsuppressiven Eigenschaften entdeckt. Die Substanz spielt eine große Rolle in der Transplantationsmedizin. Rapamycin (s. Abb. 15.43) hat strukturell Ähnlichkeiten zu Tacrolimus, und beide Substanzen enthalten einen ähnlichen Carbonring.

Nach Passage der Zellmembran besteht der Wirkungsmechanismus von Rapamycin in einer Bindung an das zytosolisch-gelöste Tacrolimus bindende Protein. Dieser Komplex hemmt eine Kinase, die mit der Zellzyklusprogression interferiert (s. Abb. 15.42). Der Rapamycin-Proteinkomplex hemmt nicht Calcineurin. Gehemmt wird die Umwandlung der G1 in die S-Phase innerhalb des Zellzyklus. Dabei ist Rapamycin nicht nur immunsuppressiv, sondern auch antiproliferativ [44]. Außerdem inaktiviert Rapamycin die p70 s6 Kinase und hemmt die ribosomale Proteinsynthese [45]. Die Hemmung des Wachstums der glatten Muskelzellen und auch die Migration der glatten Muskelzellen wird nach lokaler, aber auch nach p.o. Applikation beobachtet [46, 47]. Die Intimaproliferation wird gehemmt [48, 49].

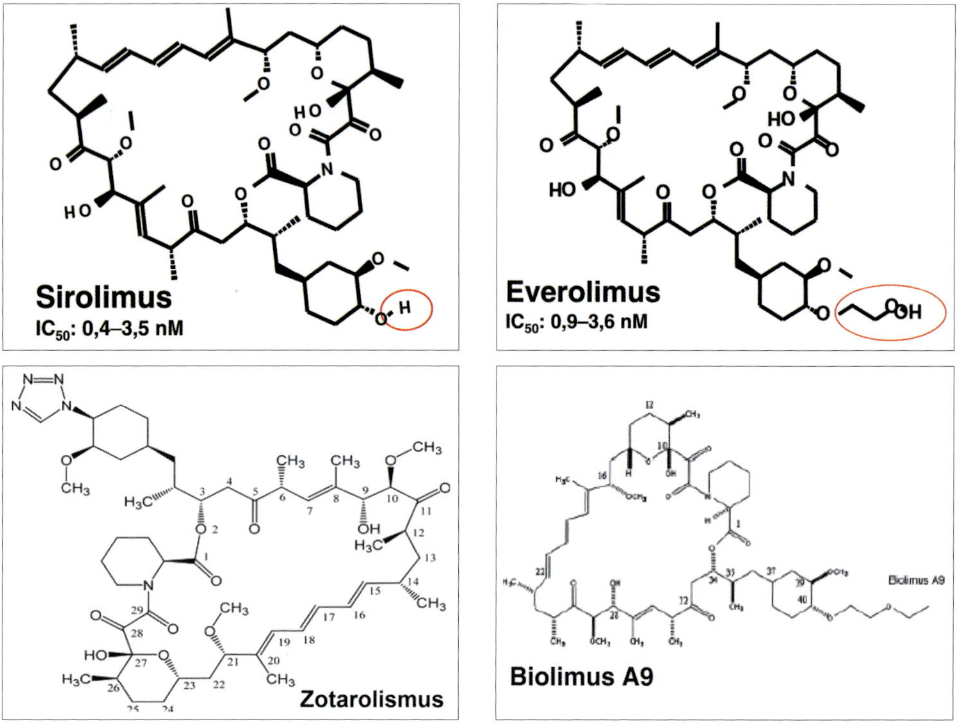

Abb. 15.43: Darstellung der chemischen Struktur von Rapamycin und Rapamycin-Analoga

Selbst Jahre nach Stentimplantation wurde keine Neointimaproliferation festgestellt und eine gute Langzeitwirkung belegt [50]. Die fehlende oder im IVUS nicht sichtbare Neointimaproliferation resultiert, auch bei Bifurkationen, in einer günstigen Restenoserate [51].

Der Cypher-Stent nutzt als Plattform den BX-Velocity-Stent.

Hypersensitivität: Bereits früh wurde in histologischen Untersuchungen nach Stentimplantation eine vermehrte Inflammation als Hypersensivitätsreaktion festgestellt [52]. Dies kann in ein generalisiertes Hypersensivitätssyndrom münden, was von der Food and Drug Administration (FDA) 2003 veröffentlicht wurde und Beobachtungen von 50 Patienten umfasste, die neben Schmerzen und respiratorischen Problemen Fieber, RR-Änderungen und Hauterscheinungen zeigten. Da Sirolimus selbst antiinflammatorisch wirkt und eosinophile Infiltrationen verhindert, konnten diese Reaktionen nicht auf die Medikamentenbeschichtung des Stents zurückgeführt werden. Vielmehr wurde die Reaktion auf das Polymer bezogen, das bei der Cypher-Herstellung genutzt wird, um Medikamente zu binden und freizusetzen. Verwandt wird Poly-N-bytol-Metacrylat (PBMA) und eine Beschichtung mit Polyethylen-Vinyl Acetat (PEVA). Pathologisch-anatomisch wurden Infiltrate mit Lymphozyten, Makrophagen, Riesenzellen und neutrophilen Eosinophilen gefunden, die bei BMS deutlich weniger gesehen wurden und einen anderen Zeitverlauf mit einem Maximum nach 28 Tagen zeigten. Histologisch wurden größere Zahlen von Eosinophilen und zwar in der Nähe der Stentstreben, verbunden mit einer exzessiven Neointimaverdickung, beobachtet. Neben einem positiven Remodelling in der Arterie wurde eine Malperfusion bei histologischen Untersuchungen aufgedeckt [52, 53]. Die Malapposition wurde bei BMS nur in

15.3 Koronare Interventionen – Materialien

4%, hingegen bei Cypher-Stent in 21% festgestellt [54].

Vasomotion: Erst spät wurden Störungen der Vasomotion nach Sirolimus-Stentimplantation aufgedeckt [55, 56], deren klinische Bedeutung noch nicht ganz offensichtlich ist, aber bei BMS nicht beobachtet werden.

Restenose: Die erste Euphorie sprach von fehlender Restenosierung. Zwischenzeitlich ist aber erkannt worden, dass auch nach Verwendung von mit Rapamycin beschichteten Stents Restenosen auftreten, die z.T. auf einer Unterexpansion der Stents beruhen, aber auch z.T. auf einer Neointimaproliferation, die besonders bei Diabetikern und langen Stenosen trotz Verwendung eines DES mit Rapamycin beobachtet wird [57–60].

Neu veröffentlichte Langzeitstudien mit Sirolimus beschichteten Stents (SIRIUS-Studie) zeigen im Verlauf über 5 Jahre, dass der zu Anfang beobachtete Erfolg in Bezug auf die TVR-Rate beibehalten wird, d.h. im Langzeitverlauf findet sich kein Verlust der zu Beginn beobachteten Unterdrückung der Neointimaproliferation. Erfreulich auch, dass die Rate an definitiven Stentthrombosen extrem niedrig bleibt und auch nach 6 Jahren noch im Bereich von unter 1% pro Jahr liegt. Auch die Rate an möglichen oder definitiven STEMI war nur zwischen 1 und 2% [60].

Variationen: Um die Abgabe von Rapamycin nur an die Gefäßwand und nicht nach innen zu erreichen, wurden beim neuen Nevo-Stent in die Stentstreben hunderte Einkerbungen gebohrt, die mit Sirolimus gefüllt werden konnten. Als Grundmaterial des Stents dient Cobalt-Chrom L605 mit einer dünnen offenen Zellstruktur, die mittels Laser geschnitten wird. Nach Auffüllungen der Einkerbungen wurde eine bioabsorbierbare Polymerschicht aufgebracht, die es erlaubt, dass Sirolimus im Laufe von 90 Tage vollständig an das Gewebe abgegeben wird. Sirolimus ist hydrophob und vermag die Polymerschicht zu passieren. Die Abgabe über die einzelnen Einkerbungen erlaubt eine höhere Medikamentendichte in der Gefäßwand. Die Einkerbung enthält ein Volumen von 1 nl. Zwischen 211 und 1117 Einkerbungen pro Stent befinden sich in Abhängigkeit vom Durchmesser und Länge des Stents. Die Tiefe der Einkerbung beträgt 10–15 µm bei einer Dicke der Stentstreben von 100 µm, ohne dass die Stentstrebendicke erhöht wird. Die Struktur der Einkerbungen erlaubt sogar die Verwendung verschiedener Substanzen. So wäre es theoretisch auch möglich, bei unterschiedlicher Ausrichtung der Einkerbung Medikamente an die Gefäßwand und in das Lumen abzugeben. Die Nutzung eines Reservoirs hat auch den großen Vorteil, dass bei Passage des Stents durch ein Gefäß eine Abstreifung des Präparats und damit eine spätere mangelnde Abgabe an die Gefäßwand vermieden wird.

Für die Auffüllung der Einkerbungen wird mit einer Spezialtechnik die Abgabe des Medikaments geregelt, wobei die Viskosität und die Oberflächenspannung der Flüssigkeit berücksichtigt werden müssen.

Verwandt wird PLGA (Poly-D$_2$Lactic Acid-Co-Glycolic Acid), eine biodegradierbare Polymerstruktur, die im medizinischen Bereich u.a. bei Nähten, orthopädischen Systemen und medikamentenabgebenden Implantaten genutzt wird. PLGA besteht aus einer Reihe von Polymeren mit unterschiedlichem Anteil von Laktat und Glykolidmonomeren in einem weiten Bereich des MG. Das Spektrum der Polymereinheiten erlaubt die Kontrolle der PLGA-Hydrolyse und Degradation in Milchsäure und Glykolsäureanteile, die zu CO_2 und H_2O umgewandelt werden. Das niedrige MG des Polymers erlaubt eine schnelle Hydrolyse und schnelle Diffusion von wasserlöslichen Oligomeren. Die Laktatanteile hydrolysieren langsamer als die Glykolidanteile. Mit diesem Polymer wird erreicht, dass die Absorbierung vollständig erfolgt, nachdem Sirolimus in die Gefäßwand diffundiert ist. Die Medikamen-

Tab. 15.16: Zusammenfassung der wichtigsten randomisierten Studien zu Sirolimus-beschichteten Stents (SES) vs. BMS bei unterschiedlichen klinischen Bedingungen, modifiziert nach [124].

Studie oder Erstautor	Patientenzahl SES vs. BMS	Klinische Bedingung	In stent Late Loss (SES vs. BMS), mm	Binäre In-Stent-Restenose (SES vs. BMS), %	TLR (SES vs. BMS), %	MACE (SES vs. BMS), %	Definitive/mögliche Stentthrombose (SES vs. BMS), %	Tod (SES vs. BMS), %
RAVEL	120/118	Einfache Läsion	0,01 vs. 0,8	0,0 vs. 26,6	0,0 vs. 23,7	5,8 vs. 28,8	0,0 vs. 1,7	1,7 vs. 1,7
C-SIRIUS	50/50	Einfache Läsion	0,12 vs. 1,02	0,0 vs. 45,5	4,0 vs. 18,0	4,0 vs. 18,0	2,0 vs. 2,0	0,0 vs. 0,0
SIRIUS	163/159	Einfache Läsion	0,17 vs. 1,00	3,2 vs. 35,4	4,9 vs. 20,2	8,3 vs. 23,2	0,4 vs. 1,1	1,3 vs. 0,8
PRISON II	100/100	CTO	0,05 vs. 1,09	7,0 vs 36,0	5,0 vs. 21,0	5,0 vs. 24	2,0 vs. 0,0	0,0 vs. 1,0
GISSOC II	78/74	CTO	0,2 vs. 1,57	8,2 vs. 67,7	8,1 vs. 44,0	17,6 vs. 50,0	1,4 vs. 1,3	2,7 vs. 1,3
SCAND STENT	163/159	Komplexe Läsion	0,2 vs. 1,01	2,0 vs. 30,6	2,5 vs. 29,3	4,3 vs. 29,9	0,6 vs. 3,8	0,6 vs.0,6
E SIRIUS	175/177	Komplexe Läsion	0,2 vs. 1,05	3,9 vs. 41,7	4,0 vs. 20,9	8,0 vs. 22,6	1,1 vs. 0,0	1,1 vs. 0,6
SES-SMART	129/128	Kleine Gefäße	0,16 vs. 0,90	4,9 vs. 49,1	7,0 vs. 21,1	9,3 vs. 31,3	0,8 vs. 3,1	0,0 vs. 1,6
DIABETES	80/80	Diabetes	0,09 vs. 0,67	3,9 vs. 31,7	7,7 vs. 35,0	12,8 vs. 41,3	3,8 vs. 2,5	2,6 vs. 3,8
DESSERT	75/75	Diabetes	0,14 vs. 0,96	3,6 vs. 38,8	5,9 vs. 30,0	22,1 vs. 44,0	1,4 vs. 1,5	4,4 vs. 2,9
SCORPIUS	98/102	Diabetes	0,22 vs. 0,99	8,8 vs. 42,1	5,3 vs. 21,1	NA	2,1 vs. 2,1	5,3 vs. 4,1
RRISC	38/37	SVG	0,38 vs. 0,79	11,3 vs. 30,6	5,3 vs. 21,6	15,8 vs. 29,7	0,0 vs. 0,0	2,6 vs. 0,0
MISSION	158/152	STEMI	0,19 vs. 0,95	2,3 vs. 22,6	3,2 vs. 11,2	NA	1,3 vs. 2,0	1,3 vs. 2,6
PASEO	90/90	STEMI	NA	NA	3.3 vs. 14.4	11.1 vs. 24.8	0.0 vs. 1.1	3.3 vs. 6.7
SESAMI	160/160	STEMI	0,18 vs. 0,85	9,3 vs. 21,3	4,3 vs. 11	26,8 vs. 16,8	6,8 vs. 16,8	1,2 vs. 0,6
STRATEGY	87/88	STEMI	0,22 vs. 0,6	7,5 vs. 28	5,7 vs. 20,5	18,4 vs. 31,8	0,0 vs. 2,3	8,0 vs. 9,1
TYPHOON	355/357	STEMI	0,14 vs. 0,83	3,5 vs. 20,3	5,6 vs. 13,4	5,9 vs. 14,9	2,4 vs. 3,6	2,3 vs. 2,2
Pache et al.	250/250	Alle elektiven Patienten	0,14 vs. 0,94	8,3 vs. 25,5	7,2 vs. 18,8	13,6 vs. 22,4	0,8 vs. 0,4	2,8 vs. 2,0

tenabgabe ist abhängig von der Medikamentenpolymerinteraktion und kann entsprechend moduliert werden [61].

Da Cordis die Stentproduktion einstellen wird, ist der Cypher-Stent demnächst nicht mehr erhältlich. Die Nevo-Stent-Entwicklung wurde eingestellt.

Everolimus (Rapamycin-Analogon). Neben Rapamycin selbst sind auch analoge Präparate (s. Abb. 15.43) entwickelt worden, die ebenfalls eine exzellente Hemmung der Proliferation der glatten Muskelzellen zeigen, sich in der Wirkung allerdings unterscheiden [62]. Everolimus (Certican, Novartis, Basel, Schweiz) ist eine immunsuppressive Substanz, die v.a. zur Hemmung der Abstoßung nach Herz-, Nieren- und Lungentransplantationen eingesetzt wird und den Zellzyklus im späten G1-Stadium blockiert. Es bindet in der Zelle an FKBP-12 und hemmt die Signaltransduktion am mTOR, sodass B27 herunterreguliert, B70 56 K ebenso wie 4E-BP gehemmt werden (s. Abb. 15.37). Die Gesamt-

Tab. 15.17: Zusammenfassung der wichtigsten randomisierten Studien (> 100 Patienten in jeder Gruppe) mit Vergleich SES vs. PES bei unterschiedlichen klinischen Bedingungen, modifiziert nach [124]

Studie	Patientenzahl SES vs. PES	Klinische Bedingung	In stent Late Loss (SES vs. PES), mm	Binäre In-Stent-Restenose (SES vs. PES), %	TLR (SES vs. PES), %	MACE (SES vs. PES), %	Definitive/mögliche Stentthrombose (SES vs. PES), %	Tod (SES vs. PES), %
ISAR-DESIRE	100/100	In Stent-Restenose	0,10 vs. 0,26	11,0 vs. 18,5	8,0 vs. 19,0	NA	NA	2,0 vs. 1,0
ISAR-DESIRE 2	225/225	SES In Stent-Restenose	0,4 vs. 0,38	19,0 vs. 20,6	16,6 vs. 14,6	20,4 vs. 19,6	0,4 vs. 0,4	3,4 vs. 4,5
DES-DIABETES	200/200	Diabetiker	0,13 vs. 0,53	3,4 vs. 18,2	2,0 vs. 7,5	2,0 vs. 8,0	0,5 vs. 0,0	0,0 vs. 0,5
ISAR DIABETES	125/125	Diabetiker	0,19 vs. 0,46	4,9 vs. 13,6	6,4 vs. 12,0	NA	0,0 vs. 0,1	3,2 vs. 4,8
LONG-DES II	250/250	Lange Läsion	0,09 vs. 0,45	2,9 vs. 11,7	2,4 vs. 7,2	12,0 vs. 17,2	0,8 vs. 0,0	0,8 vs. 0,0
ISAR SMART III	180/180	Kleine Gefäße, keine Diabetiker	0,25 vs. 0,56	8,0 vs. 14,9	6,6 vs. 14,7	5,0 vs. 5,6 (Tod/MI)	0,0 vs. 0,0 (30 Tage)	1,7 vs. 2,2
ISAR left Main	302/302	Ungeschützter linker Hauptstamm	NA	19,4 vs. 16,0	20,6 vs. 21,3	20,6 vs. 21,3	1,0 vs. 0,3	8,7 vs. 10,4
REALITY	701/685	unselektiert	0,09 vs. 0,31	7,0 vs. 8,3	6,0 vs. 6,1	10,7 vs. 11,4	0,7 vs. 1,9	2,3 vs. 1,3
SIRTAX	503/509	unselektiert	0,12 vs. 0,25	3,2 vs. 7,5	4,8 vs. 8,3	6,2 vs. 10,8	2,0 vs. 1,8	1,0 vs. 2,2
SORT OUT II	1065/1065	unselektiert	NA	NA	4,5 vs. 5,9	10,0 vs. 11,6	2,6 vs. 2,8	3,8 vs. 3,9
TAXI	102/100	unselektiert	NA	NA	2,0 vs. 1,0	6,0 vs. 4,0	1,0 vs. 0,0	0,0 vs. 0,0

dosis, die auf den Stent aufgebracht wird, beträgt 88 μg im Vergleich zu 150 μg Sirolimus beim Cypher-Stent, 180 μg bei Zatarolimus sowie 10 μg bei Paclitaxel, abgegeben von initial 100 μg, sodass 90 μg auf dem Taxus-Stent verbleiben [62].

Selbst nach p.o. Applikation war Everolimus wirksam.

Die Freisetzung von Everolimus wurde im Promus- und Xience-Stent geprüft. Als Wirkstoffmatrix wird Polyvinylidenfluorid (PVDF) und Hexafluorpropylen (HEFP) genutzt und als Primer PMA. Die Wirkstoffdichte beträgt 1 μg/mm^2, die Polymerdicke nur 7 μm. Genutzt wurde zur Beschichtung ein fluoriertes Kopolymer, um die Anlage von Thrombozyten nach Implantation zu vermindern, die im Chandler-Loop-Test sehr gering ausfiel, und zwar um den Faktor 3–4 niedriger als beim Cypher- und Endeavor-Stent.

Die Freisetzung des Everolimus läuft über 120 Tage und erreicht dann 100%. Etwa 80% werden innerhalb der ersten 30 Tage abgegeben. Die Kinetik entspricht der Freigabe von Sirolimus beim Cypher-Stent.

Taxus-Element-Stent
Everolimus wird auch jetzt auf einer Taxus-Plattform eingesetzt. Allerdings wird Cobalt-Chrom durch eine Platin-Chrom-Legierung mit stärkerer Radialkraft, weniger Recoil und besserem Anpassungsvermögen ersetzt. Zudem hat Platin eine bessere Röntgensichtbarkeit. Das Anpassungsvermögen ist noch besser als für Cobalt-Chrom-Legierungen, die Radialkraft mit 0,26 N/mm hoch und das Recoil mit 3% ähnlich niedrig wie beim Taxus Liberté. Der Taxus-Element-Stent hat nur eine Strebendicke von 32 μm und ist quadratisch geformt. Der Taxus-Express- oder Liberté-Stent und auch der Cypher-Stent sind rechteckig geformt. In der FEM-Testung waren weniger Spannungsecken erkennbar, noch besser als beim Promus-Stent selbst. Das Stentquerschnittsprofil erreicht 1,064 mm und das Spitzprofil 0,432 mm.

Es ist v.a. im Spitzenprofil günstiger als bei bisherigen Stents, die im Querschnitt 1,19 mm für den Cypher-Stent, 1,118 mm für den Endeavor-Stent und 1,168 mm für den Taxus-Liberté-Stent erreichen.

Das geschlossene Zelldesign erreicht mit breiteren Kronen, die das Recoil minimieren, eine einheitliche Zellgeometrie, die eine optimale Wirkstoffabgabe bedingen, kürzere Segmente, um das Anpassungsvermögen zu erleichtern und Lücken zu minimieren, und 2 Verbindungsstellen, die die Flexibilität erhöhen.

Xience-V-Stent
Der Xience V hat eine Strebendicke von 81 μm, eine Polymerdicke von 7,8 μm und liegt damit besser als der Endeavor-Stent mit 91 μm und 4,8 μm sowie dem Taxus Liberté mit 97 μm und 17,8 μm und der Cypher-Stent mit 140 μm bzw. 12,6 μm.

Die Kompressibilität in kg/mm^2 gemessen beträgt 0,026 im Vergleich zu 0,031 beim Endeavor-Stent, 0,036 beim Taxus-Liberté und 0,070 beim Cypher-Select.

Im experimentellen Modell erlaubt der Everolimus freigebende Xience-V-Stent eine Endothelialisierung komplett innerhalb von 28 Tagen [57]. Die Beschichtung erreicht dabei einen Wert von 78% über den Stentstreben und 97% zwischen den Stentstreben. Die vergleichbaren Zahlen für den Endeavor-Stent belaufen sich auf 35% und 81%, für den Taxus-Stent auf 20% und 74% und für den Cypher-Stent auf 7 bzw. 72%.

Erfreulich niedrig ist auch die Rate der Malapposition, die im Cypher-Stent zwischen 4,5 und 9% liegt, für den Taxus-Stent zwischen 1 und 16,7%, für den Endeavor-Stent zwischen 0 und 9,5% und den Xience-Stent zwischen 0 und 1,1% liegt.

Zwischenzeitlich sind zahlreiche Stentstudien durchgeführt worden (SPIRIT I–IV Studien), die für die klinischen Endpunkte, aber auch für die TLR, die TVR und MACE-Rate exzellente Ergebnisse ergaben, die deutlich besser ausfielen, als sie mit Taxus-Stents erzielt worden waren. Im 2-Jahres-Verlauf lag die Stenthromboserate < 2%, die Letalität lag nur bei 0,5% und die Infarktrate bei 2,8%, sodass eine Gesamtrate der TLR von 6,6% gefunden wurde. Die ischämiebezogene TLR war 3,8% und die nicht ischämiebezogene TLR 1,4% [64–66]. Auch in der COMPARE-Studie wurden im Vergleich zum Paclitaxel-Stent der 2. Generation eine Reduktion der Ereignisse gefunden, da weniger Stentthrombosen auftraten (< 1% vs. 3%), weniger Infarkte (3% vs. 5%) und TVR (2% vs. 6%) [67].

Der LL erreicht mit Everolimus-Stent nur 0,14 mm und 0,11 ± 0,31 mm für das gesamte Segment. Die binäre Instent-Restenoserate liegt < 2% und die In-Segment-Restenosierungsrate um 4%. Selbst bei Patienten mit Diabetes mellitus erreicht die LL-Rate 0,2 mm, und auch bei Längen über 20 mm bleibt die Rate bei 0,2 ± 0,4 mm. Auch in Bezug auf die LL-Rate des gesamten Segments bleibt sie < 0,2 mm, ebenso bei Diabetes mellitus [63–66].

Zotarolimus (Rapamycin-Analogon). Zotarolimus ist ein Rapamycin-Analogon (s. Abb. 15.43) und hat immunsuppressive Eigenschaften [68]. Ein Triazol-Ring wurde durch eine Hydroxylgruppe in der Position 42 eingefügt. Es bindet ein FK-506 Bindungsprotein (FKBP-12) und bildet einen Komplex mit mTOR und hemmt die Phosphorylierung intrazellulärer Substanzen. Die Zellproliferation wird gehemmt durch die Blockade des Übergangs der Zelle von der G1- in die S-Phase und entspricht damit der Wirkung von Rapamycin (s. Abb. 15.42).

Der Endeavor-Stent ist passiv beschichtet mit Polycholin (s. Abb. 15.40), einem lipophilen zweiseitigem Polymer, das der Zellmembran strukturanalog ist. Zotarolimus hemmt experimentell die Neointimaproliferation [68].

Die Medikamentenfreisetzung erreicht 99% innerhalb von 20 Tagen. Die Endothelialisierung wird durch die PC-Beschichtung der Stents gefördert, die im Vergleich zu anderen Polymeren weniger inflammatorische Reaktionen hervorruft. In Kombination mit Zotarolimus zeigte sich eine geringe Hemmung der Endothelialisierung, die nach 28 Tagen abgeschlossen ist [68, 69].

Die klinischen Erprobungen erfolgten v.a. in den ENDEAVOR-Studien, die die klinische Wirksamkeit belegten. Die MACE-Rate lag bei 2%, die TVR-Rate bei 8%. Auffällig war die geringe Rate an akuten und subaku-

Tab. 15.18: Die wichtigsten randomisierten Studien und Registerdaten zu Everolimus-beschichteten Stents (EES) der zweiten Generation, modifiziert nach [124].

Studie	Patientenzahl (EES vs ...)	In-Stent Late Lumen Loss (EES vs ...), mm	Binäre In-Stent Restenose (EES vs ...), %	TLR (EES vs ...), %	MACE (EES vs ...), %	Definitive/mögliche Stentthrombose (EES vs ...), %	Tod (EES vs ...), %
SPIRIT FIRST	EES/BMS 27/29	0,10 vs. 0,87	0,0 vs. 25,9	3,8 vs. 21,4	7,7 vs. 21,4	0,0 vs. 0,0	0,0 vs. 0,0
SPIRIT II	EES/PES 223/77	0,11 vs. 0,36	1,3 vs. 3,5	2,7 vs. 6,5	2,7 vs. 28,0	0,5 vs. 1,3	0,0 vs. 1,3
SPIRIT III	EES/PES 669/333	0,16 vs. 0,30	2,3 vs. 5,7	3,4 vs. 5,6	6,0 vs. 10,3	1,1 vs. 0,6	1,2 vs. 1,2
SPIRIT IV	EES/PES 2458/1229	–	–	2,5 vs. 4,6	4,2 vs. 6,9	0,3 vs. 1,1	1,0 vs. 1,3

ten Thrombosen, die zunächst überhaupt nicht beobachtet wurden [71–74]. Der LL lag bei 0,62 mm und die Ereignisrate nur bei 8,1%. In Langzeituntersuchungen zeigten die Patienten nach 5 Jahren eine kumulative MACE-Rate von nur 7,2%, die TVR war nur 5,2% nach 5 Jahren [72–74].

In ENDEAVOR 4 wurde der Stent mit dem Taxus-Stent verglichen. Die MACE-Rate erreichte 9,8%, die TVR 11,1% im Vergleich zu 10% bzw. 13,1%. Die Stentthromboserate innerhalb von 2 Jahren war nur 1,1% im Vergleich zu 0,9%, die TLR 5,9% bzw. 4,6%, TVR 8,9% bzw. 9,2%. Der klinische Verlauf war nach 2 Jahren nicht signifikant unterschiedlich, die TLR-Rate aber im Endeavor-Arm mit 9,2% im Vergleich zu 3,1% höher. Im Verlauf war bemerkenswert, dass im Endeavor-Arm weniger mögliche oder definitive STEMI auftraten, die nach dem 1. Jahr überhaupt nicht mehr beobachtet wurden, dagegen im Taxus-Arm nachweisbar waren.

Der LL in Zotarolimus-Stents betrug 0,75 mm in einer Niedrigrisikopopulationsgruppe, was als akzeptabel im Hinblick auf MACE betrachtet wird [74].

IVUS-Untersuchungen bestätigten, dass im Vergleich zum Sirolimus freisetzenden Stent nach 8 Monaten eine größere Fläche mit einer Neointima bedeckt war (15,2% im Vergleich zu 10,5%) und eine größere Neointimadicke aufwies ($0,19 \pm 0,07$ mm vs. $0,10 \pm 0,06$ mm). Der Volumenindex für die Neointima betrug nach Zotarolimus-Stent $1,1 \pm 0,8$ mm^2/mm im Vergleich zu $0,2 \pm 0,1$ mm^2/mm bei Sirolimus freisetzenden Stents [74–78].

Für Sirolimus und Paclitaxel wurde nachgewiesen, dass der normale Heilungsprozess einer geschädigten Wand selbst nach einer Zeit von 40 Monaten noch nicht vollständig abgeschlossen ist und heterogen verläuft, verbunden mit einer höheren Rate an späten Stentthrombosen [74].

Sowohl für den Sirolimus- als auch für den Paclitaxel-Stent wurde eine Störung der endothelialen Funktion distal der DES-Implantationsstelle nachgewiesen [76–78]. In einem direkten Vergleich wurde die Reaktion auf Acetylcholin und Nitrate 6 Monate nach der Implantation bei Patienten untersucht, die einen Sirolimus oder Zotarolimus freisetzenden Stent erhalten hatten [78]. Als Vergleich diente ein BMS (Driver, Medtronic, Vascular Encorporation, Santa Rosa, CA, USA). Die Vasokonstriktion distal des Stents war ausgeprägter als im proximalen Gefäßsegment. Die normale Funktion war nach Zotarolimus weniger beeinträchtigt als nach Sirolimus. Die endotheliale unabhängige Vasodilatation nach Nitraten war in beiden Gruppen gleich [79].

Auch für den Zotarolimus-Stent wurden fluroskopisch, mit IVUS und CT Stentfrakturen nachgewiesen, die auch für den Sirolimus und Paclitaxel freisetzenden Stent gesehen worden waren [80]. Stentfrakturen nach Sirolimus tragenden Stents wurden in 1,7–2,4% der Fälle beobachtet [81, 82]. Entsprechende Befunde wurden aber auch bei BMS und Paclitaxel freisetzenden Stents aufgedeckt [83, 84]. Allerdings sind diese Beobachtungen seltener als in histologischen Untersuchungen.

Zotarolimus- und Everolimus-Stents wurden auch für Behandlung der ISR nach BMS-Implantation genutzt. Rezidive wurden als TVR bei Zotarolimus-Stents in 8,7% und bei keinem Patienten mit Everolimus in einer Gruppe von 46 Patienten gesehen. Im Verlauf von 13 Monaten wurden subakute Stentthrombosen nicht gesehen. Nur ein Patient wurde erneut dilatiert, ein anderer Patient operiert [85].

Der Zotarolimus-Stent hat deshalb als Stent der 2. Generation möglicherweise Vorteile gegenüber den Stents der 1. Generation aufgrund der geringeren induzierten endothelialen Dysfunktion [76].

Zwischenzeitlich wurde der Driver-Stent (Medtronic) mit einer neuen Beschichtung versehen: BioLinx, eine Dreifachbeschich-

Tab. 15.19: Die wichtigsten randomisierten Studien oder Register zu Zotarolimus-beschichteten Stents (ZES) der zweiten Generation, modifiziert nach [124]. TVF = target vessel failure (zusammengesetzter Endpunkt aus Zielgefäß-assoziiertem Tod, Herzinfarkt, wiederholter Revaskularisation)

Studie	Patientenzahl (ZES vs ...)	In Stent Late Lumen Loss (ZES vs ...), mm	Binäre In-Stent Restenose (ZES vs ...), %	TLR (ZES vs ...), %	TVF (ZES vs ...), %	Definitive/ mögliche Stentthrombose (ZES vs ...), %	Tod (ZES vs ...), %
ENDEAVOR II	ZES/BMS 598/599	0,61 vs. 1,03	9,4 vs. 33,5	4,6 vs. 11,8	7,9 vs. 15,1	0,5 vs. 1,2	1,2 vs. 0,5
ENDEAVOR III	ZES/SES 323/113	0,60 vs. 0,15	9,2 vs. 2,1	6,3 vs. 3,5	12,0 vs. 11,5	0,0 vs. 0,0	0,6 vs. 0,0
ZEST	ZES/SES/PES 880/880/880	–	–	4,9 vs. 1,4 vs. 7,5	–	0,7 vs. 0,0 vs. 0,8	0,7 vs. 0,8 vs. 1,1
SORT OUT-III	ZES/SES 1162/1170	–	–	4,0 vs. 1,0	–	1,1 vs. 0,2	2,0 vs. 2,0
ENDEAVOR IV	ZES/PES 773/775	0,67 vs. 0,42	13,3 vs. 6,7	4,5 vs. 3,2	6,6 vs. 7,2	0,9 vs. 0,1	1,1 vs. 1,1

tung mit einem wasserlöslichen C19-Polymer (Polyvinyl Pyrrolidinone PVP) und einem hydrophobem Anteil (C10-Polymer). Die Schichtdicke beträgt nur 4,1 μm. So wurde eine Freisetzung über 180 Tage erreicht [86].

Biolimus A9 (Rapamycin-Analogon). Biolimus A9 ist ein Rapamycin-Analogon (s. Abb. 15.43) wie Everolimus und Zotarolimus und hemmt die Proliferation der glatten Muskelzellen und bindet an das FK-bindende Protein und hemmt den Rezeptor mTOR [87–89]. Biolimus A9 unterscheidet sich von anderen Rapamycin-Analoga durch eine geänderte synthetisierte 2-Äthoxyäthylgruppe an die C(40) Hydroxylgruppe. Mithilfe der Äthoxyäthylgruppe soll die lipophile Eigenschaft des Rapamycin-Analogons verbessert werden, um die Aufnahme in die Gefäßwand zu beschleunigen.

Nobori-Stent
Biolimus A9 wurde u.a. auf den Nobori-Stent (Terumo, Europe, Leuven, Belgien) aufgebracht, der ein Polylaktat-Polymer besitzt und nur an der äußeren Kontur des Stents überzogen ist. Biolimus A9 wird in die Gefäßwand abgegeben, und nur ein Minimum kommt in die Blutbahn. Blutspiegelanalysen haben gezeigt, dass der Biolimus-Spiegel nur innerhalb der ersten 72 h erhöht ist. Ursache ist sicher die hohe Lipophilität des Biolimus A9, die 10-fach höher ist als die von Sirolimus. Bei Patienten wurden max. Spiegel von 32,2 pg/ml gefunden, die deutlich niedriger lagen als die Spiegel, die bei i.v. Applikation von Biolimus A9 gefunden wurden.

Die max. Blutspiegel nach Sirolimus-Stentimplantation erreichten 570 ± 120 pg/ml unter einer Implantation von 2 Stents 1005 ± 390 pg/ml. 7 Tage nach Implantation fand sich noch bei über 20% der Patienten ein Spiegel von > 200 pg/ml [90]. Zwischenzeitlich wurde auch die Area under the curve (AUC) gemessen. Nach Cypher-Stent war sie 55,1 ± 15,5 ng/ml/h, nach Biolimus A9 Nobori-Stentimplantation 7 ± 10,2 ng/ml/h [87, 89].

Mittlerweile sind erste klinische Ergebnisse mit dem mit Biolimus A9 beschichteten Stent veröffentlicht worden [87, 89]. Es zeigte sich, dass im Vergleich zum Taxus-Stent gute antiproliferative Effekte nachweisbar waren. Der LL war 0,15 ± 0,27 mm im Vergleich zu 0,32 ± 0,33 mm bei Verwendung von Biolimus A9 und Paclitaxel. Die TVR war 0% bzw. 2,9%. Die MACE-Rate von Tod, Herzinfarkt war enorm niedrig nach 9 Monaten mit 0% und 4,7% vs. 0% und 8,6% [91].

XTent-Biomatrix-Stent
Auch bei Verwendung des XTent-Biomatrix-Stents (XTENT Inc., Menlo Park, CA, USA), der eine bioabsorbierbare Polymerbeschichtung mit Biolimus A9 besitzt, fand sich im Vergleich zu einem BMS ein LL von 0,14 ± 0,045 mm bzw. 0,4 ± 0,41 mm. Der Instent-LL war 0,26 ± 0,43 mm bzw. 0,74 ± 0,45 mm. Die TLR-Rate erreichte 3,9% bzw. 7,7% [26].

In vergleichenden Studien bei Patienten wurde ein LL von 0,1 ± 0,26 bei den mit Biolimus A9 beschichteten Stents und 0,13 ± 0,44 für den mit Sirolimus beschichteten Stent festgestellt. Die Instent-Durchmesserstenose war 13 ± 10% bzw. 20 ± 12% und die binäre Restenoserate 1,7 bzw. 6,3% [91].

Axxess-Stent
Aufgrund der guten Eigenschaften von Biolimus A9 wird die Substanz auch in anderen Stents eingesetzt. So wurde der Axxess-Stent (Devax, Inc, Irvine, CA, USA), der zur Behandlung von Bifurkationen entwickelt wurde, ebenfalls mit Biolimus A9 beschichtet [92]. Der selbstexpandierende Axxess-Stent besteht aus einer Nitinollegierung (Nickel Titan Legierung). Die Medikamentenfreisetzung erfolgt durch eine bioabsorbierbaren Polylaktat-Polymerbeschichtung. Polylaktat (Milchsäure) wird zu CO_2 und H_2O metabolisiert. Die Beschichtung auch bei diesem Stent ist nur auf die Gefäßwand gerichtet mit einer Gesamtdosis von 22 µg/mm der Stentlänge [92]. Zusätzlich zu diesem Stent können in den Seitenästen andere Stents implantiert werden, die die Seitenäste offen halten. In der ersten Studie wurden Sirolimus freisetzende Stents in den Seitenästen platziert. Der LL war im Hauptgefäß 0,2 ± 0,41 mm und im Seitenast 0,17 ± 0,34 mm. Im Axxess-Stentsegment war der LL 0,18 ± 0,49 mm. Besonders bemerkenswert die geringe Durchmesserstenose von 0,8 ± 18% und eine Axxess-Instent-Restenoserate von nur 5%. Die binäre angiographische Restenoserate war im Segment 3,6% und im Stent 2,3% und für den Axxess nur 0,7% bei 302 eingeschlossenen Patienten [92]. Die Entwicklung wurde leider eingestellt.

Tacrolimus-Beschichtung. Tacrolimus ist ein Metabolit von Streptomyces tsukubaensis, ein Makrolid, das in einem Pilz 1984 im Boden des Mount Tsukuba in Japan gefunden wurde. Es ist die erste Substanz, für die eine immunsuppressive Wirkung beschrieben werden konnte [29]. Der Name ist ein Akronym [93]. Tacrolimus ähnelt in der Struktur Rapamycin, hat allerdings einen anderen Wirkungsmechanismus. Die Wirkung auf die Zellen wird durch Bindung von Tacrolimus an das intrazelluläre FKBP12 initiiert. Der resultierende Komplex hemmt die zytosolgelöste Calcineurin-Phosphorylase [92]. Hierin scheint die immunsuppressive Wirkung von Tacrolimus in der Unterdrückung der Proliferation von T-Zellen, glatten Muskelzellen und Endothelzellen zu liegen [93].

Mahoroba-Stent
Tacrolimus wurde auf den Mahoroba-Stent (Mahoroba, Kaneka, Japan) aufgetragen und ein PLGA zur Medikamentenfreisetzung genutzt [93]. Die Feisetzung selbst verläuft über mehrere Monate. Das Polymer selbst ist absorbierbar und löst keine wesentlichen inflammatorischen Prozesse aus, die auch durch die Auflösung unterdrückt werden. Der Mahoroba-Stent besitzt als Grundgerüst eine Cobalt-Chrom-Legierung mit einer Strebendicke von 75 µm [94]. In einer ersten Studie zeigte sich nach 4 Monaten eine binäre

Restenoserate von 26,7% in Bezug auf den Stent, aber auch auf das gesamte behandelte Gefäßsegment. Der LL betrug 0,99 ± 0,46 mm und 0,72 ± 0,51 mm. Das absolute Recoil betrug 0,22 ± 0,20 mm entsprechend 7,1 ± 6,2% [94]. Eine inkomplette Stentapposition definiert als Zahl der Patienten mit mindestens einer Stentstrebe, die inkomplett an die Gefäßwand angelegt war, ergab sich bei 34,8% in Bezug auf den Stent und 21,4% in Bezug auf das Segment. Im späteren Verlauf war dies nur noch bei 15% der Patienten zu finden. Erfreulicherweise trat kein Todesfall auf, kein Schlaganfall, in 4,3% der Fälle wurde ein Infarkt gefunden. Eine TLR fand sich bei 23,4% und eine definitive Stentthrombose bei 2,1% der Fälle [94].

Janus-Stent
Der Janus-Stent (Sorin Biomedica, Saluccia, Italien), der eine geschlossene Zellplattform für den Stent nutzt, hat kein bedeckendes Polymer und nutzt vorgegebene Einkerbungen, die als Reservoir auf der Außenseite der Stentstreben liegen, die mit Tacrolimus gefüllt werden, sodass eine Abgabe von 2,3 µg/mm^2 Tacrolimus erreicht wird. Nach der Beladung der Stenthöhlen mit Tacrolimus wird ein Carbonfilm als passive Beschichtung genutzt, um auch die Biokompatibilität zu erhöhen. Das lipophile Tacrolimus ist in der Lage, diesen Carbonfilm zu passieren. Die Testung erfolgte in den JUPITER-Studien im Stentregister [95].

Der LL war 0,96 ± 0,91 mm. Die binäre Restenoserate war 45,2% für das Segment und 39,4% für die Stenose. Die TLR-Rate erreichte 31,5%, die TVR-Rate 32,3%, MACE 40,9%. Die Letalität war 5,5% bei 140 Patienten [94, 95]. Definitive oder mögliche Stentthrombosen wurden bei 2,4% der Patienten beobachtet. In der JUPITER-2-Studie war die MACE-Rate in der Janus-Gruppe 6,4% und in der BMS-Gruppe (Tecnic Stent, Sorin) 10,6%, TLR 6,7% bzw. 10,6%. Nach guten Ergebnissen in den randomisierten Studien zeigte somit die Auswertung des Stentregisters eher enttäuschende Ergebnisse bei Patienten mit Ein- und Mehrgefäßerkrankungen [96].

Pimecrolimus. Pimecrolimus beeinflusst über eine Calcium-Calmodulin-abhängige Proteinphosphatase den Calcineurin-Stoffwechsel. Die Effekte von Pimecrolimus waren allerdings ungünstig und der LL höher als für BMS. Dabei wurden allerdings sowohl permanente als auch bioabsorbierbare Polymere genutzt. Dies bedeutet, dass die Calcineurin-Blockade zu einer stärkeren Proliferation glatter Muskelzellen führt, wenn es über eine Stentplattform appliziert wird [97].

Weitere Medikamente zur Stentbeschichtung. Neben den o.g. Substanzen sind auch weitere Medikamente getestet worden, ohne dass aber eine wirksame Hemmung der Neointimaproliferation und eine Reduktion der Restenoserate festgestellt wurde. Hierzu zählen Actinomycin D [98], Batimastat, das die Matrix-Metallproteinase (MMP) hemmt [99, 100], Dexamethason, das unspezifische immunsuppressive Wirkungen entfaltet [101, 102], und 17-ß-Östradiol [103, 104], das die glatte Muskelzellenproliferation hemmen und die Neointimaproliferation unterdrücken soll. Die Studienergebnisse waren eher enttäuschend.

Polymerfreie Technologie. Zu den Stents, die polymerfrei entwickelt wurden, gehört der Janus-Stent, der wie oben dargestellt, Einkerbungen nutzt, um Medikamente in einem Reservoir zu laden. Wurde aber der Janus-Stent mit Tacrolimus beladen, waren die Ergebnisse klinisch ungünstig [96].

Einen anderen Weg nutzt der Yukon-Stent, Translumina, München, Deutschland. Eine Mikroporentechnik mit Poren von 2 nm nutzt die mögliche Abgabe eines Medikamentes. Im Vergleich zum Taxus-Stent wurde in der klinischen Studie nach Beladung mit Sirolimus eine vergleichbare Wirkung festgestellt [104].

Tab. 15.20: Stentmaterial, Beschichtung, Design and Strebendicke verschiedener Stenttypen

Stentname	Hersteller	Material	Beschichtung und Medikament	Strebendicke (µm)	Stentstruktur/-design	Zulassungsstatus 2010
Amazonia Pax	MINVASYS	CoCr	Semikristalle/Paclitaxel	73	Open cell	CE
AMS-3.0	Biotronik	Mg-Alloy	Biologisch abbaubares Polymer/Sirolimus	120	Closed cell	–
Apolo Bionert small/Apolo Bionert	CorDynamic	Edelstahl modifiziert mit ionischem Sauerstoff	–	110 90	Open cell	CE
Arthos Pico	AMG	CoCr	–	65/74	Multizellulär, semiopen	CE
Azule	Orbus Neich	CoCr	–	81	Dualhelix, Quadrature-link design	CE
BioFreedom	Biosensors International	Edelstahl 316L	Polymerfrei/Biolomus A9	110		–
BioMatrix	Biosensors	Edelstahl 316L	PLA/Biolimus A9	112	Open cell	CE
BVS 1.1	Abbott	Bioabsorbierbare Polymer/PLLA	PLLA/Everolimus	150	Slotted tube	CE
Calix	Biosensors international	Edelstahl 316L LVM-grade	Glycocalix Oberfläche	100	Closed cell	CE
CarboStent	Sorin	CoCr	Carbofilm	70	Slotted tube	CE
CardioMind Sparrow (CMI-SES)	CardioMind	Nickel-Titanium (Nitinol)	SynBiosys bioabbaubares Polymer/Sirolimus	81	Closed cell	–
(CMI-BMS)		Nickel-Titanium (Nitinol)	–	81	Closed cell	CE
Catania	CeloNova	CoCr	Polyzene-F Polymere	65/74	Open cell	CE
CC Flex Pro-Active	Eucatech	CoCr	Camouflage-Nanobeschichtung	65	Open cell	–
Chrono	Sorin Biomedical	CoCr	Carbofilm	80	Homogeneous closed-cell design	CE
Cobra	Medlogics	CoCr	Sol-gel	71	Mesh design	CE
Coroflex Please	Braun	Edelstahl 316L	Innovative Beschichtungs Technologie/Paclitaxel	120	Multizelluläres Ringdesign	–

Tab. 15.20: Fortsetzung

Stentname	Hersteller	Material	Beschichtung und Medikament	Strebendicke (μm)	Stentstruktur/-design	Zulassungsstatus 2010
Coroflex Blue	Braun	CoCr	–	65	Modulares Design	CE
Coronium	Sahajanand Med.	CoCr	–	60	Serpentine-Design	FDA, CE
Cypher	Cordis	Edelstahl 316 L	Polyethyleneco-Vinyl-acetate-poly (n-butyl Methacrylate)/Sirolimus	140	Closed cell	FDA, CE
Elixir	Elixir Medical	CoCr	N-butyl methacrylat, Novolimus	80	8 crown design	–
Endeavor	Medtronic	CoCr	Posphorylcholine/Zotarolimus	91	Open cell, modullär	FDA, CE
Genous	Orbus Neich	CoCr L605	Haltbares Polymer/Anti-CD34 Antikörper	81	Dual helix	CE
Helistent	HexaCath	Edelstahl 316L	–	70/140	Helicoidal design	–
Intrepide	ClearStream	Edelstahl 316L	Parylene/Trapidil	80	Hybrid cell design	CE
Jactax	Boston Scientific	CoCr	JA Beschichtung: DLPLA/Paclitaxel	97	Hybrid cell design	CE
Janus	Sorin Biomedical	Edelstahl 316L	Carbofilm/Tacrolimus	110	Slotted tube	CE
Leader	Rontis AG	CoCr	–	80/90	Closed cell	–
Magic CC Genius	EuroCor	CoCr	–	60	Slotted tube	CE
Megaflex Genius	EuroCor	Edelstahl 316L	–	110	Slotted tube	–
MultiLink Zeta	Guidant	Edelstahl 316 L	–	90/120	Slotted tube	CE
Nevo	Cordis	CoCr	PLGA/Sirolimus	90	Reservoir-based open cell design	FHU
Omega	Boston Scientific	PtCr	–	81	Helical, two connector design	CE
Orsiro	Biotronic	CoCr	PROBIO, SiC Biolute resorbable polymer	60/80/120	Double helix	CE
PRO Kinetic	Biotronik	CoCr	PROBIO, SiC	60/80/120	Double helix	CE

Tab. 15.20: Fortsetzung

Stentname	Hersteller	Material	Beschichtung und Medikament	Strebendicke (µm)	Stentstruktur/-design	Zulassungsstatus 2010
Promus Element	Boston Scientific	Platinum Cromium	Fluoriniertes Kopolymer (polyvinylidene fluoride-hexafluoropropylene)/Everolimus	81	Multizellulär modular	CE
ProNOVA XR	Vascular Concepts (Bangalore, Indien)	CoCr	Polymerfrei (PF/Sirolimus)	S shaped articulations (60 µ) in Midportion/ Straight articulations (90 µ) at the ends	Mittlerer Teil Closed cell/Endteil Open cell	–
Resolute	Medtronic	Cobalt Alloy F 562	BioLinx Polymer/Zotarolimus	91	Open cell, modular	–
Stentys	Stentys S.A.S	Nitinol, Nickel Titanium alloy	Polysulfone (PESU)/Paclitaxel	70	Mesh design	CE
Svelte Acrobat	Svelte M8edical	CoCr L-605	–	81	Hybrid Stent-cell structure	CE
SynChronium	Sahajanad Medical	CoCr	Heparin/Sirolimus	60	Closed cell	–
Synergy	Boston Scientific	Platinum chromium alloy	PLGA/Everolimus	71	Multizellulär modular	FHU
Taxcor Genius	EuroCor	Edelstahl 316L	Hyper Bio-polymer/Paclitaxel	60	Helical design	CE
Taxus Liberte	Boston Scientific	Edelstahl 316L	SIBS(Translute)/ Paclitaxel	97	Closed cell	FDA, CE
Titan2	Hexacath	Edelstahl 316L	Titanium-NO	70/140	Helicoidal	–
Vest Async	MIV Therapeutics	Stainless Steel 316L	Hydroxy apatite, Sirolimus	105	10/8 crown design	–
Vision Multi-link	Abbott	CoCr	–	81	Multizellulär	FDA, CE
Xience Prime	Abbott	CoCr	Fluoropolymer Kopolymer/ Everolimus	81	Multizellulär	CE

Tab. 15.20: Fortsetzung

Stentname	Hersteller	Material	Beschichtung und Medikament	Strebendicke (μm)	Stentstruktur/-design	Zulassungsstatus 2010
Xience V	Abbott (auch vertrieben als Promus von Boston Scientific)	CoCr	Fluoropolymer/ Everolimus	80	Open cell	FDA, CE
XTRM-TRACK	BlueMedical	CoCr	–	95	Helical design	CE
XTRM-FIT	BlueMedical	Edelstahl 316L	Dylyn	09/100	Tubular design	CE
Yukon Choice	Translumina	Edelstahl 316L	Kein Polymer/ Sirolimus	87	Multizellulär flex, S-Typ	CE

Eine 3. Möglichkeit nutzt der BioMatrix Freedom-Stent (Biosensors International Singapore) mit einer an der Gefäßwand ausgerichteten Mikroporenstruktur mit der Beladung mit Biolimus A9. Dieser Stent wird derzeit getestet [105].

15.3.4.15 Endothelialisierung induzierende Stenttechnologien

Während bisher die Stenttechnik darauf ausgerichtet war, die Neointimaproliferation zu hemmen, wurden Anstrengungen auch unternommen, um die Endothelialisierung zu fördern und gleichzeitig die glatte Muskelzellproliferation zu hemmen. Dieses Prohealing-Verfahren wurde im Genous-Stent (Orbus Neich, Florida, USA) genutzt. Auf der Oberfläche des Stents wurden Anti-CD34-Antikörper aufgebracht, um die Progenitorzellen anzuziehen. Zwar wurden im ersten Ansatz keine thrombotischen Ereignisse beobachtet. Der LL lag allerdings mit 0,66 ± 0,52 mm zu hoch [106, 107]. Andererseits zeigten erste experimentielle Untersuchungen in der Kombination mit einem nicht beschichteten Cypher-Stent günstige Ergebnisse [107]. Dies bedeutet, dass in Zukunft vielleicht die Aufbringung verschiedener Substanzen, die antiproliferativ und gleichzeitig endothelialisierende positive Effekte bewirken, entwickelt wird, für einen „dualen" Stent.

15.3.4.16 Spezielle Stenttechnologien

Graft-Stents/Wall-Stents. In einigen Situationen kann die komplette Abdeckung der koronaren Gefäßwand erforderlich sein, z.B. nach Gefäßwandruptur oder zur Ausschaltung von Koronaraneurysmata. Hierzu stehen sog. Graft-Stents zur Verfügung, die mit unterschiedlichen Materialen umhüllt (gecovert) sind.

Der Jostent Graft Master (Abbott Vascular, Wetzlar, Deutschland) besitzt eine Sandwich-Struktur und fasst mittels zweier Jostent-Flex-Stents eine PTFE-Membran. Er steht in den Größen von 3,0–5,0 mm zur Verfügung und muss nach Implantation mit hohem Druck nachdilatiert werden. Durch seine doppelte Stentstruktur ist das Profil mit 1,51 mm sehr groß und passiert daher kleine Gefäße nur begrenzt.

Der Fluency Plus (Bard Angiomed, Karlsruhe) ist bspw. ein selbstexpandierbarer Nitinolstent, der mit Polytetrafluorethylen umhüllt ist. Neuerdings ist auch ein mit Perikard umhülltes Stentgraft erhältlich (Over-and-Under, ITGI Medical, Or Akiva, Israel).

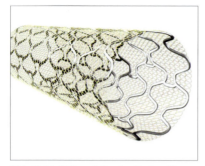
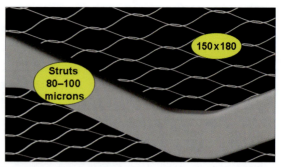

Abb. 15.44: MGuard-Stent mit ultradünnem PET-Netz auf der Stentstruktur zur Verhinderung von Embolisation von Plaquematerial. **Rechts:** vergrößerte Darstellung zum Vergleich der Stentstruts mit der Netzstruktur (mit freundlicher Genehmigung der InspireMD GmbH, Winsen)

MGuard-Stent. Der kürzlich vorgestellte MGuard-Stent (InspireMD GmbH, Winsen) verfolgt das Konzept eines auf einen Stahlstent aufgebrachten ultradünnen Netzes aus PET zur Verhinderung einer Embolisation des Debris aus der überdeckten Plaque, insbesondere beim Einsatz in Bypassläsion oder beim akuten Infarkt (s. Abb. 15.44). Denkbar wäre in Zukunft eine Medikamentenbeschichtung des Netzes zur gleichmäßigen Administration des Präparats in das Gewebe. Die initialen Studien sind vielversprechend, langfristige Studienergebnisse stehen bislang noch aus.

15.3.5 Stentthrombosen

Treten nach einer Stentimplantation ACS auf und wird in der Angiographie ein Gefäßverschluss oder ein Füllungsdefekt innerhalb oder in der Nähe des Stents beobachtet, wird von Stenthrombosen gesprochen [107]. Die Wahrscheinlichkeit einer Stentthrombose wird nach den ARC-Definitionen (Academic Research Consortium) in definitiv und möglich unterteilt [108].

Stentthrombosen können kategorisiert werden in:
- Akute Thrombosen, die innerhalb der Stentimplantation auftreten
- Subakute Stentthrombosen, die innerhalb von 30 Tagen auftreten
- Späte Stentthrombosen, die > 30 Tage nach der Stentimplantation auftreten
- Sehr späte Thrombosen, die > 365 Tage nach Stentimplantation auftreten

Zu den Risikofaktoren für eine Stentthrombose gehören:
- Stentmalapposition
- Stentpenetration in den Lipidkern
- Lokale Hypersensitivität
- Plaqueruptur
- AMI
- Restenose
- Bifurkation
- Stentfrakturen
- Erhöhtes CRP

Bei Stentthrombosen wird eine heterogene Abheilung mit z.T. fehlender lokaler Endothelialisierung der Stentstreben histologisch nachweisbar. Die lokale Hypersensitivität äußert sich klinisch in Hautausschlag, Juckreiz oder sogar Atemnotsyndrom [23]. Eine Eosinophilie und Lymphozyteninfiltration mit Bildung von Granulomen und Riesenzellen finden sich mit Malapposition und positivem Remodelling und nachfolgender Stentthrombose. Diese Effekte sind fast ausschließlich beim Cypher-Stent beobachtet worden [109]. IVUS-Untersuchungen in Kombination mit Aspiratanalysen bei AMI stützen die These einer eher eosinophil induzierten koronaren Arteriitis als verzögertes

Tab. 15.21: Ergebnisse aktueller Meta-Analysen bzgl. des Vergleichs von Stentthrombosen bei DES vs. BMS, modifiziert nach [124]

Erstautor	Patientenzahl	Längstes Follow-Up in Jahren	Stentthrombosen gesamt, DES vs. BMS	Frühe Stentthrombosen, DES vs. BMS	Späte Stentthrombosen, DES vs. BMS	Sehr späte Stentthrombosen, DES vs. BMS
SES vs. BMS						
Spaudling et al.	1.748 (878 SES, 870 BMS)	4	3,6% vs. 3,3%	0,5% vs. 1,3%	0,3% vs. 1,3%	2,8% vs. 1,7%
Stettler et al.	8.646 (4.643 SES, 4.003 BMS)	4	HR: 1.00	HR: 1.02	HR: 1.14	HR: 1.43
Stone et al.	1.748 (878 SES, 870 BMS)	4	1,2% vs. 0,6%	0,5% vs. 0,1%	0,1% vs. 0,5%	0,6% vs. 0,0%
Kastrati et al.	4.958 (2.486 SES, 2.472 BMS)	5	HR: 1.09	–	–	0,6% vs. 0,05%
PES vs. BMS						
Stettler et al.	8.330 (4.327 PES, 4.003 BMS)	4	HR: 1.38	HR: 0.95	HR: 1.61	HR: 3.57
Stone et al.	3.513 (1.755 PES, 1.758 BMS)	4	1,3% vs. 0,9%	0,5% vs. 0,6%	0,2% vs. 0,1%	0,7% vs. 0,2%
Mauri et al.	2.797 (1.400 PES, 1.397 BMS)	4	3,2% vs. 3,5%	0,5% vs. 0,5%	0,9% vs. 0,9%	1,8% vs. 2,1%
Andere						
Stettler et al.	8.970 (4.643 SES, 4.327 PES)	4	HR: 0,71	HR: 1,05	HR: 0,68	0,39
Roukoz et al.	10.727 (5.534 DES, 5.193 BMS)	5	1,4 % vs. 1,3%	0,8% vs. 0,9%	0,3% vs. 0,4%	0,7 % vs. 0,1%

Hypersensitivitätssyndrom als einen Grund für die sehr späten Stentthrombosen [110].

15.3.6 Stentfrakturen

Erst in den letzten Jahren ist bei hoher Bildauflösung und genauer Beobachtung ein neues Phänomen beobachtet worden – die koronare Stentstrebenfraktur nach DES-Implantation [111–116].

Die klinische Inzidenz wurde mit 1–2% in einer Verlaufsbeobachtung von 8–10 Monaten berechnet [111–116]. Werden aber autoptische Untersuchungen durchgeführt, ist die Häufigkeit von Stentfrakturen wesentliche höher und erreicht 29% bei 144 autoptischen Fällen mit 200 Stenosen, die mit DES versorgt worden waren [117].

Unterschieden wird in Stentfrakturen I–V° (s. Abb. 15.45):
- I° – Fraktur einer einzelnen Stentstrebe
- II° – Fraktur von 1 und mehr Stentstreben ohne Stentdeformierung
- III° – 2 und mehr Stentfrakturen mit Deformierung des Stents
- IV° – multiple Stentfrakturen mit Fraktur des gesamten Stents ohne Lückenbildung
- V° – Stentfrakturen mit multiplen Stentstrebenbrüchen und Entwicklung einer Dehiszenz der gebrochenen Stentanteile

Beim Cypher-Stent finden sich die Brüche an den flexiblen intersinusoidalen Ringverbindern [118] und beim Taxus-Stent an den Längsverbindern oder an den einzelnen Ringanteilen. Meistens befinden sich die Stentfrakturen im mittleren Anteil des Stents, außer bei Stents, die mehr als 25 mm Länge haben. Besonders auffällig waren die Stentfrakturen, die sich an überlappenden Anteilen der Stents innerhalb der 5 mm im Abstand von der überlappenden Zone finden. Folgende Charakteristika der Stenosen konnten aufgedeckt werden:
- Cypher-Stentimplantation
- Lange Stents
- Höhere Anzahl von Stents
- Höhere Anzahl von überlappenden Anteilen
- Stentimplantation in der RCA und in Bypassgefäßen
- Längere Beobachtungszeit nach der Stentimplantation

Keinen Einfluss hatte das Ausmaß der Gefäßverkalkung. Klinisch bedeutungsvoll ist, dass die Neointimaproliferation nicht unterschiedlich ist. Dies betrifft ebenso die Fibrinablagerungen und Zeichen der Inflammation.

Nur für die Stentfraktur V° (s. Abb. 15.46) mit vollständiger Fraktur des Stents und Verschiebung der Stentenden mit Ausbildung einer Stentlücke fand sich eine Beziehung zur Rate an Stentthrombosen und Entwicklung von subakuten und späten Stentthrombosen [121,122].

Die Inzidenz von Stentfrakturen (n = 51 Fälle):
- I°   20%
- II° 27%
- III° 24%
- IV° 12%
- V°   17%

Neben der Stentthrombose ist bei Stentfrakturen höheren Grades auch die Restenoserate erhöht. Interessant ist aber der Befund, dass die Inflammationszeichen durch Stentfrakturen nicht erhöht werden [111, 116]. Auch andere Studien haben als Risiken längere Stents, die Implantation in der RCA und Bypässen, Läsionen mit starken Bewegungen, überlappende Stents und den Cypher-Stent beschrieben [112, 115, 119]. Die ganze klinische Bedeutung wird erst jetzt sichtbar [112–120].

15.4 Koronare Interventionen – Mechanismus der PCI

Über viele Jahre war die alleinige Ballondilatation von Koronarstenosen ohne Hilfe der Stentimplantation erfolgreich [1–4]. Es sei daran erinnert, dass das Ergebnis der ersten Dilatation, die Grüntzig durchführte, 25 Jahre gehalten hat und möglicherweise noch länger gehalten hätte, wenn nicht eine Intervention einer Intermediärstenose durchgeführt worden wäre [5, 6]. Hauptprobleme der PTCA sind die Gefahr der akuten Dissektion

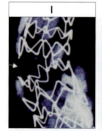 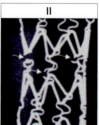 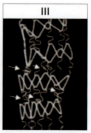 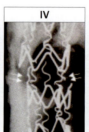 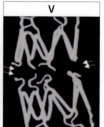

Abb. 15.45: Stentstrebenbrüche Grad I–V. Vermehrte Restenose und Thrombosen wurden ausschließlich beim Grad V beobachtet. Reproduziert aus [119], mit freundlicher Genehmigung von Elsevier.

15.4 Koronare Interventionen – Mechanismus der PCI

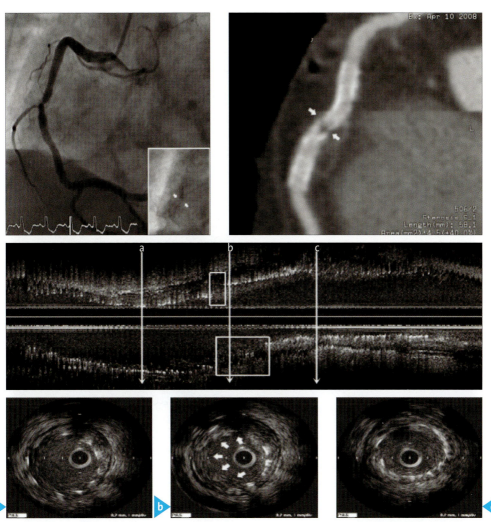

Abb. 15.46: Stentstrebenfrakturen im Angiogramm erkennbar, IRS, im MSCT Grad V Stentfraktur und im IVUS im Längsschnitt Versatz mit Lücken und in Querschnitt vermehrte Neointimabildung. Reproduziert aus [121], mit freundlicher Genehmigung von Elsevier.

und des Gefäßverschlusses sowie die hohe Restenoserate. Zahlreiche Risikofaktoren sind sowohl für akute Komplikationen als auch für Restenosen [4] identifiziert worden, die aber im Einzelfall wenig weiterhelfen und mehr statistischen Wert besitzen.

Dem Mechanismus der Dilatation liegt nicht eine Kompression oder Redistribution von atheromatösen Plaques zugrunde, wie Grüntzig und andere meinten [7] oder suggerierten. Viele Untersuchungen haben gezeigt, dass die Dilatation zu einer Rissbildung submedial oder subintimal führt (s. Abb. 15.47–15.51). In 1:1000 Fällen führte die PTCA sogar zu einer Perforation (s. Abb. 15.52) [8–12]. Diese frühen pathologisch-anatomischen Beobachtungen konnten später durch den IVUS bestätigt werden [13]. Mittels IVUS konnten 7 verschiedene Mechanismen der Dilatation (s. Abb. 15.51/53) im Hinblick auf die subintimale oder submediale Gefäßwandschädigung identifiziert werden. Selten treten zirkuläre Dissektionen auf [13]. Die Gefäßwandschädigung ist der

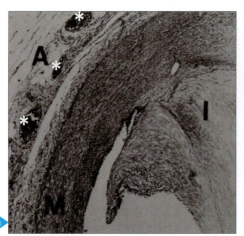
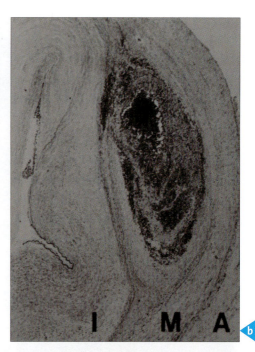

Abb. 15.47: Nachweis einer intraintimalen Dissektion mit ausgeprägter Ausbildung von Vasa vasorum eines Patienten, der innerhalb von 2 Wo. nach einer Intervention verstarb. Erkennbar ein großes, intramurales Hämatom (IMH), das das Lumen komprimiert (**b**), und eine intraintimale Dissektion (**a**). In der Adventitia (A) ausgeprägte Vaso-vasorum-Bildung (*) erkennbar. I = Intima, M = Media. Reproduziert aus [8], mit freundlicher Genehmigung von Elsevier.

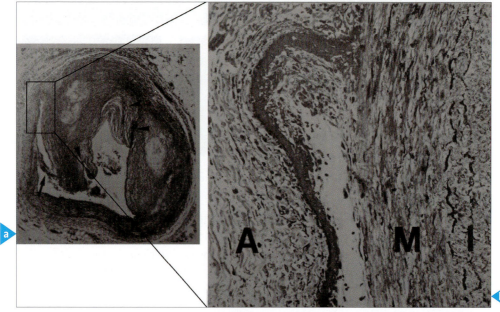

Abb. 15.48: Darstellung einer submedialen Dissektion (**a**) mit kompletter Ruptur der Intima und Media. Streifen der Media kreuzen das neue arterielle Lumen (**Pfeil**), schmale Intimaeinrisse mit Fibrin durchsetzt. Eine dünne Fibrinschicht bedeckt eine submediale Dissektionsstelle mit beginnender Ausbildung einer Neointima. Viele Fibroblasten sind erkennbar (**b**). Reproduziert aus [8], mit freundlicher Genehmigung von Elsevier.

15.5 Koronare Interventionen – Technik der PCI

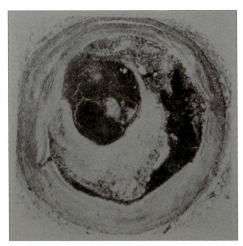

Abb. 15.49: Ruptur einer fibrösen Kappe mit einer Freisetzung von großen Lipidanteilen in das arterielle Lumen, bei einem Patienten der innerhalb von 2 Wo. nach Dilatation verstarb. Reproduziert aus [8], mit freundlicher Genehmigung von Elsevier.

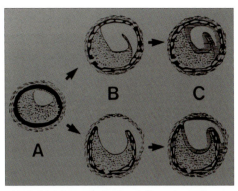

Abb. 15.51: Schematische Darstellung der pathomorphologisch beobachteten plastischen Verformungen eines Gefäßes nach PTCA mit Ausbildung von subintimalen/submedialen Dissektionen und nachfolgender Restenosierung durch die Intimaproliferation. Reproduziert aus [8], mit freundlicher Genehmigung von Elsevier.

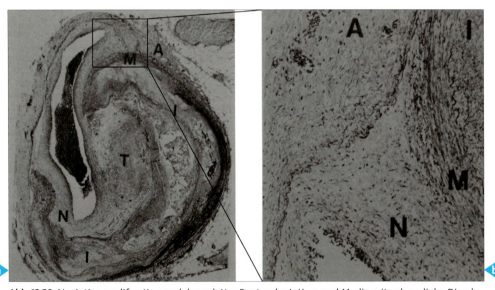

Abb. 15.50: Neointimaproliferation nach kompletter Ruptur der Intima und Media mit submedialer Dissektion und thrombotischer Reokklusion des Lumens bei einem Patienten, der mehrere Wochen nach Intervention (n = 52 Tage) verstarb. Großer organisierter Thrombus erkennbar (**T**). Reproduziert aus [8], mit freundlicher Genehmigung von Elsevier.

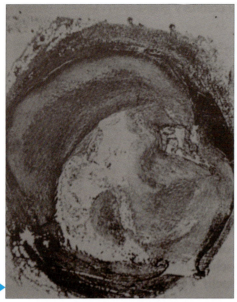 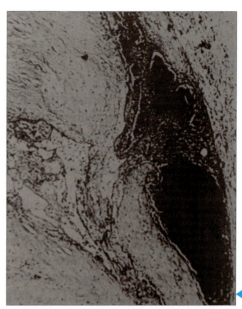

Abb. 15.52: Darstellung der Transsektion aller Wandabschnitte einer Koronararterie bei einer Patientin mit langjähriger Hypertonie, die an einer Tamponade nach Ruptur einer RCA verstarb. Erkennbar die breite submediale Dissektion und der fast vollständige Verschluss des Restlumens. Zentrale Plaqueanteile sind durch histologische Aufarbeitung ausgelöst. Angiographisch war nur eine Dissektion erkennbar. Es war eine transadventielle Hämoperikardausbildung eingetreten. Aus [9], reproduziert mit freundlicher Genehmigung von Springer Science+Business Media.

Typ 1	Gefäßdehnung oder Plaquekompression
Typ 2	„radiale" oberflächliche Läsion(en)
Typ 3	tiefere „radiale" Läsionen
Typ 4	Dissektion mit „Flap"
Typ 5	zirkuläre Dissektion ohne „Flap"
Typ 6	Dehnung der plaquefreien Wand oder Plaquekompression
Typ 7	Exzentrische Plaque mit „Flap"

Abb. 15.53: Darstellung der Befunde im IVUS bezogen auf intimale/submediale Dissektion bis hin zu ausgedehnten Plaqueinrissen, basierend auf IVUS-Untersuchungen modifiziert nach [13]

initiale Auslöser für die Entwicklung einer Wiedereinengung. Der Restenosemechanismus besteht in einer Neointimabildung, die sich auf einen Fibrinbelag aufbaut und Einrissstellen abdeckt (s. Abb. 15.48/50/51) und z.T. zu Restenosen führt [8, 11].

15.5 Koronare Interventionen – Technik der PCI

15.5.1 Wahl des Führungskatheters

Wichtig bei der Dilatation ist die Auswahl des optimalen Führungskatheters, der einen möglichst guten Back-up haben sollte, damit auch schwer passierbare Stenosen sondiert werden können. Mit Back-up bezeichnet man die sichere Lage des Katheters im jeweiligen Koronarostium, die es ermöglicht, Drähte und Ballonkatheter durch den Führungskatheter in das Koronargefäß einzubringen, ohne dass sich der Katheter aus dem

Ostium stemmt und so die Manipulation der eingebrachten Materialen verhindert.

Ein Judkins-Führungskatheter erlaubt leicht die Sondierung des Gefäßes, zeigt aber nur einen geringen Back-up, während ein Amplatz-Katheter oder ein XB-Voda-Führungskatheter für die Sondierung der LCA die optimalen Bedingungen gibt, wenn schwer passierbare Stenosen bestehen. Die Sondierung mit diesen Kathetern ist schwieriger, der Back-up aber besser als mit den Judkins-Kathetern.

Der Voda-Katheter, der wie der Amplatz Katheter in der Größe an die Aortenweite angepasst werden kann, bietet im Gegensatz zum Amplatz-Katheter nicht nur die Sondierung des RCX, sondern auch eine optimierte Sondierung des RIVA, v.a., wenn der Abgang aus dem Hauptstamm stark verwinkelt verläuft. Die Rotationsmöglichkeit des Voda-Katheters ist in diesem Fall der Positionierungsmöglichkeit des Amplatz-Katheters überlegen.

Für die RCA gibt der Amplatz-Katheter auch einen besseren Back-up als der Judkins-Katheter. Bei ektatischer AO kann auch der linke Amplatz-Katheter genutzt werden, der sich optimal z.B. für Rekanalisationen von verschlossenen Gefäßen eignet.

Nicht nur bei Wiedereröffnung verschlossener Gefäße (CTO), sondern auch bei stark verkalkten Gefäßen kann das Vorführen der Ballonkatheter oder Stents erschwert sein. Während für die LCA die Verwendung eines XB-Voda-Katheters eine deutliche Verbesserung darstellt und eine gute Abstützung erreicht wird, gelingt dies mit Judkins-Kathetern gar nicht und, wenn die RCA betroffen ist, mit Amplatz- oder IMA-Kathetern nur partiell.

Grundsätzlich ist die zusätzliche Abstützung der Führungskatheter durch einen supraselektiv vorgeführten intrakoronaren Führungskatheter durch den 6-F- oder 8-F-Führungskatheter von großer Hilfe

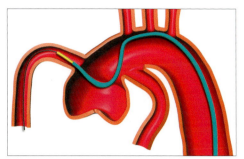

Abb. 15.54: Schematische Darstellung des Katheter-in-Kather-Prinzips. Durch einen 6-F-/8-F-Führungskatheter (blau) wird ein weicher langer 5-F-Katheter (gelb) geführt, wodurch eine besonders gute Abstützung im Koronargefäß erreicht wird.

(Katheter-in-Katheter- oder „Mother-and-Child"-Technik, s. Abb. 15.54).

Der sehr weiche 5-F-Katheter (HeartTrail II, Terumo Europe N.V., Leuven, Belgien; Guideliner, Vascular Solutions, Minneapolis, USA) kann weit über einen Draht vorgeführt werden. Entweder ist dazu ein 3-m-Draht oder ein mittels DOC Guide Wire Extension (Abbott Vascular, Santa Clara, CA, USA) verlängerter normal langer Führungsdraht notwendig. Zunächst wird der Führungsdraht in den 5-F-Führungskatheter eingebracht.

Nach Erreichen des Ostiums mit dem 6-F- oder 8-F-Führungskatheter werden zunächst der Draht und dann der Führungskatheter vorgeschoben. Jetzt ist der Draht in Position und optimal abgestützt, wobei Segment 1 und manchmal Segment 2 erreicht werden kann. Der Y-Adapter wird vom 6-F- auf den 5-F-Führungskatheter umgewechselt und über Monorail oder OTW der ausgewählte Ballon oder Stent vorgeführt.

> **Merke:** Bei stark verkalkten oder verschlossenen Gefäßen, in denen eine optimale Abstützung notwendig ist, eignet sich ein 6-F-Führungskatheter mit einem weiteren weichen 5-F-Führungskatheter (Mother-and-Child-Technik) zur superselektiven Sondierung und Optimierung der Stentimplantation.

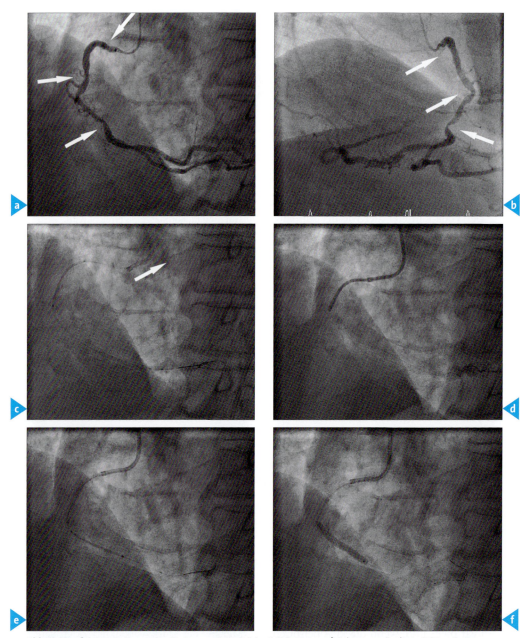

Abb. 15.55a–f: Intervention unter Nutzung eines 5-F-in-6-F-Systems. **a)** Schwer veränderte RCA mit einer Tandemstenose in Segment 2 sowie einer Stenose in Segment 1 in LAO 40°. **b)** Darstellung des Gefäßes in RAO 30°. **c)** Nachdem es bei Nutzung eines AL1-Katheters (auch mit Seitenlöchern) zu einem Verschlussdruck kam, wurde dieser gegen einen 6-F-JR4-Katheter ausgetauscht. Der Stent lässt sich aber nicht in die distale Stenose vorbringen, da sich der Katheter aus dem Ostium drückt (**Pfeil**). **d)** Durch den 6-F-Katheter wird nun ein langer 5-F-Katheter eingebracht (HeartTrail II, Terumo Europe N.V., Leuven, Belgien). **e)** Durch den besseren Support lässt sich nun der Stent in das distale Gefäß einbringen. **f)** Implantation des Stents.

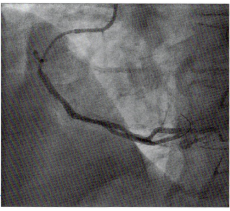
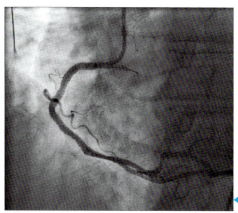

Abb. 15.55g–h: Intervention unter Nutzung eines 5-F-in-6-F-Systems. **g)** Guter Fluss im distalen Gefäß. **h)** Endergebnis nach Implantation zweier weiterer Stents in Segment 2 und 1.

15.5.2 Y-Konnektor

Nach Konnektierung des Führungskatheters an einen Y-Adapter kann der Führungsdraht – meist 0,014 inch – eingeführt werden. Als Y-Konnektor sind verschiedene Systeme im Angebot (s. Abb. 15.56). Wir bevorzugen ein sog. Stop-and-Go-System, das selbst im geschlossenen Zustand die Sondierung und Vorführung von Stents und Ballonkathetern erlaubt, ohne dass ein unnötiger Rückfluss entsteht. Der einzige Nachteil bei diesem

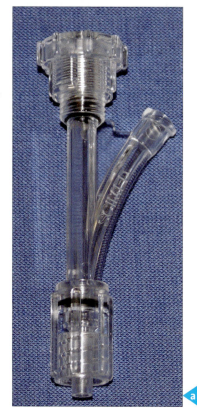
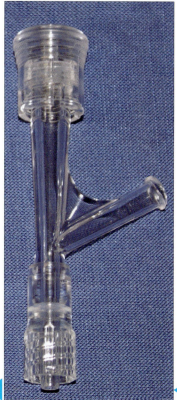

Abb. 15.56a, b: Abbildung zweier verschiedener Modelle von Y-Adaptern, die bei der PTCA genutzt werden. **a)** Konventioneller Adapter mit Schraubmechanismus. **b)** Adapter mit Stop-and-Go-Klick-Mechanismus, durch den auch bei häufigen Katheterwechseln besonders wenig Blut verloren wird

System besteht darin, dass eine Aspiration durch das Y-System Luft ziehen kann. Wenn aber eine ausreichende Füllung mit Blut und KM des gesamten Systems durchgeführt worden ist, kann auf die Aspiration verzichtet und dieser Nachteil beseitigt werden. Bei längeren Prozeduren und Durchführung zusätzlicher Untersuchungen wie IVUS und/oder Doppler gibt es weniger Blutverluste.

Wird der Ballon nach Aufsetzen auf den Führungsdraht über das Y-System geschoben, wird für kurze Zeit das Ventil geöffnet, der freie Rückfluss des Bluts beobachtet und ohne Reibungsverluste der Ballon vorgeführt. Anschließend wird das Ventil wieder durch einfachen Zug geschlossen (s. Abb. 15.56). Der wahlweise verfügbare längere Ansatz erlaubt eine flexiblere Konnektierung zur Kontrastspritze.

15.5.3 Sondierung der Koronarstenose

Da die Länge des Führungsdrahts bekannt ist, kann er ohne Durchleuchtung bis in den Aortenbogen vorgeführt werden. Notwendig ist aber, dass die Passage aus dem Führungskatheter in das Ostium der Koronararterie unter Durchleuchtung (7–10 Pulse/s) genauestens beobachtet wird. Es ist darauf zu achten, dass der Führungskatheter ohne Druckverlust im Ostium der Koronararterie liegt und ein freier Abfluss des KM sichtbar ist. Jedes stärkere Anstemmen des Führungskatheters an die Koronararterienwand sollte vermieden werden. Komplette Dissektionen der Gefäße sind beschrieben worden, wenn der Draht aus dem Führungskatheter in eine Arterienwand vorgeschoben wird und eine Dissektion entsteht. Die Rotation des Drahts mit den Fingern zeigt die freie Beweglichkeit der Spitze und die zentrale Lage des Drahts im Gefäß. Die Gefahr der Dissektion ist v.a. dann gegeben, wenn steife Drähte genutzt werden, die besonders für Rekanalisationen eingesetzt werden müssen.

15.5.4 Auswahl des Ballonkatheters

15.5.4.1 Ballongröße

Entscheidende Bedeutung kommt der Auswahl der Ballongröße zu. Angepasst an das Gefäß wird ein Ballonkatheter der optimalen Länge und mit optimalem Durchmesse gewählt. Grundsätzlich ist es günstig, eine QCA durchzuführen, damit die Auswahl und die Gründe für die Auswahl der Ballongröße dokumentiert werden – „sophisticated intervention".

Ausgewählt wird primär ein Ballon, der so kurz wie möglich und so lang wie nötig ist. Derzeit stehen die Größen 12, 20 und 30 mm zur Verfügung, wobei z.T. Ballons mit 10 mm angeboten werden. Grüntzig hatte bei seinen Untersuchungen festgestellt, dass die Länge von 20 mm optimal und günstig für die meisten Stenosen ist. Die Stentimplantation hat dieses Verhalten geändert, da eine der Stentimplantation vorausgehende Dilatation auf das Segment, das gestentet wird, begrenzt werden sollte, um später die Stentlänge an die Struktur der Gefäßwandschädigung anpassen zu können. Günstig ist, wenn an beiden Seiten der dilatierten Stenose 2 mm zusätzlich vom Stent abgedeckt werden. Ist eine Stenose 13 mm in der Länge, empfiehlt sich ein Stent von 15 oder 18 mm.

Allgemein durchgesetzt hat sich ein Verhältnis von 1:1,1 im Verhältnis Ballon zu Gefäßdurchmesser (s. Abb. 15.57 und 15.58), da bei der Auswahl dieser Größenverhältnisse eine Restenoserate von 5% im Vergleich zu 34% bei niedrigen Ballongrößen beobachtet wird [1]. Eine Empfehlung, die bereits Anfang der 1980er Jahre von Meyer, v. Essen und Schmitz gemacht wurde und noch heute gültig ist. Patienten mit Restenose zeigten grundsätzlich niedrigere Verhältnisse von Ballon zur Gefäßgröße und auch von Ballon zur Größe des MLD.

> **Merke:** Wähle ein Verhältnis von Ballon zu Gefäß von 1:1,1. Stentlänge an beiden Seiten um 2 mm länger als dilatierte Stelle im Gefäß.

15.5 Koronare Interventionen – Technik der PCI

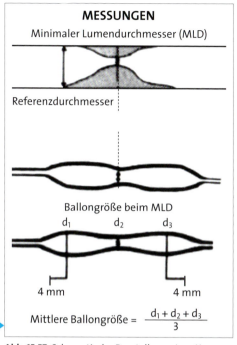

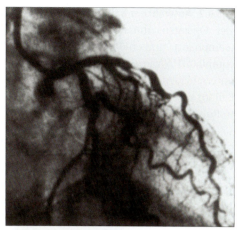

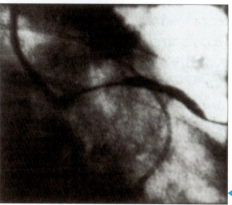

Abb. 15.57: Schematische Darstellung einer Koronarstenose und eines Ballonkatheters (**a**). Koronarangiographie und gefilmter Ballon in Position (**b**). Dargestellt ist die Berechnung der mittleren Ballongröße, um das Ballon-Gefäß-Verhältnis abschätzen zu können. Reproduziert aus [1], mit freundlicher Genehmigung von Elsevier.

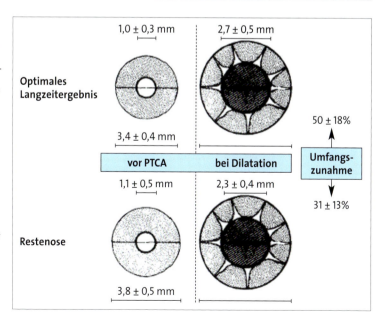

Abb. 15.58: Schematische Darstellung von 2 Stenosen vor und nach PTCA mit genügender (**oben**) und ungenügender (**unten**) Aufdehnung, erkennbar an der unterschiedlichen Ballongröße von 2,7 bzw. 2,3 mm (**Mitte**). In der Folge ist die Zunahme der Zirkumferenz 50% bei optimiertem Langzeitergebnis und nur 31% bei suboptimalem Ergebnis mit Ausbildung einer Restenose (**rechts**). Reproduziert aus [1], mit freundlicher Genehmigung von Elsevier.

15.5.4.2 Auswahl der Balloneigenschaft

Der Operateur muss zwischen dehnbaren (compliant) und nicht dehnbaren (non-compliant) sowie (semi-compliant) Ballons unterscheiden. Selbst die Non-compliant-Ballons zeigen eine geringe Tendenz zur Aufweitung bei Druckgabe.

Wie QCAs gezeigt haben, sind die Ballons im Gefäß, selbst wenn sie mit dem vorgegebenen Druck aufgedehnt werden, nicht in der Lage, die Größe aufzubauen, die auch extern als luminaler Durchmesser angegeben wird (s. Abb. 15.59). Dies liegt an der Sklerose und Stenosierung der Gefäße sowie sicher auch an der Druckübertragung. Daher sollte der Ballon über 20–30 s insuffliert sein, um die volle Druckübertragung zu gewährleisten.

Merke: Dilatationsdauer 20–30 s zur optimalen Druckübertragung.

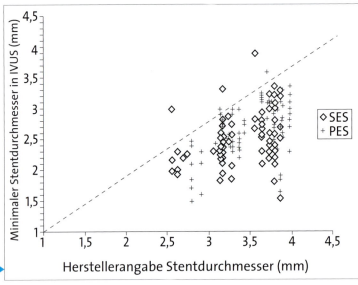

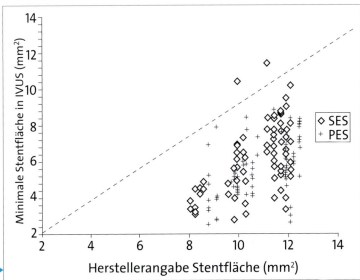

Abb. 15.59: Vergleichende Darstellung der Stentdurchmesser nach Herstellerangaben (X-Achse) und der im IVUS ausgemessenen minimalen Stentdurchmesser (**a**) und minimalen Stentflächen (**b**). Reproduziert aus [8] mit freundlicher Genehmigung von Elsevier.

15.5.5 Determinanten der Restenosierung nach PTCA

Bei einer entsprechend optimalen Dilatation muss mit einer Restenoserate von 25–30% sowohl in der RCA als auch in der LCA gerechnet werden. In Bezug auf Geschlecht, Alter, Schweregrad der Angina, Vorgeschichte eines Infarkts, Rauchen und Diabetes mellitus fanden sich in einer Studie von Abizaid et al. in der univarianten Analyse **keine** Unterschiede [2]. Signifikant dagegen waren aber:
- Größe des Referenzsegments
- Reststenose
- Durchmessergewinn
- Prozentuale Größe der Durchmesserstenose
- Größe des Ballons
- Ballon-zu-Gefäß-Verhältnis

In Bezug auf den MLD ergab sich keine Abhängigkeit. Die multivariante Analyse zeigte eine Abhängigkeit für 3 Faktoren, die eine Restenose begünstigen:
- Geringes Ballon-Gefäß-Verhältnis
- Hochgradige Reststenose
- Geringere prozentuale Durchmesserzunahme

Der stärkste und wichtigste Faktor war in der univarianten und multivarianten Analyse das Ballon-Gefäß-Verhältnis. Lag das Verhältnis bei 0,81 ± 0,15 im Vergleich zu 0,60 ± 0,11 war die Restenoserate signifikant niedriger. Letztlich zeigte sich (s. Abb. 15.53), dass eine Restenoserate gering ausfällt, wenn die Wandaufdehnung – es müssen nicht nur elastische, sondern auch plastische Verformungen induziert werden – höher ausfallen. Liegt die Reststenose unter 30% nach Dilatation, ist die Restenoserate gering. Die Höhe des akuten Lumengewinns, auch als „acute luminal gain" bezeichnet, führt nicht zu einer Reduktion der Restenoserate. Der MLD nach einer Dilatation ist ebenfalls kein Prädiktor für den Verlauf.

Für die klinische Routine bedeuten die Ergebnisse nicht, dass „bigger is better" als Schlagwort geeignet ist, sondern „big enough for the vessel". Ein Verhältnis von 0,8–1,0 zwischen Ballon- und Referenzdurchmesser erscheint uns nicht günstig [3]. Eine Aufdehnung bis 1,1 ist mit guten Erfolgen verbunden und entspricht auch den Daten, die durch Verwendung des IVUS erreicht werden [1].

15.5.6 Stentimplantation

Die Stentimplantation unterscheidet sich technisch nicht wesentlich von der Ballondilatation. Aber es handelt sich um eine Implantation eines Fremdkörpers, sodass eine besondere Vorsicht angezeigt ist. Sterilität und Handhabung sollten eingeübt sein.

Der den Stent tragende Ballon wird nach Spülung in der Hülle so aus der Verpackung genommen, dass er weder die Tuchunterlage berührt, noch mit den Handschuhen angefasst wird. Die Auffädelung auf den Draht erfolgt mit besonderer Vorsicht, um den Stent nicht zu beschädigen. Das ist von besonderer Bedeutung bei den mit Medikamenten beschichteten Stents. Vor Einführung des Stents empfiehlt sich ein Befeuchten mit der Spritze. Der Y-Adapter wird geöffnet, um eine Abreibung an dem Plastik- oder Gummimaterial am Stent zu verhindern.

Wie der Ballonkatheter wird auch der mit Stent versorgte Ballonkatheter vorgeführt und in der Stenose positioniert. Mithilfe von kurzen KM-Injektionen sind die korrekte Lage und die Abdeckung der Stenose zu prüfen. Die Länge und Größe richtet sich nach der Abschätzung, besser der Ausmessung der Stenosegeometrie. Zu beachten ist, dass eine Plaquebildung möglichst vollständig überdeckt sein sollte, weil Restenosen besonders von nicht überdeckten Plaquebildungen an den Stentenden ausgehen [4–7].

Tab. 15.22: Variablen, die bei DES auf eine erhöhte Restenoserate hinweisen. Nach [16]

Variable	Odds Ratio (OR)	P value
IRS	3,56	< 0,001
Bifurkation (Medina-Klassifikation)		
1-0-1	3,14	0,038
0-1-1	2,27	0,044
Niereninsuffizienz mit Dialyse	2,12	0,001
Diabetes mellitus	1,45	0,016
UAP	1,45	0,110
Reststenose in %	1,03	0,011
Länge Läsion (mm)	1,02	< 0,001
Mit Sirolimus beschichteter Stent im Vergleich zum mit Paclitaxel beschichteten Stent	0,624	0,028
Frauen	0,61	0,015
Durchmesser des Referenzgefäßes (mm)	0,50	0,005
Keine oder leichte Kalzifizierung	4,46	0,014

Der Stent sollte so lang wie nötig, aber so kurz wie möglich gewählt werden, da u.a. die Rate an subakuten und späten sowie sehr späten Stentthrombosen abhängig von der Länge der implantierten Stents ist. Auch die Restenoserate hängt davon ab, selbst im Zeitalter der DES [8].

15.5.6.1 Auswahl der Stentgröße

Bei der primären Stentimplantation wird die Stentgröße analog zu der eines Ballonkatheters ausgewählt. Der große Vorteil ist, dass das Gefäß mit den Stents die vorgegebene Gefäßweite hält und nur ein minimales Recoil zeigt, während bei Ballons das Recoil 30% erreicht. Derzeit ist damit zu rechnen, dass Stents einen Recoil von 5–10% aufweisen.

Erfreulicherweise ist die Gefahr einer akuten Gefäßdissektion oder Perforation gering, wenn die Vorgaben genutzt werden, die Stentdurchmesser nicht größer als 1–1,1 im Verhältnis zum Referenzdurchmesser des Gefäßes zu wählen und v.a. exakte Ausmessungen (QCA) durchzuführen. Die Länge des Stents sollte nach einer Vordilatation die Ballonlänge überschreiten und bei einer primären Implantation die Stenoselänge proximal und distal um 1–2 mm überdecken. Die Auswahl zu kurzer Stents sollte vermieden werden, da die Implantation eines weiteren, mit dem bereits implantierten Stent überlappenden, zu einer erhöhten Restenoserate im Überlappungsbereich führt [9].

Merke: Es gilt das Prinzip: So lang wie nötig, so kurz wie möglich.

Grundsätzlich ist festzustellen, dass Operateure die Gefäßweite unterschätzen. Große randomisierte Studien haben gezeigt, dass bei Einschluss von Patienten mit Stenosen in Gefäßen < 3 mm später durchgeführte zentrale Analysen einen mittleren Gefäßdurchmesser von > 3 mm ergaben, d.h. bei 50% der Patienten wurde der Gefäßdurchmesser deutlich unterschätzt [10–12].

Die Größe des zu implantierenden Stents richtet sich nach dem Referenzdiameter der stenosierten Koronararterie, wobei eine Ermittlung des proximalen und distalen Gefäßdurchmessers erfolgt (s. Abb. 15.60). Dies bedeutet aber auch, dass bei einer langstreckigen Stenose das Verjüngen des Gefäßes von proximal nach distal berücksichtigt werden muss. Es empfiehlt sich in diesen Fällen Stents unterschiedlicher Größe zu implantieren, um die natürliche Verjüngung im Verlauf des Gefäßes nachzuahmen. Wird z.B. im RIVA proximal ein 3,5-mm-Stent im Segment 6 implantiert, wird im Segment 7 ein 3,0-mm- und im Segment 8 ein 2,5-mm- oder 2,75-mm-Stent eingesetzt.

Wird eine IVUS-Untersuchung durchgeführt, ist die Auswahl der Stentgröße wesentlich genauer, als wenn nur die Koronarangiographie als Entscheidungshilfe genutzt wird. Die Stentgröße wird 1,1:1 dem Referenzdurchmesser des Gefäßes angepasst, wobei

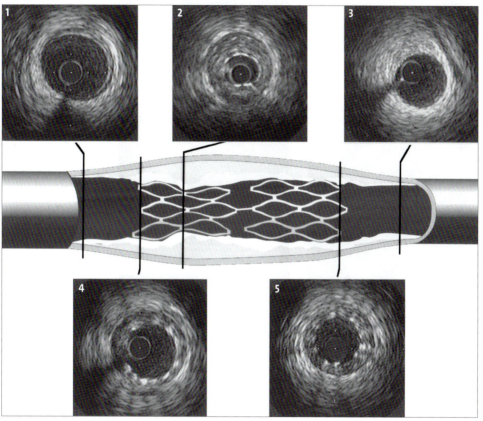

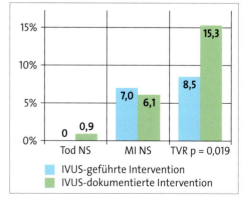

Abb. 15.60: Darstellung der Ergebnisse der CRUISE-Studie. Im IVUS geführten Arm wurde proximal im Stent und distal das Gefäß ausgemessen und die Aufweitung des Stents an die Referenzgrößen im gesunden Abschnitt angepasst (Schema oben). Im 2. Arm wurde das Ergebnis der Intervention nur im IVUS dokumentiert (**oben**). Die Ergebnisse (rechts) zeigen für die IVUS-geführte Intervention („sophisticated intervention") weniger Todesfälle, weniger Infarkte (MI) und weniger erneute Eingriffe an der Interventionsstelle und im Interventionsgefäß (TVR), Letzteres mit einer signifikanten Differenz, nach [23], mit freundlicher Genehmigung von Wolters Kluwer Health.

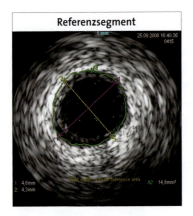
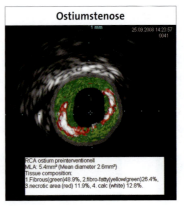

Abb. 15.61: Ostiumstenose der RCA einer 76-jährigen Patientin mit Abbildung des IVUS in Bezug auf das Referenzgefäß im Segment 1 mit einem Durchmesser von 4,3 mm/4,6 mm und Darstellung der Flächenstenose im VH/IVUS-Bild mit Abbildung einer Stenose im Ostium von 2,6 mm und einer Flächenstenose von 5,4 mm².

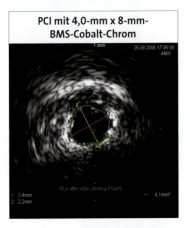
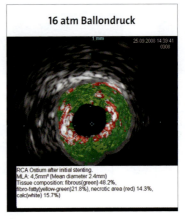

Abb. 15.62: Nach Dilatation mit 16 atm wird ein 4-mm/8-mm-Cobalt-Chromium-Stent (Biotronik, Berlin) eingesetzt. Es resultiert nur eine Flächenstenose im Stent von 4,6 mm². Erheblicher Recoil und insuffiziente Aufdehnung. Fortsetzung Abb. 15.63.

die 10 mm proximal und distal der Stenose als Referenzsegment gelten. Zu berücksichtigen ist aber, dass in vielen Fällen auch in diesen Abschnitten bereits atherosklerotische Veränderungen vorliegen. Hier ist hilfreich, die Media aufzusuchen und den Durchmesser des Gefäßes an der Media/Adventitia abzuschätzen und die Stentgröße entsprechend anzupassen.

Hilfreich sind 3D-Rekonstruktionssysteme, die verzerrungsfrei die Längsbestimmung des Stents und die Durchmesserbestimmung des Gefäßes erlauben (s. Abb. 15.61 und 15.62).

Der Operateur sollte sich bei der Auswahl der Ballon- und Stentgröße immer daran erinnern, wie der normale Durchmesser der Gefäße ist, da sonst eine Unterexpansion von Stents geschieht (s. Tab. 15.23) Im proximalen Bereich des RIVA wird in über 80% der Fälle ein 3,5-mm-Stent notwendig sein, im proximalen Bereich der RCA wird in vielen Fällen ein 4-mm-Stent notwendig werden. Zu bedenken ist der Durchmesser des Hauptstamms, der normalerweise einen Durchmesser von 4–6 mm aufweist und damit entsprechende Stentimplantationen benötigt. In peripheren Gefäßen des RCX, aber auch in diagonalen Ästen wird selten ein Durchmesser von mehr als 3 mm notwendig. Zwischengrößen von 2,75 oder 2,25 mm sind vielfach hilfreich. Generelle Regeln können nicht gegeben werden, aber die QCA ist jeweils hilfreich und erleichtert die Arbeit und sichert die Rechtfertigung der Auswahl der Systeme.

15.5.6.2 Implantation des Stents

Während früher das Vorführen eines stenttragenden Ballons immer mit einem Risiko verbunden war, weil der Stent abgestreift und verloren gehen konnte, ist dies in heute nicht mehr gegeben, da die Stents fest angepasst werden. Die Stentimplantation erfolgt mittels Hochdruck (s. Abb. 15.61 und 15.62). Aufgrund der früher gemachten Erfahrungen, dass Ballondrücke von 10–12 atm nicht ausreichen, wird grundsätzlich mit 16 atm und mehr dilatiert [13,14]. Mithilfe einer solchen Druckauswahl wird die Restenoserate bei BMS auf ca. 10–15% gesenkt. IVUS-Untersuchungen haben sogar gezeigt, dass für die optimale Adaption der Stentstreben an die Gefäßwand bei manchen DES bis zu 20 atm notwendig sind (Cypher, mit Sirolimus beschichtet, Cordis), während bei anderen DES 16 atm ausreichen (Taxus und Promus, Boston Scientific) [17].

Merke: Wähle zur Stentimplantation Drücke von ≥ 16 atm und nutze zur Nachdilatation in atherosklerotisch veränderten Gefäßen einen Non-compliant-Ballon mit einem Druck ≥ 16 atm (20–24 atm)!

Nach Einführung der DES war beobachtet worden, dass vermehrt subakute, späte und sehr späte Thrombosen von Stents auftreten. Neben der fehlenden Neointimabildung und Abdeckung der Stentstreben war zumindest im Anfang die Auswahl zu geringer Stentgrößen und zu geringer Drücke bei der Implantation verantwortlich für enttäuschende Resultate. Neu beschrieben wurde die fehlende Stentapposition an die Gefäßwand (s. Abb. 15.64).

In verhärteten Gefäßen empfiehlt sich v.a. die Nachdehnung mit einem festen Non-compliant-Ballon, da die Ballons zur Implantation meist leicht dehnbar sind und den Druck weniger in der Mitte auf den Stent als an den Enden auf die freien Ballonteile aus-

Tab. 15.23: Normalwerte der Durchmesser der Koronararterien

	QCA (Mittelwert ± SD)	IVUS (Mittelwert, in Klammern Bereich)
Hauptstamm/mm	4,5 ± 0,5	5,3 (4–6,4)
RIVA/mm Segment 6 Segment 7	3,6 ± 0,4	4,4 (3,6–5,8) 3,7 (2,2–5,2)
LCX	3,2 ± 0,7	–
RCA in Enddiastole	3,4 ± 0,4	–

üben. In diesen Fällen empfiehlt sich die Nachdilatation, die von Colombo stark favorisiert wird und eine optimale Adaption bietet [18,19]. Diese Ergebnisse basieren auf IVUS-Analysen.

Es empfiehlt sich grundsätzlich, eine Hochdruckimplantation, d.h. ≥ 16 atm zu wählen, um eine optimale Adaptation der Stentstreben an die Gefäßwand zu erreichen. Bei vielfach wechselnden Stententwicklungen kann nicht jedes Mal eine neue Untersuchung abgewartet werden, bevor erkannt wird, ob eine gute Apposition der Stentstreben auch in stark sklerotischen Gefäßen gelingt. In den 1990er Jahren traten häufig subakute Stentthrombosen auf, die durch Einführung der doppelten Plättchenaggregationshemmung mit ASS und Ticlopidin, später Clopidogrel, aber eben auch durch die verbesserte Stentimplantation mit hohen Drücken überwunden werden konnte.

Colombo et al. [13] zeigten unabhängig von Görge und unserer Arbeitsgruppe [14], dass nur die Verwendung hoher Ballondrücke eine ausreichende Adaptation der Stentstreben an die Gefäßwand erreichte, verbunden mit einer Abnahme der subakuten Stentthrombosen. Die bisherigen Erfahrungen weisen aber darauf hin, dass für ein entsprechendes Vorgehen Implantationsdrücke von 16 atm und mehr notwendig sind (s. Abb. 15.61–15.63).

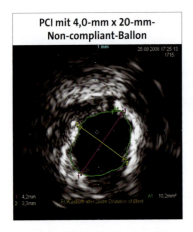
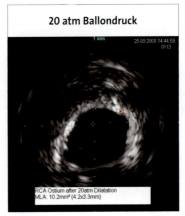

Abb. 15.63: Nach Nutzung eines 4 x 20-mm-Hochdruckballons (Maxum, Boston Scientific, Maple Grove, USA) mit 20 atm wird eine Aufweitung der Stenose auf 10,2 mm² entsprechend einem Durchmesser von 4,2 x 3,3 mm erreicht.

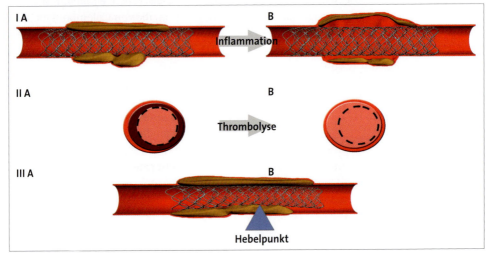

Abb. 15.64: Darstellung des Mechanismus einer inkompletten Stentapposition: **I** Abbildung des positiven Gefäßremodellings mit Zunahme der Elastica externa, wodurch eine inkomplette Stentapposition entsteht, wobei zunächst (**A**) eine optimale Stentanlage an der Gefäßwand gewährleistet war, aber durch das Remodelling aufgehoben wird (**B**). **II** Darstellung der Entwicklung einer inkompletten Stentapposition durch Auflösung eines wandadhärenten Thrombus (Thrombolyse oder Antifibrinolysin) (**A**), in deren Folge die Stentstreben nicht mehr wandadhärent sind (**B**). **III** Inkomplette Stentapposition auf dem Boden einer inkompletten Stentaufdehnung, hervorgerufen z.B. durch unregelmäßige Gefäßverkalkung mit fehlender Apposition der Stentstreben (**B**). Im Gegensatz zum distalen Bereich wird der proximale Bereich eine gute Apposition zeigen (**A**), modifiziert nach [22].

Liegt eine starke Sklerose der Arterien vor, empfiehlt sich eine Nachdilatation mit Hochdruck, d.h. ≥ 20 oder 24 atm. Liegt eine frühe Form der Atherosklerose mit exzentrischer Plaquebildung vor, ist dieses Vorgehen unnötig, da die Aufweitung des Gefäßes sowieso überwiegend im gesunden Gefäßabschnitt stattfindet und eine ausreichende Aufdehnung auch mit einem Compliant- oder Semi-compliant-Ballon, der zur Implantation genutzt wird, gelingt. Ist aber bei der Durchleuchtung Koronarkalk sichtbar, ist eine Nachdilatation mit Hochdruck sinnvoll, da von einer ausgeprägten Arteriosklerose auszugehen ist. Ein entscheidendes Problem ist, dass die Stents nicht die vorgegebenen Größen erreichen mit z.T. erheblichen Differenzen. Die nominale Expansion des

Stents war bei DES (Sirolimus) eher gering und erreichte nur zu 80% die vorgegebene Größe [8, 17].

15.5.7 Erfolgskriterien der PTCA und Stentimplantation

Eine Dilatation gilt als erfolgreich, wenn die Reststenose < 30% ausmacht. Meist ist zusätzlich im Bereich der Stenose eine verminderte KM-Anreicherung sichtbar, da der Durchmesser des Gefäßes durch den Einstrom von KM in Wandeinrisse, die submedial oder subintimal liegen, überschätzt wird. Densitometrische Messungen sind in diesen Fällen hilfreich.

> **Merke**: PTCA-Erfolg < 30% Reststenose.

Angiographisch ist die Stentimplantation erfolgreich, wenn die Reststenose < 10% beträgt. Nach den IVUS-MUSIC-Kriterien wird die Fläche des Referenzgefäßes proximal und distal des Gefäßes bestimmt und als Erfolgskriterien eine Aufweitung auf über 90% angenommen [20].

> **Merke**: Kriterien für eine erfolgreiche Stentimplantation:
> Koronarangiographie:
>   < 10%ige Reststenose (Durchmesserstenose)
> IVUS: > 90%ige Aufweitung im Vergleich zum Referenzsegment
>   > 9 mm² Stentquerschnittsfläche

In einem Fallbeispiel (s. Abb. 15.61–15.63) zeigte sich eine Ostiumstenose mit einer minimalen luminalen Fläche von 5,4 mm² mit einem max. Durchmesser von 2,6 mm. In der VH waren ein fibröser Anteil von 48,9%, ein Kalkanteil von 12,8% und ein nekrotischer Anteil von 11,9% erkennbar. Der restliche Anteil entsprach fetthaltigem Gewebe (s. Abb. 15.61).

Die Intervention wurde mit einem 4-mm-Ballon und einem 8-mm-Cobalt-Chromium-Stent (Prokinetik, Biotronik, Berlin) mit 16 atm vorgenommen. Nach der Implantation findet sich eine minimale Fläche von 4,5 mm² und ein Durchmesser von 2,4 mm, also ein suboptimales Ergebnis mit Nachweis hoher Rückstellkräfte (s. Abb. 15.62).

Anschließend wurde mit einem steifen Non-compliant-Ballon (4,0 × 20 mm, Quantum Maverick, Boston Scientific, Maple Grove, USA) mit 20 atm nachgedehnt. Die Kontrolle zeigte im IVUS jetzt eine Lumenfläche von 10,2 mm² und einen Durchmesser von 3,5 × 4,5 mm (s. Abb. 15.63).

15.5.8 IVUS-geführte BMS-Implantation

Die Führung der PTCA- und Stentimplantation mit dem IVUS sollte eigentlich die Restenoserate reduzieren. Zahlreiche Studien wurden zur Beantwortung dieser Frage durchgeführt, die bis auf die OPTICUS-Studie [18] in 8 weiteren Studien ein optimales Ergebnis brachten [20–28]. In der OPTICUS-Studie wurden 550 Patienten eingeschlossen und die Interventionen mittels IVUS geführt [20]. Die Stentimplantation erfolgte angelehnt an die MUSIC-Kriterien, um eine optimale Aufweitung zu erreichen.

Die OPTICUS-Studie war in Bezug auf die Restenoserate negativ. Der Lumenverlust, der Lumengewinn und auch der Verlust des Lumens waren nicht unterschiedlich. Nur in der intravaskulären ultraschallgeführten Gruppe war der akute Lumengewinn signifikant mit 2,1 mm größer im Vergleich zu 1,9 mm, der MLD war 3,0 mm im Vergleich zu 2,9 mm und die Durchmesserstenose nur 2,8% im Vergleich zu 6%. Die ereignisfreie Überlebensrate war 81,4% in der ultraschallgeführten und 84,2% in der angiographisch geführten Gruppe [20].

> **Merke:** IVUS-Kriterien für eine erfolgreiche Stentimplantation:
> - Komplette Anlehnung der Stentstreben in der gesamten Länge und der gesamten Zirkumferenz an die Gefäßwand
> - Minimale Lumen/Fläche (MLA) innerhalb des Stents > 90% der Ermittlung der Referenzlumenfläche oder 100% der Fläche des Referenzsegmentes mit der geringsten Lumenfläche
> - Instent-Lumenfläche des proximalen Stenteintritts ≥ 90% der proximalen Referenzfläche
> - Instent-Lumenfläche > 9 mm^2
> - Instent-MLA ≥ 80% der mittleren Referenzlumenfläche oder > 90% der Lumenfläche des Referenzsegmentes mit der niedrigsten Lumenfläche
> - Symmetrische Stentaufdehnung definiert als Verhältnis des kleinsten und größten Stentdurchmessers ≥ 0,7

Bei der Stentimplantation kann damit gerechnet werden, dass diese IVUS-Kriterien nur etwa bei 55–60% der Patienten erreicht werden. Da die PCI auch ohne IVUS eine hohe Erfolgsrate von > 95% hat, ist der Gewinn durch die Kombination mit dem IVUS auch kaum zu erwarten gewesen. Die routinemäßige Anwendung bringt keinen Vorteil.

15.5.9 IVUS-geführte DES-Implantation

Im Zeitalter der DES ist die Rolle des IVUS noch fraglicher geworden, da die Restenoserate primär weit unter 10% liegt [29–31]. In der SIRIUS-Studie konnte aber gezeigt werden, dass eine vollständige Abdeckung der Plaquebildung und eine Optimierung der Stentimplantation zu besseren Ergebnissen führte, da eine an einen Referenzdurchmesser adaptierte Stentgröße bessere, wenn auch nicht signifikant bessere Ergebnisse ergab [20].

Die Studien von Ohlmann et al. [17] und de Ribamar Costa et al. [19] zeigten, dass ein Großteil der implantierten DES nicht die optimale Stentaufdehnung erreichten. Ein Optimum wurde erst durch die Nutzung des IVUS erzielt. Auch die heute verwendeten Stents erreichen bei Implantation mit den vorgegebenen Ballondrücken keineswegs die im IVUS nachweisbaren Gefäßdurchmesser nach der Implantation (s. Abb. 15.59).

Eine neue Bedeutung bekam die IVUS-Untersuchung in Bezug auf die Entwicklung der sehr späten Stentthrombose. Patienten, die mehr als 1 Jahr nach der Stentimplantation eine Stentthrombose erlitten, wurden mittels IVUS untersucht. Im Vergleich zu einer Kontrollgruppe ohne entsprechendes Ereignis zeigten diese Patienten größere Stentlängen, eine größere Zahl an Stents, die implantiert worden waren und häufiger eine Stentüberlappung (s. Abb. 15.62). Während die Referenzsegmente etwa gleich groß waren, zeigte die Stentfläche einen erheblichen Unterschied. Diese Patienten hatten auch häufiger eine inkomplette Stentapposition und eine größere Fläche mit fehlender Anlage der Stentstreben [22]. Auch Roy et al. [32] berichten, dass eine erhöhte Gefahr einer Stentthrombose vorliegt, wenn mit DES
- proximale Gefäßsegmente,
- der RIVA,
- Bifurkationen oder auch eine
- Instent-Restenose

abgedeckt werden. In der Studie war nur die Führung der Implantation mittels IVUS ein entscheidender Faktor für das Verhindern einer späten Stentthrombose, d.h.: Die IVUS-geleitete Implantation erwirkte die besseren Ergebnisse [32].

In Bezug auf die Ausbildung von Restenosen fanden Ohlmann et al. [17] beim Vergleich von Sirolimus- und Paclitaxel-Stents, dass die Höhe der neointimalen Hyperplasie beim Paclitaxel-Stent größer war als beim Sirolimus-Stent, während die Stentunterexpansion mehr beim Sirolimus-Stent auftrat. Die minimale Stentfläche betrug beim Sirolimus-Stent 4,3 mm², beim Paclitaxel-Stent 5,6 mm² und die NIH 19,3 bzw. 14 mm³, d.h. die Stentimplantation war primär schon unterexpandiert [17].

15.6 Durchführung der PCI

15.6.1 Vorbereitung

Vor Beginn einer koronaren Intervention sollte der Aortendruck systolisch im Bereich zwischen 100 und 120 mmHg zur Sicherstellung eines ausreichenden Perfusionsdrucks liegen. Bei einem Aortendruck < 100 mmHg sollte Zusatzvolumen in Form von kristalloiden Lösungen infundiert werden, ggf. können auch kolloidale Lösungen verwendet werden. Bei Patienten mit Herzinsuffizienz sollte die Flüssigkeitsgabe aufgrund der Volumenbelastung zurückhaltender erfolgen. Evtl. ist auch die Gabe von Dobutamin i.v. zur Kreislaufunterstützung während der Intervention nötig. Bei kardiogenem Schock stehen zudem mechanische Unterstützungssysteme zur Verfügung, in erster Linie die IABP und des Weiteren Linksherzunterstützungssysteme wie die Impella-Pumpe.

Bei normo- oder hypertonen Patienten sollte zur RR-Kontrolle zudem ein Nitroglycerin-Perfusor angeschlossen werden; eine Initialdosis von 1–3 mg/h ist i.d.R. ausreichend.

Vor der Intervention ist zunächst das PTCA-Set vorzubereiten. Es besteht aus einer 10-ml-Luer-Lock-Spritze und einem Handinsufflator. Der Insufflator wird mit 8–10 ml einer Lösung aus 60–70% NaCl und 30–40% KM gefüllt, die Luer-Lock-Spritze mit 5–10 ml dieses Gemischs.

Vor Beginn der Intervention erfolgt die i.a./i.c. Injektion der 2. Heparindosis (50–75 IE/kg KG). Bei längeren Eingriffen sollte eine Kontrolle der ACT erfolgen und bei ACT-Werten < 250 s Heparin erneut nachgegeben werden (+ 50 IE/kg KG). Zur ACT-Bestimmung stehen Bedside-Geräte zur Verfügung.

15.6.2 Praktische Durchführung

Für koronare Interventionen steht eine Vielzahl von Führungskathetern in verschiedenen Größen zur Verfügung, die vom Untersucher entsprechend der Gefäßanatomie und der geplanten Intervention ausgewählt werden (s. Abb. 15.65).

Routinemäßig werden 6-F-Judkins-Katheter verwendet. Bei einem Bifurkationsstent oder speziellen Interventionen wie z.B. Rotablation finden 8-F-Katheter Verwendung, für eine Intervention des RIVA ist häufig ein Extra-Backup-Katheter (XB-Voda-Kurve), bei einer RCX-Intervention ein Amplatz-Führungskatheter nützlich.

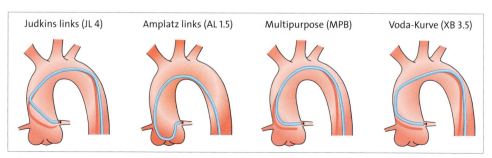

Abb. 15.65: Beispiele verschiedener Katheter für die LCA

Zur Bestimmung von Länge und Größe der Läsion wird standardmäßig eine QCA durchgeführt. Ggf. ist auch Durchführung eines IVUS nützlich zur Interventionsplanung.

Nach Intubation des Gefäßes und Konnektion des Y-Verbindungsstückes mit dem Injektomatensystem erfolgt die Einführung eines intrakoronaren Führungsdrahts in das Gefäß.

Nachdem der Untersucher mit dem Führungsdraht die Läsion passiert hat, werden die entsprechenden Ballonkatheter bzw. Stents zur Dilatation angereicht. Die Ballonkatheter werden vor dem Einführen (in der Schutzhülle) gespült, das Beiblatt mit den technischen Daten gut sichtbar für den Operateur auf dem Tisch platziert. Für die Interventionen werden i.d.R. Monorail-Ballonkatheter verwendet. Bei den Monorail-Kathetern handelt es sich um ein sog. Rapid-exchange-System, bei dem das Drahtlumen nicht wie bei den sog. OTW-Systemen über die gesamte Katheterlänge, sondern nur über eine Länge von ca. 20 cm am distalen Katheterende geht. Vorteil des Monorail-Systems ist die Möglichkeit des schnellen Katheterwechsels ohne Durchleuchtung über kurze (190 cm) Drähte. Bei den zweilumigen OTW-Systemen ist hingegen der Einsatz langer (300 cm) Führungsdrähte nötig; ein Katheterwechsel muss zudem unter Durchleuchtung durchgeführt werden. Vorteil der OTW-Systeme ist hingegen eine bessere Schubfestigkeit und Steuerbarkeit, was z.B. bei der Intervention von chronischen, totalen Verschlüssen (CTO) nötig ist. OTW-Systeme oder spezielle Perfusionskatheter haben in der heutigen Zeit deutlich an Bedeutung verloren.

Sollte während einer Intervention die Notwendigkeit gesehen werden, ein Monorail- gegen ein OTW-System auszuwechseln, ist es nicht erforderlich, den bereits platzierten Führungsdraht zu entfernen und gegen einen langen Draht auszuwechseln, vielmehr kann i.d.R. an den liegenden Draht ein DOC Guide Wire Extension Draht (Abbott Vascular) angeschlossen werden, über den das OTW-System vorgebracht werden kann.

Der Führungsdraht wird vor dem Aufbringen des Ballonkatheters feucht abgewischt, damit keine thrombotischen Anteile auf die Ballonspitze geschoben werden.

Beim Vorschieben des Ballons in den Bereich der Läsion wird der Draht durch den Assistenten in Position gehalten, bis er vom Operateur übernommen wird.

Vor der Insufflation wird der Ballonkatheter mit der mit KM gefüllten Luer-Lock-Spritze entlüftet. Unter langsamem Abdrehen des KM-/NaCl-Gemischs aus der Insufflatorspitze erfolgt das Aufschrauben auf den Ballon. Dadurch wird sichergestellt, dass die Lumina luftfrei sind und damit eine direkte ungestörte Druckübertragung auf den Ballon möglich ist. Des Weiteren wäre eine Luftinsufflation in einen schadhaften Ballon, der platzt, fatal, da eine koronare Luftembolie die Folge wäre.

Während der Intervention sollte vom Pflege- oder technischen Personal ein Interventionsprotokoll geführt werden, in dem alle Schritte mit Uhrzeit dokumentiert werden.

Bei jeder Dilatation wird die Uhr über das Display am Kathetertisch gestartet. Angaben über die Höhe des Insufflationsdrucks und die Dauer der Insufflation werden dem Pflegepersonal für das Interventionsprotokoll mitgeteilt. Ebenso werden AP-Beschwerden des Patienten, ST-Veränderungen oder das Auftreten von Arrhythmien während der Intervention protokolliert (mit entsprechender Uhrzeit).

Während der Insufflation (Dauer 20–30 s) ist auf EKG-Veränderungen, RR-Änderungen oder Arrhythmien zu achten.

Zur Stentimplantation werden die Stents dem Untersucher so angereicht, dass sie nicht berührt werden und nicht mit den Tüchern in Kontakt kommen.

15.6 Durchführung der PCI

Vor der koronarangiographischen Kontrolle werden 0,2 mg Nitroglycerin in das Koronarostium injiziert.

Bei geplanter Koronarintervention und Stentimplantation werden die Patienten mit dem Thrombozytenaggregationshemmer Clopidogrel (75 mg/d) vorbehandelt. Sofern keine Vorbehandlung auf der Station erfolgt ist, erhalten die Patienten 600 mg Clopidogrel (2 Tbl. à 300 mg) als Aufsättigungsdosis unmittelbar postinterventionell, ansonsten erhalten die Patienten 300 mg (1 Tbl.). Die Erhaltungsdosis von 75 mg/d soll für mindestens einen Monat (BMS) bzw. für mind. 6 Monate (DES) oder 12 Monate (Graft-Stent-Implantation, aber auch bei besonders langen Stenosen) eingenommen werden. Vor der Medikamentengabe müssen die Patienten nach möglichen Medikamentenunverträglichkeiten befragt werden.

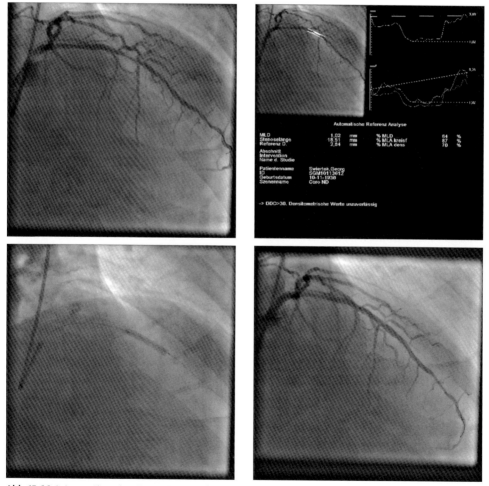

Abb. 15.66: Intervention einer Typ-B-Stenose des RIVA: angiographische Darstellung der Läsion mit quantitativer Koronaranalyse, Platzierung und Implantation des gewählten Stents sowie Abschlussdarstellung

Tab. 15.24: Assistenz bei der PCI

- Vorbereitung der KM-Mischung (30% KM, 70% NaCl), Befüllen der 10-ml-Luer-Lock-Spritze mit 5 ml der Mischung, luftfreies Befüllen des Insufflators mit 8–10 ml der Mischung
- Y-Adapter spülen, gelbe Einführnadel bereitlegen, 5000 IE Heparin bereitlegen
- Anreichen des J-Drahts, Annahme des diagnostischen Katheters, Anreichen des Führungskatheters
- Konnektion des Y-Adapters mit dem Injektomatenschlauch
- Anreichen des Führungsdrahts
- Ausblenden nicht relevanter Bildbereiche (Strahlenschutz!), feuchtes Wischen des Führungsdrahts
- Spülen des Ballon-/Stentkatheters in der Schnecke, Anreichen des Katheters
- Spannen (nicht Ziehen!) des Führungsdrahts bei Einführen des Ballons/Stents
- Anreichen von Luer-Lock-Spritze und Insufflator
- Abdrehen von einigen Tropfen KM aus dem Insufflator
- Mit Beginn der Insufflation Uhr starten, EKG und RR beobachten
- Nach Beenden der Insufflation Uhr stoppen, Draht feucht wischen
- Annahme des Ballonkatheters, „nach hinten weg" (Richtung Fußende) arbeiten!
- Ablösen des Insufflators
- Vorbereiten der nächsten PTCA/Stentimplantation

15.7 Koronare Interventionen – Spezielle Techniken

15.7.1 Buddy-Wire-Technik

Besonders bei schwer verkalkten Gefäßen, z.B. bei langjährigem Nikotinabusus und terminaler Niereninsuffizienz, ist das Vorbringen von Stents, oft aber sogar von Ballons, schwierig, da die Gefäße unelastisch sind und nicht nachgeben. Vielfach wird in diesen Fällen versucht, einen anderen Ballon oder Stent zu nehmen, um die Probleme zu überwinden. In diesen Fällen ist es jedoch hilfreich, einen 2. Draht in das Gefäß zu legen, da über den 2. Draht die Passage des Ballons oder des Stents erleichtert wird und dieser als Schiene genutzt werden kann. Im allgemeinen Kathetersprachgebrauch hat sich der Begriff **Buddy Wire** eingebürgert. Nach unserer Erfahrung ist er nicht nur in den Koronararterien, sondern auch bei großen Gefäßen, selbst bei der AS hilfreich.

15.7.2 Jailed-Buddy-Wire-Technik

Die Nutzung eines 2. Drahts zur verbesserten und erleichterten Vorführung eines Stents, v.a. in stark verkalkten oder sklerosierten Gefäßen, ist zu einer Standardmethode der interventionellen Technik geworden.

In den meisten Fällen wird nach Vorführung des Stents der Buddy Wire zurückgezogen, um eine freie Implantation des Stents zu ermöglichen.

Es wird auch vorgeschlagen, den Buddy Wire liegen zu lassen, wenn ein 2. Stent proximal oder distal des 1. Stents implantiert werden muss [33]. Man gewinnt dadurch natürlich eine exzellente Stabilisierung des Führungskatheters und ein erleichtertes Vorführen des 2. Stents. Empfohlen wird aber, den gefangenen Draht vor Implantation des 2. Stents zurückzuziehen.

Es wird darauf hingewiesen, dass als Buddy Wire ein nicht beschichteter und zumindest mittelstarker Draht genutzt wird, um die

Tab. 15.25: Vorgehen bei der „Buddy-in-Jail"-Technik

- Vorbringen des stenttragenden Drahts bis in die Peripherie des Zielgefäßes
- Einführung eines nicht beschichteten mittelschweren Drahts (z.B. Choice Floppy)
- Stentimplantation im proximalen Segment ohne Rückzug des Buddy Wire
- Rückzug des Ballonkatheters und Vorführung des 2. Stents im distalen Segment
- Positionierung des Stents
- Rückzug des gefangenen („jailed") Drahts
- Implantation des 2. Stents
- Nachdilatation mit Hochdruck
- Möglichst IVUS-Kontrolle

Gefahr eines Abreißens der Spitze des gejailten Drahts zu minimieren.

15.7.3 Doppeldraht-Technik

Liegt eine ostiumnahe oder Bifurkationsstenose vor, ist die Nutzung eines 2. Drahts hilfreich, da die Aufzweigungen im Koronarbaum und der Abgang der Seitenäste besser abgeschätzt werden können. Durch fehlende Gegenprojektion kann der Ursprung des Gefäßes falsch eingeschätzt werden. Durch Einlegen eines 2. Drahts in einen Seitenast, der das Ostium oder die Bifurkation markiert, ist nicht nur der Ursprung des Gefäßes im Angiogramm, sondern auch die Aufzweigung am Verlauf der beiden Drähte erkennbar. Die Optimierung der Stentpositionierung wird erleichtert.

Als weiterer hilfreicher Aspekt sichert der 2. Draht die Seitenäste bei Interventionen und ermöglicht den Zugang zum Gefäß auch bei interventionell auftretenden Gefäßverschlüssen z.B. durch Plaque-Shift.

15.7.4 Flip-Flop-Technik

Wenn ein Stent bei einer Bifurkationsstenose im Hauptsegment des arteriellen Gefäßes implantiert wird, liegt der 2. Draht wandadhärent. In diesem Fall empfiehlt es sich, den Führungsdraht des stenttragenden Ballonkatheters zu verwenden, um den Seitenast über den liegenden Stent zu erreichen. Hierzu ist vielfach ein versteifter Draht notwendig. Man ist aber überrascht, wie häufig mit dem liegenden Draht tatsächlich der Seitenast erreicht werden kann. Wie immer bei Sondierungen empfiehlt es sich, mit den Fingern den Draht zu rotieren, um nach dem Korkenzieherprinzip durch die Drehung die Reibung an der Seitenwand zu vermindern und die Vortriebskraft zu stärken. Ist mit diesem Draht der Seitenast erreicht, wird der gefangene Draht zurückgezogen und in das stenttragende Gefäß vorgeführt. Diese Technik wird als **Flip-Flop-Technik** bezeichnet. In dieser Position kann problemlos der Zugang zum Seitenast nachdilatiert werden und selbst ein freier Zugang für einen Stent in den Seitenast geschaffen werden, wenn dies notwendig ist. Derzeit beschränken sich die meisten Katheteriseure auf die Dilatation und vermeiden die Implantation eines 2. Stents in der T- oder Crush-Technik.

15.7.5 Nato-Methode

Die Nato-Methode hilft bei der Bergung von Ballonkathetern und Mikrokathetern, die OTW geführt wurden, ohne dass ein Verlängerungsdraht genutzt wird. Dazu erfolgt der Rückzug des Katheters bis an das Drahtende. Dann Aufsetzen einer mit Kochsalz gefüllt

Tab. 15.26: Überblick über Art und Handhabung der häufigsten Komplikationen während der koronaren Interventionen

Koronare Komplikationen	Therapie
Proximale Plaqueruptur	Rasche Implantation eines Stents in die rupturierte Stelle Ggf. Gabe von Glykoprotein-IIb/IIIa-Inhibitoren
Dissektionen	Sofortige Implantation eines langen Stents im Bereich der vermuteten Eintrittspforte Bei Erfolglosigkeit: notfallmäßige Bypassoperation Wichtig: In beiden Fällen sollte der Draht zur Erhaltung der Restperfusion im Gefäß verbleiben.
Verschluss einer Stenose	Prophylaktisch: vorsichtige atraumatische Drahtpassage und ggf. Gabe von Glykoprotein-IIb/IIIa-Inhibitoren Bei Verschlüssen nach erfolgter Dilatation: erneute Redilatation und Stentimplantation Ggf. Gabe von Glykoprotein-IIb/IIIa-Inhibitoren
Koronarspasmen	Gabe von Nitroglycerin i.c., z.T. mehrfach 0,2 mg Bei niedrigen systolischen Blutdrücken (< 100 mmHg): rasche Gabe von Volumen
Thrombembolien	Adenosin 30–40 µg i.c. Hoch dosierte Calciumantagonisten: Verapamil 50–100 µg i.c. Thrombusaspiration Nitroglycerin Intensivmedizinische Überwachung der Patienten
Koronare Luftembolien	Aspiration Ausreichende Schmerztherapie NaCl 0,9%-Injektionen in die betroffene Koronararterie
Perforation, Koronarruptur und Perikardtamponade	Bei extrakoronarer Blutung: proximale, 10–20 min dauernde Ballonokklusion Koronarruptur: Einlage eines ummantelten Stents (z.B. Graftmaster Coronary Stent Graft, Abbott Vascular) Perikardtamponade und Schock: Echokardiographie und Perikardpunktion Gabe von Protamin: 5000 IE Protamin neutralisieren 5000 IE Heparin.
Stentverlust	Ein verlorener Stent darf auf keinen Fall in einer **proximalen Koronararterie** frei liegen bleiben: Aufsuchen des Stents unter Durchleuchtung oder mittels IVUS über den liegenden Draht, Versuch, mittels eines kleinprofiligen Ballonkatheters den verlorenen Stent zu bergen Bei Erfolglosigkeit: Verlorener Stent muss an atypischer Stelle, ggf. auch ohne Funktion, in der Wand mit dem Ballon oder einem weiteren Stent fixiert werden.
No-Reflow-Phänomen	Gabe von Verapamil und Adenosin i.c. (s. Kap. 17)

Luer-Lock-Spritze. Unter hohem Druck wird der Katheter nun langsam zurückgezogen und mit Durchleuchtung geprüft, dass die Drahtspitze distal der Läsion verbleibt.

15.8 Unmittelbare Nachbehandlung

Die unmittelbare Nachbehandlung des Patienten hängt vom Schweregrad der Erkrankung und von der Komplexität der durchgeführten Intervention ab. Bei einem NSTEMI/STEMI, bei einer komplexen und risikoreichen Intervention und bei einem suboptimalen Ergebnis sollte der Patient zur Überwachung auf eine ITS oder einer Überwachungseinheit (Cardiac Care Unit) verlegt werden. Nach unkomplizierter PCI ist eine Weiterbetreuung auf einer kardiologisch orientierten Station mit Monitorüberwachung ausreichend.

Im Rahmen der unmittelbaren Nachbehandlung sollten mindestens einmal (nach 6 h), ggf. mehrmals eine Kontrolle der Laborwerte (Troponin, Hämoglobin, Kreatinin, Kalium) und eine 12-Kanal-EKG-Kontrolle erfolgen. Zudem sollte eine leitliniengerechte thrombozytenfunktionshemmende Therapie durchgeführt werden (s. Kap. 12).

15.9 Koronare Komplikationen nach PCI

Aufgrund der verbesserten Technik, neuer Medikamente und langjähriger Erfahrung sind koronare Komplikationen nach erfolgter PTCA und Stentimplantation zwar relativ selten, können im Einzelfall dann aber doch fatale Folgen für den Patienten haben. Insbesondere jüngere Untersucher während der Lernphase sollten über die wichtigsten Komplikationen und ihre aktive Handhabung informiert sein. Einen Überblick über die häufigsten Komplikationen und ihrer Handhabung gibt Tabelle 15.26.

15.10 Fallbeispiel

15.10.1 Vorgehen bei schwieriger verkalkter Stenose der RCA

15.10.1.1 Einleitung

Die Intervention bei einer verkalkten, sklerosierten RCA ist eine Herausforderung für jeden Operateur. Besonders bei langjähriger Hypertonie, langjährigem Nikotinabusus und/oder terminaler Niereninsuffizienz muss mit dieser Gegebenheit gerechnet werden. Typisch ist bei diesen Patienten der nativ sichtbare Kalk im gesamten Gefäßgebiet. Vielfach sind Füllungsdefekte nachweisbar, die an Thromben erinnern lassen, aber tatsächlich durch ins Lumen vorragende Verkalkungen hervorgerufen werden. In diesen Fällen ist es notwendig, einen Führungskatheter mit gutem Back-up zu verwenden.

Geht die RCA steil aus der AO ab (sog. Hockey-Stick oder Shepherd's Crook) ist ein IMA-Führungskatheter hilfreich. Dieser hat allerdings einen geringen Back-up. Besser sind XB-Katheter oder Amplatz-Katheter. Der linke Amplatz-Katheter hat dabei den besten Back-up, ist aber nicht immer leicht zu positionieren.

15.10.1.2 Typische Vorgehensweise
- Positionierung eines 6-F-JR-Führungskatheters
- Vorführung eines Standard Floppy-Drahts mit starker Rotation, da besonders bei verkalktem und unelastischem Gefäß die Reibungskräfte herabgesetzt werden müssen
- Versuch der Abschätzung der Gefäßveränderungen durch den IVUS-Katheter zur Überprüfung, ob später auch eine

Passage eines Stents möglich sein würde, was jedoch bei der fehlenden Passage des IVUS-Katheters unwahrscheinlich ist
- Nutzung eines Buddy Wires und erneute IVUS-Kathetervorführung
- Jedoch Stopp des IVUS-Katheters bereits im Winkel der Pars horizontalis und Übergang zur Pars descendens der RCA
- Wechsel auf einen 3,5-Amplatz-6-F rechts
- Erneute Drahtvorführung in RCA bis in das distale Segment
- Fehlende Passage des IVUS-Katheters
- Auch Buddy Wire ohne Effekt
- Erneut fehlende Passage des IVUS-Katheters
- Vordilatation mit (Non-compliant) 2,5-mm-Ballon mit 12 atm 15 s Dauer (Quantum, Boston Scientific)
- Kontrollkoronarographie: Gefäß weitgehend unverändert, keine Dissektion
- Vorführung des IVUS-Katheters
- Fehlende Passage wie bei den ersten Versuchen
- Vordilatation mit 12 mm/3,5 mm-(non-compliant)-Ballon mit 18 atm und 20 s Dauer

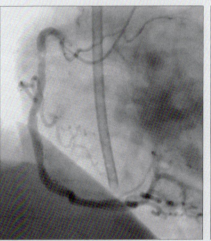
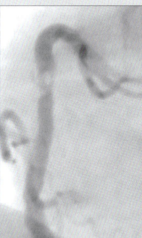

Abb. 15.67: RCA in LAO 40°, präinterventionell, **rechts** vergrößert. Es zeigt sich eine schwer kalzifizierte Stenose in Segment 2 bei insgesamt deutlich atherosklerotisch verändertem Gefäß. Die durch die Verkalkung verursachten Füllungsdefekte lassen an Thrombenbildung denken, die im IVUS ausgeschlossen wurde.

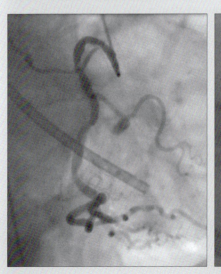
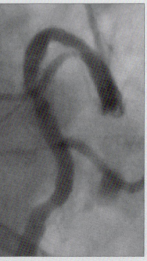

Abb. 15.68: RCA präinterventionell in RAO 30°, **rechts** vergrößert. Hier stellt sich das Segment 1 exzentrisch verändert mit hochgradiger Stenose dar.

- Kontrollkoronarangiographie: deutlicher Lumengewinn des Gefäßes ohne sichtbare Dissektion mit freiem Abfluss des KM
- Rückzug des Buddy Wires
- Vorführung des IVUS-Katheters: Darstellung erheblicher Verkalkungen und Nachweis von subintimalen und submedialen Einrissen

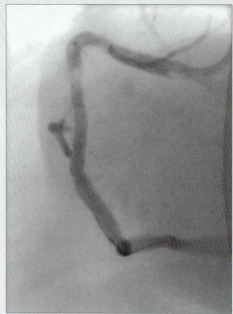
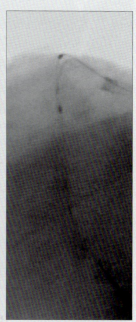

Abb. 15.69: In Buddy-Wire-Technik wird nun ein Ballonkatheter (non-compliant 2,5 mm) zur Vordilatation vorgebracht. Diese Maßnahme war nötig, da die ausgeprägte Kalzifikation des Gefäßes ein Vorschieben sowohl des IVUS-Katheters als auch des Ballons auf üblichem Weg verhindert hat.

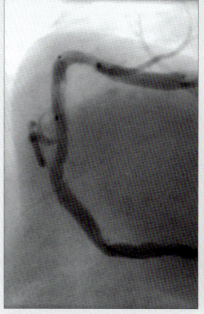
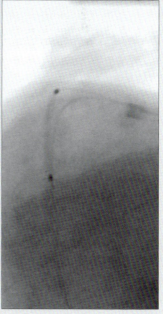

Abb. 15.70: Erneute Vordilatation des Gefäßabschnittes mittels 3,5-mm-Quantum-Ballonkatheter

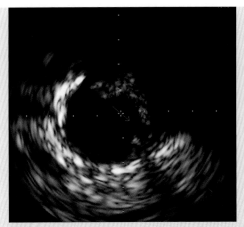 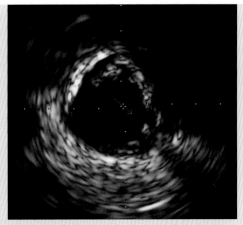

Abb. 15.71: In der IVUS-Evaluation nach den Vordilatationen lässt sich eine deutliche Plaquelast Stary Vc nachweisen mit subintimalen und submedialen Einrissen, hier bei 5 und 10 Uhr.

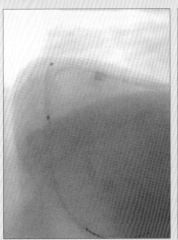 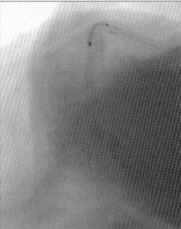

Abb. 15.72: Implantation eines Stents zuerst in den distalen Teil der Läsion. Der Stent wird in Buddy-Wire-Technik vorgebracht. Der 2. Draht wird vor der Insufflation entfernt, um ihn nicht mit dem Stent zu fangen (jailen). Anschließend erfolgt eine Stentimplantation in den proximalen Abschnitt der Läsion, jetzt ohne erneut einen 2. Draht einzuführen.

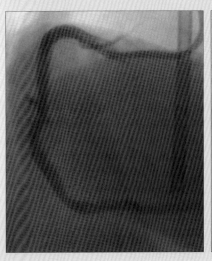 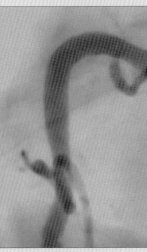

Abb. 15.73: RCA postinterventionell in LAO 30°, **rechts** vergrößert. Das Gefäß stellt sich glatt konturiert mit gutem Fluss dar.

15.10 Fallbeispiel

- Implantation eines mit Polyzen F beschichteten 15-mm-Cobalt-Chromium-Stents (Catania, CeloNova)
- Implantation des Stents, der leicht vorgeführt werden kann, mit 18 atm und 20 s Dauer
- Implantation eines zweiten 15-mm-Stents mit geringer Überlappung proximal des 1. Stents bei Nachweis von erheblicher Lumeneinengung im IVUS
- Kontrollkoronarographie: exzellentes Dilatationsergebnis mit freiem, offenen Lumen und freiem KM-Abfluss
- IVUS: Nachweis einer perfekten Adaption der Stentstreben. Selbst im verkalkten Gefäßsegment nur geringe Asymmetrie. Optimale Abdeckung der proximalen Stenosierung und optimaler Übergang in das proximale freie Segment der Pars horizontalis der RCA
- Beendigung der Untersuchung: Patient beschwerdefrei ohne EKG-Veränderungen
- Optimales Resultat

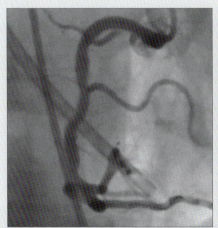
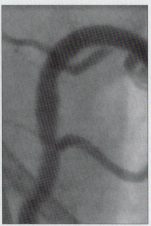

Abb. 15.74: RCA postinterventionell in LAO 40°, **rechts** vergrößert

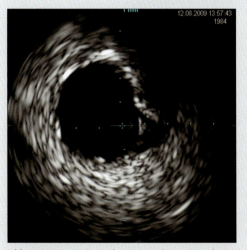
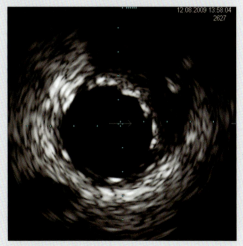

Abb. 15.75: Die IVUS-Evaluation nach Stentimplantation (**links**) im proximalen, (**rechts**) im distalen Abschnitt der Läsion) zeigt eine perfekte Adaptation der Stentstreben.

16 Spezielle Koronarinterventionen

16.1 Interventionen an aortokoronaren Bypässen **489**
    16.1.1 Hintergrund – 489
    16.1.2 Praktisches Vorgehen – 492

16.2 Bifurkationsstenosen **500**
    16.2.1 Einleitung – 500
    16.2.2 Definition und Klassifikation von Bifurkationsstenosen – 501
    16.2.3 Strategie der PCI einer Bifurkationsstenose – 503
    16.2.4 Ballonkatheter und Stents zur Behandlung von Bifurkationsstenosen – 506
    16.2.5 Praktisches Vorgehen – 510
    16.2.6 Beispiele – 512

16.3 Ostiale Läsionen **512**
    16.3.1 Führungskatheter – 512
    16.3.2 PTCA der Ostiumstenose – 514
    16.3.3 Stentimplantation – 514

16.4 Koronare Restenose **520**
    16.4.1 Einführung – 520
    16.4.2 Pathogenese der Restenose – 521
    16.4.3 Koronare Stentimplantation zur Therapie der Restenosierung nach PTCA – 527
    16.4.4 Instent-Restenosen: Klassifizierung – 527
    16.4.5 ISR bei DES – 527
    16.4.6 Restenosebezogene mechanische Faktoren – 529
    16.4.7 Quantifikation der Restenose mittels IVUS – 529
    16.4.8 Stentstrebenbrüche und ISR – 530
    16.4.9 Allergien nach Stentimplantation – 533
    16.4.10 Zeitverlauf der Restenosierung – 533
    16.4.11 Therapie der ISR – 533
    16.4.12 Prognose für Patienten nach Entwicklung einer ISR – 540

16.5 Hochfrequente Rotationsatherektomie (Rotablation) **540**
    16.5.1 Einleitung – 540
    16.5.2 Prinzip der hochfrequenten Rotationsangioplastie – 541
    16.5.3 Indikationen zur Rotablation – 542
    16.5.4 Systembeschreibung des Rotablators – 543
    16.5.5 Technik der Nutzung des Rotablators – 544
    16.5.6 Potenzielle Komplikationsmöglichkeiten – 549

16.6 PCI der chronischen Gefäßverschlüsse **553**
    16.6.1   Einleitung – 553
    16.6.2   Pathologisch-anatomische Befunde – 553
    16.6.3   Indikation zur Rekanalisation einer CTO – 554
    16.6.4   Erfolgsraten der Rekanalisation – 555
    16.6.5   Technische Ausrüstung – 556
    16.6.6   Vorgehen bei fehlender Ballonpassage nach Drahtvorführung einer CTO – 562
    16.6.7   Neuentwicklungen interventioneller Instrumente für die Rekanalisation – 563
    16.6.8   Antegrade Drahttechnik zur Gefäßrekanalisation nach Yao Kang – 564
    16.6.9   Retrograde Technik der CTO-Rekanalisation – 567

16.7 Hauptstammerkrankungen **573**
    16.7.1   Einführung – 573
    16.7.2   Pathologische Anatomie – 573
    16.7.3   Klinik der Hauptstammstenose – 573
    16.7.4   Koronarangiographie, IVUS und Autopsien – 576
    16.7.5   Hauptstammäquivalent – 577
    16.7.6   PCI der Hauptstammstenose – 577
    16.7.7   Vergleich der PCI und der Bypassoperation – 579

16 Spezielle Koronarinterventionen

16.1 Interventionen an aortokoronaren Bypässen

16.1.1 Hintergrund

Die PCI mit Dilatation und Stentimplantation an Stenosen im Bereich von aortokoronaren Venenbypässen stellt eine seit Jahren etablierte Behandlungsoption dar und hat im wesentlichen Maße zu einer Verlängerung der Bypassoffenheit beigetragen. Trotzdem ist diese Technik mit Limitationen behaftet. Zum einen treten während der Intervention Mikro- und Makroembolien auf, die wegen einer Verstopfung der Mikrovaskulatur zum Slow-/No-Flow-Phänomen führen können (s. Abb. 16.1) [1]. Diese Patienten zeigen häufiger postinterventionelle Infarkte und weisen im Langzeitverlauf eine erhöhte Sterblichkeit auf. Weiterhin zeigen interventionell behandelte Bypassstenosen auch mit Stentimplantation eine erhöhte Restenoserate im Vergleich zu nativen Koronararterien.

Um das Problem der periinterventionellen Mikro- und Makroembolisationen zu beherrschen, sind verschiedene pharmakologische und mechanische Protektionsstrategien entwickelt worden.

Von pharmakologischer Seite können Substanzen Anwendung finden, die zu einer Dilatation der Mikrostrombahn führen. Hier findet Adenosin in i.v. oder direkter Bypassinjektion ebenso Anwendung wie Verapamil, Nicardipin, Nitroglycerin oder Natriumnitroprussid (s. Tab. 16.1). Eigene experimentelle Ergebnisse dokumentieren, dass auch der Serotoninfreisetzung neben anderen löslichen humoralen Faktoren und damit möglicherweise den Serotoninantagonisten eine besondere Bedeutung in der Verhinderung oder Behandlung des Slow-/No-Flow-Phänomens zukommt [2].

Von mechanischer Seite sind verschiedene Konzepte entwickelt worden, die periinterventionelle Embolisationen verhindern sollen (s. Abb. 16.2) [3, 4].

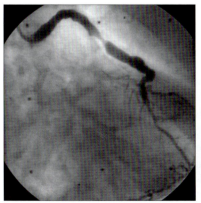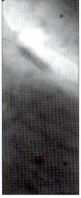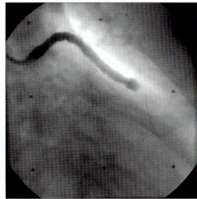

Abb. 16.1: No-Flow-Phänomen nach Bypassstentimplantation

Tab. 16.1: Substanzen zur Verhinderung/Behandlung eines Slow-/No-Flow-Phänomens

Substanz	Applikationsort	Dosis
Nitroglycerin	Bolus in Bypass	200 µg, z.T. repetitiv
Verapamil	Bolus in Bypass	100–500 µg
Nicardipin	Bolus in Bypass	10 µg
Natriumnitroprussid	Bolus in Bypass	50–100 µg
Adenosin	Bolus in Bypass i.v. Infusion	20–40 µg bis zu 1 mg 140–180 µg/kg/min

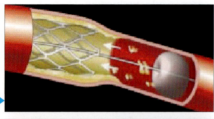

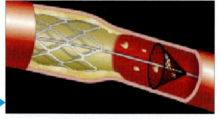

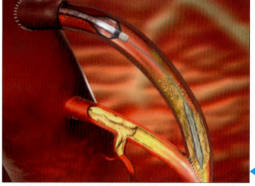

Abb. 16.2: Konzepte einer mechanischen Protektion zur Verhinderung von Mikro- und Makroembolisationen im Rahmen von koronaren oder Bypassinterventionen.
a) distale Okklusions- und Aspirationssysteme
b) distale Filterdrähte c) proximale Okklusions- und Aspirationssysteme (mit freundlicher Genehmigung von St. Jude Medical GmbH, Eschborn, Deutschland).

Die Erstanwendung erfolgte mittels eines Drahtokklusionssystems (GuardWire, s. Abb. 16.3), das durch die distale Ballooninsufflation eine periphere Embolisation von mobilisierten löslichen und korpuskulären Anteilen verhindert. Nach der Stentimplantation, die über dieses Drahtsystem erfolgte, konnte dann mit einem speziellen Absaugkatheter das embolisierte Material proximal des insufflierten Ballons abgesaugt werden.

Für das GuardWire-System konnte in der randomisierten SAFER-Studie gezeigt werden, dass hiermit weniger peri- und postinterventionelle Ischämiemarkeranstiege und Infarkte auftreten.

Alternativ sind drahtbasierte Filterprotektionssysteme entwickelt worden, die nach Passage der Stenose distal davon expandiert werden und somit eine distale Embolisation verhindern (s. Abb. 16.4) [4, 5]. Die Membran ist in den meisten Fällen 100 µm im Durchmesser, sodass mögliche humorale oder auch korpuskuläre Mikroembolisate < 100 µm diese Filtersysteme passieren können. Der Vorteil ist jedoch, dass Filterdrahtsysteme eine exakte Stentpositionierung unter Zuhilfenahme von KM-Injektionen einfacher möglich machen als distale Ballonokklusionssysteme. Nach Stentimplantation werden die filterbasierten Protektionssysteme mit unterschiedlichen Mechanismen zusammengefaltet und geborgen.

Die FIRE-Studie konnte bez. klinischer Endpunkte (Tod, MI, Revaskularisationsmaßnahmen, Ischämiemarkeranstiege) keinen Unterschied zwischen einem Filterdrahtsystem (FilterWire) und einem distalen Okklusions-/Aspirationssystem (GuardWire) aufzeigen.

16.1 Interventionen an aortokoronaren Bypässen

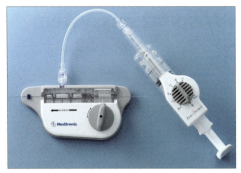 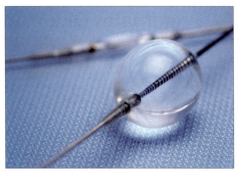

Abb. 16.3: GuardWire als distales Protektionssystem. **Links** der Adapter für die Insufflation des Okklusionsballons mit eingelegtem 0,014" Draht, **rechts** Abbildung des inflatierten Okklusionsballons (mit freundlicher Genehmigung der Medtronic GmbH, Meerbusch).

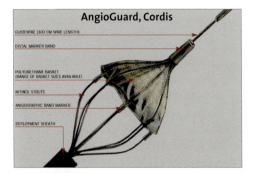 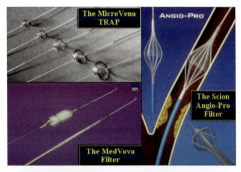

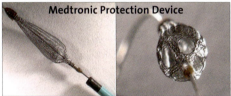 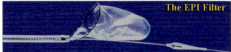

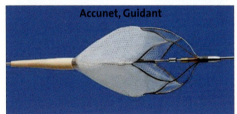

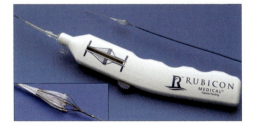

Abb. 16.4: Filterdrahtsysteme als distale Protektionssysteme

Alternativ zu den distalen Protektionssystemen gibt es mit dem PROXIS-System (s. Abb. 16.5) ein proximales Protektionssystem. Dabei wird über den eigentlichen Führungskatheter ein weiterer in das Zielgefäß vorgeführt, an dessen Ende ein kleiner Ballon angebracht ist. Nach Drahtpassage wird dieser Ballon vor der Stenose mit niedrigem Druck insuffliert und verhindert so einen antegraden Bluteinstrom in das Gefäß. Durch Aspiration während der Dilatation oder Stentimplantation werden Embolisate abgesaugt und können nicht in die Mikrostrombahn gelangen. Vorteil dieses Systems ist, dass besonders sequenzielle aortokoronare Venenbypässe in allen Schenkeln vor Embo-

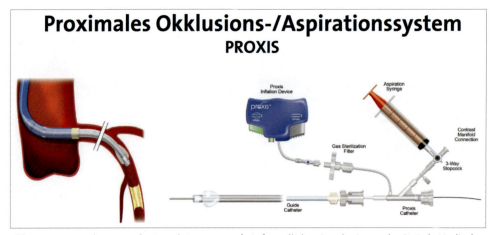

Abb. 16.5: PROXIS als proximales Protektionssystem (mit freundlicher Genehmigung der St. Jude Medical GmbH, Eschborn)

lisationen geschützt werden können. Nachteil ist, dass aortale Bypassostiumstenosen hiermit nicht versorgt werden können.

Membranbeschichtete Stents haben im Rahmen der Bypassstentimplantation einige Effekte aufzeigen können, periinterventionelle Embolisationen zu verhindern. Aber diese Stents wiesen eine deutlich erhöhte Restenoserate auf. Die Ergebnisse perikardbeschichteter Stents oder Maschenstents bleiben abzuwarten.

16.1.2 Praktisches Vorgehen

- Bei Vorliegen von Bypassläsionen sollte die Indikation zur Intervention immer abgewägt werden gegenüber einer Intervention am durch den Bypass versorgten Nativgefäß. Ebenfalls sollten die Optionen der Rebypassoperation oder einer rein medikamentösen Therapie in die Indikationsfindung einfließen.
- Wird eine Bypassintervention geplant, ist eine korrekte Führungskatheterwahl entscheidend. Hier bieten sich Judkins-Rechtskonfigurationen an, aber ebenso spezielle Bypasskatheterkurven für Venenbypässe zur LCA und RCA. Der meist inferior abgehende RCA-Bypass lässt sich am besten mit einem MP-Katheter intubieren. Bei den o.g. mechanischen Protektionssystemen sollten mindestens 6-F-Führungskathetergrößen verwendet werden.
- Nach korrekter Positionierung des Führungskatheters in das Ostium des Venenbypasses wird zunächst die Stenosepassage mit einem konventionellen Draht mit weichem Drahtende empfohlen, um für den Fall gewappnet zu sein, dass es beim Vorbringen eines der Filterdrahtsysteme, die allesamt sperriger sind als konventionelle Drahtsysteme, zu einer okklusiven Dissektion der Stenose kommt.
- Anschließend erfolgt dann die Nutzung des mechanischen Embolisationsschutzsystems. Hier bieten sich filterbasierte Systeme insbesondere für die Konstellationen an, in der lediglich ein Untersucher steril am Tisch arbeitet, eine exakte Stentpositionierung notwendig und die Ischämiezeit von Bedeutung ist. In den Konstellationen, in denen auch kleinere Mikroembolisationen, insbesondere auch die Embolisation von löslichen vasoaktiven Substanzen wie z.B. Serotonin verhindert werden soll, finden distale Ballonokklusions- oder proximale Aspirationssysteme Anwendung.

- Erfahrungsgemäß tendieren aortoostiale als auch koronare Bypassostiumstenosen seltener zu Embolisationen im Vergleich zu Schaftstenosen, weswegen Letztere in jedem Fall mittels eines mechanischen Protektionssystems versorgt werden sollten. Jedoch neigen Erstere auch zu Dissektionen, die flussrelevant sein können (s. Abb. 16.6–16.9).
- Entscheidend ist die richtige Größenwahl sowohl des Okklusionsballondrahtsystems als auch des Filterdrahtsystems, damit keine periinstrumentellen Embolisationen möglich sind.
- Die mechanischen Embolisationssysteme sollten in deutlichem distalem Abstand zur behandelnden Stenose (> 2 cm) positioniert werden.
- Für das Ballonokklusionssystem gilt, dass der zu platzierende Stent mit entspre-

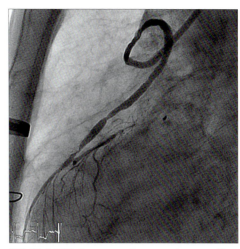

Abb. 16.6: RIVA-Bypassanastomosenstenosen, die keine Nutzung eines distalen Protektionssystems erlauben. Ein proximales Protektionssystem stand nicht zur Verfügung.

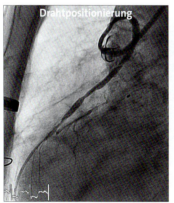 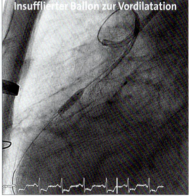

Abb. 16.7: Konventionelle Intervention ohne Protektionssystem

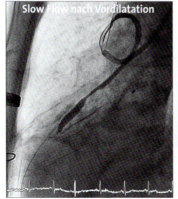 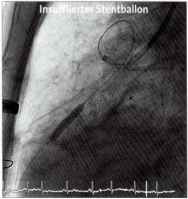

Abb. 16.8: Slow-Flow-Phänomen ± Dissektion nach Vordilatation, deshalb Implantation eines 3,5/18-mm-BMS

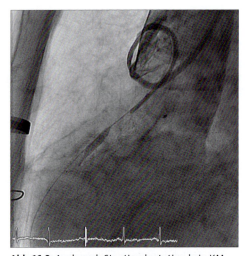

Abb. 16.9: Auch nach Stentimplantation kein KM-Abfluss, der auch nach repetitiven selektiven Adenosin-Bolusgaben in den Bypass nicht zu verbessern war

chendem Durchmesser und Länge über diesen Draht in die Stenose vorgeführt wird, der Back-up-Draht dann bis proximal des zu implantierenden Stents zurückgezogen, der Okklusionsdrahtballon insuffliert wird und die Stentimplantation erfolgt. Nach Stentballondeflation wird der Stent über den Ballondraht entfernt und der Aspirationskatheter vorgeführt, um die embolisierten Partikel und löslichen Substanzen proximal des Ballons durch langsames Rückziehen (~ 1 mm/s) unter Aspiration zu entfernen (s. Abb. 16.10).

◂ Unter Verwendung von Filterdrahtsystemen erfolgt nach Freisetzung des Embolisationsschutzschirmchens deutlich distal der Stenose die entsprechende Positio-

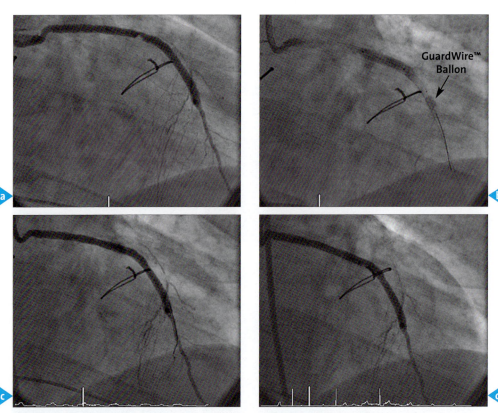

Abb. 16.10: GuardWire-unterstützte Stentimplantation in eine RIVA-Bypassschaftstenose. **a)** Ausgangsbefund. **b)** GuardWire-Ballon distal der Stenose insuffliert und Stentballon expandiert. **c)** angiographisches Ergebnis nach Aspiration des Embolisats und Ablassen des GuardWire-Ballons. **d)** finales angiographisches Ergebnis nach GuardWire-Entfernung

nierung des Stentballons. Auch hier wird der Back-up-Draht bis proximal des zu implantierenden Stents zurückgezogen, bevor dann die Stentimplantation durchgeführt wird. Nach Entfernung des Stentballons wird über den Filterembolisationsschutzdraht der Bergungskatheter vorgeführt, der den Schirm zusammenfaltet und das darin embolisierte Material festhält. In dieser Form wird dann das System aus dem Bypass entfernt. KM-Injektionen nach Stentimplantation bei weiterhin geöffnetem Embolisationsschutzschirmchen zeigen bisweilen ein deutliches Slow-, manchmal No-Flow-Phänomen, das nach Bergung des distalen Protektionssystems komplett reversibel ist. In diesen Fällen sind zumeist die Filterporen durch größere Emboliepartikel verschlossen, und es liegt keine Verstopfung der Mikrostrombahn als Ursache des Slow-/No-Flow-Phänomens vor (s. Abb. 16.11–16.19).

◢ Die Verwendung des proximalen Protektionssystems PROXIS ist komplexer. Aortoostiale Bypassstenosen sind hiermit

Abb. 16.11: RCX-Bypassschaftstenose

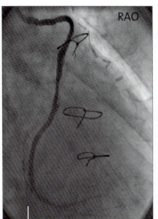
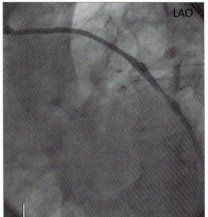

Abb. 16.12: Positionierung des Back-up-Drahts und des Angio-Guard-Protektionssystems distal der Stenose

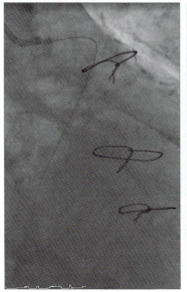
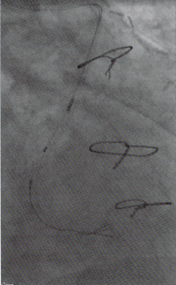

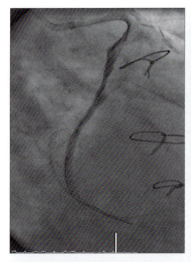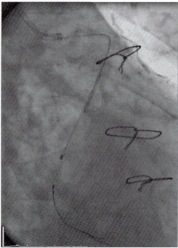

Abb. 16.13: Dokumentation der KM-Passage nach AngioGuard-Schirmchenereöffnung (**links**) und Stentballonpositionierung (**rechts**)

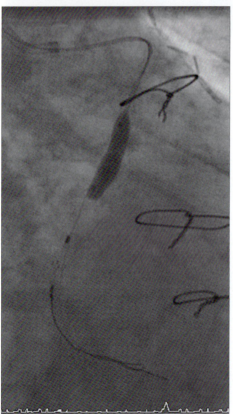

Abb. 16.14: Stentimplantation (4,0/23 BMS)

nicht therapierbar. Die Ischämietoleranzzeit ist ähnlich der distalen Ballonokklusions-/Aspirationssysteme im Vergleich zu distalen Filterdrahtsystemen deutlich kürzer und limitierten damit deren Einsatz bei komplexen, langstreckigen Bypassstenosen mit notwendiger Mehrfachstentimplantation. Eine optimale, stabile Führungskatheterlage ist bei diesem System besonders wichtig. Bei zentralen Bypassstenosen mit sequenziellen Anteilen, die eine distale Embolieprotektion aller Schenkel nicht erlauben, ist das PROXIS das System der Wahl [6].

▲ Bei im Rahmen von ACS akut verschlossenen Venenbypässen kann nach Drahtpassage, die häufig sehr einfach gelingt und für die Aktualität des Verschlusses spricht, eine manuelle oder mechanische Thrombektomie erfolgen. Häufig demaskiert sich dann erst das komplette Ausmaß der Bypassdegeneration mit Lokalisation der das ACS auslösenden Zielläsion. In diesen Fällen kann dann die weitere Intervention mit Stentimplantation unter Verwendung von distalen oder proximalen Embolieprotektionssystemen erfolgen (s. Abb. 16.20–16.22).

▲ Sollten die angiographischen Ergebnisse ein gutes Stentimplantationsergebnis do-

Abb. 16.15: Angiographisches Endergebnis nach Entfernung des AngioGuard-Systems

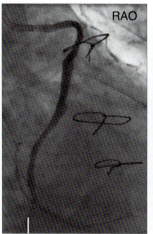
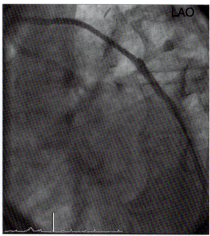

kumentieren, kann auch der Back-up-Draht entfernt und die Untersuchung beendet werden. Ansonsten kann dieser zumeist leicht wieder durch den implantierten Stent in die Bypassperipherie vorgeschoben werden, um z.B. eine IVUS-Untersuchung zur Überprüfung des Stentimplantationserfolgs anzuschließen.

◂ Sollte sich trotz Verwendung eines mechanischen Embolisationsschutzsystems ein Slow-/No-Flow-Phänomen einstellen, sollten repetitive Gaben von Verapamil, Nicardipin, Natriumnitroprussid, Nitroglycerin und/oder Adenosin erfolgen, um die Mikrovaskulatur weitzustellen und zu

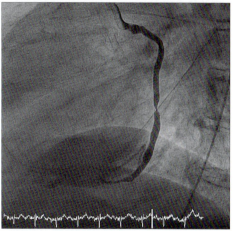

Abb. 16.16: Filiforme RCX-Bypassschaftstenose mit verzögertem KM-Abstrom

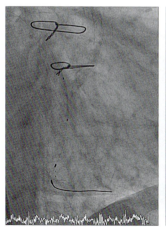
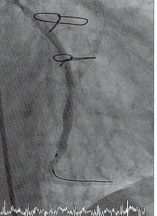
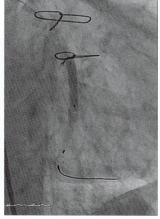

Abb. 16.17: Positionierung des AngioGuard-Systems zur distalen Protektion und des Stentballons, dann Stentimplantation (3,5/18 BMS)

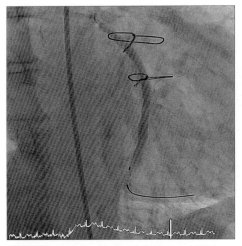
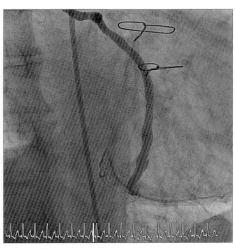

Abb. 16.18: Nach Stentballondeflation und KM-Injektion Slow-Flow-Phänomen, das sich jedoch als artefiziell wegen Verstopfung des Filterschirmchens durch Embolisat herausstellte

Abb. 16.19: Angiographisches Endergebnis nach AngioGuard-Bergung

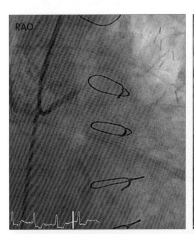
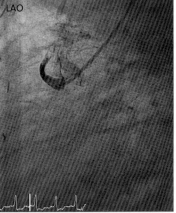

Abb. 16.20: ACS mit Venenbypassverschluss auf das RCX-Stromgebiet

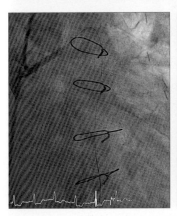
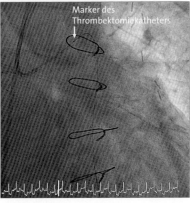

Abb. 16.21: Drahtpassage des Bypassverschlusses (**links**) und manuelle Thrombektomie (**rechts**)

16.1 Interventionen an aortokoronaren Bypässen

Abb. 16.22: Angiographische Ergebnisse nach Thrombektomie (**links**) und Doppelstentimplantation (**rechts**). Im Thrombektomieaspirat fand sich ein langer Thrombus.

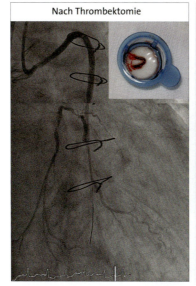
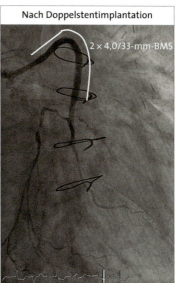

einer Optimierung des Blutflusses zu führen. Für die Fälle, in denen die Verwendung eines mechanischen Embolisationsschutzsystems aus anatomischen Gründen nicht möglich ist, empfiehlt sich unmittelbar vor Stentimplantation die Bolusgabe der o.g. vasoaktiven Substanzen zur Dilatation der Mikrovaskulatur. Alternativ hat sich hier auch die i.v. Gabe von Verapamil, Nitroglycerin und/oder Adenosin, letzteres in der Dosierung, so wie sie zur Berechnung der FFR Verwendung findet, bewährt. Glykoprotein-IIb/IIIa-Rezeptorblocker spielen in der Verhinderung oder Behandlung von Slow-/No-Flow-Phänomenen keine Rolle. Das Gleiche gilt auch für eine anatomische Konstellation, die keinen suffizienten distalen Embolieschutz erlaubt und in der ein proximales Protektionssystem nicht zur Verfügung steht (s. Abb. 16.23–16.26).

◢ Bei der Stentauswahl zur Implantation in Venenbypassstenosen ist die Studienlage nicht eindeutig. In aktuelleren Studien scheint sich ein Vorteil der DES abzuzeichnen. Im SOS-Trial [7] haben mit Paclitaxel beschichtete Stents bessere Ergebnisse gegenüber Restenosen gezeigt

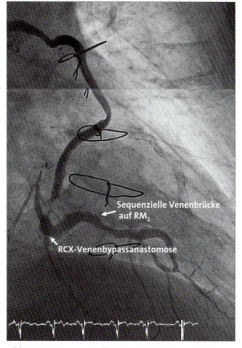

Abb. 16.23: Sequenzieller RCX/RM$_2$-Bypass mit subtotaler Stenose an der Bypassanastomose zum RCX, Stenose im sequenziellen Bypasssegment zum RM$_2$ sowie Knickstenose im Bypassschaft. Diese Konstellation erlaubt keinen sinnvollen Einsatz von distalen Protektionssystemen, ein proximales Protektionssystem war zum Zeitpunkt der Untersuchung noch nicht zugelassen und damit nicht verfügbar.

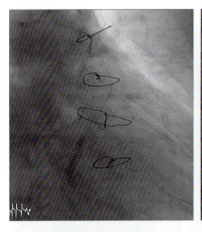
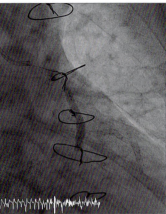

Abb. 16.24: Vordilatation der Anastomosenstenose (**links**) und der Knickstenose im Bypassschaft (**rechts**)

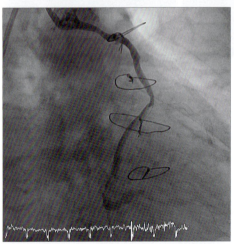

Abb. 16.25: Nach Vordilatation sehr träger KM-Abfluss im Sinne eines Slow-/No-Flow-Phänomens

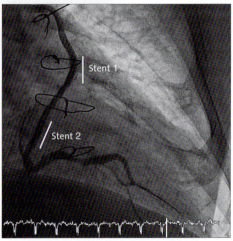

Abb. 16.26: Finales angiographisches Ergebnis nach Doppelstentimplantation und multiplen 40-µg-Adenosinbolusgaben in den Bypass

als gleichartige BMS. Die STENT-Gruppe [8] hat mit Registerdaten gezeigt, dass die DES-Implantation im Kurzzeitverlauf günstiger in Bezug auf TVR ist, insbesondere bei kleinen Referenzgefäßdiametern (< 3,5 mm). Dieser Vorteil hebt sich im Langzeitverlauf jedoch weitestgehend auf. Neue Konzepte in der Versorgung von Bypassläsionen liegen z.B. in der Implantation von mit Perikard gecoverten oder mit Netzen bezogenen Stents [9], die die Plaques bei der Dilatation einschließen, um so eine distale Embolisierung des Materials zu verhindern. Hier müssen Langzeitergebnisse abgewartet werden.

16.2 Bifurkationsstenosen

16.2.1 Einleitung

Die Dilatation von Bifurkationsstenosen stellt besondere Anforderungen an den Operateur, da die Sondierung schwierig sein kann, Komplikationen nicht selten sind, eine hohe Restenoserate vorhanden ist und gehäuft Stentthrombosen auftreten. Die

Stentimplantation hat die Ergebnisse für die Behandlung von Bifurkationsstenosen verbessert und die Gefahr der abrupten Okklusion vermindert [1–4]. Ein besonderes Problem war die Restenosierung in den Seitenästen, wobei Analysen von größeren Datenbanken ergaben, dass die Restenoserate vermindert ist, wenn eine Stentimplantation in den Seitenästen vermieden wird. Die Restenoserate erreicht aber immer noch 30% [2, 3]. Nach Einführung der DES bestand die Hoffnung, dass die Restenoserate, v.a. auch bei Bifurkationsstenosen, gesenkt werden kann. Die erste Studie ergab eine Restenoserate von nur 4% im Hauptast [4], im Seitenast aber 20%, unabhängig davon, ob diese Stenose nur dilatatiert oder gestentet worden war; auffällig die Stenthromboserate von 6,3% bei Patienten mit Seitenaststent. Weitere Studien konnten bisher nicht eindeutig beschreiben, welche Vorgehensweise gewählt werden soll [5, 6]. Sicherlich liegt dies an der großen Variabilität der Seitenaststenosen, die im Folgenden besprochen und das differenzierte Vorgehen sowie die technischen Aspekte erläutert werden sollen, sodass praktische Konsequenzen gezogen werden, die auch vom Europäischen Bifurkationsclub (EPC) kürzlich veröffentlich wurden [7].

16.2.2 Definition und Klassifikation von Bifurkationsstenosen

Für die physiologischen Flussverhältnisse an Gefäßbifurkationen gilt das **Murray-Prinzip**, das die Relation des Radius des proximalen Hauptasts mit den distal abgehenden Ästen korreliert. Die natürlichen Relationen bewirken einen minimalen Energieverlust an den Aufzweigungsstellen für das durchfließende Blut [8]. An Bifurkationen lautet es:

Murrays Gesetz:

$r^3_{proximaler\ Hauptast} = r^3_{distaler\ Hauptast} + r^3_{Seitenast}$

Bisher beruhte die Klassifizierung der Bifurkationsstenosen (s. Abb. 16.27) auf der Duke- oder Paris-Klassifizierung [5, 6]. Zwischenzeitlich ist aufgrund der Notwendigkeit, eine genauere Beschreibung zu geben, die **Medina-Klassifizierung** veröffentlich worden, die die Möglichkeit gibt, mit drei Zahlen die Stenosierungsform im Hauptstamm und im Seitenast wiederzugeben (s. Abb. 16.28) [7,

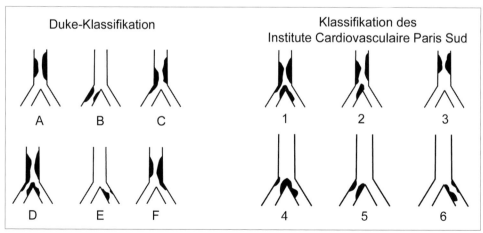

Abb. 16.27: Schematische Darstellungen der Duke- und Paris-Klassifizierung einer Bifurkationsstenose. Nach der Duke-Klassifizierung wird in Typ A, B, C, D, E und F unterschieden in Abhängigkeit davon, ob der Haupt-/Seitenast proximal/distal der Bifurkation betroffen ist. In der Paris-Klassifizierung ist eine einfachere Aufteilung vorhanden. Auch hier sind 6 Klassen angegeben. Nach [33], mit freundlicher Genehmigung von Europa Edition.

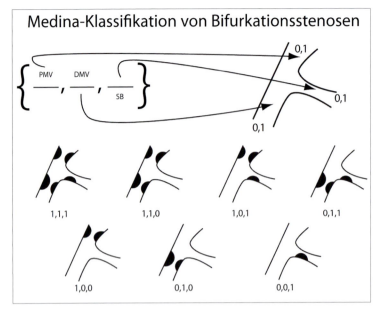

Abb. 16.28: Medina-Klassifizierung der Bifurkationsstenose: 0 bedeutet Stenosierung < 50% oder keine Stenosierung, 1 bedeutet Stenose > 50%. Die 1. Ziffer gibt den proximalen Gefäßabschnitt an (PMV), die 2. Ziffer die distale Stenosierung des Segments (DMV) und die 3. Ziffer die Seitenastbeteiligung (SB) [9].

9]. Liegt eine Einengung von mehr als 50% vor, wird dies mit einer 1 beziffert, während das Fehlen einer Stenose über 50% mit 0 charakterisiert wird. Die Zahlen werden durch Kommata getrennt und erlauben so eine mögliche Differenzierung in 7 Formen. Da die Medina-Klassifizierung nicht den Winkel zwischen Hauptast und Seitenast wiedergibt, ist dies als zusätzlicher Parameter zu berücksichtigen [10].

Der Hauptast (PMV = proximal main vessel) ist fast immer der RIVA, der RCX oder der RIVP der RCA. Wichtige Seitenäste (SB = side branch) sind der diagonale Ast (D1–3), der septale Ast, der marginale Ast (M1–3) und der posterolaterale Ast (RPL). Der Hauptast ist meistens der RIVA, während für den RCX, aber auch für die RCA auch Seitenäste die Hauptversorgung tragen können, und entsprechend sind bei der Beschreibung entsprechende anatomische Verhältnisse im Verhältnis zum distalen Hauptast (DMV = distal main vessel) zu berücksichtigen [7].

Bei den Winkeln wird unterschieden zwischen:

▲ Winkel A = Winkel zwischen proximalem Gefäß und Seitenast
▲ Winkel B = Winkel zwischen distalem Ast und Seitenast
▲ Winkel C = Winkel zwischen proximalem und distalem Hauptast

Weitere Faktoren werden diskutiert:
▲ Exzentrische oder konzentrische Stenosierung
▲ TIMI-Fluss
▲ Stenoselänge im Seitenast [11]

Als weitere Klassifikation von Bifurkationsstenosen haben sich Einteilungen nach Lefèvre als hilfreich erweisen [12]. Dieser klassifiziert die Behandlung einer Bifurkationsläsion nach 2 Kriterien:

Angulation und Morphologie (s. Abb. 16.29 und 16.30). Der Angulation von Bifurkationsläsionen kommt eine entscheidende Bedeutung zu, da sie die weitere Behandlungsstrategie und letztlich auch den Behandlungserfolg beeinflusst. Bei Y-Läsionen scheint der Schneepflug („Snow-plough")-Effekt häufiger aufzutreten. Zudem erweist es sich in diesem Fall als erheblich schwieriger, die Stenose des Nebenasts komplett abzudecken. Dagegen gelingt bei T-shaped-Läsionen meistens mittels T-Stenting die vollständige Abdeckung („Culotte-Technique").

16.2.3 Strategie der PCI einer Bifurkationsstenose

Die besondere Schwierigkeit einer Intervention besteht darin, dass die Ballondilatation der Hauptaststenose zu einer Plaqueverschiebung in den Abgang des Seitenasts oder zu Dissektionen und dadurch letztlich zu Stenosierungen und Verschlüssen des Seitenasts führt.

Folgende Mechanismen können im Rahmen einer Intervention zu einem Seitenastverschluss führen:
- Dissektion des Hautgefäßes mit Einbeziehung des Ostiums des Nebenasts
- Spasmus im Ostiumbereich
- Schneepflug („Snow-plough")-Effekt

Der Schneepflugeffekt beschreibt das Phänomen, dass im Rahmen der Ballondilatation Teile der aufgedehnten Wandablagerung (der sog. Plaque) des einen Asts den jeweils anderen Ast einengen (Stenose) oder gar vollständig verschließen (Okklusion) können. Dieser Effekt ist letztlich mit einem Schneepflug

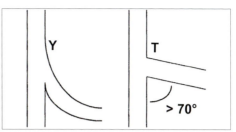

Abb. 16.29: Klassifikation der Bifurkationsstenosen nach Lefèvre nach Angulation der Gefäßaufteilung. Modifiziert nach [12]

vergleichbar, der die Straßen zwar frei räumt, jedoch gleichzeitig Seitenstraßen mit dem Schnee verstopft.

Zur Vermeidung des Schneepflugphänomens und um letztlich beide Äste zu schützen, können verschiedene Techniken angewandt werden:
- Mittels Doppeldraht-Technik wird vorsorglich ein 2. Führungsdraht in den Seitenast eingelegt, um diesen ggf. ebenfalls vorab dilatieren zu können (neuerdings auch mit DEB als Option).
- Im Rahmen der Kissing-balloon-Technik wird von vornherein ein 2. Dilatationsballon in den Seitenast platziert und zeitgleich insuffliert. Hierbei muss darauf geachtet werden, dass der Gesamtdurchmesser der 2 Ballons den Durchmesser

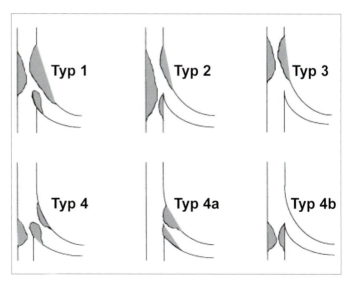

Abb. 16.30: Klassifikation der Bifurkationsstenosen nach Lefèvre nach Morphologie. Typ 1: „wahre Bifurkationsstenose" – der Hauptast ist sowohl proximal als auch distal und das Ostium des Nebenasts miteinbezogen. Typ 2: Hauptast ist sowohl proximal als auch distal miteinbezogen, der ostiale Teil des Nebenasts ist frei. Typ 3: Nur der proximale Teil des Hauptasts ist miteinbezogen, der distale Teil und der Nebenast sind frei. Typ 4: Nur der ostiale Teil des Haupt-/Nebenasts ist betroffen. Typ 4a: Nur der ostiale Teil des Nebenasts ist betroffen. Typ 4b: Nur der ostiale Teil des Hauptasts ist betroffen. Modifiziert nach [12].

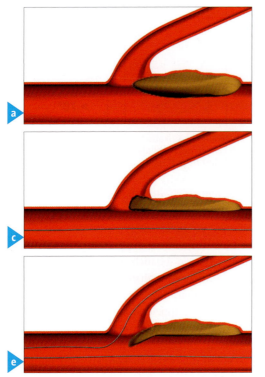

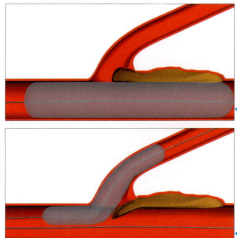

Abb. 16.31: Schematische Darstellung des Schneepflugeffekts bei der Behandlung von Bifurkationsstenosen. Durch die Dilatation des Hauptasts wird Plaquematerial in den Seitenast geschoben. Die nachfolgende Seitenastdilatation verschiebt das Material zurück in den Hauptast.

des Hauptasts nicht um mehr als 0,25–0,5 mm überschreitet.

Weitgehend unabhängig von der Klassifizierung der Bifurkationsstenosen nach der Duke-, Paris-, Lefèvre oder Medina-Klassifizierung [9–13] richten sich die primäre Beschreibung und Strategie nach der unterschiedlichen Form der Vorgehensweise, die als **MADS-Strategie** (s. Abb. 16.33) bezeichnet wird, in Abhängigkeit davon, wo und an welcher Seite der Stent zunächst implantiert wird. MADS steht für 4 Vorgehensweisen (modifiziert nach [9]):

M = main proximal first
A = main across side first
D = distal first
S = side branch first

16.2.3.1 M – Main proximal first

In der 1. Vorgehensweise wird der proximale Hauptanteil der Stenose zunächst mit einem Stent versorgt und dabei das distale Ende des Stents sehr nahe an die Carina implantiert. Anschließend kann die Erweiterung in Richtung auf den DMV- und SB-Ast (Skirt-Technik) erfolgen, um die simultane oder sequenzielle Stentimplantation in einen oder beiden Äste vorzunehmen [14, 15].

16.2.3.2 A – Main across side first

Die Strategie A beinhaltet die Stentversorgung des PMV und DMV mit Überbrückung des SB. Dies kann der erste oder auch letzte Schritt einer PCI sein. Es kann anschließend

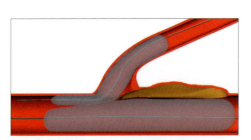

Abb. 16.32: Schematische Darstellung der Kissingballoon-Technik zur Reduktion der Gefahr des Schneepflugeffekts

aber auch die Eröffnung einer Stentstrebe sein, um mit oder ohne Kissing-balloon-Technik den Seitenast zu erweitern oder mit einem Stent zu versorgen. Für die Stentversorgung in dieser Form stehen unterschiedliche Schritte zur Verfügung, da der Stent als 2. Stent in Form eines T-Stents, T-Stent mit Protrusion oder inneren Crush-Technik durchgeführt werden kann [9].

16.2.3.3 D – Distal first

Zu Beginn wird bei diesem Vorgehen ein Stent im DMV und SP implantiert, sodass die inneren Enden aneinanderragen [16, 17]. Neben dieser Berücksichtigung der natürlichen Carina gibt es aber auch die Möglichkeit, eine neue Carina zu schaffen, indem die Stents nebeneinander im PMV liegen (SKS-Technik = simultanous kissing stent), der hämodynamische Vorteile theoretisch bieten sollte [18, 19]. Dieses Vorgehen kann auch gewählt werden, wenn nur ein Stent verwendet wird, der im PMV und DMV liegt, während im SB bis zum PMV nur ein Ballon simultan insuffliert wird. Dies kann weiter variiert werden, indem der Stent nur bis zur Carina im DMV eingesetzt wird (s. Abb. 16.33).

16.2.3.4 S – Side branch first

S steht für die Intervention zunächst am Seitenast, wobei es die Möglichkeit gibt, den Stent in einer T-Version oder in einer geringen Protrusion zu implantieren. Die Nutzung eines Ballons im PMV und DMV kann als Minicrush oder Crush erfolgen. Wird ein 2. Stent genutzt, kann auch dieser Stent in Form eines Crush oder Minicrush oder T-Stenting erfolgen.

16.2.3.5 Weiterentwicklung der MADS-Strategie

Zwischenzeitlich ist diese Form des Vorgehens variiert worden.

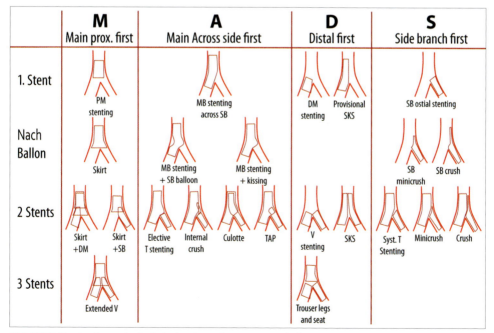

Abb. 16.33: Beschreibung der technischen Vorgehensweise nach den MADS-Kriterien zur Behandlung einer Bifurkationsstenose. Angegeben ist die Situation für die 1. Stentimplantation und die nachfolgende Ballondilatation sowie die mögliche Implantation eines 2. oder 3. Stents, der in den Seitenast oder distalen Ast erfolgen kann. MB = Hauptast, PM = proximaler Hauptast, DM = distaler Hauptast, SB = Seitenast, SKS = simultanous kissing stent.

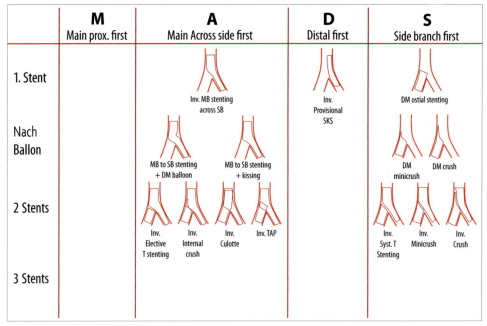

Abb. 16.34: Revision der MADS-Kriterien für die Intervention einer Bifurkationsstenose. Angegeben sind die Vorgehensweise für den 1. Stent und die Nachdilatation sowie den 2. Stent, der möglicherweise gesetzt wird. Der wesentliche Unterschied der Überarbeitung besteht darin, dass der Seitenast primär und der Hauptast sekundär behandelt werden. Modifiziert nach [9]. Abkürzungen wie in Abb. 16.33

Unter A wird dabei der erste Stent vom Hauptast in den Seitenast gesetzt und der Hauptast DMV mit einem 2. Stent versorgt, der in T-Form (TAP-Form) oder „internal crush" angesetzt wird. Unter D wird zusätzlich als SKS-Form angesehen, wenn der Stent in den Seitenast bis in den Hauptast gelegt wird. Unter S ist die weitere Variation zu sehen, wenn der Stent zunächst in den DMV implantiert und von einer Stentimplantation ausgehend vom PMV in den SB gefolgt wird (s. Abb. 16.34).

Zur berücksichtigen ist bei der unterschiedlichen Vorgehensweise, dass bei Verwendung von 2 Dilatationssystemen 2 Druckspritzen und größere Führungskatheter notwendig sind, möglichst 8 F, um eine gute Kontrastierung zu erreichen.

Die Insufflation von 2 Ballons kann nacheinander, aber auch simultan erfolgen. So kann im Hauptast ein Hochdruckballon insuffliert und anschließend ein Stent im Seitenast durch Insufflation eingesetzt werden. „Balloon-crush" bedeutet die Implantation des Seitenaststents mit einem Ballon, bevor der Hauptaststent vorgebracht und eingesetzt wird (s. Abb. 16.35). Weitere Variationen sind vielfach beschrieben worden, wie Doppel-Kissing-Crush, Sleeve-Technique, Minicrush, modified balloon crush oder auch das modifizierte T-Stenting [20–32].

16.2.4 Ballonkatheter und Stents zur Behandlung von Bifurkationsstenosen

Aufgrund der Schwierigkeiten, Bifurkationsstenosen optimal zu behandeln, und aufgrund der hohen Restenoserate werden verschiedenste Systeme entwickelt, um den Anforderungen gerecht zu werden (s. Tab. 16.2). Die Angabe der Größe der Führungskatheter ist besonders zu berücksichtigen [33].

16.2 Bifurkationsstenosen

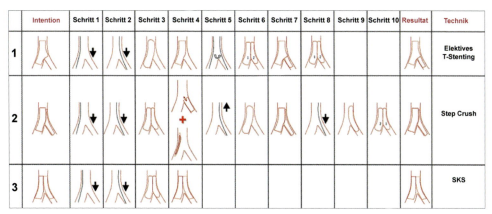

Abb. 16.35: Schematische Darstellung des elektiven T-Stentings, des Step-Crush-Vorgehens und des SKS-Prinzips. In einzelnen Stufen wird die Vorgehensweise für die Implantation der Stents beschrieben, deren Endresultat als „Intention" oder „Ziel" angegeben ist. Modifiziert nach [8]

Tab. 16.2: Technische Charakteristika von Bifurkationsstents nach [33]

Stenttyp	Hersteller	Führungs-katheter-größe	Mechanismus der Stent-expansion	DES	Seiten-ast-schutz	Ostium-abde-ckung	Seitenastzugang
Ariste	TMI	6 F	Ballon-expandierbar	–	+	–	Seitenastdraht zur Unter-stützung
SKL	Advanced Stent Technology	8 F	Ballon-expandierbar	–	+		Seitenastdraht zur Unter-stützung
Axxess	Devaxx	7 F	Selbst-expandierend	+	+	+	Komplette Seitenastab-deckung des Ostiums
Frontier	Guidant	7 F	Ballon-expandierbar	–	+	+	Simultane Stentimplanta-tion Haupt- und Seitenast
Invatec	Invatec	6 F	Ballon-expandierbar	–	+	+	Simultane Stentimplanta-tion Haupt- und Seitenast
Nile CroCo	Minvasys	6 F	Ballon-expandierbar	–	+	+	Abdeckung des Ostiums des Seitenasts, freier Zugang zum Stenten des Seitenasts
Petal	Boston Scientific	7 F	Ballon-expandierbar	–	+	+	Komplette Seitenastabde-ckung des Ostiums
Side Guard		6 F	Selbst-expandierend	–	N/A	N/a	Seitenaststent ist notwendig und wird implantiert vor dem Hauptaststent.
Tryton	Medical	6 F	Ballon-expandierbar	–	N/A	N/A	Seitenaststent Hauptaststent Nur wenn notwendig
Y-Med SideKick	Y-Med	6 F	N/A	N/A	+	–	Seitenaststent nach Behand-lung des Hauptasts

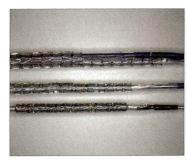
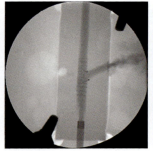
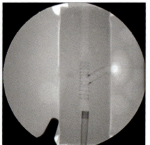

Abb. 16.36: Darstellung des Ariste-Stents (TMI), der ballonexpandierbar ist und mit einem 6-F-Führungskatheter unter Schutz des Seitenasts vorgeführt werden kann, BMS-Stent. Unterstützung eines Seitenasts. Reproduziert aus [33], mit freundlicher Genehmigung von Europa Edition.

16.2.4.1 Ariste-Stentsystem

Spezielle Marker helfen zur Orientierung und zur evtl. Nachdilatation des Seitenasts. Die Vorführung ist gut möglich in weiten Gefäßen, schwieriger in engen Gefäßen mit erheblichen Verkalkungen. Die Größen 3,0–4,5 mm und 2,0–3,5 mm für den Haupt- und Seitenast sind mit 6-F-Führungskathetern implantierbar (s. Abb. 16.36).

16.2.4.2 AST-SLK-System

Das AST-SLK-System nutzt ebenfalls Stahlstents. Im mittleren Bereich des Stents findet sich eine größere Zone frei von Stentstreben, die den Zugang zum Seitenast ermöglicht. Markierungen identifizieren die entsprechenden Stellen, sodass mit Rotation des Katheters auch das Seitenastgebiet erreicht wird. Notwendig ist ein 8-F-Führungskatheter, und Seitenastöffnungen von 2,5 und 3,0 mm sind verfügbar bei einer Länge von 17 mm des Stents (s. Abb. 16.37)

16.2.4.3 Axxess-System

Das Axxess-System benutzt eine Nitinolplattform mit einer Biolimus-Beschichtung. Das System nutzt zunächst die Eröffnung des PMV, die distalen Markierungen erlauben eine exakte Positionierung und Führung der weiteren Stents in die DMV- und SB-Äste (s. Abb. 16.38). Die Positionierung liegt vor der Carina. Die Entwicklung wurde zwischenzeitlich eingestellt.

16.2.4.4 Multilink-System

Das Multilink-Frontier-System besteht aus einem System mit 2 Ballons, die in den Haupt- und Seitenast geführt und bis zur Bifurkation über einen 7-F-Führungskatheter vorgeführt werden. Die Systeme stehen in den Größen 2,5–4,0 mm für den Hauptstamm und 2,0–2,5 mm für den Seitenast zur Verfügung. Der Stent hat eine Länge von 18 mm und kann mit 7-F-Führungskathetern eingesetzt werden (s. Abb. 16.39).

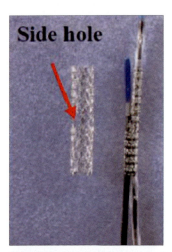

Abb. 16.37: AST-SLK-Y-Seitenaststent. Der Stent, der mit einem 8-F-System vorgeführt wird und ballonexpandierbar ist, erlaubt einen Seitenastschutz und einen Draht im Seitenast zur Protektion bei der Intervention. Reproduziert aus [33], mit freundlicher Genehmigung von Europa Edition.

16.2.4.5 Twin-Rail-System

Der Twin Rail (Invatec, Scarborough, NY, USA) besteht aus einem Katheter, der sich distal in 2 distale Ballons mit zentraler Carina aufsplittert, sodass die Positionierung leichter fällt, die Kissing-balloon- oder Kissing-Stent-Technik kann angeschlossen werden (s. Abb. 16.40).

16.2.4.6 Nile-CroCo-System

Der Nile CroCo (Minvasys, Genevilliers, Frankreich) erlaubt die Nutzung von 6-F-Führungskathetern und steht zur Verfügung in den Größen zwischen 2,5 und 3,5 mm für den PMV und 2,0–3,0 mm für den SB und eine Stentlänge von 18 mm; 2 unabhängige Katheter und Druckspritzen sind notwendig. Selbst Läsionen, die einen 90°-Winkel haben, können behandelt werden (s. Abb. 16.41).

16.2.4.7 Petal-System

Neu entwickelt wurde der Petal-Katheter, der eine Seitenöffnung und Stentstreben hat, die Führung und Implantation mit der Möglichkeit der getrennten Öffnung. Eine Medikamentenbeschichtung ist angestrebt (s. Abb. 16.42).

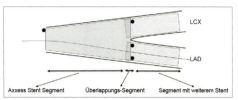

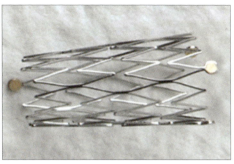

Abb. 16.38: Axxess Plus selbstexpandierender Stent, der eine Biolimus-A9-Beschichtung besitzt und für die Implantation im proximalen Bereich der Bifurkation vorgesehen ist. Die Erweiterung geht über den Stent in den Haupt- und Seitenast, sodass die Carina vollständig frei gespannt wird. Stents für die Seitenäste werden dann getrennt implantiert. Eine Kissing-balloon-Technik ist nicht notwendig. Reproduziert aus [33], mit freundlicher Genehmigung von Europa Edition.

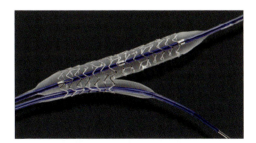

Abb. 16.39: Multilink-Frontier-Bifurkationsstent. Das ballonexpandierbare System ist kompatibel mit einem 7-F-Ballonkatheter und hat einen Seitenastschutz und Seitenastzugang. Es wird über 2 Drähte geführt. Ein Draht wird primär als Führungsdraht genutzt und kann nicht gefangen werden. Eine simultane Balloninsufflation erlaubt die optimale Aufweitung. Eine Medikamentenbeschichtung des Stents ist in Vorbereitung. Reproduziert aus [33], mit freundlicher Genehmigung von Europa Edition.

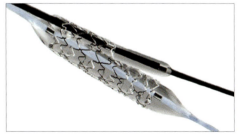

Abb. 16.40: Invatec-System. Das Invatec-Bifurkationssystem ist mit 6-F-Führungskathetern kompatibel und ballonexpandierbar und erlaubt den Zugang zum Seitenast. Es handelt sich um einen Katheter, der an der Spitze im Ballonbereich sich in 2 Teile aufspaltet und eine optimale Annäherung an die Carina erlaubt. Der Zugang zum Seitenast für eine Stentimplantation ist erleichtert. Reproduziert aus [33], mit freundlicher Genehmigung von Europa Edition.

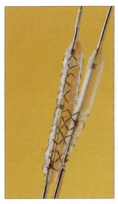
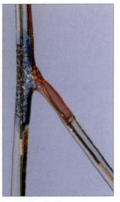
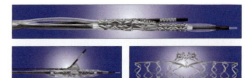

Abb. 16.42: Darstellung des neu entwickelten Petal-Bifurkationssystems zur optimalen Weitung der Bifurkation des Seitenasts. Das mit dem 7-F-Führungskatheter kompatible ballonexpandierbare System ist für die Seitenastostiumstenose besonders geeignet. Reproduziert aus [33], mit freundlicher Genehmigung von Europa Edition.

Abb. 16.41: Nile CroCo. Die Basis des ballonexpandierbaren Stents ist ein Doppelkathetersystem für Seitenast- und Hauptastdilatation sowie Freisetzung einer Öffnung, die den Zugang zum Seitenast erlaubt. Die Kissing-balloon-Insufflation ist erleichtert. Reproduziert aus [33], mit freundlicher Genehmigung von Europa Edition.

16.2.4.8 Sideguard-System

Der Sideguard-Seitenaststent (Capella Inc., Galway, Irland) nutzt Nitinol als selbstexpandierendes System. Selbst bei kalzifizierten Seitenästen hilft das System, die Bifurkation zu stenten. Auch stark gewinkelte Läsionen können besetzt werden. Goldmarker identifizieren die Positionierung im Seitenast, wobei das Ostium des Seitenasts durch eine trompetenförmige Konfiguration des proximalen Stentendes weit aufgehalten wird, sodass nach Seitenaststentimplantation im Hauptast ein normaler Stent über den Seitenast implantiert werden kann. Der Katheter hat eine Breite von nur 3,5 F und kann damit einfach eingesetzt werden (s. Abb. 16.43). Beschichtete Stentsysteme sind in Vorbereitung.

16.2.4.9 Tryton-System

Das Tryton-System (Tryton Medical, Durham, NC, USA) nutzt Cobalt-Chrom-Stents, die 3 Zonen besitzen, um eine echte Bifurkationsdilatation zu erreichen. Zunächst wird der Seitenast dilatiert und mit einem Stent versorgt. Dann anschließend das Hauptgefäß (s. Abb. 16.44). Der Tryton-Stent ist der 1. Stent, der diese Technik der Behandlung zunächst des Seitenasts und dann des Hauptasts nutzt.

16.2.5 Praktisches Vorgehen

Der Operateur sollte die möglichen Varianten der Behandlung einer Bifurkationsstenose kennen und das Vorgehen innerhalb des Labors standardisieren, um eine Eigenkontrolle der Ergebnisse zu erreichen. Derzeit kann empfohlen werden, dass der Hauptstamm des Gefäßes gestentet wird und anschließend eine Kissing-balloon-Angioplastie des Seitenasts nach Übersetzung des Drahts in der Flip-Flop-Technik erfolgt. Die Stentimplantation des Seitenasts erfolgt nur dann, wenn eine ausreichende Dilatation nicht möglich ist. Es sollte unbedingt versucht werden, in der Bifurkation einen nicht gestenteten Bereich übrig zu lassen. Der Ballon, der für den Seitenast genutzt wird, sollte der Gefäßgröße des Seitenasts entsprechen. Es wird zum Teil empfohlen, diese Dilatation durchzuführen, auch wenn keine Seitenaststenose vorliegt. Mit diesem Vorgehen soll ein möglichst freier Fluss in das Seitengefäß möglich werden.

Die Indikation zum Stent ist gegeben, wenn eine Flusslimitation durch eine Dissektion sichtbar ist oder eine Reststenose von > 75% verbleibt und es sich um einen großen diagonalen Ast handelt [34].

Mit diesem Vorgehen sind Restenoseraten im Bereich von 9% und Reinterventions-

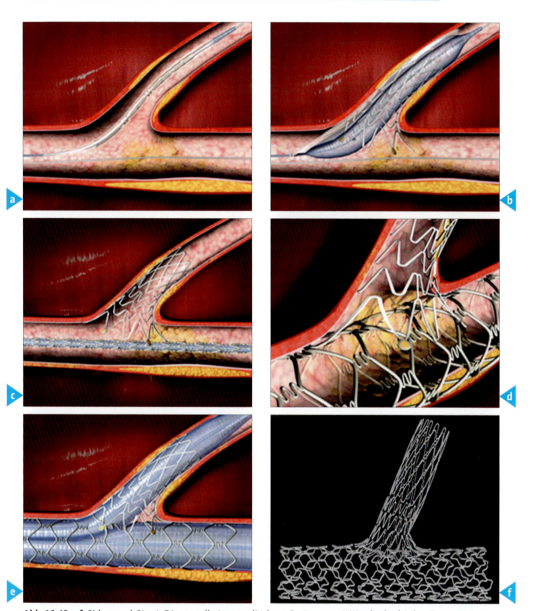

Abb. 16.43a–f: Sideguard-Stent. Dieses selbstexpandierbare System aus Nitinol erlaubt den Zugang zum Seitenast. **a)** Einlage jeweils eines Drahts in den Seiten- und in den Hauptast. **b)** Zunächst wird der Seitenast gestentet. **c)** Die trompetenförmige Konfiguration des proximalen Stentendes ist gut erkennbar. **d)** anschließend Stentimplantation in den Hauptast. **e)** anschließende Nachdilatation in Kissing-balloon-Technik. **f)** Micro-CT-Aufnahme des Sideguard-Stents, hier in Verbindung mit einem Liberté-Stent als Hauptaststent [von J. Ormiston, mit freundlicher Genehmigung der Capella Inc., Galway, Ireland]

raten im Bereich von 5% zu erreichen. Die 1-Jahres-Rate an Revaskularisationen liegt um 10% [34].

Alle anderen Techniken können noch nicht generell empfohlen werden, da größere randomisierte Studien ausstehen, die gezeigt hätten, dass eine bestimmte Form der Crush-Technik mit Aneinanderlegung zweier Stents dem oben beschriebenen Vorgehen überlegen ist.

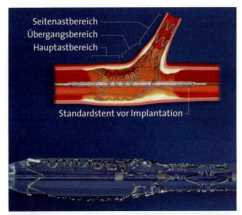

Abb. 16.44: Ballonexpandierbarer Tryton-Stent, der ebenfalls in den Seitenast implantiert wird und einen freien Zugang für den Hauptstamm offen lässt. Die Entwicklung entspricht den neuen Vorstellungen, zunächst den Seitenast und dann den Hauptast zu stenten [33].

Wahrscheinlich ist auch die Menge an Stentmaterial, das bei der Crush-Technik verwendet werden muss, ungünstig und fördert die Intimaproliferation und Thrombusbildung [35–42].

Merke: Aktuelle Erfolgsstrategie beim Bifurkationsstenting: „Keep it simple" und „So wenig Material wie möglich" [36].

16.2.6 Beispiele

16.2.6.1 Beispiel 1
In den Abbildungen 16.45–16.47 ist beispielhaft das Vorgehen mit dem Axxess-System wiedergegeben, mit exzellentem Ergebnis im IVUS [35].

16.2.6.2 Beispiel 2
Die Strategie bei Trifurkations- und Quatrifurkationsstenosen wird in den Abbildungen 16.48–16.50 gezeigt [36].

16.2.6.3 Beispiel 3
Die Probleme der Crush-Technik mit der Notwendigkeit der korrekten Vorgehensweise ist in den Abbildungen 16.52–16.54 dargestellt.

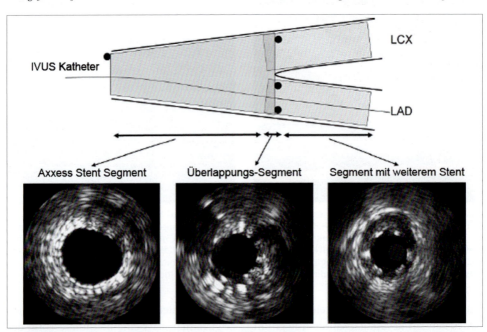

Abb. 16.46: IVUS nach Nutzung des Axxess-Stents mit der Implantation im proximalen Bifurkationsbereich und der Stentimplantation im RCX und im RIVA. Im IVUS ist die gute Aufweitung der Gefäße sichtbar ohne Restlumeneinengung, da auch ein Kissing balloon nicht nötig ist [35], mit freundlicher Genehmigung von John Wiley and Sons.

16.2 Bifurkationsstenosen

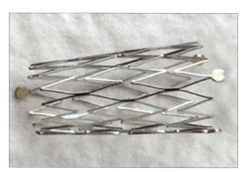
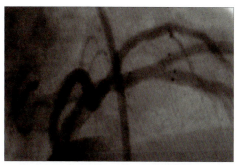

Abb. 16.45: Darstellung des Axxess-Systems, einer nitinolbasierten Konstruktion für die optimale Aufweitung des proximalen Gefäßabschnitts einer Bifurkationsstenose mit Erleichterung des Zugangs zum Hauptast und Seitenast. Markierungen helfen, die Positionierung des Stents zu optimieren. Die Seitenast- und Hauptastversorgung erfolgt dann konventionell mit anderen Stents oder Ballondilatation [35], mit freundlicher Genhmigung von John Wiley and Sons.

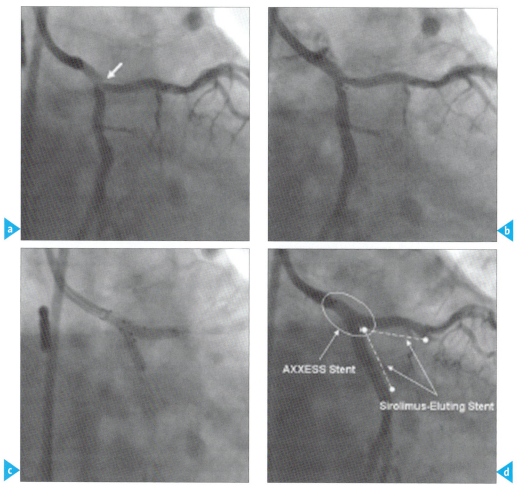

Abb. 16.47: Axxess-Stentimplantation in eine Hauptstammstenose mit Stentimplantation in RIVA und RCX in Kissing-balloon-Technik [35], mit freundlicher Genehmigung von John Wiley and Sons.

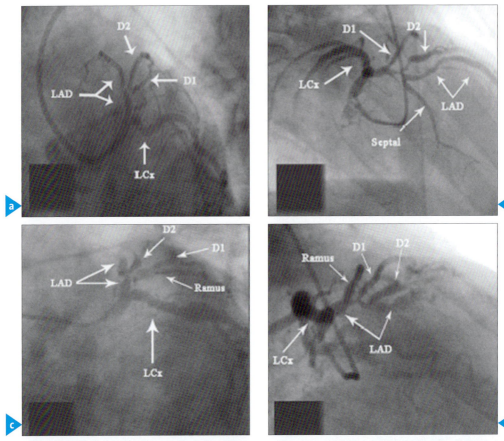

Abb. 16.48: Beispiel für die Behandlung einer Bifurkationsstenose mit Beteiligung des proximalen RIVA und des D1 und D2 (**a**), Trifurkationsstenose mit hochgradiger Stenose des proximalen RIVA mit D1 und D2 (**b**), Quatrifurkationsstenose mit hochgradiger Stenose des proximalen RIVA und Beteiligung weiterer Seitenäste (**c** und **d**) [36], mit freundlicher Genehmigung von John Wiley and Sons.

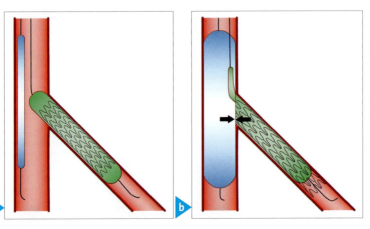

Abb. 16.49: Darstellung der Vorgehensweise, die für die Aufweitung der Tri- und Quatrifurkation gewählt wurde, mit abschließendem Kissing balloon nach Minicrush. Modifiziert nach [36]

16.2 Bifurkationsstenosen

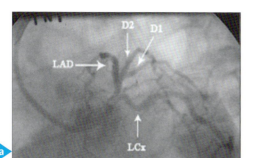
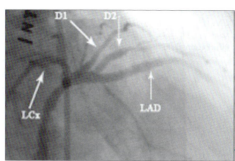
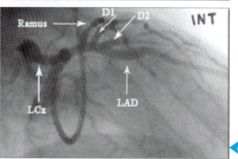

Abb. 16.50: Darstellung der Ergebnisse der Behandlung der Patienten, die in Abb. 16.48a–d abgebildet sind, mit Implantation eines DES in den Seitenast, sodass die obere Kante des Ostiums abgedeckt war und der Stent leicht in das Gefäß vorragte, sodass das untere Ende des Stents im Hauptast war (**a**). Der Seitenaststent wurde mit Hochdruck implantiert. Anschließend wurde der Hauptast dilatiert und die überhängenden Stentstreben wurden zur Seite gedrückt (crushed) (**b**). Anschließend wurden Draht und Ballon neu in den Seitenast und Hauptast gesetzt, um so eine Kissing-balloon-Insufflation durchzuführen (**c**) [36], mit freundlicher Genehmigung von John Wiley and Sons.

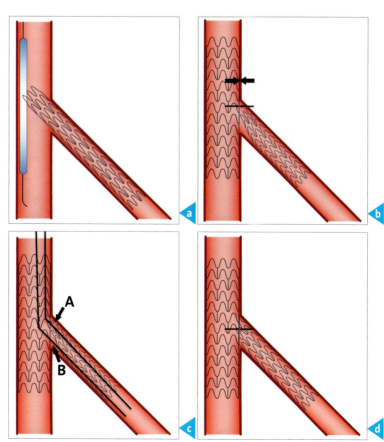

Abb. 16.51: Schematische Darstellung einer insuffizienten Bifurkationsstenoseintervention. Nach Seitenast-Stent-Implantation führt die Stent-Implantation im Hauptast in Crush-Technik (**a**) zur Malapposition des Seitenaststents (**b**), so dass eine Kissing-Balloon-Nachdilatation zur Optimierung des Ergebnisses erforderlich ist. Wichtig ist die korrekte Platzierung des Seitenastdrahtes (**c**), die proximal durch den Stent (**A**) und nicht distal in dem Bereich der Malapposition (**B**) erfolgen soll. Nach Kissing-Balloon gutes Ergebnis (**d**).

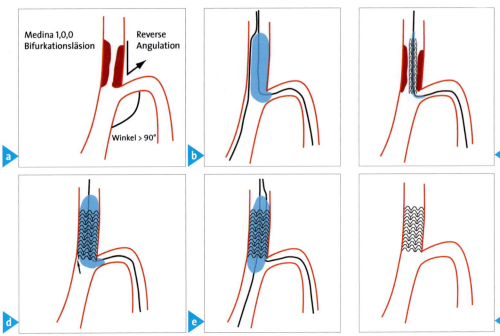

Abb. 16.52a–f: Darstellung der innovativen und aktuell diskutierten Variation der Bifurkationsintervention mit Führung der Ballondilatation, zunächst über den Seitenastdraht und anschließende Implantation ebenfalls über diesen Draht nach Rückzug des Hauptstammdrahts (**a–c**). Die Stentimplantation erfolgt so, dass der Seitenast nicht überdeckt ist (**d**). Die überstehenden, in den Lumen ragenden Stentstreben (Pfeil) werden nach Repositionierung des Ballons über einen in den Hauptast vorgeführten Draht an die Wand angelegt (**e**), sodass ein optimales Ergebnis resultiert (**f**). Modifiziert nach [41]

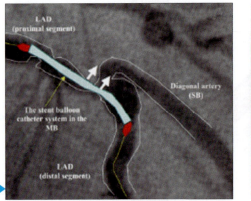
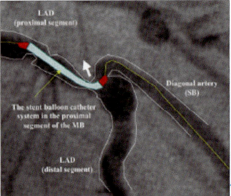

Abb. 16.53a, b: Darstellung des Vorgehens einer Seitenastbifurkationsintervention mit Führung über den Seitenast (**b**) anstelle einer Führung über den Hauptast (**a**) [41], mit freundlicher Genehmigung von John Wiley and Sons.

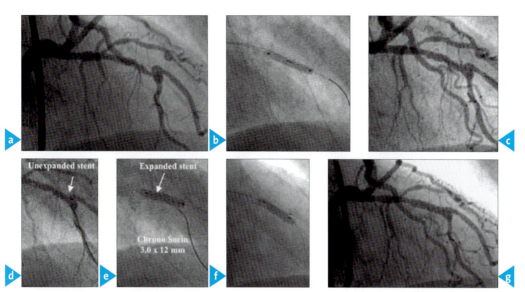

Abb. 16.54a–g: Bifurkationsstenose des RIVA, die mit einem Draht im Seitenast zunächst dilatiert wird (**b**), während der Führungsdraht als Doppeldraht noch im DMV liegt. Das Ergebnis ist bereits befriedigend (**c**). Über den Seitenaststent wird in den proximalen Hauptast ein Stent vorgeführt (**d**), implantiert (**e**) und anschließend ein Ballon über den repositionierten Draht in den Hauptast gelegt und dilatiert (**e–f**). Das Ergebnis erscheint angiographisch optimal (**g**) [41], mit freundlicher Genehmigung von John Wiley and Sons.

16.3 Ostiale Läsionen

Die Behandlung von Ostiumstenosen in der LCA und RCA bereitet dem Operateur Probleme, weil
- die Abschätzung des Grads der Lumeneinengung schwierig ist,
- die genaue Position des Ostiums schwer erkennbar ist,
- die Sondierung und das Erreichen des Gefäßes mit einem Draht schwierig sind,
- schwere Komplikationen nicht unerheblich sind (z.B. mit Auftreten von Disektionen),
- die Restenoserate hoch ist.

Das Abschätzen des Schweregrads einer Ostiumstenose ist eine Herausforderung und gelingt optimal unserer Meinung nach nur mittels IVUS [1]. Wir nutzen z.T. auch den ICD oder ICP, um die hämodynamische Bedeutung einer Stenose zu erkennen.

Der IVUS hat zusätzlich die hervorragende Eigenschaft, dass die Plaquekomposition bestimmt werden kann. Liegt eine hochgradige Verkalkung vor, empfiehlt sich die Rotablation, bevor eine Intervention durchgeführt wird.

16.3.1 Führungskatheter

Für die Sondierung müssen nicht unbedingt Führungskatheter mit Seitenöffnungen genutzt werden. Bei Vorhandensein von Ostiumstenosen sind sie besonders ungünstig, da die Hauptmenge des KM ins Aortenlumen statt in die Koronararterie läuft und damit die Positionierung des Ballons oder des Stents weiter erschwert wird. Wir empfehlen die Vorführung eines Drahts mit distaler Schleifenbildung, die es dann erlaubt, den Führungskatheter soweit aus dem Ostium herauszudrücken, dass eine freie Perfusion vorhanden ist und die Positionierung des Stents trotzdem optimal durch Kontrastierung gelingt.

16.3.2 PTCA der Ostiumstenose

Bei Interventionen im Bereich des Ostiums sollten lange Ballonkatheter benutzt werden, da die Ballons die Eigenschaft besitzen, bei den meist kurzstreckigen Stenosen aus dem Ostium in Richtung Gefäß oder AO herauszugleiten („Watermelon Seed"-Effekt, s. Abb. 16.55). Dieser Effekt wird verstärkt, wenn zu große Ballons gewählt werden. Damit sich der sicher platzierte Ballon richtig entfalten kann, muss der Führungskatheter vor Insufflation aus dem Ostium herausgezogen werden. Ansonsten würde sich ein großer Teil des Ballons innerhalb des Führungskatheters entfalten, was zu einer ineffektiven PTCA führen würde (s. Abb. 16.56 und 16.57).

16.3.3 Stentimplantation

Das Aufsuchen von optimalen Projektionsebenen, die aortokoronar zum Ostium stehen, ist erste Pflicht des Operateurs und Assistenten. Dazu sind vielfach ganz ungewöhnliche Projektionsneigewinkel notwendig.

Für das Ostium der RCA und LCA sind im Mittel 3,5–4,0 mm große Stents notwendig, die mit ≥ 16 atm eingesetzt und nach Implantation mit einem Ballon nachdilatiert werden sollten.

Sehr viel Mühe muss der Operateur sich geben, um sicher zu sein, dass bei der Stentimplantation die Stentstreben nicht zu weit ins Lumen der AO herausragen, da eine spätere erneute Sondierung des Gefäßes erschwert und überhaupt sogar unmöglich gemacht werden kann. Bei erneuter Sondierung besteht dann die Gefahr, dass Drähte durch die Maschengitter laufen und Probleme bei der Reintervention hervorrufen.

Bei der Stentauswahl für Ostiumstenosen hat sich gezeigt, dass mit Sirolimus beschichtete Stents genauso sicher zu implantieren sind wie BMS, aber im Langzeitergebnis sig-

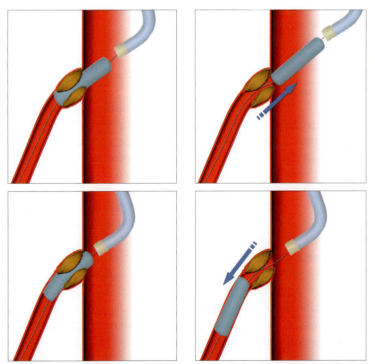

Abb. 16.55: Watermelon-Seed-Effekt: Die Konfiguration von Ostiumstenosen bewirkt ein Gleiten des PTCA-Ballons nach distal/proximal, wenn er zu kurz gewählt wurde. Daher sollten längere Ballons eingesetzt werden.

16.3 Ostiale Läsionen

Abb. 16.56: Wenn bei einer RCA-Ostium-PTCA der Führungskatheter vor Balloninsufflation nicht aus dem Ostium bewegt wird (**links**), dehnt sich der Ballon im Katheter auf, was zu einer ineffektiven PTCA führt. Daher sollte der Führungskatheter nach Ballonplatzierung aus dem Ostium gezogen werden (**rechts**).

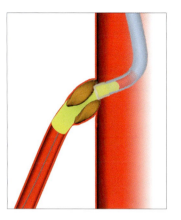
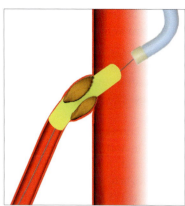

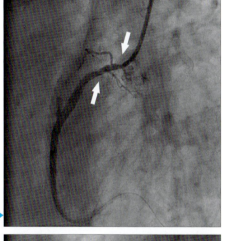
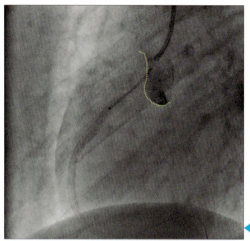
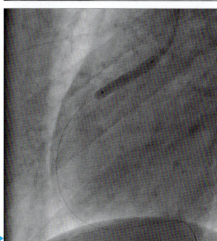
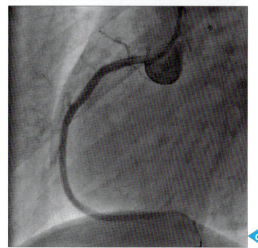

Abb. 16.57: Direkte Stentimplantation in eine RCA-Ostiumstenose. **a)** Nachweis einer hochgradigen RCA-Ostiumstenose und einer mindestens intermediären Stenose im weiteren Verlauf des Segments 1. **b)** Stentplatzierung in das Ostium. Die KM-Wolke zeigt die Form des Bulbus an (**gelb** hervorgehoben). **c)** Balloninsufflation. Der Katheter ist aus dem Ostium entfernt worden. **d)** Ergebnis nach Stentimplantation mit gutem Fluss.

nifikant bessere Ergebnisse bez. Restenose und späten Komplikationen zeigen [1, 2].

Merke: Sirolimus-beschichtete Stents zeigen in Ostiumstenosen bessere Ergebnisse bei gleich sicherer Implantation.

Der Hochdruckballon wird so positioniert, dass 2/3 im Aortenlumen liegen, 1/3 im Stentbereich liegt. Ist eine Fixierung des Ballons nicht möglich, kann ein 2. Draht seitwärts gelegt werden, der das Verrutschen des Stents verhindert. Hier können auch neu entwickelte Ballons mit Spiralstruktur (z.B. AngioSculpt, AngioScore Inc., Fremont, CA, USA), die die Verschiebung des Ballons verhindern, helfen. Tritt eine Verschiebung des Ballons auf, muss auch immer damit gerechnet werden, dass hohe Widerstandskräfte vorhanden sind. Sehr genau überlegt werden muss, inwieweit die Aufdehnung des Ballons forciert werden kann. Bei sehr großen Gefäßen kann auch der Ballon durchaus größer sein als der vorher genutzte Ballon zur Stentimplantation, um im Bereich des Lumens der AO eine trichterförmige Einmündung in das Ostium der Koronararterie zu erreichen. Zukünftig werden neue Ballons zur Ostiumstentimplantationen verfügbar sein, die bereits bei der Intervention der Nierenarterie genutzt werden und hier einen trichterähnlichen Zugang schaffen. Die Erweiterung der Ostien sollte für die RCA und LCA einen Durchmesser von mindestens 4 mm und eine Fläche von über 9–10 mm² erreichen.

Eine aktuelle Innovation zur Vereinfachung von ostialen Interventionen ist das Ostial Pro Stent Positioning System (Ostial Solutions, Kalamazoo, MI, im Vertrieb von Cordis, Bridgewater, NJ). Nach Einbringen des Führungsdrahtes in das betroffene Gefäß und Positionierung des Stents distal der Stenose wird der Führungskatheter aus dem Ostium gedrückt. Über den gleichen Draht wird das Ostial Pro System aus dem Führungskatheter freigesetzt. Hinter dem Katheterostium öffnen sich vier Füßchen, die sich auf der Aorta um das Ostium herum abstützen und es damit sicher markieren. Nun kann der Stent mit Hilfe der Markierung in die ostiale Läsion zurückgezogen und inflatiert werden.

Merke: Erfolgskontrolle bei Ostiumstenose:
◂ Durchmesser > 4 mm
◂ Lumenfläche > 9–10 mm²
◂ Kein Druckabfall bei Sondierung

16.4 Koronare Restenose

16.4.1 Einführung

Die 1977 von Grüntzig eingeführte Ballondilatation (PTCA) erreichte sehr schnell hohe Erfolgsraten und breitete sich deshalb rasch aus. Unverändert blieb aber eine hohe Restenoserate, die in 30–50% der Patienten nachweisbar war [1–4]. Als unabhängige Risikofaktoren wurden eine UAP und ein früherer Herzinfarkt identifiziert [5–8]. Auch morphologische Marker konnten identifiziert werden: eine hochgradige Stenose, ein schmales Referenzsegment, eine eher symmetrische als eine exzentrische Läsion, eine große Plaquefläche und eine hochgradigere Reststenose [9–11]. Werden andere Risikofaktoren wie Diabetes mellitus und proximale Lage einer Stenose im RIVA mitberücksichtigt, bleibt nur eine kleine Differenz zwischen der 1., 2. und 3. Restenose und der mehrfachen PTCA [10, 12].

16.4.2 Pathogenese der Restenose

16.4.2.1 Pathologisch-anatomische Studien und molekulare Mechanismen

In experimentellen Studien fand sich nach einer arteriellen Gefäßwandschädigung (s. Abb. 16.59) eine erhebliche Intimahyperplasie [12, 13]. Der NIH geht eine Entzündungs-

16.4 Koronare Restenose

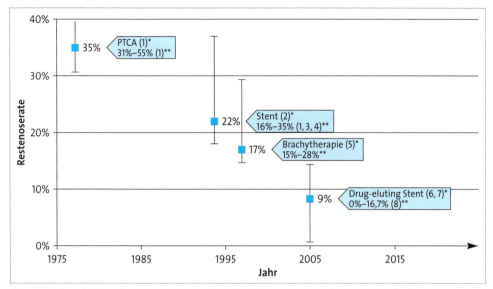

Abb. 16.58: Entwicklung der Restenoserate mit der Einführung neuer Techniken der perkutanen Intervention. * Angegeben ist jeweils das Ergebnis einer großen Metaanalyse oder einer Schlüsselstudie. ** Der genannte Streubereich stellt die Streuung von Ergebnissen wegweisender Studien dar.

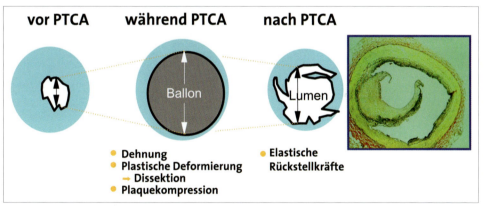

Abb. 16.59: Darstellung des Mechanismus der PTCA mit schematischer Darstellung einer Stenose, die durch einen Ballon aufgedehnt wird und bei der durch plastische Verformungen Einrisse des Gefäßes entstehen. Die elastischen Rückstellkräfte des Gefäßes bewirken eine Lumeneinengung, die ohne die Rückstellkräfte wesentlich größer ausfallen würde. Neben Dehnung und plastischer Verformungen sind Einrisse, Dissektionen und Plaquekompressionen diskutiert worden. Befunde nach [14, 17]

reaktion voraus, wodurch eine Kaskade von thrombotischen und proliferativen Vorgängen induziert wird mit (s. Abb. 16.60–61):
- Thrombusbildung an den Stentstrebenrändern,
- Druckinduzierter Zellnekrose der Media,
- Entzündungsprozessen,
- Proliferation von Myofibroblasten,
- Bildung von extrazellulärer Matrix.

Ursachen sind die Schädigung des Endothels und der Intima mit sich in der Folge anlagernden Thrombozyten und Fibrinablagerungen [12, 14]. Lokal bilden sich Komplexe, die aus Thrombozyten und Leukozyten sowie Endothelzellen bestehen [15, 16]. Die Sekretion von P-Selektin fördert die Adhäsion von aktivierten Thrombozyten, Monozyten und Neutrophilen und das Rollen der Leuko-

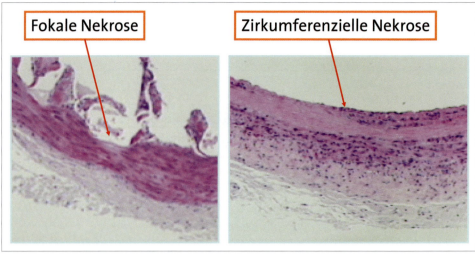

Abb. 16.60: Histologische Untersuchung nach Stentimplantation mit Darstellung von fokalen Media-Nekrosen (**links**) im Bereich der Stentstrebe und zirkumferenziellen Nekrosen (**rechts**) in den Zwischenräumen. Aus [18], mit freundlicher Genehmigung von Springer Science+Business Media.

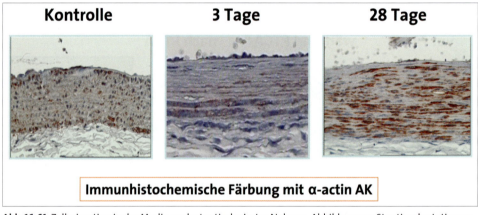

Abb. 16.61: Zellmigration in der Media nach stentinduzierter Nekrose. Abbildung vor Stentimplantation sowie 3 und 28 Tage nach der Stentimplantation mit Darstellung der Alpha-Actin-AK-Anfärbung, die die erhebliche Zellproliferation und Zellmigration verdeutlicht. Aus [18], mit freundlicher Genehmigung von Springer Science+Business Media.

zyten auf dem Endothel vor der Adhäsion. Die Aktivierung der Zytokine steigert die Migration von Leukozyten über der Thrombozyten-Fibrin-Schicht (s. Abb. 16.62) ins Gewebe. Wachstumsfaktoren werden von den Thrombozyten und Leukozyten sowie glatten Muskelzellen und proliferierenden Fibroblasten freigesetzt, sodass Letztere sich zu Myofibroblasten umwandeln. Dieser Prozess schließt sich die ersten 3 Tage an und dauert bis zu 14 Tage nach der Schädigung [16]. In der Folge wird das Ubiquitin-Proteomsystem zur Proteinolyse aktiviert. Dieses System reguliert die Proliferation, Inflammation und Apoptose; grundlegende Mechanismen der Entwicklung einer Restenose (s. Abb. 16.63) [18].

Nicht verwunderlich ist deshalb auch der erste Einsatz von NF-Kappa-B-Decoy-Oligodesoxynukleine, um die Ausbildung einer Restenose nach PCI zu verhindern [19]. Zumindest konnte gezeigt werden, dass die Ak-

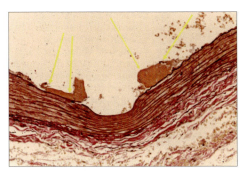

Abb. 16.62: Thrombusbildung an den Stentstrebenrändern. Erkennbar die Kompression der Media mit Nekrose und die (mit **Pfeilen** markierte) Thrombusbildung an den Strändern. Aus [18], mit freundlicher Genehmigung von Springer Science+Business Media.

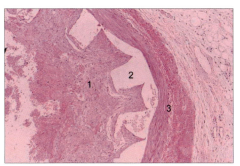

Abb. 16.63: Intimaproliferation erkennbar 7 Tage nach Stentimplantation im Experiment. Erhebliche Proliferation und Bildung von extrazellulärer Matrix (1) innerhalb von 7 Tagen nach Gefäßwandschädigung. (2) Stentstreben. Aus [18], mit freundlicher Genehmigung von Springer Science+Business Media.

tivierung von NF-Kappa-b die Neointimaproliferation in der A. iliaca von Kaninchen fördert [20].

Am Ende der Kaskade steht die Initiierung der 1. Phase (G1) des Zellzyklus (s. Abb. 16.64), die durch die Phosphorylierung von Cyclin und der cyclinabhängigen Kinase (CDK) reguliert wird. Wachstumsfaktoren triggern diesen Weg durch Aktivierung der CDK. Diese Aktivierung kann durch Rapamycin gehemmt werden. Dies gelingt nicht durch Tacrolimus [21]. Die PTCA führt nur in den frühen Phasen zur Infiltration von Neutrophilen. Wird ein Gefäß jedoch gestentet, ist dies von einer lang dauernden Infiltration von Makrophagen begleitet. Diese Makrophagenakkumulation fehlt bei der PTCA. Dies bedeutet, dass das Ausmaß der Gefäßwandschädigung Einfluss auf die Gefäßreaktion hat.

In der Folge der Gefäßschädigung entsteht eine starke Neovaskularisierung (s. Abb. 16.65) der Adventitia und Ausbildung von neuen Vasa vasorum. Innerhalb der ersten 3 Tage nach PTCA akkumulieren Neutrophile in der Adventitia und werden gefolgt von Makrophagen. Die Entzündungsreaktion bleibt also nicht auf die Gefäßwand beschränkt, sodass die derzeitige Diskussion den gesamten entzündlichen Prozess des Gefäßes und der Umgebung einschließt [22, 23].

Pathologisch-anatomische Studien und Untersuchungen von Atherektomiematerial ergaben, dass die murale Thrombusbildung aus Thrombozyten und Fibrin von einwachsenden glatten Muskelzellen, T-Zellen und Makrophagen gefolgt wird [25]. Dieser Prozess beginnt in der Intima, überdeckt die Stentstreben innerhalb von 4 Wo. und enthält nur ganz wenig extrazelluläre Matrix. In der Folge sammeln sich Lymphozyten im Bereich der Streben der Gefäßstützen, während die extrazelluläre Matrix zunimmt, aber wenig glatte Muskelzellen aufweist. Zwischen der Neointima-Ausdehnung (Dicke) und der Zelldichte ergeben sich signifikante Korrelationen. Die Entzündungsreaktion ist deutlich ausgeprägter bei der Restenosierung. Die verstärkte Ausschüttung von Wachstumsfaktoren ist durch die höhere Schädigung des Stents im Vergleich zur PTCA erklärt, weil die Stentstreben das Gefäß aufreißen und selbst Lipidkerne berühren und freisetzen. Für die Rolle der Makrophagen spricht die Erhöhung der Monozyten anziehenden Proteine (monocyte chemo-attractent protein I MCP-I). Nicht nur der arteriosklerotische Prozess, sondern auch der restenotische auf die Ge-

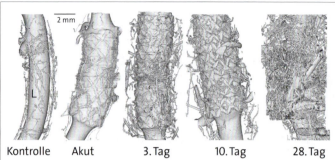

Abb. 16.64: Darstellung der Revaskularisierung der Adventitia nach Stentimplantation im Verlauf von 28 Tagen. Sichtbar ist die schnelle Bildung einer mikrovaskulären Schicht innerhalb von 3 Tagen, die nach 28 Tagen besonders dicht wird. Aufnahmen mit dem Micro-CT. Zur Verfügung gestellt von E. Ritman, B. Kantor (Mayo Clinic College of Medicine, Rochester, USA)

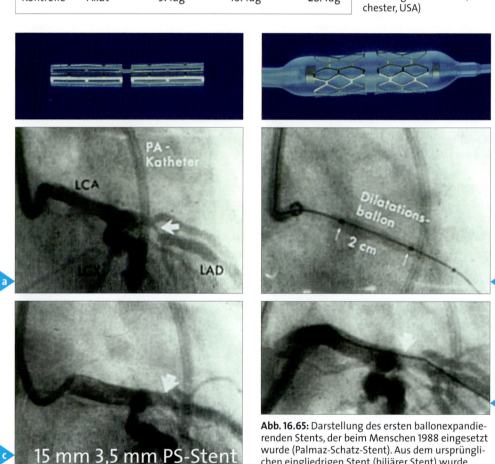

Abb. 16.65: Darstellung des ersten ballonexpandierenden Stents, der beim Menschen 1988 eingesetzt wurde (Palmaz-Schatz-Stent). Aus dem ursprünglichen eingliedrigen Stent (biliärer Stent) wurde durch Interposition einer Brücke, eine Idee von Schatz, eine Flexibilität geschaffen, die die Passage von Koronargefäßen erlaubte und zu großen Erfolgen führte. Bei einem 43-jährigen Manager wurde von dem damals 40-jährigen Raimund Erbel eine subtotale RIVA-Stenose erfolgreich dilatiert und mit einem 3,5 x 15-mm-Palmaz-Schatz-Stent versorgt. Aus [24], mit freundlicher Genehmigung von Springer Science+Business Media.

fäßwandschädigung folgende Prozess wird durch Zytokine beeinflusst [25–28].

Synergistisch wirken Interleukin 1, Interleukin 3, Interleukin 6 und nach neuesten Untersuchungen auch Interleukin 17 mit anderen Faktoren, die die Proliferation anstoßen und die Differenzierung von hämatopoetischen Stammzellen und Progenitorzellen verursachen [29, 30]. CD4 und CD8 positive T-Lymphozyten, deren Stimulation durch aktivierte dendritische Zellen unterstützt wird [31], befinden sich in allen arteriosklerotischen Plaques als Zeichen der bekannten Entzündungsreaktion im Rahmen der Arteriosklerose und exprimieren Interleukin 3, was wiederum die Migration und Proliferation von glatten Muskelzellen stimuliert [32, 33].

Bei klinischen Untersuchungen wurden erhöhte Interleukin-Spiegel im Rahmen der KHK festgestellt. Die Spiegel bei Patienten mit Restenose waren deutlich höher als bei Patienten ohne dieses Ereignis [34]. In den glatten Muskelzellen konnte gezeigt werden, dass Interleukin 3 durch aktivierte T-Zellen von arteriosklerotischen Läsionen die DNA-Synthese und die Gentranskription von vaskulären endothelialen Wachstumsfaktoren durch glatte Muskelzellen triggern. Interleukin 3 wurde als Mediator für die chronische Entzündung bei KHK gesehen und nicht für die Entzündungsreaktion bei ACS [34].

Interleukin 6 und Interleukin 10 sind, wie das hochsensitive CRP, Entzündungsmarker. Erhöhte Spiegel aller 3 Marker waren mit einer erhöhten Stenosierung des Stents innerhalb von 6 Monaten verbunden [35–37].

16.4.2.2 Adiponektin
Auch andere, protektive Proteine wurden in Bezug auf die Relation zu einer Restenosierung geprüft, wie Adiponektin. Hierbei ist zu beachten, dass neben dem hochmolekuaren Teil im Blut auch das Gesamtadiponektin und auch das Verhältnis beider Anteile zueinander eine Rolle spielt. Weder für die Einzelproteine noch für das Verhältnis der Proteine untereinander ergibt sich eine signifikante Beziehung zu Patienten, die eine Restenose entwickeln [38].

Adiponektin, das adipozytenspezifische Protein, kann im Plasma nachgewiesen werden und ist antiatherogen und antiinflammatorisch. Adiponektin kann die Migration und Proliferation von glatten Muskelzellen hemmen, wodurch niedrigen Spiegeln von Adiponektin eine mögliche Rolle bei der ISR zukommt, die vielleicht höher ist als die bisherigen Marker wie CRP und andere Marker [39].

Allerdings gibt es auch gegenläufige Befunde [40–42]. Adiponektin reichert sich im subendothelialen Bereich der verletzten Wand an, die glatte Muskelzellen besitzt, und hemmt die Proliferation und Migration dieser Zellen [40–43]. Der hohe Adiponektin-Spiegel scheint also die Instent-Restenosierung zu reduzieren. Große randomisierte Studien fehlen noch [44–45].

16.4.2.3 C-reaktives Protein
Die Rolle der Entzündung auch bei der Entstehung der Restenose und nicht nur bei der Atherosklerose wird unterstrichen durch Studien, die zeigen, dass die Höhe des CRP-Spiegels sowohl vor als auch nach der Intervention ein starker Prädiktor für eine ISR ist.

16.4.2.4 Matrix-Metallproteinasen
Auch andere Proteine wurden geprüft, um Prädiktoren für eine ISR bei Patienten zu finden. MMP sind in dem atherosklerotischen Prozess stark involviert. Die Isoformen MMP 3 und MMP 9 wurden als unabhängige Variablen einer ISR festgestellt. Wenn beide Faktoren im Blut vermehrt sind, erreicht die ISR-Rate bei Benutzung von BMS 37% im Vergleich zu 11% bei denjenigen mit normalen Werten (OR 11,8; 95%-CI 4–35) [47].

16.4.2.5 Genpolymorphismen

Aufgrund der o.g. Zusammenhänge zwischen Arteriosklerose und Entzündung und der verstärkten Genexpression mit Proteinbildung lag es nahe, zu prüfen, in welcher Form genetische Polymorphismen eine Rolle spielen, z.B. beim Interleukin 8, einem Prototyp der Chemokine, der ein Anziehungsfaktor für Neutrophile und T-Lymphozyten ist und so positiv oder negativ mit der Entwicklung der Arteriosklerose und der Restenosierung verbunden ist. Verschiedene Polymorphismen des Interleukin-8-Gens wurden beschrieben, wobei die Promoterregion des Gens mit der Gentranskriptionsaktivität verbunden zu sein scheint. Lag eine homozygote Mutation vor, wurde eine verstärkte Expression von Interleukin 8 festgestellt. Bei dem anderen Polymorphismus wurde eine verstärkte Transkription von Interleukin 8 gefunden, sodass eine Aufregulation der Interleukin-8-Expression entstand [48]. In klinischen Studien wurde eine verstärkte Instent-Restenosierung festgestellt, wenn ein bestimmter Polymorphismus des Interleukin-8-Gens (TT251, TT781) nachweisbar war. Jeder einzelne Polymorphismus war für sich allein nicht unabhängig mit einer ISR verbunden. Beim Vorhandensein der beschriebenen Dominanz wurde eine um 20% erhöhte Restenoserate festgestellt (OR 1,2; 95%-CI 1–1,9) [49, 50].

Auch Interleukin 10 ist wie der Tumornekrosefaktor Alpha (TNF-Alpha) in die Entzündungsreaktion nicht nur im Myokard [51], sondern auch bei der Atherosklerose involviert. TNF-Alpha lässt sich in der Gefäßwand nach Stentimplantation nachweisen. Er besitzt viele biologische Funktionen.

TNF-Alpha wird als Schlüsselprotein der Entzündungsreaktion betrachtet. Er beeinflusst die Neointimabildung und damit der Restenosierung [52–54].

Interleukin 10 ist ein antiinflammatorisches Zytokin und wird v.a. durch Monozyten, T- und B-Zellen produziert. Interleukin 10 hemmt auch die Monozytenaktivität und ist in der Lage, im Experiment die NIH zu hemmen [53]. Polymorphismen von TNF-Alpha und Interleukin 10 und ihre Assoziation wurden zwischenzeitlich untersucht. Während für die TNF-Alpha-Genotypisierungen kein Unterschied zwischen Patienten mit und ohne Restenose gefunden wurde, ergab sich für den Interleukin-10-Polymorphismus (819 TT) in einer multivarianten Analyse nach Stentimplantation eine protektive Rolle gegen die Instent-Restenosierung [52]. Es ergab sich für die Interleukin-10- und die TNF-Alpha-Polymorphismen kein signifikanter Unterschied zu Patienten mit und ohne ISR, während sich Signifikanzen für Bifurkationsstenosen und Stentdurchmesser < 2,5 mm ergaben sowie Patienten mit SAP und UAP [52]. In Bezug auf die Polymorphismen war nur Interleukin 10 (819 CT) in der homozygoten Form protektiv (> 50%) (OR 0,471; 0,207–1,070).

Aktivierte T-Zellen exprimieren und sezernieren RANTES (Akronym für regulated on activation, normal T expressed and regulated; ein Zytokin der Interleukin-8-Superfamilie), P-Selektin, sE-Selektin, s-Adhäsionsmoleküle (VCAM-1), S-Interleukin-2 Rezeptoren und TNF-abhängige apoptoseinduzierende Liganten (TRAIL). Die Bestimmung dieser Chemokine und löslichen Marker ergab, dass Patienten mit RANTES und aktivierten T-Lymphozyten nach der Dilatation und Stentimplantation CD-25 exprimieren und das s-TRIAL die RANTES-abhängige Restenosierungsrate reduzieren können. Die nach Intervention gefundenen erhöhten s-TRAIL-Spiegel korrelieren signifikant mit den s-VCAM-1- und sE-Selektin-Spiegeln [55].

16.4.3 Koronare Stentimplantation zur Therapie der Restenosierung nach PTCA

Die koronare Stentimplantation (s. Abb. 16.66) ist in der Lage, koronare Dissektionen abzustützen, drohende Verschlüsse zu vermeiden und das elastische Recoil zu verhindern, das erheblich zur Restenosierung nach PTCA beiträgt [56–58].

Nicht nur für native Stenosen, sondern auch für Rezidivstenosen konnte eine Überlegenheit der koronaren Stentimplantation gezeigt werden. In einer randomisierten Studie ergab sich eine Reduktion der Instent-Stenose von 32% auf 18% [59]. Die Revaskularisationsrate der behandelten Arterie wurde sogar von 27% auf 10% reduziert (s. Abb. 16.66). Auch die ereignisfreie Lebensrate war mit 84% nach Stentimplantation besser als mit 72% nach PTCA [59].

16.4.4 Instent-Restenosen: Klassifizierung

ISR werden nach der **Mehran-Klassifizierung** unterteilt [60]. Die Unterscheidung wird in Abhängigkeit von der Lokalisation der Neointimaproliferation getroffen (s. Abb. 16.67). Grundsätzlich wird unterschieden zwischen fokalen und diffusen Neointimabildungen. Die fokalen Läsionen können sich an den Enden der Stents ausbilden, v.a. zwischen benachbarten Stents, die nicht überlappend eingesetzt worden sind (Typ I A) oder nur an einer Endigung erscheinen (Typ I B). Liegt die Neointimabildung innerhalb des Stentkörpers wird von Typ I C und bei multiplen fokalen Läsionen von Typ I D gesprochen. Ist die Neointimabildung diffus und auf den Stent beschränkt, wird von Instent-Stenose Typ II gesprochen. Reicht die Neointimaproliferation über den Stent hinaus, wird dies als Typ III und bei Totalverschluss Typ IV bezeichnet (s. Abb. 16.67).

Nach ersten Untersuchungen findet sich ein ISR Typ I in ca. 40%, Typ II in ca. 20% und Typ III in 30% der Fälle [63]. Bei 7% ist ein Verschluss nachweisbar; andere Formen sind seltener. Zu berücksichtigen ist, dass diese Daten auf Analyse von BMS beruhen.

Für eine NIH sind v.a. ein Diabetes mellitus sowie wiederholt behandelte ISR dominierende Faktoren, besonders, wenn es sich um Verschlüsse handelt, (s. Tab. 16.4 und 16.5). Beide Faktoren sind in der multivariaten Analyse unabhängige Risikomarker [59].

16.4.5 ISR bei DES

Eine Unterexpansion ist v.a. in der Frühzeit der Implantation von DES beobachtet worden, da die Meinung vorherrschte, dass die Neointimaproliferation vollständig ge-

Abb. 16.66: Darstellung der ersten Studienergebnisse mit Palmaz-Schatz-Stents. Die Restenoserate nach Stentimplantation wurde im Vergleich zur PTCA um 15 bis 20% reduziert.

Studie	Indikation	PTCA	Stent	Differenz	P-Wert
Stent-by	Akuter Verschluss	45%	23%	22%	< 0,05
BENESTENT	De novo	32%	22%	10%	< 0,05
STRESS	De novo	42%	32%	10%	< 0,05
START	De novo	37%	23%	14%	< 0,05
REST	Restenose	36%	18%	18%	< 0,05
SAVE	Bypass	42%	22%	20%	< 0,05
SICCO	Chron. Verschluss	48%	26%	22%	< 0,01
Senkung der Restenoserate um 15–20%, aber insgesamt immer noch hohe Rate					

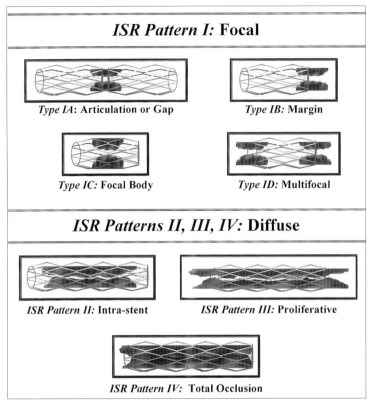

Abb. 16.67: ISR-Klassifizierung nach Mehran. Unter ISR Typ I werden fokale Neointimaproliferationen verstanden, die noch nach ihrer Lokalisation innerhalb des Stents weiter differenziert werden. ISR Typen II–IV sind diffuse Intrastentstenosen, proliferative oder total okklusive Neointimaproliferationen [60].

hemmt werden würde und eine Hochdruckimplantation der DES mit ≥ 16 atm unnötig sei. Zusätzlich sind zu Beginn zu kleine Stentdurchmesser gewählt worden [61]. Dies bedeutet, dass bei einer ISR möglichst mittels IVUS ausgeschlossen werden muss, dass eine Stentunterexpansion vorliegt, die darüber hinaus auch zu gehäuften Stentthrombosen führen kann. Aus einer Unterexpansion kann sich nicht nur eine erhöhte Restenoserate, sondern auch eine fehlende Apposition der Stentstreben an die Gefäßwand entwickeln, da sich z.B. initial vorhandene murale Thromben auflösen können, sich ein positives Remodelling entwickelt oder aber die Krümmung eines Gefäßes eine fehlende Stentanlage an die Wand hervorruft [62].

Werden DES implantiert, findet sich überwiegend, in über 60% der Patienten, eine ISR Typ I, d.h. fokal lokalisierte IRS. Im Vergleich zu Sirolimus-Stents entwickeln mit Paclitaxel beschichtete Stents häufiger eine diffuse ISR Typ II (30 vs. 14% der Patienten) [63]. Wiederholte Dilatationen und Stentimplantationen zeigen im weiteren Verlauf keinen Unterschied zwischen beiden bisher hauptsächlich eingesetzten DES. Die Ereignisrate ist geringer, aber – wie vorher bei BMS beschrieben – abhängig vom Typ der ISR.

IVUS-Untersuchungen bei DES deckten auf, dass Stents, die eine Intimahyperplasie zeigen, häufiger eine Stentfläche < 5 mm^2 und häufiger eine ungleichmäßig Stentverteilung über die ganze Gefäßquerschnittsfläche aufweisen [64].

Besonders wegen der Problematik der subakuten und späten Stenthrombose (s. Tab. 16.3) versuchen wir bei Patienten mit Stentthrombosen, IVUS-Untersuchungen durchzuführen. Beim Vergleich einer Patientengruppe mit ISR und subakuter oder später Thrombose zeigt sich, dass eine Unterexpan-

Tab. 16.3: Kriterien des ARC (Academic Research Consortium) zur Klassifikation der Stentthrombosen. Nach [64]

Akute* Stentthrombose	0–24 h nach Stentimplantation
Subakute* Stentthrombose	> 24 h bis 30 Tage nach Stentimplantation
Späte Stentthrombose	> 30 Tage bis 1 Jahr nach Stentimplantation
Sehr späte Stentthrombose	> 1 Jahr nach Stentimplantation

*Akute und subakute Stentthrombosen können auch als frühe Stentthrombosen bezeichnet werden.

sion der Stents vorliegt. Die Lumenflächen sind jeweils < 4 mm² gewesen, der typische Befund einer eigentlich hämodynamisch wirksamen Stenose.

Patienten mit subakuter Stentthrombose haben im Vergleich zu ISR noch deutlich stärkere Stenteinengungen, die diffuser sind und häufiger am proximalen Ende des Stents lokalisiert erscheinen.

Im Vergleich zeigen Patienten ohne Ereignis und ohne ISR nur in 10% der Fälle eine Stentfläche < 5 mm², dagegen fast 25% der Patienten mit ISR und fast 50% der Patienten mit Stentthrombose [65].

16.4.6 Restenosebezogene mechanische Faktoren

Prädiktoren für eine ISR nach DES-Implantation sind
- die ostiale Stenoselokalisation,
- der Diabetes mellitus,
- die Stentlänge,
- der Referenzdiameter und
- die Implantationsstelle im RIVA [67].

Außerdem wurden
- der Gefäßdurchmesser,
- der Stenosedurchmesser nach Stentimplantation und
- der Stenttyp

als besonders wichtige Prädiktoren für die Restenose und das Ergebnis der PCI identifiziert, wobei für die Sirolimus-DES bessere Ergebnisse als für Paclitaxel-DES festgestellt wurden [66–70].

Auch Faktoren der Atherombildung haben einen Einfluss auf die Restenosierung. Bei Verwendung von Sirolimus-DES zeigt sich für das Gefäßsegment eine erhöhte Restenoserate. Der Grad der Verkalkung des betroffenen Gefäßes vor der Stenose ist ein Prädiktor für die Restenose, während die Verkalkung an der Zielläsion selbst keinen Einfluss auf die Restenose hat [71].

Auch der Koronarfluss nach einer Stentimplantation ist bedeutungsvoll im Hinblick auf die Entwicklung einer Restenose. Patienten mit Restenosen zeigen geringere koronare Flussgeschwindigkeiten als Patienten ohne Restenosierung. Möglicherweise bedeutet dies, dass niedrigere Scherkräfte nicht nur für die Entwicklung einer Stenose, sondern auch für eine Restenose prädiktiv sind [72].

16.4.7 Quantifikation der Restenose mittels IVUS

Mittels IVUS lassen sich volumetrische Parameter des Stents, des Lumens und der NIH bestimmen. Voraussetzung ist die Aufzeichnung eines automatisierten Rückzugs.

$$Stentvolumen = \sum_{i=1}^{n} (Stentfläche(i)) \times H,$$

wobei die Stentfläche (i) die Stentfläche eines Stentquerschnittsbilds ist, n die Anzahl der Querschnittsbilder und H der Abstand zwischen 2 aufeinander folgenden Querschnittsbildern.

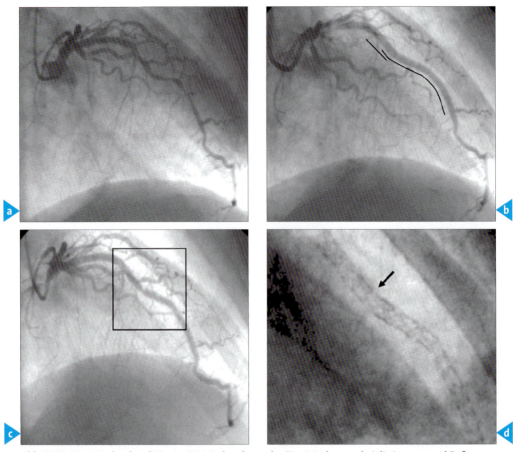

Abb. 16.68: Stentstrebenbruch Typ I mit Unterbrechung der Stentstreben, wobei die inneren und äußeren Strebenanteile einen Bruch aufweisen, eine Lücke klafft, eine Verschiebung oder ein Versatz nicht nachweisbar sind (Disruption). Reproduziert aus [78], mit freundlicher Genehmigung von Elsevier.

$$Lumenvolumen = \sum_{i=1}^{n} (Lumenfläche(i)) \times H,$$

wobei die Lumen-Fläche (i) durch die Intima begrenzt wird. Die anderen Parameter sind identisch zur Formel darüber.

$$NIH\text{-}Volumen = \sum_{i=1}^{n} \frac{(Stentfläche(i) - Lumenfläche\ (i)) \times H,}$$

berechnet aus den jeweiligen Differenzen zugehöriger Lumen- und Stentvolumina der jeweiligen Querschnittsbilder. Der volumetrische Grad der Obstruktion berechnet sich aus:

$$\%NIH\text{-}Obstruktion = \frac{NIH\text{-}Volumen}{Stentvolumen} \times 100\%$$

16.4.8 Stentstrebenbrüche und ISR

Chung et al. waren die Ersten, die die ISR auf die Stentfrakturen bezogen [73]. Hochauflösende fluoroskopische Aufnahmen mit Digitalisierung und auch IVUS-Untersuchungen konnten in den letzten Jahren nachweisen, dass zunehmend Stentstrebenbrüche („Stent fracture") beobachtet werden (s. Abb. 16.68–16.70) und Restenosen besonders an diesen Stellen auftreten [74–78].

Auch unter Berücksichtigung anderer Faktoren ergab sich für Stentfrakturen ein höherer prädiktiver Wert als für kleine Gefäßdurchmesser oder große Stentlängen (OR 11,03). Ursache könnte die starke mechanische Belas-

16.4 Koronare Restenose

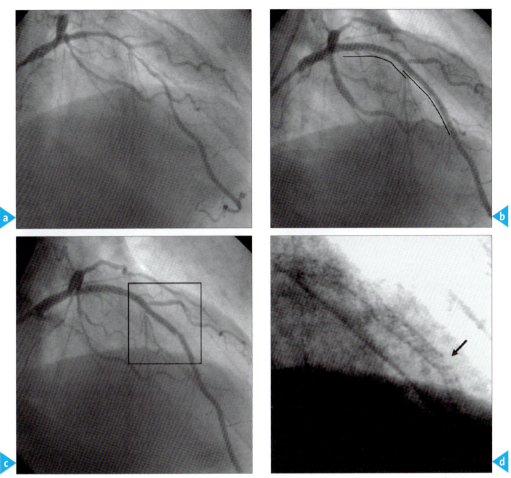

Abb. 16.69: Stentstrebenbruch Typ II mit Bruch an einer Stentseite mit Entstehung einer Lücke, während der andere Teil des Stents noch verbunden bleibt (Avulsion). Reproduziert aus [78], mit freundlicher Genehmigung von Elsevier.

tung sein, die zu Strebenbrüchen führt. Dies ist möglicherweise auch darauf zurückzuführen, dass heute Stentstreben immer dünner werden, um zur Reduktion der Restenosierung beizutragen, da die von den Stents bedeckte Oberfläche möglichst klein gehalten wird. Stentfrakturen kommen in 3–4% der Fälle vor und sind bei der Verwendung von DES fast so häufig zu beobachten wie ISR, die heutzutage in 5–6% der Fälle gesehen werden [74].

Unter Berücksichtigung der enormen Wirkung der Sirolimus-Medikation ist es erstaunlich, dass trotz allem Restenosierungen auftreten. Als Ursache werden neben einer (1) Stentunterdehnung auch Reaktionen auf das (2) medikamententragende Polymer und eine (3) Resistenz zu Sirolimus diskutiert [75]. Die (4) Stentfraktur scheint ein weiterer Mechanismus zu sein, der zu einer ungleichmäßigen Verteilung der Stentstreben nach der Implantation mit der Folge einer verstärkten Neointimabildung führt [76].

In einer Studie von 600 Patienten fand sich bei Stentstrebenfrakturen eine Restenoserate von 38%, wobei in über 80% die Fraktur fokal und komplett nur in 10% der Fälle nachweisbar war. Ohne Stentfraktur war die Restenoserate nur 4,6% [77].

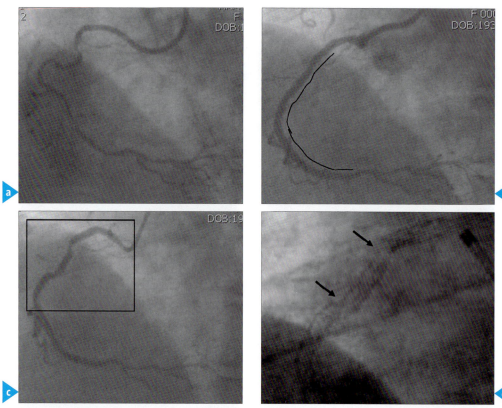

Abb. 16.70: Stentstrebenbruch Typ III mit Bruch aller Stentstreben und Versatz der Enden (Displacement), Reproduziert aus [78], mit freundlicher Genehmigung von Elsevier.

Möglicherweise kann das Stentdesign selbst mitverantwortlich dafür sein, dass Stentfrakturen auftreten, da das geschlossene Zelldesign der Sirolimus-Stents anders ausfällt als das offene Zelldesign der Paclitaxel-Stents [78]. Möglicherweise sind die Spannungen, die dabei entstehen, bei den geschlossenen Zellstents stärker. Stentfrakturen entstehen v.a. in langen und stark geschlängelten Läsionen. Höhere Radialkräfte sind bei längeren Stents zu beobachten. Außerdem strecken Stents ein natürlich gewundenes Gefäß, wodurch stärkere Kräfte auf den Stent selbst einwirken. Daher sind die Länge der Stents und auch die Angulation wesentliche Faktoren, die die Stentfraktur begünstigen. Neben den mechanischen Irritationen können auch verminderte Medikamentenabgaben an der Frakturstelle und damit eine verminderte Hemmung der Endothelialisierung eine Rolle spielen. Dies würde für eine frühe Fraktur eher sprechen als für den Mechanismus, der für eine späte Fraktur verantwortlich ist. Da schon früher nachgewiesen worden ist, dass nach Sirolimus-DES fokale Restenosen besonders häufig sind, könnten lokale Faktoren eine Rolle spielen: Stentfrakturen wären hier eine Erklärungsmöglichkeit [79].

Merke: Für die Praxis bedeutet dies, dass bei Auftreten von fokalen ISR nach Stentfrakturen unter Nutzung des IVUS und hoher Verstärkung/Zoom im Cinemode gesucht werden sollte.

16.4.9 Allergien nach Stentimplantation

Bei metallischen Implantaten wie koronaren Stents muss grundsätzlich auch damit gerechnet werden, dass Allergien erzeugt werden können, wobei beschichtete Stents ein zusätzliches Problem darstellen, da die Polymerbeschichtung selbst auch ein potenzielles Allergen ist.

Gold und Nickel sind typische Metalle, die Allergien auslösen können. Zwischen einer Kontaktallergie zu Gold und der Restenoserate fand sich eine signifikante Korrelation. Das Risiko einer Restenosierung war 3-fach erhöht, wenn eine Goldallergie vorlag und ein goldbeschichteter Stent zur Implantation verwandt wurde. Selbst thorakale Schmerzen waren vermehrt nachweisbar [80].

Das Problem kam besonders zum Vorschein, als Virmani et al. bei histologischen Untersuchungen von DES nicht nur die fehlende Endothelialisierung nachwiesen, sondern auch entzündliche Reaktionen im Bereich der Stentstreben bemerkten [81]. Folglich wurde versucht, auch ohne Polymerbeschichtung auszukommen. Mit Verwendung spezieller Beschichtungsverfahren mit Rapamycin auf BMS konnte die Restenoserate auf unter 10% für die TLRV und unter 15% für die Insegment-Restenose gesenkt werden [82].

16.4.10 Zeitverlauf der Restenosierung

Traditionell wird nach 6 Monaten eine Kontrollangiographie durchgeführt, wenn der angiographische Restenosegrad bestimmt werden muss. Diese Zeitgrenze hat sich als optimal herausgestellt, weil zunächst nach 6–8 Wo. ein Maximum der Neointimaproliferation auftritt, die sich dann im weiteren Verlauf zurückbildet, weil die extrazelluläre Matrix schrumpft.

Kurzfristige Kontrollen haben sich nicht bewährt. Längerfristige Intervalle sind v.a. bei BMS nicht notwendig.

Immer wieder wurde die Befürchtung geäußert, dass Spätfolge einer Stentimplantation die Instent-Atherosklerose sein könnte. Während dies für selbstexpandierende Stents nachgewiesen wurde, liegen neue Daten zum Langzeitverlauf bei DES vor, die zeigen, dass auch nach 4 Jahren keine Restenosierung auftritt. Im Vergleich zur Untersuchung 4 Monate nach Stentimplantation ergab sich sogar eine Reduktion des LL von $0,68 \pm 0,52$ mm auf $0,42 \pm 0,52$ mm. Der MLD stieg von $2,4 \pm 0,6$ mm auf $2,6 \pm 0,6$ mm an und die Einengung des Durchmessers im Stentinneren nahm von 25 ± 14 auf $19 \pm 9\%$ ab. Im Langzeitverlauf finden sich also eine Abnahme der IRS um 19% und eine Abnahme der binären Restenoserate um 39% [83]. Dennoch wurde in aktuellen Arbeiten eine In-Stent-Atherosklerose bei DES nachgewiesen.

> **Merke:** Wie für die PTCA bedeutet ein offener Stent nach 4–6 Monaten einen optimalen Langzeitverlauf. Allerdings können sich dennoch ISR in Form einer In-Stent-Atherosklerose entwickeln.

16.4.11 Therapie der ISR

16.4.11.1 Duale Medikation

Die bisherige Nutzung von DES hat zu einer erheblichen Reduktion der Restenoserate und Revaskularisierungsrate geführt. Da aber eine vollständige Suppression nicht gelingt, waren Enttäuschungen schnell der Stimulus, andere Medikamentenbeschichtungen wie Everolimus und Biolimus zu testen. Es folgte die Entwicklung neuer Stents mit erfreulichen Ergebnissen. Ein anderer Weg wurde durch Kombination verschiedener Medikamente gesucht. Stimuliert wurden diese Untersuchungen durch die Befunderhebung der mangelnden Endothelialisierung der DES nach Implantation und der Gefahr der Thrombusbildung und späten Stentthrombose. In einem ersten Versuch wurde das antiproliferative Medikament Sirolimus kombiniert mit einer antithrombotischen Substanz (Triflusal). Genutzt wurde ein Cobalt-Chrom-Stent und ein bioabsorbiebarer Polymerträger. Dabei handelt es sich um ein PLGA-Polymer. Triflusal ist eine Substanz, die sehr dem Aspirin ähnelt, aber eine CF-3-Gruppe am Carbonring trägt. Die Thrombozytenanlagerung am Stent wird wesentlich vermindert. Gleichzeitig zeigt sich eine gute Neointimabildung, die sich bis zum 4. Tag formt. Der Entzündungsscore wird reduziert, ebenso der Grad der Restenosierung und die Intimadicke und Intimafläche im Querschnitt. Eine Thrombusanlagerung ist angiographisch und mikroskopisch nicht festgestellt worden. Diese Untersuchungen könnten ein Weg sein, um bei gleichzeitiger antiinflammatorischer und antithrombotischer Wirkung mittels dualer Medikamentenbeschichtung eines DES dazu beizutragen, die Raten der subakuten Thrombosen zu reduzieren [84].

16.4.11.2 Diabetes-mellitus-Medikation

Nach der Aufdeckung des Diabetes mellitus als wesentlicher Faktor für die Reststenosierung wurde im nächsten Schritt versucht, die Restenosierungsrate durch Antidiabetika zu reduzieren. Dies konnte sowohl für Metformin als auch Zolidin nachgewiesen werden, während Insulin und Sulfonylharnstoffe keinen Einfluss auf die Restenoserate zeigten [85].

Grundsätzlich ist beim Koronarkranken die gute Diabeteseinstellung prognostisch entscheidend.

Tab. 16.4: Einfluss von 4 Faktoren der Restenosierung bei Diabetes mellitus [85]

	Determinanten
Entzündungsfördernde Faktoren	↑ C-Peptide ↑ Resistin ↑ CRP ↑ II-12
Gerinnungsfördernde Prozesse	↑ P2Y-Rezeptor ↑ Endothelialer Schaden durch O_2-Radikale
Fortgeschrittene instabile Plaquebildung	↑ Glatte-Muskelzell-Proliferation ↑ Makrophageninfiltration ↑ Lipidreiche Plaques ↑ Kollagenreiche Plaques ↑ Vaso-vasorum-Vaskularisierung
Hämodynamische Faktoren	↓ Gefäßlumendurchmesser ↑ Mehrgefäßerkrankung ↑ Blutviskosität

Tab. 16.5: Risikofaktoren der Restenose, Gefäßintervention (TLR), Tod oder Herzinfarkt für verschiedene Gruppen der Antidiabetika [85]

Substanz	Restenose	TLR	Tod	Herzinfarkt
TZD*	↓	↓	↓	–
Sulfonylharnstoffe	↑	–	↑	–
Biguanide	–	↓	–	↓
Insulin	↑	↑	↑	↑

*TZD = Thiazolidindione (Glitazone)

16.4.11.3 Cilostazol-Therapie (Pletal)

Phosphordiesteraseinhibitoren sind erfolgreich bei der Behandlung von Patienten mit pAVK eingesetzt worden. Der Erfolg der Medikation hat dazu geführt, die Substanz auf eine mögliche Reduktion der koronaren Restenosierung zu prüfen. Cilostazol ist zwischenzeitlich als wichtiges Medikament identifiziert worden, das zukünftig möglicherweise zur Senkung der Restenoserate eingesetzt werden kann [86]. Cilostazol ist ein Plättchenaggregationshemmer und reduziert die NIH und die glatten Muskelzellenproliferation nach BMS- und DES-Implantation [87–89]. In einer Metaanalyse von 10 randomisierten kontrollierten Studien konnte in Bezug auf Tod und Reinfarkte kein Unterschied zwischen einer Dreifach- und Zweifachkombination zur Thrombozytenaggregationshemmung festgestellt werden [89]. In Bezug auf die Insegmet-LL-Analyse ergab sich eine Reduktion um 0,15 mm, und zwar sowohl für BMS als auch DES. Auch der binäre angiographische Restenosefaktor zeigt einen signifikanten Unterschied zwischen beiden Behandlungsgruppen und eine Reduktion um fast 50% in beiden Stentkollektiven. Wurde die TLR analysiert, war die Reduktion fast 70%.

Besonders herausstechend ist die „Number needed to treat" (NNT), die 21 bzw. 22 bei BMS- und DES-Patienten betrug. Die Rate an subakuten Thrombosen war nicht unterschiedlich. Es ergab sich kein signifikanter Unterschied in Bezug auf mögliche Blutungskomplikationen. Als Nebenwirkung für Cilostazol fand sich eine erhöhte Rate an Hautrötungen, die unter Dreifachtherapie mit ASS, Clopidogrel und Cilostazol deutlich häufiger auftrat als bei Zweifachtherapie.

Der Mechanismus der antiproliferativen Wirkung von Cilostazol, einem Phophodiesterase-III-Hemmer, besteht in der Verhinderung der Hydrolyse des cAMP in Thrombozyten und glatten Muskelzellen. Der Anstieg des cAMP führt zu einem Anstieg des Anti-Onkogens P53 und P21 und der Produktion des Hepatozytenwachstumsfaktors (HGF). Hierdurch entsteht eine Apoptose von glatten Muskelzellen mit Reduktion der Proliferation und Migration [88].

HGF steigert die Reendothelialisierung und führt zu einer Stabilisierung des Endothels mit Verbesserung der Endothelfunktion [88]. Cilostazol wirkt auch inflammatorisch durch Hemmung des Leukozytenintegrins (MAC-1) entweder direkt oder indirekt über die Hemmung von P-Selektin der Thrombozyten und nachfolgender P-Selektin Liganten-Aktivierung. Die gesteigerte MAC-1-Expression-Aktivierung durch die koronare Intervention führt zur verstärkten Intimaverdickung und Restenosierung [90].

Cilostazol gehört damit zu den preisgünstigsten systemischen Mechanismen, die genutzt werden könnten, um die Restenoserate zu reduzieren. Das Medikament ist bislang mit dieser Indikation noch nicht zugelassen. Neue Daten konnten die positiven Ergebnisse der Metaanalyse nicht stützen.

16.4.11.4 Weitere medikamentöse Verfahren zur Prävention einer ISR

Zu Beginn der Ära der PTCA und der Stentimplantation wurde eine große Hoffnung auf die Wirkung von Medikamenten gelegt, die möglicherweise eine Restenosierung verhindern würden. Dabei standen immer wieder erfolgreiche experimentelle Untersuchungen negativen Effekten bei der klinischen Testung gegenüber.

Heparin. Bereits früh wurde eine Hemmung der Intimaproliferation bei Kaninchen durch Heparin demonstriert [91], während bei Patienten ein Effekt nicht nachweisbar war [92].

Ca^{++} Antagonisten. Ca^{++} Antagonisten wie Verapamil, die im Experiment eine Hemmung der Intimaproliferation zeigten, hatten keinen Effekt auf die Restenoserate [93–95].

ACE-Hemmer. Große Hoffnungen wurden v.a. in die ACE-Hemmer gesetzt, nachdem im Experiment die Hemmung der Intimaproliferation aufgezeigt wurde [96]. Die große multicentrische MERCATOR-Studie konnte für den ACE-Hemmer Cilazapril keinen Effekt nachweisen. Auch der klinische Outcome war nach PTCA für die Patienten nicht verbessert [97].

Statine. Da Statine antiinflammatorische Wirkung entfalten, wurde versucht, die Restenoserate durch Statine zu beeinflussen. Die FLARE- (Fluvastatin-Angiographic Restenosis) und die PREDICT- (Prevention of Restenosis, Pravastatin) Studie konnten aber nicht zeigen, dass die Restenoserate signifikant gesenkt werden kann [98, 99]. Allerdings war die Rate von kardiovaskulären Ereignissen vermindert. Außerdem konnte gezeigt werden, dass Statine besonders wirksam sind, je weiter im Voraus sie appliziert werden. Ein kritischer Faktor war hierbei ein niedriges HDL-Cholesterin [100]. Gleichzeitig wurde die PCI-induzierte Freisetzung von Biomarkern reduziert.

Kortikoide. Kortikoide entfalten eine unspezifische antiinflammatorische Wirkung. Die p.o. Gabe von Prednison nach PCI und nachgewiesener CRP-Erhöhung führte tatsächlich zu günstigen Ergebnissen sogar noch ein Jahr nach Therapie [101]. Zwischenzeitlich ist eine Studie zur Nutzung von Prednison in p.o. Form entwickelt worden, um die Restenoserate nach PCI zu reduzieren. Die auf 3 Jahre angesetzte Studie wird zeigen, ob eine solche p.o. Therapie hilfreich ist [102].

16.4.11.5 Interventionelle Maßnahmen zur ISR-Therapie

PTCA/Stenting. Die Stentimplantation reduziert die Restenoserate nicht nur nach vorheriger Stentimplantation, sondern auch nach PTCA. Bei ISR ist die Reintervention mit einem DES heute Standard [103]. Diese Behandlung löste die vorher erfolgreich durchgeführte Brachytherapie (in Deutschland vorwiegend mithilfe der Betabestrahlung) ab [103, 104].

Die ISR nach DES führte aber zu neuen Problemen [105–111]. Neben einer einfachen PTCA war auch die BMS- oder DES-Implantation getestet worden. So behandelte Patienten zeigten eine Wiederereignisrate von über 40% und bei Verwendung von DES eine Restenoserate von fast 30%. Im weiteren Verlauf brauchten solche Patienten in 25% der Fälle eine erneute Intervention. In einer Metaanalyse wurden die Ergebnisse der Brachytherapie bei der ISR gegenübergestellt. Es zeige sich in Bezug auf die Infarktrate, die TVR und TLR, aber auch in Bezug auf die Restenoserate kein Vorteil für die Brachytherapie. Zwar war die Brachytherapie der alleinigen Ballondilatation und BMS-Implantation überlegen. Im Vergleich zeigte sich eine Überlegenheit der DES in Bezug auf die Notwendigkeit einer Revaskularisierung und im Bezug auf die MACE-Rate. Allerdings zeigten die DES-Implantationen keine Verminderung des LL als beste Maßeinheit für die Restenosierung. Größere Langzeitstudien werden nicht mehr erwartet.

Nutzen des Cutting Balloons. Zwischenzeitlich wurden auch Cutting Balloons (z.B. Flextome, Boston Scientific) zur Therapie der ISR eingesetzt [112–114]. Dies sind Ballonkatheter mit scharfen Metallstreifen, die auf einem Ballon fixiert sind und bei Anpressdruck durch den Ballon das umliegende Gewebe einschneiden. Ziel ist die gerichtete anstelle der ungerichteten Gefäßaufweitung.

Ein Vorteil des Cutting Balloons ist, dass bei der Dilatation, v.a. eines unterexpandierten Stents, der Ballon, der zur Aufdehnung genutzt wird, stabil in der Position verankert bleibt.

Das Abrutschen des Ballons nach vorne, nach distal oder proximal kann auch durch

Abwischen des Ballons mit einer feuchten Kompresse vor der Einführung oder dem Einsatz eines Buddy Wires verhindert werden.

> **Merke:** Eine Ballonstabilisierung zur Intervention einer ISR kann anstelle eines Cutting- oder AngioSculpt Ballons durch Einführung eines 2. Drahts in das betroffene Gefäß erreicht werden.

Der Einsatz von Cutting Balloons zeigte einen gewissen Erfolg beim Einsatz vor einer Stentimplantation. Die Ergebnisse waren bei den ISR eher enttäuschend. In einer randomisierten Studie (REDUCE-Studie) wurde die PTCA mit dem Cutting Balloon verglichen [113]. Nach 7 Monaten war die Restenoserate 29,8 bzw. 31,4 % und damit nicht signifikant unterschiedlich. Die Nutzung zur Behandlung von ISR kann derzeit also nicht empfohlen werden, wie auch von anderer Seite betont wird.

16.4.11.6 Neue PCI-Methoden zur Vermeidung einer ISR

AngioSculpt-Ballon. Der sog. AngioSculpt-Katheter (AngioScore, Freeman, Kalifornien, USA) wurde entwickelt, um die Restenosierung zu vermindern (s. Abb. 16.71). Dazu wurde ein wenig aufdehnbarer Ballon (minimal compliant) mit 3 Nitinoldrähten spiralig versehen (~ 2,7 F). Hochauflösende Aufnahmen mit der OCT-Technik zeigten, dass sich im Vergleich zum Cutting Balloon eine glattere Oberfläche und weniger Neointima entwickelten. Die OCT-Aufnahmen zeigten auch, dass sowohl Plaques als auch eine Neointima erfolgreich aufgeweitet worden waren (s. Abb. 16.72). Langzeituntersuchungen stehen aber aus [115].

Freie Medikamentenbeschichtung. Da die Polymerbeschichtung eine wesentliche Ursache für die Neointimabildung zu sein scheint, wurde eine polymerfreie Stentbeschichtung versucht. Dazu bedient man sich eines speziellen Verfahrens der Firma Translumina (Hechingen), wodurch praktisch wahlfrei Medikamente für die Stentbeschichtung genutzt werden können. Als Basis wird ein Yukon-Choice-Stent genutzt. Er ist polymerfrei und hat ein Profil von 1,1 mm. Die Oberfläche des Stents besteht aus einer Mikroporenstruktur (Pearl Surface) zur besseren Aufnahme von Medikamenten, in diesem Fall Rapamycin. Die Mikroporenoberfläche des Stents soll die Adhäsion von Endothelzellen erleichtern. 316 LVM Edelstahl wird als Grundsubstanz genutzt bei einer Strebendicke von 87 µm. Das Risiko der Restenose wurde signifikant gesenkt, nicht nur in Bezug auf den Stent selbst, sondern auch auf das ganze stenosierte Gefäßsegment. Die Restenoserate von BMS mit > 20 % konnte auf < 15 % gesenkt werden, wobei die TVR von 22 % auf 8 % reduziert wurde. Es handelt sich hierbei also um eine einfache Möglichkeit und Alternative zur Verwendung von DES [116].

Mit Kortikoid beschichtete Stents. Da entzündliche Prozesse eine Rolle spielen, wurden auch mit Kortikoid beschichtete Stents eingesetzt und sogar spezielle Stents mit Reservoir für die Implantation genutzt. Leider haben diese Studien keinen Erfolg gezeigt, was an der Medikamentenverteilung, der Konzentration oder aber auch am Stentmaterial selbst liegen kann.

16.4.11.7 DES

Nach wie vor ist die Behandlung einer Restenose nach Stentimplantation problematisch [117–121]. BMS führen zu exzellenten angiographischen Resultaten, zeigen aber eine hohe Restenoserate und sind deshalb nur geeignet bei ISR in großen Gefäßen, Randstenosen Typ I nach Mehran und bei Patienten ohne Möglichkeit einer Mehrfachplättchenaggregationshemmung [117]. Im Vorder-

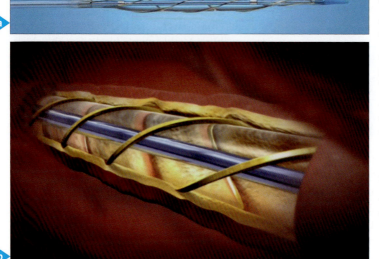

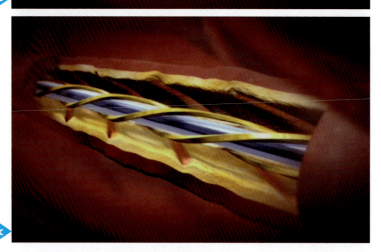

Abb. 16.71a–c: a) Abbildung des dilatierten AngioSculpt-Katheters (AngioScore, Fremont, CA, USA, mit freundlicher Genehmigung der Biotronik Vertriebs GmbH & Co KG, Ratingen) mit Darstellung der aufgebrachten Nitinolspiralen. **b)** Im dilatierten Zustand sorgt die Nitinolspirale für eine sichere Positionierung des Ballons in der Läsion und kontrollierte Dilatation. **c)** Schematische Darstellung des Ergebnisses nach Dilatation. Erkennbar sind die Spuren durch die Nitinolspirale.

grund steht die DES-Nutzung, nachdem gezeigt werden konnte, dass die ISR besser mit der Sirolimus- oder Paclitaxel-DES-Implantation als mit der Ballonangioplastie behandelt wird [119]. Die Überlegenheit von DES gegenüber einer reinen Ballonangioplastie war bereits gezeigt worden [111].

Aktuelle Empfehlungen. Bei erneuter ISR nach DES-Behandlung einer 1. ISR entwickeln 10–20% der Patienten wiederholte ISR. Mittels IVUS und Angiographie konnte kürzlich gezeigt werden, dass die erneute und damit 3-fache Stentimplantation gute Ergebnisse bringt, wenn der Ballon mit Hochdruck (20 ± 4 Atmosphären) dilatiert wird und eine ausreichende große Stentlänge gewählt wird [120]. Nach einem solchen Vorgehen fand sich eine 1-Jahres-Überlebensrate frei von Ereignissen bei 90% der Patienten. Notwendig ist es, eine ausreichend hohe Stentexpansion zu erreichen.

Vergleichende Untersuchungen in Bezug auf die Mehran-Klassifizierung zeigten jedoch, dass bei ISR von DES und Mehran-Klasse I A und C allerdings die Ballonangio-

16.4 Koronare Restenose

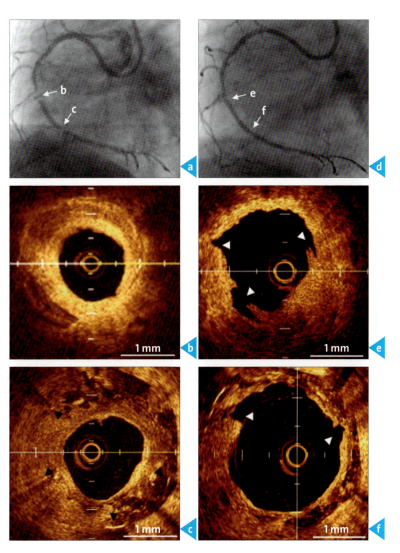

Abb. 16.72: Angiographische und OCT-Aufnahmen vor und nach Nutzung des AngioSculpt-Katheters. **a–c)** vor der PCI Nachweis von 2 hochgradigen Stenosen (**b**, **c**). Die OCT zeigt (**b**) im proximalen Abschnitt vorwiegend fibrotische Plaqueanteile. Keine Stentstreben. Im distalen Abschnitt zeigt sich eine erhebliche Neointimaproliferation zwischen dem Lumen und den Stentstreben, die mit schwarzen Pfeilen (schwarze **Pfeilspitzen**) gekennzeichnet sind. **d–f)** Nach Nutzung des AngioSculpt-Katheters zeigt das Angiogramm eine exzellente Aufweitung der Stenosen. Größere Dissektionen und ein Recoil sind nicht sichtbar. Im OCT zeigt sich der Eindruck der Nitinoldrähte mit umschriebenen Intimaeinrissen. Aufweitung von 1,18 auf 2,75 mm² (**e**). In der distalen Stenose Aufweitung von 1,51 auf 4,09 mm² mit 2 sichtbaren Eindrücken der Nitinoldrähte (**f**). Reproduziert aus [115], mit freundlicher Genehmigung von Elsevier.

plastie der erneuten DES gleichwertig ist [111, 119–120].

> **Merke:** Bei ISR eines DES lohnt sich die Hochdruckdilatation und DES Implantation mit bis zu 30 atm und überdeckender Stentlänge, auch wenn es die 3. Stent-in-Stent-Implantation (DES) ist, bei ISR der Mehran-Klasse IA und C die alleinige Hochdruck-PTCA.

16.4.11.8 Drug eluting Balloons (DEB)

Speziell zur Therapie der ISR wurden beschichtete Ballonkatheter entwickelt [122–125]. Die medikamentenfreisetzenden Ballons besitzen eine wasserlösliche Membran, die Paclitaxel enthält. Derzeit sind unterschiedliche Ballonkatheter verfügbar:
- SeQuent Please   Braun
- Impact Falcon   Krauth
- Dior   EuroCor
- Elutax   PFM AG
- Pantera Lux   Biotronik
- Lutonix   Lutonix

Diese Ballons liegen in unterschiedlicher Größe vor und haben eine Beschichtung mit ca. 3 µg/mm² Paclitaxel. Die beschichteten Ballons setzen 90% des Paclitaxel innerhalb von 30–60 s bei Aufdehnung des Ballons frei. Die Oberflächenmatrix des Ballons besteht aus Butyroltrihexalcitrat (BTHC) kombiniert mit Paclitaxel, z.B. für den Pantera-Lux-Paclitaxel-Ballon der Firma Biotronik. Paclitaxel ist hydrophob, aber sehr lipophil, und diffundiert daher leicht in das Gewebe. Insgesamt scheinen die Oberflächenbeschaffenheit des Ballons und die Zusatzsubstanzen, die verwandt werden, um Paclitaxel auf dem Ballon zu binden, von entscheidender Bedeutung zu sein. Ein experimenteller Vergleich ergab allerdings, dass die Analyse der Beschichtung des Ballons wichtig ist, da der mit einer wasserlöslichen Matrix beschichtete Ballon wesentlich bessere Ergebnisse ergab als ein unbeschichteter Ballon oder ein angerauter Ballon [126].

Zwischenzeitlich konnte in einer großen randomisierten Studie belegt werden, dass die Nutzung eines mit Paclitaxel beschichteten DEB zumindest gleichwertig ist und genauso gut toleriert wird wie die Nutzung eines 2. oder 3. mit Paclitaxel beschichteten Stents [127]. Für die Therapie mit diesen Ballons wird eine Prädilatation mit einem Ballon 0,5 mm kleiner als der DEB empfohlen. Der DEB sollte mindestens 30 s insuffliert bleiben. Nach 12 Monaten betrug die ISR-Rate 7% und die Segmentstenose 7% im Vergleich zu 16,9 und 20,3% beim Paclitaxel-Stent. Der LL betrug nur 0,19 mm im Vergleich zu 0,45 mm bei der Nutzung des Stents.

> **Merke**: Bei ISR auch nach DES empfiehlt sich bei Ausschluss einer Unterexpansion des Stents und nachweisbarer NIH die Nutzung eines mit Paclitaxel beschichteten DEB, der in großen Studien die höchste Effektivität gezeigt hat.

16.4.12 Prognose für Patienten nach Entwicklung einer ISR

Wenn Patienten mit ISR behandelt werden und das Krankenhaus verlassen, entwickeln sie häufiger einen akuten Herzinfarkt als andere Patienten [105, 128–131]. Die 1-Jahres-Letalität für alle Patienten ist mit 5,7% und die TLVR-Rate mit 21,5% beschrieben worden. Die Ergebnisse sind für DES ungünstiger als für Patienten mit ISR eines BMS; die TLR 32,5% bzw. 27,8% und die TVR 24,3% im Vergleich zu 19,7% [128].

16.5 Hochfrequente Rotationsatherektomie (Rotablation)

16.5.1 Einleitung

Bereits Grüntzig hatte Überlegungen angestellt, die von Dotter entwickelte Technik zu modifizieren, um bessere Ergebnisse zu erzielen. Neben der Ballonangioplastie testete er auch Rotationssysteme, um eine Gefäßerweiterung zu erzielen [1]. Dieses Prinzip wird in der Technik zur Fräsung eines Tunnels (s. Abb. 16.73), aber auch in der Zahnmedizin seit Jahren eingesetzt. Selbst die Lasertechnik wurde von Grüntzig getestet [1]. Das Thema der Rotationsangioplastie wurde später erfolgreich von Auth realisiert [2, 3]. Er gehört zur Faculty of Electrical Engineering der University of Washington seit 1969 und wurde Professor für Technical Engineering und Adjunct Professor of Bioengineering 1982. Für die Entwicklung neuer Produkte wurde er 1982 Direktor bei Squibb Medical und gründete 1985 als Ableger Biophysics International. Heart Technology wurde von ihm 1989 gegründet. Ziel seiner Entwicklungen war, mithilfe der Rotationsangioplastie eine Alternative zur reinen Ballondilatation zu schaffen, um Ablagerungen nicht nur zu sprengen und plastische Verformungen zu erreichen, sondern gezielt abzutragen – ohne

16.5 Hochfrequente Rotationsatherektomie (Rotablation)

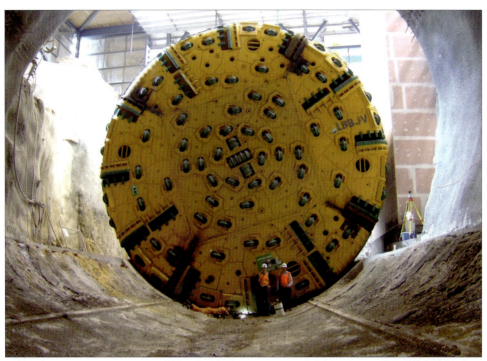

Abb. 16.73: Darstellung der Oberfläche einer Schildbohrmaschine (TBM Matilda im Einsatz in Brisbane, Australien), wie sie für die Tunnelgrabungen genutzt wird (Abbildung von Erikt9 unter GNU Lizenz)

Schädigung der Gefäßwand und des Myokards.

16.5.2 Prinzip der hochfrequenten Rotationsangioplastie

Für die Rotationsangioplastie entwickelte Auth ein pneumatisch angetriebenes System, dass nach dem Prinzip des Mikromessers arbeitet [4]. Dieses erreicht, dass harte Strukturen abgetragen und weiche Strukturen geschont werden. So kann Knochen gefräst oder eine Eierschale am rohen Ei abladiert werden, ohne dass die Innenhaut zerstört wird. Auch ein probehalber aufgelegter Finger zeigt keine Verletzung. Dies bedeutet, dass in einem Gefäß verkalkte Anteile abgetragen werden und nicht verkalkte, elastische Anteile ausweichen können (s. Abb. 16.74).

Um die Wirkung des Mikromessers zu erreichen, sind hohe Frequenzen der Rotation notwendig. Der Rotablator erreicht je nach Gefäßverlauf 180 000–200 000 U/min. Dies entspricht einer Rotationsgeschwindigkeit von 2500–3000 U/s und liegt damit um ein Mehrfaches höher als die von Grüntzig und später anderen Kollegen entwickelten Rotationssysteme [5]. Durch die hohe Rotationsgeschwindigkeit entwickeln sich an den kontaktierten Strukturen hohe Temperaturen, die eine konstante Spülung erforderlich ma-

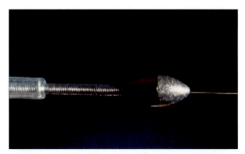

Abb. 16.74: Photo des diamantenbesetzten Rotablatorbohrkopfs (mit freundlicher Genehmigung der Boston Scientific Medizintechnik GmbH, Ratingen)

chen, ein Prinzip (Lubrikation), das vom Zahnarzt und in der Technik bekannt ist. Die Welle zur Übertragung der Rotation liegt dabei in einer Hülse, sodass bei der Rotablation weder der Führungskatheter noch die Gefäßwand beschädigt werden, da nur die Bohrkopfspitze frei liegt.

16.5.3 Indikationen zur Rotablation

Die Indikation zur Rotablation ergibt sich immer dann, wenn eine Stenose mit einem Ballonkatheter nicht passiert werden kann (s. Abb. 16.75 und 16.76). Auch die fehlende Passage eines IVUS-Katheters ist typisch für eine hochgradige, meist verkalkte oder stark sklerotisch veränderte Stenose. Der Operateur sollte wissen, dass bei fehlender Passage des IVUS-Katheters auch Stents nicht vorgebracht werden können. In diesen Fällen hilft die Rotablation, um anschließend andere Systeme verwenden und bessere Aufweitungen erreichen zu können.

Auch bei chronischen Gefäßverschlüssen ist die Rotablation erfolgreich eingesetzt worden. In einer Vergleichsgruppe schnitten diese Patienten deutlich besser ab als diejenigen, bei denen nur dilatiert und gestentet wurde [13].

Die Rotationsangioplastie ist auch eingesetzt worden, um Ostiumstenosen zu behandeln. Liegt eine verkalkte Ostiumstenose vor, setzen auch wir gerne die Rotablation ein, um die spätere Intervention sicherer durchführen zu können und mögliche Aortendissektionen zu vermeiden. Selbst Hauptstammstenosen wurden erfolgreich behandelt [14].

Immer dann, wenn eine Zugangsmöglichkeit geschaffen werden muss, die mit ei-

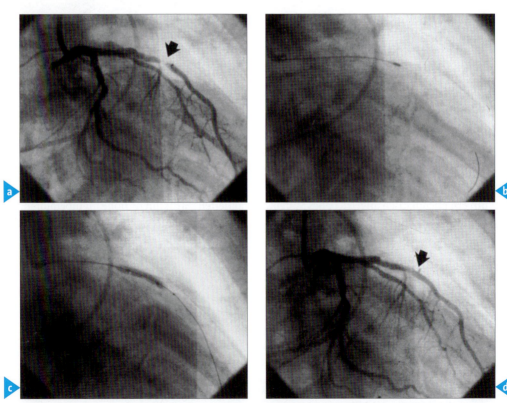

Abb. 16.75: Beispiel der Rotablation und anschließender Dilatation einer hochgradigen RIVA-Stenose im Segment 7. Zu beachten ist, dass der septale Ast offen und frei bleibt, aus [20].

16.5 Hochfrequente Rotationsatherektomie (Rotablation)

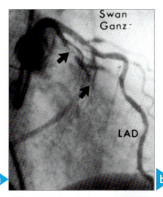
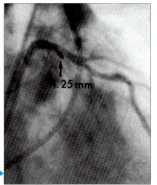
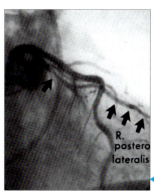
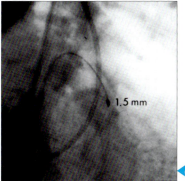
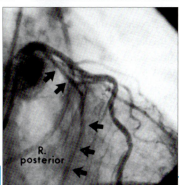

Abb. 16.76: Darstellung eines Beispiels der Rotablation einer subtotalen RCX-Stenose. Das Gefäß kann passiert und wiedereröffnet werden nach Verwendung eines 1,25-mm-, dann 1,5-mm-Kopfs. Gute Darstellung des posterioren Asts ohne Seitenastverschluss, aus [20].

nem Draht oder Ballon allein nicht erzielt wird, hilft die Rotablation, so z.B. bei Seitenästen, bei denen eine primäre Aufweitung nicht gelingt, aber mit einem 1,25-mm-Bohrkopf hervorragend erreicht werden kann [15].

Die heutigen Techniken einschließlich der Verkleinerung der Ballonkatheter haben dazu geführt, dass die Indikationen zur Rotablation immer seltener werden. Zudem muss beachtet werden, dass die bisherigen Ergebnisse nicht zeigen, dass die Rotablation mit der Ballondilatation der alleinigen Dilatation überlegen ist [16].

Der Aspekt einer Kombination einer Rotationsangioplastie mit der Implantation von DES ist kürzlich noch einmal untersucht worden. Es liegen nicht genügend gute randomisierte Studien vor, um die Rotablation oder direkte Atherektomie zu empfehlen [17]. Der Vergleich von 6-Monats-Ergebnissen bei Patienten, die neben der alleinigen Sirolimus-Stentimplantation auch eine Rotationsatherektomie benötigten, um den Stent zu platzieren, führte zu einem vergleichbaren Resultat, sodass für die Praxis gefolgert werden kann, dass bei durchgeführter Rotablation die Stentimplantation mittels DES möglich ist und genauso gute Ergebnisse gibt wie die alleinige Stentimplantation [18, 19].

16.5.4 Systembeschreibung des Rotablators

Der pneumatisch angetriebene Rotablator besteht aus einer Steuerungskonsole, die an die Druckluft im HKL angeschlossen wird und über einen Druckregler die Geschwin-

Tab. 16.6: Indikationen zur Rotablation

- Fehlende IVUS-Katheterpassage
- Fehlende Ballon- oder Stentpassage
- Verkalkte Ostiumstenosen
- Verkalkte Bifurkationsstenose

digkeit der Rotation vorgibt. Die Druckluft wird an den eigentlichen Rotablator über eine Schlauchverbindung weitergeleitet. Die Rotation selbst wird innerhalb des Rotablators fiberoptisch gemessen und an die Steuerungskonsole über eine Kabelverbindung gemeldet. Über eine weitere Anbindung wird Flüssigkeit zugeführt (s. Abb. 16.77 und 16.78). Über einen Druckbeutel wird 0,9%ige Kochsalzlösung als Spülflüssigkeit angesaugt und über die Welle innerhalb der Hülle zur Spitze des Katheters geleitet. Auf dem Rotablator befindet sich ein Führungsknopf, mit dem die Welle mit Bohrkopf innerhalb der Hülse über den Führungsdraht bewegt werden kann.

Es stehen 2 verschiedene Systeme zur Verfügung:
▲ System 1 besitzt eine feste Verbindung zum Rotationskopf.
▲ System 2 besitzt einen auswechselbaren Bohrkopf mit Welle.

Zur Verfügung stehen Bohrkopfgrößen von 1,25, 1,5, 1,75, 2,0, und 2,25 mm.

Mit System 1 müssen immer Kopf, Welle und Antriebseinheit komplett ausgetauscht werden. Bei System 2 kann statt des Austauschs des gesamten Systems die Antriebseinheit belassen werden. Ausgetauscht wird die Welle mit dem Bohrkopf. Ein spezieller Schiebemechanismus stellt eine feste Verbindung zur Antriebseinheit her, deren Bedienung viel Geschick und Vorsicht benötigt, da sonst die Rotation über die Welle nicht umgesetzt wird.

16.5.5 Technik der Nutzung des Rotablators

Der Einsatz eines Rotablators erfordert mehr technischen und personellen Aufwand als eine normale Ballondilatation und Stentimplantation. Zudem sollte der Untersucher eine ausreichende Erfahrung besitzen: Trainingskurse und Hospitationen bei erfahrenen Teams sind dringend zu empfehlen, da erhebliche Probleme auftreten können, wenn das System unsachgemäß genutzt wird.

Wichtig ist auch, auf das Verhältnis von Bohrkopfgröße zu Gefäßgröße zu achten. Da aber eine exakte Größe für den Bohrkopf bekannt ist, sollte nach einer QCA das Verhältnis Bohrkopfgröße zu Gefäßweite sehr gut abgeschätzt werden können.

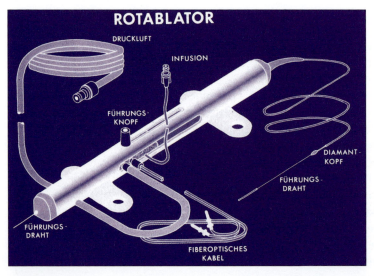

Abb. 16.77: Schemazeichnung des Rotablators mit der Druckluft und fiberoptischen Anbindung an die Konsole sowie Infusionsleitung zur Spülung der Hülse, in der die Welle, die den Rotablatorkopf bewegt, rotiert und über einen Führungsdraht vorgeführt wird. Die genaue Position des Rotablatorkopfs wird über den Führungsknopf bestimmt [21]. Abdruck mit freundlicher Genehmigung von Georg Thieme Verlag Stuttgart

Abb. 16.78: Originalaufnahme eines Rotablators mit erkennbarem schwarzem Kabel zur fiberoptischen Kontrolle der Rotationsgeschwindigkeit, mit hellem Kabel zur Verbindung zur Konsole mit Druckluftversorgung und liegendem Infusionsschlauch. Der Führungsknopf auf der pneumatischen Antriebseinheit erlaubt die Vorführung des Rotablatorkopfs über den Führungsdraht (0,009 inch).

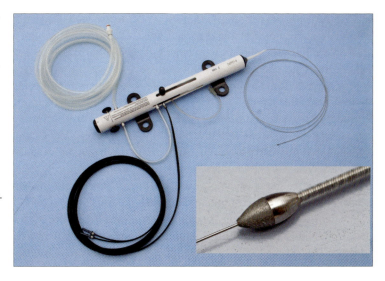

16.5.5.1 Prämedikation

Besonders bei Stenosen der RCA können AV-Blockierungen auftreten, sodass die Prämedikation mit 2 × 0,5 mg Atropin notwendig ist. Ein temporärer Schrittmacher sollte bereitgehalten werden, ggf. prophylaktisch eine 5-F-Schleuse venös gelegt werden.

Durch die Rotablation werden Koronarspasmen induziert. Eine Vasodilatation ist notwendig. Damit Koronarspasmen nicht entstehen, die gebildeten Mikrokavitationen und Partikel möglichst rasch das Kapillarbett verlassen können und Partikel sich nicht in größeren Gefäßabschnitten festsetzen, wird eine Prämedikation empfohlen mit:

- 0,5–2,0 mg/h Nifedipin
- 1–3 mg/h Nitroglycerin entsprechend dem RR

Die Nifedipin- und Nitroglycerin-Infusion starten wir bereits vor der Intervention, um eine max. Dilatation der Gefäße zu erreichen.

Von anderen Autoren wird, v.a. zur Vermeidung eines No-Reflow-Phänomens, eine Infusion mit einem anderen Calciumantagonisten wie Verapamil in Kombination mit Nicorandil empfohlen [6]:

- 24 mg Nicorandil
- 5 mg Nitroglycerin
- 10 000 IE Heparin in 1 l 0,9%iger NaCl-Lösung

Die Infusion erfolgt über die Hülse des Rotablators als Spüllösung.

In einer randomisierten Studie konnten die Autoren zeigen, dass die Gabe von Nicorandil der Therapie mit 10 mg Verapamil überlegen war [6].

Kürzliche Untersuchungen haben gezeigt, dass auch die Prämedikation mit Statinen das Ergebnis der Rotablation verbessern und die Nebenwirkungen vermindern kann [7].

Die Prämedikation mit Plättchenaggregationshemmern in Form von ASS und Clopidogrel/Prasugrel ist sinnvoll, da durch die Rotablation die Plättchenaggregationsneigung verstärkt wird [9]. Es wird deshalb auch die Vorausapplikation von Abciximab empfohlen [8]. Interessanterweise ist die Aktivierung der Blutplättchen bei niedriger Geschwindigkeit nicht vorhanden. Erst eine Frequenz von > 70 000 U/min führt zur Thrombozytenaktivierung, die extrem hoch ausfiel und ein Vielfaches bei 180 000 U/min erreichte.

16.5.5.2 Auswahl des Führungskatheters

Bei Verwendung von Rotablatorköpfen von 1,25–1,75 mm ist die Verwendung eines 6-F-Führungskatheters möglich. Bei Rotablatorköpfen ≥ 2 mm ist ein 8-F- oder sogar 9-F-Kathetersystem erforderlich.

Aufgrund der vorhandenen starken Reibung empfiehlt sich ein Judkins- oder MP-Katheter zur Auswahl. Wird ein Amplatz- oder ein Voda-XB-Katheter gewählt, muss mit einer verstärkten Reibung und mit Schwierigkeiten beim Vorführen des Rotablators in der Katheterendstrecke gerechnet werden. In diesen Fällen kann die Rotation mit niedriger Geschwindigkeit (10 000 bis 25 000 U/min) die Reibungskräfte vermindern und die Vorführung erleichtern. Dazu wird die Bremse gelöst und der Rotablator vorgeführt.

Die Rotablation ist auch möglich über 6-F-Katheter, die transradial oder transbrachial vorgeführt werden. Die Vorgehensweise unterscheidet sich nicht von der transfemoralen Vorgehensweise [10].

16.5.5.3 Einbringen des Führungsdrahts

Die Einführung des monofilamenten Stahldrahts von 3 m mit distaler flexibler Spitze (0,009 inch) ist schwieriger als die Vorführung eines üblichen Dilatationsdrahts. Wir legen erst einen konventionellen Draht und führen anschließend einen OTW-Ballon, z.B. 2,0 mm, vor. Hierzu ist es notwendig, einen langen Draht zu wählen, über den der Ballon zurückgezogen wird.

Als Alternative kann die Nato-Methode verwendet werden. Hierzu wird eine Luer-Lock-Spritze mit Kochsalzlösung angesetzt und mit hohem Druck das mit Draht besetzte Lumen gespült. Während des Ballonrückzugs wird der Spüldruck aufrecht gehalten, sodass der gut gespülte Ballon frei über den Draht zurück gezogen werden kann. Vor Verlassen des Ballonkatheters wird der Draht sichtbar und kann nun gehalten werden.

Wichtig ist, dass der Ballonkatheter vor Einführung des Rotablator-Drahtes möglichst weit distal über die zu behandelnde Stenose gelegt wird, um eine freie Passage des Bohrkopfs zu ermöglichen. Dann kann der Draht zurückgezogen und gegen den Rotablatordraht getauscht werden.

Der Rotablatordraht wird angefeuchtet und läuft möglichst über eine feuchte Kompresse in den Ballonkatheter. Nach distaler Vorbringung kann der Ballon zurückgezogen werden.

Die hohe Flexibilität der Rotablatordrahtspitze erlaubt ein distales Abstützen und freies Zurückdrücken des Ballonkatheters bei offenem Y-Adapter, ohne dass eine Dislokation entsteht.

Ein häufiges Anfeuchten des Drahts ist wichtig, da es sich um ein Monofilament- und damit potenziell schnell thrombogen und verklebendes System handelt. Eine gute Zusammenarbeit zwischen Operateur und Assistent ist hierbei besonders wichtig.

16.5.5.4 Positionieren des Rotablatorsystems

Nach Anschluss der Druckluft und der fiberoptischen Verbindung wird bei laufender Infusion (bitte darauf achten, dass der Infusionsbeutel unter ausreichend hohem Druck steht) der Rotablatorkopf zwischen Zeigefinger und Daumen gehalten, sodass die Infusionsflüssigkeit über die Fingerspitzen läuft und damit für eine konstante Anfeuchtung sorgt, während mit der anderen Hand der Rotablatordraht in die Mitte des Kopfs eingeführt und in die Welle geleitet wird. In dieser Phase muss der Assistent das ganze System möglichst gestreckt halten, damit ein reibungsfreies Vorführen möglich ist. Die am Ende der Antriebseinheit befindliche Bremse wird von der Assistenz geöffnet.

Erreicht der Rotablatordraht das hintere Ende der Antriebseinheit, wird es vom Assistenten übernommen und das System bis zum Y-Adapter vorgeführt. In der jetzt anschließenden Phase, der Einführung des Rotablatorkopfs in den Y-Adapter und in den Führungskatheter, muss die distale Positionierung des Drahts immer wieder in der Durchleuchtung überprüft werden, aus Strahlenschutzgründen genügt hierfür die gepulste Durchleuchtung mit niedriger Frequenz.

Die Vorführung des 1,25- und 1,5-mm-Kopfs ist meist relativ einfach, während die Vorführung des 1,75-mm-Kopfs Probleme bereiten kann, wenn ein 6-F-Führungskatheter genutzt wird. Während die Vorführung im Judkins-Katheter auch im distalen Bereich einfach ist, entsteht eine hohe Reibung bei einem Amplatz- oder Voda-Katheter, sodass hier besondere Vorsicht geboten ist.

16.5.5.5 Vorschieben des Rotablatorkopfs

Liegt die Stenose nicht im proximalen Teil des Gefäßes, kann die weitere intrakoronare Vorführung des Bohrkopfes schwierig sein. Wir nutzen eine niedrigere Rotationsgeschwindigkeit von 10 000–25 000 U/min, um auch hierbei die Reibung zu vermindern (Sektkorkeneffekt). Die Assistenz öffnet die Bremse bei Fixierung des Rotablatordrahts mit der anderen Hand, um die Welle mit dem Bohrkopf aus dem Führungskatheter in die Koronararterie bis kurz vor die Stenose zu schieben. In dieser Position wird die Bremse geschlossen und eine Kontrastinjektion zur Kontrolle vorgenommen.

> **Merke:** Die Rotablation eignet sich zur Eichung eines Quantifizierungssystems (QCA) von Koronararterienstenosen, da die Bohrkopfgröße mit einer Schieblehre exakt bestimmt und mit der erhaltenen berechneten Größe verglichen werden kann.

16.5.5.6 Durchführung der Rotablation

Zur eigentlichen Rotablation der Stenose wird die Druckluft so eingestellt, dass eine möglichst schnelle Rotation erreicht wird. Der Operator muss sich vorher davon überzeugen, dass die Infusion zur Spülung läuft. Der Operator fixiert mit der linken Hand die Antriebseinheit und bewegt mit der rechten Hand den Führungsknopf, der den Rotablatorkopf über den Führungsdraht in die Stenose bewegt. Zur Dokumentation empfehlen sich Aufnahmen mit niedriger Bildfrequenz.

Die Vorführung des Rotablatorkopfs sollte sich auf die Gefäßstrecke der Stenose selbst begrenzen, um unnötige Intimaschädigungen, die ein atherosklerotisches Proliferationssignal darstellen, zu vermeiden.

Die Dauer der Rotablation (10–20 s) und die Rotationsfrequenz (> 160 000 U/min) werden im Interventionsprotokoll dokumentiert. Die Rotablationsdauer wird grundsätzlich begrenzt, um die Ausbildung der Mikrokavitationen so niedrig wie möglich zu halten. Zwischen einzelnen Rotablationsphasen wird eine genügend lange Pause eingehalten (1–2 min), um die Rückbildung der Kavitationen abzuwarten (s. Abb. 16.79).

Bei der Passage der Stenose wird zunächst ein Widerstand verspürt, der nach Abfräsen der Läsion nachlässt und die Passage des Rotablatorkopfs ermöglicht. In dieser Phase ist es notwendig, dass ein Aufdrehen und Festdrehen des Rotablatorkopfs in der Stenose verhindert wird, da erhebliche Gefäßwandläsionen auftreten können und v.a. eine sehr hohe Temperaturentwicklung entsteht.

Dem Assistenten obliegt während der Rotation die Kontrolle von RR, EKG und HF.

Bradykardien und RR-Abfälle sind dem Untersucher sofort mitzuteilen.

Bei Bradykardie Gabe von Atropin (1 mg i.v., evtl. + 0,5 mg).

Gelingt die Passage der Läsion nicht im ersten Ansatz, wird der Bohrkopf zurückgezogen und der Versuch nach einer Pause und Berücksichtigung der Vorgaben wiederholt. Mehrfaches Vor- und Zurückführen des Bohrkopfs hilft, manchmal sind mehrere Rotablationsanstemmungen zur Passage der Stenose notwendig. Der Rückzug der Rotablatorkopfs erfolgt bei niedriger Geschwindigkeit (10 000–25 000 U/min) und gelöster Bremse des Rotablators sowie offenem Y-Adapter unter Durchleuchtungskontrolle.

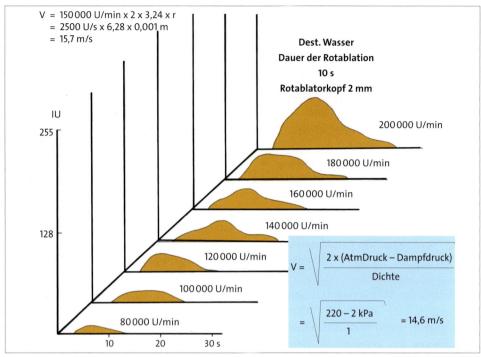

Abb. 16.79: Intensometrische Messung der Dichte der Mikrokavitationsbildungen mittels Ultraschall. Erkennbar ist die zunehmende Dichte der Mikrokavitation mit höherer Rotationsgeschwindigkeit. Gleichzeitig persistieren die Kavitationen in der Lösung über einen längeren Zeitraum. Der Rotablatorkopf übersteigt die kritische Geschwindigkeit von 40,6 m/s, wenn ein 2,0-mm-Kopf mit 150000 U/min rotiert wird, entsteht eine Grenzgeschwindigkeit bereits von 15,7 m/s. Modifiziert nach [22, 23], mit freundlicher Genehmigung von John Wiley and Sons.

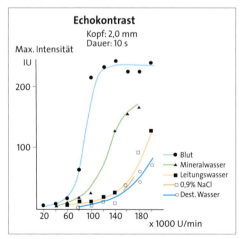

Abb. 16.80: Darstellung der Ultraschallkontrastintensität in Abhängigkeit von der Rotationsgeschwindigkeit für verschiedene Flüssigkeiten wie Blut, Mineralwasser, Leitungswasser, Kochsalzlösung und destilliertem Wasser. Destilliertes Wasser zeigt die geringste Kavitationsbildung. Modifiziert nach [22, 23], mit freundlicher Genehmigung von John Wiley and Sons.

16.5.5.7 Empfohlene Rotablationsdauer und -frequenz

Merke:
- Rotablationszeit 20–30 s
- Intervall 1–2 Minuten
- Nur Passage des Stenosesegmentes, keine Passage von großen Gefäßabschnitten.
- 1–3 Passagen der Stenose reichen aus, da durch weitere Passagen die Abfräsung keinen Lumengewinn erzielt.
- Die geschaffene Öffnung entspricht ungefähr der Weite des Bohrkopfs.

16.5.5.8 Auswahl der Rotablatorkopfgröße

Bei hochgradiger Stenose wird grundsätzlich mit 1,25 mm begonnen, sonst 1,5 mm. Nicht bewährt hat sich die Wahl primär großer Köpfe, da die Passage erschwert, die Reibung verstärkt und die Nebenwirkungsrate erhöht ist.

Stufenweise wird die Rotablatorkopfgröße verändert. Wir benutzen meist nach einem 1,25-mm-Kopf einen 1,75-mm-Kopf. Ist die Stenose sehr schwer zu passieren, nehmen wir den 1,5-mm-Bohrkopf.

Generell gehen wir nicht über 1,75 mm, da die geschaffene Größe ausreicht, um mit vorhandenen Ballonkathetern und Stents eine ausreichende Gefäßaufweitung zu erreichen und ein finales optimales Ergebnis zu erzielen.

16.5.5.9 PTCA und Stentimplantation

Nach erfolgter Rotablation schließt sich eine Ballondilatation und Stentimplantation an, weil die Lumenweitung auf die Größe des Rotablationskopfs begrenzt ist und damit die Aufweitungen selbst bei 2-mm-Köpfen nicht ausreicht. Die anschließende Stentimplantation gestaltet sich in den meisten Fällen unproblematisch, wenn auch möglichst hohe Drücke wegen der Verkalkung aufgewandt werden müssen. Liegt eine erhebliche Koronargefäßverkalkung vor, ist trotz Rotablation die optimale Anlage von Stentstreben oft nicht möglich, obwohl Hochdruckballondilatationen genutzt werden, wie Untersuchung mit der OCT und dem IVUS gezeigt haben [11, 12].

Aufgrund der Fragilität des monofilamenten Rotablatordrahts sollte dieser vor einer Stentimplantation über einen Austauschkatheter gegen einen Standardführungsdraht gewechselt werden.

Kontrolluntersuchung mittels OCT nach Rotablationangioplastie zeigten ein offenes weites Lumen, aber im Gegensatz zur Stentimplantation und untypisch für eine normale PTCA, multiple Mikrodissektionen der Arterienwand [12].

16.5.6 Potenzielle Komplikationsmöglichkeiten

Die Benutzung der hochfrequenten Rotationsangioplastie ist nicht nur limitiert wegen des erhöhten technischen Aufwands, der längeren Lernphase, sondern auch wegen der möglichen Komplikationen, die das Verfahren mit sich bringen kann.

16.5.6.1 AV-Blockierungen

Bereits die erste Rotationsangioplastie, die wir in Mainz durchführten, induzierte im Augenblick der Rotablation einen totalen AV-Block [20, 21]. Dies war so nicht erwartet worden. Dieser Effekt ist auf die sofortige, passagere Bildung von Mikrokavitationen zurückzuführen, die durch die schnelle Rotation des Bohrkopfs hervorgerufen werden (s. Abb. 16.79 und 16.80). Experimentelle Untersuchungen haben dann gezeigt, dass diese Kavitationsbildung abhängig ist von:
- Rotationsgeschwindigkeit,
- Flüssigkeit, in der die Rotablation stattfindet,
- Zahl der Partikel und damit des Hämatokrits,
- Umgebungsdruck.

Weitere Experimente in einer Überdruckkammer und der echokardiographisch nachgewiesene positive myokardiale Echokontrast waren diesbezüglich beweisträchtig [22, 23]. Die Ergebnisse dieser Untersuchungen waren aber sofort Anlass, den Patienten ausreichend mit Flüssigkeit zu versorgen, die Rotablation so kurz wie möglich und die Intervalle so lang wie möglich zu halten und auf jeden Fall zu vermeiden, größere thermische Schäden herbeizuführen, sodass immer nur der Bohrkopf über die Stenose und nicht, wie es manchmal beobachtet wird, über die ganze Gefäßlänge geführt wird.

Daher halten wir die Prämedikation mit Atropin für unbedingt notwendig, wobei die Dosis ≥ 1 mg hilfreich ist. In unserem Kollektiv haben wir die passagere Schrittmacherstimulation vermieden und fast nie benötigt, wenn die Reaktion auf die Rotablaton getestet und die Rotablationszeiten kurz gehalten werden [24, 25].

16.5.6.2 Mikroembolisation

Die hochfrequente Rotablationsangioplastie führt durch die Kavitationsbildung (s. Abb. 16.79 und 16.80) und Plaqueablation zu einer erheblichen Beeinflussung der mikrovaskulären Perfusion. Wird eine Dilatation durchgeführt, kann beobachtet werden, dass bei auftretenden Mikroembolien die basale Flussgeschwindigkeit ansteigt, sodass die resultierende koronare Flussreserve selbst bei Anstieg der max. Flussgeschwindigkeit eingeschränkt bleibt und der Normalwert von 3,0 nicht erreicht wird [26]. Auch die Stentimplantation kann mit einer Mikroembolisierung verbunden sein, die am Anstieg der basalen Flussgeschwindigkeit zu erkennen ist und eine Normalisierung der koronaren Flussreserve verhindert. Die Analyse der koronaren Flussreserve nach Rotablation zeigte enttäuschende Ergebnisse, weil im Vergleich zur PTCA der Anstieg der koronaren Flussreserve noch geringer ausfiel und nur marginal war [27, 28]. Die basale Flussgeschwindigkeit war ebenfalls deutlich erhöht, sodass mit der Rotablation die Normalisierung der koronaren Flussreserve auch nicht erreicht werden konnte [26, 27]. In diesem Zusammenhang ist auch für den Operateur von Interesse, dass experimentelle Untersuchungen zeigen, dass die koronare Flussgeschwindigkeit ansteigt, wenn Mikroembolien auftreten (s. Abb. 16.81) [29]. Wahrscheinlich wird dies bedingt durch die Hyperämie kompensatorisch erweiterter Gefäßgebiete, was auch experimentell zur Einschränkung der koronaren Flussreserve führt. Allerdings ist dieser Effekt nur nachweisbar, wenn das Ausmaß der Embolisierung auf 40% der Gefäßsegmente begrenzt bleibt [28].

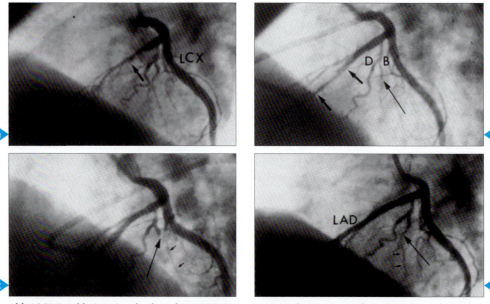

Abb. 16.81: Rotablation einer hochgradigen RIVA-Stenose mit Nachweis einer subsegmentalen Mikroembolisierung (**Pfeil**) [21]: **a)** vor Rotablation, **b)** nach Rotablation mit 1,25- und 1,5-mm-Kopf, **c)** Befund nach Dilatation (**Pfeil:** Nachweis der subsegmentalen RAD 1 arteriell), **d)** Wiederöffnung des intermediär verschlossenen segmentalen Asts des Ramus interventricularis. Aus [20]

16.5.6.3 Thermische Schäden

Beim Vorführen des Rotablators ist v.a. bei geschlängelten Gefäßen und hohem Widerstand die Gefahr gegeben, dass das System heiß läuft, weil die Reibung zu stark und die Spülung zu gering ist, wenn ein Abfluss des Spülmittels durch Blockade des Gefäßes nicht mehr gegeben ist. Dies kann dazu führen, dass die in der Adventitia liegenden Schmerzrezeptoren getroffen werden. Umschriebene Perikarditiden sind dadurch ausgelöst und erkannt worden [20, 21]. Die angegebenen Schmerzen sind in diesen Fällen sogar morphinresistent.

16.5.6.4 Thoraxschmerzen

Treten bei der Rotablation Schmerzen im Thoraxbereich auf, ist dies immer ein Zeichen dafür, dass meist durch Überhitzung die Gefäßschädigung ausgedehnt und die Adventitia erreicht ist, oder aber, dass die Hitze-Entwicklung so stark ist, dass die adventitiellen Schichten und das Epi-/Perikard erhitzt werden. In diesen Fällen muss unverzüglich die Rotablation beendet werden.

> **Merke:** Treten im Verlauf der Rotablation thorakale Schmerzen auf, sollte die Rotablation beendet und die PCI auf konventionelle Weise fortgesetzt werden.

16.5.6.5 Perforationen/Fistelbildungen

Wird auf die Vorsichtsmaßnahmen nicht geachtet und/oder der Rotablator stark angestemmt, kann der Bohrkopf festlaufen oder Teile der nach Vorführung freiliegenden Welle können die Gefäßwand verletzen. Auch Perforationen werden beobachtet. Die Perforation kann so weit gehen, dass sogar koronare arteriell-venöse Fisteln entstehen [30, 31].

16.5.6.6 No-Reflow-Phänomen

Die schwerste Komplikation ist neben der Perforation das Auftreten eines No-Reflow-Phänomens. Dies wird begünstigt, wenn die Rotablation länger als 20–30 s dauert, mehrere Rotablationsphasen kurz hintereinander folgen, eine ausreichende Spülung nicht vorhanden ist, der Hämatokrit hoch liegt und der Bohrkopf bei einer harten Stenose stark angestemmt wird und damit eine erhebliche Mikrokavitations- und Partikelbildung induziert wird.

> **Merke:** Stemme den Rotablatorkopf nie längere Zeit gegen einen Widerstand, sondern ziehe den Rotablatorkopf während der Rotablation zurück. Bei No-Reflow Phänomen sind i.c. Gaben von Verapamil und Natrium Nitroprussid günstiger als Adenosin.

Das Vorgehen beim No-Reflow-Phänomen ist detailliert in Abschn. 17.2 dargestellt und

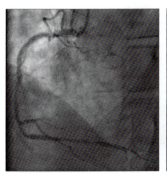 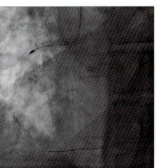 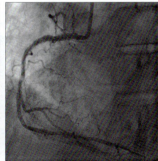

Abb. 16.82: Rotablation einer hochgradig kalzifizierten, proximalen RCA-Stenose mit konsekutiver Stentimplantation

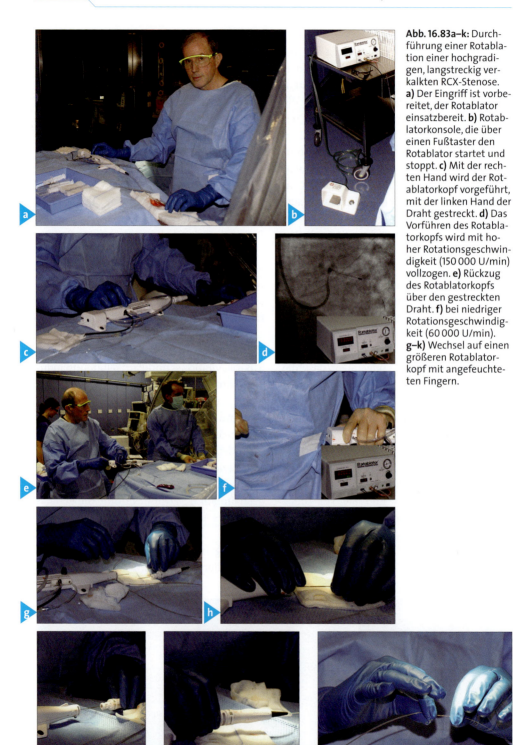

Abb. 16.83a–k: Durchführung einer Rotablation einer hochgradigen, langstreckig verkalkten RCX-Stenose. **a)** Der Eingriff ist vorbereitet, der Rotablator einsatzbereit. **b)** Rotablatorkonsole, die über einen Fußtaster den Rotablator startet und stoppt. **c)** Mit der rechten Hand wird der Rotablatorkopf vorgeführt, mit der linken Hand der Draht gestreckt. **d)** Das Vorführen des Rotablatorkopfs wird mit hoher Rotationsgeschwindigkeit (150 000 U/min) vollzogen. **e)** Rückzug des Rotablatorkopfs über den gestreckten Draht. **f)** bei niedriger Rotationsgeschwindigkeit (60 000 U/min). **g–k)** Wechsel auf einen größeren Rotablatorkopf mit angefeuchteten Fingern.

stützt sich v.a. auf die Gabe von Verapamil und Adenosin in hohen Dosen bis zu mehrfachen Gaben von 1 mg Adenosin.

16.6 PCI der chronischen Gefäßverschlüsse

16.6.1 Einleitung

Im Konsensusdokument des Europäischen CTO-Clubs wird der chronische Verschluss eines Koronargefäßes (chronic total occlusion, CTO) als ein Gefäßverschluss mit TIMI-0-Fluss bei einer Verschlussdauer ≥ 3 Monate definiert. Ungefähr 10–20% aller PCIs stellen den interventionellen Kardiologen vor das Problem einer CTO. Obwohl im Bereich der PCI erhebliche technische Fortschritte erzielt wurden, ist die Erfolgsrate einer Rekanalisation immer noch gering. Die technischen Herausforderungen an den interventionellen Kardiologen für eine CTO sind enorm. Die Erfolgsraten liegen deutlich niedriger als bei einer nicht okkludierten Koronararterie oder aber einem akuten Gefäßverschluss [1–9].

Das klinische Krankheitsbild bei einem Patienten mit KHK und CTO ist sehr variabel. Die meisten Patienten mit CTO präsentieren sich mit einer SAP, weil die Perfusion in Ruhe ausreicht und erst unter Belastung eine Minderperfusion im Areal distal der verschlossenen Arterie entsteht. Allerdings kann sich der Anginastatus ändern. Bekannt sind stumme Ischämien und die Entwicklung einer Herzinsuffizienz auf dem Boden einer Ischämie, mehr als durch einen akuten Infarkt, der bei Kollateralen nicht auftreten kann. Bei gut entwickelten Kollateralen wird ein Koronarfluss erzielt, der in etwa einer 90–95%igen Stenose entspricht, sodass die myokardiale Vitalität erhalten und Ruheischämien verhindert werden. Auch die kontraktile Funktion kann in Ruhe normal sein. Regionale WBS können, hervorgerufen durch hibernierendes Myokard oder einen NSTEMI, bestehen. Bei ACS finden sich immer wieder Patienten, die vorstellig werden, weil ein Gefäß akut betroffen ist, das Kollateralen zum CTO abgibt.

Bei asymptomatischen Patienten mit CTO kann im Rahmen der Ischämiediagnostik mittels SPECT meist eine reversible Ischämie nachgewiesen werden, insbesondere dann, wenn kein Infarkt vorausgegangen ist.

16.6.2 Pathologisch-anatomische Befunde

Pathologisch-anatomisch findet sich bei CTO hauptsächlich eine fibröse und kalzifizierende Plaquebildung. Die Konzentration an kollagenreichem fibrösem Gewebe ist besonders dicht im proximalen und distalen Ende der Verschlussstelle, sodass eine säulenartige, längliche verkalkte Stenose entsteht, die ein weiches Gewebe bestehend aus organisiertem Thrombus und Lipidanteilen umgibt. Die Dichte der proximalen fibrösen Kappe ist höher als in der distalen Kappe. Diese Verschlussstellen bewirken häufig eine Ablenkung des Drahts in das subintimale Gewebe und führen zu Dissektionen. Harte, widerstandsfähige Plaques sind besonders prävalent bei CTOs, die länger als 1 Jahr bestehen. Die Ausdehnung und die Schwere der Kalzifizierung steigen mit der Okklusionsdauer. Dies ist auch der Grund, warum mit zunehmendem Alter der Verschlussstelle die Wiedereröffnung immer schwieriger wird.

Eine andere typische pathologisch-anatomische Struktur bei CTOs ist die ausgedehnte Neovaskularisierung. Dichte Kapillarnetze und eine Neoangiogenese nehmen mit dem Verschlussalter zu. Die Gefäße wachsen von der Adventitia aus ein.

Obwohl Kollateralen die myokardiale Vitalität in Ruhe aufrechterhalten, versagen sie häufig in Phasen von erhöhtem Sauerstoffverbrauch, um eine ausreichende Blutversorgung zu gewährleisten und AP zu verhindern. Die Revaskularisierung verbessert den Anginastatus, steigert die Belastungskapazität, verbessert die Ventrikelfunktion und reduziert die Notwendigkeit einer späteren Bypassoperation. Außerdem zeigen Daten von großen retrospektiven Studien, dass Patienten mit erfolgreicher Rekanalisation einer CTO eine niedrigere Letalität haben und weniger häufig eine Bypassoperation erhalten. Patienten mit unbehandelten CTOs haben ein 3-fach erhöhtes kardiales Risiko.

16.6.3 Indikation zur Rekanalisation einer CTO

Die Eröffnung einer CTO ist allerdings mit einer geringen Erfolgsrate, höheren Kosten, erhöhter Strahlenbelastung für Patient und Arzt und einer erhöhten Restenoserate im Vergleich zur Behandlung von nativen Stenosen verbunden. Die Entscheidung zur Behandlung einer CTO bedarf einer sorgfältigen Analyse der klinischen Vorgeschichte, des Ergebnisses von sensitiven Provokationstests, der Anatomie und der persönlichen Erfahrung. Die Indikation zur CTO ist bei medikamentös refraktärer AP, großen Ischämiearealen, die mit nichtinvasiven Tests nachgewiesen wurden, und einem angiographisch Erfolg versprechenden Bild gegeben. Viele CTOs werden überhaupt nicht zur PCI vorgestellt.

> **Merke**: Indikation zur CTO Rekanalisation: therapierefraktäre AP, großes Ischämieareal, angiographisch vielversprechendes Anatomiebild.

CTOs stellen eine häufige Begründung dar, Patienten der Bypassoperation zuzuführen. Die Entscheidung, eine CTO zu rekanalisieren und den Patienten nicht nur medikamentös oder chirurgisch zu behandeln, bedarf einer individuellen Risiko-Nutzen-Abschätzung unter Berücksichtigung der klinischen, angiographischen und technischen Gegebenheiten.

Für die Klinik entscheidend ist das Alter der Patienten, die Schwere der Symptome und der Nachweis von Komorbiditäten wie Diabetes mellitus oder chronische Niereninsuffizienz sowie der allgemeine funktionelle Zustand als Hauptdeterminante für die Behandlungsstrategie.

Angiographisch sind entscheidend die Ausdehnung und Komplexität der koronaren Herzerkrankung:
- Eingefäßerkrankung im Vergleich zu Mehrgefäßerkrankung,
- 1 Verschluss im Vergleich zu mehreren lokalisierten Verschlussstellen,
- Wahrscheinlichkeit der Gegebenheit einer kompletten Revaskularisierung,
- LVF und der Nachweis und die Schweregrad einer Herzklappenerkrankung.

Die technische Wahrscheinlichkeit, einen Verschluss erfolgreich zu rekanalisieren, ohne dass Komplikationen auftreten, muss sehr stark in die Entscheidungsfindung aufgenommen werden. Die durchschnittliche Erfolgsrate liegt bei über 70%, wenn erfahrene Untersucher die Rekanalisation durchführen. Der Nachweis einer CTO sollte kein alleiniger Grund sein, um von einer perkutanen zu einer chirurgischen Behandlung einer Mehrgefäßerkrankung zu wechseln.

Wenn die CTO die einzige dominante Läsion der Koronararterien darstellt, ist die Indikation zur PCI bei folgenden Konditionen gegeben:
1. Das verschlossene Gefäß ist verantwortlich für die Symptome des Patienten (Die PCI kann auch bei großen Ischämiegebieten in Betracht gezogen werden, wenn die Angina stumm ist).
2. Wenn das versorgte Myokard vital ist.
3. Wenn die Wahrscheinlichkeit eines Erfolges über 60% liegt.
4. Wenn die Komplikationsrate niedrig ist: Letalität < 1% und akuter Infarkt < 5%.

Bei Patienten mit Mehrgefäßerkrankungen mit einem oder mehreren Verschlüssen sollten das relative Risiko und der Vorteil einer Bypassoperation mit der interventionellen Maßnahme verglichen werden. Eine chirurgische Revaskularisierung würde derzeit noch bevorzugt werden, wenn folgende Bedingungen gegeben sind:
- Hauptstammerkrankung
- Komplexe Mehrgefäßerkrankung, besonders bei insulinpflichtigem Diabetes mellitus und schwerer linksventrikulärer Dysfunktion und Niereninsuffizienz
- Proximaler Verschluss der LAD, der nicht für eine PCI erreichbar scheint
- Mehrere CTOs mit einer geringen Wahrscheinlichkeit der Wiedereröffnung

16.6.4 Erfolgsraten der Rekanalisation

Im Vergleich zur Koronarstenose bleibt die Erfolgsrate der CTO relativ niedrig. Die Erfolgsrate liegt seit 1990 in verschiedenen Zentren um 70% (Streubereich 48–92%). Die Hauptgründe für die Erfolglosigkeit einer Intervention liegen in der
- fehlenden Passage eines Drahts (80%),
- fehlenden Möglichkeiten der Passage des Verschlusses nach Vorführung des Drahts mit dem Ballon (15%),
- dem Versagen der Dilatation einer Stenose (5%).

Die Selektion ist die Hauptdeterminante des Erfolgs. Heutzutage liegt in Abhängigkeit von der Klinik und der angiographischen Erscheinung die Erfolgsrate bei 18–87%.

16.6.4.1 Komplette im Vergleich zur funktionellen Okklusion

Funktionelle Okklusionen sind 99%ige Stenosen, die eine inkomplette und verzögerte Darstellung des distalen Gefäßes aufzeigen. Die Erfolgsrate der Rekanalisation ist in diesen Fällen höher als bei wirklich komplettem Verschluss (76% im Vergleich zu 67%). Es ist sehr wichtig, zwischen einem wahren Lumen und dem Lumen eines Gefäßes von Brückenkollateralen zu unterscheiden. Besonders die Brückenkollateralen bedeuten häufig, dass die Erfolgsrate der Rekanalisation gering ausfällt. Unter Verwendung mehrerer angiographischer Ebenen gelingt die Erkennung von Brückenkollateralen.

16.6.4.2 Verschlussdauer

Die Verschlussdauer wird aus der Zeit von einem akuten ischämischen Ereignis (Herzinfarkt, neu auftretende AP, Verschlechterung des Anginastatus) zur Angiographie abgeschätzt. Die Rekanalisationsrate ist besonders hoch bei einer Verschlusszeit von < 1 Woche, intermediär bei einer Verschlusszeit von 2–12 Wo. und am niedrigsten für eine Verschlusszeit von > 3 Monaten. Die Okklusionsdauer allein sollte nicht den Versuch einer Rekanalisation ausschließen, da bei einer Verschlussdauer > 6 Monaten die Erfolgsrate bei 50–75% und sogar > 75% in den letzten Jahren erreicht.

16.6.4.3 Länge der Verschlussstrecke

Die Länge der Verschlussstrecke kann manchmal unsichtbar bleiben und schlecht abgeschätzt werden. Die Angiographie in das kontralaterale Gefäß, aber auch die MSCT-Diagnostik sind in diesen Fällen hilfreich. Die Verschlusslänge von > 50 mm gilt als Kriterium für eine geringere Erfolgsrate. Sie schließt aber eine erfolgreiche Rekanalisation nicht aus.

16.6.4.4 Seitenäste an Verschlussstellen

Geht ein Seitenast direkt an der Verschlussstelle des Gefäßes ab, ist die Erfolgsrate einer Wiedereröffnung des Gefäßes geringer, weil der Draht meist in den Seitenast ausweicht.

16.6.4.5 Nachweis einer sich verjüngenden Verschlussstelle (Tapered Stump)

Tunnelähnliche oder langsam zulaufende Verschlüsse sind typisch für Gefäße, die mit hoher Erfolgsrate eröffnet werden können. Die Erfolgsrate liegt bei 73–88% im Vergleich zu 60% bei Gefäßen, die diese Form nicht haben. Langsam zulaufende Verschlüsse haben häufig kleine rekanalisierte Kanäle, die der Darstellung der Angiographie entgehen, aber eine ideale Passage für einen Draht ermöglichen.

16.6.4.6 Intrakoronare Brückenkollateralen

Die meisten interventionellen Kardiologen geben an, dass bei Vorhandensein von Brückenkollateralen die Erfolgsrate der CTO-Angioplastie niedrig ist. Wenn diese Kollateralen schwach ausgebildet sind und gleichzeitig eine kurze Verschlussstelle und/oder ein zulaufender Gefäßverschluss vorliegen, erreicht die Erfolgsrate > 50%. Liegen jedoch ausgeprägte Brückenkollateralen vor („caput medusa"), dann ist die Erfolgsrate der Intervention gering und liegt < 20%.

16.6.4.7 Andere Determinanten des Erfolgs

Andere Faktoren, die mit einer niedrigeren Erfolgsrate verbunden sind, sind eine ausgeprägte Gefäßverkalkung, proximale Gefäßschlängelung, distale Verschlusslokalisation, RCA- oder RCX-Verschluss, diffuse proximale Gefäßerkrankung, Mehrgefäßerkrankung und UAP.

Tabelle 16.7 listet Patienten und gefäßbezogene Parameter auf, die der EuroCTO-Club zusammengestellt hat. Liegen günstige Bedingungen vor, ist die Erfolgsrate der Rekanalisation > 90% und fällt unter 60–70%, wenn ungünstige Bedingungen existieren.

16.6.5 Technische Ausrüstung

Die Rekanalisation einer CTO ist mit einer längeren Interventionszeit, größeren Strah-

Tab. 16.7: Patienten und koronare Gefäßcharakteristika, die die Erfolgsrate einer Rekanalisation beeinflussen

	Einfach	Komplex
Gefäßdurchmesser (mm)	≥ 3,0	< 3,0
Verschlusslänge (mm)	≤ 20	≥ 20
Kalknachweis	Kein oder wenig	Ausgedehnt
Gefäßschlängelung	Gering bis mittel	Erheblich
Gefäßstumpf	Verjüngend	Stumpf oder gerade
Distale Gefäßdarstellung	Gut und exzellent	Schlecht
Distale Gefäßerkrankung	Fehlend oder gering	Erheblich
Tandemstenose/multiple Okklusionen	Nein	Ja
Schlängelung vor der Verschlussstelle	Gering bis mittel	Ausgedehnt
Erkrankungen im proximalen Segment	Fehlend oder gering	Erheblich
Erwartete Führungskatheterabstützung	Gut	Ungünstig
Lokalisation im Gefäßostium	Nein	Ja
Frühere Versuche	Nein	Ja
Niereninsuffizienz	Nein	Ja
Patiententoleranz	Gut	Schlecht

lenexposition für Patient und Operateur, größerem KM-Verbrauch und höheren Kosten verbunden, da mehrere Drähte, Führungskatheter, Ballons und andere Ausrüstung (wie Asahi Tornus Specialty Catheter, Abbott Vascular, Redwood City, CA, USA; Asahi Corsair Microcatheter, Vascular Perspectives Ltd., Cheshire, UK) genutzt werden. Die Schwierigkeit der Behandlung einer CTO wird über die Erfolgsrate reflektiert, die nur 70% im Vergleich zu subtotalen Stenosen beträgt, die in 98% der Fälle eröffnet werden können. Die Verbesserung der technischen Ausrüstung hat in den letzten Jahren dazu geführt, dass die Erfolgsrate gestiegen und die Komplikationsrate gesunken ist, besonders, seitdem Tornus und Corsair genutzt werden können und hydrophile Drähte verfügbar geworden sind.

16.6.5.1 Führungskatheter

Es ist essenziell für die Rekanalisation von Gefäßen, eine gute Abstützung des Führungskatheters (Back-up) zu bekommen, um eine möglich koaxiale Ausrichtung auf die Verschlussstelle zu erreichen.

Bei CTO der LCA eignen sich der linke Amplatz, der XB, der EBU oder der geometrische Führungskatheter.

Für die Verschlüsse der RCA mit erhöhtem Abgang eignet sich der linke Amplatz, der El Gamal, der Hockey Stick, der IMA- oder geometrische Führungskatheter. Liegt der Abgang der RCA tiefer, kann ein MP- oder Amplatz-Katheter verwendet werden.

Geht die RCA horizontal ab, ist vielfach ein JR4, ein Hockey Stick oder rechter Amplatz-Katheter hilfreich. Wird ein Judkins- oder MP-Katheter gewählt, muss erreicht werden, dass der Führungskatheter tief eingeführt wird, um eine ausreichende Abstützung zu gewährleisten. Dieses tiefe Einsetzen des Führungskatheters („deep-seating") erfordert manchmal einen Judkins-Katheter mit Seitenöffnungen. Ein weiterer Katheter wird für die bilaterale Angiographie benötigt, um die Kollateralgefäße darzustellen und den Verschluss besser abschätzen zu können.

5-F- im 6-F-Führungskatheter („Five in Six"/ „Mother and Child"). Um einen besonders guten Abstützungseffekt zu erzielen, bevorzugen manche Interventionalisten das Vorführung eines 5-F-Katheters in einem 6-F-Katheter, wenn der proximale Abschnitt des Gefäßes nicht stenosiert ist. Das Terumo-Five-in-Six-System bietet eine besonders große Länge. Der 5-F-Terumo-Führungskatheter (Heartrail, Terumo, Japan), passt in einen Standard 6-F- oder 7-F-Führungskatheter, sodass die Spitze deutlich über den 6-F-Katheter hinausragt. Wird ein 6-F-Katheter gewählt, darf der innere Durchmesser nicht weniger als 0,071 inch betragen. Der 5-F-Führungskatheter ist 120 cm lang und 20 cm länger als der 6-F- oder 7-F-Führungskatheter. Die Spitze des Katheters ist so flexibel, dass die Gefäßwand nicht verletzt wird. Die Führungsunterstützung wird durch die distale Positionierung im Gefäß gewährleistet.

16.6.5.2 Führungsdrähte

16.6.5.2.1 Klassifizierung der Führungsdrähte für die CTO-Rekanalisation

Die Klassifizierung der Führungsdrähte für die Rekanalisation von CTOs stützt sich auf die Beschichtung, die Form der Spitze und die Steifigkeit der Drahtspitze. Mit **hydrophil beschichteten** Führungsdrähten gelingt es leicht, ein verschlossenes Gefäß zu passieren, wenn Mikrokanäle vorliegen. Der Nachteil hydrophiler Drähte liegt in der Gefahr der Perforation und der Bildung eines falschen Lumens und dem Abriss der Drahtspitze. Neben der konventionellen Drahtspitze gibt es **schmal zulaufende (tapered tip) Drahtspitzen**. Diese haben die Eigenschaft, leichter in ein verschlossenes Gefäß eindringen zu können und die Erfolgsrate zu erhöhen. Weiche, intermediäre und schwere

Tab. 16.8: Drahtauswahl für die Rekanalisation verschlossener Gefäße

Firma	Draht	Durchmesser Spitze und Steifigkeit	Beschichtung
Abbott	HT intermediate	0,014", 2 g	Hydrophile Beschichtung
	HT standard	0,014", 4 g	Hydrophile Beschichtung
	Cross-IT 100, 200, 300, 400	0,014–0,010", 2, 3, 4, 6 g (taper shape)	Hydrophile Beschichtung
	Whisper LS, MS	0,014", 1 g	Polymerbeschichtung
	Pilot 50, 150, 200	0,014", 2, 4, 5 g	Polymerbeschichtung
Boston Scientific	Choice PT2	0,014", 2 g	Polymerbeschichtung
	PT Graphix	0,014", 3–4 g	
Medtronic	Persuader	0,014", 3, 6 g	Hydrophile Beschichtung
	Persuader 9	0,014–0,010", 9 g	Hydrophile Beschichtung
Cordis J & J	Shinobi	0,014", 2 g	Polymerbeschichtung
	Shinobi Plus	0,014", 4 g	Polymerbeschichtung
Asahi	Intermediate	0,014", 3 g	Keine Beschichtung
	Miracle 3, 4,5, 6, 12	0,014", 3, 4,5, 6, 12 g	Keine Beschichtung
	Conquest/Confianza pro 9, 12	0,014–0,09" (taper shape), 9–12 g	Hydrophile Beschichtung, Spitze ohne Beschichtung
	Conquest/Confianza 8, 20	0,014–0,08" (taper shape), 8–12 g	Hydrophile Beschichtung, Spitze ohne Beschichtung
	Fielder, Fielder FC	0,014", 1 g	Polymer cover and hydrophilic coating
	X-treme	0,014–0,09", 1 g	Polymer- und hydrophile Beschichtung
Terumo	Crosswire	0,014", 2 g	Polymerbeschichtung
	Crosswire NT	0,014", 4 g	Polymerbeschichtung
	Runthrough NS (Floppy)	0,014", 0,8–1 g	Hydrophile Beschichtung

Drähte werden unterschieden entsprechend der Drahtsteifigkeit (s. Tab. 16.8).

16.6.5.2.2 Führungsdrähte für die CTO-Rekanalisation

Liegt die Verschlusszeit bei < 6 Monaten, werden intermediäre Drähte verwendet, z.B. Hi-Torque intermediate (Abbott Vascular), Miracle 3 (Asahi, Abbott Vascular), Crosswire NT (Terumo), CrossIT XT 100 (Abbott Vascular).

Für Verschlusszeiten > 6 Monate verwenden wir bei schmal zulaufenden Verschlüssen ACS Standard, Crosswire NT, Pilot 150 oder 200 (Abbott) oder Miracle 3–4,5-Drähte.

Wenn die Verschlussstelle hart und ohne zulaufende Spitze ausgeformt ist, verwenden wir einen supersteifen Draht wie den Miracle 6 oder 12 oder den schmal zulaufenden Draht wie den CrossIT XT 200–400 oder den Conquest-Draht (Asahi, Abbott Vascular).

Gehen an der Verschlussstelle Seitenäste ab, bevorzugen wir Drähte der Miracle Serie oder CrossIT Drähte.

Für lange und geschlängelte Verschlüsse nutzen wir Crosswire-NT- und Miracle-Drähte.

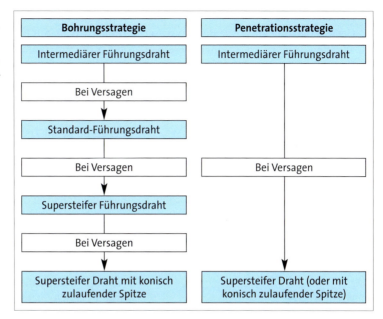

Abb. 16.84: Vergleich der bohrenden und penetrierenden Strategie mit unterschiedlichen Drahtsystemen bei der Rekanalisation von Verschlüssen

Für kurze und harte Verschlüsse den Conquest-Draht.

Gewöhnlich kann die Strategie bei der Rekanalisation eines verschlossenen Gefäßes in 2 Stufen unterteilt werden.
- Stufe 1: Bohrung
- Stufe 2: Penetration

Für die bohrende, vorbringende Strategie sind intermediäre Drähte notwendig, die gefolgt werden von steifen oder supersteifen Drähten. Der supersteife Draht mit zulaufender Spitze ist die letzte Drahtform, die eingesetzt wird.

Die Penetration und damit Perforation des Verschlusses wird zunächst mit einem intermediären Draht versucht. Anschließend wird auf einen supersteifen Draht oder Draht mit zugespitzter Spitze gewechselt.

16.6.5.2.3 Drahtformung bei Penetration von Verschlüssen der Koronararterien

Die richtige Vorbiegung des Drahts zur CTO-Rekanalisation ist ein Schlüsselfaktor. Bei einer CTO gibt es unzählige, 200–300 Mikrometer messende dünnste Kanäle. Deshalb soll auch die Vorbiegung des Drahts nur die Hälfte des Durchmessers des verschlossenen Gefäßes ausmachen. Die Vorbiegung des Drahts kann in 4 Typen unterschieden werden:
- Abwinkelung der Spitze um 45° mit konvexem Bogen 1,5–2 mm oder weniger (häufig verwendet).
- Einbiegung der Spitze des Drahts hinter der ersten Abwinkelung mit kleinerem Winkel (15–30°) und längerer Anbiegung (4–5 mm), wenn ein falsches Lumen gebildet wurde.
- Wenn der Verschluss hart ist und Miracle- oder Conquest-Drähte genutzt werden, sollte die Abwinkelung < 45° betragen.
- Wenn der Verschluss an einer Bifurkationsstelle liegt, sollte die Abwinkelung entsprechend der Anatomie der Koronararterie um 75° oder 2fach angebogen sein. Persönlich nutzen wir primär den Crosswire NT und biegen die Spitze um 45° für die initiale Drahtvorführung an. Wir betonen aber, dass bei stark geschlängeltem Verlauf des proximalen Segments der extrasteife Draht den Verschluss nicht erreichen kann. Dann hel-

fen schnelle Rotationen des Drahts, eine Gefäßverletzung zu vermeiden. In dieser Situation nutzen wir einen weichen Draht, über den weiche Mikrokatheter vorgeführt werden, um dann gegen einen steifen Draht auszuwechseln.

16.6.5.3 Mikrokatheter

Mikrokatheter, die bei Rekanalisationsversuchen genutzt werden, sollten einen geringen Durchmesser und einen geringen Einfluss auf die Drahtmanöver haben (s. Tab. 16.9).

16.6.5.3.1 Progreat-Mikrokatheter

Bei der Rekanalisation von CTOs werden 2 Typen von Progreat-Mikrokathetetern genutzt:
- Progreat 2,0 F
- Progreat 2,2 F

Der Durchmesser des Katheters nimmt kontinuierlich ab, mit hydrophiler Beschichtung außer der proximalen 60 cm. Die Spitze des Katheters ist sehr weich, sodass die Form des Drahts besser gehalten wird als mit dem Transit- oder Excelsior-Mikrokatheter. Der Widerstand für den Draht im Katheter ist höher als im Rapid-Transit-, aber geringer als im Excelsior-Katheter.

16.6.5.3.2 Finecross-Mikrokatheter

Die Eigenschaften des Finecross-Mikrokatheters stehen derzeit an der Spitze. Die Katheterspitze nimmt kontinuierlich ab. Der Durchmesser des Finecross-Katheters nimmt von 2,6 F an der Basis auf 1,8 F an der Spitze, mit hydrophiler Beschichtung außen und PTFE-Beschichtung innen, ab. Er hat die besten Eigenschaften, einen Verschluss

Tab. 16.9: Häufig genutzte Mikrokatheter bei der Rekanalisation verschlossener Gefäße (CTO)

Firma	Mikrokatheter	Länge und Durchmesser der Katheterspitze	Innerer Durchmesser
Boston	Excelsior	175 cm, 2,0 F	0,019"
	Excel 14	150 cm, 1,9 F	0,017"
	SL 10	150 cm, 1,7 F	0,0165"
Spectranetics	Quick Cross	135 cm, 1,7 F	0,017"
Cordis	Prowler 14	150 cm, 1,9 F	0,0165"
	Prowler 10	150 cm, 1,7 F	0,015"
	Transit	135 cm, 2,5 F	0,021"
	Rapid Transit	150 cm, 2,1 F	NA
EV3/mti	Echelon	150 cm, 1,7 F	0,017"
Asahi	Tornus	135 cm, 2,1 F	0,016"
	Tornus 88 flex	135 cm, 2,6 F	0,024"
Terumo	Progreat	130 cm, 2,2 F	0,021"
	Progreat	130 cm, 2,0 F	0,019"
	Finecross MG	150 cm, 1,8 F	0,018"
Balt	Vasco +10	155 cm, 1,9 F	0,0165"
Vascular Solution	Skyway OTW	138 cm, 1,9 F	0,016"
	Skyway RX/OTW	138 cm, 1,9 F	0,016"
St. Jude	Venture wire control	145 cm, 2,2 F	0,019"

über einen Draht zu passieren und bietet den geringsten Widerstand gegen den Draht.

16.6.5.3.3 Ichiba-Yari-Mikrokatheter
Ichiba-Mikrokatheter stehen als 3 Typen zur Verfügung:
- 330-1T
- 380-2T
- 380-3T

Von diesen 3 Typen hat der 380-3T die schmalste Katheterspitze (0,017 inch) und die höchste Flexibilität und Führbarkeit. Er wird v.a. für die Rekanalisation von verschlossenen Gefäßen genutzt und hier besonders für die retrograde Drahttechnik.

Mit der Verwendung von Mikrokathetern kann die Drahtsteuerung erleichtert werden, die Steifigkeit der Katheter der Drahtspitze angepasst und verschiedene Drahttypen eingesetzt werden. Außerdem gelingt die selektive Angiographie. Allerdings wird die Angiographie über den Mikrokatheter zur Darstellung des wahren Lumens vom Euro-CTO-Club nicht empfohlen.

Es ist festzuhalten, dass die Steifigkeit der Drahtspitze abhängig ist von der Distanz der Spitze des Drahts zum Ende des Mikrokatheters.

16.6.5.4 Ballondilatationskatheter
Auch wenn eine ganze Reihe von unterschiedlichen Profilen und Monorail-Ballons verfügbar sind, wird doch ein OTW-Ballon für die Rekanalisation bevorzugt. Er hat den Vorteil der besseren Unterstützung, des erleichterten Auswechselns der Drähte zur Erhöhung der Drahtsteifigkeit und der besseren Führbarkeit (s. Tab. 16.10).

Ein 3-g-Draht kann ähnlich stark wirken wie ein 12-g-Draht, wenn er < 5 mm aus dem Ballon hervorragt. Ein 12-g-Draht arbeitet mit einer Resistenz von 30–40 g, wenn er nur 5 mm aus dem Ballonkatheter oder Mikrokatheter herausragt. Die Drahtsteifigkeit variiert in Abhängigkeit vom Abstand der Katheterspitze zur Drahtspitze.

Tab. 16.10: Konventionelle Dilatationskatheter

Firma	OTW-Katheter	Ballongröße	Länge und Außendurchmesser des Ballons	Außendurchmesser der Katheterspitze	Außendurchmesser des Ballons
Boston	Apex	1,5 x (9/15/20)	135 cm, 2,3–2,4 F	0,017"	0,023"
Medtronic	Spinter	1,5 x (6/10/12/15/20)	138 cm, 2,5–2,7 F	0,016"	0,021"
Terumo	Ryujin	1,25 x (10/15/20)	148 cm, 2,5–2,7 F	0,017"	0,022–0,023"
	Ryujin Plus	1,5 x (10/15/20)	135 cm, 2,5–2,7 F	0,017"	0,022–0,023"
Invatec	Avion Plus	1,25 x (10/15/20)	145 cm, 2,2–2,7 F	0,016"	0,022–0,023"
		1,5 x (10/15/20)	145 cm, 2,2–2,7 F	0,0168"	0,022–0,023"
	Falcon	1,0 x (10/14/20)	140 cm, 160 cm, 2,2–2,7 F	0,016"	0,0215"
Abbott	Voyager	1,5 x (12/15)	143 cm, 2,5–3,3 F	0,017"	0,024"
Cordis	Ninjia	1,5 x (20/30)	135 cm, 2,7–3,3 F	0,018"	0,025"
Clearstream	EzeCTO	1,25 x 15	140 cm	0,017"	0,022"
		1,5 x 15	140 cm	0,017"	0,023"
BlueMedical	XTRM-WAY2	1,1 x 10	150 cm	0,016"	NA

16.6.6 Vorgehen bei fehlender Ballonpassage nach Drahtvorführung einer CTO

Ursächlich für das Versagen einer Rekanalisation einer verschlossenen Koronararterie ist hauptsächlich die fehlende Drahtpassage der verschlossenen Koronararterie. In 3–10% der Fälle gelingt es jedoch nicht, den Ballon über den Draht und die Verschlussstelle zu führen. Ursache ist eine erhebliche Fibrosierung und Verkalkung der verschlossenen Koronararterie oder aber eine ungenügende Abstützung im Führungskatheter.

Es gibt verschiedene Methoden, um aus dieser Situation herauszukommen:
- Wechsel des Führungskatheters, um eine bessere Abstützung zu erreichen.
- Tiefere Positionierung des Führungskatheters.
- Wechsel auf 5-in-6-F- oder 5-in-7-F-Führungskatheter.
- Buddy-Wire-Technik oder Buddy-Wire-Ballontechnik.
- Anker-Technik.
- Mehrdrahttechnik zum Aufbrechen einer Plaque: Bei dieser Technik wird ein Draht im distalen Lumen des Verschlusses gehalten und ein anderer Draht (genannt „crushing wire") genutzt, um das verschlossene Segment erneut zu sondieren, gewöhnlich unterstützt durch einen Monorail-Ballonkatheter oder Mikrokatheter. Hierdurch soll die Plaque aufgebrochen und ein größerer Kanal geschaffen werden, sodass ein Ballonkatheter passieren kann. Ein Ballonkatheter mit der niedrigsten Profilgröße wird dann vorgeführt, während der andere Draht gleichzeitig zurückgezogen wird.
- Nutzung der Hochfrequenzangioplastie (Rotablator).
- Tornus- oder Corsair-Technik.

16.6.6.1 Tornus-Katheter

Der Tornus-Katheter (Asahi Intecc, CO, LTD, Japan) ist ein neuer, sehr flexibler Katheter mit zulaufendem Schaft, der als Austauschkatheter dient, um komplexe und schwierige Läsionen zu überwinden. Der Katheter ist 135 cm lang, in 2,6 F und 2,1 F verfügbar (s. Abb. 16.85). Der Katheterschaft besteht aus rostfreiem Stahl und weist 8 gewundene Stahldrähte auf. Um einen Verschluss zu überwinden, wird der Katheter gegen den Uhrzeigersinn gedreht. Um den Katheter zu entfernen, wird im Uhrzeigersinn gedreht. Um zu verhindern, dass sich der Draht mit dem Tornus-Katheter dreht, sollte er fixiert werden. Für den 2,6-F-Katheter werden 20 Rotationen und für 2,1-F-Katheter 40 Rotationen empfohlen, die nicht überschritten werden sollten, da sonst die Drähte brechen und zu erheblichen Problemen führen können. Wenn der Tornus-Katheter geborgen werden soll, kann die Nato-Methode nicht genutzt werden. Es können 2 Methoden genutzt werden, um den Draht zu bergen:
- Verlängerungsdraht
- Ballonkatheter zur Fixierung des Drahts, um den Tornus-Katheter zurückzuziehen

Nach Penetration und Passage des Verschlusses kann der Tornus-Katheter als Austauschkatheter genutzt werden. Aufgrund des mechanischen Effekts des Tornus-Katheters auf die Gefäßwand können Ballonkatheter leicht vorgeführt werden.

16.6.6.2 Rotablation

Die Rotablation sollte in Betracht gezogen werden, wenn der Ballon nicht passiert, die Verschlussstelle stark kalzifiziert ist und der

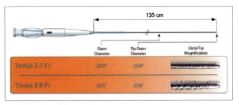

Abb. 16.85: Darstellung des Tornus-2,1-F- und 2,6-F-Katheters (mit freundlicher Genehmigung der Asahi Intecc Co., Ltd. Amsterdam, Niederlande)

Rotablationsdraht über den Verschluss geführt werden kann.

16.6.6.3 Corsair-Katheter

Der Corsair-Katheter (Asahi Intecc, Co, LTD, Japan, s. Abb. 16.86) ist ein Hybridkatheter und besteht aus dem Tornus-System kombiniert mit einem Mikrokatheter und ist speziell für die Rekanalisation von Verschlüssen hergestellt worden. Es stehen 2 Corsair-Katheter zur Verfügung:

1. Der 1. Katheter hat eine Länge von 135 cm und wird für die antegrade Intervention genutzt. 2. Der andere Katheter ist 150 cm lang und wird für die retrograde Intervention eingesetzt.

Der Katheter hat eine 5 mm lange, weiche Spitze, die mit Tungsten versehen ist. Der Corsair besteht aus 8 dünnen Drähten (0,07 mm), eingebunden sind 2 größere Drähte (0,12 mm), und läuft über 20 cm auf die Spitze verjüngend zu. Die weiche, dünne Spitze hat einen Durchmesser von 0,87–0,42 mm und ist hydrophil auf proximal 60 cm beschichtet. Der Katheter kann über 5-F-Führungskatheter vorgeführt werden.

Der Einsatz des Corsair-Katheters ähnelt dem Einsatz des Tornus-Katheters. Die Rotationen gegen den Uhrzeigersinn führen zu einer Vorwärtsbewegung des Katheters. Auch beim Corsair-Katheter muss die Position des Drahts fixiert und die Rotation verhindert werden. Die Öffnung des Gefäßes, die mit diesem Dilatator erreicht wird, entspricht einem 1,25-mm-Ballonkatheter. Wenn der Corsair-Katheter septale Kanäle passiert hat, kann er als Mikrokatheter oder Unterstützungskatheter genutzt werden, um einen Austausch zu anderen Systemen zu ermöglichen. Über den Corsair-Katheter kann auch KM injiziert werden. Dies ist besonders hilfreich, um die Position des Drahts im wahren Lumen zu verifizieren, aber auch um geeignete septale Kanäle für die retrograde Kanalisation zu finden. Notwendig ist, dass sichergestellt ist, dass der Draht vor dem Ende des

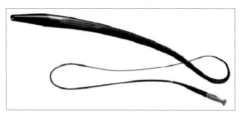

Abb. 16.86: Darstellung des Corsair-Katheters (mit freundlicher Genehmigung der Asahi Intecc Co., Ltd. Amsterdam, Niederlande)

Katheters positioniert ist. Unter Sicht muss auch sichergestellt werden, dass sich die Spitze des Katheters nicht in der Verschlussstelle verfängt. Im Vergleich zum Tornus-Katheter kann aber der Corsair-Katheter wie ein Mikrokatheter nach der Nato-Methode geborgen werden.

16.6.7 Neuentwicklungen interventioneller Instrumente für die Rekanalisation

Obwohl die Erfolgsrate der Rekanalisation verschlossener Gefäße sich verbessert hat, werden immer neuere Systeme entwickelt, um die Erfolgsrate weiter zu verbessern. Von der FDA in den USA sind zwischenzeitlich 2 neue Systeme für die Nutzung und den Verkauf zugelassen worden.

16.6.7.1 OCR-System zur mechanischen Rekanalisation

Das Safe-Cross-RF-System (intraLuminal Therapeutics, Inc, Carlsbad, CA, USA) kontrolliert die Vorwärtsführung des Drahts mittels OCR. Es handelt sich um einen intermediären Draht, dessen Spitze ein Radiofrequenzsignal aussendet, um einen Kanal in den Verschluss zu bohren, sodass interventionelle Instrumente vorgeführt werden können. Die Spitze kann einen Strahl aussenden, der in der Nähe des Infrarotspektrums liegt. Liegt die Spitze nah an der Wand (< 1 mm), zeigt der Monitor ein Rotsignal und ein Warnsignal an. Das Radiofrequenzsignal kann nicht ausgesandt werden. Durch neue Sondierung der Drahtspitze kann eine bessere Position erreicht werden, in der keine Gefahr einer Perforation besteht: Es erscheint ein Grünsignal. Eine erste Studie (GREAT) hat gezeigt, dass das System eine Erfolgsrate von 55,7% bei einer Perforationsrate von 0,9% erreicht.

16.6.7.2 FrontRunner-Kathetersystem
Das FrontRunner-Kathetersystem (Lumend, Inc., Redwood City, CA, USA) erlaubt eine kontrollierte Mikrodissektion der atherosklerotischen Plaque, um eine Passage eines Gefäßverschlusses zu ermöglichen. Die distale Katheterspitze hat einen Durchmesser von 0,039 inch. Die Erfolgsrate ist mit dem derzeitigen System (x-39) 50–61,7%. Die Perforationsrate liegt bei 0,9–1,9%. Das System ist v.a. für die Rekanalisation eines Stentverschlusses geeignet, weniger, um eine geschlängelte RCA wieder zu eröffnen.

16.6.8 Antegrade Drahttechnik zur Gefäßrekanalisation nach Yao Kang

16.6.8.1 Auswahl des Drahtsystems
Ca. 90% der abgebrochenen Versuche, einen Gefäßverschluss zu öffnen, sind auf eine fehlende Passage des Drahts zurückzuführen. Daher ist die Selektion des Drahts zur Rekanalisation ein ganz entscheidender Faktor. Einige Kardiologen empfehlen die Nutzung von speziellen Drähten, die eine Kombination aus einer hydrophilen Spitze und einem steiferen Katheterkern beinhalten, um einen Verschluss zu passieren. Der Draht muss das proximale Ende des Verschlusses passieren, um zum Zentrum der Verschlussstelle vordringen zu können, wobei eine subintimale Verlaufsstrecke vermieden und das zentrale distale Lumen erreicht werden muss. Der Draht benötigt eine gewisse Steifigkeit, Steuerbarkeit und Flexibilität (stiffness, steerability, slipperiness). Da es aber nicht den perfekten Draht gibt, sollte die Drahtauswahl der entsprechenden Situation angepasst werden.

Hydrophile Drähte werden selten bei einer Rekanalisation genutzt, da diese Drähte leicht in die subintimale Struktur vordringen und das taktile Feedback verloren geht. Die einzige Ausnahme ist ein hydrophiler weicher Draht wie der Whisper- und Fielder-Draht bei einer gestreckten Verschlussstrecke mit Mikrokanalstruktur (funktioneller Gefäßverschluss).

Mehr und mehr empfehlen Kardiologen aber die Nutzung von hydrophilen Drähten, um die sehr dünnen Kanäle innerhalb eines Verschlusses passieren zu können. Nicht beschichtete Drähte tendieren zu einem geraden Verlauf, wobei aber der Widerstand innerhalb der Verschlussstelle höher ist (besonders bei Miracle-Brothers- und bei Conquest-Führungsdrähten), die aber eine ausgezeichnete Rotationsmöglichkeit erlauben, selbst innerhalb von fibrokalzifizierten Verschlüssen. Ein „Non-lubricated wire"-Draht ist wichtig, wenn die letzte distale fibröse Kappe einer Verschlussstelle passiert werden muss. Das bedeutet, dass ein Draht mit relativ weicher Spitze für die initiale Passage genutzt wird, während ein härterer und steiferer Draht eingewechselt wird, wenn eine stark fibröse kalzifizierte Verschlussstelle passiert werden muss.

16.6.8.2 Stabilisierung des Führungskatheters
Es ist sehr wichtig, den optimalen Führungskatheter auszuwählen, um den Verschluss zu passieren, um später andere Systeme über den Verschluss vorführen zu können. Gelegentlich wird aber der Führungskatheter bei Vorführung des Drahts oder bei Vorführung von anderen Systemen zurückgedrückt, weshalb teilweise der Führungskatheter stabilisiert werden muss. Als erstes muss der Führungsdraht so positioniert werden, dass er tief ins Gefäß vorgeführt ist. Alternativ kann auch ein größerer Führungskatheter einge-

setzt werden. Wenn eine zusätzliche Abstützung notwendig ist, kann eine Ankertechnik genutzt werden, um das Problem zu lösen. Dazu kann ein Draht in einen Seitenast vorgeführt werden. Gelegentlich kann zusätzlich ein Ballon eingesetzt werden, um den Führungskatheter zu verankern.

Um maximale Rotation und Vorführungsmöglichkeit zu gewinnen, sollte immer ein Mikrokatheter eingesetzt werden. Es wird dann ein möglichst optimaler Draht ausgewählt, wobei die Auswahl schwierig ist und eine allgemeingültige Empfehlung nicht abgegeben werden kann. Die Rotationsfähigkeit eines Drahts ist proportional zur Festigkeit der Drahtspitze. Je härter aber der Draht ist, um so weniger wird der interventionelle Kardiologe einen Widerstand bei der Vorführung an der Drahtbewegung verspüren, sodass ein höheres Risiko besteht, ein falsches Lumen zu öffnen und weniger die Notwendigkeit gesehen wird, einen anderen Verlauf in der Verschlussstelle zu erreichen.

Nach Selektion des Drahts sollte der Draht in die Verschlussstelle eindringen und zur Mitte der Verschlussstelle unter Vermeidung einer subintimalen Passage vorgeführt werden. Wenn eine schwierige Situation auftaucht, sollte der Draht ausgetauscht und es sollten andere Lösungen versucht werden.

16.6.8.3 Parallele Drahttechnik

Wenn mehrfach ein Draht in eine subintimale Struktur läuft, kann er dort belassen werden. Ein anderer Draht wird vorgeführt unter Vermeidung der subintimalen Position, da sonst ein Kollaps des distalen wahren Lumens stattfindet. Bei der Vorführung des 2. Drahts sollte darauf geachtet werden, dass sich beide Drähte nicht ineinander verwickeln.

Eine andere Technik ist die wechselnde Vorführung von Drähten, um die Breite des Kanals im distalen wahren Lumen zu vergrößern. Diese Methode wird auch als „Sea-sawwiring"-Methode bezeichnet.

Die Effektivität der parallelen Drahttechnik kann folgendermaßen erklärt werden:
- Der 1. Draht kann den Eingang zum falschen Lumen verschließen und als Positionsmarkierung genutzt werden, sodass auch weniger KM nötig ist.
- Der 1. Draht kann die arterielle Geometrie so verändern, dass die Reibung für den 2. Draht vermindert wird.
- Der 2. Draht kann das wahre Lumen leichter als der 1. Draht finden, da der 1. Draht als Positionsmarkierung dient. In dieser Situation können die Drähte mit zulaufender Drahtspitze auch für den 2. Draht besser eingesetzt werden als für den 1. Draht und bieten eine bessere Möglichkeit, das Gefäß zu öffnen, da der Draht steifer ist und schmäler zuläuft.

16.6.8.4 Sea-saw-Drahttechnik

Die Sea-saw-Drahttechnik (Nähtechnik) nutzt eine parallele Führung der Drähte, wobei aber 2 Mikrokatheter oder OTW-Ballons genutzt werden. Wenn der 1. Draht nicht vorgeführt werden kann, wird der 2. Draht über den Mikrokatheter oder OTW-Ballon eingesetzt. Das Risiko dieser Technik liegt in der möglichen Erweiterung des falschen Lumens und damit der Erfolglosigkeit des Eingriffs. Kardiologen im Kurashiki Central Krankenhaus in Kurashiki, Japan, haben gezeigt, dass mit dieser Technik die Erfolgsrate von 62 auf 85% erhöht werden kann.

16.6.8.5 Seitenasttechnik

Wenn ein Seitenast in der Nähe der Okklusion zur Verfügung steht und die Drähte nicht über den Verschluss geführt werden können, kann ein Draht in den Seitenast vorgeführt und mit einem Ballon verschlossen werden. Anschließend kann häufig der Draht ins wahre Lumen der Koronararterie vorgebracht werden. Das Problem besteht darin, dass die Dilatation eine große Dissektion auslösen kann und das wahre Lumen nicht mehr erreicht wird. Wenn diese Tech-

nik eingesetzt wird, müssen folgende Bedingungen gegeben sein:
- Der Winkel zwischen dem Seitenast und dem Hauptgefäß darf nicht > 90° betragen.
- Der Durchmesser des Seitenasts sollte < 1,5 mm betragen.

16.6.8.6 IVUS-Führung der Rekanalisation

Die Nutzung des IVUS zur CTO-Rekanalisation nutzt 2 wesentliche Informationen:
- Differenzierung von wahrem und falschem Lumen, sodass die korrekte Drahtposition verifiziert werden kann
- Darstellung der Sondierung der Verschlussstelle bei Positionierung des IVUS im proximal gelegenen Seitenast

Trotz Verwendung multipler Ebenen ist es manchmal schwierig festzustellen, wo der exakte Eintrittspunkt in die proximale Verschlussstelle einer CTO liegt. Dies ist besonders typisch für Okklusionen an Bifurkationen. Die IVUS-Führung ist eine hilfreiche Strategie, um die Eintrittsstelle der CTO zu identifizieren. In diesen Fällen kann der IVUS-Katheter die zentrale Region im Lumen der CTO-Stelle darstellen. Der IVUS kann zusätzliche Informationen über die beste Position des Drahts geben und die Position des Drahts in der Verschlussregion aufzeigen. Liegt eine erhebliche Kalzifizierung der CTO vor, ist die Verwendung des IVUS ein Geschenk.

Wird ein falsches Lumen eröffnet, kann der IVUS-Katheter im falschen Lumen positioniert und das Erreichen des wahren Lumens parallel mit einem anderen Draht dokumentiert werden. Die Technik beinhaltet aber das Risiko, dass das falsche Lumen erweitert wird und eine Perforation auftritt.

Zukünftig wird auch ein IVUS-System mit der Möglichkeit des Vorwärtsblicks (FL-IVUS: Forward-looking-IVUS) zur Verfügung stehen (Volcano Preview, Volcano Corperation, San Diego, CA, USA), das dadurch eine Drahtvorführung in das wahre Lumen unter Sicht ermöglicht. Die 2. Generation dieser Katheter ermöglicht die gerichtete Aussendung eines

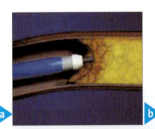
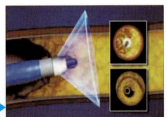
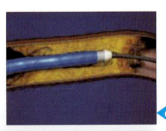
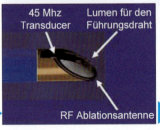
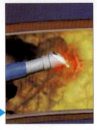
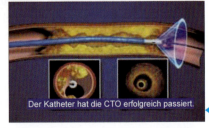

Abb. 16.87a–c: Oben: CTO-Rekanalisation mittels Volcano-Preview-Katheter (Volcano Corporation, San Diego, CA, USA). **a)** Der Katheter wird über den Führungsdraht bis zum proximalen Verschluss gebracht. **b)** Unter Führung des nach vorne gerichteten IVUS-Signals wird der Führungsdraht in das wahre Lumen vorgeschoben. **c)** Schritt für Schritt wird nun die CTO überwunden. **Unten: a)** Bei dem FL-IVUS-Katheter der 2. Generation kann ein Radiofrequenzimpuls abgegeben werden, der CTO-Gewebe abladieren kann. **b)** Der Katheter kann rotiert werden. Die Radiofrequenzenergie wird unter FL-IVUS-Führung gerichtet appliziert. **c)** Schritt für Schritt wird die CTO überwunden. Modifiziert nach [9], mit freundlicher Genehmigung von Cardiac Interventions Today.

Radiofrequenzsignals in das Gewebe des chronischen Verschluss zur Rekanalisation des wahren Lumens (s. Abb. 16.87).

16.6.8.7 Subintimale Drahtführung mit der STAR-Technik

Die STAR-Technik (subintimal tracking and reventry) wird genutzt, wenn das wahre Lumen nicht erreicht werden kann. Die Technik ähnelt dem Vorgehen bei der pAVK. Ziel ist die Bildung einer neuen Gefäßbahn im subintimalen Bereich mit distalem Reentry ins wahre Lumen. Bei dieser Technik wird ein hydrophiler 0,014-inch-Draht mit J-Konfiguration gewählt. Der Draht wird subintimal vorgeführt und in der Nähe des wahren Lumens distal der Verschlussstelle wird die J-Stelle neu ausgerichtet, um das wahre Lumen zu erreichen. Die Technik kann durchaus erfolgreich sein, hat aber das Risiko einer hohen Perforationsrate und einer Reinterventionsrate von 52,4%.

16.6.8.8 Verifizierung der korrekten Drahtlage im wahren Lumen

Bevor eine Angioplastie durchgeführt oder ein Stent implantiert wird, muss die Position der Spitze des Katheters im wahren Lumen dokumentiert sein. Wenn der Draht die Gefäßwand verlassen hat, besteht die große Gefahr einer kardialen Tamponade. Das Risiko ist relativ gering, wenn nur der Draht selbst perforiert hat. Wenn jedoch eine Angioplastie durchgeführt wird, ist die Durchtrittsstelle erweitert, und eine große Perforation kann entstehen. Deshalb muss der Kardiologe sicherstellen, dass er überprüft hat, dass der Draht den Verschluss passiert und das wahre distale Lumen erreicht hat, bevor er eine Dilatation durchführt.

Die Absicherung wird fluoroskopisch durchgeführt. Sie ist sichergestellt, wenn die Drehung des Drahts und/oder axiale Bewegungen des Drahts frei erfolgen können. Die freie Beweglichkeit der Spitze des Drahts ist eine Conditio sine qua non. Die Angiographie in einer oder mehreren Ebenen kann ebenfalls die korrekte Lage der Spitze des Drahts sicherstellen. Wenn der Draht eine angebogene Spitze hat, sollte dies bei der Rotation in der Beweglichkeit sichtbar sein. Wenn die Spitze im wahren Lumen distal der Verschlussstelle liegt, wird die Spitze auch leicht zu rotieren sein.

Verschiedene Methoden können zusätzlich eingesetzt werden, um die korrekte Lage des Drahts zu verifizieren:

- Eine kontralaterale Injektion kann die weitere Führung des Drahts im distalen Gefäß sicherstellen. Die Methode benötigt aber eine ausreichend gute Kollateralisierung, um das distale Gefäß darzustellen.
- Die Injektion von KM durch einen OTW-Ballon oder einen Mikrokatheter kann hilfreich sein.
- Der IVUS-Katheter kann die korrekte Lage des Drahts verifizieren, indem er vorgeführt wird, bevor die Dilatation erfolgt.
- Sowohl die Nutzung des IVUS als auch die Nutzung der KM-Injektion können aber die Dissektion vergrößern.

16.6.9 Retrograde Technik der CTO-Rekanalisation

Die retrograde Rekanalisation einer CTO bedeutet, dass die distale Verschlussstelle über Kollateralen erreicht wird. Es sollte aber klar sein, dass die antegrade Technik die Basis der CTO-Rekanalisation darstellt. Die retrograde Technik ist indiziert, wenn die antegrade Technik misslingt. Sie benötigt intrakoronare Kollateralen oder Kanäle, die sowohl epikardial, intraatrial als auch intraseptal laufen können [1–8]. Selbst koronare Bypässe können für die retrograde Rekanalisation genutzt werden. Es ist relativ ungewöhnlich, eine epikardiale interkoronare Kollaterale zu finden, die für eine retrograde Sondierung geeignet wäre. Eine genaue Analyse der Angiogramme ist aber notwendig, um den retrograden Zugang zu finden. Häufig stellen septale Kanäle Verbindungen zwischen der LCA und RCA dar.

16.6.9.1 Selektion der retrograden Sondierung

Auf der Basis der Angiogramme werden sichtbare Verbindungen zwischen der CTO-Arterie und der koronartragenden Arterie geprüft. Es ist aber zu berücksichtigen, dass nicht alle Kollateralen auch angiographisch sichtbar sind, und z.T. sind selektive Kontrastinjektionen (um 0,5 ml) und die Gabe von Nitroglycerin vor der Injektion notwendig, um durch einen Mikrokatheter die Existenz von Kollateralen aufzudecken. Septale Gefäßäste stellen die beste Möglichkeit dar, um zwischen dem RIVA und der RCA retrograde Eingriffe durchzuführen. So wie drahtinduzierte Perforationen der epikardialen Gefäße eine kardiale Tamponade erzeugen, kann ein ähnliches Ereignis auch bei der Passage von septalen Ästen auftreten. Die intraseptalen Hämatome sind jedoch für den Patienten ohne hämodynamische Bedeutung. Die Wahl der geeigneten Kollateralen ist der Schlüssel zum Erfolg bei der retrograden Rekanalisation.

16.6.9.2 Retrograde Drahtführung

Zwei 6-8-F-Führungskatheter werden üblicherweise in die RCA und LCA transfemoral oder transradial vorgebracht. Die Nutzung von Führungskathetern mit guter Abstützung ist sowohl für die antegrade als auch retrograde Vorgehensweise notwendig. Ein weicher Draht (Runthrough NS, Runthrough NS Hypercoat, Terumo, Japan) oder ein kunststoffummantelter hydrophiler Draht (Fielder, Fielder-FC, Asahi Intecc, Japan; Whisper, Abbott, USA, Choice PT2, Boston Scientific, USA) wird zunächst in die epikardiale Arterie eingeführt und in die intrakoronare Kollaterale über einen Mikrokatheter eingebracht (Transit-150 cm, Cordis, USA, Excelsior-150 cm, Boston Scientific, USA, Progreat oder Finecross-150 cm, Terumo, Japan), um den Kanal vor Verletzungen zu schützen und eine bessere Steuerbarkeit des Drahts zu ermöglichen. Wenn der Mikrokatheter im kollateralführenden Gefäß liegt, kann die Spitze des Drahts neu geformt und an das Kollateralgefäß angepasst werden. Der Draht und der Mikrokatheter werden sorgfältig und vorsichtig vorgeführt. Wenn der Draht die Kollaterale nicht passieren kann, wird er gegen einen neuen hydrophilen Draht (Fielder X-treme, Asahi Intecc, Japan) mit einer 0,009-inch-Spitze ausgewechselt. Dieser Draht ist allen anderen Drähten überlegen, wenn Kollateralen passiert werden müssen. Wenn der Mikrokatheter nicht vorgeführt werden kann, wird er gegen einen anderen OTW-Ballon (Ryujin Plus-148 cm, 1,25 mm/10 mm, Terumo, Japan; Lacross-155 cm, 1,3 mm/10 mm, Goodman, Japan) unter Verwendung von Verlängerungsdrähten und Ballons zur Vorführung in die Kollateralen und Septumäste ausgetauscht. Eine Vordehnung mit niedrigerem Druck (≤ 4 atm) ist oft hilfreich. Kürzlich wurde ein neuer Dilatationskatheter (Asahi Intecc, Japan) für die retrograde Sondierung vorgestellt. Wenn der Draht die epikardiale Arterie distal der Stenose des Verschlusses erreicht, werden Mikrokatheter und Dilatator so weit wie möglich vorgeführt, da sonst die Bewegung des Herzens dazu beiträgt, dass sie wieder aus der optimalen Position zurückgedrückt werden.

16.6.9.3 Retrograde Penetration der Gefäßokklusion

Die retrograde Penetration des Gefäßverschlusses mit dem Draht wird zunächst unter Abstützung durch den Mikrokatheter versucht. Alternativ kann der OTW-Ballonkatheter oder der Kanaldilatator genutzt werden. Wenn die fibröse Kappe zu hart ist, kann auch ein umgedrehter hydrophiler

Draht (Fielder X-treme) genutzt werden, um den Verschluss zu passieren. Diese Technik wird auch „Knuckle wire"-Drahttechnik genannt. Alternativ kann der Draht im Mikrokatheter gegen einen steiferen Draht ausgetauscht werden (Miracle 3, 6, 12; Conquest-Pro oder Conquest-Pro 12, Asahi Intecc, Japan). Die Rotation eines retrograd geführten Drahts ist oft unkontrolliert, da die Herzbewegungen die Rotation über die lange Distanz behindern. Es sollte deshalb die Steifigkeit des Drahts stufenweise erhöht werden und die retrograde Katheterführung sehr vorsichtig erfolgen. Die Einbringung des antegraden Drahts in die fibröse Kappe ist ausgesprochen hilfreich, um eine Markierung für die retrograde Penetration zu setzen, damit KM gespart werden kann.

16.6.9.4 Strategien nach Passage des Gefäßverschlusses

Nach Vorbringung des retrograden Drahts und Austausch gegen einen steifen Draht wird der Draht möglichst weit nach proximal geschoben. Gleichzeitig wird die antegrade Passage versucht. Nach erfolgreicher Penetration der Spitze des retrograden Drahts in die Verschlussstelle können verschiedene Kombinationen gewählt werden, um den Drahtaustausch zu ermöglichen:

16.6.9.4.1 Marker-Technik

Nach Passage der Kollateralen wird der retrograde Draht soweit in die distale Stelle des Gefäßverschlusses geführt, dass er als Marker für die antegrade Drahtmanipulation dient, aber ohne dass eine wirkliche Penetration der retrograden Vorführung versucht wird. Dies ist die einfachste Methode und verlangt keine Passage der Kollateralen mit einem Ballon und damit auch keine Dilatation. Da dies eine einfache Technik ist, wird sie auch als Erstes empfohlen. Die benötigte KM-Menge wird reduziert.

16.6.9.4.2 Kissing-Draht-Technik

Das Vorgehen ist ähnlich, wie bei der Marker-Technik beschrieben. Wenn die Verschlussstelle relativ weich ist, kann der retrograde Draht bis zum proximalen Teil des Verschlusses vorgeführt werden. Nähert sich der retrograd geführte Draht dem proximalen Ende des Verschlusses, kann der antegrade Draht auf die Spitze des retrograd geführten Drahts zugeführt werden und die Passage des Verschlusses vollständig ermöglichen.

16.6.9.4.3 Kontrollierte antegrade und retrograde subintimale Drahttechnik (CART)

Die CART-Technik wurde durch Surmely entwickelt. CART steht für controlled antegrade and retrograde subintimal tracking. Das Basiskonzept der CART-Technik besteht in einer subintimalen Dissektion, die an der Stelle des Gefäßverschlusses künstlich hervorgerufen wird. Zunächst wird ein Draht antegrad bis zum proximalen Ende des Verschlusses geführt und von dort aus in eine subintimale Region. Ein anderer Draht wird zusätzlich eingeführt, der den intrakoronaren Kollateralen folgt. Dieser Draht wird ans Ende des Gefäßverschlusses positioniert und verläuft dann retrograd innerhalb des Gefäßverschlusses. Von dort wird er letztlich in den subintimalen Bereich geführt, der vorher künstlich erzeugt wurde. Nach Vorführung eines kleinen Ballons (1,5–2,0 mm) über den retrograden Draht in die Subintima wird der Ballon dilatiert, um für den antegrad geführten Draht mehr Raum zu schaffen. Dieser Raum wird jetzt mit dem distalen wahren Lumen verbunden, sodass der antegrad geführte Draht das wahre Lumen erreichen kann. Um diesen Raum, der subintimal entstanden ist, offen zu halten, verbleibt der entleerte Ballon in diesem Bereich. Es folgt die Vorführung des antegraden Drahts entlang des entleerten Ballons, der die Verbindung herstellt vom subintimalen Bereich bis zum distalen wahren Lumen. Diese Technik erlaubt die subintimale Führung, isoliert auch die Stelle des Gefäßverschlusses und vermeidet die Schwierigkeiten, das distal wahre Lumen wieder zu erreichen. Nach erfolgreicher Rekanalisation wird dilatiert und ein Stent oder mehrere Stents implantiert.

16.6.9.4.4 Retrograde CART-Technik

Die CART-Technik erzeugt die Verbindung einer subintimalen Dissektion im Bereich der CTO mit dem distalen wahren Lumen. Durch retrograde Angioplastie, ausgehend vom distalen wahren Lumen, wird die subintimale Dissektion gebildet, um antegrad einen Draht vorführen zu können. Auf der anderen Seite kann der antegrad geführte Ballon in die subintimale Region der CTO vorgeführt und die Dilatation vorgenommen werden, um Raum für den retrograden Draht zu schaffen. Diese Methode wird „Reverse CART"-Technik genannt. Im Vergleich zur antegraden CART-Technik erlaubt die retrograde CART-Technik die Vorführung eines IVUS-Katheters, um die Passage des Drahts in das wahre Lumen zu lenken und das Risiko einer langen Dissektion zu vermeiden. Der Nachteil der reversen CART-Technik ist die Tatsache, dass die Manipulation des retrograd vorgeführten Drahts aufgrund der Länge und der starken Angulationen sehr schwierig ist.

16.6.9.4.5 Knuckle-Technik

Dies ist eine Abänderung der CART-Technik, wobei die Dissektion der subintimalen Region durch eine Anbiegung des Drahts, der retrograd vorgeführt wurde, genutzt wird. Das Prinzip ähnelt der STAR-Technik bei antegrader Führung mit dem Vorteil, dass eine größere Dissektion und Ausdehnung der Dissektion verhindert werden. Weiche, hydrophil beschichtete Drähte werden für diese Technik genutzt. Der subintimale Raum wird gebildet, wenn der retrograde Draht mit Anbiegung vorgeführt und eine Dissektion der Gefäßwand erreicht wird. Für diese Technik ist eine Passage der intraseptalen Kollateralen mit einem Ballon nicht unbedingt notwendig. Der antegrade Draht wird anschließend in den subintimalen Raum geführt und entlang des retrograd eingesetzten Drahts vorangetrieben.

16.6.9.4.6 Reine retrograde Rekanalisation einer CTO

Die Technik ist ähnlich den oben beschriebenen Techniken, soweit der distale Verschlussteil erreicht wird. Bei dieser Technik wird aber der retrograd vorgeführte Draht vollständig durch den Verschluss bis in das proximale wahre Lumen eingesetzt und in die aszendierende AO oder antegrad in den Führungskatheter gebracht. Durch Verankerung mit einem Ballon kann der antegrad geführte Katheter zurückgezogen werden. Damit gelingt dann die Einbringung des retrograd geführten Ballons in die Verschlussstelle. Der Ballon wird insuffliert und dilatiert. Die anschließende bessere Passage erlaubt dann leicht die Vorführung des antegrad geführten Drahts.

16.6.9.4.7 Wire-Trapping-Technik

Das Vorgehen ist ähnlich wie bei reiner retrograder Technik. Bis zu der retrograden Passage der Verschlussstelle ist die Technik identisch. Wenn der retrograd geführte Draht die Äste der AO erreicht, wird ein Fangdraht (Microsnare, Amplatz, USA) antegrad eingesetzt. Die Microsnare wird dann langsam zurückgezogen, bis der retrograde Draht den Führungskatheter verlassen kann. Über den retrograden herausgezogenen Draht kann dann ein Ballon oder Stent zur Rekanalisation der CTO vorgeführt werden. Die Technik hat den Vorteil, dass eine retrograde Ballonvorführung und Insuflation in der Okklusion nicht notwendig und potenzielle Komplikationen mit den Kollateralen vermieden werden. Es ist allerdings häufig schwierig, den retrograd geführten Draht aus dem Führungskatheter herauszuziehen, da

Abb. 16.88a–h: Beispiel für eine CTO-Rekanalisation der LAD in Wiretrapping-Technik: **a)** Diagnostische Angiographie mit Darstellung einer CTO im Ostium des LAD. **b)** Die RCA zeigt exzellente Kollateralen zum LAD. **c)** Ein Draht wird retrograd über die RCA in die LAD unter Passage von septalen Ästen vorgeführt. **d)** Der Draht wird mit einer Mikrosnare (**Pfeil**) gefangen und aus dem Führungskatheter herausgezogen. **e)** Der jetzt antegrad geführte Ballon passiert den Verschluss und wird in der Gefäßokklusionsstelle aufgedehnt. **f)** Der LAD wird antegrad perfundiert nach Angioplastie. **g)** Ein zweiter, antegrad geführter Draht passiert den Verschluss. **h)** Endresultat nach Dilatation und Stentimplantation in den LAD.

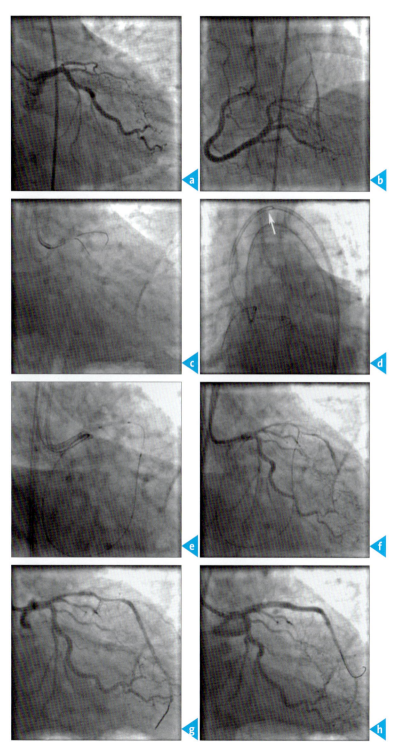

der Widerstand sehr groß ist, wenn der steife Draht geschlängelte Kollateralen passiert. Die Drahtspitze bricht häufig, sodass nicht selten eine Verankerung des Drahts im Führungskatheter mit einem Ballon notwendig wird. Ein Beispiel für diese Technik zeigt die Abbildung 16.88.

16.6.9.4.8 Reverse Drahtfangtechnik

Diese Technik modifiziert die o.g. Trapping-Technik. Nach Passage des CTO und Einbringung in die aszendierende AO sowie Fangen mit einer Microsnare wird der retrograde Draht zurückgezogen und die Spitze der Microsnare wird zur antegraden Passage der CTO gebracht. Nachdem die Microsnare und der Mikrokatheter antegrad die CTO passiert haben, wird der retrograde Draht frei gege-

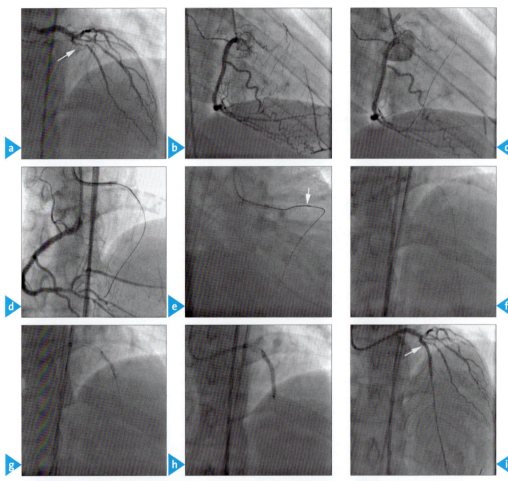

Abb. 16.89a–i: Beispiel für eine CTO-Rekanalisation der proximalen LAD in reverser Drahtfangtechnik.
a und **b)** Die diagnostische Angiographie zeigt einen totalen Verschluss der LAD distal des Abgangs eines 2. großen diagonalen Asts (**Pfeil**). Gute Füllung über Kollateralen aus der RCA. **c)** Ein Draht wird retrograd von der RCA zur LAD über das Septum geführt. **d)** Der Draht wird zum Führungskatheter gebracht, nachdem er die CTO retrograd passiert hat. **e)** Draht, Microsnare und Mikrokatheter werden zum distalen Segment der CTO gezogen (**Pfeil**), nachdem die Microsnare den Draht gefasst hat. **f)** Die Microsnare wird ausgetauscht gegen einen antegraden weichen Draht über den Mikrokatheter, der die Verschlussstelle passiert hat. **g)** Der antegrad geführte Ballon passiert die CTO und wird insuffliert. **h)** Ein Stent wird in die Verschlussstelle implantiert. **i)** Exzellentes Endresultat (**Pfeil**).

16.6 PCI der chronischen Gefäßverschlüsse

ben. Anschließend kann die Microsnare zurückgezogen und gegen einen antegraden Draht ausgetauscht werden. Es kann dann der Ballon dilatiert und der Stent implantiert werden. Ein Beispiel für die Technik ist in Abbildung 16.89 wiedergegeben.

16.6.9.4.9 Back-end-Ballon- und Mikrokatheter-reversal-Technik

Wenn durch die retrograde Balloninsufflation komplexe Dissektionen verursacht werden, kann ein Draht antegrad nicht mehr geführt werden. In dieser Situation, nach Einführung des retrograden Drahts in das antegrade Führungskathetersystem, wird ein Mikrokatheter über den Draht geschoben und dieser mit einem 300-cm-Führungsdraht oder weichen Rotablator-Floppy-Draht ausgetauscht. Durch Vorführung des Drahts zum proximalen Ende des antegraden Führungskatheters erreicht das distale Ende das proximale Ende des antegraden Führungskatheters und kann mit der Hand gefangen werden. Die Nutzung des Rotablatordrahts wird bevorzugt, weil er sehr

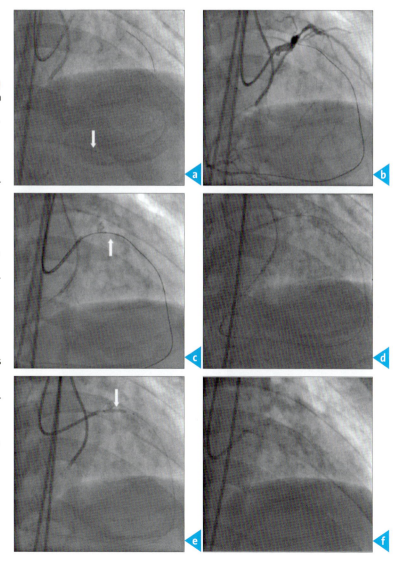

Abb. 16.90: Beispiel für die Back-end-Ballon- und Mikrokatheter-reversal-Technik an einer LAD-CTO. **a)** Bei einem Patienten mit totaler Okklusion der LAD wird ein Draht retrograd von der RCA zur LAD über einen septalen Ast vorgeführt. **b)** Ein Conquest-Draht läuft über den Verschluss retrograd. **c)** Der retrograde Draht und der Mikrokatheter erreichen den Führungskatheter. **d)** Nach Austausch gegen einen 300-cm-Draht und Vorführung des Drahts bis zum distalen Ende wird das proximale Ende des antegraden Führungskatheters erreicht und mit der Hand gefangen. **e)** Der antegrad geführte Ballon wird über den retrograden Draht in den Verschluss geführt und dilatiert. **f)** Nach Ballondilatation wird ein anderer Mikrokatheter antegrad über den retrograden Draht und dem Verschluss vorgeführt. Der retrograde Draht kann dann herausgezogen und ein Floppy Wire über den antegraden Mikrokatheter eingesetzt werden, der das distale Gefäßsegment erreicht.

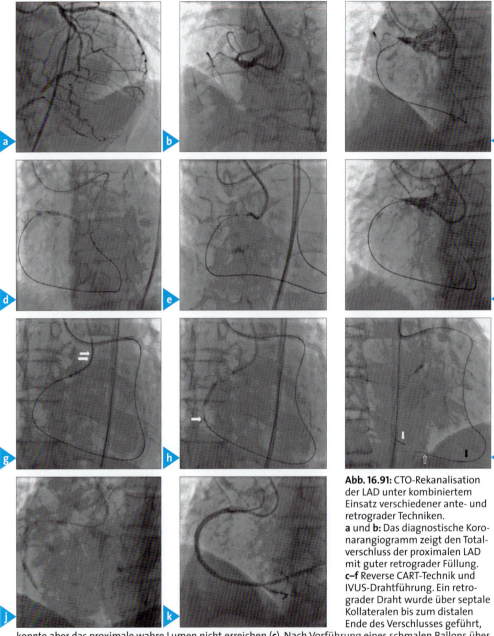

Abb. 16.91: CTO-Rekanalisation der LAD unter kombiniertem Einsatz verschiedener ante- und retrograder Techniken.
a und **b**: Das diagnostische Koronarangiogramm zeigt den Totalverschluss der proximalen LAD mit guter retrograder Füllung.
c–f Reverse CART-Technik und IVUS-Drahtführung. Ein retrograder Draht wurde über septale Kollateralen bis zum distalen Ende des Verschlusses geführt, konnte aber das proximale wahre Lumen nicht erreichen (**c**). Nach Vorführung eines schmalen Ballons über den antegrad in der Subintima liegenden Ballon wurde die Dilatation durchgeführt, um Platz zu schaffen für den retrograd vorgeführten Draht (**d**). Der retrograde Draht wird vorgeführt in das subintimale geformte Gebiet bis zum proximalen wahren Lumen (**f**) unter IVUS-Führung (**e**). **g** Drahtfangtechnik. Der retrograde Draht erreicht die AO und wird gefangen und in den antegrad liegenden Führungskatheter gezogen.
h–j Nach einer Ballonpassage und Dilatation der CTO über den retrograd geführten Draht wird ein Mikrokatheter antegrad vorgeführt und die CTO Läsion erreicht. Der retrograde Draht wird dann gezogen und ein Floppy-Draht über den Mikrokatheter eingelegt, und die weiteren Eingriffe werden durchgeführt.
k exzellentes Endergebnis.

schmal ist (0,009 inch). Wenn ein Standard 0,014-inch/300-cm-Draht genutzt wird, kann er niemals zum proximalen Ende des antegraden Führungskatheters geschoben werden, da ein erheblicher Widerstand im Mikrokatheter entsteht. In dieser Situation wird ein Ballon in die CTO antegrad über den retrograden Draht vorgeführt. Nach Ballondilatation wird ein anderer Mikrokatheter antegrad über den retrograden geführten Draht vorgeführt und die Läsion passiert. Der retrograde Draht wird dann zurückgezogen und ein Floppy-Draht über den antegraden Mikrokatheter eingesetzt, um das distale Segment zu erreichen. Anschließend erfolgt die Ballondilatation und Stentimplantation. Ein Beispiel ist in Abbildung 16.90 wiedergegeben.

Der Erfolg einer Intervention bei retrograder Drahtführung kann über Kombination verschiedener antegrader und retrograder Techniken erreicht werden. Ein gutes Beispiel ist in Abbildung 16.91 dargestellt.

16.7 Hauptstammerkrankungen

16.7.1 Einführung

Die spezielle Beschäftigung mit der Hauptstammerkrankung ist notwendig geworden, weil die PCI der Hauptstammstenose nach Einführung der DES und anderer interventioneller Techniken eine Konkurrenz zur ACVB geworden ist. Bisher war die OP das standardisierte therapeutische Verfahren.

16.7.2 Pathologische Anatomie

Der Hauptstamm der LCA liegt anatomisch zwischen der PA und dem LAA und teilt sich auf in den RIVA und den RCX. In 30% der Patienten findet sich zusätzlich ein Ramus intermedius am Ursprungsort. In wenigen Fällen können auch ≥ 3 Gefäße aus dem Hauptstamm entspringen.

Ca. 75% des myokardialen Blutvolumens werden über den linken Hauptstamm geleitet [1].

Der Hauptstamm der LCA zeigt normalerweise einen Durchmesser von 4–6 mm und eine Länge bis zu 30 mm. Die Länge ist im Mittel 10 mm [2]. Die beste angiographische Darstellung des Hauptstamms gelingt in einer LAO 0–10° und 0–10° kranialen Abwinkelung. Der distale Hauptstamm wird bestens dargestellt in einer geringen RAO schrägen und kaudalen Projektion (20°/20°). Die Aufzweigung in die einzelnen Äste wird besser im Spider-View sichtbar (LAO 30–50°/30–50° kaudal).

16.7.3 Klinik der Hauptstammstenose

In der Klinik fallen Patienten mit Hauptstammstenose durch typische Belastungsangina und erhebliche ST-Strecken-Veränderungen auf. Meist finden sich ST-Senkungen in allen präkordialen Ableitungen. Im Belastungs-EKG sind diese starken ST-Senkungen besonders auffällig. Gelegentlich finden sich auch ST-Strecken-Anhebungen oder auch Anhebungen in Ableitung aVR. Die AP-Schwelle ist meist sehr niedrig [3]. Typisch für die Hauptstammstenose ist ein RR-Abfall am Ende der Belastung, wenn auch nicht immer vorhanden.

Fluoroskopisch ist oft Kalk im Hauptstamm erkennbar. Gelegentlich gelingt die Darstellung auch mit der TTE-Untersuchung [4–7]. Wesentlich leichter gelingt dies mit der TEE [8–13], bei der auch anatomische Anomalien des Hauptstamms leicht erfasst werden können [14, 15]. Zusätzlich erlaubt die Doppler-Technik eine koronare Flussanalyse [16].

Nuklearmedizinische Belastungstests sind vielfach negativ, weil die diffuse Minderung der Koronarperfusion durch die Hauptstammstenose eine relative Umverteilung der Perfusion nicht erkennen lässt. Ähnliche

Veränderungen werden auch bei Hauptstammäquivalenten mit RIVA- und RCX-Stenosen gefunden [17]. Die Sensitivität der Szintigraphie liegt nicht über 25%.

16.7.4 Koronarangiographie, IVUS und Autopsien

Bisher war die Koronarographie der Goldstandard für die Diagnose einer Hauptstammstenose. Allerdings sind die CTA und MRT-Diagnostik zunehmend Optionen, mit denen Hauptstammverschlüsse und -stenosen dargestellt werden können. Dies gelingt auch mit der hochauflösenden TEE. Im Gegensatz zu Stenosen der Koronararterien wird für die Hauptstammstenose ein Grenzwert von 50% statt 70% angegeben, um die hämodynamische Bedeutung zu betonen [18]. Eine entsprechende hämodynamische Veränderung findet sich bei 6% aller Koronarangiographien [19]. Die reine Hauptstammstenose ohne Beteiligung anderer Gefäße ist dagegen selten und wird in 0,9%–1% der Fälle festgestellt [20–22].

Die Grenze von 50% wurde durch die Veterans Administrations Cooperative Study (VA) [23] und Coronary Artery Surgery Study (CASS) [24] festgelegt [1]. In der VA-Studie wurde ein positiver Effekt einer Bypassoperation bereits bei Stenosen von 50–75% festgestellt, wenn auch der Effekt bei > 75%igen Stenosen mit nicht eingeschränkter und/oder eingeschränkter LVF besser ausfiel. In der CASS-Studie wurde bei der letzten Gruppe der größte Effekt im Verlauf von 3 Jahren gesehen. Im Langzeitverlauf zeigte sich für Patienten mit milder Hauptstammstenose, nur leicht reduzierter LV EF und dominierender RCA kein Überlebensvorteil durch eine Bypassoperation [25].

Die Wertigkeit der Angiographie wurde in Zweifel gezogen, weil Studien im Vergleich zu autoptischen Ergebnissen zeigten, dass bis 60% Plaquebildungen im Hauptstamm auftreten können, ohne dass eine angiographische Diagnose gelingt [26–29]. Ursache für die Diskrepanz liegt in der diffusen Natur der Atherosklerose, die eine Stenosierung des Hauptstamms verdecken kann, wenn es eine gleichmäßige Einengung gibt. Die atherosklerotische Erkrankung, besonders von Bifurkationen, kann Schwierigkeiten in der Erkennung einer Ostiumstenose bereiten und bedarf einer optimalen Katheterpositionierung, um eine falsche Beurteilung zu vermeiden. Zudem ist das positive Remodelling zu bedenken. Gleichzeitig kann die Projektion der Hauptstammstenose Schwierigkeiten bereiten [1, 30]. Wichtig ist die Beachtung von Murrays Gesetz (s. oben), nach dem die Größe des Hauptgefäßes weiter sein muss als die Weite der abgehenden Gefäße nach einer Aufzweigung, d.h. die Weite des Hauptstammes muss immer die Weite des RCX oder RIVA übertreffen. Dieses physikalische Prinzip ist auch bei der täglichen Arbeit im HK-Labor hilfreich, um signifikante Hauptstammstenosen besonders bei diffuser Koronarsklerose aufzudecken.

> **Merke**: Die Weite des Hauptstammes ist immer größer als die der abgehenden Gefäße. Haben der RCX oder RIVA einen gleichen oder sogar größeren Durchmesser, muss an eine Hauptstammstenose gedacht werden (**Murrays Gesetz**).

Mit dem IVUS gelingt eine exzellente Darstellung des Hauptstamms, wobei auch hier eine optimale Lage des Führungskatheters im Bereich der AO notwendig ist, um eine mögliche Ostiumstenose nicht zu übersehen [31–35]. In der Beurteilung der Hauptstammstenose bereitet in manchen Fällen ein sehr winkliger Verlauf des Gefäßes nach dem Ursprung aus der AO gewisse Probleme: Es resultieren dann häufig Tangentialschnitte des Gefäßes.

Als kritische Grenze für eine hämodynamisch bedeutsame Hauptstammstenose wird eine minimale Lumenfläche von 5,8 mm^2

angegeben, entsprechend einem MLD von 2,8 mm [36].

Neben dem IVUS kann auch die FFR genutzt werden, um die hämodynamische Bedeutung einer Hauptstammstenose zu erfassen. Dazu kann der Draht sowohl in den RIVA als auch in den RCX gelegt werden. Optional ist die Bestimmung in beiden Ästen.

Ein FFR-Wert ≤ 0,75 gilt als pathologisch [37].

Merke: Hämodynamisch bedeutsame Hauptstammstenose:
▲ < 6 mm² Querschnittsfläche
▲ FFR ≤ 0,75

16.7.5 Hauptstammäquivalent

Liegen mehr als 70%ige Stenosen des RIVA und RCX im proximalen Bereich vor, wird von einem Hauptstammäquivalent gesprochen, da die hämodynamische Bedeutung der Hauptstammstenose ähnelt [38]. Die Prognose erscheint auch nicht günstiger [39]. Im Vergleich zur medikamentösen Therapie zeigte sich in der CASS-Studie nach 16 Jahren eine deutliche, verbesserte Überlebensrate durch die Bypassoperation [39].

16.7.6 PCI der Hauptstammstenose

16.7.6.1 Indikation und Therapiestrategie

Derzeit wird die Intervention bei Hauptstammstenosen mit der Klasse IIa bezeichnet, wenn eine UAP oder NSTEMI mit signifikanter Hauptstammstenose vorliegt und eine Bypassoperation nicht möglich ist. Eine routinemäßige Verlaufsuntersuchung wird von der ACC/AHA nach 2–6 Monaten empfohlen. Die ESC sieht die Indikation Klasse IIb bei einem Euro-Score von > 10% bei hohem präoperativen Risiko [40, 41].

Nachdem auch die SYNTAX-Studie [42] neue Daten zur Bewertung der Hauptstammintervention vorlegt, müssen die Richtlinien überdacht werden. Die Schlussfolgerungen beruhen auf Subgruppen Analysen und dürfen noch nicht als endgültig gewertet werden. Bei einem niedrigen SYNTAX Score bis 20 erzielt die PCI gleich gute, wenn nicht sogar bessere Ergebnisse als die Bypass-OP. Im Bereich 20–33 sind beide Verfahren gleichwertig, über 33 ist die Bypass-OP überlegen.

Die Fortschritte beruhen auf neuen technischen Möglichkeiten und auf der Nutzung von DES.

Um das Risiko aber möglichst gering zu halten, sind Faktoren identifiziert worden,

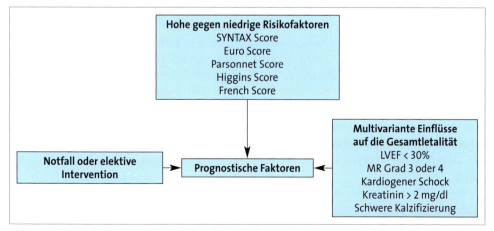

Abb. 16.92: Faktoren, die die Letalität erhöhen in Verbindung mit perkutanen Eingriffen an der LCA und mit ungünstigen Ergebnissen verbunden sind. Modifiziert nach [1]. MR = Mitralklappenregurgitation, LVEF = Linksventrikuläre Ejektionsfraktion

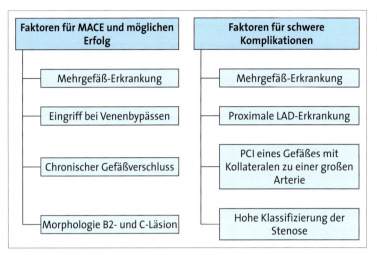

Abb. 16.93: Faktoren, die bei einer PCI des Hauptstamms ungünstig sind. Modifiziert nach [1].

die ein erhöhtes periinterventionelles Risiko in sich tragen (s. Abb. 16.92) [1].

Weitere Faktoren, die die PCI beeinflussen, sind in Abbildung 16.93 dargestellt.

Eine bedeutende Rolle spielt die Stenoselokalisation. Während > 60% der Stenosen distal liegen, werden > 35% als Ostium- oder Schaftstenosen beschrieben [34, 36]. Die PCI der proximalen Stenose ist mit dem geringsten Risiko verbunden.

Eine besondere Rolle spielen Hauptstammstenosen, die bei Patienten auftreten oder vorhanden sind, die bereits bypassoperiert sind. Man spricht von geschütztem Hauptstamm im Vergleich zum ungeschützten Hauptstamm ohne Venenbypass- oder IMA-Versorgung von Anteilen der LCA [43]. Die Ischämiediagnostik oder Symptomatik des Patienten ist in diesen Fällen indikationsleitend. Meist handelt es sich um Patienten, bei denen peri- oder postoperativ Bypassverschlüsse auftreten und/oder nur eine Teilrevaskularisation chirurgischerseits erfolgte, die interventionell mit Ausrichtung auf das Zielgebiet vervollständigt werden kann.

Bei akutem Koronarsyndrom – Notfallsituation – ergibt sich immer die Indikation zur sofortigen PCI mit dem Ziel, den Hauptstamm wieder zu eröffnen [44, 45].

16.7.6.2 Stentauswahl

Aufgrund der vorliegenden Daten im Bezug auf die DES werden diese Stents bevorzugt eingesetzt. Allerdings ist darauf hinzuweisen, dass nicht alle Größen verfügbar sind und die weitere Aufdehnung eines Stents z.T. nicht möglich und auch nicht unbedingt sinnvoll ist. Handelt es sich um eine mittels IVUS kontrollierte Ostium- oder Schaftstenosen mit einem Durchmesser von ≥ 4 mm, ist die Nutzung eines BMS möglich [46, 47]. Sonst sollte grundsätzlich der DES genutzt werden.

16.7.6.3 Technisches Vorgehen

Die Hauptstammstenose hat wie andere Bifurkationsstenosen gezeigt, dass „weniger mehr sein kann" [46–48]. Die Bifurkationsstelle ist die häufigste Restenosestelle, v.a. des Ostiums der RCX [49]. Die besten Ergebnisse sind derzeit zu erzielen, wenn ein Stent genutzt und der Seitenast nur dilatiert wird, wenn nach der Stentimplantation eine Stenosierung verbleibt [50]. Wichtige technische Faktoren müssen berücksichtigt werden (s. Abb. 16.94). Neue Möglichkeiten ergeben sich durch den DEB, der zur Verminderung der Neointimaproliferation im Seitenast eingesetzt werden kann.

Zwischenzeitlich sind neue Stenttypen entwickelt worden, die möglicherweise bes-

16.7 Hauptstammerkrankungen

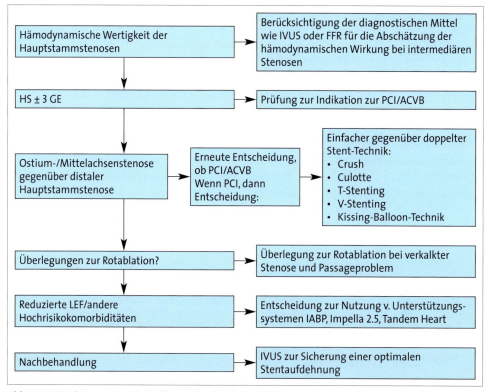

Abb. 16.94: Wichtige technische Faktoren, die für die Entscheidung zur Revaskularisation des linken Hauptstammes (HS) der LCA von Bedeutung sind. Modifiziert nach [1]. 3 GE = koronare Dreigefäßkrankung, HS = linker Hauptstamm

sere Ergebnisse erzielen [50]. Der mit Biolimus A9 beschichtete Axxess-Nitinolstent bietet die Möglichkeit der Dilatation des Hauptstamms und die getrennte Stentimplantation beider Seitenäste. Die Ergebnisse scheinen auch im Langzeitverlauf günstig zu sein. Aber auch mit diesem Stent ist die Neointimaproliferation im RCX-Ostium stärker als im RIVA-Ostium (1,37 ± 1,2 mm vs. 0,3 ± 0,36 mm) gewesen [51].

16.7.6.4 Rolle des IVUS nach der Hauptstammintervention

Besonders bei der Hauptstammintervention ist es notwendig, sicher zu sein, dass eine optimale Anpassung der Stents an die Größe des Gefäßes erreicht wird und die Aufdehnung optimal erfolgt. Neben der Hochdruckimplantation und der möglichen routinemäßigen Anwendung einer Nachdilatation mit Hochdruckballons ist die IVUS-Kontrolle hilfreich. Vergleichende Studien sind aber nicht so überzeugend gewesen, wie es zu erwarten gewesen wäre, da IVUS-Studien unmittelbar die Technik der PCI des Hauptstammes beeinflusst haben [52].

> **Merke:** Die maximale Aufdehnung eines Stents ist physikalischerseits begrenzt. Technische Angaben beachten! Auch mit höchstem Druck kann ein 3,0-mm-Stent nicht auf 4,5 mm aufgedehnt werden.

16.7.7 Vergleich der PCI und der Bypassoperation

Eine Metaanalyse der bisherigen Studien unter Einbindung auch der SYNTAX-Studie [52, 53] ergibt keinen signifikanten Unterschied in Bezug auf die Letalität zwischen der PCI und der Bypassoperation. Die Revaskularisationsrate ist bei der PCI aber höher gewesen. Im Langzeitverlauf waren aber schwere Komplikationen und zerebrovaskuläre Ereignisse in beiden Gruppen ähnlich häufig zu verzeichnen. Akute Komplikationen sind nach der Bypassoperation häufiger, dagegen sind Revaskularisationen bei der PCI als Nachteil anzusehen. Zwischenzeitlich zeigt die SYNTAX-Studie, dass bei isolierten Hauptstammstenosen und günstiger Lokalisation der Stenose die PCI durchaus der Bypassoperation ebenbürtig, wenn nicht sogar überlegen ist. In der SYNTAX-Studie ist die MACE-Rate innerhalb von 12 Monaten mit 13,7% und 15,8% zwischen Bypassoperation und PCI nicht signifikant unterschiedlich gewesen. Ist der SYNTAX-Score allerdings < 20, ergibt sich ein Vorteil für die PCI mit 7,7% vs. 13%. Je höher der SYNTAX-Score-Wert gewesen ist, desto vorteilhafter erscheint die Bypassoperation, v.a. bei einem Wert von > 33. Das Verhältnis beträgt dann 12,9% zu 25,3% MACE zugunsten der Bypass-OP.

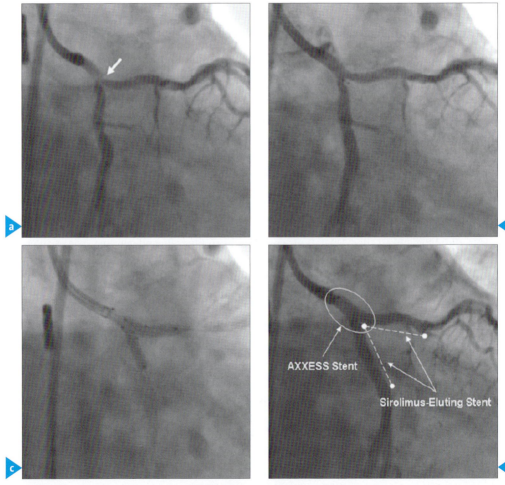

Abb. 16.95: Hauptstammstenose vom Bifurkationstyp. Behandlung durch PCI mit Implantation eines Axxess-Stents in den Hauptstamm und 2 Cypher-Stents in den RIVA und RCX. Gut sichtbar sind die Marker des Axxess-Stents nach der Implantation (**b**). In **c**) ist die Doppelstentimplantation in RIVA und RCX sichtbar und in **d**) das Endresultat. Aus [51], mit freundlicher Genehmigung von John Wiley and Sons.

16.7 Hauptstammerkrankungen

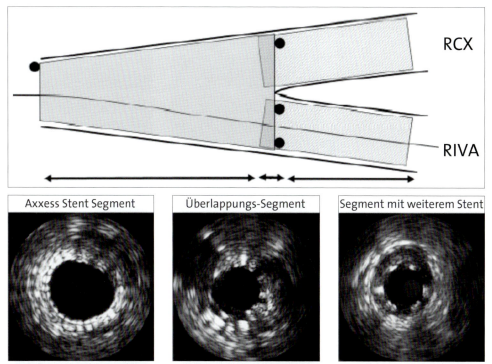

Abb. 16.96: Schematische Darstellung des Axxess-Stents mit 2 Zusatzstents im RIVA und RCX. Im IVUS sind in Querschnittsbildern der Axxess-Stent (**links**), in der Überlappung (**Mitte**) und die Zusatzstents (**rechts**) dargestellt. Modifiziert nach [51], mit freundlicher Genehmigung von John Wiley and Sons.

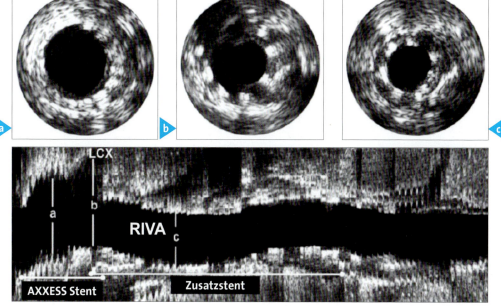

Abb. 16.97: Verlaufsuntersuchung nach 6 Monaten unter IVUS-Bildgebung im Hauptstamm (**a**), an der Bifurkation (**b**) und im distalen RIVA (**c**). Modifiziert nach [51], mit freundlicher Genehmigung von John Wiley and Sons.

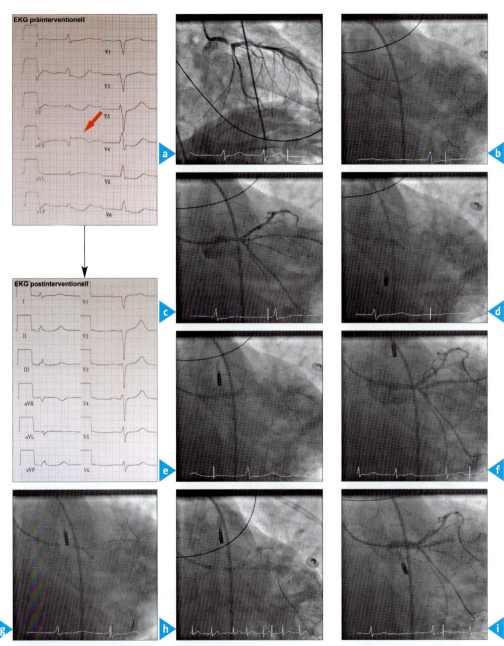

Abb. 16.98: Beispiel einer Hauptstammintervention bei hämodynamisch instabilem Patienten mit ACS. **Links:** EKG prä- und nach erfolgreicher Intervention. Der rote Pfeil zeigt auf die vergleichsweise typische Hebung in Ableitung aVR. Gleichzeitig sind inferolateral eher muldenförmige ST-Strecken-Senkungen sichtbar. **a)** im Ausgangsbefund eine kritische distale Hauptstammstenose. **b)** akute Hauptstammdilatation. **c)** Ergebnis nach Dilatation. Verbesserung des Flusses. **d)** Implantation eines Stents in den Ramus intermedius. Im Hintergrund ist die inzwischen eingelegte IABP erkennbar. **e)** RIVA-Stentimplantation. **f)** gutes Ergebnis bei noch leichter Kompromittierung des RCX. **g)** Dilatation und Stentimplantation in den RCX in „Provisional T"-Technik mit anschließender Dilatation in **h)** Kissing-balloon-Technik. **i)** Endergebnis. Der Patient hatte sich zwischenzeitlich deutlich hämodynamisch stabilisiert.

17 Behandlungsstrategien in besonderen Fällen

17.1 Akuter Myokardinfarkt **585**
    17.1.1 Einleitung – 585
    17.1.2 Chest Pain Unit – 588
    17.1.3 ACS ohne ST-Strecken-Hebungen (NSTE-ACS) – 589
    17.1.4 ACS mit ST-Strecken-Hebungen (STEMI) – 594
    17.1.5 Akuter Myokardinfarkt – endovaskuläre Kühlung nach Reanimation – 597
    17.1.6 Akuter Myokardinfarkt – PCI – 599
    17.1.7 Adjuvante Medikation – 602
    17.1.8 Intrakoronare Thrombusaspiration – 602
    17.1.9 Postconditioning – 605
17.2 No-Reflow-Phänomen **605**
    17.2.1 Einleitung – 605
    17.2.2 Pathophysiologie – 606
    17.2.3 Risikofaktoren und Determinanten – 606
    17.2.4 Diagnose des No-Reflow-Phänomens – 607
    17.2.5 Therapie – 607
    17.2.6 Prävention des No-Reflow-Phänomens – 608
    17.2.7 Schlussfolgerung – 609
17.3 Koronarperforation **609**
    17.3.1 Einleitung – 609
    17.3.2 Klassifikation – 609
    17.3.3 Risikofaktoren – 610
    17.3.4 Klinik – 610
    17.3.5 Management – 610
17.4 Periinterventioneller (iatrogener) Schlaganfall **613**
    17.4.1 Einleitung – 613
    17.4.2 Risikofaktoren – 613
    17.4.3 Folge-Erscheinungen – 613
    17.4.4 Vorsichtsmaßnahmen – 614
    17.4.5 Bild des Schlaganfalls während der HKU – 614
    17.4.6 Therapie des periinterventionellen Schlaganfalls – 617
    17.4.7 Zusammenfassung – 618
17.5 Cholesterinemboliesyndrom **618**
17.6 Bergung von intrakardialen Fremdkörpern **619**
    17.6.1 Einleitung – 619
    17.6.2 Fremdkörperbergung mittels Fangschlingen – 619
    17.6.3 Bergung embolisierter Koronarstents – 622

17 Behandlungsstrategien in besonderen Fällen

17.1 Akuter Myokardinfarkt

17.1.1 Einleitung

17.1.1.1 Definitionen
Zum akuten Koronarsyndrom (ACS) gehören
- der akute Herzinfarkt (AMI),
- die instabile Angina pectoris (IAP) und
- der plötzliche Herztod,

da sie eine einheitliche Pathogenese aufzeigen. Der AMI wird unterteilt in den
- ST-Hebungsinfarkt (STEMI) und den
- nicht-ST-Hebungsinfarkt (NSTEMI)

Die Symptomatik des AMI/akuten Thoraxschmerzes bietet häufig ein heterogenes Bild; Klinik und hämodynamische Auswirkung, aber auch der Verlauf, können sehr dramatisch variieren. Patienten, die in einer Minute noch hämodynamisch stabil sind, können in wenigen Minuten das Vollbild eines kardiogenen Schocks entwickeln [1, 2]. Daher ist die rasche Erkennung und Therapieeinleitung für die Prognose des Patienten entscheidend.

Nach der klassischen Definition der WHO ist ein AMI beim Nachweis von 2 der 3 folgenden Kriterien gesichert:
- akuter Thoraxschmerz
- EKG Veränderungen
- Anstieg kardialer Enzyme (CK, CK-MB)

Von einem AMI sollte also gesprochen werden, wenn eine myokardiale Nekrose und eine entsprechende Klinik nachgewiesen werden. Um dem diagnostischen und therapeutischen Fortschritt Rechnung zu tragen und die Diagnosestellung zu beschleunigen, sind von der ESC 2007 eine neue, universelle Definition (s. Tab. 17.1) und Klassifikation des AMI (s. Tab. 17.2) erschienen [5].

17.1.1.2 Pathogenese
In der Entwicklung der Atherosklerose spielt zunächst das Remodelling eine Rolle und verhindert die Einengung des Gefäßes. Mit der Entstehung von Atheromen und Fibroatheromen gelangt die Atherosklerose an eine kritische Stufe, da jederzeit Einrisse der Intimaoberfläche oder sogar der fibrösen Kappe des Atheroms entstehen können. Das Stadium der **Vulnerablen Plaque**, auch „Plaque at risk" oder „Plaque prone to rupture" ist erreicht. Sie weisen folgende Charakteristika auf:
- Großer Lipidkern, der nahe des Gefäßlumens liegt,
- Fibröse Kappe (< 80 µm),
- Starkes positives Remodelling,
- Vermehrte Entzündungszellen in der fibrösen Kappe,
- Starke Neovaskularisierung der Adventitia.

Dem AMI liegt meist ein akuter Gefäßverschluss (thrombotischer Verschluss mit rotem Thrombus/Erythrozyten) – STEMI- oder eine murale Thrombenbildung (weißer Thrombus – Plättchenthrombus) – NSTEMI, instabile AP – zugrunde. In ca. 65% der Fälle finden sich Plaquerupturen, in ca. 35% der Fälle Plaqueerosionen (besonders bei Frauen) und in 3–5% Protrusionen von verkalkten Plaqueanteilen. Das Bild kann durch eine intermittierende Mikroembolisierung auf dem Boden eines „Wash-out"-Phänomens bei Pla-

Tab. 17.1: Definition des Myokardinfarktes der ESC aus dem Jahr 2007 [5]

Kriterien für einen AMI

- Nachweis eines Anstiegs/Abfalls kardialer Biomarker (bevorzugt Troponin) oberhalb der 99. Perzentile des oberen Referenzwertes zusammen mit Nachweis mindestens eines der folgenden Kriterien:
  - Symptome einer Ischämie
  - EKG-Veränderungen, die eine Ischämie anzeigen (neue ST-Streckenveränderungen oder LSB)
  - Entwicklung pathologischer Q-Wellen im EKG
  - Nachweis von neu aufgetretenen Verlusts von vitalem Myokard oder neuen Wandbewegungsstörungen in der Bildgebung
- Plötzlicher Herztod, oft mit Symptomen, die auf eine Myokardischämie hinweisen und von neu aufgetretenen ST-Hebungen oder einem LSB begleitet werden, und/oder Nachweis von frischem Thrombus in der Koronararterie durch Angiographie/Autopsie, oder Tod, bevor Blutproben akquiriert werden konnten, oder vor dem Erscheinen kardialer Biomarker im Blut
- Ein Anstieg des Troponins über die 99. Perzentile des oberen Referenzwertes im Rahmen einer PCI bei Patienten mit normalem Ausgangswert von Troponin spricht für eine periprozedurale Myokardnekrose. Ein Anstieg über das Dreifache der 99. Perzentile definiert einen PCI-assoziierten Myokardinfarkt. Ein Subtyp ist die Stentthrombose.
- Ein Anstieg des Troponins über die 99. Perzentile des oberen Referenzwertes im Rahmen einer ACB-Operation bei Patienten mit normalem Ausgangswert von Troponin spricht für eine perioperative Myokardnekrose. Ein Biomarkeranstieg auf das Fünffache des Referenzwerts plus neue Q-Wellen oder neuem LSB, oder angiographischem Nachweis eines neuen Bypass- oder Koronararterienverschlusses, oder der Nachweis des Verlusts von vitalem Myokard in der Bildgebung ist definiert als ACB-assoziierter Myokardinfarkt.
- Autopsiebefund eines akuten Myokardinfarktes.

Kriterien für einen abgelaufenen Myokardinfarkt

- Neue pathologische Q-Wellen mit oder ohne Symptome
- Nachweis eines regionalen Verlusts von vitalem Myokard mit Ausdünnung oder Kontraktionsverlust ohne Hinweis auf nicht-ischämische Genese in der Bildgebung
- Autopsiebefund eines abgeheilten oder abheilenden Myokardinfarkts

Tab. 17.2: Klassifikation des Myokardinfarktes der ESC aus dem Jahr 2007 [5]

Typ 1	Spontaner MI mit Ischämie auf dem Boden eines primären koronaren Ereignisses wie Plaqueerosion und/oder -ruptur, Fissur oder Dissektion
Typ 2	MI durch Ischämie als Folge eines erhöhten Sauerstoffbedarfs oder verminderter Sauerstoffversorgung, z.B. Koronarspasmus, Koronarembolie, Anämie, Arrhythmie, Hypertonie oder Hypotension.
Typ 3	Plötzlicher Herztod, häufig mit Symptomen, die auf eine mögliche Myokardischämie hinweisen, begleitet von neuen ST-Hebungen, neuaufgetretenem LSB, Nachweis von frischem Thrombus in der Koronararterie durch Angiographie/Autopsie, oder Tod, bevor Blutproben akquiriert werden konnten, oder vor dem Erscheinen kardialer Biomarker im Blut.
Typ 4a	MI assoziiert mit PCI
Typ 4b	MI assoziiert mit einer angiographisch oder in der Autopsie nachgewiesenen Stentthrombose
Typ 5	MI assoziiert mit ACB-OP

querupturen mit Ausbildung von Ulzerationen kompliziert werden, in denen sich Thromben bilden und embolisieren können.

> **Merke:** Plaquerupturen werden in 65% und Plaqueerosionen in 35%, verkalkte Plaqueprotrusionen in 3–5% bei akutem ACS festgestellt. Aber auch bei 20% der Patienten mit SAP können Plaquerupturen nachgewiesen werden.

Embolisierte Plaqueanteile können aber auch peripher die Quelle für ein appositionenelles Thrombenwachstum darstellen. Auch rezidivierende, nicht verschließende wandständige Thromben können sich an stenosierten Gefäßstellen bilden. Diese Thromben, die immer wieder über den verstärkten Blutstrom an der verengten Stelle abgeschwemmt werden, verursachen Mikroinfarkte, die heute mit den kardialen Strukturmarkern, noch besser mit den hoch-sensitiven Troponinen nachgewiesen werden können.

17.1.1.3 Symptomatik des ACS

Das Leitsymptom des ACS ist der akute Thoraxschmerz, der aber sehr unterschiedlich ausgeprägt sein kann und sich an unterschiedlichsten Stellen bis hin zum Kiefer oder der Schulter manifestieren oder sogar ganz fehlen kann.

> **Merke:** AMI treten auch ohne Schmerzsymptomatik auf, und zwar nicht nur bei Diabetikern (aufgrund des gestörten autonomen Nervensystems), sondern auch z.B. bei hoher Endorphinausschüttung, wie sie bei Marathonläufern beobachtet wird. 70% und mehr aller Phasen mit einer Perfusionsstörung bleiben asymptomatisch: „**stumme Ischämie**".

17.1.1.4 Elektrokardiographische Diagnostik des AMI

Anhand des ST-Strecken-Verlaufs im EKG wird das ACS in 2 große Kategorien eingeteilt:
- STEMI: Dieser Befund spricht meist für den kompletten Verschluss einer Koronararterie. In diese Gruppe werden auch die Patienten kategorisiert, die einen neu aufgetretenen Linksschenkelblock aufweisen.
- NSTEMI mit typischem Brustschmerz, der wie beim STEMI nicht auf Nitroglycerin anspricht, aber keine anhaltende ST-Strecken-Hebung zeigt: Diese Patienten zeigen persistierende oder dynamische ST-Strecken-Senkungen, T-Wellen-Negativierungen oder sogar unauffällige EKG-Befunde, sodass die Diagnose nur laborserologisch gestellt werden kann, was oft erst im Verlauf der ersten Beobachtungsstunden gelingt. Besondere Situationen stellen Patienten nach PCI oder ACB-OP dar, bei denen die Interpretation des EKGs erschwert ist, oder auch bei Patienten mit Arrhythmien oder bei Schrittmacher-Trägern.

17.1.1.5 Laborserologische Diagnostik

Lange Jahre beruhte die Diagnostik des AMI auf der Bestimmung der CK und CK-MB sowie im Lauf auf dem weiteren Nachweis anderer Enzymbewegungen, wie GOT, GPT und LDH. Durch die Einführung der Bestimmung von strukturellen Markern – meist Proteinen – des Herzens durch H. Katus aus Heidelberg erhöhte sich die Sensitivität des Nachweises des AMI schlagartig – und nicht nur im Akut-, sondern auch im Verlaufstadium des AMI. Die kürzliche Vorstellung der hoch-sensitiven Troponin-Tests bringt eine weitere Verbesserung. Nicht nur der klassische AMI, sondern auch Mikroinfarkte werden nachweisbar.

Mit Hilfe von Troponin kann der NSTEMI von der UAP abgegrenzt werden, wobei die Grenzen fließend sind. Bei einem Teil der

Patienten kann eine KHK als Ursache der Beschwerden ausgeschlossen werden.

Merke: Neben der apparativen Ausstattung sind ein geordneter Ablauf und ein diagnostischer Algorithmus für die Diagnose des AMI unabdingbar (s. Abb. 17.1).

17.1.2 Chest Pain Unit

Die Einführung von Brustschmerzzentren in USA beruhte auf dem Nachweis einer hohen Zahl von fehlerhaften und vorzeitigen Entlassung von Patienten mit unklarem Thoraxschmerz. In einer Studie zeigte sich, dass jeder 52. Patient, der aus einer Notaufnahme entlassen worden war, ein tödliches Ereignis innerhalb von 24 h erlitt. Die Diagnostik und Therapie sollte standardisiert und verbessert werden. Der Vorgehensweise zur Behandlung von Patienten mit Thoraxschmerzen, die eben häufig unspezifisch, in der Symptomatik bunt und vielfältig sind, wurde mit der Schaffung der Brustschmerzzentren (CPU) auch in Deutschland durch die Initiative von G. Heusch als Vorsitzendem der DGK in Anlehnung an Entwicklungen in den USA Rechnung getragen. Das Universitätsklinikum Essen erhielt 2008 als erste Klinik in Deutschland die Anerkennung als

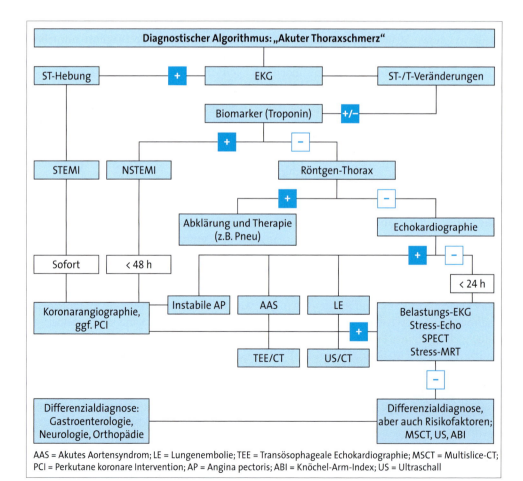

Abb. 17.1: Diagnostischer Algorithmus: akuter Thoraxschmerz [1]. Modifiziert nach [2]

17.1 Akuter Myokardinfarkt

Chest Pain Unit durch die DGK und weltweit durch die Society of Chest Pain Units als erste Klinik außerhalb der USA die Akkreditierung.

> **Merke:** Ziel der CPU ist die rasche Erkennung des ACS in allen Spielformen zur Vermeidung einer Patientengefährdung und die standardisierte und qualitätsorientierte Therapie.

In den Leitlinien der DGK sind Minimalanforderungen für das Führen einer kardiologischen Notaufnahme als CPU sowie die Ausstattung und Vorgehensweise im HKL festgelegt worden [3].

Eine CPU ist Bestandteil einer kardiologischen Abteilung/Praxisklinik mit der Möglichkeit zur invasiven Koronartherapie. Die Alarmierungszeit sollte 30 min nicht überschreiten. Einer CPU muss ständig ein Arzt gemäß den geltenden Leitlinien [3] zugeordnet sein. Die Besetzung mit Pflegekräften muss so gewählt werden, dass eine Pflegekraft max. 4 Patienten gleichzeitig betreuen muss. Da es sich bei einer CPU um eine Notfalleinrichtung handelt, kann sie sich aus der Notfallversorgung nicht abmelden.

17.1.3 ACS ohne ST-Strecken-Hebungen (NSTE-ACS)

Die Diagnose NSTE-ACS ist komplexer als die eines STEMI, weshalb Daten zur Prävalenz schwierig zu erheben sind. Zu rechnen ist mit einer jährlichen Neuerkrankungsrate (Inzidenz) von 3 Patienten/1000 Einwohner.

Die Krankenhaussterblichkeit des STEMI ist höher als die des NSTEMI (7 vs. 5%), während sich die Sterblichkeit nach 6 Monaten angleicht (12 vs. 13%). Patienten mit NSTEMI sind i.d.R. älter und haben mehr Begleiterkrankungen wie Diabetes und Niereninsuffizienz. Im Hinblick auf die invasive Diagnostik und ggf. PCI sind die Empfehlungen deutlich großzügiger ausgelegt:

- Die dringende Angiographie (< 120 min) wird empfohlen bei Patienten mit refraktärer oder rezidivierender AP zusammen mit dynamischen ST-Veränderungen, Zeichen der schweren Herzinsuffizienz,

Tab. 17.3: Primäre therapeutische Maßnahmen beim ACS

Sauerstoff	Insufflation (4–8 l/min), wenn Sauerstoffsättigung < 90%
Nitrate	Sublingual oder i.v. (Vorsicht bei systolischem RR < 90 mmHg!)
ASS	Initiale Gabe als Kautablette (160–325 mg) oder i.v. (250–500 mg), danach 75–100 mg/d
Clopidogrel	Initial 300 mg (oder 600 mg für raschen Wirkungseintritt), danach 75 mg/d
Prasugrel	Initial 60 mg, danach je nach KG 10 mg/d (KG > 75 kg) oder 5 mg/d (KG < 75 Kg)
Ticagrelor	Initial 180 mg, danach 90 mg 2 x tgl.
Antikoagulation	Wahl abhängig vom geplanten Vorgehen (invasiv/nichtinvasiv) und Blutungsrisiko: • UFH i.v. Bolus 60–70 IE/kg (max. 5000 IE), danach Infusion 12–15 IE/kg/h (max. 1000 IE/h) titriert nach aPTT (1,5–2,5 x) • Fondaparinux 2,5 mg/d s.c. • Enoxaparin 1 mg/kg 2 x tgl. s.c. • Dalteparin 120 IE/kg 2 x tgl. s.c. • Nadroparin 86 IE/kg 2 x tgl. s.c. • Bivalirudin 0,1 mg/kg Bolus, danach 0,25 mg/kg/h
Morphin	3–5 mg i.v. oder s.c., in Abhängigkeit von der Schmerzintensität
Betablocker (p.o.)	Bei Tachykardie oder erhöhtem RR ohne Zeichen der Herzinsuffizienz
Atropin	0,5–1 mg i.v., bei symptomatischer Bradykardie oder vagaler Reaktion

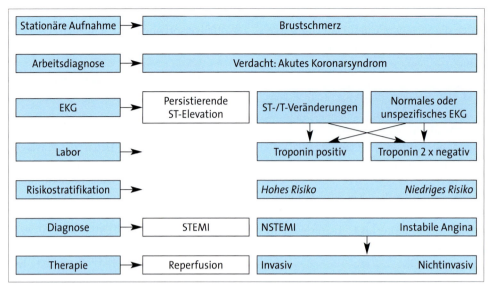

Abb. 17.2: Ablaufplan bei ACS entsprechend den Leitlinien der ESC zur Diagnose und Therapie des NSTE-ACS, reproduziert aus [4], mit freundlicher Genehmigung von Springer Science+Business Media.

Tab. 17.4: Differenzialdiagnosen der Troponinerhöhung, ohne dass ein ACS vorliegt (häufige Ursachen im Fettdruck). Nach [5]

- **Schwere akute und chronische Herzinsuffizienz**
- Aortendissektion, Aortenklappenerkrankung, hypertrophe Kardiomyopathie
- Nach Trauma, Ablation, Stimulation, Kardioversion, Endomyokardbiopsie
- Inflammatorische Erkrankungen, z.B. Myokarditis, myokardiale Begleitreaktion bei Endo-/Perikarditis
- **Hypertensive Krise**
- **Tachy- oder Bradyarrhythmien**
- **Lungenembolie**, schwerer pulmonaler Hochdruck
- Hypothyreose
- „Apical ballooning"-Syndrom (Tako-Tsubo-Kardiomyopathie)
- Chronische oder akute Niereninsuffizienz
- Akute neurologische Erkrankungen, z.B. **Schlaganfall**, Subarachnoidalblutung
- Infiltrative Erkrankungen, z.B. Amyloidose, Hämochromatose, Sarkoidose, Sklerodermie
- Toxisch, z.B. Adriamycin, 5-Fluorouracil, Herceptin, Schlangengifte
- Verbrennungen, wenn > 30% der KOF betroffen sind
- Rhabdomyolyse
- **Kritisch kranke Patienten**, besonders bei Lungenversagen, Sepsis

17.1 Akuter Myokardinfarkt

Tab. 17.5: Kardiale und nichtkardiale Differenzialdiagnosen des NSTEMI

Kardial	Pulmonal	Hämatologisch
Myokarditis Perikarditis Myoperikarditis Klappenerkrankung Kardiomyopathie (Tako-Tsubo-Syndrom)	Lungenembolie Lungeninfarkt Pneumonie Pleuritis Pneumothorax	Sichelzellanämie
Vaskulär	**Gastrointestinal**	**Orthopädisch**
Aortendissektion Aortenaneurysma Aortenisthmusstenose Zerebrovaskuläre Erkrankungen	Ösophagusspasmus Ösophagitis Peptisches Ulkus Pankreatitis Choleszystitis	Zervikale Diskopathie Rippenfraktur Muskeltrauma/Inflammation Kostochondritis

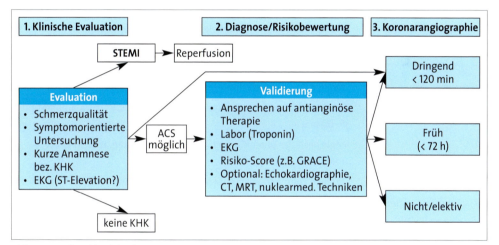

Abb. 17.3: Stufenablaufplan bei ACS

Tab. 17.6: Räumliche Voraussetzungen für eine CPU. Nach [3]

Kriterium	Minimalanforderung	Zusätzliche Empfehlung (DGK)
Räumlichkeit	Integration in eine Notaufnahme-Einheit mit ständiger Verfügbarkeit von definierten Kapazitäten (s.u.), Leitung durch Kardiologen	Eigene Räumlichkeiten (Überwachungsraum, Warteraum, Behandlungsraum, Besprechungsraum)
Liegekapazität	Mindestens 4 Überwachungsplätze	Zusätzlich 1 Überwachungsplatz/50 000 Patienten im Versorgungsgebiet
Verfügbarkeit	365 Tage/24 h*	
Herzkatheterlabor	Innerhalb der Einrichtung 365 Tage/24 h Verfügbarkeit*	
Schockraum	Integration in CPU mit definierten Ablaufplänen und regelmäßigen Schulungen	

* Abmeldung nur aus apparativ-technischen Gründen

Tab. 17.7: Apparative Vorrausetzungen für das Betreiben einer CPU. Nach [3]

Kriterium	Minimalanforderung	Zusätzliche Empfehlung (DGK)
EKG mit Registrierung von 12 Ableitungen	Ständige Verfügbarkeit eines Geräts in der CPU	Zusätzliche Geräte
RR-Messung	Pro Liegeplatz	NIBP* im Warteraum, Möglichkeit des invasiven RR-Monitoring in Notfallsituationen
TTE	Vor Ort an 365 Tagen/24 h, Alarmierungszeit < 30 min	Eigenes Gerät in der CPU
TEE	Zugriffsmöglichkeit 365 Tage/24 h, Alarmierungszeit < 30 min	Eigene Sonde in der CPU
Rhythmusmonitoring	Pro Liegeplatz	ST-Segment-Monitoring
Reanimationseinheit	Ständige Verfügbarkeit eines eigenen Notfallwagens inkl. Defibrillator	Zusätzliche Geräte
Transportmonitor	Ständige Zugriffsmöglichkeit (z.B. von der ITS)	Eigenes Gerät in der CPU
Transportbeatmungsgerät	Ständige Zugriffsmöglichkeit (z.B. von der ITS)	Eigenes Gerät in der CPU
Labor	24-h-Notfalllabor, „turn-around-time" 45–60 min	POCT**, turn-around-time < 20 min
BGA	Möglichkeit der Durchführung im Haus, turn-around-time < 15 min	Integration in CPU
Externer Herzschrittmacher	Ständige Zugriffsmöglichkeit (z.B. von der ITS)	Eigenes Gerät in der CPU
Belastungstests (Ergometrie, Stressecho, Stressszintigraphie, Stress-MR, CT)	Möglichkeit der Durchführung innerhalb von 3 Werktagen, schriftlich fixiert in Behandlungspfaden, vorzugsweise im Kooperationsnetz mit niedergelassenen Partnern	In der CPU

* NIBP = nichtinvasive Blutdruckmessung
** POCT = Point-of-Care-Test

lebensbedrohlichen Arrhythmien oder hämodynamischer Instabilität (I-C).
▲ Eine frühe Angiographie (< 72 h) mit anschließender Revaskularisation (perkutan oder CABG) ist angezeigt bei Patienten mit mittlerem bis hohem Risikoprofil (I-A).
▲ Keine **routinemäßige** invasive Untersuchung bei Patienten mit niedrigem Risiko (III-C), jedoch bei nachgewiesener myokardialer Ischämie (I-C).
▲ Eine Koronarintervention bei nicht signifikanten Läsionen wird nicht empfohlen (III-C).

▲ Die Stentauswahl (BMS/DES) richtet sich nach dem Risiko-Nutzen-Profil, den Begleiterkrankungen und einer evtl. erforderlichen nichtkardialen Operation (Unterbrechung der Thrombozytenaggregationshemmung).

ACS-Patienten haben ein sehr unterschiedliches Todes- und Herzinfarktrisiko. Die Leitlinien empfehlen ein wissenschaftlich begründetes, stufenweises Vorgehen, wobei besondere Befunde ein Abweichen von dieser Strategie erforderlich machen können. Der

Tab. 17.8: Diagnostische Voraussetzungen für das Betreiben einer CPU. Nach [3]

Kriterium	Minimalanforderung	Zusätzliche Empfehlung (DGK)
Labor (kardial)	Troponin T oder I	CK, CK-MB, BNP*, NT-proBNP, Multimarker, Myoglobin
Zeitpunkt kardiale Labordiagnostik	0–6–12 h	0–3–6 h, zusätzlich nach Schmerzereignis
Labor (allgemein)	Elektrolyte, Kreatinin, BB, CRP, Gerinnungsstatus	Zusätzlich erweiterte Labordiagnostik nach Klinikroutine, Schilddrüsenwerte (TSH), (serielle) D-Dimere bei speziellen Fragestellungen
Zeitpunkt allgemeine Labordiagnostik	Bei Aufnahme	Nach klinischer Entwicklung
EKG	EKG mit 12 Ableitungen Anfertigung und Auswertung < 10 min	V3r, V4r, V7–V9
Zeitpunkt EKG	0–6 h, zusätzlich nach Schmerzereignis	0–3–6 h, zusätzlich nach Schmerzereignis
TTE	Alle instabilen Patienten mit klinischer Indikation an 365 Tagen/24 h	
Belastungstest nach Ausschluss ACS	Bei allen Patienten, vorzugsweise in Kooperation mit Partnern im niedergelassenen Bereich	
Sonographie	365 Tage/24 h in Kooperation	In der CPU

* BNP-B-Typ = natriuretisches Peptid (Brain Natriuretic Peptide)

Tab. 17.9: Therapeutische Strategien in der CPU. Nach [3]

Kriterium	Minimalanforderung	Zusätzliche Empfehlung (DGK)
Algorithmen	STEMI (unterschieden nach angekündigt und unangekündigt), NSTEMI, UAP, SAP, hypertensive Entgleisung, akute Lungenembolie, akutes Aortensyndrom, kardiogener Schock, Reanimation	Weitere
Katheter	Jeder NSTEMI/jede UAP mit mittlerem oder hohem Risiko innerhalb von 48–72 h Jeder STEMI innerhalb von 90–120 min	
STEMI-Programm	Direkte Anfahrt zum HKL	

behandelnde Arzt entscheidet immer individuell unter Berücksichtigung von Anamnese, Begleiterkrankungen, Alter, klinischem Zustand, Untersuchungsergebnissen sowie den pharmakologischen und nicht pharmakologischen Therapieoptionen. Entscheidet man sich für eine invasive Strategie sind folgende Empfehlungen zu befolgen:

Dringlich invasive Strategie: Besteht die Gefahr einer größeren Infarzierung, die nicht im EKG durch ST-Hebung erkennbar ist (z.B. A. circumflexa-Verschluss), oder einer baldigen Gefäßokklusion, ist eine sofortige invasive Behandlung erforderlich. Zusätzlich zur Standardtherapie sollte bei symptomatischen Patienten die Zeit bis zur Katheterisierung mit GP-IIb/IIIa-Inhibitoren (Tirofiban, Eptifibatide) überbrückt werden.

Frühinvasive Strategie: Die meisten Patienten sprechen zwar auf die initiale antian-

Tab. 17.10: Kooperationsanforderungen für das Betreiben einer CPU. Nach [3]

Kriterium	Minimalanforderung	Zusätzliche Empfehlung (DGK)
Allgemeininternistische Notaufnahme	365 Tage/24 h Konsilmöglichkeit, Transfer in < 5 min	Im selben Gebäude (aber räumlich getrennt)
Rettungsdienst	Aufnahme in den Regionalplan für das ACS	
Notarzt	Präklinisches STEMI-Programm mit Direktanfahrt HKL	
ITS	Verfügbarkeit 365 Tage/24 h Transferzeit < 15 min	Integration in CPU, ITS unter internistischer Leitung
HKL	In Abteilung mit Verfügbarkeit 365 Tage/24 h, Transferzeit < 15 min Hierfür sind mindestens 4 erfahrene interventionelle Kardiologen erforderlich.	
Radiologie	Thorax-Röntgen (365 Tage/24 h) CT (365 Tage/24 h)	Kardio-MRT, Szintigraphie
Weitere Kooperationen	Gastroenterologie, Herzchirurgie, niedergelassene Kardiologen	Psychosomatik

ginöse Therapie an, bei erhöhtem Risiko sollten sie aber innerhalb von 72 h angiographiert werden.

Vor der Angiographie sollte bei Risikopatienten (Troponin positiv, dynamische ST/T-Strecken-Veränderungen, Diabetes mellitus) zusätzlich zur Standardtherapie ein GP-IIb/IIIa-Inhibitor (Tirofiban, Eptifibatide) gegeben werden, sofern das Blutungsrisiko nicht erhöht ist.

17.1.4 ACS mit ST-Strecken-Hebungen (STEMI)

Im Gegensatz zum NSTEMI ist der natürliche Verlauf eines STEMI mit einer Letalität von 50% vergesellschaftet, 25% der Patienten versterben in den ersten 2 h, 60% aller Todesfälle des AMI ereignen sich außerhalb des Krankenhauses. Diese Patienten hatten also keine Chance, das Krankenhaus zu erreichen und eine adäquate Therapie zu erhalten. Mit der Einführung der ICU in den 1960er Jahren und später der CCU sank die Letalität während des stationären Aufenthalts auf 25–30%. Noch Anfang der 80er Jahre lag die Sterblichkeit bei 30%, wie eine Erhebung von 11 Hamburger Krankenhäusern ergab.

Mit der Einführung der Thrombolytika sowie im weiteren der perkutanen Verfahren sank die Sterblichkeit auf < 10%, in ausgewählten Patientenkollektiven auf 4–6%.

Aus den Erfahrungen der letzten Jahrzehnte kristallisierte sich immer mehr heraus, dass schon die prähospitale Versorgung der STEMI-Patienten von entscheidender Bedeutung ist. Der Aufbau von Netzwerken aus Notärzten, Transporteinrichtungen und CCU mit spezieller Schulung und Ausrüstung verbesserte weiter die allgemeine, flächendeckende Versorgung der STEMI-Patienten.

Man unterscheidet bei der Infarkt-PCI (STEMI):
- Primäre PCI: PCI als alleinige Therapie, d.h. ohne zusätzliche Lysetherapie
- Facilitated PCI: Beginn mit i.v. Lyse und sofort anschließender, geplanter PCI
- Rescue PCI: PCI nur bei „ineffektiver" Lyse

Allgemein gilt ein Zeitfenster von 12 h; allerdings ist die Therapie umso effektiver, je früher die Reperfusion gelingt, wobei ein Zeitfenster von < 3 h, noch besser < 1 h angestrebt werden sollte.

Bei Patienten im kardiogenen Schock ist wegen der hohen Letalität ein möglichst

Tab. 17.11: Durchführung der Reperfusionstherapie im AMI

Empfehlung	Klasse	Level
Reperfusionstherapie ist indiziert bei allen Patienten mit AP länger als 12 h und mit persistierenden ST-Hebungen oder neu aufgetretenem Linksschenkelblock.	1	A
Reperfusionstherapie sollte erfolgen bei Patienten mit klinischen und/oder dringendem V.a. persistierende Ischämiezeichen, wenn die Symptome mindestens seit 12 h bestehen.	IIa	C
Reperfusion sollte durch PCI bei stabilen Patienten erfolgen, wenn die akuten Beschwerden länger als 12 < 24 h begonnen haben.	IIb	B
PCI eines kompletten Verschlusses der Infarktarterie. 24 h nach Symptombeginn bei stabilen Patienten ohne Ischämiezeichen	III	B
Perkutane Vorgehensweise		
Unmittelbar nach Erstkontakt durch ein erfahrenes Kardiologenteam	I	A
„Door to balloon time" < 2 h bei jedem Patienten und < 90 min bei hämodynamisch instabilen Patienten mit großem Infarkt und geringem Blutungsrisiko	I	B
Patienten in kardiogenem Schock mit Kontraindikation für eine fibrinolytische Therapie ohne Zeitverlust	I	B
Thrombozytenfunktionshemmung:		
Aspirin	I	B
NSAID* und selektive COX-2-Inhibitoren	III	B
GP-IIb/IIIA-Rezeptor-Antagonisten:		
Abciximab	IIa	A
Tirofiban	IIb	B
Epitifibatide	IIb	C
Antitrombotische Therapie:		
Heparin	I	C
Bivalirudin	IIa	B
Fondaparinux	III	B
Zusätzliche Therapieformen:		
Mechanische Thrombusaspiration	IIb	B
Notfall-PCI:		
Nach nicht erfolgreicher Lysetherapie bei Patienten mit großen Myokardinfarkten innerhalb von 12 h nach Symptombeginn	IIa	A
Fibrinolysetherapie:		
Bei fehlenden Kontraindikationen/wenn PCI in der vorgegeben Zeit nicht durchgeführt werden kann	I	A

* NSAID = non steroidal anti inflammatory drugs

frühzeitiges primär invasives Vorgehen i.d.R. mit Durchführung einer primären PCI sinnvoll. Dabei ist im Gegensatz zum unkomplizierten STEMI ein Zeitfenster von Symptombis Reperfusionsbeginn bis zu 36 h akzeptiert, auch wenn es immer so kurz wie möglich sein sollte.

Auch wenn primär mit einer Thrombolyse begonnen wird, sollten diese Patienten umgehend – idealerweise innerhalb von 2 h – in ein Zentrum mit PCI- und ggf. auch ACB-Möglichkeit verlegt werden, wobei unter diesen Umständen auch längere Transportzeiten zu akzeptieren sind (I-A).

Im Gegensatz zur primären PCI im Normalfall kann im kardiogenen Schock eine Mehrgefäß-PCI angestrebt werden, wobei aber der Nutzen der besseren Myokardfunktion und das Risiko der Gesamtbelastung abzuwägen sind [6].

Bei ungenügendem Rückgang der ST-Streckenhebung im EKG etwa 45–60 min nach Beginn der Thrombolyse sollte eine invasive Strategie angestrebt werden. Die Datenlage zeigt eine starke Tendenz zu besseren Ergebnissen bei der Durchführung der Rescue PCI (IIa-B).

Die Indikation zur PCI im subakuten Zustand, d.h. > 48 h bis max. 4–6 Wo. nach Infarktbeginn, richtet sich nach allgemeinen PCI-Indikationsrichtlinien.

Bei allen Patienten mit einem Myokardinfarkt ist innerhalb der ersten 12 h nach Symptombeginn der Vorteil einer Reperfusionstherapie belegt. Patienten mit STEMI im kardiogenen Schock sind besonders insta-

Tab. 17.12: Dosierungen der Thrombolysetherapie

Streptokinase (SK)	1,5 Mio. IE über 30–60 min i.v. (keine Vorbehandlung mit SK)
Alteplase (t-PA)	15 mg i.v. Bolus 0,75 mg/kg über 30 min, dann 0,5 mg/kg über 60 min i.v. Maximaldosis 100 mg
Reteplase (r-PA)	10 IE und 10 IE i.v. Bolus im Abstand von 30–60 min
Tenecteplase (TNK-TPA)	Einzelner i.v. Bolus 30 mg < 60 kg 35 mg > 60–70 kg 40 mg > 70–80 kg 45 mg > 80–90 kg

Tab. 17.13: Dosierungen der antiaggregatorischen Begleitmedikation

PCI	
Aspirin	150–325 mg p.o. oder 250–500 mg i.v.
Clopidogrel	Orale Loading Dose von 300–600 mg
GP IIb/IIIA	Abciximab i.v. Bolus von 0,25 mg/kg, evtl. gefolgt von 0,125 mg/kg i.v. für 12 h (max. 10 mg/min für 12 h)
Mit fibrinolytischer Therapie	
Aspirin	150–325 mg p.o. oder 250–500 mg i.v.
Clopidogrel	Orale Loading Dose von 300 < 75 Jahre, > 75 Jahre 75 mg
Ohne fibrinolytische Therapie	
Aspirin	150–325 mg p.o.
Clopidogrel	Orale Dosis von 75 mg

17.1 Akuter Myokardinfarkt

Tab. 17.14: Empfehlungen für die Behandlung des No-Reflow-Phänomens. Modifiziert nach [27]

Empfehlung		Klasse	Level
Prävention			
Mechanische Thrombusaspiration		IIa	B
Abciximab	i.v. Bolus von 0,25 mg/kg, evtl. gefolgt von 0,125 µg/kg i.v. für 12 h (Maximum 10 mg/min für 12 h)	IIa	B
Behandlung			
Verapamil	Bolus von 0,5–1 mg i.c. während PCI	IIb	C
Adenosin	70 µg/kg/min i.v. über 3 h während und nach PCI	IIb	B
Adenosin	Bolus von 30–60 µg i.c. während PCI	IIb	C

bil. Die Letalität liegt immer noch um 50%. Neben der schnellen Möglichkeit der PCI ist es besonders wichtig, ein eingespieltes Team von Kardiologen und Intensivmedizinern zu haben. Die Verfügbarkeit der kontrollierten Beatmung mittels endotrachealer Intubation sowie Linksherzunterstützungsverfahren können eine wichtige Ergänzung zur Stabilisierung dieser schwer kranken Patienten sein. Die Ausstattung mit einem transportablen Defibrillatorsystem mit Oxymetrie, blutiger und unblutiger RR-Messung sowie der EKG-Ableitung und Defibrillationsmöglichkeit über aufklebbare Defibrillatorpatches sind genau wie ein mechanisches Reanimationssystem hilfreich.

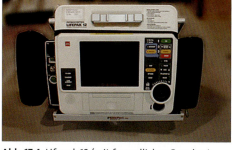

Abb. 17.4: Lifepak 12 (mit freundlicher Genehmigung von Medtronic GmbH, Meerbusch, Deutschland) als Beispiel für ein transportables Überwachungssystem mit der Möglichkeit zur invasiven und nichtinvasiven RR-Messung, Defibrillator- und externer Schrittmacherfunktion

17.1.5 Akuter Myokardinfarkt – endovaskuläre Kühlung nach Reanimation

Bei Ankunft mit dem Rettungsdienst sind ca. 10% der Patienten aufgrund eines Herz-Kreislauf-Stillstands in der prähospitalen Phase bereits reanimiert. Diese Patienten sind i.d.R. sediert, intubiert und beatmet. Bedingt durch die eingeleitete medikamentöse Therapie sind die meisten Patienten bei Ankunft in der CPU dann weitgehend hämodynamisch stabil. Mit den Erfahrungen aus der Intensivmedizin und dem Rettungsdienst

Tab. 17.15: Definition des kardiogenen Schocks

Systolischer RR < 90 mmHg
CI < 1,8 l/min/m², ohne Unterstützung < 2,2 l/min/m²
PCWP > 18 mmHg
Nachweis einer verminderten Organperfusion (Urinmenge < 20 ml/h)
Negativer Base Excess
Persistierende Symptomatik nach Korrektur möglicher nicht kardialer Ursachen
Bewusstseinsstörung wie Verwirrtheit, Agitiertheit

besteht die Möglichkeit, die Patienten hinsichtlich neurologischer Defizite protektiv durch eine Kühlung möglichst bereits nach der Reanimation, aber auf jeden Fall im HKL zu behandeln. Hierzu stehen seit einiger Zeit perkutane venöse Systeme zur Induktion einer milden Hypothermie zur Neuroprotektion zur Verfügung.

Der Einsatz milder Hypothermie nach prähospitalem Herz-Kreislauf-Stillstand verbessert die neurologische Prognose der Patienten. Verschiedene Kühlverfahren werden beschrieben:

1. Ein gängiges Verfahren zur Induktion milder Hypothermie ist die Oberflächenkühlung mittels Eispacks. Daneben existieren spezielle, elektronisch steuerbare Kühlpads, die eine exakte Temperatursteuerung ermöglichen (z.B. ArticSun, Louisville, CO, USA).
2. Die Infusion von 2 l einer vorgekühlten 0,9% NaCl ist sehr hilfreich.
3. Eine neuere Methode stellt die endovaskuläre Kühlung (z.B. CoolGuard, Zoll, Chelmsfrod, MA, USA; Philips InnerCool RTx, Philips Healthcare, Andover, MA) dar, die sich als sicher und praktikabel erwiesen hat. Verglichen mit der Applikation von Eispacks zur Induktion milder Hypothermie nach prähospitalem Herz-Kreislauf-Stillstand verbessert die endovaskuläre Kühlung unter klinischen Alltagsbedingungen das frühe neurologische Ergebnis, insbesondere bei Nichtdiabetikern. Dieser Effekt ist vornehmlich auf die deutlich verbesserte Effektivität dieses neueren Verfahrens zurückzuführen. Die Absenkung der Körpertemperatur auf 32–33 Grad sollte das Ziel sein. Das Verfahren basiert auf einem Wärmeaustauschkatheter, der transvenös über die V. femoralis in die V. cava inferior eingelegt wird. Abgekühlte Kochsalzlösung, die durch den Katheter geleitet wird, fungiert als Kühllösung. Das System ist geschlossen; es kommt zu keiner Vermischung von Kühlflüssigkeit und Blut.

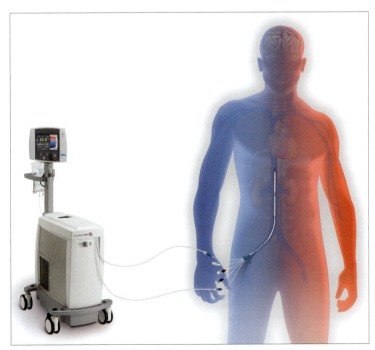

Abb. 17.5: Konsole (links) und Funktionsprinzip (rechts) des Thermoguard Temperatur Management Systems zur intravaskulären Kühlung mit dem Icy-Katheter (mit freundlicher Genehmigung von Zoll Medical Deutschland GmbH, Köln)

17.1.6 Akuter Myokardinfarkt – PCI

Das Ziel der PCI ist die unmittelbare Wiedereröffnung des koronaren Zielgefäßes und somit die Wiederherstellung der koronaren Perfusion. Entsprechend der Leitlinien „Perkutane Intervention" der DGK [6] ist folgendes Vorgehen zu beachten:

Bei allen Patienten mit einem Myokardinfarkt ist innerhalb der ersten 12 h nach Symptombeginn der Vorteil einer Reperfusionstherapie belegt. Die **primäre** PCI ist heute grundsätzlich die bevorzugte Behandlungsstrategie, wenn diese – auch entsprechend der ACS-Leitlinie der DGK – innerhalb von höchstens 90–120 min nach 1. Arztkontakt (Diagnosestellung) in einem Katheterlabor mit ausreichender Qualifikation durchgeführt werden kann (I-A). Bei Behandlungsbeginn bis zu 2–3 h nach Symptombeginn deuten die CAPTIM-Studie [7] und PRAGUE-2-Studie [8] darauf hin, dass keine Unterlegenheit der Thrombolysetherapie bez. der Letalität besteht, sodass die Empfehlung zur PCI hier weniger eindeutig ist. Hauptvorteil der primären PCI innerhalb der ersten 3 h nach Schmerzbeginn ist die niedrige Schlaganfallgefahr im Vergleich zur Thrombolyse. Eine Metaanalyse der randomisierten Studien zeigte aber einen Vorteil für die primäre PCI auch bei kurzen (< 3 h) Schmerzbeginn-zu-Ballon-Zeiten [9]. Je kürzer die Zeit von der Aufnahme in einer Institution bis zum Beginn der primären Infarktdilatation (Pforte-Ballon-Zeit) ist, desto besser sind die Ergebnisse. Einer erfolgreichen Thrombolyse sollten immer eine routinemäßige baldige Koronarangiographie und ggf. PCI folgen, ggf. durch sofortige Verlegung (I-A).

Folgende Zeiten sollten bei der Primärdilatation angestrebt werden:
- Diagnosestellung (1. Arztkontakt) bis primäre PCI   < 90–120 min
- Maximaler tolerabler Zeitverlust PCI vs. Thrombolyse   90 min
- Transportzeit   < 60 min (max. 90 min)
- Intrahospitales Intervall zur primären PCI (Pforte-Ballon-Zeit):
  - Mit Ankündigung < 30 min
  - Ohne Ankündigung < 60 min

Eine Sonderstellung in diesem Szenario nimmt sicherlich der kardiogene Schock ein. Bei Patienten im kardiogenen Schock ist wegen der hohen Letalität eine möglichst frühzeitige PCI sinnvoll. Dabei ist im Gegensatz zum unkomplizierten STEMI ein Zeitfenster von Symptom- bis Reperfusionsbeginn bis zu 36 h akzeptiert, auch wenn es immer so kurz wie möglich sein sollte [10–14]. Auch wenn primär mit einer Thrombolyse begonnen wurde, sollten diese Patienten umgehend – idealerweise innerhalb von 2 h – in ein Zentrum mit PCI- und ggf. auch ACB-Möglichkeit verlegt werden, wobei unter diesen Umständen auch längere Transportzeiten zu akzeptieren sind (I-A). Eine Metaanalyse bestätigt eine signifikante Verbesserung bzgl. Letalität und Reinfarkt bei früher PCI nach Fibrinolyse [15].

> **Merke:** Nach Lysetherapie ist der Patient routinemäßig zur Koronarangiographie mit PCI vorzustellen!

Im Gegensatz zur primären PCI im Normalfall kann im kardiogenen Schock eine Mehrgefäß-PCI angestrebt werden [16], wobei aber der Nutzen der besseren Myokardfunktion und das Risiko der Gesamtbelastung abzuwägen sind.

Die favorisierten Zugangswege – ob radial oder femoral – bleiben letztendlich dem Operateur überlassen. Vorteil des femoralen Zugangswegs ist es jedoch, dass die Führungskatheter stabiler im Koronarostium stehen und i.d.R. auch größere Schleusen verwendet werden können (radial 6 F, femoral ≥ 6 F). Für die Nutzung der Arteria radialis spricht zunehmend die geringere Rate an Blutungskomplikationen, die für den Patienten, der durch den AMI besonders risikobelastet ist, eine zusätzliche Gefährdung darstellen.

Die Auswahl der Schleusengröße sowie die daraus resultierende Kathetergröße kann unter Umständen Einfluss auf den weiteren Verlauf der Intervention haben. Nicht alle Interventionsverfahren sind kompatibel mit 5-F- und 6-F-Führungskathetern.

> **Merke:** Bei der protektiven PCI i.R. eines AMI ist auch die Vermeidung eines Hämatoms und einer schweren Blutung elementar, da dadurch die Letalität erhöht wird. Antikoagulation mit Vorsicht geben! Überlege Reduktion der Heparindosis! Überlege die Nutzung der Radialis auch bei AMI!

Voraussetzung für jede PCI sind die genaue Kenntnis und sorgfältige Bewertung der vollständig abgebildeten Koronararterien einschließlich aller Bypassgefäße und intra- bzw. interkoronarer Kollateralen und evtl. Anomalien (I-C).

Zu Beginn empfiehlt es sich daher, eine Koronarangiographie mit den üblichen Schleusengrößen (5 F und 6 F) und Diagnostikkathetern der eigentlichen Intervention mit Führungskathetern voranzustellen. Die diagnostische Koronarangiographie vor Intervention beschränkt sich auf eine minimale aussagekräftige Darstellung beider Koronargefäße, um eine hohe KM-Menge und eine lange Untersuchungszeit zu vermeiden. Die Intervention sollte sich i.d.R. auf das Infarktgefäß beschränken, daher ist eine sorgfältige Abwägung und Definition des Zielgefäßes von Bedeutung [17].

Die Implantation von Stents hat sich gegenüber der alleinigen Ballonangioplastie als vorteilhaft erwiesen [18].

Nach Darstellung der Koronararterien sollte die gesamte Gefäßsituation bewertet und sich auf dieser Basis die Interventionsplanung anschließen.

Bei folgenden Interventionsverfahren oder Gefäßkonstellationen sollten 6-F- oder sogar 8-F-Führungskathetern verwendet werden:
- Rotablation
- Aspirationsverfahren
- Filter- und Embolieschutzsysteme
- Bifurkationsstenose mit gleichzeitigem Einsatz mehrerer Drähte und Ballons
- Ostiumstenosen
- Stenosen in Bypassgefäßen
- Schwer verkalktes Koronargefäßsystem

Wie schon oben erwähnt, liegt der Vorteil der größeren Führungskatheter nicht nur im größeren Lumen, sondern auch darin, dass diese stabiler im Koronarostium positioniert werden können. Je nach Schwere und Komplexität des Eingriffs ist der Sicherheitsaspekt in einer möglichen „Notfallsituation" mit höchster Priorität zu bewerten.

Zusätzlich zu ASS und/oder Clopidogrel/Prasugrel und evtl. GPIIb/IIIa-Rezeptor-Antagonisten wird Heparin vor der koronaren Sondierung gegeben.

Bei der Auswahl des Zielgefäßes ist nicht nur das EKG, sondern auch die individuelle koronare Anatomie von Bedeutung. Nicht selten kommt es vor, dass bei einem Patienten mit STEMI ein chronisch kollateralisierter Verschluss einer Arterie vorliegt und sich der akute Infarkt in einem anderen Gefäß mit Ursprung der Kollateralen abspielt. In diesem Fall wären somit 2 verschlossene Gefäße vorhanden. Als mögliches Unterscheidungsmerkmal zwischen alten chronischen oder frischen thrombotischen Verschlüssen hilft die Darstellung eines sich bewegenden KM-Depots, das eher für einen frischen Verschluss spricht. In der Differentialdiagnose für Füllungsdefekte ist an lokale ausgedehnte Verkalkungen zu denken, was für die PCI von entscheidender Bedeutung ist.

Da es sich bei ST-Hebungsinfarkten i.d.R. um frische thrombotische Verschlüsse auf dem Boden einer Plaqueruptur handelt, soll-

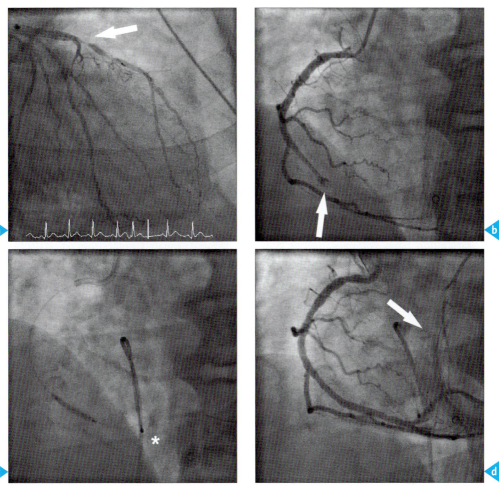

Abb. 17.6: Koronarangiographie und PCI bei einer Patientin mit ACS bei thrombotischem Verschluss des RPD der RCA und chronischem, über die RCA kollateralisiertem Verschluss des RIVA. **a)** Der **Pfeil** markiert einen chronischen Verschluss des RIVA. **b)** Akuter thrombotischer Verschluss eines kräftigen RPD. **c)** Implantation eines DES in das betroffene Segment. Zuvor prophylaktische Einlage eines temporären Schrittmachers (*). **d)** Nach Wiedereröffnung des RPD zeigt sich die starke Kollateralisierung zum Stromgebiet des RIVA (**Pfeil**) mit retrograder Füllung des Gefäßes. Dieses Beispiel zeigt die Wichtigkeit der kompletten Darstellung des Koronarstatus vor Planung der Intervention.

te die Auswahl des Koronardrahts auf einen Normaldraht fallen (Terumo Runtrough, Terumo, Japan; Floppy II oder BMW, Abbott Vascular, Redwood City, CA, USA). Spezialdrähte mit spezieller hydrophiler Beschichtung (z.B. PT 2, Boston Scientific, Ratingen, Deutschland) oder Rekanalisationsdrähte (z.B. Miracle, Asahi Intecc, Japan) sollten nicht zur Anwendung kommen, da diese Drähte u.U. in der Stelle der Plaqueruptur den natürlichen Gefäßverlauf verlassen können und dadurch eine Dissektion mit Sondierung eines falschen Lumens erzeugt wird, in dessen Folge es nach Intervention zu einem No-Reflow-Phänomen kommen kann und das Gefäß möglicherweise unwiederbringlich verloren geht.

Der Koronardraht sollte nur leicht um etwa 45° vorgebogen werden. Unter leicht zwirbelndem, windendem Vorschub wird i.d.R. die Gefäßperipherie erreicht. Der Draht wird weit distal belassen. In der darauf folgenden KM-Injektion erkennt man in mehr als 90% der Fälle eine Rekanalisation des Gefäßes, meist mit einem sehr verzögerten KM-Fluss. Wichtig ist in diesem Moment die genaue Darstellung der Drahtlage und die Beurteilung, ob der Draht im wahren oder falschen Lumen liegt. Sollte dies mit der Angiographie nicht sicher beurteilbar sein, ist die IVUS-Untersuchung hilfreich.

17.1.7 Adjuvante Medikation

Primär zu diesem Zeitpunkt kann die Thrombusaspiration nach vorangegangener systemischer GPIIb/IIIa-Blockade durchgeführt werden.

Neuere Untersuchungen zeigen jedoch, dass bei intrakoronarer Verabreichung eines Abciximab-Bolus via Katheter direkt in das Zielgefäß während der Koronarintervention sehr hohe lokale Wirkstoffkonzentrationen erzielt werden können. Rechnerisch sind bei Abciximab-Bolusgabe mit 2000 µg/ml i.c. etwa 280-fach höhere lokale Abciximab-Konzentrationen möglich als bei i.v. Verabreichung (etwa 7 µg/ml). Die lokale Thrombozytenaggregation und Thrombinfreisetzung kann hierdurch effektiver umgehend gehemmt werden [19, 20]. Vergleichende Studien zwischen einer i.v. Bolusgabe und einer i.c. Bolusverabreichung mit anschließender 12-stündiger kontinuierlicher Abciximab-Gabe konnten Vorteile der i.c. Verabreichung zeigen [21]. Ausreichende Daten zur Beurteilung der Wirksamkeit einer periinterventionellen GP-IIb/IIIa-Rezeptorblockade im AMI mit ST-Hebung liegen nur für Abciximab vor. Übereinstimmend zeigen die derzeit verfügbaren Studien, dass Abciximab bei PCI im AMI mit ST-Hebung die Inzidenz von Tod und Reinfarkt innerhalb von 30 Tagen signifikant senkt [22]. Fasst man alle verfügbaren Daten in einer Metaanalyse zusammen, zeigt sich ferner eine signifikante Senkung der Sterblichkeit nach 30 Tagen und nach 6–12 Monaten [23]. Aus diesem Grund wird bei Katheterintervention im AMI die adjuvante Gabe von Abciximab empfohlen.

Auch die möglichst frühzeitige Clopidogrel-Gabe scheint bei PCI im AMI günstig zu sein [24]. Als adjuvante antithrombotische Therapie zur PCI im AMI werden aufgrund der vorliegenden Daten Heparin und Abciximab plus die frühzeitige Gabe von Clopidogrel empfohlen.

17.1.8 Intrakoronare Thrombusaspiration

Die intrakoronare Thrombusaspiration (PTTA) hat sich bei Patienten mit AMI als vorteilhaft erwiesen. Mehrere Studien konnten zeigen, dass die Reduktion der Thrombuslast die Infarktausdehnung verringert, in einigen Studien auch das Überleben verbessert [25, 26].

Die verfügbaren Systeme sind alle als Monorail-System erhältlich und über einen herkömmlichen 0,014"-Führungsdraht in das Koronarsystem vorzubringen. Unterschieden wird zwischen mechanischen und elektrischen Systemen. Mechanische Systeme bauen mit Unterdruckspritzen einen Sog auf, mit dem es möglich ist, den Thrombus zu aspirieren. Elektrisch angetriebene Systeme haben einen Generator, der den Sog erzeugt. Sie sind für größere Gefäßlumina bis 7 mm effektiv.

Nach Einführen eines mechanischen Systems wird dieses vor dem Thrombus positioniert und die beigelegte Aspirationsspritze konnektiert. Diese wird dann unter Sog gesetzt und arretiert. Langsam wird der Katheter vom proximal nach distal vorgeführt; es füllt sich die Aspirationsspritze. Dieses Szenario wird mit einer 2. Aspirationsspritze wiederholt. Die anschließend durchgeführte Angiographie zeigt i.d.R. eine deutliche Reduktion der Thrombuslast um mehr als 50%. Die unmittelbaren Auswirkungen auf die Reperfusion des Herzmuskels werden durch den sog. myocardial blush, eine nach erfolgreicher PCI in der Durchleuchtung sichtbare

17.1 Akuter Myokardinfarkt

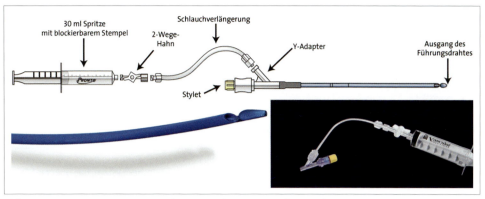

Abb. 17.7: Der Pronto LP Aspirationskatheter ist indiziert zur Entfernung frischer, weicher Embolie und Thromben aus koronaren und peripheren Gefäßen (mit freundlicher Genehmigung von Vascular Solutions, Inc., Minneapolis, MN, USA). **Oben** schematische Darstellung des Systems, **unten links** die Katheterspitze, **rechts** die zur Aspiration aufgesetzte Spritze.

Verteilung („Erröten") des KM im Myokard, der eine erfolgreiche Reperfusion anzeigt, deutlich gesteigert.

> **Merke:** Die Aspirationstechnik ist indiziert bei nachweisbarer erheblicher Thromblast. Die Nutzung sollte aber auf erfahrene Untersucher beschränkt sein.

Folgende mechanische Aspirationssysteme sind erhältlich (Beispiele): Pronto LP (Vascular Solutions, Inc., Minneapolis, MN, USA, s. Abb. 17.7), Xtract (Volcano, San Diego, CA USA, s. Abb. 17.8), QuickCat (The Spectranetics Corporation, Colorado Springs, CO, USA, s. Abb. 17.9). Letzteres ist ein mechanisches Aspirationssystem, das über eine beiliegende Aspirationsspritze Thrombusmaterial aus dem Gefäß saugt.

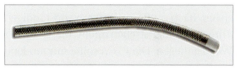

Abb. 17.8: Der Xtract-Aspirationskatheter (Volcano, San Diego, CA USA)

Das ThromCat XT (Spectranetics International, Leusden, Niederlande, s. Abb. 17.10) ist ein elektromechanisches System. An der Katheterspitze wird ein Sog (Vakuum) von ca. 700 mmHg aufgebaut und der Thrombus direkt über eine inliegende Helix nach außen befördert. Gefäßgrößen von 2,5–7 mm können mit diesem System behandelt werden. Für den Einsatz dieses Systems wird ein 8-F-Führungskatheter benötigt.

Nach Beendigung der Aspiration schließt sich i.d.R. die Ballondilatation an. Die Ballonauswahl richtet sich nach der Referenzgefäßgröße und darf nicht zu klein gewählt

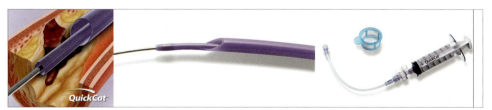

Abb. 17.9: Der QuickCat-Aspirationskatheter saugt Thrombusmaterial mittels Vakuum durch eine Aspirationsspritze aus dem Gefäß. Links schematische Darstellung des Aspirationsvorgangs, in der Mitte der Katheter auf dem Koronardraht, rechts die Aspirationsspritze mit Filter zur Überprüfung des Aspirats (mit freundlicher Genehmigung von Spectranetics International B.V., Leusden, Niederlande).

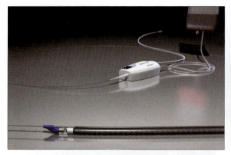 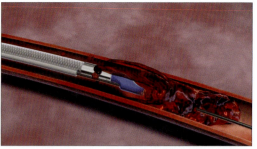

Abb. 17.10: Der ThromCat XT-Aspirationskatheter (mit freundlicher Genehmigung von Spectranetics International B.V., Leusden, Niederlande) ist ein sehr effektives elektromechanisches System, das über eine interne Helix einen starken Sog zur Rotationsthrombektomie aufbaut. Dieses System benötigt allerdings einen 8-F-Führungskatheter. Links Darstellung des erforderlichen Materials mit Thrombektomiekatheter auf Führungsdraht, im Hintergrund der externe Antrieb für die Helix. Rechts schematische Darstellung des Extraktionsprozesses.

werden. Dies gilt auch für die Stentimplantation. Ein „Undersizing" hat zur Folge, dass später nach Auflösung des wandständigen Thrombus Stentstreben nicht mehr an der Wand anliegen. Die PTCA sollte mit moderaten Drücken von etwa 10 mmHg für 20–30 s durchgeführt werden. Nach der PTCA erfolgt eine erneute Angiographie. Hierzu wird der Ballon max. bis in den Führungskatheter zurückgezogen. Sollte es zu einer Gefäßverletzung gekommen sein, wird der Ballon direkt wieder vorgeschoben und aufgedehnt, um die defekte Stelle abzudichten.

Die koronare Stentimplantation schließt sich an, ggf. auch ohne Prädilation. Es sollte nur die infarktauslösende Läsion, die „Culprit-Lesion", behandelt werden. Da sich die DES als überlegen erwiesen haben, wird heute bei fehlender Kontraindikation beim AMI ein beschichteter Stent implantiert. Der Stentdurchmesser orientiert sich am Referenzgefäßdurchmesser (1,0– 1,1:1), die Stentlänge an der Läsionslänge. Die Stentlänge sollte so ausgewählt werden, dass ca. 2 mm Abstand beidseits zum erkrankten Gefäßabschnitt eingehalten werden. Ferner sollte versucht werden, die gesamte Läsion mit einem Stent abzudecken, da eine Mehrfachstentimplantation das Restenoserisiko, aber auch die Gefahr einer Stentthrombose erhöht. Die Stentimplantation erfolgt mittels Hochdruck, d.h. mit mindestens 16 atm über eine Zeit von mindestens 20 s. Nach der Stentimplantation wird der Stentballon in den Führungskatheter zurückgezogen und eine Angiographie durchgeführt. Sollte es zu einer Gefäßverletzung gekommen sein, wird der Ballon direkt wieder vorgeschoben und insuffliert, um die defekte Stelle abzudichten.

Merke: Nur die Stenose an der Infarktstelle wird behandelt. Vermeide „Eye Balling"! Die Stentgröße sollte so gewählt werden, dass keine Malapposition mit der Gefahr der Entwicklung einer späten Stentthrombose entsteht.

Sollte eine weitere Stentimplantation nötig sein, empfiehlt sich die Überlappung zu vermeiden oder so kurz wie möglich zu halten. Der Stent wird mittels Hochdruck implantiert und der Stentübergang zusätzlich mit dem Stentballon oder einem Non-compliant-Ballon nachdilatiert.

Am Ende der Intervention schließt sich eine Koronarangiographie ohne Draht in 2 Ebenen an, um den Interventionserfolg zu dokumentieren. Der Verschluss der Punktionsstelle erfolgt i.d.R. unmittelbar mit einem Verschlusssystem (AngioSeal, ProGlide usw.).

17.1.9 Postconditioning

Nachweisbar führt eine oder mehrere Phasen einer kurzen Durchblutungslimitierung zu einer Reduktion der Infarktgröße – **Präconditionierung**. Zwischenzeitlich konnten auch Untersuchungen der eigenen Klinik für Thorax- und Kardiovaskuläre Chirurgie aufzeigen, dass selbst kurze Phasen der Durchblutungsminderung am Arm in der Folge die Enzym- und Markerausschüttung nach ACB-OP reduzierten. Dieses Prinzip kann bei AMI nicht angewandt werden. Nach experimentellen Voruntersuchungen wurde daher geprüft, ob auch eine **Postconditionierung** des Myokards möglich ist. Wird eine Ischämie ausgelöst, kann bei Gefäßeröffnung durch eine kurze Unterbrechung der Reperfusion über wenige Sekunden, mehrfach wiederholt, die Infarktgröße reduziert werden.

Diese experimentellen Untersuchungen sind zwischenzeitlich auf klinische Untersuchungen übertragen worden. Getestet wurde die 5-fach wiederholte Unterbrechung der Reperfusion nach 1 Minute für 60 s.

Da dieses Manöver zu kompliziert erschien und außerdem eine PCI bedingt, wurde nach Medikamenten gesucht, um ein Postconditioning zu erzielen. Erste Tests wurden mit Ciclosporin durchgeführt mit überraschend deutlichen Effekten. Weitere Untersuchungen werden abgewartet.

> **Merke:** Postconditioning scheint eine weitere Methode zu sein, um die Infarktgröße zu begrenzen, die durch die Reperfusion ausgelöst wird. Weitere **Untersuchungen müssen abgewartet werden.**

17.2 No-Reflow-Phänomen

17.2.1 Einleitung

Bei der elektiven PCI, aber noch mehr bei der primären PCI bei AMI wird das No-Reflow-Phänomen gefürchtet. Von No-Reflow wird gesprochen, wenn nach einer Intervention das Gefäß optimal aufgeweitet erscheint, aber ein Abstrom des KM nicht oder fast nicht stattfindet, obwohl Gefäßdissektionen, Koronarspasmen, Thrombusbildungen, Reststenosen oder distale Gefäßverschlüsse ausgeschlossen werden können. Eine Störung der Mikrostrombahn wird vermutet. Dieses No-Reflow-Phänomen findet sich nach der PTCA in 0,6–5% der Fälle [1, 2]. Die Intervention beim AMI ist viel häufiger von diesem Phänomen betroffen. Dies ergibt sich schon aus der Untersuchung nach Thrombolyse, da eine optimale Reperfusion nur bei 30% der Patienten erreicht wird [3]. Für die primäre AMI PCI ist ein TIMI-Fluss Grad 3 in 85,3% und ein fehlender freier Fluss in 14,7% zu erwarten [4]. In der großen CADILLAC-Studie erreichten ca. 90% der Patienten einen TIMI-Fluss Grad 3, eine gute Myokardperfusion fand sich dagegen nur in 17% der Fälle [5].

Die Ursachen für ein No-Reflow-Phänomen sind multifaktoriell und sicherlich unterschiedlich, wenn das No-Reflow-Phänomen bei SAP und UAP oder bei einem STEMI auftritt. Neben der Plättchenaggregation spielt sicher die distale Embolisierung von thrombotischem und/oder atherosklerotischem Material eine wichtige Rolle [6, 7]. Die PCI mit Aufbrechen und Redistribution von Thrombusmaterial, das mural gelagert ist, und Erosionen von Plaquematerial aus nekrotischen Zonen, die in 65% der Fälle bei ACS gefunden werden, können als Quellen für atherogene Thromboembolien angesehen werden. Daneben erscheint aber auch ein ischämiebedingtes Gewebeödem eine Rolle zu spielen [8]. Stark betont wird aber auch die Möglichkeit eines mikrovaskulären oder mikrozirkulatorischen Spasmus [1, 9]. Diese Auffassung wird unterstützt durch die Analyse von Blutproben, die bei Intervention der Bypassstenosen gewonnen wurden, nachdem der distale „Run-off" mit einem

Ballon okkludiert und das Blut mit den frei schwebenden Partikeln und Substanzen nach Intervention aspiriert wurde [10, 11]. Im Experiment verursachte das aspirierte Blut eine Vasokonstriktion, die noch stärker ausfiel als diejenige, die mit Kaliumchlorid, dem stärksten experimentellen Vasokonstriktor, gesehen wurde. Die Vasokonstriktion war besonders ausgeprägt, wenn Gefäße untersucht werden, bei denen das Endothel vorher entfernt worden war.

17.2.2 Pathophysiologie

Der Zusammenhang zwischen der Pathophysiologie und den möglichen therapeutischen Angriffsstellen wird in Abbildung 17.11 dargestellt.

17.2.3 Risikofaktoren und Determinanten

Bei AMI wird ein No-Reflow-Phänomen bei primärer PCI in 10% der Fälle, bei Vorhandensein von Thromben in 42% der Fälle beschrieben. Thrombuszeichen im Angiogramm werden bei 32–63% der Patienten [13, 14], im Angioskop in 80% [15], im IVUS in 21–34% der Fälle [16] nachgewiesen. Die OCT ist die Methode mit der höchsten Auflösung, die derzeit zur Verfügung steht, um Thromben nachzuweisen, und kann bei

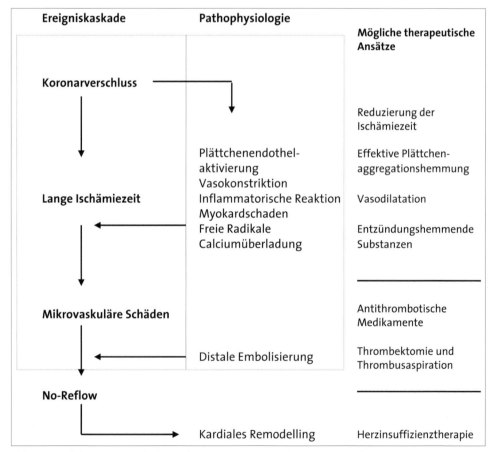

Abb. 17.11: Modifiziertes vereinfachtes Schema der Pathophysiologie des No-Reflow-Phänomens in Anlehnung an [12]

100% der Fälle mit AMI entsprechende Befunde erheben. Bei akutem Infarkt ist eine lange Ischämiezeit als Risikofaktor zu betrachten [5]. Zu bedenken ist, dass pathologisch-anatomisch in einem Infarkt murale Thromben, die bei der PCI abgelöst werden können, in bis zu 20% der Fälle nachgewiesen werden.

Die Hyperglykämie [17], eine erhöhtes BNP bei der Aufnahme [18] und ein erhöhtes CRP sind als Hinweise auf eine Inflammation [19] zu werten.

Auch bei elektiven Interventionen von Bypassstenosen wird aufgrund der besonderen Struktur der Atherosklerose ein No-Reflow-Phänomen beobachtet [20].

Im IVUS konnten in Bezug auf die Plaquekomposition zusätzliche Risikofaktoren identifiziert werden. Ein positives Remodelling und eine Plaquelast sind klassische Risikofaktoren [6, 21, 22]. Untersuchungen nach PCI ergaben, dass bei Nachweis eines No-Reflow-Phänomens eine starke Reduktion der Plaquelast beobachtet wird [22, 23].

In der VH nachweisbare Plaques mit dünnen fibrösen Kappen sind als Risikofaktoren für ein No-Reflow-Phänomen identifiziert worden [24].

17.2.4 Diagnose des No-Reflow-Phänomens

Neben der Bestimmung des TIMI-Flusses hat sich die Bestimmung der Myokardperfusion – myocardial blush – bewährt, da eine genauere Analyse der myokardialen Mikrostrombahn möglich ist. Auf die verminderte Myokardperfusion reagiert auch das EKG, das nach Wiedereröffnung eines Gefäßes normalerweise einen raschen Abfall der ST-Streckenanhebung zeigt. Als Zeichen der mikrovaskulären Strombahnverlegung bei No-Reflow muss eine Persistenz der ST-Streckenanhebung oder sogar ein Anstieg gedeutet werden. Mit der klinischen Einführung der MRT (Magnetresonanzbildgebung) und des CT in der akuten Infarktdiagnostik sind auch mit diesen Methoden typische Befunde des No-Reflow-Phänomens, besonders in den subendokardialen Regionen, festgestellt worden. Während sich die Infarktzone im MRT als „Late enhancement"-Zone darstellt, wird die mikrovaskuläre Obstruktion an der Dunkelfärbung, meist subendokardial gelegen, erkannt. Diese Zonen der gestörten mikrovaskulären Perfusion nach akutem Infarkt finden sich in 25–45% der Fälle [25, 26]. Mittlerweile sind entsprechende Befunde auch mit dem CT beobachtet worden.

17.2.5 Therapie

Kontrollierte randomisierte Studien zur Aufdeckung der therapeutischen Möglichkeiten beim No-Reflow-Phänomen sind schwierig durchzuführen. Zunächst wurden Vasodilatatoren und Calciumantagonisten eingesetzt. Natrium-Nitroprussid hat in einzelnen Ansätzen Erfolg gezeigt [2, 28], eine kontrollierte Studie konnte aber keinen signifikanten therapeutischen Effekt belegen [29]. Viel Hoffnung wurde auf die Therapie mit dem Calciumantagonisten Verapamil gesetzt [30]. Nach ersten Erfahrungen blieb aber auch für diese Therapieform eine kontrollierte Studie negativ [1, 27]. Auch die Thrombolyse und die Gabe von Adrenalin i.c. sind getestet worden [31, 32].

Für die Praxis wird die Gabe von Adenosin empfohlen [27, 33, 34]. Auch in einer randomisierten Studie wurde die Wirksamkeit dieser Therapieform belegt [34]. Die i.c. Adenosin-Injektion wurde z.T. lokal vorgenommen, um eine möglichst hohe Wirkungsstärke zu erreichen, da Adenosin flüchtig ist und schon nach wenigen Sekunden den therapeutischen Effekt verliert. Sicherlich ist deshalb auch eine Infusion notwendig und nicht nur eine oder mehrere Injektionen. Selbst Mehrfachinjektionen von

1 mg (1000 μg) Adenosin i.c. sind von Patienten gut vertragen worden, ohne dass RR oder HF abfielen. Es konnten vielmehr in verzweifelten Fällen mit dieser Therapie Erfolge erzielt werden, nachdem vorher die rheologische Thrombektomie mit dem Angiojet-System, die Gabe von Eptifibatide und die Mehrfachinjektionen von Adenosin mit 60 μg Natrium-Nitroprussid mit 100 μg und Nitroglycerin mit 100 μg versagt hatten [35]. Die Verbesserung der Mikrostrombahn konnte auch mittels Kontrastechokardiographie belegt werden [36]. Aus Sicht der Pathophysiologie ist Adenosin nicht der wirksamste Vasodilatator [44]. Die bisherigen theoretischen Überlegungen sind mittlerweile experimentell und klinisch belegt worden. Wird die Vasokonstriktion des Aspirats bei Koronar- und Bypassinterventionen unter Protektionsschutz untersucht, so entfalten der Ca-Antagonist Verapamil und die Vasodilatatoren Natrium-Nitroprussid die stärkste Wirkung [45].

Wurden die oben genannten Substanzen klinisch bei No-Reflow getestet, so war Verapamil sowohl dem Natrium-Nitroprussid und Adenosin mindestens gleichwertig [46], wenn nicht überlegen [47].

> **Merke**: Die Therapie des No-Reflow Phänomens verlangt die Gabe von 1 mg Verapamil i.c. und die hochdosierte Gabe von bis zu 3 mg Nitroglycerin (Einzeldosen von 0,2–0,4 mg) oder Natrium-Nitroprussid. Die Dosen werden erhöht, wenn eine ausreichende Wirkung nicht erzielt wird. Adenosin wird empfohlen in Dosen bis zu 1 mg, ist aber auch experimentell den anderen Substanzen unterlegen.

17.2.6 Prävention des No-Reflow-Phänomens

Beim AMI ist versucht worden, den therapeutischen Effekt zu verbessern, indem Filter zur Prävention einer Mikroembolisierung aufgespannt wurden. Dies war nicht von Erfolg gekrönt. Der Einsatz von einem Aspirationssystem hat jedoch in der Bypassintervention Erfolg (SAFER Studie) gezeigt. Die Ereignisrate konnte signifikant gesenkt werden [37]. Die Zahl der Todesfälle, akuten Infarkte, Notfallbypassoperationen und erneuten Eingriffe konnte von 16,5% auf 9,6% signifikant gesenkt werden. Das bedeutet, es konnte eine 42%ige relative Reduktion von schweren kardialen Ereignissen erreicht werden, wobei die Zahl der akuten Infarkte von 14,7% auf 8,6% und die Rate an No-Reflow-Phänomenen von 9% auf 3% abgesenkt wurde. Von großer therapeutischer Bedeutung ist der Nachweis, dass die Vorausinjektion von Plättchenaggregationshemmern ohne signifikanten Effekt auf die Protektion blieb, da ohne Protektionssystem und Nutzung dieses therapeutischen Konzepts in 19,4% der Fälle und bei Nutzung der Protektion in 10,7% der Fälle Ereignisse nachweisbar waren.

Aufgrund der vorliegenden Befunde hat die ESC eine Klasse-I-A-Indikation für die Verwendung von distalen Protektionssystemen für die PCI bei Bypassstenosen und -verschlüssen gesehen [38].

Bei AMI stehen seit einiger Zeit neue Kathetersysteme zur Aspiration von thrombotischem Material zur Verfügung. Es wurde sogar von einem Sieg im Kampf gegen das No-Reflow-Phänomen gesprochen [39]. Die Verbindung der primären PTCA mit der Aspiration von muralem Thrombusmaterial ergab eine verbesserte Myokardperfusion, die sich in einer Verbesserung des klinischen Verlaufs innerhalb der ersten 12 Monate nach Infarkt niederschlug. Die Letalität und Reinfarktrate wurden um 50% gesenkt [40]. Die besten Ergebnisse wurden erzielt bei den

Patienten, bei denen auch ausgedehnte Thrombusmassen sichtbar waren [39].

Zwischenzeitlich liegen zahlreiche weitere Studien vor, die nachweisen, dass die Verwendung einer Thrombusaspiration durchweg die Perfusion verbessert und die Ausschüttung kardialer Marker vermindert. Nicht alle Studien zeigen auch eine Verbesserung des klinischen Endpunkts. Dies wurde allerdings von der TAPPAS- und der DOROSA-Studie gezeigt [40, 41].

Zukünftig wird zu prüfen sein, ob nicht auch klinisch einsetzbare Thromboxan- und Serotoninantagonisten genutzt werden können, um ein solches No-Reflow-Phänomen zu beseitigen, da in unseren Experimenten die starke, durch das Aspirat ausgelöste Vasokonstriktion fast vollständig aufgehoben werden konnte [10]. Bei Risikopatienten wäre sogar die Prävention durch Vorausinjektion von Verapamil und Na-Nitroprussid, in Zukunft auch Thromboxan- und Serotoninantagonisten zu überlegen.

Auch die Vorbehandlung mit Statinen scheint präventiv zu wirken, wobei der Effekt um so größer war, je früher die Therapie gestartet wurde.

17.2.7 Schlussfolgerung

Bei Auftreten eines No-Reflow-Phänomens ist die Prognose ausgesprochen schlecht. Patienten mit No-Reflow haben ein 10-fach höheres Morbiditäts- und Letalitätsrisiko als vergleichbare Patienten [42]. Selbst nach Beseitigung des No-Reflow-Phänomens ist die Prognose ungünstiger als bei den Patienten, bei denen das Phänomen nicht auftritt [43]. Zukünftige Studien werden zeigen, ob nicht die Vorausinjektion von Natrium-Nitroprussid oder Thromboxan- oder Serotoninantagonisten wirksam ist. Auf jeden Fall sollte bei Bypassinterventionen ein Protektionssystem genutzt werden. Hohe Dosen von Adenosin sind eingesetzt worden, ohne dass rationale Gründe zur Verfügung stehen. Verapamil und Natrium-Nitroprussid stehen an erster Stelle der Medikation im Notfall.

17.3 Koronarperforation

17.3.1 Einleitung

Die Koronarperforation ist eine seltene, aber schwerwiegende Komplikation perkutaner Koronarinterventionen mit erheblicher Morbidität und Letalität. Angiographische Hinweise auf eine Koronarperforation werden in 0,3–3% aller Interventionen beschrieben [1–7], wobei eine erhebliche Schwankungsbreite abhängig von Art und Komplexität der Intervention besteht. Die Letalität nach Koronarperforation ist hoch und wird mit bis zu 10% angegeben [5–7]. Allerdings ist bei rechtzeitigem Erkennen und unmittelbarer, adäquater Behandlung in den meisten Fällen eine interventionelle Therapie erfolgreich durchführbar und kann oft einen notfallmäßigen thoraxchirurgischen Eingriff verhindern.

17.3.2 Klassifikation

Die Klassifikation von Koronarperforationen erfolgt nach der Einteilung von Ellis et al. [3].
- Typ-I-Perforation: Ein extraluminaler Krater ohne erkennbares KM-Extravasat ähnlich einer Dissektion. Das Risiko der Ausbildung einer Myokardischämie oder einer Perikardtamponade ist hier relativ gering.
- Typ-II-Perforation: Eine perikardiale oder myokardiale KM-Anfärbung ohne Nachweis eines KM-Jets nach extravasal. Sie kann häufig durch eine prolongierte Balloninsufflation beherrscht werden.
- Typ-III-Perforation: Perforation > 1 mm mit KM-Abstrom nach extravasal. Diese Art von Perforation führt innerhalb kurzer Zeit zu einer Perikardtamponade mit

Tab. 17.16: Klassifikation der Koronarperforation. Nach [3]

1	Typ I	Extraluminaler Krater ohne erkennbares KM-Extravasat
2	Typ II	Perikardiale oder myokardiale KM-Anfärbung ohne Nachweis eines KM-Jets nach extravasal
3	Typ III	Perforation > 1 mm mit KM-Abstrom nach extravasal
4	Typ IV „cavity spilling"	Direkte Perforation in eine Herzhöhle, CS etc.

hämodynamischer Instabilität und ist mit einer hohen Letalität assoziiert.

◂ Typ-IV-Perforation – **„cavity spilling"**: Ein Sonderfall der Typ-III-Perforation, bei dem der KM-Abstrom nicht nach perikardial oder myokardial erfolgt, sondern direkt in eine Herzhöhle. In diesem Fall scheint die Prognose günstiger zu sein (s. Tab. 17.16).

17.3.3 Risikofaktoren

Verschiedene Faktoren sind mit dem periinterventionellen Auftreten einer Koronarperforation assoziiert. Patientenbezogene Faktoren, für die ein Zusammenhang mit dem Risiko einer Perforation gezeigt werden konnte, sind eine vorherige Intervention am Zielgefäß, ein abgelaufener Myokardinfarkt, weibliches Geschlecht und ein erhöhtes Lebensalter [4, 7, 8]. Hinzu kommen anatomische und interventionsbedingte Faktoren wie Gefäßverkalkung und -torquierung, ein kleines Zielgefäß, ein Gefäß-Ballon-Mismatch (Gefäß-Ballon-Ratio > 1 : 1,15) sowie die Komplexität der Intervention (z.B. Rotablation, Rekanalisation eines Gefäßverschlusses) [3, 4, 5, 7].

17.3.4 Klinik

Eine rechtzeitige Diagnosestellung und die unmittelbare Behandlung sind entscheidende Faktoren für das erfolgreiche Management einer Perforation. Die wichtigsten klinischen Zeichen sind ein akut einsetzender, heftiger Thoraxschmerz, vegetative Zeichen mit Übelkeit, Unwohlsein, Brechreiz, Frequenzabfall, infarktähnliche EKG-Veränderungen mit ST-Anhebungen, die jedoch auch fehlen können, und der RR-Abfall und der Herzfrequenzanstieg. Sollten eines oder mehrere dieser Symptome im Rahmen einer Koronarintervention auftreten, muss immer an eine Perforation gedacht werden. Eine angiographische Kontrolle des Interventionsergebnisses sowie die Durchführung einer Echokardiographie mittels eines im Katheterlabor verfügbaren Handheld-Geräts erlauben eine Diagnose ohne Verzögerung.

17.3.5 Management

Über die optimale Therapie der Koronarperforation besteht kein allgemeiner Konsensus [2, 9, 10].

Die Akuttherapie zielt darauf ab, eine hämodynamische Verschlechterung des Patienten zu verhindern. Klinische Sofortmaßnahme bei Ausbildung eines progredienten Perikardergusses stellt somit die Volumensubstitution und Perikardpunktion mit nachfolgender Anlage einer Drainage dar. Weiteres therapeutisches Akutziel ist, die drohende Myokardischämie und einen zu hohen Blutverlust zu vermeiden.

Neben konservativen Maßnahmen wie Antagonisierung des während der Intervention applizierten Heparins mittels **Protamin** und der Gabe von Gerinnungsfaktoren [4, 8, 9] sollte unmittelbar eine prolongierte Ballonokklusion an oder proximal der Perforationsstelle erfolgen [3]. Häufig kann die Perforation bereits so beherrscht werden. Eine erhebliche myokardiale Ischämie kann in diesen Fällen aber begrenzend wirken. In diesen Fällen ist eine Risikoabwägung wichtig. Die Größe des entstehenden Infarktareals steht gegen das Risiko der Tamponade und den sogar möglichen chirurgischen Konsequenzen.

Wir empfehlen, den Ballon nach einer PCI zunächst in den Führungskatheter zurückzuziehen und eine Probeinjektion zur Prüfung des Resultates vorzunehmen. Dies vermeidet in kritischen Situationen die erneute Sondierung und Präparation des Ballons.

Besteht aber ein hoher Kollateralfluss, kann die Blutung auch durch eine proximale Ballonokklusion nicht blockiert werden.

Weitere Optionen beinhalten die Implantation eines Stents nach alleiniger Dilatation, eines gecoverten Stents (Graft-Stents) nach PCI mit normalem Stent [11–14] oder u.U. sogar die Embolisierung des perforierten Gefäßes [15], z.B. mittels Coils. Während die interventionelle Therapie auf diese Weise in den meisten Fällen möglich ist, wird in einigen Fällen wie z.B. bei schwerer Ischämiereaktion eine Notoperation nötig [7, 16, 17].

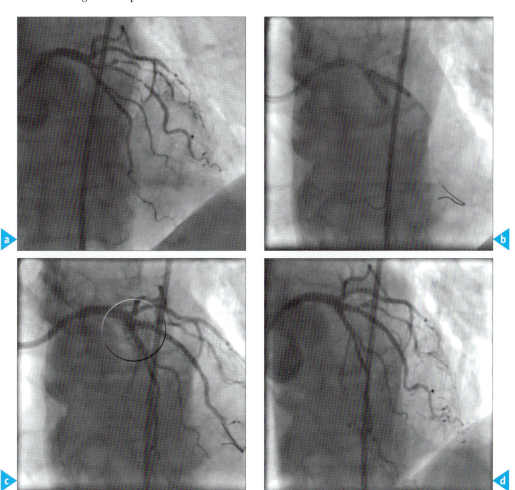

Abb. 17.12: Typ-II-Koronarperforation (**c**) nach V-Stenting (**b**) einer RIVA-RIM-Bifurkationsstenose (**a**). Erfolgreiche konservative Therapie mittels prolongierter Ballonokklusion über 4 x 5 min und Protamingabe zur Antagonisierung des periinterventionell gegebenen Heparins mit einer Ziel-ACT von 200 s

Merke: Jedes Katheterlabor hat für Notfallsitutationen ein **Perikardpunktions-Set** vorzuhalten. Bei einer Tamponade sind umgehend der Anästhesist und der Herzchirurg zu informieren, Kreuzblut abzunehmen und mindestens 6 Blutkonserven zu bestellen.

Um den Blutverlust möglichst gering zu halten, wird das über den Pigtail abgelassene Blut steril aufgefangen und über einen Filter venös reinfundiert. Ebenso sollte umgehend eine Volumensubstitution erfolgen. Das Team muss auch vorbereitet sein, evtl. eine Reanimation bei Kammerflimmern vornehmen zu müssen.

Postinterventionell ist ein engmaschiges hämodynamisches Monitoring inkl. echokardiographischer Verlaufskontrollen nötig, da die Gefahr einer späten Perikardtamponade besteht, was besonders bei Verletzungen der Verhöfe und des RV bekannt ist. Eine Überwachung auf der ITS sollte für die

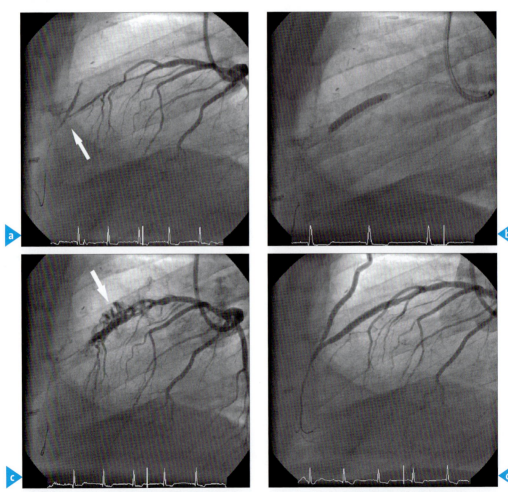

Abb. 17.13: a) Koronarperforation Typ III im Rahmen einer RIVA-Intervention bei langstreckiger Stenosierung und Insertionsstenose eines LIMA-Bypasses. **b)** Mehrfache PTCA mit Ballons in aufsteigenden Größen. **c)** Ausgeprägtes KM-Paravasat nach Koronarperforation. **d)** Beherrschung durch Gabe von Protamin und Implantation eines Graft-Stents. Zum Schluss komplette Füllung des Gefäßes und retrograder Fluss in den LIMA-Bypass

nächsten 24 h erfolgen [3]. Enge HF und RR Kontrollen sind Pflicht. Optimal ist die gleichzeitige Messung von PA und RA Druck, da die Erkennung der Tamponade im Verlauf schwierig sein kann, wenn das Blut im Perikardraum gerinnt und eine echoarme Zone nicht mehr zu Erkennung herangezogen werden kann (weitere Details siehe Kapitel 11.8).

17.4 Periinterventioneller (iatrogener) Schlaganfall

17.4.1 Einleitung

Herzkatheteruntersuchungen sind im Jahr 2011 ausgesprochen sicher. Schwerwiegende Komplikationen sind sehr selten. Gerade aber weil sie selten sind und ernste Konsequenzen haben können, ist das Management zur optimierten Diagnostik und Therapie mit standardisierten Abläufen wichtig. Diese müssen schriftlich fixiert werden, im HKL leicht zugänglich sein und unter allen Umständen konsequent befolgt werden.

In 0,2–0,4% der Fälle treten während einer HKU oder Intervention Schlaganfälle mit erheblicher Morbidität und Letalität auf. Selbst in Zentren mit einem hohen Fallvolumen werden in bis zu 0,44% der Fälle Schlaganfälle beobachtet [1].

17.4.2 Risikofaktoren

Prädisponierende Faktoren für einen Schlaganfall während der HKU sind ein Diabetes mellitus, eine arterielle Hypertonie, ein früherer Schlaganfall oder eine Niereninsuffizienz. Das Auftreten eines Schlaganfalls ist unabhängig assoziiert mit intrahospitalen Todesfällen.

Bezüglich der HKU sind ebenfalls Risiken bekannt, die häufiger mit einem Schlaganfall verbunden sind:

- Atherothrombose der Aorta,
- Lange Untersuchungszeiten,
- Hoher KM-Verbrauch,
- Intraaortale Ballonpumpe,
- Große Katheter (≥ 8 F) und große Einführungsbestecke (≥ 8 F) [2–4].

In einer großen Studie mit 7621 Patienten fand sich im rückströmenden Blut des Katheters bei 41 Patienten (0,54%) sichtbares atherothrombotisches Material, z.B. aufgefangen auf einer Kompresse. In 98% der Fälle war ein 8-F- statt eines 6-F-Katheters genutzt worden. Die histologische Aufarbeitung zeigte Schaumzellen, Cholesterinkristalle und andere lipidreiche Strukturen in 38 (93%) von 41 Patienten, mit einer Plaquehämorrhagie sichtbar in 55% der Fälle. Nur in 3 Fällen war frisches thrombotisches Material (7%) nachweisbar. Im Verlauf zeigte glücklicherweise keiner dieser Patienten Komplikationen [4].

17.4.3 Folge-Erscheinungen

Zerebrale Mikroembolisierungen scheinen die Hauptursache und der Hauptmechanismus für periinterventionelle Schlaganfälle zu sein [5]. Diese Annahme wird gestützt durch transkranielle Doppler-Untersuchungen, die während der HKU durchgeführt worden sind und das Auftreten von Mikroembolien besonders bei verkalkten Aortenklappen bestätigten. Luftembolien und Gerinnselbildungen im Katheter werden als Ursache diskutiert. Nach unseren Ergebnissen sind aber abgeschürfte Atheromanteile eine der häufigsten Ursachen, da sie im Blut des Führungskatheters aufgedeckt werden (was die Wichtigkeit des Spülens des Katheters vor der Intubation der Koronararterie betont). Patienten mit KHK haben nämlich häufiger als andere Menschen im gesamten Bereich der AO schwere atherosklerotische Veränderungen.

17.4.4 Vorsichtsmaßnahmen

Für die HKU bedeutet dies, dass bei Risikopersonen (hohes Lebensalter, früherer Schlaganfall, Diabetes mellitus und arterielle Hypertonie) besonders vorsichtig gearbeitet werden muss, d.h. Verwendung von kleinsten Kathetern, wenig Manipulationen im Bereich des Aortenbogens, Wechsel über lange Drähte und evtl. die Untersuchung über den Arm statt retrograd über die Aorta descendens. Wichtig aber ist, dass nach Vorführung des Herzkatheters und Rückzug des Führungsdrahts Blut auf die Kompresse frei zurückläuft, sodass mögliches atheromatöses Material abläuft und nicht versehentlich in die AO oder Koronararterie injiziert wird.

> **Merke**: Nach Vorbringung des Katheters und Rückzug des Führungsdrahtes freien Rücklauf des Blutes aus dem Katheter auf eine Kompresse beachten und erst dann Konnektierung zur Injektionsspritze zur Vermeidung einer Embolie.

17.4.5 Bild des Schlaganfalls während der HKU

Grundsätzlich werden 2 Formen unterschieden:
- Akut auftretender Schlaganfall im HKL
- Subakuter Schlaganfall in den Folgestunden nach einer HKU

Beim Auftreten eines Schlaganfalls ist eine sorgfältige neurologische Untersuchung und Festlegung der NIHSS-Einteilung notwendig (National Institute of Health Stroke Scale). Hiermit ist eine Prognoseabschätzung sofort möglich (Abb. 17.14). Der NIHSS-Score kann max. 42 Punkte erreichen. Unter Beachtung der Kontraindikation ist i.d.R. die Indikation zur Lysetherapie gegeben, wenn bei ischämischem Infarkt ein Score zwischen > 6 und < 22 erreicht wird. Darüber hinaus dient der Score zur Verlaufskontrolle.

Für das konkrete Vorgehen bei Schlaganfall ist ein Algorithmus entworfen worden, der im HKL genutzt werden sollte (Abb. 17.15)

17.4.5.1 Schlaganfall während des Eingriffs

Derzeit ist bei Patienten mit akutem Schlaganfall im HKL eine sofortige zerebrale Angiographie und anschließende interventionelle Öffnung der Gefäße in den Vordergrund gerückt [7]. Schon früher ist über die erfolgreiche interventionelle Therapie berichtet worden [8, 9]. Der große Vorteil einer sofortigen Angiographie besteht in der Diagnostik, die unmittelbar vor der Therapie gefolgt werden kann. Außerdem ist die i.v. Thrombolysetherapie in dieser Situation schwierig, da die Patienten meist unter voller Hemmung der Plättchenaggregation und Antikoagulation stehen, sodass das Risiko der Blutung erhöht wird [2]. Die Erfolgsrate liegt bei etwa 50% mit einem akzeptablen niedrigeren Risiko intrakranieller Blutungen, die allerdings in 17–25% der Fälle beobachtet werden, wenn die Thrombolyse mit rtPA oder Urokinase durchgeführt wird [2]. Begrenzend ist derzeit noch der geringe Erfahrungsschatz interventionell tätiger Kardiologen in der Sondierung von Kopfgefäßen. Idealerweise stehen Kollegen der Neuroradiologie zur Verfügung, die in diesem Bereich einen hohen Erfahrungsschatz besitzen.

> **Merke**: Der periinterventionelle Schlaganfall verlangt ein abgesprochenes standardisiertes Vorgehen zur Entscheidungsfindung bezüglich der Indikation einer Lysetherapie oder interventionellen Gefäßeröffnung.

Wenn eine ischämische Schlaganfallsituation nicht sofort differenzialdiagnostisch bestätigt werden kann, wird eine CCT oder eine MRT notwendig [5].

17.4 Periinterventioneller (iatrogener) Schlaganfall

Erläuterungen zur neurologischen Befunderhebung nach NIHSS		
1a	Bewusstseinslage (Vigilanz)	(0) **Wach**, unmittelbar antwortend. (1) **Benommen**, aber durch geringe Stimulation zum Befolgen von Aufforderung, Antworten oder Reaktion zu bewegen. (2) **Somnolent**, bedarf wiederholter Stimulationen, um aufmerksam zu sein, oder ist soporös und Bedarf starker oder schmerzhafte Stimulation zum Erzielen von Bewegungen. (3) **Koma**, antwortet nur mit motorischen oder vegetativen Reflexen oder reagiert gar nicht, ist schlaff und ohne Reflexe. *Anmerkung: Bei Koma erhält Skala 7 (Extremitätenataxie) 0 Punkte.*
1b	Orientierung	**Frage nach Monat und Alter** (0) beide Fragen richtig beantwortet. (1) eine Frage richtig beantwortet. (2) keine Frage richtig beantwortet.
1c	Befolgung von Aufforderungen	**Aufforderung, die Augen und die nicht paretische Hand zu öffnen und zu schließen** (0) beide Aufforderungen richtig befolgt. (1) eine Aufforderung richtig befolgt. (2) Keine Aufforderung richtig befolgt.
2	Blickbewegungen (Okulomotorik)	(0) normal. (1) partielle Blickparese = wenn die Blickrichtung von einem oder beiden Augen abnormal ist, jedoch keine forcierte Blickdeviation oder komplette Blickparese besteht (z.B. Augenmuskelparese). *Auch bei unzureichender Kooperation 1 Punkt.* (2) Forcierte Blickdeviation oder komplette Blickparese, die durch Ausführen des okulozephalen Reflexes nicht überwunden werden kann.
3	Gesichtsfeld	(0) keine Einschränkung. (1) Partielle Hemianopsie. (2) Komplette Hemianopsie. (3) Bilaterale Hemianopsie (Blindheit oder kortikale Blindheit) *Anmerkung: Bei fehlender Beurteilbarkeit 0 Punkte.*
4	Facialisparese	(0) normal. (1) gering (abgeflachte Nasolabialfalte, Asymmetrie beim Lächeln). (2) Partiell (vollständige oder fast vollständige Parese des unteren Gesichts). (3) Vollständig auf einer oder beiden Seiten (fehlende Bewegungen unterer und oberer Teil des Gesichts).
5	Motorik Arme Getrennt für links und rechts z.B. bei Tetraparese	(0) kein Absinken (der Arm wird über 10 Sekunden in der 90°/45°-Position gehalten). (1) Absinken (der Arm wird zunächst bei 90°/45° gehalten, sinkt aber im Verlauf von 10 Sekunden ab). (2) Anheben gegen Schwerkraft möglich (der Arm kann die 90°/45°-Position nicht erreichen oder halten, sinkt auf die Liegefläche ab, kann aber gegen die Schwerkraft angehoben werden). (3) kein (aktives) Anheben gegen Schwerkraft, der Arm fällt nach passivem Anheben sofort auf die Liegefläche. (4) Keine Bewegung. *Anmerkung: Bei Amputation oder Gelenkversteifung 0 Punkte; bei Plegie erhält Skala 7 (Extremitätenataxie) 0 Punkte.*

Abb. 17.14: Erläuterungen zur Ermittlung der NIHSS-Einteilung (Fortsetzung nächste Seite)

Erläuterungen zur neurologischen Befunderhebung nach NIHSS		
6	Motorik Beine Getrennt für links und rechts z.B. bei Tetraparese	(0) kein Absinken (das Bein bleibt über 5 Sekunden in der 30°-Position). (1) Absinken (das Bein sinkt am Ende der 5-Sekundenperiode, berührt aber die Liegefläche nicht). (2) Aktive Bewegung gegen die Schwerkraft (dass Bein sinkt binnen 5 Sekunden auf die Liegefläche ab, kann aber gegen die Schwerkraft gehoben werden). (3) Kein (aktives) Anheben gegen die Schwerkraft, das Bein fällt nach passivem Anheben sofort auf die Liegefläche. (4) Keine Bewegung. *Anmerkung: Bei Amputation oder Gelenkversteifung 0 Punkte; bei Plegie erhält Skala 7 (Extremitätenataxie) 0 Punkte.*
7	Extremitätenataxie	(0) fehlend. (1) In einer Extremität vorhanden. (2) In zwei Extremitäten vorhanden. *Anmerkung: Wird bei Verständigungsschwierigkeiten oder Plegie als fehlend (0 Punkte) gewertet. Wird bei Angabe von Koma (siehe Skala 1a) als fehlend (0 Punkte) gewertet.*
8	Sensibilität	(0) normal; keine Sensibilitätsverlust. (1) Leichter bis mittelschwerer Sensibilitätsverlust; Patient empfindet Nadelstiche auf der betroffenen Seite als stumpf, oder nimmt diese nur als Berührung war. (2) Schwerer bis vollständiger Sensibilitätsverlust; Patient nimmt die Berührung von Gesicht, Arm und Bein nicht wahr.
9	Sprache	(0) normal; keine Aphasie. (1) Leichte bis mittelschwerer Aphasie; deutliche Einschränkung der Wortflüssigkeit oder des Sprachverständnisses, keine relevante Einschränkung von Umfang oder Art des Ausdruckes. Die Einschränkung des Sprachvermögens und/oder des Sprachverständnisses macht die Unterhaltung schwierig bis unmöglich. (2) Schwere Aphasie; die Kommunikation findet über fragmentierte Ausdrucksformen statt. Der Untersucher muss das Gesagte in großem Umfang interpretieren, nachfragen oder erraten. Der Untersucher trägt im Wesentlichen die Kommunikation. (3) Stumm, globale Aphasie; Sprachproduktion oder Sprachverständnis nicht verwertbar (auch bei Koma).
10	Dysarthrie	(0) normal. (1) Leicht bis mittelschwer; der Patient spricht zumindest einige Worte verwaschen und kann nur mit Schwierigkeiten verstanden werden. (2) Schwer, anarthrisch; die verwaschene Sprache des Patienten ist unverständlich und beruht nicht auf einer Aphasie. *Anmerkung: Bei Intubation o.Ä. 0 Punkte*
11	Neglect	(0) keine Abnormalität. (1) Visuelle, taktile, auditive oder personenbezogene Unaufmerksamkeit oder Auslöschung bei Überprüfung von gleichzeitiger bilateraler Stimulation in einer der sensiblen Qualitäten. (2) Schwere halbseitige Unaufmerksamkeit. Kein Erkennen der eigenen Hand und Orientierung nur zu einer Seite des Raumes. *Anmerkung: Bei fehlender Beurteilbarkeit 0 Punkte.*

Abb. 17.14: Fortsetzung

17.4 Periinterventioneller (iatrogener) Schlaganfall

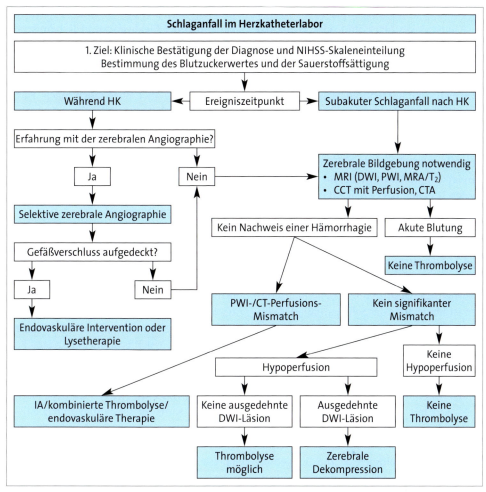

Abb. 17.15: Empfohlener Algorithmus zum Management einer Schlaganfallsituation während/nach der HKU. Modifiziert nach [2]. IA = intraarterielle Lyse, DWI = Diffusionsgewichtete Bildgebung, MRA = Magnetresonanzangiographie, PWI = perfusionsgewichtete Bildgebung

Wenn eine Thrombolyse durchgeführt wird, muss natürlich die Punktionsstelle, die für die HKU genutzt wurde, besonders engmaschig überwacht werden.

17.4.5.2 Postinterventioneller Schlaganfall

Bei Auftreten eines Schlaganfalls innerhalb kurzer Zeit nach einer HKU (innerhalb von 3 h) muss die ischämische Ursache bestätigt werden, um die notwendige, anschließende Therapie zu planen. Empfohlen wird eine MRT oder eine CT-Perfusionsdarstellung. Auf der Basis der Resultate wird dann entschieden, ob eine selektive oder i.v. Thrombolysetherapie empfohlen wird oder eine konservative Haltung eingenommen werden kann [10].

17.4.6 Therapie des periinterventionellen Schlaganfalls

Wenn die Angiographie der zerebralen Gefäße möglich ist, wird die Wiedereröffnung mit einem einfachen 0,014-inch-Draht versucht, oft in Kombination mit einem Bolus max.

20 mg rtPA. In der Intervention werden heute Aspirationskatheter und/oder temporäre oder permanente Stentimplantationen genutzt [7–10]. Wenn eine Wiedereröffnung des Gefäßes erreicht werden kann, wird der Patient sich komplett neurologisch erholen und den Kathetertisch ohne Folge-Erscheinung verlassen. Die Eingriffe kann der darin geübte Kardiologe selbst vornehmen oder durch einen Neuroradiologen durchführen lassen. In den letzten Jahren ist in diesem Bereich auch in der Therapie des Schlaganfalles ein enormer Wissensstand aufgebaut worden.

17.4.7 Zusammenfassung

Die wichtigste Information bei den Kardiologen ist heute, dass der Schlaganfall, der periinterventionell auftritt, erfolgreich interventionell oder medikamentös behandelt werden kann und im Übrigen die erfolgreichste Behandlung eines Schlaganfalls in der Neurologie überhaupt darstellt. Eine enge Kooperation mit den Neurologen ist wichtig, ebenso die Kooperation mit den Radiologen, um das Zeitfenster von 3 h nicht zu verpassen. Besonders hilfreich ist die Bildgebung im Hause, z.B. die MRA, die innerhalb weniger Sekunden im Rahmen eines solchen Ereignisses durchgeführt werden kann. Dies trifft v.a. für die Patienten zu, bei denen im Anschluss an die HKU und nicht während der Untersuchung selbst ein entsprechendes Ereignis zu beobachten ist. Bei einem Schlaganfall während des Herzkatheters wird die direkte zerebrale Angiographie und anschließende Intervention als optimal angesehen.

17.5 Cholesterinemboliesyndrom

Das Cholesterinemboliesyndrom ist eine Multiorganerkrankung, die prinzipiell jedes Organ betreffen kann. Es handelt sich um eine durch Cholesterinkristalle ausgelöste Entzündungsreaktion kleinster Gefäße mit zunehmender Okklusion und ischämischen Komplikationen [1]. Nicht der Gefäßverschluss selbst, sondern die Gefäßreaktionen sind das Problem. Cholesterinembolien treten spontan, aber eben auch nach HKUs durch Lösung atheromatöser Plaques auf.

Als Risikofaktoren werden angesehen [2]:
▲ Höheres Lebensalter,
▲ Rauchen,
▲ Arterielle Hypertonie und
▲ Ischämische Herzerkrankungen,
▲ Diabetes mellitus und
▲ Herzinsuffizienz

Bei Cholesterinembolien sind neben dem Lokalbefund ein Anstieg des CRP mit oder ohne Leukozytose und eine Eosinophilie nachweisbar.

Betrifft die Cholesterinembolie die Nieren, entwickelt sich typischerweise eine Erythrozyturie. Bezüglich der Prognose ist das akute Nierenversagen von Bedeutung, das innerhalb von 7–10 Tagen nach der Embolie auftreten kann. In subakuten Fällen entwickelt sich das Nierenversagen erst nach Wochen und Monaten. Dies bedeutet, dass eine langsam progrediente Niereninsuffizienz auch eine chronische Verlaufsform eines Cholesterinemboliesyndroms sein kann. Der Begriff Nephrosklerose bezieht sich wohl auf ein langsam verlaufendes Cholesterinemboliesyndrom [3]. Es resultiert in 24% der Fälle eine dialysepflichtige Niereninsuffizienz mit einer Letalität von 38% [4].

Eine primäre Therapie ist nicht möglich. Patienten, die Statine einnehmen, haben ein geringeres Risiko.

Bei schmerzhaften Hautläsionen soll eine Infusion mit Iloprost, einem Prostaglandinanalogon, hilfreich sein. In mehreren Fällen wurden auch Steroide appliziert [5–7].

Bei unklaren CRP-Erhöhungen und bei Patienten mit ausgeprägter Atherosklerose muss an eine Cholesterinembolie gedacht werden. Dies gilt insbesondere für Patienten, die einer HKU unterzogen wurden und bei denen sich eine progressive Niereninsuffizienz entwickelt.

17.6 Bergung von intrakardialen Fremdkörpern

17.6.1 Einleitung

Mit der zunehmenden Frequenz intravaskulär und intrakardial implantierter Fremdkörper wird unvermeidlich die Zahl von Komplikationen, die diese Fremdkörper betreffen, ansteigen. Gefürchtet sind insbesondere Katheterspitzen von dauerhaft implantierten Ports zur Verabreichung von Chemotherapie, die durch Materialermüdung brechen, sich vom implantierten Port lösen und nach intrakardial migrieren (s. Abb. 17.16). Die Inzidenz liegt bei etwa 1,5% nach einer mittleren Zeit von 237 Tagen (180–732) nach Implantation [1]. In gleicher Weise kann es zum Beispiel im Rahmen einer ZVK-Anlage zum akzidentellen intravasalen Verlust eines Führungsdrahtes kommen (s. Abb. 17.18). Denkbar, aber selten, ist die Embolisation von intrakardialen Implantaten vor ihrer definitiven Platzierung und Fixierung. Besonders gefürchtet ist der Verlust von Koronarstents vom Stentballon mit unkontrollierter Embolisation in die Koronarperipherie, was heutzutage aufgrund der werksseitig auf den Ballon aufgebrachten Stents extrem selten, aber bei ihrem Auftreten umso dramatischer ist.

Die Embolisation von Fremdkörpern zeigt ein weites Spektrum an Folgekomplikationen: Myokardperforation, valvuläre Perforation und Arrhythmien bis hin zum plötzlichen Herztod [2–4]. Desweiteren könnten Fremdkörper zur Thrombusbildung führen und Ursprung rezidivierender Lungenembolien oder Angriffspunkt für Bakterien mit der Folge von Endokarditiden sein [2].

Aus diesem Grund ist es notwendig, Rettungsstrategien zur Bergung intravasal embolisierter Fremdkörper im interventionellen Repertoire zu haben.

17.6.2 Fremdkörperbergung mittels Fangschlingen

Zur Extraktion intravasaler/intrakardialer Fremdkörper sind verschiedene Systeme entwickelt worden. Am gebräuchlichsten sind Fangschlingen, Snares, mit denen man den Fremdkörper auffädelt, dann greift und im Anschluss aus dem Gefäßsystem bergen kann. Verschiedene Modelle sind erhältlich. Sie bestehen entweder aus einer Schlinge (z.B. Amplatz Goose Neck, ev3 Endovascular, Inc. Plymouth, MN, USA) oder drei Schlingen (z.B. Entrio Snare, Bard, Murray Hill, NJ, USA), die aus einem elastischen Nitinoldraht bestehen. Sie stehen in verschiedenen Größen zur Verfügung, zum Beispiel für Koronargefäße (Loop-Größe zwischen 2–4 mm, 3-F-kompatibel), für Standardgefäße (9–15 mm, 6-F-kompatibel) und für große Gefäße (27–45 mm, 7-F-kompatibel). Für den häufigsten Fall der Bergung intravasaler, rechtsatrialer Katheterdislokate reicht in der Regel die mittlere Größe aus.

Der günstigste Zugang zur Fremdkörperextraktion aus dem venösen System ist die Vena femoralis, da sie einen Gefäßdurchmesser hat, der auch die Bergung größerer Fremdkörper erlaubt. Der Snare-Katheter passt durch eine 6-F-Schleuse, jedoch sollte auch die Größe des zu bergenden Fremdkörpers bedacht werden, damit dieser idealerweise durch die Schleuse hindurch entfernt werden kann, sodass 10- bis 12-F-Schleusen verwendet werden sollten. Sollten die zu bergenden Objekte wandständig sein, kann versucht werden, mittels eines Standardkatheters (zum Beispiel Multi-Purpose oder JR) die Spitze des Fremdkörpers zu mobilisieren. Es kann dann die Snare über den vorhandenen Snare-Katheter oder ggf. auch den bereits benutzten Katheter eingeführt werden. Unter

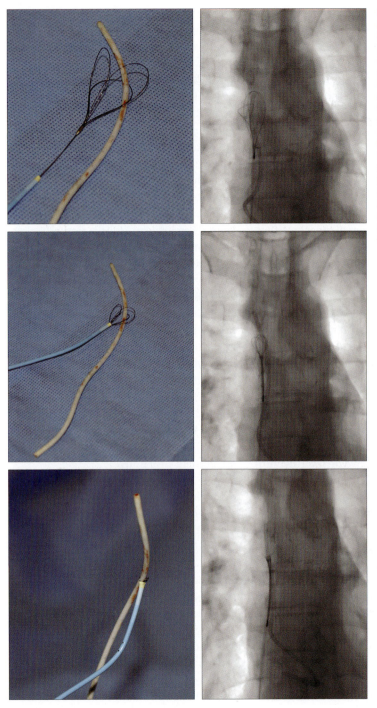

Abb. 17.16: Bergung eines abgerissenen Portkatheters. Links zur Verdeutlichung die Verwendung der Snare ex vivo, rechts die Durchleuchtung. Mittels einer Snare wird der Katheter in der Vena cava superior gefasst. Zum Greifen muss die Snare in den Führungskatheter zurückgezogen werden. Wenn das zu greifende Objekt sicher verankert ist, kann es zurückgezogen und durch eine große venöse Schleuse geborgen werden.

17.6 Bergung von intrakardialen Fremdkörpern

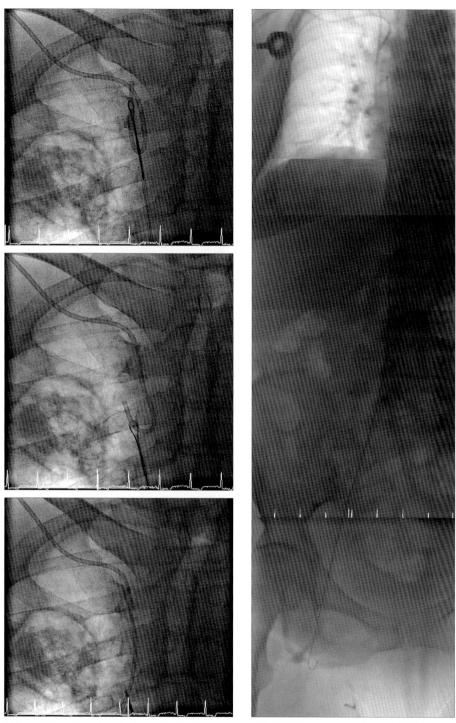

Abb. 17.17: Korrektur eines in die rechte V. subclavia umgeschlagenen Portkatheters. Mittels einer Snare wird der Katheter zurückgezogen und die Spitze lagekorrekt in den rechten Vorhof gebracht.

Abb. 17.18: Verlorener Draht nach ZVK-Anlage. Montage aus verschiedenen Bildern einer kompletten Durchleuchtung des Torsos.

Durchleuchtung in verschiedenen Blickwinkeln kann nun versucht werden, den Fremdkörper einzufangen. Durch Rückzug der Snare in den Katheter legt sich die Schlinge um das zu fangende Objekt und wird mit dem Katheter fixiert. Jetzt sollte der Rückzug durch die Schleuse gelingen. Für den Fall, dass der Fremdkörper unerwartet nicht durch die gelegte Schleuse passt, sollte, um größere Lazerationen der Vene zu vermeiden, eine chirurgische Venotomie in Betracht gezogen werden, die dann eine komplette Entfernung des gesamten Systems (Fremdkörper + Katheter + Schleuse) erlaubt [2].

17.6.3 Bergung embolisierter Koronarstents

Die Rate der Embolisation von Koronarstents vor ihrer Implantation ist dank der technischen Verbesserung im Stentdesign, insbesondere aufgrund der stärkeren Adhäsion des vormontierten Stents auf dem Ballonsystem sehr gering. In aktuelleren Serien werden Raten von 0,3% berichtet [5]. Die Zahl lag wesentlich höher, als die Stents noch von Hand auf die Ballonkatheter aufgebracht („Crimping") werden mussten. In der Regel ist der Stentverlust mit der erfolglosen Passage einer Koronarstenose verbunden, insbesondere bei sehr verkalkten oder torquierten Gefäßen [6]. Ein weiterer Risikofaktor stellt das Passieren eines bereits implantierten Stents zum Erreichen einer distalen Läsion dar.

Sollte es zu einem Abstreifen des Stents vom Ballon kommen, kann der Stent sowohl in die Koronarperipherie als auch systemisch embolisieren. Während peripher systemisch embolisierte Stents häufig klinisch unauffällig bleiben, sind die Morbidität und Letalität bei koronarer Embolisation aufgrund des Risikos von Koronarthrombosen, Gefäßverschlüssen und in der Folge Myokardinfarkten deutlich erhöht.

Vor jedem Bergungsversuch ist eine genaue Lokalisation des embolisierten Stents unabdingbar. Diese erfolgt in der Regel durch die Fluoroskopie, kann aber, insbesondere bei adipösen Menschen, sehr schwierig bis unmöglich sein. Ggf. ist eine IVUS-Untersuchung hilfreich, den verlorenen Stent im Koronarbaum aufzufinden [7]. Bei peripherer systemischer Embolisation kann eine MRT-Ganzkörper-Untersuchung hilfreich sein, da sich der Metallstent als Artefakt darstellt [7].

17.6.3.1 Management

Verschiedene Strategien zur interventionellen, nicht-chirurgischen Bergung von Stent-Embolisation sind beschrieben worden, deren Erfolgsrate zwischen 41–71% angegeben wird [7–9]. Die wichtigste Regel sollte sein: Ruhe bewahren. Insbesondere sollten die liegenden Führungsdrähte nicht in Panik zurückgezogen werden, da sich der abgestreifte Stent noch auf dem selbigen befinden sollte. Es existieren zahlreiche spezifische Methoden zur Bergung, von denen im Folgenden drei bewährte Methoden beschrieben werden. Sollte ein Stent damit nicht zu bergen sein, können im Zweifelsfall Stents, die axial zur Blutflussrichtung liegen, mittels Implantation eines anderen Stents an die Wand gepresst werden.

17.6.3.2 „Two-Twisted Guidewires"

Diese Technik wurde 1993 von Veldhuijzen et al. beschrieben [10]. Während der ursprüngliche Führungsdraht liegen bleibt, wird versucht, einen zweiten Führungsdraht durch die Stentstreben hindurch zu platzieren. Möglicherweise sind auch mehrere weitere Führungsdrähte erforderlich. Wichtig ist es, nicht das zentrale Stentlumen zu passieren. Anschließend werden die Drahtenden 15-mal umeinander torquiert. Wenn eine Bewegung des Stents im Koronarbett zu sehen ist, wird durch Zug am Katheter und an den Führungsdrähten der Stent zurückgezogen. Insbesondere bei torquierten Gefäßen sollte diese Technik mit extremer Sorgfalt angewandt werden, da die Führungsdrähte das Gefäß durch eine starke Streckung verletzen können.

17.6.3.3 Niedrig-Profil-Ballonkatheter

Mit ihrem niedrigen Profil können Angioplastieballons mit einer nominalen Größe von 1,5 mm und einer Länge von 20 mm benutzt werden, um Stents zu bergen, die noch auf dem Führungsdraht reiten. Im nicht-inflatierten Zustand können sie meist den Stent passieren. Nach Insufflation mit 1–2 atm ist der Stent meist an den Ballon angeheftet und kann zurückgezogen werden. In 7 von 9 Fällen ist dieser Ansatz erfolgreich [7].

17.6.3.4 Bergung mit Fangschlinge

Mittels einer Snare (siehe oben) können Stents eingefangen werden, wenn die Position des Führungsdrahtes verloren gegangen ist [11]. Hierfür werden Snares der kleinsten Größen (2–4 mm) benötigt. Die Schlinge wird wie ein Lasso proximal des Stents in der Koronararterie geöffnet. Dann wird die Snare über das distale Ende des embolisierten Stents bewegt und fest zugezogen. Snare und Stent können nun sicher zurückgezogen werden. Während des Rückzugs sollte darauf geachtet werden, dass die Spannung auf der Snare erhalten bleibt, damit es nicht zu einem erneuten Verlust kommt. Möglicherweise wird der Stent bei der Bergung deformiert und kann nicht in den Führungskatheter zurückgezogen werden. In diesem Fall sollte das gesamte System (Snare, Stent, Führungskatheter) als Einheit aus der Schleuse entfernt werden.

18 Linksherzunterstützungsverfahren

18.1 Intraaortale Ballonpumpe **627**
    18.1.1   Prinzip der IABP – 627
    18.1.2   Diastolische Phase (Augmentation) – 628
    18.1.3   Systolische Phase – 628

18.2 Tandem Heart **631**

18.3 Impella-System **632**
    18.3.1   Impella 2.5 im Vergleich zur Impella 5.0 – 632
    18.3.2   Indikationen, Kontraindikationen und Komplikationen – 635
    18.3.3   Ablaufplan für die Implantierung einer Impella 2.5 – 637

18.4 Lifebridge-System **638**

18.5 CardioBridge-System **638**

18 Linksherzunterstützungsverfahren

Im Zuge der Miniaturisierung ist es heute möglich, perkutane Systeme zur temporären Unterstützung der Herzfunktion intraarteriell oder venös zu implementieren, um schwerst erkrankte Patienten mit erheblicher Reduktion der LVF im Rahmen eines kardiogenen Schocks (Infarkt, akute Myokarditis etc.) zu behandeln. In einigen Fällen kann sich die Herzfunktion unter Entlastung durch ein Herzunterstützungssystem erholen, sodass eine Explantation des Geräts möglich ist („bridge to recovery"). Grundlage dafür ist ein reverses Remodelling, bei dem sich die herzinsuffizienztypischen neurohormonalen und lokalen Veränderungen wieder dem Normalzustand annähern.

Bis vor einigen Jahren war es nur möglich, mechanische Herzunterstützungssysteme – sog. Ventricular Assist Devices (VAD) – chirurgisch einzusetzen. VAD pumpen aktiv Blut durch den Körper. Je nach Notwendigkeit werden linksventrikuläre oder biventrikuläre Systeme eingesetzt. Letztere entlasten über 2 getrennte Pumpen beide Herzkammern. Nach Art des erzeugten Blutflusses kann man pulsatile (pneumatischer Antrieb) von nichtpulsatilen Pumpen (Zentrifugal- bzw. axialer Antrieb) unterscheiden. Einige Systeme werden parakorporal verwendet, andere Geräte können abdominell implantiert werden. Jedoch sind auch bei diesen Systemen Leitungen für die Stromversorgung und elektronische Steuerung erforderlich, die durch die Haut treten.

Im Rahmen dieses Kapitels wird vorrangig auf die in der interventionellen Kardiologie eingesetzten Systeme eingegangen. Trotz der großen Erfolge der perkutanen Systeme ist heute nur eine Entlastung des LV möglich. Systeme zur Entlastung des RV oder zum biventrikulären Einsatz sind in der Entwicklung und erst in den nächsten Jahren verfügbar.

Folgende Systeme werden vorgestellt:
- Intraaortale Ballonpumpe (IABP)
- Tandem Heart
- Impella
- CardioBridge
- Lifebridge

18.1 Intraaortale Ballonpumpe

18.1.1 Prinzip der IABP

Basierend auf dem theoretischen Konzept der Gegenpulsation von Spyridon Moulopoulos (1962) wurde durch die Brüder Adrian und Arthur Kantrowitz 1968 über den ersten erfolgreichen klinischen Einsatz einer IABP bei einer 45-jährige Frau mit AMI und kardiogenem Schock berichtet [1–4], sogar der Einsatz bei Kindern ist möglich [5]. Das Haupteinsatzgebiet liegt in der Herzchirurgie [6–10]

Zahlreiche experimentelle Studien haben die Wirksamkeit der IABP belegt. [1, 6, 11, 12] Selbst beim Rechtsherzversagen zeigen sich positive Effekte [13].

Die IABP besteht aus einem in der Aorta descendens platzierten Ballonkatheter, der – vom Oberflächen-EKG getriggert – rhythmisch mit Helium insuffliert und deflatiert wird. Nach anfänglichen experimentellen Arbeiten mit verschiedenen Füllgasen stellte sich Helium als das am besten geeignete Gas

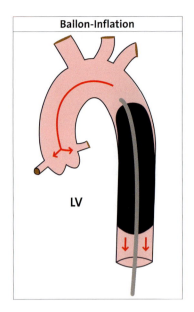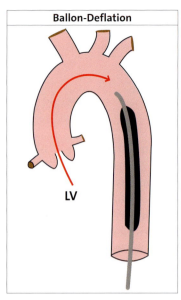

Abb. 18.1: Prinzip der IABP mit diastolischer Inflation und systolischer Deflation

für diesen Einsatz heraus, da es aufgrund seiner kleinen Molekülgröße schnelle Volumenverschiebungen für den Inflations- und Deflationsvorgang zulässt [11].

Die Balloninsufflation fällt in die diastolische Phase, die Ballondeflation in die systolische Phase der Herzaktion (s. Abb. 18.1).

18.1.2 Diastolische Phase (Augmentation)

Der Ballon wird in der Diastole insuffliert (Inflation) und eine Pulswelle in der AO in beide Richtungen erzeugt. Die herzwärts gerichtete retrograde Strömung des Blutes (Gegenpulsation) führt zu einer vermehrten Durchblutung der aus der proximalen AO entspringenden Gefäße. Hierdurch kommt es zu einer Steigerung der Flussrate in den Koronararterien und in den supraaortalen Gefäßen. Die so erzielte Zunahme der diastolischen Myokardperfusion wird als Augmentation bezeichnet und im abgeleiteten typischen Kurvenverlauf dokumentiert [1,14].

18.1.3 Systolische Phase

Während der Systole wird der Ballon deflatiert. Der dabei erzeugte Unterdruck (Sogeffekt) in der AO führt durch Reduktion des Widerstands zur Erleichterung der Auswurftätigkeit des LV und trägt so zu seiner Entlastung (Nachlastminderung) bei.

Die Anlage einer IABP erfolgt heute i.d.R. perkutan per Seldinger-Technik. Allen handelsüblichen Systemen sind eine entsprechende Schleuse und ein Draht sowie Anschlussmaterial an die IABP-Steuerungskonsole steril beigelegt. Die Katheteranlage oder Lagekontrolle des Ballons erfolgt entweder unter Durchleuchtung oder mittels Röntgenuntersuchung des Thorax, evtl. TEE.

Vorteil der IABP ist, dass sie schnell und unkompliziert auch im Schockraum oder im HKL gelegt werden kann, ohne eine laufende Reanimation oder Intervention zu unterbrechen.

Problematisch kann sich jedoch der Zugangsweg gestalten. Bei schwerer peripher arterieller Verschlusskrankheit kann es im Bereich der Punktionsstelle zu Komplikationen im Sinne von Dissektionen, Perforationen oder akuten Gefäßverschlüssen kommen [12, 15–19]. Dies erweist sich auch bei längerer Liegedauer des Ballonkatheters als häufigste Komplikation. Eingesetzt wird i.d.R. eine 7-F- oder 8-F-Schleuse als Zugangsschleuse. Es ist jedoch auch möglich, den IABP-Katheter schleusenlos perkutan einzuführen. Hiermit reduziert sich der Durchmesser des Zugangswegs deutlich.

Bei liegendem Draht wird der Ballonkatheter, dessen Einführungslänge durch Abmessen am Patienten abgeschätzt wird (linkes Schlüsselbein – Leistenbeuge), bis zur entsprechenden Markierung eingeführt und an die Steuerungseinheit angeschlossen. Vor dem Pumpen wird durch Aspiration von arteriellem Blut die intravasale Lage überprüft.

Die korrekte proximale Katheterlage kann dann in der Durchleuchtung oder im Röntgenbild überprüft werden; gerade beim Einsatz auf einer Intensivstation kann die Lagekontrolle mittels TEE durchgeführt werden. Die Lage der Ballonspitze (Metallmarkierung) sollte in etwa 2 cm distal der linken A. subclavia oder Höhe des Angulus Ludovici (Übergang vom Manubrium zum Corpus sterni) liegen.

Die im Monitor dargestellte arterielle Druckkurve gibt über die korrekte Einstellung Auskunft. Bedarfsweise kann durch Nachregulieren (Schieberposition von Deflation – Inflation) die optimale Einstellung erzielt werden.

Der korrekten Einstellung der Inflation – Deflation (s. Abb. 18.2) kommt eine zentrale Bedeutung zu, da bei inkorrekter Einstellung die LV-Unterstützung suboptimal bleibt.

In CT-Untersuchungen wurde die Kompromittierung des Truncus coeliacus in 97%, der Arteria mesenterica superior in 87% und der Nierenarterien in 67% festgestellt, wenn ein 25 cm langer Ballon gewählt wurde. Der Abstand zwischen Arteria subclavia und dem Truncus coeliacus beträgt aber im Mittel nur 24 cm. Eine spinale Deformation wurde in 42% gesehen. In 24% von 621 kardiochirurgischen Fällen wurde eine Laparatomie notwendig [20].

> **Merke**: Die Gefahr einer viszeralen Ischämie durch den Ballon ist hoch. Auswahl des korrekten Ballons anhand der Körpergröße wichtig (eher kleiner als größer). Hohe proximale Lage unter Bildgebung notwendig.

Bei der Behandlung mit der IABP ist eine korrekte Auswahl der Ballongröße sehr wichtig. Die Auswahl der Ballongröße richtet sich nach der Patientengröße (s. Tab. 18.1):

◢ Ein zu großer Ballon würde okklusiv das ganze Aortenlumen ausfüllen und wäh-

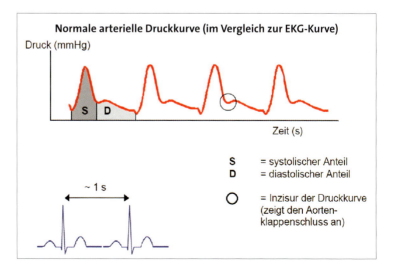

Abb. 18.2: Darstellung des IABP-Effekts auf den Kurvenverlauf bei korrekter Einstellung

S = systolischer Anteil
D = diastolischer Anteil
O = Inzisur der Druckkurve (zeigt den Aortenklappenschluss an)

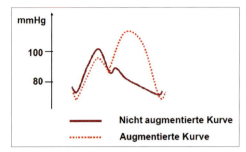

Abb. 18.3: Vergleich der „normalen", nicht augmentierten Druckkurve mit der durch die IABP veränderten, augmentierten Druckkurve

Tab. 18.1: Auswahl der Ballongröße bei der IABP in Abhängigkeit von der Patientengröße

Patientengröße (cm)	Ballongröße (ml)
< 152	25
152–162	34
162–183	40
> 183	50

rend des Pumpvorgangs ggf. die Aortenwand mechanisch schädigen, wobei es bei arteriosklerotischer Vorschädigung zum Abrieb mit peripheren Embolisationen oder gar einer Perforation kommen kann.
◢ Ein zu kleiner Ballon erzeugt während der Arbeitsphasen der Pumpe eine nur unzureichende intraaortale Volumenverschiebung. Die Effektivität wäre deutlich vermindert

Beispiele für Indikationen:
◢ Myokardiales Pumpversagen (Herzchirurgie, frischer Myokardinfarkt)
◢ Ventrikelseptumruptur nach Infarkt
◢ Mitralinsuffizienz nach Infarkt infolge Papillarmuskelabriss
◢ PCI-Komplikation

Kontraindikationen:
◢ Fehlende Eigenaktivität des Herzens
◢ Aortendissektion
◢ Aortenaneurysma
◢ Aortenklappeninsuffizienz

Mögliche Komplikationen [12,15–19]:
◢ Perforation der nach kranial gelegenen Arterienabschnitte:
  – Beckenarterien (bei Schlingen- oder Knickbildungen)
  – AO (bei sklerotischen Wandveränderungen)
  – Vermeidung durch Vorschieben des Ballons nur über liegenden Führungsdraht
◢ Minderdurchblutung im Bereich der unteren Extremität bis zur kritischen Ischämie (infolge eines zu kleinen Gefäßkalibers oder einer Gefäßspastik):
  – Vermeidung durch Auswahl eines großkalibrigen Gefäßes (A. femoralis communis) als Balloneintrittsstelle. Regelmäßige Kontrolle von Puls und Hautkolorit. Bei Auftreten von Ischämiezeichen (Kälte, Blässe) muss die Durchblutung unverzüglich wieder hergestellt werden.
  a) Prüfen, ob die Pumpe ganz entfernt werden kann
  b) Operatives Entfernen der Schleuse und Belassen lediglich des Ballonschafts
  c) Passagere Bypassversorgung (z.B. als femoro-femoraler Querbypass) von der Gegenseite über kleine 4-F- oder 5-F-Schleusen
◢ Minderdurchblutung der vom Ballon evtl. beeinträchtigten Arterienabgänge im viszeralen und renalen Bereich
◢ Wundprobleme im Bereich der Eintrittsstelle

Entwöhnung:
◢ Normalisierung der hämodynamischen Parameter
◢ Zurückstellen des Pumpmodus auf 1:2, 1:4 (Augmentation/Anzahl der Herzyklen)
◢ Reduzieren der Unterstützungsverstärkung

18.2 Tandem Heart

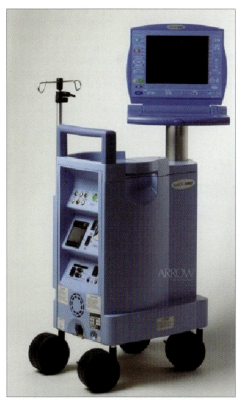

Abb. 18.4: Steuerungskonsole des IABP-Systems AutoCAT2 WAVE (mit freundlicher Genehmigung der Arrow Teleflex Medical GmbH, Kernen, Deutschland)

Verschiedene Systeme befinden sich zurzeit im Handel. Exemplarisch werden hier die Vertreter aufgeführt, die in Deutschland den größten Marktanteil haben. Vorteil all dieser Systeme ist, dass eine Zulassung für eine Verwendung über mehrere Tage vorliegt (s. Abb. 18.4–18.6).

18.2 Tandem Heart

Obwohl dieses System in Europa nicht kommerziell erhältlich ist, sei es hier trotzdem erwähnt, da mit dem Tandem Heart (Cardiac Assist Inc., Pittsburgh, USA) erstmalig eine aktive Entlastung des LV möglich ist. Die Implantation via transseptaler Punktion und das Gerätemanagement sind zwar aufwendig, die Wirkung jedoch enorm [1,2].

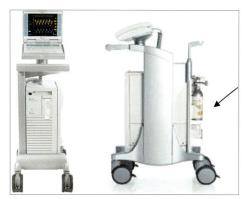

Abb. 18.5: Steuerungskonsole des IABP-Systems Datascope CS 300 (mit freundlicher Genehmigung der MAQUET Vertrieb und Service DE GmbH, Bensheim, Deutschland). Der **Pfeil** zeigt auf die montierte Heliumflasche.

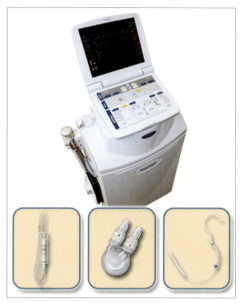

Abb. 18.6: Steuerungskonsole des IABP-Systems ipulse (mit freundlicher Genehmigung von ABIOMED Europe, Aachen, Deutschland). Einziges System mit einer IABP-Unterstützung, bei dem im Bedarfsfall auf ein uni-/biventrikuläres VAD-System bei verbleibender Konsole gewechselt werden kann

Beim Tandem Heart handelt es sich um ein extrakorporales Verfahren, das mittels einer Zentrifugalpumpe das oxygenierte Blut über eine lange Ansaugkanüle transseptal aus dem LA und über eine arterielle Kanüle in der A. femoralis in die Bauchaorta pumpt

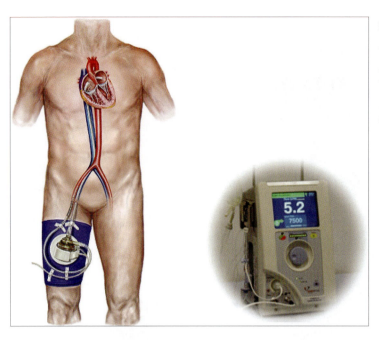

Abb. 18.7: Prinzip des Tandem Heart (Cardiac-Assist Inc., Pittsburgh, USA) mit Entnahme oxygenierten Bluts aus dem LA und Rückgabe in die Bauchaorta. **Rechts:** die dazugehörige Steuerkonsole

(s. Abb. 18.7). Dieses System gewährt eine sehr effektive Unterstützung. Es hat sich jedoch, wahrscheinlich wegen der Notwendigkeit der transseptalen Punktion, in Europa bislang nicht etablieren können und ist hier auch kommerziell nicht mehr erhältlich. Seit dieses System in den USA für die Behandlung in der Akutphase die Zulassung erhalten hat, gewinnt es dort wieder an Bedeutung [3–8].

18.3 Impella-System

18.3.1 Impella 2.5 im Vergleich zur Impella 5.0

Das minimal-invasiv implantierbare, intravasale axiale Schraubenpumpensystem Impella LP 2.5 (Abiomed Europe, Aachen, s. Abb. 18.8) gewährleistet eine Herz-Kreislauf-Unterstützung unabhängig von der Pumpfunktion des Herzens. Sie wurde im Rahmen eines großen EU-Projektes unter der Leitung Aachener Ingenieure entwickelt. Sie ist die erste im Herz-Kreislauf-System einsetzbare Mikropumpe, die elektrisch angetrieben keine äußeren Antriebssysteme aufweist [1, 2]. Erstmals ist es mit diesem System möglich, komplikationslos den LV aktiv zu entlasten. Die mechanischen Assistenzsysteme haben das Potenzial, neben einer Entlastung des Herzens auch eine bessere Organperfusion zu gewährleisten. Im kardiogenen Schock können sie die Prognose des Patienten durch eine Vermeidung von Organschäden infolge einer Hypoperfusion verbessern [3–8].

Eine weitere Indikation zum Einsatz mechanischer Herz-Kreislauf-Unterstützungssysteme besteht bei Hochrisikoangioplastien, bei denen eine Koronarintervention an einer Stenose mit großem Versorgungsareal und deutlich reduzierter LVEF vorliegt [6–8].

Mit der Impella werden kontinuierlich Blutflussraten von 2,5 l/min (12-F-Gefäßzugang) bis zu 5 l/min (21 F) erreicht. Über einen im Katheter eingebauten Mikromotor wird eine Propellerschraube in der AO angetrieben, die das Blut durch die Pumpenkanüle aus dem LV in die AO fördert. Vorteil des Impella-Systems ist die Unabhängigkeit von Herzrhythmus und der Restfunktion des LV.

18.3 Impella-System

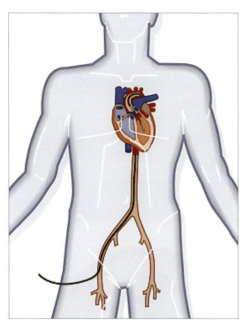

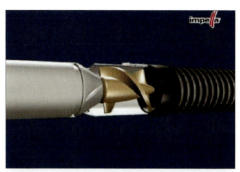

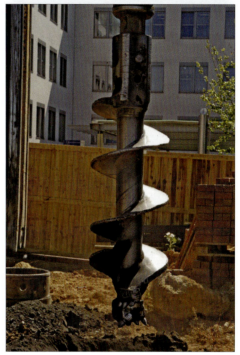

Abb. 18.8: Links: perkutan eingeführtes System Impella 2.5. **Rechts oben:** Impella-Schraube im Bereich des Pumpenkopfs (mit freundlicher Genehmigung der ABIOMED Europe, Aachen). **Rechts unten:** Bohrung mittels Großbohrers zur Erdaushebung als vergleichbares technisches Prinzip zur Impella-Schraube

Die Impella-Systeme werden über entsprechende dem Verpackungsinhalt beiliegende steife Drähte (für Impella 2.5 ein 0,018"-Draht, für Impella 5.0 ein 0,025"-Draht) mithilfe eines Pigtail-Katheters in den LV eingebracht.

Der Einsatz der Impella erlaubt es dem interventionell tätigen Kardiologen erstmals, ein vollwertiges Linksherzunterstützungsverfahren perkutan zu implantieren. Kommerziell sind 2 unterschiedliche Größen erhältlich. Eine kleinere Pumpe, die etwa 2,5 l/min (Impella 2.5) fördert, und eine größere Pumpe, die etwa 5,0 l/min (Impella 5.0) fördern kann (s. Abb. 18.9 und Tab. 18.2).

Tab. 18.2: Systemunterschiede – Impella 5.0 im Vergleich zu 2.5

	5.0	2.5
Kopfgröße	21 F	12 F
Schaftgröße	9 F	9 F
Fluss l/min	5,0	2,5
U/min	33 000	51 000
Zugang	Arteriotomie/perkutan	Perkutan
Kanülenlänge	7,5 cm	7,5 cm

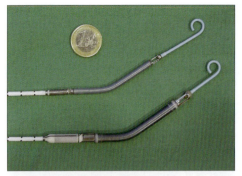
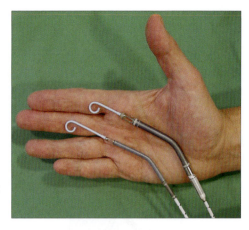

Abb. 18.9: Impella 2.5 im Vergleich zu Impella 5.0 (mit freundlicher Genehmigung der ABIOMED Europe, Aachen).

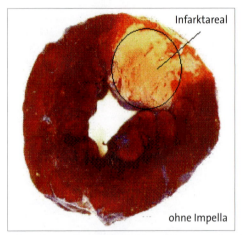
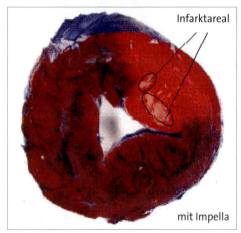

Abb. 18.10: Vergleich der Infarktausdehnung nach Gefäßokklusion ohne und mit Linksherzunterstützung durch eine Impella-Pumpe im Tierexperiment (modifiziert nach [1])

Versuche konnten zeigen, dass durch die aktive Entlastung des LV eine erhebliche Reduktion der Infarktausdehnung erreicht werden kann (s. Abb. 18.10).

Die Impella-Konsole besteht aus 3 Teilen:
- Eigentliche Steuerkonsole.
- Purger-Perfusor: Er enthält die Flüssigkeit zur Spülung des Impella-Motors (Glukose 20% mit 50 IE Heparin/ml).
- Druckbeutel zur Entlüftung des Systems.

Zukünftige Entwicklungen werden das Impella-System anwenderfreundlicher gestalten. Die letzten Jahre konnten zeigen, dass die Anwendung der Impella 2.5 als Rescue-Tool im Rahmen von perkutanen Hochrisikointerventionen der IABP überlegen ist. Das verbesserte System hat den Vorteil, dass das notwendige Material für den Einsatz bei Hochrisikointerventionen mit zur Verfügung gestellt wird und die aufwändige herkömmliche Konsole umgangen wird. Die neue Konsole ist anwenderfreundlicher. Hiermit ist es u.a. möglich, die Förderrate stufenlos zu verstellen.

Vorteile des Impella-Systems:
- Platzierung perkutan als auch chirurgisch
- Erhöhung des Cardiac output
- Anheben des mittleren arteriellen Blutdrucks

18.3 Impella-System

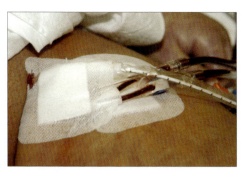
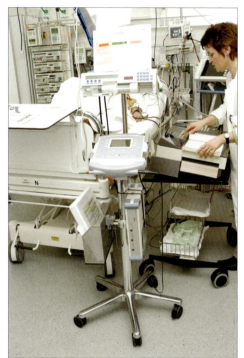

Abb. 18.11: Links: Impella 5.0 (Zugang über Arteriotomie). **Rechts:** herkömmliche Impella-Konsole mit Purger

- Reduktion des linksventrikulären enddiastolischen Druckes (LVEDP) und des PCW
- Reduktion der Herzarbeit durch Senkung des diastolischen Perfusionsdrucks
- Keine extrakorporale Pumpe
- Unterstützung über längere Zeit möglich
- Zugang und Entfernung simpel

18.3.2 Indikationen, Kontraindikationen und Komplikationen

18.3.2.1 Indikation
- Myokardiales Pumpversagen (Herzchirurgie, frischer Myokardinfarkt)
- Ventrikelseptumruptur nach Infarkt
- Mitralinsuffizienz nach Infarkt infolge Papillarmuskelabriss
- Fehlende Eigenaktivität des Herzens
- Aortenklappeninsuffizienz

18.3.2.2 Kontraindikation
- Höhergradige AS > II°

18.3.2.3 Relative Kontraindikation
- Aortendissektion
- Aortenaneurysma

18.3.2.4 Mögliche Komplikationen im Bereich der Punktionsstelle

Da der Zugangsweg für das Impella-System deutlich größer ist als für die IABP, ist hier i.d.R. mit mehr Komplikationen zu rechnen. Beim Zugang muss mit äußerster Sorgfalt vorgegangen werden. Die Anlage sollte i.d.R. unter Durchleuchtung erfolgen. Eine Angiographie der Becken-Bein-Achse sollte von kontralateral vorher erfolgen. Bei ausgeprägtem Kinking der Becken-Bein-Strombahn sollte eine lange Schleuse im HKL vorhanden sein (z.B. 14 Cook Schleuse 30 cm). Das Legen der großkalibrigen Schleusen sollte mithilfe eines steifen Drahtes, der über einen rechten Judkins-Katheter eingebracht wird, erfolgen. Für die Impella 5.0 empfehlen wir in vielen Fällen eine Arteriotomie.

Überblick über die möglichen Komplikationen:

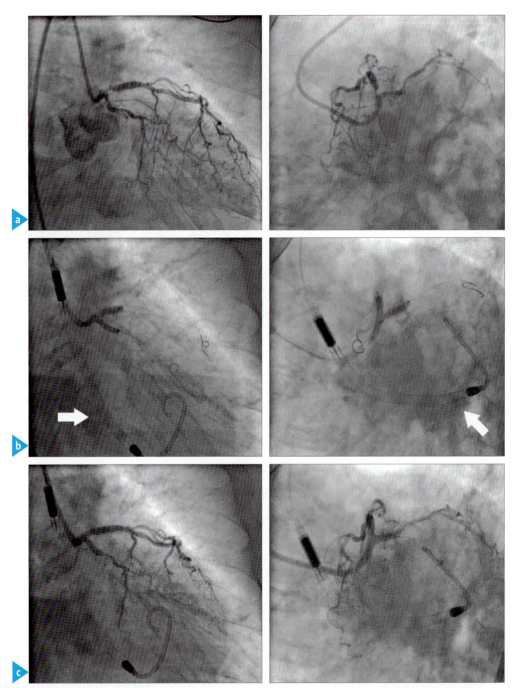

Abb. 18.12: Hochrisikointervention unter Einsatz der Impella-Pumpe. **a)** filiforme Stenose des RIVA unter Einbeziehung des Hauptstamms. **b)** Hauptstammstentimplantation in Kissing-balloon-Technik mit eingelegter Impella-Pumpe (weißer **Pfeil**). **c)** postinterventionelles Ergebnis

- Perforation der nach kranial gelegenen Arterienabschnitte:
  - Beckenarterien (bei Schlingen- oder Knickbildungen)
  - AO (bei sklerotischen Wandveränderungen). Vermeidung: Vorschieben des Impella-Systems nur über liegenden Führungsdraht
- Minderdurchblutung im Bereich der unteren Extremität bis zur kritischen Ischämie (infolge eines zu kleinen Gefäßkalibers oder einer Gefäßspastik). Vermeidung: Punktion eines großkalibrigen Gefäßes (A. femoralis communis). Regelmäßige Kontrolle von Puls und Hautkolorit. Bei Auftreten von Ischämiezeichen (Kälte, Blässe) muss die Durchblutung unverzüglich wieder hergestellt werden:
  - Prüfen, ob die Pumpe entfernt werden kann
  - Evtl. passagere Bypassversorgung (z.B. als femoro-femoraler Querbypass) von der Gegenseite über kleine 4-F- oder 5-F-Schleusen

18.3.3 Ablaufplan für die Implantierung einer Impella 2.5

Tab. 18.3: Ablaufplan für die Implantierung einer Impella 2.5

1.	Arterielle Punktion bds. (8-F-Schleuse auf der Impella-Zugangsseite)
2.	Angiographie der Becken-Bein-Achse
3.	Volumengabe
4.	Einbringen eines ProGlide-Nachtverschlusssystems, Sichern der Fäden mit einer Klemme und Legen einer 10-F-Schleuse
5.	Vorbringen eines Stiff Wire über einen JR-Katheter
6.	Austausch der Schleuse gegen die Impella-Schleuse oder 14-F-COOK-Schleuse
7.	Sondieren des LV mit einem 4-F-Pigtail-Katheter
8.	Einbringen des 0,018" steifen Drahtes
9.	Purger-Perfusionsspritze befüllen mit Glukose 20% + 2500 IE Heparin
10.	Anschluss des NaCl-Druckbeutels
11.	Konnektion aller Anschlüsse an den Katheter
12.	Durchlaufen aller Tests (Entlüften, Pumpentest)
13.	Einsetzen der Impella-Pumpe in den LV – beim Vorschieben darauf achten, dass der Draht gut gespannt ist
14.	Hochfahren der Pumpenleistung bis auf Stufe P 9 oder 2,5 l/min
15.	Beginn der Intervention von kontralateral
16.	Nach Ende der Intervention schrittweise Reduktion der Pumpenleistung im Sinne eines Weanings über 10–15 min
17.	Nach Rückzug in die AO Ausschalten der Pumpe und Entfernung über die Schleuse aus dem Patienten
18.	Verschluss der Punktionsstelle mit dem ProGlide-System und Kompression für ca. 3–5 min
19.	Verschluss der kontralateralen Seite
20.	Bettruhe für 12 h

18.4 Lifebridge-System

Beim Lifebridge-System (LIFEBRIDGE Medizintechnik AG, Ampfing, Deutschland, s. Abb. 18.13) handelt es sich um eine extrakorporale Herz-Kreislauf-Unterstützung, um den Kreislauf eines Patienten im kardiogenen Schock und/oder bei drohendem Kreislaufstillstand zu ersetzen. Innerhalb kürzester Zeit ist eine normale Anreicherung des Bluts mit Sauerstoff gewährleistet, um irreversible Organschäden als Folge einer Hypoperfusion zu vermeiden [1, 2]. Ferner wird die CO_2-Elimination übernommen. Förderleistungen um 5 l/min werden erreicht. Die mobile HLM wird perkutan mit dem Kreislauf des Patienten verbunden und ist in erster Linie für eine kurzzeitige kardiopulmonale Überbrückung bei akutem Herzversagen indiziert. Erste Erfahrungen als Kreislaufunterstützung bei Hochrisikointerventionen liegen vor [3–11].

Nachteil dieses Systems ist sicherlich der Zugangsweg. Die Förderleistung des Systems ist stark von der verwendeten Schleusengröße abhängig. Die volle Förderleistung wird mit einer arteriellen 18-F- und einer venösen 24-F-Schleuse erreicht. Bei den zu verwendenden Schleusen handelt es sich um chirurgische Schleusen. Probleme im Bereich der Zugänge sind vorprogrammiert [10, 11].

Vorteil des Systems ist, dass es erstmalig möglich ist, mittels einer perkutanen Technik den kompletten Kreislauf inkl. Oxygenierung im Sinne einer mobilen HLM zu übernehmen [8, 9].

18.5 CardioBridge-System

Beim CardioBridge-System (RCP Reitan Cardiac Pump, CardioBridge GmbH, Hechingen, Deutschland) handelt es sich um ein Linksherzunterstützungsverfahren, bei dem ein kleiner „Propeller in einem Käfig" im Bereich der Aorta descendens platziert wird (s. Abb. 18.14) und dort mit ca. 13 000 U/m ein Sog erzeugt wird, der auf der einen Seite die Nachlast des Herzens massiv senkt und auf der anderen Seite für eine deutlich verbesserte Perfusion der Viszeral- und Becken-Bein-Gefäße sorgt.

Der Zugangsweg des Systems ist die A. femoralis und die Schleusengröße zurzeit 14 F. Ein 10-F-kompatibles System ist in der Entwicklung.

Das System ist leider zurzeit noch nicht kommerziell erhältlich, sondern wird in Studien gegen etablierte Systeme untersucht. Erste Ergebnisse sind jedoch sehr vielversprechend [1].

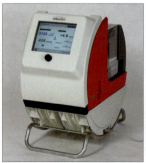
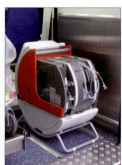
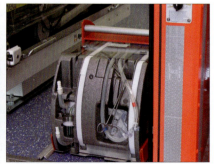

Abb. 18.13: Links: Lifebridge-System (mit freundlicher Genehmigung der LIFEBRIDGE Medizintechnik AG, Ampfing, Deutschland). **Mitte und rechts:** Integration des Lifebridge-Systems in einen Rettungswagen als mobile HLM.

18.5 CardioBridge-System

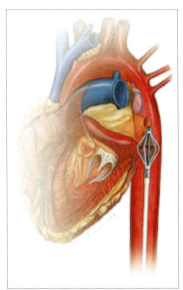 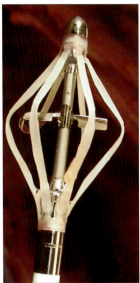 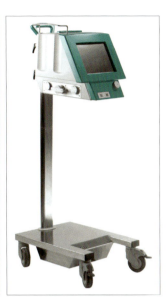

Abb. 18.14: Links: Darstellung des in der Aorta descendens platzierten CardioBridge-Systems (mit freundlicher Genehmigung der CardioBridge GmbH, Hechingen). **Mitte:** Propeller. **Rechts:** Steuerkonsole

19 Koronarfisteln und Fistelverschluss

19.1 Einleitung 643

19.2 Diagnostik 643

19.3 Therapieoptionen 645
    19.3.1 Durchführung der Coil-Embolisierung – 646
    19.3.2 Komplikationen der Coil-Embolisierung – 648

19.4 Schlussfolgerung 649

19 Koronarfisteln und Fistelverschluss

19.1 Einleitung

Koronarfisteln sind eine seltene Anomalie und stellen eine Verbindung zwischen einer Koronararterie und einem Vorhof oder Ventrikel oder einem Gefäß dar [1]. Differenziert werden primäre und sekundäre Koronarfisteln [2]. Letztere können traumatisch oder iatrogen entstehen. Früher wurde eine Inzidenz von 0,001% angegeben, neuere Studien belegen eine Inzidenz von 0,1%. Die Fisteln sind möglicherweise Reste einer embryonalen Kommunikation zwischen den Koronararterien und der PA.

Koronarfisteln werden meist zufällig bei Katheteruntersuchungen entdeckt, sind aber manchmal auch im Ultraschall und mit anderen nichtinvasiven Verfahren wie der MRT sichtbar [3, 4]. In 5–10% der Fälle finden sich gleichzeitig Vorhofflimmern, ein Links- oder Rechtsschenkelblock oder auch ein AV-Block.

Koronarfisteln treten z.T. in Kombination mit ASD oder Mitralklappenerkrankungen auf. Neben einzelnen Verbindungen können auch multiple Koronarfisteln vorkommen. Besonders häufig finden sich Verbindungen vom RIVA zur PA in 21% der Fälle und in ähnlicher Häufigkeit Verbindungen von der RCA zum RV, RA und weniger häufig zur PA. In seltenen Fällen finden sich Verbindungen des RCX zum LV, zum RA oder auch vom RIVA zum LV und von der RCA zum CS. Manchmal bilden Koronarfisteln gigantische Verbindungen aus und entwickeln sich zu ausgeprägten Aneurysmata mit großem elongierten Fistelteil.

In ca. der Hälfte der Patienten werden AP und/oder Belastungsdyspnoe angegeben. Sie finden ihre Ursache in Perfusionsstörungen, die mittels MRT oder SPECT aufgedeckt werden können. Ein „Late enhancement" im MRT wurde bisher nicht festgestellt [4, 5].

Bei der HKU finden sich normale links- und rechtsventrikuläre Drücke. Im Rahmen der Shuntbestimmung liegt der QP-QS-Quotient in > 91% der Fälle unter 1,3, in 3% der Fälle bei 1,3, in 3% bei 1,4 und 3% bei 2,3, wie bei einem ASD.

19.2 Diagnostik

In der Koronarangiographie können die Koronarfisteln bestens dargestellt werden. Mehrere Projektionen sind notwendig, um den Verlauf der Fistel zu erfassen. Während der Ursprung in der Koronararterie leicht aufzufinden ist, wird der Abfluss z.B. in die PA oder in einen Vorhof nicht unmittelbar sichtbar (s. Abb. 19.1). Gezielte Blutabnahmen zur Bestimmung der Sauerstoffsättigungen können helfen, die Mündungsstelle zu finden. Gelegentlich kann auch ein Draht durch die gesamte Fistel vorgeführt und so die Mündungsstelle identifiziert werden.

Der Durchmesser der Fistel schwankt sehr stark und kann das Kaliber eines Seitenasts, aber auch das Kaliber einer großen Koronararterie erreichen. Zum Teil finden sich auch monströse Formen.

Mittels IVUS kann die Ursprungsstelle in der Koronararterie detektiert werden. Der ICD liefert charakteristische Befunde: Typischerweise ist der systolisch-diastolische Koronarfluss im proximalen Abschnitt der Koronararterie pathologisch verändert [6, 7]. Es findet sich eine Aufhebung des normalen

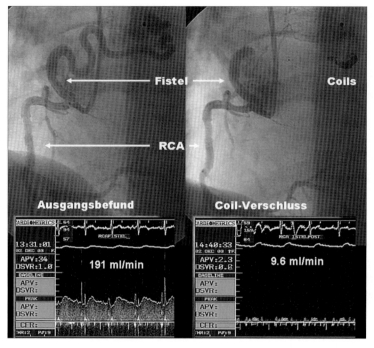

Abb. 19.1: Darstellung der RCA mit proximalem Abgang einer großen Koronarfistel zur PA. Erkennbar ist der stark geschlängelte Verlauf. Gleichzeitig Registrierung mittels ICD des Blutflusses in der Koronarfistel. Sichtbar ist ein normaler systolisch-diastolischer Flussverlauf mit Maximum in der Diastole und Minimum in der Systole. Erkennbar auch der kontinuierliche systolisch-diastolische Fluss. Nach Coil-Verschluss finden sich eine Aufhebung der Durchblutung in der Koronarfistel und der Beweis für einen sicheren Verschluss.

überhöhten diastolischen und schwachen systolischen Einstroms mit Nachweis eines hohen systolischen und diastolischen Flusses. In einigen Fällen ist fast ein kontinuierlicher Fluss erkennbar, der besonders bei Vorführung des Drahts in die Koronarfistel erkennbar wird. Das Flussmuster entspricht hier einem normalen peripheren arteriellen Gefäß (s. Abb. 19.2).

Distal des Ursprungs der Koronarfistel ist eine Normalisierung des Koronarflusses mit hoher diastolischer und niedriger systolischer Flussgeschwindigkeit erkennbar (s. Abb. 19.2).

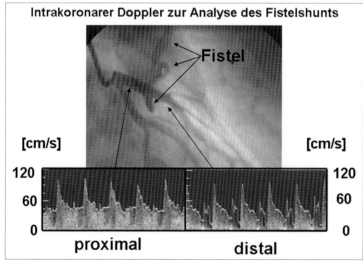

Abb. 19.2: Koronarfistelverbindung aus dem RIVA zur PA mit Darstellung im Koronarogramm und Messung der ICD-Flussgeschwindigkeit proximal und distal der Ursprungsstelle der Koronarfistel. Erkennbar ist der pathologische hohe Fluss in der Systole und die Spitzenüberhöhung des Flusses in der Diastole mit Angleich der Flussgeschwindigkeit in der späten Diastole an den systolischen Fluss. Distal des Koronarfistelursprungs finden sich eine normale maximale Flussgeschwindigkeit in der Diastole und eine geringe Flussgeschwindigkeit in der Systole mit frühdiastolischem Spitzenwert.

19.3 Therapieoptionen

Aus der Bestimmung der Koronarquerschnittsfläche im IVUS oder in der QCA kann über die Bestimmung der Koronarflussgeschwindigkeit der koronare Blutfluss berechnet werden. In unserem Beispiel (s. Tab. 19.1) beträgt der Koronarfluss 140 ml proximal des Ursprungs der Koronarfistel und 58 ml distal des Ursprungs. Daraus ergibt sich ein Shuntvolumen von 82 ml/min, entsprechend einem Links-Rechts-Shunt von 58% [6]. Mithilfe dieser Untersuchung wird auch die hämodynamische Bedeutung einer großen Koronarfistel erkennbar. Entwickelt sich zusätzlich eine KHK mit signifikanter Stenosierung, wird die Induktion einer myokardialen Ischämie wahrscheinlich [4, 5].

Tab. 19.1: Hämodynamik einer Koronarfistel mit Bestimmung der Querschnittsflächen der RCA mittels QCA und der Dopplerflussanalyse der koronaren Flussgeschwindigkeit. Der Koronarfluss von 140 ml/min proximal nimmt nach distal auf 58 ml/min ab, und daraus berechnet sich ein Shuntvolumen von 82 ml/min über die große Fistel der RCA und ein Links-Rechts-Shunt von 58%. Statt mittels QCA kann die Querschnittsfläche mit IVUS bestimmt werden.

ICD zur Analyse des Fistelshunts		
	Proximal	Distal
Gefäßdurchmesser (mm)	4,2	3,1
Querschnittsfläche (mm^2)	13,7	7,2
APVb (cm/s)	34	27
D/S-Verhältnis	1,3	1,4
Koronarfluss (ml/min)	140	58
Shuntvolumen (ml/min)	82	
Links-Rechts-Shunt (%)	58	
HZV (Thermo) (l/min)	17	

19.3 Therapieoptionen

In vielen Fällen wird bei Aufdeckung einer Koronarfistel keine therapeutische Konsequenz gezogen, weil die Verbindungen sehr klein sind und der Shunt gering ist.

Liegen größere Kurzschlussverbindungen vor, ist früher gelegentlich ein operativer Verschluss vorgenommen worden [8]. Bei operativem Verschluss ohne intraoperative Bildgebung sind vielfach Restshunts nachweisbar und nur eine intraoperative Bildgebung gibt die Garantie, dass ein kompletter Verschluss erreicht worden ist [9].

Mit der Entwicklung interventioneller Katheterverfahren ist der Verschluss einer Koronarfistel mehr in den Vordergrund gerückt, nachdem die hämodynamische Bedeutung der Koronarfistel erkannt wurde. In der Literatur sind viele verschiedene Verfahren beschrieben worden [6–17]:

- Verschluss mittels Gel-Schaum,
- Alkoholschaum, Ballonverschluss,
- Coil-Embolisierung oder
- Schirmimplantation.

In Kooperation mit dem Institut für Neuroradiologie (I. Wanke, unter der Leitung von M. Forsting) wurde am Universitätsklinikum Essen der interventionelle Verschluss von Koronarfisteln mittels VORTX Diamond Shave

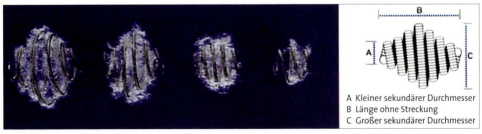

A Kleiner sekundärer Durchmesser
B Länge ohne Streckung
C Großer sekundärer Durchmesser

Abb. 19.3: Koronare Coils (VORTX Diamond Shape, mit freundlicher Genehmigung von Boston Scientific, Maple Grove, MN, USA), dargestellt in unterschiedlicher Größe und unterschiedlicher Länge, die über FasTRACKER/TurboTracker 18 vorgeführt und durch Radiofrequenzstrom im Koronarsystem freigesetzt werden

Tab. 19.2: Verfügbare Größen der VORTX Diamond Shape Coils (Boston Scientific, Maple Grove, MN, USA) für Koronararterien, die über einen FasTRACKER/TurboTracker-18-Katheter eingebracht werden

Kleiner sekundärer Diameter (mm)	Großer sekundärer Diameter (mm)	Länge des Coils innerhalb des Katheters (mm)	Länge des Coils nach Freisetzung („unrestrained") (mm)
2	3	23	3,3
2	4	41	3,7
2	5	58	5,5
2	6	80	6,7

Coil-Systemen (Boston Scientific, Maple Grove, MN, USA) vorangetrieben. Über einen 0,014-inch-Führungsdraht wird ein FasTRACKER/TurboTracker-18-Katheter in die Koronarfistel möglichst weit vorgeführt. Entsprechend der Durchmessergröße des Gefäßes werden 3,3- bis 6,7-mm-Spiralen, die im Katheter ausgestreckt bis 80 mm Länge erreichen, vorgeführt (s. Abb. 19.3 und Tab. 19.2). Nach jeder Implantation wird geprüft, ob der Koronarfluss vermindert und ein Verschluss erreicht worden ist, wozu bis zu 6 und mehr solcher Coils platziert werden müssen.

Die Einbringung eines Dopplerdrahts kann zusätzlich helfen, den kompletten Verschluss einer Fistel zu dokumentieren.

Bei der Doppler-Untersuchung proximal und distal des Gefäße wird die Normalisierung des Flussprofils sichtbar, wenn ein kompletter Verschluss gelingt.

In unserem Beispiel konnte der Koronarfluss von 140 auf 58 ml/min proximal der Stenose und distal von 48 auf 40 ml/min gesenkt werden (s. Tab. 19.3) [6].

In einem 2. Beispiel wird die Kombination des ICD und des IVUS wiedergegeben und die Berechnung vor und nach Fistelverschluss dargestellt (Abb. 19.5–19.8).

19.3.1 Durchführung der Coil-Embolisierung

Über einen Führungskatheter 5 F oder 6 F wird die Koronarfistel im jeweiligen Gefäß mit dem Führungsdraht sondiert. Darüber eingewechselt wird ein Trackerkatheter, der distal 2 Marker besitzt. Die distale Katheterspitze wird in die Fistel so platziert, dass die Coils vorgeführt werden können, ohne dass der Katheter zurückrutscht [6, 7]. Entsprechende Vorsichtsmaßnahmen müssen getroffen werden. In unserem HKL werden gemeinsam mit den Kollegen der Neuroradio-

Tab. 19.3: Koronare Flussdynamik nach Coil-Verschluss der Fistel von der RCA zur PA. Der koronare Fluss hat proximal von 140 auf 48 ml/min und distal von 58 auf 40 ml/min abgenommen und belegt die Wirksamkeit eines Coil-Verschlusses der Koronararterie.

ICD zur Analyse des Fistelshunts: Effekt des Coil-Verschlusses				
	Proximal		Distal	
	Vor	Nach	Vor	Nach
Gefäßdurchmesser (mm)	4,2	3,4	3,1	2,8
Querschnittsfläche (mm^2)	13,7	8,9	7,2	6,1
APVb (cm/s)	34	18	27	22
D/S Verhältnis	1,3	2,3	1,4	2,0
Koronarfluss (ml/min)	140	48	58	40

logie elektrisch abtrennbare Coils (GDC-10 Soft SR, Boston Scientific, Cork, Irland) genutzt, die in einem Mikrokatheter (z.B. Prowler, Cordis, Medizinische Apparate GmbH, Haan), der an der Spitze 2 Marker im Abstand von 3 cm besitzt, vorgespannt sind. Nach Einführungen in den Y-Adapter kann der Mikrokatheter, der zum Schutz über den Coils liegt, abgestreift werden, sodass die Coils frei vorgeführt werden, die normalerweise eine Länge von 1,75 m haben. Die Marker ermöglichen die Kontrolle der Lage und Vorführungskontrolle der Coils. Die Vorführung erfolgt, bis der Coil vollständig aufgerollt in der Fistel liegt. Um den elektrischen Impuls zum Abtrennen des Coils geben zu können, wird eine Hautelektrode gesetzt, meist neben der Punktionsstelle, und die Verbindungskabel werden an die Batterie angeschlossen. Benötigt wird eine Spannung von 10 V mit ~ 0,5 mA. Die Dauer des Stroms liegt bei etwa 15–30 s, bis durch ein akustisches Signal das Lösen des Coils vom Vorführdraht angezeigt wird. Für den Verschluss einer großen Fistel von über 2 mm werden 4–8 Coils notwendig. Je nach Durchmesser der Fistel wird die Spannbreite des Coils in aufgerolltem Zustand gewählt. In der beige-

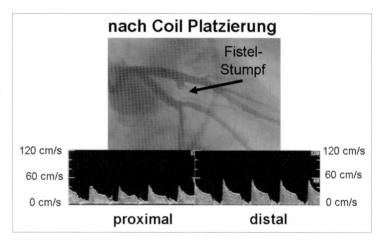

Abb. 19.4: Analyse der koronaren Flussgeschwindigkeit proximal und distal des Fistelursprungs nach Coil-Verschluss des in Abb. 19.2 dargestellten Falls. Darstellung einer normalen Flussprofilkurve proximal und distal des Ursprungs der Koronarfistel nach Verschluss

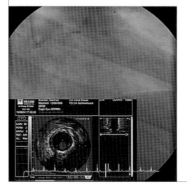 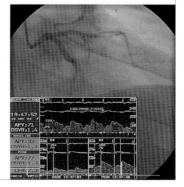

Abb. 19.5: Methodisches Vorgehen zur Ausmessung des absoluten Blutflusses in der Koronararterie, um die Shuntgröße zu bestimmen. Mittels IVUS (**links**) wird eine Koronarfläche von 11 mm² berechnet und mittels ICD (**rechts**) eine Flussgeschwindigkeit von 33 cm/s ermittelt. Daraus ergibt sich ein Koronarfluss von 65,3 ml vor der Fistel [6].

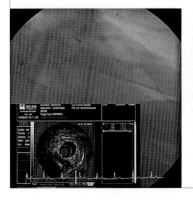
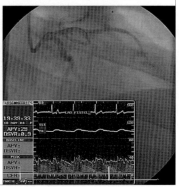

Abb. 19.6: Direkte Flussanalyse in der Koronarfistel des in Abb. 19.5 dargestellten Falls. Mittels IVUS findet sich eine Querschnittsfläche von 6 mm² und mit dem ICD eine Flussgeschwindigkeit von 29 cm/s. Daraus ergibt sich ein Blutfluss von 31,3 ml/min in der Koronarfistel. Typisch die Deformierung der Flusskurve und Angleich an eine periphere Körperarterie im Flussprofil [6].

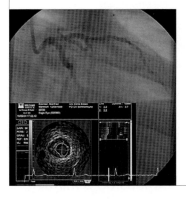
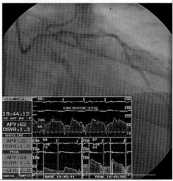

Abb. 19.7: Analyse des Koronarflusses in der distalen Koronararterie (s. Abb. 19.5 und 19.6). Es ergibt sich eine mit dem IVUS bestimmte Querschnittsfläche von 4 mm² aufgrund einer Plaquebildung und eine Flussgeschwindigkeit von 22 cm/s entsprechend einem Koronarfluss von 15,8 ml/min. Aus der Differenz zum proximalen Abschnitt ergibt sich ein Shuntvolumen von 48% [6].

legten Dokumentation wird meist die Länge des Coils im ausgezogenen Zustand und die Durchmesserbreite des Coils bei Aufrollung angegeben, z.B. 2/8, d.h. 2 mm Breite und 8 cm gestreckte Länge des Coils.

19.3.2 Komplikationen der Coil-Embolisierung

Die Komplikationsrate nach der Coil-Embolisierung von Koronarfisteln ist extrem gering. Es wurden aber EKG-Veränderungen und CK-Bewegungen beobachtet. Es können z.T. Rhythmusstörungen auftreten, auch Drahtverluste sind publiziert worden. Gelegentlich kann eine Coil-Wanderung beobachtet werden, die wir nie gesehen haben.

Doppler-Kontrolle nach Coil-Implantation

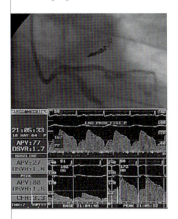
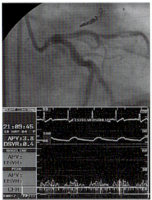
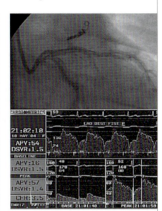

- bAPV 27 cm/s
- Fluss 53,5 ml/min

- bAPV 16 cm/s
- Fluss 11,5 ml/min

Abb. 19.8: Nach Coil-Verschluss der Fistel (s. Abb. 19.5–19.7) fällt die basale Flussgeschwindigkeit von 33 auf 27 cm/s und distal von 22 auf 16 cm/s ab. Reduktion der koronaren Perfusion von 65,3 ml/min auf 53 ml/min proximal und von 15,6 auf 11,5 ml/min distal. In der Fistel ist kein Fluss mehr nachweisbar. Dies zeigt die Notwendigkeit eines koronaren Fistelverschlusses zur Vermeidung myokardialer Ischämien [6].

Wohl aber kann im weiteren Verlauf eine Wiederöffnung der Koronafisteln beobachtet werden. Der Tod nach versehentlichem Verschluss einer epikardialen Arterie durch einen dislozierten Coil ist eine dramatische Komplikation, die in unserer Klinik (bei ungefähr 80 Patienten) bisher nie beobachtet wurde.

19.4 Schlussfolgerung

Bei Nachweis der hämodynamischen Bedeutung einer funktionellen Koronarfistel empfiehlt sich die Coil-Embolisierung. Günstig ist die Kooperation mit anderen Disziplinen wie der Neuroradiologie, um die Expertise dieser Kollegen zu nutzen.

20 Therapie der Aortenisthmusstenose

20.1 Einleitung 653

20.2 Indikation 653

20.3 Diagnostik 654

20.4 Intervention 654

20.5 Erfolgskontrolle 656

20.6 Komplikationen 657
    20.6.1 Technische Komplikationen – 657
    20.6.2 Komplikationen im Bereich der Aortenwand – 658
    20.6.3 Periphere vaskukäre Komplikationen – 659

20.7 Postinterventionelle Beobachtung 659

20 Therapie der Aortenisthmusstenose

20.1 Einleitung

Als Aortenisthmusstenose (Syn.: Coarctatio aortae, ISTA) wird eine Einengung der Aorta descendens im Bereich der ehemaligen Einmündungsstelle des Ductus arteriosus Botalli bezeichnet. Die Unterformen der Isthmusstenose werden nach der Lokalisation im Verhältnis zur Insertionsstelle des Ductus arteriosus in präduktal und postduktal unterteilt. Siehe auch Kapitel 13.

Die ISTA wird meist im Kindesalter entdeckt und auch behandelt. Gelegentlich bleibt eine solche Erkrankung jedoch unentdeckt und wird erst bei schweren sportlichen oder körperlichen Belastungen sichtbar, häufig durch eine ungewöhnliche Schwäche in den unteren Extremitäten. Dies wird z.B. nicht selten bei Soldaten in der Grundausbildung beobachtet.

Die Diagnostik der ISTA ist zunächst klinisch und dann nicht-invasiv bestens durchzuführen, da mithilfe der Bestimmung der Druckdifferenz zwischen oberer und unterer Extremität in Ruhe und nach Belastung am Laufband eine Abschätzung des Schweregrads hervorragend gelingt. Die Echokardiographie wird genutzt, um Begleitanomalien wie eine bikuspide AK aufzudecken und die Anomalien des Aortenisthmus selbst darzustellen. Mittels Doppler-Messung der Flussbeschleunigung über der Aortenenge lässt sich der Druckgradient berechnen. Die CT ist aus der Diagnostik nicht wegzudenken, wobei jedoch v.a. bei jungen Patienten auf die MRT zurückgegriffen werden sollte, um eine Röntgenexposition zu vermeiden.

Die im Folgenden angegebenen Empfehlungen richten sich nach den aktuellen deutschen [1], europäischen [2] und amerikanischen Leitlinien [3] sowie einer Arbeit von Golden und Hellebrand [4].

20.2 Indikation

Die Indikation zur Intervention/OP ergibt sich aus der Situation einer verkürzten Lebenserwartung durch Ausbildung von Aneurysmata und Aortenrupturen, gelegentlich von infektiösen Endokarditiden. Die Indikation zur Intervention wird gesehen, wenn der Gradient in Ruhe > 20 mmHg (I-C) beträgt oder aber ein Aortenaneurysma entstanden ist (s. Tab. 20.1). Neben der Ballondilatation und Stentimplantation gibt es die Möglichkeit der chirurgischen Sanierung, insbesondere bei komplexen Situationen und/oder Aneurysmabildungen.

Nach Behandlung ist die Prognose günstig, kann aber durch eine Hypertonie und vorzeitige Arteriosklerose, aber auch zerebrovaskuläre Ereignisse, Infarkte und eine Herzinsuffizienz kompliziert werden. Im Verlauf müssen die Patienten jährlich gesehen werden, um Änderungen, z.B. auch die Ausbildung von Aneurysmata zu erfassen (I-C).

Wichtig ist zu bedenken, dass bei ausgeprägter Kollateralisierung diastolisch kein Gradient und nur ein systolischer Gradient existieren, weshalb eine genaue Testung mittels einer Belastungsuntersuchung erforderlich ist. Die Behandlungsindikation ergibt sich bei asymptomatischen Patienten, wenn an der oberen Extremität ein arterieller Hy-

Tab. 20.1: Empfehlungen zur Therapie der ISTA im Erwachsenenalter. Modifiziert nach [3]

• Gradient ≥ 20 mmHg	(I-C)
• Druckgradient von < 20 mmHg bei typischer Anatomie und guten Kollateralen	(I-C)
• Entscheidung zur Intervention/OP nach gemeinsamer Besprechung	(I-C)
• PTA und Stentimplantation bei Restenose einer ISTA	(I-B)
• Re-OP:	
– Bei langen restenosierten Segmenten	(I-B)
– Hypoplasie des Aortenbogens	(I-B)
• Stent bei langer ISTA	(IIb-C)

pertonus mit einer signifikanten linksventrikulären Hypertrophie besteht. Die Indikation kann auch bestehen, wenn das Aortenlumen im Stenosebereich im MRT, im CT oder in der Angiographie < 50% des Aortendurchmesser auf Zwerchfellhöhe ist. Die Ballondilatation mit Stentimplantation wird besonders bei Restenosierungen, zunehmend aber auch bei nativer Aortenisthmusstenosierungen, durchgeführt.

20.3 Diagnostik

Nach kompletter nichtinvasiver Diagnostik erfolgt die Katheterisierung mittels transfemoraler retrograder Sondierung der AO. Da die Pulse abgeschwächt oder nicht tastbar sind, muss streng auf die Punktion in der Lacuna vasorum geachtet werden. Unter Umständen empfiehlt sich eine Durchleuchtungskontrolle, wie oben beschrieben, um die Punktion möglichst atraumatisch durchzuführen. Aufgrund der Kollateralisierung ist meistens ein Druck von im Mittel 80 mmHg vorhanden, sodass auch Pulse spürbar werden können. Die gleichzeitige venöse Sondierung ist nicht unbedingt erforderlich, kann aber aus Sicherheitsgründen empfohlen werden.

Nach Passage der Isthmusstenose – was bei engen Gefäßen und exzentrisch liegender Stenose recht schwierig sein kann – wird der Katheter in die Aorta ascendens vorgeführt und möglichst mit doppelläufigem Pigtail-Katheter der Druck proximal und distal der Isthmusstenose bestimmt. Als Alternative kann, wenn auch weniger empfehlenswert, der Druckgradient zwischen Aorta ascendens und A. femoralis, gemessen über die liegende Einführungsschleuse, bestimmt werden.

Nach Vortestung mit etwas KM wird in optimaler Projektion (LAO 45–60°) die Aorta descendens so dargestellt, dass vom Ende des Aortenbogens bis zum Anfang der Aorta descendens der gesamte Gefäßabschnitt sichtbar wird. So gelingt dann auch die optimale Darstellung der Isthmusstenose. Die Nutzung der digitalen Subtraktionstechnik am Kathetertisch ist in diesen Fällen empfehlenswert, die Darstellung der Aortenstrukturen besonders gut. Günstig ist auch die Nutzung eines skalierten Pigtail-Katheters, damit die Größe in Zusammenschau mit den nicht-invasiven Befunden abgeschätzt und die Einstellung des Kathetertischs optimiert werden kann.

Alternativ kann ein unter dem Patienten liegendes Lineal mit röntgendichter Markierung verwendet werden, um jederzeit eine Längen- und Größenabschätzung vornehmen zu können. Der Vorteil liegt in der konstanten und stabilen Verfügbarkeit auch während eines Eingriffs.

20.4 Intervention

Nach der Diagnostik sollte der Kathetertisch nicht mehr bewegt werden, um eine sichere

Positionierung des Ballons und Stents zu ermöglichen. Über das liegende Lineal und die benachbarten Knochenstrukturen gelingt die Orientierung.

Grundsätzlich werden nun alle Wechsel des Systems über einen langen Draht vorgenommen, da eine Verletzung der Gefäßwand im Bereich der Isthmusstenose nach einer Dilatation oder Stentimplantation auf jeden Fall vermieden werden muss: Der Katheter könnte perforieren und/oder paraaortal laufen.

Als Schleuse empfiehlt sich ein langes Besteck mit distaler Markierung, das auch einen Anschluss zur KM-Injektion (Mullins Introducer Sheath Adult, Medtronic GmbH, Düsseldorf) bietet.

Zur sicheren Positionierung des Stents empfiehlt es sich, die weiche Spitze des möglichst steifen Drahts in die rechte A. subclavia vorzuführen. Bei mehr distal liegenden Stenosen ist die Positionierung in der linken A. subclavia sinnvoll. Notwendig ist bei dieser Positionierung, dass der Ballon eindeutig distal der Einmündung der A. subclavia positioniert wird, da sonst eine Dislokation des Stents und/oder eine Verletzungen des Gefäßes auftreten können.

Vor Positionierung des Stents empfiehlt sich die Austestung mit einem Ballon, dessen Durchmesser 2 mm kleiner gewählt wird als der Durchmesser des später zu implantierenden Stents. Der aufgewandte Druck sollte unter 4 atm liegen. Es ist nicht Sinn dieses Manövers, eine komplette Angioplastie durchzuführen; es werden die Positionierung und Verschiebung des Ballons bei Insufflation beobachtet. Wenn im Ballon eine stärkere Einkerbung übrig bleibt, kann ein kleinerer Ballon genutzt und die volle Expansion 6 Monate später vorgenommen werden.

Bei der Stentauswahl ist es sinnvoll, einen relativ steifen Stent mit hohen Radialkräften und geringer Verkürzung während der Aufdehnung zu benutzen. Am besten geeignet ist der Palmaz-10-Stent (Cordis, Ratingen), der auf einen Ballon aufgebracht wird. Gelegentlich wird von uns auch der CP-Stent (NuMED, pfm-AG, Köln) genutzt, der eine sehr gute Führbarkeit aufweist, aber eine erhebliche Längsverkürzung unter der Aufdehnung zeigt.

Die Größe des Ballons, auf den der Stent montiert wird, sollte 1–2 mm über dem Durchmesser der AO proximal der Isthmusstenose liegen. Wegen der poststenotischen Dilatation ist die Beziehung der Größe des ausgewählten Ballons auf die distale AO nicht sinnvoll. Dies bedeutet auch, dass die distalen Enden des Stents frei im poststenotischen Anteil liegen. Dies führt aber zu keinen negativen Folgen. Eine vollständige Anlage des Stents an die AO sollte erst gar nicht versucht werden.

Der Stent wird auf den Ballon montiert und muss fest aufgedrückt werden. Eine leichte Aufdehnung des Ballons ist manchmal hilfreich, v.a., um den Stent zu fixieren. Die sichere Montage des Stents ist für den Fortgang des Eingriffs entscheidend.

Zur Ballonauswahl empfiehlt sich ein Doppelballon (BIB Ballon, NuMED, pfm-AG Köln), der einen inneren und äußeren Ballon enthält und so die sichere Implantation ohne Entwicklung von Rupturen der AO ermöglicht (9-F-Schleuse für 8–14-mm-Ballons, 11 F für 18–20-mm-Ballons).

Der montierte Stent wird über den steifen Draht und das weit vorgeführte Einführungsbesteck in der Isthmusstenose positioniert.

Bei hochgradigen Stenosen ist eine Senkung des RR oder ein schnelles Pacing nicht notwendig, da die Isthmusstenose selbst eine Kollateralisierung verursacht hat und ein vollständiger Verschluss den Druck in der AO nicht erhöht. Die Vortestung mit dem Ballon ist auch hier hilfreich, da sie zeigt, wie sich der Druck entwickelt und ob eine Dislokation des Ballons eintritt.

Zunächst wird der innere Ballon insuffliert und ein Angiogramm vorgenommen, um die Optimierung der Positionierung zu erreichen und diese zu dokumentieren. Wenn der innere Ballon in guter Position liegt, kann der äußere Ballon ebenfalls aufgedehnt werden, der dann den Stent in der Isthmusstenose fixiert. Nach der Aufdehnung werden die Ballons entleert, und der Katheter vorsichtig unter Sicherung der Position des Drahts zurückgezogen.

Anschließend wird über den Draht der Ballon gegen einen Pigtail-Katheter ausgetauscht und wieder der Druck proximal und distal gemessen.

20.5 Erfolgskontrolle

Die Erfolgsraten bei der ISTA-Dilatation liegen weit über 95%. Ziel ist die Reduktion des Druckgradienten unter 20 mmHg und die Erhöhung des Durchmessers der AO, wobei ein Verhältnis des Durchmessers des Isthmus zu dem Durchmesser der proximalen AO von 0,8 angestrebt wird. Bei erfolgreicher ISTA-Stentimplantation finden sich meist eine Reduktion des Spitzengradienten um 30 mmHg auf im Mittel 3,4 mmHg und ein Anstieg des

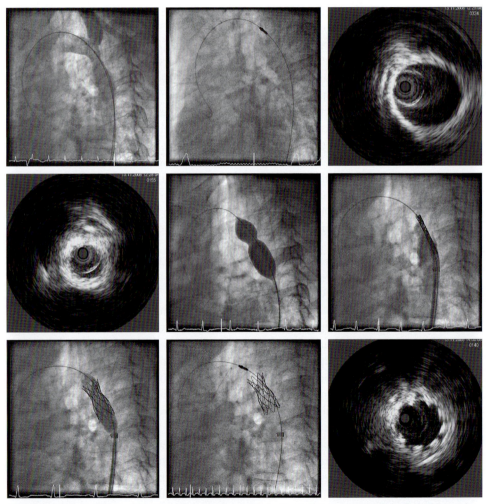

Abb. 20.1: Von links oben nach rechts unten: Angiographische Darstellung einer postduktalen ISTA. Durchführung eines Aorten-IVUS über den 0,035-inch-Draht. IVUS-Bild des Referenzlumens und des stenotischen Anteils. Ballondilatation. Dann Einbringen des Stents, angiographische Kontrolle der Lage. Stentinsufflation und Freisetzung. Die IVUS-Kontrolle im Stentbereich zeigt eine gute Stentexpansion.

20.6 Komplikationen

Abb. 20.2: Von links oben nach rechts unten: Angiographie einer postduktalen ISTA. Ballondilatation mittels XXL-Ballon 1,6/4 cm (Boston Scientific, Ratingen). Im Anschluss Implantation eines ungecoverten CP-Stents 39 mm montiert auf BIB-Ballon 2,0/4,0 cm (NuMED, pfm-AG Köln) und danach noch eines gecoverten CP-Stents, dadurch Ausgleich des Druckgradienten

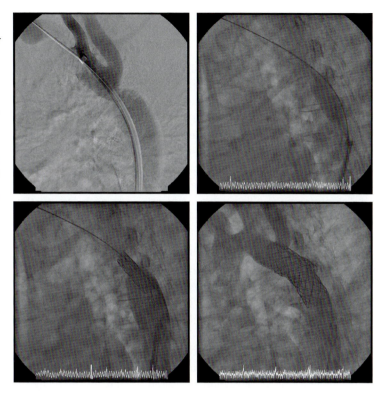

Durchmessers der Isthmusstenose von 7,4 auf 13,9 mm. Das Verhältnis des Isthmus zur distalen AO wird von 0,44 auf im Mittel 0,85 verbessert [4].

Von einigen Autoren wird ein zweizeitiges Vorgehen empfohlen, um eine stufenweise Aufdehnung zu erreichen. Nach unseren Erfahrungen ist dies aber nicht notwendig, v.a., wenn die Stentimplantation genutzt und beschichtete Stents zur Behandlung von Komplikationen bereitgehalten werden.

20.6 Komplikationen

Mögliche Komplikationen sind technischer Art oder beziehen sich auf die AO oder den peripheren Zugang. Die Gesamtrate liegt bei etwa 12% [4].

20.6.1 Technische Komplikationen

Die Stentmigration während der Implantation, eine Ballonruptur oder die Überdeckung der A. brachiocephalica gehören zu den bekannten Komplikationen. Die Stentmigration tritt auf, wenn der Ballon in der Dimension zu klein gewählt wird. Oft gelingt dann die Positionierung oder die Implantation des Stents im distalen Bereich der AO. Insgesamt wird bei etwa 5% der Patienten eine Stentmigration beobachtet. Stentfrakturen sind mit ballonexpandierbaren Stents (Palmaz) sehr selten.

Ballonrupturen treten nur bei 2% der Fälle auf und werden besonders durch den ballonexpandierbaren Stent (Palmaz) verursacht. Dies war v.a. bei der Palmaz-8-Serie der Fall, nicht mehr dagegen bei der Palmaz-10-Serie.

Die Überbrückung von Halsgefäßen hat sich in der Langzeitbeobachtung nicht als negativ gezeigt.

20.6.2 Komplikationen im Bereich der Aortenwand

Um eine ausreichende Dilatation der AO zu erreichen, muss eine Überdehnung mit plastischer Verformung induziert werden. Transösophageale echokardiographische Untersuchungen haben gezeigt, dass bei allen Patienten subintimale Dissektionen auftreten [5, 6]. Dies erklärt auch, warum die Patienten während der Dilatation Schmerzen empfinden. Die Schmerzrezeptoren liegen in der Adventitia und reagieren auf die induzierte Überdehnung und/oder Verletzung. Deshalb müssen die Patienten auf eine mögliche schmerzhafte Sensation im Rücken oder im Arm während der Insufflation des Ballons vorbereitet werden. Dies sollte in das Aufklärungsgespräch explizit eingefügt werden. Selten ist eine Schmerzmedikation notwendig. Alarmierend sind anhaltend starke Schmerzen, die nach Ballondeflation nicht zurückgehen, da sie auf eine größere Dissektion hinweisen.

In weniger als 1–2% der Fälle können auch komplette Dissektionen der AO auftreten, die durch sofortige Stentimplantation zu beherrschen sind.

Um zu erkennen, ob eine Dissektion entstanden ist, die durch den Stent nicht abgedeckt wird, muss die Kontrollangiographie in mehreren, möglichst 6 verschiedenen Ebenen durchgeführt werden. Um sicher zu sein, dass der Eingriff abgeschlossen werden kann, muss die Analyse der Angiographien sehr sorgfältig sein. Optimal ist der Einsatz zusätzlicher Bildgebungsverfahren wie IVUS oder TEE, die von uns auch zum Monitoring des Eingriffs genutzt werden. Persistierende Beschwerden sollten immer den V.a. eine iatrogen induzierte Aortendissektion lenken, da nach Desufflation des Ballons üblicherweise die Schmerzen nachlassen.

Das Katheterlabor muss also mit PTFE beschichtete Stents bereit halten, um die Abdichtung einer möglichen Dissektion zu erreichen (z.B. Fluency plus Stent, Bard, Angiomed, Karlsruhe), selbstexpandierende oder gecoverte Stents (Covered CP Stent, pfm, Köln), die auf den Ballon (BIB pfm, Köln) aufgebracht werden können. Die PTFE-Röhren können bis auf 28 mm aufgedehnt werden, was meist aber nicht notwendig ist. Mithilfe dieser Stents kann eine Dissektion effektiv abgedichtet werden (s. Abb. 20.3).

Nach unserer Erfahrung ist es bisher niemals notwendig gewesen, einen akuten herzchirurgischen Eingriff durchzuführen.

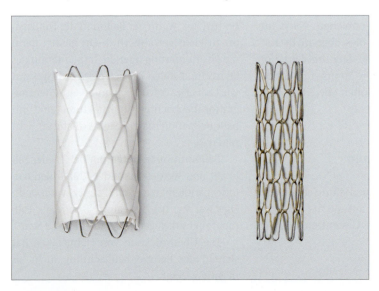

Abb. 20.3: Ballonexpandierbare CP-Aortenstents (mit freundlicher Genehmigung der pfm medical AG Köln), **links** gecovert, **rechts** ungecovert

20.6.3 Periphere vaskukäre Komplikationen

Die Nutzung großer Einführungshülsen bedingt, dass gelegentlich Komplikationen im Bereich der Punktionsstelle auftreten, die sich aber nicht von anderen Untersuchungen unterscheiden, außer dass die verwendeten größeren Schleusen auch eher beim Verschluss ein Problem darstellen. Grundsätzlich empfiehlt sich, nach dem Eingriff zu warten, bis die ACT unter 175 s abgefallen ist und dann die Schleuse zu ziehen. Von uns wird immer eine interventionelle Verschlusstechnik mit ein oder 2 Fäden verwandt, die vorab oder auch nachher gelegt werden (s. Abschn. 3.4).

Wenn ein Femoralisverschluss auftritt, wird von einigen Autoren die Gabe von Plasminogenaktivator empfohlen. Es kann aber auch von der anderen Seite interventionell das Gefäß wieder eröffnet, aspiriert, dilatiert und evtl. mit einem Stent versorgt werden. Natürlich steht auch die operative Korrektur zur Verfügung.

20.7 Postinterventionelle Beobachtung

Entscheidend für die postoperative Phase ist die Kontrolle des RR, da bereits bei chirurgischen Eingriffen hypertensive Krisen mit nachfolgender Aortenruptur bekannt geworden sind. Grundsätzlich sollte der RR unter 140/90 mmHg, möglichst bei 120/80 mmHg gehalten werden, entsprechend der Betreuung von Patienten mit Aortendissektionen. Dazu verwenden wir Natrium-Nitroprussid, was sehr gut steuerbar ist, und mit der Betablockertherapie, z.B. Metoprolol, kombiniert werden kann. Es empfiehlt sich die Entlassung des Patienten erst, wenn eine kontrollierte RR-Einstellung erreicht worden ist. Günstig ist die bereits präinterventionell durchgeführte Aufsättigung mit Betablockern.

21 Aortenklappenstenose: Diagnostik, Valvuloplastie und perkutane Aortenklappenimplantation

21.1 Indikation zur HKU 663

21.2 HKU bei Aortenklappenstenose 663

21.3 Therapieoptionen 666
    21.3.1 Ballonvalvuloplastie – 667
    21.3.2 Perkutane Aortenklappenimplantation – 670

21 Aortenklappenstenose: Diagnostik, Valvuloplastie und perkutane Aortenklappenimplantation

21.1 Indikation zur HKU

Die degenerative, kalzifizierte AS ist der häufigste erworbene Herzklappenfehler des Erwachsenen in den westlichen Industrienationen und zeichnet sich durch eine steigende Prävalenz im Alter auf, sodass i.d.R. Patienten über 65 Jahre betroffen sind. Bei jüngeren Patienten entwickelt sich die Stenose hingegen häufig auf dem Boden einer kongenitalen, bikuspiden AK oder in der Folge einer abgeheilten Endokarditis.

Goldstandard in der Diagnostik der AS ist die Bestimmung des Schweregrads mittels TTE und TEE unter Nutzung der Möglichkeit der Dopplerechokardiographie mit Erfassung des maximalen und mittleren Druckgradienten sowie der rechnerischen und planimetrischen Bestimmung der KÖF (s. Tab. 21.1). Des Weiteren ist die Echokardiographie Methode der Wahl in der Beurteilung der linksventrikulären Pumpfunktion und von Begleitvitien [1, 2].

Während asymptomatische Patienten mit leicht- bis mittelgradiger AS und erhaltener LVF regelmäßig nichtinvasiver Verlaufskontrollen bedürfen, ist die Indikation zur HKU bei Patienten mit hochgradiger AS im Rahmen der präoperativen Evaluation sowie bei symptomatischen Patienten und bei Patienten mit LVF-Störung (eingeschränkte Pumpfunktion, linksventrikuläre Dilatation) zu stellen, auch wenn diese in der nichtinvasiven Evaluation nur eine leicht- bis mittelgradige AS aufweisen.

Ziel der HKU ist primär die Koronarangiographie, aber auch die Beurteilung des Schweregrads mittels invasiver Druck- und Herzminutenvolumenmessung und, wenn notwendig, die Beurteilung der Ventrikelfunktion, vor allem aber die Erfassung der Gefäßanatomie.

21.2 HKU bei Aortenklappenstenose

Die invasive Evaluation bei AS umfasst die Durchführung eines Rechtsherzkatheters, die Bestimmung des Druckgradienten über der AK mit Berechnung der KÖF mithilfe der Gorlin-Formel, eine Laevokardiographie, eine Koronarangiographie (obligatorisch bei Patienten > 40 Jahre) sowie eine Aortographie der Aorta ascendens mit Aortenbogendarstellung und der Aorta abdominalis mit den Beckenarterien.

Tab. 21.1: Schweregradeinteilung bei AS nach den ESC- und AHA-Guidelines [1] bzw. [2]

Schweregrad nach ESC-Guidelines	Leicht	Mittel	Schwer
Mittlerer Druckgradient (mmHg)	< 25	25–50	> 50
KÖF-Index (cm^2/m^2)	> 1,0	0,6–1,0	< 0,6
Schweregrad nach AHA-Guidelines	**Leicht**	**Mittel**	**Schwer**
Mittlerer Druckgradient (mmHg)	< 25	25–40	> 40
KÖF (cm^2)	> 1,5	1,0–1,5	< 1,0

Die invasive Bestimmung des Druckgradienten erfordert die retrograde Passage der kalzifizierten, stenosierten Klappe oder sogar eine transseptale Linksherzsondierung. Bei eindeutig determiniertem Schweregrad mittels nichtinvasiver Diagnostik sollte hierauf aufgrund der potenziellen Komplikationen, insbesondere zerebraler Embolien, verzichtet werden [3].

Die Durchführung des Rechtsherzkatheters erfolgt – wie in Kapitel 7 beschrieben – über einen venösen 7-F-Zugang. Bei reiner Koronardiagnostik und Aortographie wird ein arterieller 4-F-Zugang verwendet, für eine (simultane) Druckmessung wird ein arterieller 6-F- oder 8-F-Zugang gewählt.

Generell kann die Bestimmung des transvalvulären Gradienten auf 2 Methoden erfolgen.

◢ Zum einen mit einem Pigtail-Katheter durch Rückzug über die AK mit kontinuierlicher Druckregistrierung,

◢ zum anderen mittels simultaner Druckmessung in dem LV und der AO.

Die simultane Druckmessung ist der Rückzugsmessung überlegen, da sie nicht durch unterschiedliche Schlagvolumina wie z.B. bei Vorhofflimmern beeinflusst wird. Für die simultane Druckmessung wiederum stehen 2 Methoden zur Verfügung. Die Messung mit einem doppellumigen Pigtail-Katheter, der die simultane Messung in LV und Aorta ascendens ermöglicht, oder die Messung mittels 2 Pigtail-Katheter mit Positionierung in LV und Aorta ascendens. Der Vorteil der Verwendung eines doppellumigen Pigtail-Katheters besteht darin, dass nur eine arterielle Punktion benötigt wird. Doppellumige Pigtail-Katheter (s. Abb. 21.1) stehen in 6 F und 8 F zur Verfügung (z.B. Langston Dual Lumen Catheter, Vascular Solutions Inc., USA); bei 6-F-Kathetern ist die Druckkurve jedoch i.d.R. gedämpft, sodass 8-F-Katheter bevor-

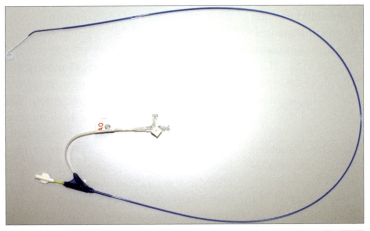
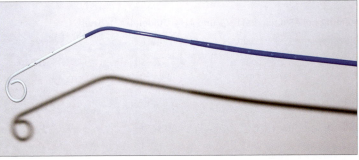

Abb. 21.1: Doppellumen-Pigtail-Katheter (6 F und 8 F)

zugt werden sollten. Prinzipiell ist auch eine simultane Messung über eine arterielle Punktion denkbar. Dabei wird der Pigtail-Katheter im LV positioniert und der arterielle Druck über die einliegende Schleuse gemessen. Diese Methode ist jedoch ungenau, da die zeitlichen Verhältnisse nicht stimmen.

Die retrograde Passage der AK erfolgt mit einem geraden Führungsdraht (z.B. 150 cm 0,035" Straight Tip Wire, Cordis Corporation, USA) im anterior-posterioren oder LAO-Strahlengang. Zur Orientierung wird zuvor eine Aortographie durchgeführt; in einigen Fällen ist die Klappenöffnung jedoch bereits durch die Kalkablagerungen zu erkennen, oft besonders gut in einer 40–60 Grad LAO Projektion. Die Steuerung des geraden Führungskatheters erfolgt am besten mit einem linken Amplatz-Katheter (z.B. AL 1 6 F, Cordis Corporation, USA, s. Abb. 21.2). Dieser bietet eine exakte Führbarkeit des Drahts; die Klappe kann so vorsichtig „abgetastet" und überwunden werden. Dabei ist darauf zu achten, dass der Draht vorsichtig und nicht zu weit in den LV vorgeführt wird, um eine Perforation zu vermeiden.

Merke: Für die Sondierung sollte die Größe des linken Amplatzkatheters an die Aortenweite angepasst werden, um die besten Chancen der Passage zu haben.

Der Amplatz-Katheter wird über den Draht in den LV vorgeführt, der gerade Führungsdraht gleichzeitig zurückgezogen und gegen einen langen, an der Drahtspitze atraumatisch vorgebogenen J-Draht (z.B. 260 cm 0,035" J-Tip Wire, Cordis Corporation, USA) ausgetauscht, über den dann ein Pigtail-Katheter zur Messung eingeführt wird. Alternativ zum Amplatz-Katheter kann ein rechtskoronarer Judkins-Katheter, ein IMA-Katheter oder bei einer horizontal stehenden Aorta ascendens ein MP-Katheter verwendet werden. Es kann versucht werden, direkt einen Pigtail-Katheter zu verwenden, um den komplizierteren Austausch über den langen Draht zu vermeiden. Allerdings ist der gerade Draht über den Pigtail-Katheter nahezu nicht steuerbar.

Merke: Die Sondierung und Passage der Aortenklappe selbst bei diagnostischen Kathetern beinhaltet ein hohes Embolierisiko [3].

Die Druckregistrierung erfolgt nach Nullabgleich der beiden Druckabnehmer in Apnoe und möglichst ohne Extrasystolen. Gemessen werden der Spitzendruckgradient (Peak-to-Peak-Gradient), der maximale Druckgradient und der mittlere Druckgradient. Der Spitzendruckgradient wird ermittelt mittels Subtraktion der aortalen von der linksventrikulären Druckspitze, der maximale Gradient entspricht der größten Druckdifferenz der

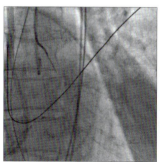 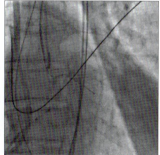 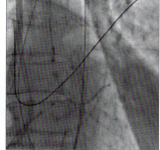

Abb. 21.2: Passage der AS mittels AL-1-Katheter und geraden Draht

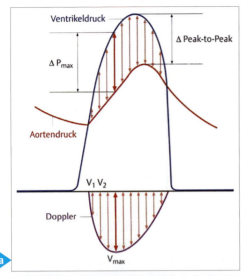

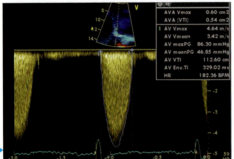

Abb. 21.3: Druckgradientenbestimmung mittels **a)** invasiver Hämodynamik und **b)** Echokardiographie

beiden Druckkurven und der mittlere Druckgradient dem Integral zwischen linksventrikulärem und aortalem Druck während der Systole (s. Abb. 21.3). Der invasiv gemessene maximale Druckgradient sowie der mittlere Druckgradient entsprechen den dopplerechokardiographisch bestimmten Parametern; für den Peak-to-Peak-Gradient gibt es kein echokardiographisches Korrelat.

Für die Druckregistrierung im LV ist die retrograde Passage der stenosierten AK notwendig. Die alternative transseptale Linksherzsondierung wird heute aufgrund der potenziellen Gefährdung des Patienten nicht mehr eingesetzt. Sie kann in sehr seltenen Fällen unter Umständen indiziert sein, wenn die nichtinvasiven Befunde nicht aussagekräftig sind und eine retrograde Passage der AK nicht gelingt.

21.3 Therapieoptionen

Der chirurgische Aortenklappenersatz ist seit langem die Therapie der Wahl und führt neben Symptomfreiheit zu einer signifikanten Verbesserung des Langzeitüberlebens [4]. Dementsprechend besteht nach den aktuellen Leitlinien eine Klasse-I-B-Indikation für den operativen Klappenersatz [2].

Der OP-Erfolg hängt jedoch entscheidend von der Risikokonstellation der jeweiligen Patienten ab. Während ein chirurgischer Klappenersatz bei geeigneten Kandidaten mit geringem Risiko durchgeführt werden kann [5], bestehen bei vielen Patienten Komorbiditäten wie Niereninsuffizienz, PHT, COPD, vorangegangene Herzoperationen und Herzinsuffizienz oder insbesondere auch ein erhöhtes Lebensalter, die zu einem signifikanten Anstieg der perioperativen Morbidität und Letalität führen [6–8].

Das Spektrum anderweitiger Therapieoptionen für diese Patienten ist limitiert. Neben der alleinigen medikamentösen Therapie war die Mitte der 1980er Jahre eingeführte Ballonvalvuloplastie bisher die einzige interventionelle Therapieoption zum chirurgischen Klappenersatz [9]. Der frühe Enthusiasmus gegenüber dieser Methode verflog jedoch im weiteren Verlauf mit der Erkenntnis einer hohen Restenose- und Komplikationsrate. Zudem konnte kein Benefit bzgl. einer Lebensverlängerung nachgewiesen werden, auch wenn die Patienten symptomatisch profitierten [10–13].

Während heutzutage über den therapeutischen Nutzen der Ballonvalvuloplastie in der Behandlung der angeborenen AS bei Neugeborenen und Kindern ein Konsens besteht, bleibt ihre Rolle in der Behandlung der degenerativen, kalzifizierten AS des Erwachsenen kontrovers. Trotz technischer

Neuerungen und kontinuierlichen Verbesserungen der Methode innerhalb der letzten 20 Jahre, die zu einer deutlichen Reduktion der Komplikationsrate und ersten Anzeichen für eine Verbesserung des Überlebens geführt haben, besteht nach den aktuellen Leitlinien lediglich eine IIb-Indikation für die Behandlung hämodynamisch instabiler Hochrisikopatienten (a) als „bridge-to-surgery" oder (b) als palliative Maßnahme für inoperable Patienten.

Bei Letzteren handelt es sich i.d.R. um komorbide Patienten in der 8. und 9. Lebensdekade, bei denen kardiale Dekompensationen unter medikamentöser Therapie zu wiederholten Krankenhausaufenthalten geführt haben. Für diese Patienten steht nicht eine Lebensverlängerung im Vordergrund der Therapie, sondern vielmehr eine Verbesserung der Lebensqualität durch Reduktion der Symptome, ein Ziel, das durch wiederholte Valvuloplastien durchaus erreicht werden kann [14].

Seit kurzem hat die perkutane Aortenklappenimplantation als interventionelle Therapiealternative zur OP Einzug in den klinischen Alltag gehalten, bisher allerdings nur für ein ausgewähltes Kollektiv von Hochrisikopatienten, bei denen ein chirurgischer Klappenersatz abgelehnt wurde.

21.3.1 Ballonvalvuloplastie

Seit der Einführung der Aortenklappenvalvuloplastie vor über 25 Jahren hat sich die Methode mit Weiterentwicklung der Kathetertechnologie deutlich vereinfacht. Die Verwendung stabiler, größenkonstanter und zudem in verschiedenen Größen zur Verfügung stehender Ballons, die Verkleinerung der arteriellen Zugangsgröße und v.a. die Einführung der schnellen rechtsventrikulären Schrittmacherstimulation (rapid right ventricular pacing, right ventricular burst pacing) erlauben heutzutage eine Durchführung bei wachen Patienten mit deutlich reduziertem periinterventionellen Risiko [14, 15].

21.3.1.1 Vorbereitung/vorbereitende Diagnostik

Vor Durchführung einer Aortenklappenvalvuloplastie sollte eine ausführliche echokardiographische Evaluation mittels TTE und TEE vorliegen. Neben der nichtinvasiven Evaluation der AS und Messung des Aortenanulus sind Informationen über die linksventrikuläre Pumpfunktion und über begleitende Vitien wichtig, um das periinterventionelle Risiko abschätzen zu können. Während die Valvuloplastie bei erhaltener und leicht- bis mäßig eingeschränkter Pumpfunktion i.d.R. komplikationslos durchgeführt werden kann, ist bei Patienten mit schwerer KHK, hochgradiger Einschränkung der linksventrikulären Pumpfunktion und ggf. zusätzlich bestehender hochgradiger funktioneller MI die Gefahr von Kammerflimmern oder einer elektromechanischen Entkopplung im Rahmen der schnellen, rechtsventrikulären Schrittmacherstimulation deutlich erhöht, sodass hier die Indikation zurückhaltender zu stellen ist. Eigene Untersuchungen zur Valvuloplastie haben gezeigt, dass die Reduktion der LVF nicht nur während der Ballondilatation, sondern auch noch für mehrere Minuten nach der Intervention bestehen bleibt, was auch an erheblichen EKG-Veränderungen sichtbar wird [16]. Ggf. ist eine vorherige Aufsättigung mit Amiodaron oder die periinterventionelle Kreislaufunterstützung mittels IABP zu erwägen.

Präinterventionell sollte der Aortenklappenanulus ausgemessen werden, um eine korrekte Größenauswahl für den Valvuloplastieballon treffen zu können, da die Wahl eines zu großen Ballons im schwersten Fall zu einer letalen Aortenruptur führen kann. Die Messung erfolgt i.d.R. im Langachsenschnitt im TEE, ggf. auch mittels Echtzeit-3D-TEE. Entscheidend ist eine gute unverkürzte Darstellung des LVOT-Längsschnittes. Für die Messung wird die „Leading edge"-Methode des Ultraschalls verwendet, eine heute oft in Vergessenheit geratene Grundlage der Echokardiographie. „Leading–edge"-Methode bedeutet, dass zur Ausmessung von Grenz-zu-Grenzreflexion gemessen wird und nicht zwischen z.B. inneren Grenzen. Die Intima-Media-Ausmessung des Carotisultraschalls basiert auf dieser Methode, da es nicht möglich ist, die Mediadicke selbst auszumessen. Nur der Abstand Intima-zu-Lumen-Grenzreflexion zum Übergang Elastica externa-Adventitia ergibt zuverlässige und standardisierbare Befunde. Dieses Faktum könnte auch erklären, dass z.T. erhebliche Diskrepanzen der echokardiographischen zu den angiographischen Ausmessungen berichtet werden, wie auch zu CT- und MRT-Untersuchungen. Bisher ist nicht geklärt, ob die Bestimmung in rekonstruierten CT- oder MRT-Aufnahmen der Echokardiographie überlegen ist.

Neben der nichtinvasiven präinterventionellen Abklärung sollte grundsätzlich auch eine komplette invasive Diagnostik inkl. Rechtsherzkatheter, Linksherzkatheter, supraaortaler Angiographie und Angiographie der Becken-Bein-Strombahn durchgeführt werden. Im Rahmen dieser Diagnostik kann zugleich ggf. eine Evaluation der Eignung des Patienten für einen zweizeitigen, perkutanen Aortenklappenersatz erfolgen.

Zunächst sollten signifikante Koronarstenosen behandelt werden, um Ischämien während der Valvuloplastie und der Klappenimplantation zu vermeiden. Nach Abschluss der Diagnostik und Koronarsanierung ist die Valvuloplastie i.d.R. in derselben Sitzung möglich, bei vorauszusehender komplizierter PCI aber elektiv zu empfehlen. Die Entscheidung für ein ein- oder zweizeitiges Vorgehen ist individuell zu treffen und richtet sich u.a. nach dem Befinden/der Mitarbeit des Patienten, der Dauer der Untersuchung, Anzahl der intervenierten Gefäße und Komplexität der Intervention, dem KM-Verbrauch etc.

Bei schwerer, dekompensierter Aortenklappenstenose mit stark verminderter LVF, aber geplanter definitiver Therapie mittels perkutaner Klappenimplantation, empfiehlt sich ein zweizeitiges Vorgehen mit akuter Aortenklappenvalvuloplastie, damit sich der Ventrikel über mehrere Tage erholen kann, und später folgender Klappenimplantation.

21.3.1.2 Durchführung

Für den arteriellen Zugang wird zunächst eine Schleusengröße von 6 F, für den venösen Zugang eine Schleusengröße von 7 F gewählt. Initial erfolgt die Durchführung einer Rechtsherzkatheteruntersuchung wie in Kapitel 9 beschrieben, anschließend der Linksherzkatheter mit supraaortaler Angiographie (monoplan in anterior-posteriorem Strahlengang, biplan in anterior-posteriorem Strahlengang und LAO 30°), Becken-Bein-Angiographie und Koronarangiographie, ggf. mit Intervention.

Es erfolgt das Einschwemmen eines passageren Schrittmachers (z.B. temporärer 5-F-Schrittmacher-Elektrodenkatheter mit Ballonspitze, Bard Electrophysiology, C.R. Bard Inc., USA) in den rechtsventrikulären Apex zur späteren schnellen, rechtsventrikulären Stimulation.

Die arterielle Schleuse wird über einen Standarddraht entfernt und ein ProGlide-System für den späteren perkutanen Gefäßverschluss vorgelegt (s. Kap. 3).

Daraufhin wird eine 10-F-Schleuse eingewechselt.

Nun erfolgt die Passage der AK mit einem AL1-Führungskatheter und einem geraden Draht (s.o.). Letzterer wird gegen einen langen, an der Spitze atraumatisch vorgebogenen J-Draht ausgetauscht, über den ein doppellumiger 8-F-Pigtail-Katheter zur simultanen Druckmessung eingeführt wird. Über den Pigtail-Katheter wird nun ein steifer, langer Draht (z.B. 260 cm Amplatz Super Stiff

Wire, Boston Scientific, USA), der ebenfalls atraumatisch vorgebogen wird, im linksventrikulären Apex mit einer Schlaufe platziert. Nach diesem Schritt erfolgt das Einwechseln einer 14-F-Schleuse. Über diese kann der gewählte Ballon eingeführt werden.

Der Diameter des Valvuloplastieballons richtet sich nach der Ausmessung des Aortenanulus im TEE. Bei Anulusgrößen zwischen 19 und 24 mm wird i.d.R. zunächst ein Ballon mit einem Diameter von 23 mm verwendet. Bei schmalem Anulus < 19 mm oder extrem verkalkter Klappe wird mit einem 20-mm-Ballon begonnen, bei Anulusgrößen > 24 mit einem 25-mm-Ballon.

Bezüglich der Länge empfiehlt sich die Verwendung von 4-cm-Ballons; kleinere Ballons dislozieren bei Insufflation trotz schneller rechtsventrikulärer Schrittmacherstimulation eher, wohingegen größere Ballons selten für eine gute Stabilisierung nötig sind.

Der Ballon wird vor Einführen gründlich entlüftet, um bei einer möglichen Ruptur Luftembolien zu vermeiden. In der Aorta descendens erfolgt unter Durchleuchtung noch einmal eine Teilinsufflation zur Kontrolle. Die Balloninsufflation erfolgt über eine 20-ml-Luer-Lock-Spritze, die mit einem NaCl-/KM-Gemisch im Verhältnis 70:30 gefüllt ist.

Vor Platzierung des Ballons mittig im kalzifizierten Anulus erfolgt ein Test der rechtsventrikulären Stimulation. Ziel ist es, den systolischen Aortendruck unter 40 mmHg zu senken; dazu sind i.d.R. Stimulationsfrequenzen zwischen 180 und 220 min^{-1} nötig.

Während der Valvuloplastie sind klare Kommandos durch den Operator entscheidend. Diese richten sich zum einen an die Person, die den Schrittmacher bedient (z.B. „Pacing Start", „Pacing Stop"), zum anderen an den Tischassistenten, der den Valvuloplastieballon insuffliert und desuffliert (z.B. „Ballon auf", „Ballon ab"). Der Operateur platziert den Ballon in der Klappe, gibt das Kommando für den Beginn der Schrittmacherstimulation und bei Erreichen des Zieldrucks von 40 mmHg das Kommando zur Balloninsufflation. Bei der Balloninsufflation hält er den Ballonkatheter durch dosierten Gegendruck in Position. Eine Taillenbildung des Ballons mit Verstreichen der Taille unter zunehmender Insufflation zeigt den Erfolg an. Sobald der Ballon voll insuffliert ist, kann er zügig wieder desuffliert werden. Während der Insufflation des Ballons erfolgt eine KM-Injektion, um das Verhältnis von Aortenwurzel und Klappenring zu Ballon abschätzen zu können.

Die schnelle rechtsventrikuläre Schrittmacherstimulation sollte erst nach vollständiger Ballonentleerung beendet werden.

Die Entscheidung, mehrere Dilatationen vorzunehmen, ist gegen die dadurch verursachte kumulative Ischämie abzuwägen [16]. Wichtig ist, dass eine zweite oder dritte Dilatation, wenn überhaupt, erst vorgenommen wird, wenn sich die Ischämiezeichen im EKG zurückgebildet haben und der Aortendruck wieder den Ausgangswert erreicht hat.

> **Merke**: Die Aortenvalvuloplastie verursacht eine schwere myokardiale Ischämie, die sich nach Ablassen des Ballons erst langsam zurückbildet. Weitere Dilatationen sind nur zurückhaltend als indiziert anzusehen und, wenn überhaupt, erst nach Normalisierung der Hämodynamik.

Zur Erfolgskontrolle dient eine erneute simultane Druckmessung nach Einwechselung des doppellumigen Pigtail-Katheters. Eine Abnahme des mittleren Druckgradienten um 40% oder eine Zunahme der KÖF um 40% gilt als Interventionserfolg [1].

Bei unzureichender Taillierung des Ballons während der Valvuloplastie oder einem nicht zufrieden stellenden hämodynamischen Ergebnis sollte die Dilatation mit einem größeren Ballon wiederholt werden.

Der postinterventionelle Verschluss der arteriellen Punktion erfolgt durch Festziehen

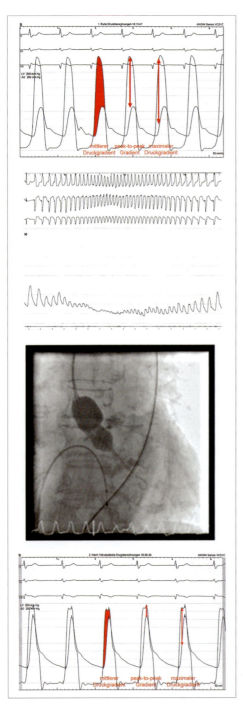

Abb. 21.4: ABVP: hämodynamische Evaluation bei hochgradiger, symptomatischer AS mittels simultaner Druckmessung. Ballonvalvuloplastie der AK unter schneller, rechtsventrikulärer Schrittmacherstimulation mit gutem hämodynamischem Akutergebnis

der vorgelegten Knoten des ProGlide-Verschlusssystems (s. Preclosure-Technik). Es ist i.d.R. kein zusätzlicher Druckverband nötig. Empfehlenswert ist auch hier, den Rückgang der ACT auf < 175 s abzuwarten. Alternativ zum Vorlegen eines ProGlide-Systems können auch 2 ProGlide-Systeme in Standardtechnik zum Verschluss verwendet werden.

21.3.2 Perkutane Aortenklappenimplantation

21.3.2.1 Hintergrund

Die weltweit erste perkutane Aortenklappenimplantation wurde im Jahr 2002 unter Verwendung einer ballonexpandierbaren Bioprothese von Cribier et al. bei einem 57-jährigen Patienten mit hochgradiger, kalzifizierter AS auf dem Boden einer bikuspiden Klappe im kardiogenen Schock und bei schwerer pAVK [17] durchgeführt. Die Implantation erfolgte über eine komplexe, transvenöse Katheterisierung mit Aufbau einer Führungsdrahtschleife ausgehend von der V. femoralis über den RA via transseptaler Punktion in den LA, transmitral in den LV und antegrad über die AK in die Aorta ascendens und schließlich in die A. femoralis (antegrader Zugang). Diese komplexe Methode wurde in der Folgezeit schnell durch den einfacheren, transarteriellen Zugang über die A. femoralis abgelöst [18, 19]. Hierbei wird die Prothese retrograd über die Femoralarterie durch die gesamte AO bis zur nativen Klappe vorgeführt, positioniert und implantiert. Mit dem kurze Zeit später etablierten transapikalen Zugangsweg steht ein alternatives Verfahren zur Verfügung, wenn der retrograde, femoralarterielle oder subklavikuläre Zugangsweg aufgrund zu geringer Gefäßdiameter, schwerer pAVK, Aortenulkus oder Aortenthrombus nicht möglich ist [20]. Während bei der transapikalen Implantation noch eine Vollnarkose nötig ist, kann die transfemorale Implantation mittlerweile auch in Analgosedie-

21.3 Therapieoptionen

Tab. 21.2: Ballonvalvuloplastie der AK

- Arterieller Zugang: A. femoralis communis, 6 F; venöser Zugang: V. femoralis, 7 F
- Rechtsherzkatheteruntersuchung inkl. Bestimmung des HZV
- Falls nicht im Vorfeld durchgeführt: Linksherzkatheteruntersuchung, ggf. inkl. Intervention
- Einschwemmen eines passageren Schrittmachers in den rechtsventrikulären Apex
- Entfernen der arteriellen 6-F-Schleuse, Vorlegen eines ProGlide-Nahtverschlusssystems, Einwechseln einer 10-F-Schleuse
- Passage der AK mittels AL1-Katheter und einem geraden Draht
- Einwechseln eines doppellumigen Pigtail-Katheters über einen langen Draht
- Simultane Druckmessung (LV/AO) mit Bestimmung der Druckgradienten und Berechnung der KÖF mittels Gorlin-Formel
- Einwechseln eines atraumatisch vorgebogenen, langen, steifen Drahts und Platzierung mit Schlaufe im linksventrikulären Apex
- Einwechseln einer 14-F-Schleuse
- Entlüften des Valvuloplastieballons
- Test der schnellen rechtsventrikulären Schrittmacherstimulation
- Durchführung der Valvuloplastie (dreimalige Balloninsufflation mit stabilem Sitz)
- Erneute simultane Druckmessung zur Erfolgskontrolle
- Ggf. Wiederholung der Valvuloplastie mit einem größeren Ballon
- Postinterventioneller Verschluss der arteriellen Punktionsstelle mittels Festziehen der vorgelegten Knoten des ProGlide-Verschlusssystems

rung unter anästhesiologischem Monitoring in komplett perkutaner Technik durchgeführt werden.

Aktuell befinden sich neben zahlreichen, sich noch im Entwicklungsstadium befindlichen Prothesen 2 CE-zertifizierte Klappenprothesen in breiterer klinischer Evaluation, zum einen die

◢ ballonexpandierbare SAPIEN-Bioprothese (Edwards Lifesciences, Irvine, USA), Nachfolger der Cribier-Edwards- und der Percutaneous-Valve-Therapies-Prothese [21–25], zum anderen die
◢ selbstexpandierende CoreValve-Bioprothese (Medtronic, Minneapolis, MN) [26–30].

21.3.2.2 Indikation

Die Therapie der Wahl bei hochgradiger, symptomatischer AS ist weiterhin der chirurgische Aortenklappenersatz, der standardisiert mit gutem Erfolg durchgeführt wird (Klasse I Indikation), wenn auch größere randomisierte Studien nicht vorliegen. Bei der asymptomatischen Aortenklappenstenose wird der Nachweis einer reduzierten LVF sowohl von der ESC als auch dem ACC gefordert.

Die Indikationsstellung zur perkutanen Aortenklappenimplantation wird derzeit bei Patienten gesehen, die keine OP-Möglichkeit aufgrund eines sehr hohen OP-Risikos haben. Die Entscheidungsfindung sollte in einer gemeinsamen Konferenz zwischen Kardiologen und Herzchirurgen erfolgen. Die Entwicklung wird sicherlich mit größerer Erfahrung und mit Nachweis in randomisierten Studien einen Wandel in der Zukunft erfahren. Da verschiedene Klappentypen und verschiedene Zugangswege verfügbar sind, sollte für die Aortenklappenimplantation eine enge Kooperation zwischen Kardiolo-

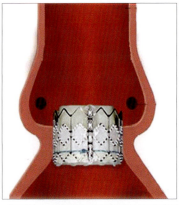
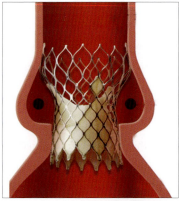
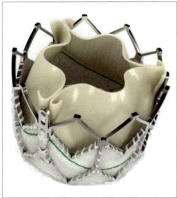
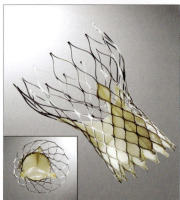

Abb. 21.5: Ballonexpandierbare SAPIEN XT-Bioprothese (links, mit freundlicher Genehmigung von Edwards Lifesciences, Irvine, USA) und selbstexpandierende CoreValve-Bioprothese (rechts, mit freundlicher Genehmigung von Medtronic, Minneapolis, MN, USA)

gen, Kardiochirurgen und Kardioanästhesisten existieren, damit ein optimaler Implantationserfolg erzielt wird [31].

Für eine perkutane Aortenklappenimplantation kommen Patienten infrage, bei denen ein chirurgischer Ersatz nur mit hohem Risiko durchgeführt werden könnte. Solche Patienten sind insbesondere ältere Patienten (> 75 Jahre) mit Komorbiditäten oder mit degenerierter Bioprothese, voroperierte Patienten, Patienten mit Porzellanaorta sowie Patienten mit schweren Malformationen des Thorax oder mit starken Thoraxverwachsungen infolge einer Bestrahlung z.B. bei. M Hodgkin oder Mamma-Ca. Obwohl diese Scores nur an Koronarpatienten evaluiert wurden, sollte das operative Risiko mittels EuroSCORE und/oder STS-Score beurteilt werden. Der errechnete STS-Score sollte > 10, der logistische EuroSCORE > 20 sein (Tab. 21.3).

Bei Patienten mit einer Lebenserwartung von weniger als einem Jahr infolge Multimorbidität oder Malignomerkrankung sollte die Indikation zur perkutanen Aortenklappenimplantation zurückhaltend gestellt werden. Bei ausgeprägter Symptomatik ist hier die Valvuloplastie als palliative Maßnahme zu diskutieren.

21.3.2.3 Vorbereitende Diagnostik

Der Nachweis einer symptomatischen, hochgradigen AS manifestiert sich in den Zeichen einer Herzinsuffizienz, Synkope oder Angina pectoris. Der Analyse des OP-Risikos kommt eine entscheidende Bedeutung in der präinterventionellen Diagnostik der perkutanen Aortenklappenimplantation und Auswahl der geeigneten Methode zu. Neben der Basisdiagnostik (s.o.) ist die zusätzliche Evaluation bestimmter Parameter von entscheidender Bedeutung.

21.3 Therapieoptionen

Tab. 21.3: Indikationen zur perkutanen und transapikalen Aortenklappenimplantation bei signifikanten Aortenklappenstenosen. Nach [31]

	Empfehlungsgrad	Evidenz
Patienten mit sehr hohem OP-Risiko aufgrund von Porzellanaorta	IIa	C
Schwere Thoraxdeformität		
Zustand nach Radiatio mit schwerer Verwachsung		
Patienten >75 Jahre mit STS-Score > 10 < 20 oder logistischem Euroscore > 20 < 40	IIa	C
Patienten >75 Jahre mit STS-Score > 20 oder Euroscore > 40	IIb	C
Bikuspide Aortenklappe	IIb	C
Patienten mit Lebenserwartung < 1 Jahr aufgrund von Multimorbidität	III	C
Patienten mit Aorteninsuffizienz > Grad II ohne Verkalkung	III	C
Patienten mit Klappendurchmesser zurzeit < 18 mm, > 27 mm	III	C

Derzeit spielt auch die Bestimmung des BNP (Brain Natriuretic Peptide) eine wichtige Rolle. Typischerweise ist das BNP in diesem Stadium der Erkrankung auf über 100 pg/ml erhöht. Liegt das BNP über 400 pg/ml, ist ein kritisches Stadium erreicht. Eine ausgeprägte Symptomatik der Herzinsuffizienz geht meist mit Werten über 800 pg/ml einher. Bei Werten über 1000 pg/ml ist eine schwere dekompensierte Aortenstenose vorhanden, die zu erheblicher Vorsicht Anlass gibt.

In Bezug auf die Anatomie kommt der Bestimmung der Klappenringgröße eine besondere Bedeutung zu, da die aktuell zur Verfügung stehenden Prothesen nur für Anulusgrößen zwischen 18 und 27 mm geeignet sind. Mittels TEE oder ggf. auch CTA sollte die Entscheidung festgelegt werden können. Die TEE-Untersuchung liefert neben der Erfassung von LVF, Begleitvitien, Aortenplaques etc. insbesondere auch entscheidende Informationen über das Ventrikelseptum.

Bei ausgeprägter Hypertrophie des basalen Septums besteht die Gefahr der Fehlplatzierung der Prothese, insbesondere beim transfemoralen Zugang, der eine schlechtere Stabilisierung der Prothese während der Implantation bietet als der transapikale Zugang. Daher sollte bei deutlicher Hypertrophie der transapikale Zugang bevorzugt werden. Bei extremer basaler Septumhypertrophie mit signifikanter Einengung des LVOT ist evtl. von einer perkutanen Klappenimplantation abzusehen. Ggf. kann eine Ballonvalvuloplastie durchgeführt werden, um anhand des Verhaltens des Valvuloplastieballons während der Insufflation die Eignung für eine perkutane Aortenklappenimplantation zu prüfen.

Von entscheidender Bedeutung für die Wahl des Zugangswegs ist die Gefäßanatomie. Die Diameter der peripheren Zugangsgefäße, das Vorhandensein von Stenosen, Kalzifikationen, Kinking etc. sollten so genau wie möglich evaluiert werden. Zur vorbereitenden Diagnostik gehören somit die Durchführung einer Aortographie mit Becken-Bein-Angiographie während der diagnostischen HKU sowie die Durchführung einer CTA. Ggf. bietet sich ein MRT-Angiosurf zur Erfassung des gesamten Gefäßstatus an.

Der Durchmesser der Femoralarterie sollte bei 18-F-Systemen mindestens 7 mm, bei 22-/24-F-Edwards-System mindestens 8 mm betragen.

Die CTA bietet wichtige Informationen über die Anatomie der AO, den Grad und die Lokalisation der Verkalkung, den mittels TEE nur bedingt einsehbaren Aortenbogen. Die Größe des Klappenrings, der Abstand der Ko-

Anatomie	Nicht-invasive Kriterien		Angiographische Kriterien				Einschlusskriterien		
	Echo	CT/MRT	LV	Ao	Koro	Aorta & Abgänge	Geeignet	Grenzwertig	Nicht akzeptabel
Vorhof- oder Ventrikelthrombus	X						Nicht vorhanden		vorhanden
Mitralklappeninsuffizienz	X						≤ Grad I	Grad II	> Grad II
LV Ejektionsfraktion	X		X				> 50%	30% bis 50%	< 20% (ohne kardiale Unterstützung)
LV Hypertrophie (Wanddicke)	X						Normal bis gering (0,6 bis 1,3 cm)	Moderat (1,4 bis 1,6 cm)	Schwer (≥ 1,7 cm)
Subaortenstenose	X	X					Nicht vorhanden		Vorhanden
Anulusweite	X	X					20 bis 23 mm → 26 mm Prothese 23 bis 27 mm → 29 mm Prothese		< 20 mm oder > 27 mm
Aortenwurzelweite	X	X		X			≥ 27 mm → 26 mm Prothese ≥ 28 mm → 29 mm Prothese		< 27 mm
Entfernung der Koronarostia vom nativen Segel	X				X		≥ 14 mm	13 mm mit moderater Kalzifikation 10 bis 13 mm ohne Kalzifikation	< 14 mm mit schwerer Kalzifikation < 13 mm mit moderater Kalzifikation < 10 mm ohne Kalzifikation
Koronare Herzkrankheit					X		Keine	< 70%ige Stenose in mittleren oder distalen Abschnitten	Proximale Stenose ≥ 70%
Anulus-Aorta-Winkel		X	X	X			< 45°	45–70°	> 70°
Aorta-ascendens-Weite	X	X	X	X			≤ 40 mm → 26 mm Prothese ≤ 43 mm → 29 mm Prothese		> 43 mm
Aortenbogen Angulation		X		X		X	Bogen mit großem Radius		Hohe Angulation, spitzer Winkel
Erkrankung der Aorta und der Aortenabgänge	X					X	Keine	Mild	Moderat bis schwer
Diameter der iliakalen und femoralen Gefäße	X					X	≥ 7 mm	≥ 6 mm ohne Diabetes oder Dialyse	< 6 mm

Abb. 21.6: Screening-Algorithmus der Firma Medtronic zur Patientenselektion für die CoreValve Implantation

21.3 Therapieoptionen

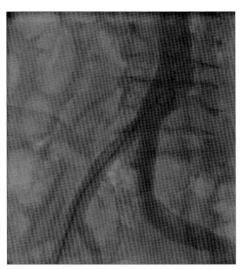 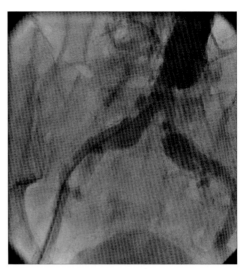

Abb. 21.7: Geeignete (links) und ungeeignete (rechts) periphere Gefäßanatomie für eine transfemorale Aortenklappenimplantation

ronararterien von der Klappe sowie den Winkel zwischen Ausflussbahn und AO werden erfasst.

Wie für die Valvuloplastie gilt auch für die Klappenimplantation, dass signifikante Koronarstenosen vor dem Klappeneingriff behandelt werden sollten, um ischämisch bedingte Komplikationen zu vermeiden. Hier empfiehlt sich generell ein zweizeitiges Vorgehen, insbesondere bei Mehrgefäßerkrankungen.

21.3.2.4 Technik der Implantation: logistische Voraussetzungen

Unabdingbar für die Durchführung kathetergesteuerter Aortenklappenimplantationen ist der Einsatz einer adäquaten Röntgentechnik (HKL-Standard). Idealerweise sollte die Implantation in sog. Hybridräumen erfolgen, die eine optimale Geräteausstattung bieten mit HKL-Standard und OP-Standard hinsichtlich Sterilität, Anästhesiemöglichkeit und Notfallmanagement (HLM-Einsatz).

21.3.2.5 Technik der Implantation: transfemorale Aortenklappenimplantation – ballonexpandierbare Bioprothese

Die SAPIEN-Bioprothese besteht aus einem ballonexpandierenden Edelstahlstent mit einer integrierten trikuspiden Klappe aus Rinderperikard, die zur Verminderung von paravalvulären Leckagen im ventrikulär gerichteten Teil von einer PET-Manschette umgeben ist. Sie steht in den Größen 23 mm (für Anulusgrößen zwischen 16 und 21 mm) und 26 mm (für Anulusgrößen zwischen 22 und 25 mm) zur Verfügung und wird über 22-F- und 24-F-Einführungssysteme transfemoral appliziert. In Kürze wird eine 29 mm Prothese verfügbar sein. Die Implantation der Klappe erfolgt analog zur Valvuloplastie unter hochfrequenter rechtsventrikulärer Stimulation. Die Prothese wird in einer Glutaraldehyd-Lösung aufbewahrt und erst während des Eingriffs, der alternativ in Vollnarkose oder Analgosedierung durchgeführt werden kann, unmittelbar vor der Implantation auf den Ballon montiert („gecrimpt"), um die Klappensegel nicht im Vorfeld zu beschädigen. Das interventionelle Vorgehen ist ähnlich wie bei der Valvuloplastie, die als 1. Schritt der Implantationsprozedur durchgeführt wird, um die spätere Klappenpassage durch die Stenose zu erleichtern. Wie bei koronaren Interventionen erfolgt der Eingriff unter Antikoagulation mit Heparin und einer Ziel-ACT > 250 s.

Die Planung der Zugangsseite richtet sich nach der präinterventionellen Diagnostik; Die Femoralarterie mit dem größten Diameter, dem geringsten Kinking und dem geringsten Verkalkungsgrad wird als Zugangsgefäß ausgewählt.

Zunächst erfolgt auf der kontralateralen Seite eine arterielle und venöse Punktion mit Einführung jeweils einer 6-F-Schleuse. Über den arteriellen Zugang wird als Angiographiekatheter ein Pigtail-Katheter eingeführt und in der Aorta ascendens positioniert, über den venösen Zugang wird ein passagerer Schrittmacher im rechtsventrikulären Apex für die spätere schnelle Schrittmacherstimulation (rapid right ventricular pacing, right ventricular burst pacing) platziert. Das invasive Monitoring mittels Swan-Ganz-Katheter erfolgt über einen Jugularis- oder Subclaviazugang durch den Anästhesisten.

Der arteriellen Punktion auf der Zugangsseite kommt eine besondere Bedeutung zu. Zur Vermeidung von Gefäßverletzungen durch die großlumigen Kathetersysteme und späteren verschlusssystemassoziierten Gefäßkomplikationen ist eine hohe Punktion in der A. femoralis communis sicher oberhalb der Femoralarterienbifurkation essenziell. Daher sollte die Punktion unter fluoroskopischer Kontrolle mit Richtung auf den medialen Femurkopf erfolgen. Zunächst wird eine 8-F-Schleuse eingeführt und deren Lage angiographisch kontrolliert, idealerweise mittels DSA. Bei korrekter Lage wird die Schleuse über einen Standard-J-Draht wieder entfernt und ein ProGlide-System für den späteren perkutanen Gefäßverschluss vorgelegt (s. Kap. 3). Alternativ ist der Einsatz der 10-F-Prostar-Systeme beschrieben. Daraufhin wird eine 10-F-Schleuse eingewechselt.

Nun erfolgt die Passage der AK mit einem AL1-Führungskatheter und einem geraden Draht. Letzterer wird gegen einen langen, an der Spitze atraumatisch vorgebogenen J-Draht ausgetauscht, über den ein Pigtail-Katheter in den LV eingeführt wird. Es folgt eine simultane Druckmessung über die beiden Pigtail-Katheter (LV/AO). Anschließend wird über den Pigtail-Katheter ein steifer, langer Draht (Amplatz Super Stiff), der ebenfalls atraumatisch vorgebogen wird, im linksventrikulären Apex mit einer Schlaufe platziert.

Nach diesem Schritt erfolgt das Einwechseln einer 14-F-Schleuse für die nachfolgende Valvuloplastie. Standardmäßig wird diese für die 23-mm-Prothese mit einem 20 × 30-mm-Ballon und für die 26-mm-Prothese mit einem 23 × 30-mm-Ballon unter rapid pacing durchgeführt (Details zur Valvuloplastie s.o.).

Für die spätere Klappenimplantation ist die Auswahl einer geeigneten Projektion mit bestmöglicher Darstellung der Aortenklappenebene wichtig. Es eignet sich i.d.R. der PA-Strahlengang oder eine leicht kranial gekippte LAO-Projektion. Die Angulation wird angiographisch kontrolliert und ggf. optimiert. Während der Valvuloplastie kann eine simultane Angiographie bei insuffliertem Ballon zur Orientierung hilfreich sein.

Nach der Valvuloplastie wird die 14-F-Schleuse wieder entfernt und die Femoralarterie mit Dilatatoren steigender Größe (16 F, 18 F, 20 F, 22 F) unter fluoroskopischer Kontrolle vordilatiert. Anschließend wird die 22-F- bzw. 24-F-Einführungsschleuse unter Durchleuchtung eingebracht. Über die Einführungsschleuse wird der steuerbare Führungskatheter mit der auf einen Ballonkatheter gecrimpten Prothese eingeführt und zunächst bis zum Schleusenende vorgeführt.

An dieser Stelle wird die Position des steifen Drahts im LV überprüft, da ein Zurückziehen des Kathetersystems durch die Schleuse nach Vorführen in die AO nicht mehr möglich ist. Das Kathetersystem wird nun bis zur nativen AK vorgebracht. Die Passage des Aortenbogens erfolgt dabei mithilfe des steuerbaren Führungskatheters, der maximal angebogen wird.

An dieser Stelle sollte die Lage des passageren Schrittmachers noch einmal kontrolliert und die Effizienz des Rapid pacing zur RR-Senkung unter 40 mmHg getestet werden. Durch Ausübung von Druck auf das Kathetersystem wird die native Klappe nun passiert.

Der steuerbare Führungskatheter wird zurückgezogen und der Ballonkatheter mit der montierten Stentprothese im kalzifizierten Anulus platziert. Da die Klappe bei der Implantation eine gewisse Strecke nach aortal migriert, sollte die Positionierung so erfolgen, dass $2/3$ der Prothese im LVOT und $1/3$ in der AO zum Liegen kommen. Bei dieser Positionierung ist es zur Orientierung hilfreich, den Pigtail-Katheter so tief wie möglich in die rechtskoronare Tasche vorzuführen. Die Positionierung der Prothese wird mittels Angiographie und ggf. unter rapid pacing kontrolliert. Die neue Cobalt-Chrom-basierte Sapien XT Prothese und der Katheter sind nun so gefertigt, dass eine eher mittige Platzierung im Anulus (im Gegenzug zur Drittelung) erreicht werden soll.

Bei Durchführung der Implantation in Vollnarkose ist die zusätzliche Kontrolle mittels TEE günstig. Bei korrekter Lage wird der Pigtail-Katheter aus der rechtskoronaren Tasche zurückgezogen, um ein Jailen (Festklemmen des Katheters mit dem expandierten Stent) des Katheters zu vermeiden.

Während der Prothesenimplantation sind – wie bei der Valvuloplastie bereits dargestellt – klare Kommandos durch den Operateur wichtig. Dieser bestimmt Beginn und Ende der schnellen rechtsventrikulären Stimulation (z.B. „Pacing Start", „Pacing Stopp"), Zeitpunkt der Balloninsufflation und somit Klappenimplantation (z.B. „Klappe jetzt") sowie Ballondesufflation (z.B. „Ballon weg"). Nach der korrekten Prothesenplatzierung gibt der Operateur das Kommando für den Beginn der Schrittmacherstimulation und bei Erreichen des Zieldrucks von 40 mmHg das Kommando zur Balloninsufflation durch den Assistenten.

Sobald der Ballon voll aufgedehnt und die Klappe entfaltet ist, wird der Ballon zügig wieder entleert. Um eine Dislokation der Prothese zu vermeiden, ist es wichtig, die schnelle rechtsventrikuläre Schrittmacherstimulation erst nach vollständiger Ballonentleerung zu beenden. Nach Implantation wird der Ballon in die aszendierende AO zurückgezogen, damit keine hämodynamisch relevante AI durch den Ballon induziert wird!!!

Es folgt eine angiographische Kontrolle mit Fokus auf die Lage der Prothese und dem Vorhandensein valvulärer oder paravalvulärer Leckagen. Paravalvuläre Lecks sind nicht selten, jedoch meist klinisch nicht relevant. Bei angiographisch hochgradigem paravalvulärem Leck ist die anschließende simultane Druckmessung hilfreich bei der Entscheidung, ob eine Nachdilatation der Prothese notwendig ist. Hierzu wird das Kathetersystem über den steifen Draht entfernt und ein Pigtail-Katheter in den LV eingewechselt. Ein signifikanter Anstieg des LVEDP mit einem möglichen diastolischen Druckangleich von LV und AO sprechen für eine relevante Insuffizienz. Die Prothese sollte in diesen Fällen nachdilatiert werden.

Solange aber der Draht noch im LV liegt, kann eine Aorteninsuffizienz artifiziell vorgetäuscht werden. Daher kommt nach der Entfernung des Pigtail-Katheters aus dem LV der finalen Aortographie eine besondere Bedeutung zu.

Vor dem Verschluss der Punktionsstelle erfolgt eine Angiographie der Beckenstrombahn, um lokale Probleme aufzudecken und zu beseitigen, z.B. bei Dissektionen mit einer Stentimplantation.

Der postinterventionelle Verschluss der großlumigen Punktionsstelle im femoralarteriellen Zugangsgefäß erfolgt durch Festzie-

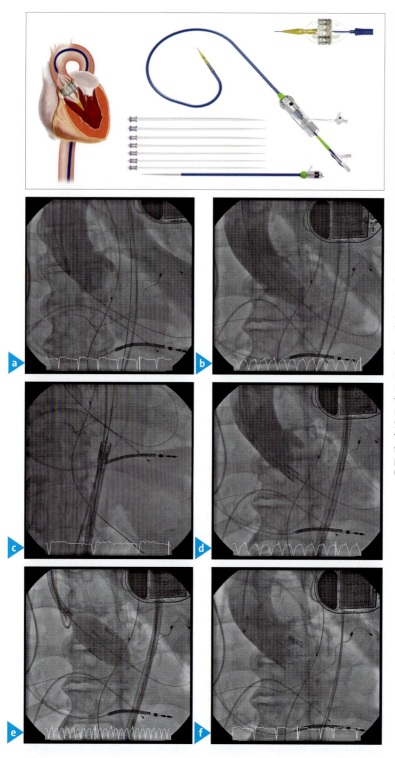

Abb. 21.8a–f: Transfemorale Aortenklappenimplantation mit der ballonexpandierbaren Edwards-SAPIEN-Aortenklappenbioprothese. Schematische Darstellung des transfemoralen Implantationswegs, der großlumigen Schleuse mit den zugehörigen, hydrophil beschichteten Dilatatoren, des steuerbaren Führungskatheters und der ballonmontierten Prothese (oben). Zunächst erfolgt die Aortographie zur Auswahl der geeigneten Implantationsebene (**a**), dann die Valvuloplastie, ggf. mit simultaner KM-Injektion in die AO (**b**). Retrogrades Vorführen der Prothese zur nativen AK (**c**) und Positionierung, sodass $2/3$ im LVOT und $1/3$ in der AO zum Liegen kommen. Nach Lagekontrolle (**d**) Implantation unter schneller, rechtsventrikulärer Schrittmacherstimulation (**e**). Angiographische Kontrolle des Implantationsergebnisses (**f**).

hen der vorgelegten Knoten des ProGlide-Verschlusssystems. Zusätzlich ist i.d.R. eine kurze manuelle Kompression nötig; sicherheitshalber sollte zudem die Anlage eines DV unter entsprechender Thromboseprophylaxe bis zum nächsten Morgen erfolgen.

Ein passagerer Schrittmacher sollte für die nächsten 48 h belassen werden, da nach Klappenimplantation gelegentlich hochgradigere AV-Blockierungen mit Schrittmacherpflichtigkeit auftreten können; insbesondere bei der selbstexpandierbaren Prothese (hier in bis zu 40% der Fälle). Bei bereits vor der Klappenimplantation bestehenden AV-Leitungsstörungen, Linksschenkelblock und Bradysymptomatik scheint das Risiko einer postinterventionellen Schrittmacherpflichtigkeit erhöht.

Die postinterventionelle Thrombozytenaggregation erfolgt mittels 100 mg ASS tgl. lebenslang sowie 75 mg Clopidogrel tgl. für 6 Monate.

21.3.2.6 Technik der Implantation: transfemorale Aortenklappenimplantation – selbstexpandierbare Bioprothese

Die CoreValve-Prothese besteht aus einem mehrstufig selbstexpandierbaren Nitinolstent, der eine trikuspide Schweineperikardklappe enthält. Das untere Drittel des Stents zeichnet sich durch eine hohe Radialkraft aus; es wird im Aortenklappenanulus positioniert und komprimiert die native Klappe, was für eine sichere Verankerung sorgt. Das spezielle Design des mittleren Drittels, das in seinem unteren Teil die Klappe enthält, sorgt für eine Aussparung der Koronargefäßabgänge. Das obere Drittel verankert sich in der Aorta ascendens und sichert die finale Fixierung und Ausrichtung. Somit bietet die selbstexpandierbare Prothese eine hohe Stabilität und minimiert das Risiko einer Klappenembolisation.

Zwei Klappengrößen stehen momentan zur Verfügung: eine Prothese mit einem Stützkorpus von 26 mm Durchmesser für Aortenanulusdurchmesser von 20–23 mm und eine Prothese mit einem Stützkorpus von 29 mm Durchmesser für Anulusdiameter von 24–27 mm. Die Applikation erfolgt in der aktuell erhältlichen 3. Generation über ein 18-F-Einführungssystem. Infolge des speziellen Klappendesigns mit stufenweiser Freisetzung ist während der Implantation keine hochfrequente rechtsventrikuläre Stimulation notwendig; es erfolgt ein nahezu kontinuierlicher Blutfluss über die Klappe.

Bei der Freisetzung kommt es lediglich kurzfristig zu einer okklusiven Phase, wenn der untere Teil des mittleren Prothesendrittels, der die Perikardklappe enthält, entfaltet wird.

Auch bei diesem System erfolgt initial eine Ballonvalvuloplastie der AS, um die Passage der nativen Klappe mit der Prothese zu erleichtern. Die initialen Schritte der Intervention sind somit analog der Implantation der ballonexpandierbaren Prothese. Es bietet sich hier aufgrund des geringeren Diameters des Kathetersystems zur Vereinfachung der Prozedur jedoch an, anstelle einer 14-F-Schleuse für die Valvuloplastie direkt die für die Klappenimplantation notwendige 18-F-Schleuse einzuführen.

Der entscheidende Unterschied zur ballonexpandierbaren Prothese besteht in der kontinuierlichen Freisetzung der selbstexpandierbaren Prothese. Nach der Valvuloplastie wird das 18-F-Kathetersystem mit dem geladenen Nitinolstent über den im LV einliegenden steifen Draht retrograd zur AK vorgeführt und über die Stenose in den LV vorgeschoben. Die Röntgenröhre wird so anguliert, dass die Bildebene orthogonal zur Aortenklappenebene und zum Kathetersystem steht. Dies ist i.d.R. in einer leicht kaudal angulierten LAO-Projektion der Fall. Das Kathetersystem wird nun so in der nativen Klappe positioniert, dass die beiden unteren, durch die zusammengefalteten Stentstruts entstandenen Marker unterhalb der Klappenebene zum Liegen kommen. Nun wird mit der schrittweisen Freisetzung der Prothese begonnen. Während der Freisetzung erfolgen wiederholte Positionskontrollen mittels kleinvolumiger Angiographien über den im rechtskoronaren Sinus platzierten Pigtail-Katheter.

Das Kathetersystem sollte während der Freisetzung unter Zug gehalten werden, da eine Tendenz zur Migration in Richtung Ventrikel besteht. Wenn mit Beginn der Freisetzung des mittleren Drittels die okklusive Phase erreicht wird, soll die Prothese schnell weiter freigesetzt werden, bis wieder ein transvalvulärer Blutfluss registriert wird. Die Lage der Prothese wird nun erneut mittels Angiographie beurteilt.

An dieser Stelle kann bei zu tiefer (ventrikulärer) Positionierung eine Korrektur durch Zug am Kathetersystem erfolgen. Bei zu ho-

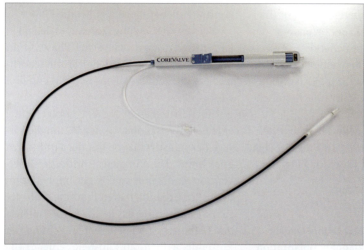
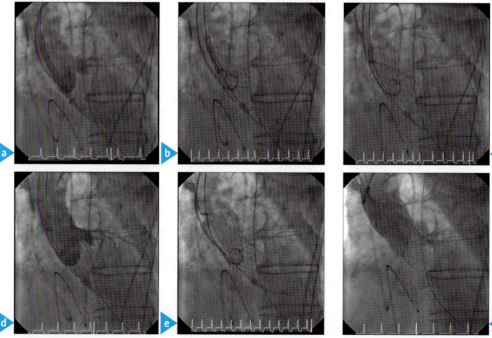

Abb. 21.9a–f: Transfemorale Aortenklappenimplantation mit der selbstexpandierbaren CoreValve-Aortenklappenbioprothese (**oben**). Positionierung und kontinuierliche Freisetzung der Prothese unter wiederholten „Small-Volume-Angiographien" (**a–e**). Angiographische Kontrolle des Implantationsergebnisses (**f**)

Tab. 21.4: Transfemorale Aortenklappenimplantation

- Durchführung in Analgosedierung oder Intubationsnarkose (hierbei unter TEE-Monitoring)
- Hämodynamisches Monitoring inkl. Pulmonaliskatheter durch die Anästhesie
- Auswahl der arteriellen Zugangsseite anhand der Vordiagnostik
- Arterieller Zugang kontralateral: A. femoralis communis, 6 F; hierüber Einführen eines Pigtail-Katheters als Angiographiekatheter, Positionierung des Pigtail-Katheters in der Aorta ascendens
- Venöser Zugang kontralateral: V. femoralis, 7 F; hierüber Einschwemmen des passageren Schrittmachers in den rechtsventrikulären Apex
- Arterielle Punktion auf der Zugangsseite unter fluoroskopischer Kontrolle mit dem Ziel einer sicheren Punktion in der A. femoralis communis oberhalb der Femoralisbifurkation
- Einführen einer 8-F-Schleuse und angiographische Lagekontrolle über die einliegende Schleuse
- Vorlegen eines ProGlide-Systems (alternativ Prostar)
- Einwechseln einer 10-F-Schleuse
- Passage der AK mittels AL-1-Katheter und eines geraden Drahts
- Einwechseln eines Pigtail-Katheters in den LV über einen langen Draht
- Simultane Druckmessung über die beiden Pigtail-Katheter mit Bestimmung der Druckgradienten und Berechnung der KÖF mittels Gorlin-Formel
- Einwechseln eines atraumatisch vorgebogenen, langen, steifen Drahts und Platzierung mit Schlaufe im linksventrikulären Apex

Ballonexpandierbare Prothese
- Einwechseln einer 14-F-Schleuse
- Valvuloplastie unter schneller rechtsventrikulärer Schrittmacherstimulation (20 x 30-mm-Ballon bei Verwendung der 23-mm-Prothese; 23 x 30-mm-Ballon bei Verwendung der 26-mm-Prothese)
- Entfernen der 14-F-Schleuse und konsekutive Vordilatation der Femoralarterie mit dem Dilatatorset (16 F, 18 F, 20 F, 22 F, ggf. 24 F) unter fluoroskopischer Kontrolle
- Einbringen der großlumigen Einführungsschleuse (22 F bzw. 24 F) unter fluoroskopischer Kontrolle
- Einbringen des steuerbaren Katheters mit der gecrimpten Klappenprothese und Vorführen bis zum Schleusenende
- Kontrolle der stabilen Drahtlage im LV
- Vorbringen des Kathetersystems bis zur AK unter Ausnützung der Steuerbarkeit bei Passage des Aortenbogens
- Passage der nativen Klappe
- Positionierung der Prothese im nativen Annulus; Zielposition: $1/3$ in der Aorta ascendens, $2/3$ im LVOT
- Lagekontrolle mittels Angiographie, ggf. unter schneller rechtsventrikulärer Schrittmacherimplantation
- Implantation der Prothese unter schneller rechtsventrikulärer Schrittmacherstimulation
- Rückzug des Kathetersystems
- Kontrollangiographie
- Einwechseln eines Pigtail-Katheters in den LV und simultane Druckmessung
- Entfernen des Pigtail-Katheters
- Finale, angiographische Kontrolle
- Verschluss der Punktionsstelle im Zugangsgefäß durch Festziehen der vorgelegten ProGlide-Knoten
- Angiographische Kontrolle des Zugangsgefäßes durch kontralaterale KM-Injektion in DSA

Selbstexpandierbare Prothese
- Einwechseln einer 18-F-Schleuse
- Valvuloplastie unter schneller rechtsventrikulärer Schrittmacherstimulation (20 x 30-mm-Ballon bei Verwendung der 26-mm-Prothese; 23 x 30-mm-Ballon bei Verwendung der 29-mm-Prothese)
- Einbringen des Kathetersystems mit der gecrimpten, selbstexpandierbaren Prothese
- Vorbringen der Prothese in den LV, sodass die beiden unteren Marker unterhalb der Klappenebene liegen
- Schrittweise Freisetzung der Prothese unter Zug und unter wiederholten Lagekontrollen mittels „Small volume"-Angiographien
- Bei Erreichen der okklusiven Phase mit Druckabfall schnelle Freisetzung, bis wieder ein transvalvulärer Blutfluss registriert wird
- Angiographische Lagekontrolle, ggf. Lagekorrektur durch Ausübung von Zug
- Endgültige Freisetzung der Prothese
- Ablösen der Prothese von den Halteösen
- Entfernen des Kathetersystems
- Angiographische Kontrolle
- Einwechseln eines Pigtail-Katheters in den LV und simultane Druckmessung
- Entfernen des Pigtail-Katheters
- Finale, angiographische Kontrolle
- Verschluss der Punktionsstelle im Zugangsgefäß durch Festziehen der vorgelegten ProGlide-Knoten
- Angiographische Kontrolle des Zugangsgefäßes durch kontralaterale KM-Injektion in DSA

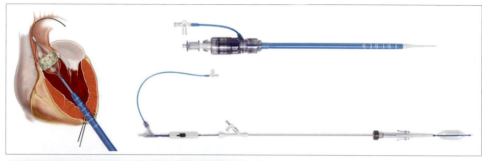
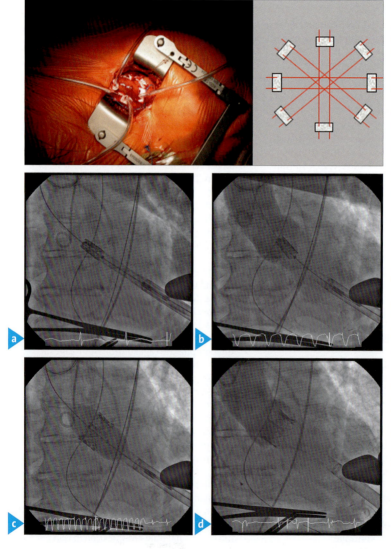

Abb. 21.10a–d: Transapikale Aortenklappenimplantation mit der ballonexpandierbaren Edwards-SAPIEN-Aortenklappenbioprothese. Schematische Darstellung des transapikalen Implantationswegs, der großlumigen Schleuse und des Einführungskatheters (**oben**). Präparation des linksventrikulären Apex nach anterolateraler Thorakotomie mit Platzierung von filzverstärkten U-Nähten für den späteren Verschluss der Ventrikelspitze (**Mitte**). Nach Aortographie mit Auswahl der geeigneten Implantationsebene und vorheriger Valvuloplastie antegrades Vorführen der Prothese zur nativen AK (**a**) und Positionierung, sodass die Prothese mittig in der Klappenebene zum Liegen kommt (**b**). Nach Lagekontrolle Implantation unter schneller, rechtsventrikulärer Schrittmacherstimulation (**c**). Angiographische Kontrolle des Implantationsergebnisses (**d**)

her Positionierung kann ggf. das gesamte Kathetersystem wieder entfernt werden (mit Notwendigkeit, die Prothese neu zu präparieren). Es folgt die endgültige Freisetzung der Prothese mit Ablösung des Katheters von den beiden Halteösen. Das weitere Vorgehen (Entfernen des Kathetersystems, angiographische Kontrolle, hämodynamische Evaluation mittels simultaner Druckmessung, Verschluss der arteriellen Punktionsstelle) erfolgt wieder analog zur ballonexpandierbaren Prothese.

21.3.2.7 Transapikale Aortenklappenimplantation

Der Vollständigkeit halber sei an dieser Stelle auch auf die transapikale Aortenklappenimplantation eingegangen. Dieser Eingriff ist zwar primär chirurgisch, sollte jedoch wie auch die transfemorale Implantation in enger Kooperation der beiden Disziplinen erfolgen.

Für diesen Eingriff steht aktuell nur die ballonexpandierbare SAPIEN-Prothese kommerziell zur Verfügung. Nach Narkose-Einleitung und Lagerung des Patienten wird zunächst mittels TTE die Herzspitze unterhalb der linken Brust lokalisiert und markiert. Anschließend wird der Patient abgewaschen und abgedeckt. Eine 6-F-Schleuse wird in die A. femoralis zur späteren Angiographie platziert, alternativ kann auch die A. radialis oder brachialis genutzt werden. Nach anterolateraler Thorakotomie unterhalb der linken Brust erfolgt der Zugang meistens im Bereich des 5. oder 6. ICR. Nach longitudinaler Eröffnung des Perikards wird der RIVA lokalisiert. Linkslateral davon im Bereich des linken Apex werden 4 filzverstärkte U-Nähte platziert und eine epimyokardiale Schrittmacherelektrode zum späteren rapid pacing wird sicher aufgenäht. Die adäquate Funktion der Schrittmacherelektrode wird anschließend kurz getestet. Während des Eingriffs ist wie bei der transfemoralen Implantation eine Heparinisierung des Patienten mit einer ACT > 250 s notwendig. Nach Punktion des LV erfolgen die antegrade Passage der nativen Klappe mittels eines Standard-J-Drahts und die Einführung eines langen, steifen Drahts in die Aorta ascendes mithilfe eines rechten Judkins-Katheter. Über diesen Draht wird dann die 14-F-Schleuse für die initiale Valvuloplastie eingewechselt, die in Analogie zum transfemoralen Vorgehen durchgeführt wird. Für die Klappenimplantation wird die 14-F- gegen eine 26-F-Schleuse ausgetauscht, über die die gecrimpte Stentprothese unter angiographischer und TEE-Kontrolle im Aortenklappenanulus platziert und unter erneutem rapid pacing freigesetzt werden kann. Bei der Positionierung ist die exakte axiale Ausrichtung der Prothese äußerst wichtig, was durch Ziehen oder Schieben des steifen Drahts erreicht werden kann. Zudem musste bisher die Prothese beim transapikalen Zugang im Gegensatz zum transfemoralen Vorgehen idealerweise mittig im Anulus platziert werden. Nach Freisetzung der Klappe kann die 26-F-Schleuse entfernt und die Ventrikelspitze durch Zuziehen der U-Nähte unter Blutdruckkontrolle verschlossen werden [32].

21.3.2.8 Andere Zugangswege zur perkutanen Aortenklappenimplantation

Neben dem transfemoralen und transapikalen Zugang stehen zusätzlich Zugänge über die A. subclavia oder sogar direkt über die Aorta ascendens zur Verfügung.

Der Subclavia-Zugang ist aufgrund des Gefäßdiameters i.d.R. nur mit der 18-F-CoreValve-Prothese möglich. Zudem ist die linke A. subclavia zu bevorzugen, da der Implantationswinkel über die rechte Seite ungünstig ist. Die Arterie wird unterhalb der Clavicula über eine 4–5 cm lange Inzision chirurgisch freigelegt und postinterventionell wieder verschlossen.

Wenn weder ein transarterieller noch ein transapikaler Zugang möglich sind, kann ggf. auch ein Zugang über die Aorta ascendens mittels oberer partieller Sternotomie erwogen werden.

22 Endovaskuläre Aortenstentgraftimplantation bei thorakalen und abdominellen Aortenerkrankungen

22.1 Einleitung: Aortenerkrankungen **687**
    22.1.1 Aortendissektion – 687
    22.1.2 Aortenaneurysma – 689
    22.1.3 Hintergrund der endovaskulären Aortenstentgraftimplantation – 690
    22.1.4 Prinzip der endovaskulären Aortenstentgraftimplantation – 690

22.2 Thorakale Aortenstentgraftimplantation **691**
    22.2.1 Indikation zur thorakalen Aortenstentgraftimplantation – 691
    22.2.2 Vorbereitung und Planung des Eingriffs – 692
    22.2.3 Praktische Durchführung der thorakalen Aortenstentgraftimplantation – 695
    22.2.4 Patientennachsorge – 700

22.3 Infrarenale Aortenstentgraftimplantation **701**
    22.3.1 Indikation zur infrarenalen Aortenstentgraftimplantation – 701
    22.3.2 Vorbereitung und Planung des Eingriffs – 702
    22.3.3 Praktische Durchführung der infrarenalen Aortenstentgraftimplantation – 704
    22.3.4 Patientennachsorge – 707

22 Endovaskuläre Aortenstentgraftimplantation bei thorakalen und abdominellen Aortenerkrankungen

22.1 Einleitung: Aortenerkrankungen

Erkrankungen der thorakalen Aorta sind seltene, oftmals aber in hohem Maße lebensbedrohliche Erkrankungen. Neben chronischen stabilen Aneurysmen, die häufig nur als Zufallsbefund im Rahmen von Röntgenthoraxuntersuchungen auffallen, sind akute Dissektionen oftmals für thorakale Schmerzsyndrome verantwortlich. Das vergangene Jahrzehnt hat wichtige Fortschritte im Verständnis und Management der Aortenerkrankungen erbracht. Neu ist dabei das Konzept des akuten Aortensyndroms, das ein zunehmend einheitliches diagnostisches und therapeutisches Vorgehen ermöglicht.

Hinsichtlich der Aortenerkrankungen sollte man grundsätzlich zwischen Aortendissektion und Aortenaneurysma unterscheiden. Allerdings gibt es hier Überlappungen, z.B. wenn sich bei chronischer Aortendissektion eine aneurysmatische Aufweitung des falschen Lumens im Langzeitverlauf ergibt. Umgekehrt kann ein Aneurysma verum die Entwicklung einer Aortendissektion bedingen. Dissektionen entwickeln sich jedoch auch in einer normkalibrigen Aorta.

22.1.1 Aortendissektion

Die klassische Aortendissektion, die mit einer geschätzten Inzidenz von 5–15 pro 100 000 Einwohner und Jahr bzw. 10–20 auf 1 Mio. Einwohner auftritt [1, 2], kennzeichnet sich durch einen proximalen Einriss der Gefäßintima, der zu einer Längsspaltung des Gefäßes mit Ausprägung eines falschen Lumens in der mittleren Wandschicht führt.

> **Merke**: Die Aortendissektion verläuft nicht zwischen Intima und Media, sondern verläuft in der Media und spaltet sie so auf, dass ein wahres und falsches Lumen entsteht.

Akute Aortenruptur, Perikardtamponade und Aortenruptur sind schwerwiegende, meist tödliche Komplikationen. Schock und schwere AI durch Zerstörung der Aortenwurzelgeometrie mit akuter Linksherzinsuffizienz sind typische Komplikationen der Aortendissektion. Perfusionsstörungen (Malperfusion) der viszeralen Organe, des Rückenmarks und der Extremitäten werden in bis zu 30–50% der Patienten beobachtet.

Ohne Therapie liegt die Letalität der akuten Aortendissektion bei 1–2% pro Stunde innerhalb der ersten 48 h nach Symptombeginn.

Bei proximaler Aortendissektion mit Beteiligung der aszendierenden AO (sog. Typ-A-Dissektion nach der Stanford-Klassifikation) besteht aufgrund der hohen Gefahr einer tödlichen Ruptur bei nahezu allen Patienten die Indikation zum notfallmäßigen chirurgischen Ersatz der Aorta ascendens.

Die Rupturgefahr von Dissektionen mit alleiniger Beteiligung der deszendierenden AO liegt dagegen deutlich niedriger. Die Therapie dieser distalen Form der Aortendissektion (Typ B nach der Stanford-Klassifikation) wird primär konservativ gehalten. Die Chirurgie der deszendierenden AO ist dagegen ein maximalinvasiver Eingriff, der eine late-

Tab. 22.1: Einteilung der Aortendissektion nach Svensson. Nach [3]

Klasse	Beschreibung
1	Klassische Aortendissektion mit wahrem und falschem Lumen
2	Intramurales Hämatom (IMH)
3	Umschriebene Dissektion
4	Penetrierendes Aortenulkus (PAU)
5	Traumatische/iatrogene Aortendissektion

rale Thorakotomie erfordert und mit z.T. erheblichen Komplikationen behaftet ist. Insbesondere beim Notfalleingriff ist die chirurgische Therapie mit einer Sterblichkeit von bis zu 50% und einem hohen Risiko von schwerwiegenden Komplikationen assoziiert. Neurologische Komplikationen, wie die perioperative Querschnittslähmung durch Verletzung von Interkostalarterien im Rahmen der chirurgischen Manipulation, können in bis zu 5–15% der Patienten auftreten. Daher bleibt das chirurgische Verfahren bei Typ-B-Aortendissektion primär für komplizierte Verläufe der Erkrankung reserviert. Allerdings versterben auch unter optimaler konservativer Therapie 10–20% der Patienten mit akuter Typ-B-Aortendissektion innerhalb der ersten 30 Tage. Zudem ist das Langzeitüberleben der Patienten unter konservativer wie auch chirurgischer Therapie mit einer 10-Jahres-Überlebensrate von 46–60% ungünstig.

Neben anderen Komplikationen kann im Verlauf eine Aneurysmabildung folgen, sodass jährliche Verlaufbeobachtungen notwendig sind. Als Hauptrisikofaktoren für eine aneurysmatische Aufweitung des wandgeschwächten falschen Lumens mit konsekutiver Ruptur im Langzeitverlauf sind die persistierende Perfusion des falschen Lumens und die unkontrollierte arterielle Hypertonie identifiziert worden.

Neben der klassischen Aortendissektion (Klasse-1-Dissektion nach Svensson), die mit der Ausbildung eines falschen Lumens einhergeht, konnten durch den Fortschritt der Bildgebung verschiedene Subformen/Vorläufer bzw. pathologisch-anatomische Varianten der Aortendissektion identifiziert werden. Von klinischer Bedeutung sind hierbei insbesondere das IMH der Aortenwand (Klasse-2-Dissektion nach Svensson), das PAU (Klasse-4-Dissektion) sowie die traumatische Transsektion der AO (Klasse-5-Dissektion) [3] (s. Tab. 22.1).

Merke: Auch bei fehlendem Nachweis einer flottierenden Membran mit Trennung in wahres und falsches Lumen kann bereits eine Aortendissektion vorliegen, die aber eine andere Form und Stuktur aufweist, jedoch in eine klassische Aortendissektion oder tödliche Aortenruptur übergehen kann.

Das **IMH** entsteht durch akute Blutung aus rupturierten Vasa vasorum der Aortenmedia. Sie zeigt typischerweise keine Kommunikation mit dem wahren Lumen und kann sich sogar über die gesamte AO erstrecken. Die Blutung entsteht fulminant, verursacht heftigste Schmerzen und wird deshalb auch als **Apoplexie der AO** bezeichnet. Typische Komplikation sind in bis zu 25% der Fälle Aortendissektionen oder auch Aortenrupturen. Die Letztere tritt besonders bei Lokalisation in der Aorta ascendens auf. Diese geschieht oft über einen Progress zur klassischen Dissektion. Malperfusionssyndrome sind seltener als bei klassischer Dissektion.

Das **PAU** entsteht bei massiver Aortensklerose und manifestiert sich deshalb meist jenseits des 70. Lebensjahrs. Bei Arrosion von Vasa vasorum der Aortenmedia durch das zentrale Ulkus einer Aortenplaque kann es zur schmerzhaften intramuralen Blutung kommen. Diese Blutung ist im Gegensatz zur IMH meist lokalisiert und führt selten zur klassischen Dissektion. Eine akute Symptomatik kann fehlen, und nicht selten führt ein triviales Trauma zur letalen Aortenruptur. Typisch ist die Entwicklung von **Pseudoaneurysmen** und **Thrombembolien**. Das PAU der Aorta ascendens ist prognostisch ungünstig, tritt aber sehr selten auf.

Die **traumatische Dissektion/Transsektion** der AO tritt klassischerweise nach Dezelerationstraumata auf, z.B. Verkehrsunfall oder Sturz aus großer Höhe. Der Einriss liegt typischerweise konkavseitig am Ansatz des fibrotischen Ligamentum pulmonale, im Bereich des Aortenisthmus. Bei der Transsektion bleibt lediglich die Adventitia intakt, während Intima und Media zerrissen sind. Neben der freien Ruptur kann sich im Langzeitverlauf ein Pseudoaneurysma ausbilden.

Die iatrogene Dissektion/Transsektion stellt eine Verletzungen bei intravaskulären Eingriffen, bei Herzkatheteruntersuchungen oder sogar lithotrypter Behandlungen dar.

> **Merke:** Grundsätzlich weisen Schmerzen auf eine Verletzung mit Überdehnung der Schmerzrezeptoren in der Adventitia hin und sind ein Alarmzeichen einer drohenden Ausweitung oder Ruptur der Dissektion, besonders wenn ein wandernder Schmerz auftritt.

22.1.2 Aortenaneurysma

Ein Aneurysma ist die fusiforme oder sacculäre Erweiterung aller Wandschichten der AO, die meist durch Aortensklerose bedingt ist. Gerade bei jungen Patienten muss jedoch auch an genetische Erkrankungen des Bindegewebsstoffwechsels (z.B. Marfan-Syndrom) oder eine biskuspide Aortenklappe gedacht werden. Die differentialdiagnostische Einbeziehung entzündlicher Ursachen kann lebensrettend sein. Das thorakale Aortenaneurysma bleibt klinisch lange stumm, da die Aufweitung langsam oft über viele Jahre erfolgt. Häufig wird es als Zufallsbefund im Rahmen von Röntgenthoraxuntersuchungen diagnostiziert. Klinische Symptome treten i.d.R. nur bei Verdrängung von thorakalen Organstrukturen (z.B. Heiserkeit) oder drohender Ruptur (Rückenschmerzen) auf.

Normalerweise beträgt der Durchmesser der Aorta ascendens nicht mehr als 2,1 cm/m^2 KOF bzw. der deszendierenden AO < 1,6 cm/m^2 KOF. Erweiterungen über diesen Durchmesser werden zunächst als Ektasie bezeichnet. Die Diagnose des Aneurysmas/Ektasie wird erst gestellt, wenn der Aortendurchmesser der thorakalen AO 3,5 cm bzw. der deszendierenden AO > 3 cm beträgt. Einheitliche wissensbasierte Definitionen existieren jedoch derzeit noch nicht.

> **Merke:** Von einem Aneurysma der Aorta ascendens wird ab einem Durchmesser von ≥ 2,1 cm/m^2 gesprochen; eine Aortenektasie beginnt ab 3,5 cm, ein Aneurysma ab 4,0 cm.

Die klassische Therapie besteht zunächst in der medikamentösen Einstellung des RR mittels Betablocker, ACE-Hemmer und AT1-Rezeptorblocker. Wird ein kritischer Durchmesser der AO erreicht (> 5,5 cm), erhöht sich das Risiko einer tödlichen Ruptur, sodass dann eine chirurgische Resektion und Interposition einer Dacron-Graftprothese empfohlen werden. Bei der aszendierenden AO, die bis auf weiteres der offenen chirurgischen Versorgung vorbehalten bleibt, wird die Indikation zur OP zumeist ab einem max. Durchmesser > 5,5 cm gestellt, bei Marfan-Syndrom allerdings schon ab 5 cm, oder einer Größenzunahme > 1 cm/Jahr [4]. Beim Aneurysma der Aorta descendens liegt das Rupturrisiko niedriger, sodass eine OP i.d.R. erst ab einem max. Durchmesser von > 6 cm empfohlen wird [4].

22.1.3 Hintergrund der endovaskulären Aortenstentgraftimplantation

Die endovaskuläre Aortenstentgraftimplantation ist eine neuartige, minimalinvasive Alternative zum konventionellen chirurgischen Vorgehen für Patienten mit thorakalen und abdominellen Aortenerkrankungen. Der erste Eingriff wurde 1986 von dem russischen Chirurgen Volodos bei einem Patienten mit posttraumatischem Pseudoaneurysma der deszendierenden AO durchgeführt. Parodi et al. haben 1991 die ersten Ergebnisse der Stentgraftbehandlung bei Patienten mit infrarenalem Bauchaortenaneurysma publiziert. Dake et al. von der Stanford Universität, USA, haben 1994 die ersten Erfahrungen in der Behandlung von Patienten mit thorakalem, nicht disseziiertem Aortenaneurysma publiziert. Diese Arbeitsgruppe und die Arbeitsgruppe von Nienaber, Rostock, haben 1999 erstmalig über die Stentgraftbehandlung von Patienten mit akuter bzw. chronischer Aortendissektion berichtet [5].

22.1.4 Prinzip der endovaskulären Aortenstentgraftimplantation

Bei der endovaskulären Stentgraftbehandlung wird ein 10–25 cm langer, mit einer blutundurchlässigen Membran (Dacron, Polyester, PTFE) versehener, selbstexpandierender Stentgraft aus Nitinol bzw. Edelstahl so implantiert, dass die betreffende Aortenpathologie vollständig von der Blutzirkulation ausgeschaltet bzw. bei der Aortendissektion die proximale Einrissstelle abgedichtet wird. Die Implantation erfolgt mithilfe eines großlumigen Kathetersystems (20–26 F), das den zunächst zusammengefalteten Stentgraft trägt. Über die Leisten- bzw. Beckenarterie oder direkt über die AO wird das Kathetersystem bis in die thorakale AO unter Röntgenkontrolle vorgeführt. Nach angiographischer Verifizierung der korrekten Position wird der Stentgraft freigesetzt und expandiert.

Im Fall der Typ-B-Aortendissektion ist es das Ziel, die proximale Einrissstelle mit dem Stentgraft zu überdecken und so den Blutfluss in das falsche Lumen zu unterbrechen. Dadurch wird das wandgeschwächte falsche Lumen druckentlastet und der Blutstrom wieder auf das wahre Lumen gerichtet, sodass die Organ- und Extremitätenperfusion insbesondere bei Patienten mit Malperfusionssyndrom verbessert wird. In der Folge erweitert sich das wahre Lumen, während das exkludierte falsche Lumen thrombosiert und im Sinne eines sog. aortalen Remodellings schrumpft.

Beim thorakalen oder infrarenalen Aortenaneurysma wird der Stentgraft so implantiert, dass er das Aneurysma vollständig von der Zirkulation trennt. Das Blut im druckentlasteten Aneurysmasack thrombosiert, und eine Schrumpfung im weiteren Verlauf tritt ein. Dazu muss der Stentgraft proximal und distal im „Gesunden" verankert werden. Es wird i.d.R. ein sog. Hals von ca. 1,5 cm gefordert. Neuere Untersuchungen insbesondere der Wiener Arbeitsgruppe um Grimm und Czerny haben zeigen können, dass eine ausreichend lange „gesunde" Verankerungszone von entscheidender Bedeutung für das Ergebnis der Stentgraftimplantation, aber auch für die Langzeitprognose des Patienten ist. Bei einem zu kurzen Hals kann der Stentgraft das Aneurysma evtl. nicht vollständig abdichten. Es kommt zu einem rupturgefährdenden sog. Endoleak mit Reperfusion des Aneurysmasacks (s. Tab. 22.2).

Bei den Stentgraftprothesen der 1. Generation rechnete man mit einer Endoleakrate von ca. 20%, die durch die technischen Verbesserungen in der jüngeren Vergangenheit reduziert werden konnte. Dennoch ist die kritische Auswahl des anatomisch geeigneten Patienten auch weiterhin von wichtiger Bedeutung für das Stentgraftergebnis.

Tab. 22.2: Endoleak-Klassifikation. Nach [7]

Typ 1	Endoleak durch insuffiziente Abdichtung durch den Stentgraft distal/proximal
Typ 2	Bedingt durch retrograden Fluss von Kollateralgefäßen bzw. Seitenästen (z.B. Lumbalarterien, überstentete linke A. subclavia)
Typ 3	Endoleak durch Risse in der Graftmembran, Diskonnektion/Disintegration von modularen Stentgraftteilen (z.B. abdominelle Y-Prothese)
Typ 4	Fluss durch die Graftmembran hindurch, bedingt durch initiale Undichtigkeit der Membran

22.2 Thorakale Aortenstentgraftimplantation

22.2.1 Indikation zur thorakalen Aortenstentgraftimplantation

Gegenwärtig wird die Indikation zur Aortenstentgraftimplantation bei Patienten mit **akuter Aortendissektion**, die **mit** lebensbedrohlichen Komplikationen, z.B.
- Malperfusionssyndrom,
- drohende Ruptur,
- therapierefraktärem Schmerz,
- radiologischen Zeichen der frühen Progression

einhergeht, gesehen.

Bei Patienten mit chronisch stabiler Typ-B-Aortendissektion ist die Indikationsstellung dagegen schwieriger. Eine randomisierte Studie [6] konnte zeigen, dass die Stentgraftimplantation bei Patienten mit asymptomatischer chronischer Aortendissektion im 2-Jahres-Beochbachtungszeitraum keinen Vorteil gegenüber der aggressiven medikamentösen RR-Senkung zeigt, sodass die Stentgraftimplantation gegenwärtig nur bei Versagen der medikamentösen RR-Senkung indiziert ist. Allerdings war die Stentgrafttherapie hinsichtlich des aortalen Remodellings der konservativen Therapie deutlich überlegen.

Weiterhin wird die Indikation bei Patienten mit **chronischer Aortendissektion** in Analogie zur offenen Chirurgie gestellt, d.h. persistierende Perfusion des falschen Lumens bei
- max. Aortendurchmesser > 5,5 cm,
- Therapie der refraktären Hypertonie,
- rezidivierenden Episoden von Brust-/Rückenschmerzen oder
- chronisches Malperfusionssyndrom.

Eine zusätzliche Indikation ist die Verlängerung und der Abschluss eines „**Elephant Trunks**", dabei handelt sich um eine Aortenprothese, die chirurgisch intraoperativ über den Bogen in die distale Aorta blind endend eingelegt wird, nicht mit der äußeren Aortenwand abschließt und frei im Lumen pendelt. Ein Graftstent, von retrograd vorgebracht, erlaubt die distale Abdichtung im Sinne eines **Hybrideingriffs.**

Bei Patienten mit **IMH** wird häufig eine umschriebene Kommunikation von der AO in das IMH im Bereich der inneren Kurvatur des Aortenbogens gefunden. Hier sind bei der Beurteilung des CT v.a. MPR (multiplanare Rekonstruktionen) in parasagittaler Orientierung hilfreich, um den Einriss zu detektieren. Bei IMH-Patienten mit
- refraktären Schmerzen,
- rascher Größenzunahme des IMH oder
- Übergang zur offenen Dissektion

wird die Indikation zur Aortenstentgraftimplantation gestellt.

Ähnlich wird die Indikation auch bei Patienten mit **PAU** gestellt. Hier werden symptomatische Patienten, die Komplikationen des PAU aufweisen, wie z.B.
- Größenzunahme,
- drohende Rupturzeichen,
- periaortale Flüssigkeitsansammlung,
- lokale Komplikationen anderer Organe,

als gute Kandidaten für eine Aortenstentgraftimplantation angesehen, zumal es sich bei einem PAU zumeist um eine sehr umschriebene Aortenläsion handelt, die mit einem einzigen, meist kurzen Stentgraft i.d.R. suffizient abgedichtet werden kann und somit von einigen Autoren als „ideales" Ziel für einen Aortenstenteingriff angesehen wird.

Patienten mit **traumatischer Transsektion** sind akut durch die freie Ruptur bedroht und sollten dringlich mit einem Aortenstent versorgt werden. Bei der Planung der Prozedur müssen aber u.U. vorrangige, da direkt lebensbedrohliche Begleitverletzungen miterfasst werden, die ggf. vor der Aortenläsion versorgt werden müssen. Ein wichtiger Vorteil der Aortenstentgraftimplantation gegenüber der konventionellen chirurgischen Therapie ist, dass der Eingriff auch ohne Heparinisierung durchgeführt werden kann. Dadurch wird das Blutungsrisiko insbesondere bei begleitenden Beckenfakturen deutlich reduziert.

Bei Patienten mit einem **asymptomatischen thorakalen**, nicht dissezziertem **Aortenaneurysma** wird die Indikation zur prophylaktischen Aortenstentgraftimplantation i.d.R. bei einem
▲ max. Durchmesser > 5,5 cm oder einer
▲ Größenzunahme von > 1 cm/Jahr sowie bei
▲ symptomatischen Patienten

unabhängig vom Aortendurchmesser gesehen, auch wenn aktuell prospektiv randomisierte Studien sowie Leitlinien weitgehend fehlen.

22.2.2 Vorbereitung und Planung des Eingriffs

Der kritischen Vorbereitung und Planung des Eingriffs kommt bei einem endovaskulären Vorgehen besondere Bedeutung zu. Hierbei steht die sorgfältige Bildgebung im Mittelpunkt. Üblicherweise kann die Stentgraftimplantation anhand einer nichtinvasiven Bildgebung geplant werden, eine invasive Angiographie ist nur in Ausnahmefällen zur Vorbereitung des Eingriffs erforderlich (z.B. Abklärung einer möglichen KHK).

Die kontrastverstärkte CT erlaubt die Bildgebung der gesamten AO in wenigen Sekunden und eignet sich besonders zur Eingriffsplanung und erlaubt die Differenzierung verkalkter und nicht verkalkter Stellen, sowie die Darstellung evtl. schon vorhandener Aortenstents. Wichtig ist, dass die CT nach kranial die proximalen Anteile der Kopf-Hals-Gefäße und nach kaudal die Leistengefäße abdeckt. Eine max. Schichtdicke von 1–3 mm ist zu empfehlen. Neben den axialen Quellbildern helfen v.a. sog. MPR oder maximale Intensitätsprojektionen (MIP) bei der Eingriffsplanung, insbesondere zur Beurteilung der häufig im distalen Aortenbogen gelegenen proximalen Landezone.

Die MRT eignet sich ebenfalls zur Eingriffsplanung.

Dagegen reicht die TEE allein nur in Ausnahmefällen zur Eingriffsplanung, liefert aber v.a. wichtige intraoperative Informationen und erlaubt die Kontrolle der erfolgreichen Stentgraftimplantation unmittelbar im HKL durch den Nachweis der Thrombosierung des falschen Lumens bzw. des Aneurysmasacks.

Bei der Eingriffsplanung sind verschiedene Punkte zu beachten. Zunächst müssen die Zugangsgefäße hinsichtlich der Passagemöglichkeit der großlumigen Kathetersysteme (20–26 F) beurteilt werden. Die Stentgraftimplantation erfolgt i.d.R. über die A. femoralis communis, die entweder chirurgisch frei präpariert oder aber durch perkutane Punktion sondiert wird. Neben einem minimalen Durchmesser von 8 mm muss auf Kalzifikationen der Gefäßwand und Gefäßwindungen geachtet werden. Bei einer zirkulären Verkalkung des Gefäßes kann es schwierig sein, ein anguliert verlaufendes Gefäß mit dem steifen Interventionsdraht so auszustrecken, dass eine Passage des Kathetersystems möglich ist. Bestehen Zweifel an der Eignung der A. femoralis communis als Zugangsgefäß, sollten alternative Zugangswege wie die A. iliaca communis durch einen etwas aufwändigeren retroperitonealen Zugang oder aber die AO selbst in Betracht gezogen werden.

Die eingehende Beurteilung der proximalen Landezone ist zum einen für die Auswahl der Stentgraftprothese, zum anderen zur Festlegung der Interventionsstrategie wichtig. Zur Auswahl der Stentgraftprothese wird der max. Durchmesser der „gesunden" Landezone proximal der Aortenpathologie gemessen. Im Bereich des Aortenbogens, in dem bei Aortendissektion typischerweise der Aortenstent verankert wird, ist die Messung des Durchmessers sowohl in den axialen Quellbildern, als auch in den MPR in parasagittaler Ausrichtung sinnvoll.

- Die Stentgraftprothese wird bei einem Aortenaneurysma um ca. 10–30% überdimensioniert, damit die Prothese sicher verankert werden kann und so eine Migration des Stentgrafts nach distal verhindert wird.
- Bei Aortendissektion wird eine geringere Überdimensionierung gewählt; i.d.R. wird eine Prothese mit dem Durchmesser des distalen Aortenbogens gewählt.

Merke: Bei der Aortendissektion ist das Ziel die Abdeckung des/der Intimaeinrisse/s, nicht das Anpressen der Membran an die ursprüngliche Gefäßwand. Daher richtet sich die Größenauswahl auch nicht nach dem ursprünglichen Lumen, sondern nach der zur Abdeckung notwendigen Dimension.

Da das wahre Lumen im weiteren Verlauf der AO zumeist deutlich schmaler ist als der Durchmesser im nicht dissezierten Aortenbogen, sind **getaperte Prothesen**, d.h. Prothesen mit einem geringen distalen Durchmesser, bei Dissektionen u.U. sinnvoll. Bei der Beurteilung der proximalen Landezone sollte auf die Länge des „gesunden" Halses geachtet werden.

Wie oben ausgeführt, sollte der Hals proximal der Aortenpathologie mindestens 1,5 cm betragen, um eine sichere Abdichtung der Pathologie vom Blutstrom zu ermöglichen. Bei Pathologien, die den Aortenbogen oder aber auch die distale Aorta ascendens mit einbeziehen (Aortenlandezone < 3 cm, s. Abbildung 22.1), ist es vor dem Stenteingriff oftmals erforderlich, die Kopf-Hals-Gefäße chirurgisch umzuleiten.

Durch eine vorbereitende chirurgische **Debranching-OP** wird der Abgang der linken A. subclavia, der A. carotis communis, ggf. aber auch des Truncus brachiocephalicus durch Bypässe bzw. chirurgische Umsetzung der Arterien nach proximal verlagert, um eine ausreichende Landezone für den Stentgraft zu schaffen. Dies ist oftmals durch einen extrathorakalen Eingriff möglich (z.B. Transposition der A. subclavia), in manchen Fällen ist aber auch eine Thorakotomie erforderlich, um z.B. eine Gefäßprothese direkt hinter der AK anzubringen, die dann die Kopf-Hals-Gefäße mit Blut versorgt.

Die **Überstentung der linken A. subclavia** ohne vorherige Bypassanlage oder chirurgische Transposition wird vom Patienten i.d.R. ohne Zeichen einer Armischämie gut toleriert. Es gilt aber zu beachten, dass die Überstentung zu schwerwiegenden neurologischen Komplikationen führen kann. Dabei ist v.a. die Kollateralversorgung des Kleinhirns durch die Aa. vertebrales bzw. die A. basilaris vor dem Eingriff zu überprüfen. Eine Überstentung der A. subclavia, die eine dominante linke A. vertebralis abgibt (bis zu 30% der Fälle) oder bei Patienten mit inkompletter A. basilaris, kann zu einem akuten Posteriorinfarkt bzw. Kleinhirninfarkt führen, wenn die Versorgung durch die rechte A. vertebralis nicht ausreicht. Eine Überstentung der A. subclavia ohne vorherige Revaskularisation ist ebenfalls nicht möglich, wenn die A. vertebralis als eigenständiges

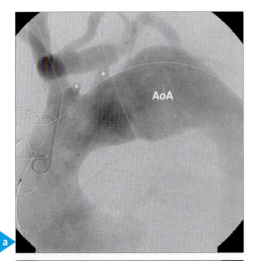
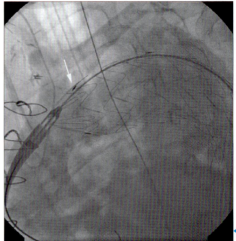
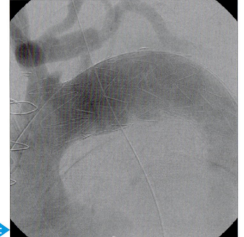

Abb. 22.1: Aortenstentgraftimplantation bei distalem Aortenbogenaneurysma. **a:** Angiographie über rechts transradial eingebrachten Pigtailkatheter zur Darstellung des Aortenaneurysmas (AoA) und der Landezonen. Die linke A. carotis communis (*) sowie die linke A. subclavia (*) wurden präoperativ chirurgisch auf den Truncus brachiocephalicus transponiert, um eine ausreichende Landezone zu schaffen. **b:** Implantation unter angiographischer Kontrolle, dabei wird der Stent so implantiert, dass die freie proximalen Stentspringe über dem Truncus brachiocephalicus zu liegen kommt und die Membranummantelung direkt distal des Gefäßabgangs beginnt (Pfeil). **c:** Kontrollangiographie mit Darstellung der kompletten Ausschaltung des Aneurysmas ohne Endoleak

Gefäß aus dem Aortenbogen abgeht (anatomische Variante), da in diesem Fall eine kritische Ischämie des Arms droht. Analysen des Eurostar-Registers haben des Weiteren gezeigt, dass eine Überstentung der linken A. subclavia ohne vorherige Revaskularisation mit einem erhöhten Paraplegierisiko assoziiert ist, da die A. subclavia wichtige Kollateralen zur Versorgung des Rückenmarks abgibt. Aufgrund der komplexen neurologischen Konsequenzen sollte vor einem elektivem Eingriff mit Überstentung der linken A. subclavia unbedingt eine Bildgebung der zerebralen Gefäßversorgung z.B. mittels MRA und eine neurologische Untersuchung einschließlich transkranieller Dopplersonographie (cTCD) erfolgen. Bei einer Dissektion besteht zudem die Gefahr der retrograden Perfusion in das falsche Lumen, sodass periinterventionell die A. subclavia ausgeschaltet werden muss.

> **Merke**: Das Überstenten der Art subclavia ist kein „Kavaliersdelikt", sondern kritisch abzuwägen gegen das Risiko schwerwiegender Komplikationen.

Bei Patienten mit traumatischer Transsektion, bei denen aufgrund der Lage der Rupturstelle in ca. 80% der Fälle die linke A. subclavia überstentet werden muss, um die Läsion abzudecken, fehlt zumeist die Zeit, um eine solch aufwändige Diagnostik durchzuführen. Bei diesen meist jungen Patienten besteht i.d.R. eine sehr gute Kollateralisierung der A. subclavia durch Halsgefäße (z.B. Aa. thyreocervicales u.a.), sodass selbst bei vollständiger Überdeckung der A. subclavia mit der Graftmembran i.d.R. eine rasche Anfärbung der Subklavia zu beobachten ist. In jedem Fall sollte der sicheren Ausschaltung der Aortenruptur in der Notfallsituation Vorrang beigemessen werden. Es kann hilfreich sein, intraoperativ die beiden Aa. vertebrales angiographisch darzustellen.

Die distale Landezone findet bei der Auswahl der Stentgraftprothese i.d.R. weniger Beachtung als die proximale Landezone, dennoch ist sie wichtig für die Auswahl der Länge des Stentgrafts. Bei einem Aortenaneurysma sollte eine Länge gewählt werden, die eine suffiziente Abdichtung (mindestens 2 cm distaler Hals) nach distal gewährleistet.

Merke: Bei elektiven Stentgraftimplantationen sollten nicht einfach Stents vorrätig gelagerter Größen eingesetzt, sondern individuell angepasste Stentdurchmesser verwendet werden, die i.d.R. mit kurzer Lieferzeit verfügbar sind.

Im Gegensatz dazu wird der Aortenstent bei Aortendissektion distal in der dissezierten AO verankert, sodass eine „gesunde" distale Landezone praktisch nicht vorgefunden wird. Bei Aortendissektion sollte eine möglichst lange Aortenprothese (ca. 20–25 cm) gewählt werden, um die gesamte thorakale AO zu stabilisieren, mögliche zusätzliche Einrissstellen im weiteren Verlauf der thorakalen Aorta descendens zu überdecken und die Perfusion nach distal bei Vorliegen eines Malperfusionssyndroms zu verbessern. Die Aorta weist im deszendieren Teil durch die abgerissenen Interkostalarterien fast immer mehr oder minder große Kommunikationen auf. Zur Detektion solcher zusätzlichen Kommunikationen zwischen wahrem und falschem Lumen eignet sich insbesondere die TEE. Es ist allerdings zu beachten, dass in Registeranalysen ein erhöhtes Paraplegierisiko bei der Verwendung von mehreren Graftstents gefunden wurde, sodass die Verwendung von langen Aortenstents mit einem erhöhten Paraplegierisiko assoziiert sein könnte, insbesondere im kritischen Bereich des thorakoabdominellen Übergangs mit möglicher Verlegung der **Adamkiewiczschen Arterie**. In der klinischen Praxis zeigt sich aber, dass die Verwendung langer Aortenstents sicher ist und ein deutlich besseres morphologisches Ergebnis im Sinne eines verbesserten aortalen Remodellings (Erweiterung des wahren Lumens bei gleichzeitiger Thrombosierung und Schrumpfung des falschen Lumens) ermöglicht im Vergleich zu der Verwendung von kurzen Stentgrafts bis 10 cm Länge. Um dieses Problem der Paraplegie zu umgehen, ist die sogenannte „Petticoat" Intervention vorgeschlagen worden, bei der statt der Graftstents nicht beschichtete Stents zur Verlängerung in die distale Aorta thoracalis eingesetzt werden.

22.2.3 Praktische Durchführung der thorakalen Aortenstentgraftimplantation

Da für die Aortenstentgraftimplantation großkalibrige Kathetersysteme verwendet werden müssen, ist oftmals eine chirurgische Freilegung der Zugangsarterie erforderlich. Allerdings ist auch ein perkutanes Vorgehen mit anschließendem Verschluss der Punktionsstelle durch ein nahtbasiertes Verschlusssystem (z.B. Perclose ProGlide oder Prostar) in geübter Hand möglich. Üblicherweise wird die A. femoralis communis als Zugangsgefäß benutzt. Wie oben dargestellt, kann es aber notwendig sein, die Iliakalarterie durch einen retroperitonealen Zugang zu präparieren oder einen direkten Zugang zur abdominellen AO zu wählen, wenn schwere atherosklerotische Wandveränderungen/Stenosen einen Zugang über die Leistenarterie unmöglich machen.

Vor der eigentlichen Stentgraftprozedur ist es wichtig, eine Strategie für eine intraprozedurale Bildgebung festzulegen. Hierbei spielt die Lage der Aortenpathologie eine wichtige Rolle. Liegt die Aortenpathologie im proximalen oder mittleren Aortenbogenbereich, ist ein Pigtail-Katheter über die rechte A. brachialis/radialis zu empfehlen. Bei einer Pathologie im distalen Aortenbogen oder der proximalen Aorta descendens (z.B. Typ-B-Aortendissektion) sollte der Angiographiekatheter über die linke A. brachialis/radialis eingeführt werden. Insbesondere bei geplanter Überstentung der A. subclavia ist dieser Zugang von besonderem Nutzen, da zum einen der Pigtail-Katheter mit seinem eingerollten Ende in das Ostium der linken A. subclavia zurückgezogen werden kann und somit als Landmarke für den Stent dienen kann, zum anderen kann nach Überstentung der Subclavia mit dem einliegenden Pigtail-Katheter geprüft werden, ob es noch eine Kommunikation der A. subclavia mit der Aortenpathologie gibt (Endoleak Typ 2). Ist dies der Fall, kann der Zugang genutzt werden, um einen sog. **Gefäß-Plug (z.B. Amplatzer vascular plug)** zu implantieren, um das Endoleak zu verschließen. Liegt die Aortenpathologie weiter distal in der thorakalen oder infrarenalen Aorta descendens, ist ein Angiographiekatheter über die kontralaterale Seite sehr praktisch sowie schnell und einfach durchführbar.

Nach perkutaner oder offener Punktion des Gefäßes in Seldinger-Technik wird zunächst eine Schleuse (z.B. 8 F) eingelegt. Hierüber wird eine Angiographie des Zugangsgefäßes zur letzten Kontrolle der Passagemöglichkeit durchgeführt. Es hat sich allgemein etabliert, dass 5000 IE Heparin i.v. zu Beginn der Prozedur gegeben werden, ohne dass entsprechende Studien oder Leitlinien vorliegen. Eine Kontrolle der ACT erfolgt meist nicht. Mit einem Standard-J-Draht wird ein Pigtail-Katheter in die Aorta ascendens geführt. Dies kann insbesondere bei Patienten mit einer Aortendissektion schwierig sein.

Es muss darauf geachtet werden, dass der Draht sicher im wahren Lumen liegt. Bei einer Drahtposition im falschen Lumen ist es häufig nicht möglich, den Draht in die Aorta ascendens zu führen. Die Aortenstentgraftimplantation ist über das falsche Lumen nicht möglich und kann zu schweren Komplikationen führen. Mithilfe der intraoperativen TEE oder dem intravaskulären Ultraschall kann die Draht- bzw. Katheterlage im wahren Lumen verifiziert werden.

Bei einer Drahtposition im falschen Lumen kann man versuchen, das wahre Lumen zu erreichen, indem man den Pigtail-Katheter bis in die A. femoralis communis (nur in seltenen Fällen dehnt sich die Dissektion so weit nach distal aus) zurückzieht und dann ohne Draht, also mit dem eingerollten stumpfen Katheterende, vorsichtig vorführt. Sollte dies nicht zum Erfolg führen, sollte man mit einem steuerbaren Katheter (z.B. Judkins rechts) und einem weichen hydrophilen Draht (z.B. Terumo, Leuven, Belgien) versuchen, das wahre Lumen zu sondieren. Oftmals befindet sich die distale Kommunikation zwischen wahrem und falschem Lumen im Bereich der Iliakalbifurkation (typischerweise in einem Gefäßkinking). Repetitive Angiographien bei Angulation des Bildverstärkers von ca. 30° können hilfreich sein, die Kommunikationsstelle zum wahren Lumen zu finden. In Einzelfällen kann es sogar erforderlich werden, ein Rendezvousmanöver mit einem von der linken A. subclavia vorgeführten Pigtail-Katheter und einem von femoral vorgeführten Pigtail-Katheter durchzuführen, um das thorakale wahre Lumen zu erreichen.

Nachdem der Pigtail-Katheter schließlich in die Aorta ascendens geführt worden ist,

22.2 Thorakale Aortenstentgraftimplantation

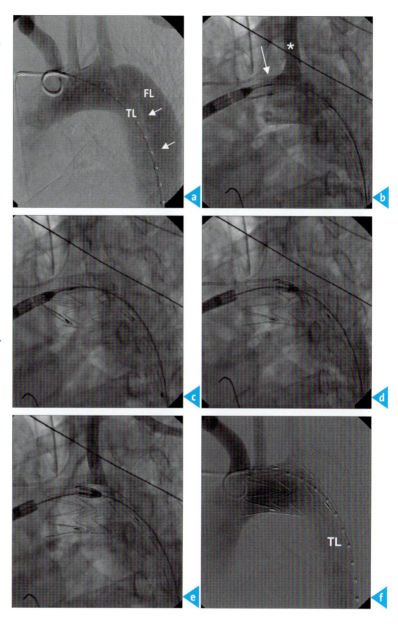

Abb. 22.2: Aortenstentgraftimplantation bei akuter Typ B-Aortendissektion. **a:** Angiographie mit Darstellung der Anatomie des Aortenbogens (Landezone) sowie der Typ B-Dissektion der Aorta descendens mit wahrem (TL) und falschem (FL) Lumen sowie flaue Darstellung der Dissektionsmembran (Pfeile). **b:** Über einen von links transradial eingebrachten Pigtailkatheter Angiographie zur Lokalisierung des Abgangs der linken Arteria subclavia (*). Positionierung des Aortenstents so, dass die Membran über dem Abgang der A. subclavia zu liegen kommt (Pfeil). **c:** Implantation unter rapid pacing. **d:** Freigeben der proximalen freien Feder. **e:** Kontrollangiographie transradial: Komplette Ausschaltung des falschen Lumens von Seite der A. subclavia. **f:** Kontrollangiographie femoral: ebenfalls komplette Ausschaltung des falschen Lumen von aortal

wird ein steifer 0,035"-Führungsdraht (bevorzugt: Back-up-Meier- (Boston Scientific, Maple Grove, USA) oder Lunderquist-Draht (Cook Medical, Bloomington, IN, USA) werden in einer Schlaufe auf die AK gelegt und der Pigtail-Katheter zurückgezogen. Hierbei wird die vom Pigtail-Katheter vorgegebene Schlaufe ausgenutzt, um den Draht sicher auf der Klappe zu positionieren. Bei einem ausgeprägten Kinking der Beckenachse kann der sehr steife Back-up-Meier-Draht u.U. nicht vorgeführt werden, wenn sich das Kinking aufgrund einer Wandverkalkung durch den Draht nicht ausstrecken lässt. Dann sollte auf einen weniger steifen Führungsdraht gewechselt werden (z.B. Amplatz Super Stiff (Boston Scientific), der i.d.R. für ein Vorführen des Aortenstentsystems ausreicht. Es ist sehr wichtig, den traumatischen steifen Führungsdraht immer über einen Pigtail- bzw. Judkins-Katheter einzuwechseln, um Verletzungen und Perforationen zu vermeiden. Das distale Drahtende wird gesichert, sodass es nicht unsteril wird.

> **Merke:** Der Führungsdraht für das Aortenstentsystem sollte steif, aber nicht zu steif sein und immer über einen Führungskatheter vorgebracht werden, nie frei sondierend. Kann die Lokalisation nicht sicher beurteilt werden, ist eine IVUS-Untersuchung angezeigt.

Nun kann die ausgewählte Aortenstentprothese samt Kathetersystem über den steifen Draht eingeführt werden. Hierbei ist auf Widerstände sorgfältig zu achten. Grundsätzlich sollte das Vorführen unter Röntgendurchleuchtung erfolgen. Bei den auf dem Markt befindlichen Aortenstentgrafts wird zwischen schleusenlosen Systemen und Systemen, die eine Schleuse benötigen, unterschieden.

Die **schleusenlosen Systeme** (z.B. Relay Plus, Bolton Medical, Valiant Captivia, Medtronic) werden ohne Einführschleuse eingeführt und sind insgesamt weniger gefäßtraumatisch, da sie weniger steif sind als die derzeit verfügbaren Schleusen. Zudem ist das Einführsystem hydrophil beschichtet. Es gilt zu beachten, dass die Verwendung einer zusätzlichen Schleuse mit einem zusätzlich höheren äußeren Durchmesser (eine Schleuse mit einem inneren Durchmesser von 24 F hat einen äußeren Durchmesser von 28 F) als das ohnehin schon große Kathetersystem erfordert.

> **Merke:** Bei der Systemauswahl ist zu beachten, dass nicht die Stentgraftgröße, sondern bei Schleusensystemen die Größe der Schleuse, die erheblich größer ist als das System selbst ist, den limitierenden Faktor darstellt.

Kann das Kathetersystem z.B. aufgrund von Gefäßstenosen nicht vorgeführt werden, wird es zurückgezogen, steril auf dem Tisch gesichert und z.B. eine Angioplastie der Beckenarterie durchgeführt.

Das Kathetersystem wird bis an die Aortenpathologie vorgeführt. Mithilfe des Angiographiekatheters wird eine Angiographie durchgeführt. Es empfiehlt sich, die erste Aortographie mit liegendem steifem Draht oder aber besser mit dem eingeführten Aortenstentkatheter durchzuführen, um unnötige KM-Injektionen zu vermeiden und so das Risiko einer kontrastmittelinduzierten Nephropathie (CIN) zu vermindern. Durch den steifen Draht bzw. durch das Kathetersystem wird die Aortenanatomie i.d.R. so verändert, dass ein Vergleich mit einer Aortographie ohne Führungsdraht oftmals nicht möglich ist.

Der Aortenstent wird so positioniert, dass die Landezone sicher erreicht wird. Hierbei sind herstellerspezifische Unterschiede zwischen den einzelnen Stentgraftsystemen zu beachten.

Vor der Freisetzung des Aortenstents, die wiederum für die verschiedenen Hersteller unterschiedlich ist, sollte auf den RR geachtet werden. Als Grundregel gilt, dass je weiter proximal zum Herzen die Aortenläsion liegt, desto tiefer muss der RR bei der Implantation abgesenkt werden, um eine Dislokation zu verhindern, die auch durch Gegendruck nicht verhindert werden kann.

Bei einer Position in der tiefen thorakalen Aorta descendens bzw. in der infrarenalen AO ist keine Druckabsenkung erforderlich.

> **Merke:** Je näher die Stentimplantation an der Aorta liegt, umso höher ist die Gefahr der Dislokation während der Implantation, und umso wichtiger ist die präinterventionelle Druckabsenkung z.B. durch RV „rapid pacing".

Bei der RR-Senkung werden verschiedene Konzepte verfolgt:
- Natrium-Nitroprussid i.v.,
- schnelle RV-Schrittmacher-Stimulation („**rapid pacing**"),
- Adenosin i.v.,
- Nutzung von „**tip-capture**" Systemen.

Etabliert hat sich in letzter Zeit v.a. die schnelle rechtsventrikuläre Stimulation mit einem passageren Schrittmacherkatheter. Bei Stimulationsfrequenzen von 180–200/min wird ein hämodynamischer Herzstillstand ohne Auswurf des Herzens erzeugt, sodass die Stentgraftprothese besonders präzise positioniert werden kann. Unmittelbar nach Beendigung der Stimulation setzt der normale Herzrhythmus mit Ausgangsblutdruck wieder ein. Die Gefahr einer Induktion von Kammerflimmern ist gering und besteht nur bei Patienten mit einer hochgradig reduzierten linksventrikulären Pumpfunktion. Bei einer medikamentösen RR-Senkung durch Natrium-Nitroprussid dauert die hypotensive Phase deutlich länger als bei der rechtsventrikulären Stimulation. Dieses Verfahren ist in unserer Klinik bis zur Einführung der Schrittmacherstimulation Standard gewesen, ist insgesamt weniger aufwändig und lässt sich gut steuern. Dagegen ist bei einem temporären Herzstillstand durch hoch dosierte Adenosin-Gabe das Wiedereinsetzen des Herzschlags nicht vorhersagbar. Zudem besteht nach dem Wiedereinsetzen des Herzschlags eine massive periphere Vasodilatation mit länger andauernder ausgeprägter Hypotonie.

Die neuerdings verfügbaren Aortenstentsysteme mit sog. **tip capture** (z.B. Valiant Captivia, Medtronic und Relay Plus, Bolton Medical) erfordern auch bei Implantation in den proximalen Aortenbogen lediglich eine geringe RR-Absenkung aufgrund des besonderen Freisetzungsmechanismus, bei dem die proximale Feder des Aortenstents als Letztes freigesetzt wird, sodass eine deutlich verbesserte Stabilität besteht.

Nach Implantation des Aortenstents wird das Kathetersystem vorsichtig zurückgezogen. Es muss unbedingt darauf geachtet werden, dass es nicht zu Dislokation durch Verhaken des Kathetersystems in der Aortenprothese kommt. Es erfolgt die angiographische Abschlusskontrolle. Hier empfiehlt sich eine Kontrolle in DSA-Technik mit Atemstillstand, um sicher eine Endoleckage auszuschließen. Insbesondere bei Patienten mit Aortendissektion ist die intraoperative Echokardiographie nützlich, um die Thrombosierung des falschen Lumens bzw. des Aneurysmasacks unmittelbar zu dokumentieren. Alternativ kann auch der IVUS genutzt werden, der allerdings kostenintensiv ist. Zudem ist die Bildqualität innerhalb der Aortenprothese häufig eingeschränkt. Wichtig ist, dass ein proximales Typ-1-Endoleak möglichst nicht belassen werden darf, da eine hohe Rupturgefahr besteht. Hier ist oftmals eine Ballonnachdehnung des Aortenstents erfolgreich bzw. eine weitere Implantation eines Aortenstents zur Verlängerung nach proximal erforderlich.

> **Merke**: Ein Endoleak I darf wegen der Rupturgefahr nicht belassen werden und bedarf der Ballonnachdehnung oder proximalen Stentimplantation. Bei einem Endoleak IV kann abgewartet werden.

Bei der Ballondehnung sollte beachtet werden, dass diese ebenfalls unter strenger RR-Absenkung erfolgt, um eine Dislokation der Prothese nach distal zu vermeiden. Bei Patienten mit Aortendissektion besteht die Gefahr der Verletzung der Gefäßintima proximal des Aortenstents durch die Ballonnachdehnung mit u.U. Ausbildung einer (lokalisierten) Dissektion der Aorta ascendens bzw. einer Ruptur der Dissektionsmembran distal, sodass der Aortenstent mit einem distalen Ende beide Lumina perfundiert und entsprechend in das distalere wahre Lumen verlängert werden muss. Daher wird insbesondere bei der fragilen akuten Aortendissektion eine Ballonnachdehnung nicht empfohlen. Nach der Implantation kann durch die initiale Membranporosität des Aortenstents eine flaue KM-Anfärbung des falschen Lumens bzw. des Aneurysmsacks nachweisbar sein (Endoleak Typ IV).

Dieses ist i.d.R. nicht behandlungsbedürftig und verschwindet nach Abklingen der Heparin-Wirkung [7].

Nach chirurgischem Wundverschluss bzw. perkutaner Gefäßnaht wird der Patient i.d.R. auf einer ITS für 24 h überwacht. Auf eine rasche Extubation nach der Prozedur ist zu achten. Grundsätzlich sollte eine bildgebende Kontrolle mittels CT (oder MRT) nach 3–4 Tagen erfolgen, da in der Initialphase durch die noch bestehende Membranporosität des Aortenstents eine KM-Anfärbung des falschen Lumens bzw. Aneurysmasacks nachweisbar sein kann, die nach 3–4 Tagen verschwindet. Bei Beschwerden oder neurologischen Auffälligkeiten sollte allerdings unbedingt eine frühzeitige CT-Bildgebung erfolgen, um eine Ausdehnung der Dissektion bzw. neue Dissektion der Aorta ascendens als Komplikation der Stentgraftimplantation auszuschließen.

Eine Heparinisierung ist nach Aortenstentgraftimplantation nicht erforderlich. Ex juvantibus wird bei Überstentung von Kopf-Hals-Arterien mit der proximalen freien Feder in Analogie zur koronaren Stentimplantation eine duale Plättchenhemmung für 4 Wo. durchgeführt, ohne dass hier entsprechende Studien oder Leitlinien vorliegen.

Im Rahmen der postinterventionellen Überwachung ist auf neurologische Defizite besonders zu achten. Bei Auftreten einer Paraplegie, die bei ca. 1–3% der Patienten nach TEVAR (Thoracic endovascular aortic/aneurysm repair) beobachtet wird, sollte unmittelbar die Anlage einer spinalen Liquordrainage erfolgen. Hierbei sollte ein spinaler Druck von 10 mmHg angestrebt werden. Zudem sollte der mittlere arterielle Blutdruck des Patienten > 90 mmHg durch Flüssigkeitsgaben bzw. Katecholamine gehalten werden. Eine Paraplegie kann früh nach der Prozedur, aber auch bis zu 48 h nach der Prozedur auftreten. Insbesondere bei verzögertem Auftreten der Paraplegie ist eine Anhebung des RR von entscheidender Bedeutung für die Rückbildung der Paraplegie.

> **Merke:** Bei Paraplegie bei Aortendissektion unmittelbare Anlage einer Liquordrainage für 2–3 Tage, je nach Symptomatik, aber so kurz wie möglich! Kontrolle des Aortenmitteldrucks auf ≥ 90 mmHg.

22.2.4 Patientennachsorge

Nach Entlassung des Patienten wird eine Nachbeobachtung nach 3–6 Monaten, 12 Monaten und dann jährlich empfohlen. Dabei sollte neben der klinischen Untersuchung eine Bildgebung mittels CT oder MRT erfolgen. Bei gutem Ergebnis ohne Endoleak kann nach 2 Jahren das Kontrollintervall u.U. verlängert werden. Bei Patienten mit Aortendissektion kommt es zumeist zu einer Ausschaltung des thorakalen falschen Lumens. Dagegen besteht die Dissektion mit wahrem und falschem Lumen abdominell zumeist fort, da hier kleinere Intimarisse im Bereich der Abgänge der Viszeralarterien zu einem fortgesetzten Blutfluss in das falsche Lumen führen. Dies ist meist ohne Folgen und kann lebenslang persistieren. Daher sollten diese Patienten lebenslang in jährlichen Abständen, bei kritischem Durchmesser auch halbjährlich, kontrolliert werden, um eine Progression bzw. Größenzunahme der dissezierten abdominellen AO rasch aufzudecken.

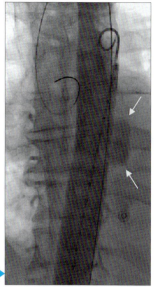 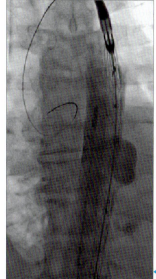 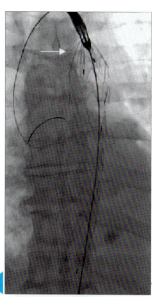
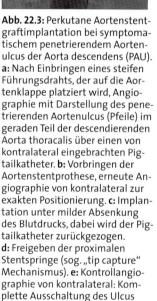 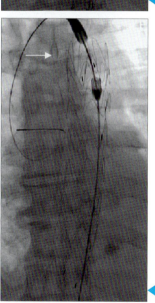 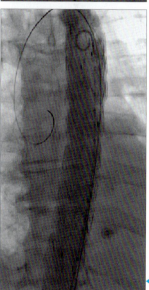

Abb. 22.3: Perkutane Aortenstentgraftimplantation bei symptomatischem penetrierendem Aortenulcus der Aorta descendens (PAU).
a: Nach Einbringen eines steifen Führungsdrahts, der auf die Aortenklappe platziert wird, Angiographie mit Darstellung des penetrierenden Aortenulcus (Pfeile) im geraden Teil der descendierenden Aorta thoracalis über einen von kontralateral eingebrachten Pigtailkatheter. **b:** Vorbringen der Aortenstentprothese, erneute Angiographie von kontralateral zur exakten Positionierung. **c:** Implantation unter milder Absenkung des Blutdrucks, dabei wird der Pigtailkatheter zurückgezogen.
d: Freigeben der proximalen Stentspringe (sog. „tip capture" Mechanismus). **e:** Kontrollangiographie von kontralateral: Komplette Ausschaltung des Ulcus

22.3 Infrarenale Aortenstentgraftimplantation

22.3.1 Indikation zur infrarenalen Aortenstentgraftimplantation

Mit zunehmender Größe des Bauchaortenaneurysmas steigt die Gefahr der Ruptur. Ab einem max. Durchmesser von 5 cm steigt das Rupturrisiko auf bis zu 20% an, sodass eine Behandlungsindikation besteht. Sacculäre Aneurysmen weisen ein höheres Rupturrisiko als fusiforme Aneurysmen auf, sodass eine frühzeitige Stentgraftimplantation empfohlen wird. Begleiterkrankungen wie eine chronisch obstruktive Lungenerkrankung steigern das Rupturrisiko und sollten bei der Indikationsstellung berücksichtig werden. Neben der prophylaktischen Ausschaltung des Aneurysmas beim asymptomatischen Pa-

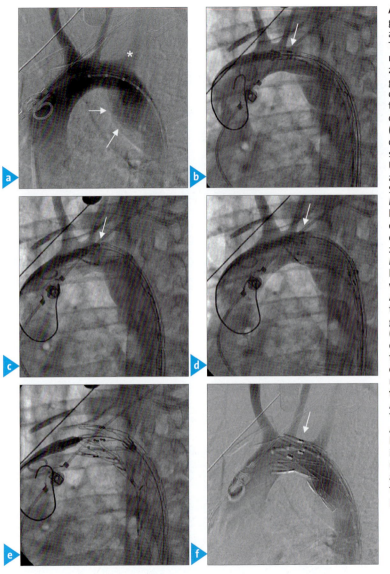

Abb. 22.4: Aortenstentgraftimplantation bei akuter traumatischer Transsektion des Isthmus aortae nach Suizidversuch. a: Angiographische Darstellung der Transsektion in loco typico mit beginnendem Pseudoaneurysma (Pfeile). b: Vorbringen der Aortenstentprothese in den Aortenbogen. Um die Läsion komplett abzudichten, wird der Stentgraft mit der Membranummantelung über den Abgang der linken Arteria subclavia implantiert (Pfeil zeigt den Beginn der Membranummantelung an). c + d: Schrittweise Implantation des Aortenstentgrafts unter wiederholter angiographischer Kontrolle (Pigtailkatheter über einen kontralateralen femoralen Zugang). e: Freisetzen der proximalen freien Springe. f: Kontrolle: Komplette Ausschaltung der Transsektion durch den Aortenstentgraft. Die linke Arteria subclavia ist mit der Membran überdeckt, stellt sich aber aufgrund der anfänglichen Membranporosität noch dar.

tienten ist die Stentgraftimplantation bei symptomatischen Patienten unabhängig vom Aneurysmadurchmesser indiziert. Aufgrund der kurzen Prozedurdauer ist bei entsprechend vorgehaltener Logistik (Notfallprothesenset, Interventionsteam mit entsprechender Ausbildung und Erfahrung in 24-h-Bereitschaft) in spezialisierten Zentren die Stentgraftimplantation mittlerweile auch in der Akutbehandlung von rupturierten Aortenaneurysmen möglich.

22.3.2 Vorbereitung und Planung des Eingriffs

Die Diagnose des infrarenalen Bauchaortenaneurysmas wird häufig mithilfe der abdominellen Sonographie im Rahmen von Routineuntersuchungen gestellt. Zur Planung eines Stenteingriffs ist aber eine weiterführende Diagnostik mittels CT/MRT wichtig. Bei der CT sollte aus Strahlenschutzgründen die Untersuchung als CT des Abdomens mit KM-Gabe durchgeführt werden, die Erstellung von MIP bzw. MPR in koronarer und parasagittaler Schnittführung ist dabei essenziell.

Zunächst sollte grob evaluiert werden, ob sich das Aortenaneurysma für eine Stentgraftimplantation anatomisch eignet. Hierbei spielt insbesondere der Hals des Aneurysmas, d.h. der Abstand vom Beginn der aneurysmatischen Wandaufweitung bis zu den Nierenarterien, eine besondere Rolle. Es sollte darauf geachtet werden, dass der Hals mindestens 1,5 cm beträgt und frei von wandständiger Thrombusauflagerung ist. Bei der Bestimmung der Halslänge müssen akzessorische Nierenarterien berücksichtigt werden. Der Aneurysmahals sollte nicht zu stark anguliert sein, damit sich die Prothese gut anlegen kann, um eine suffiziente Abdichtung nach proximal zu gewährleisten. Mit steigender Angulation bzw. abnehmender Länge des Halses steigt das Risiko eines Endoleaks Typ 1 an. Hinsichtlich des Abstands zu den Nierenarterien ist anzumerken, dass durch die heutige Verfügbarkeit von fenestrierten Stentgraftprothesen auch die Ausschaltung von juxtarenalen Aneurysmen möglich ist, allerdings handelt es sich hierbei um eine aufwändiges Verfahren, das derzeit erfahrenen Zentren vorbehalten bleiben sollte.

Bei infrarenalen Bauchaortenaneurysmata finden heute fast ausschließlich Y-Stentgraftprothesen Anwendung. Bei Rohrprothesen hat sich gezeigt, dass es zu Migrationen kommt, sodass dieses Prinzip nur noch Spezialindikationen vorbehalten bleibt. Die Implantation einer Y-Prothese bedingt einen beidseitigen Zugang. Im Rahmen der Akutbehandlung von rupturierten Bauchaortenaneurysmen finden dagegen fast ausschließlich aortomonoiliakale Systeme Anwendung, da sie sehr schnell zu implantieren sind. Die Blutversorgung der Gegenseite erfolgt über einen chirurgischen Cross-over-Bypass; vorher muss die kontralaterale A. iliaca communis mit einem Okkluder nahe an der Aortenbifurkation verschlossen werden, um eine retrograde Perfusion des Aneurysmas über die A. iliaca zu verhindern (Endoleak Typ 2).

Ähnlich der thorakalen Stentgraftimplantation müssen auch bei der infrarenalen Implantation die Zugangsgefäße kritisch hinsichtlich ihres Durchmessers und Verkalkungsgrads beurteilt werden. Für die infrarenale Stentgraftimplantation sind allerdings kleinere Kathetersysteme (18–20 F für den Hauptkörper, 14–16 F für das kontralaterale Beinchen) verfügbar, sodass auch bei fortgeschrittener Atherosklerose die Implantation häufig möglich ist. Bei ausgeprägter Angulation einer Beckenachse sollte diese zur Einbringung des Hauptkörpers genutzt werden, da die Sondierung des kontralateralen Beinchens über die geradere Seite einfacher ist.

Hinsichtlich der proximalen Landezone wird der Durchmesser des Hauptkörpers anhand des queren Durchmessers des Aneurysmahalses gewählt. Bei anguliert verlaufendem Hals sind MPR häufig hilfreich, um den genauen Durchmesser des Aneurysmahalses zu messen. Generell wird ein Oversizing von 10–30% empfohlen.

Es hat sich die Implantation mit transrenaler Fixierung etabliert, d.h. dass die freien proximalen Springen des Y-Stentgrafts über den Abgang implantiert werden, sodass die Membranummantelung direkt distal des Ostiums der Nierenarterien beginnt. In verschiedenen Nachuntersuchungen konnte gezeigt werden, dass die Überstentung der Nierenarterien mit der freien Feder auch im Langzeitverlauf nicht zu Problemen führt. Vielmehr bietet diese Implantationsposition aber den Vorteil einer verminderten Migration der Prothese nach distal. Um das Risiko der Migration weiter zu vermindern, sind Prothesen mit kleinen Häkchen an der freien Feder zu empfehlen, die eine sichere Verankerung der Aortenprothese im Aneurysmahals erlauben.

Die distale Landezone liegt i.d.R. im Bereich der A. iliaca communis, bei Vorhandensein eines begleitenden Aneurysmas dieser Arterie ggf. auch weiter distal im Bereich der A. iliaca externa. Hier sind die Durchmesser zu messen, um die Beinchengröße festlegen zu können; es wird eine Überdimensionierung von 10–20% empfohlen. Es sollten beachtet werden, dass eine Überstentung des Abgangs beider Aa. iliacae internae zu einer schweren Glutealischämie und Impotenz führen kann. Daher sollte immer geprüft werden, dass die A. iliaca interna der Gegenseite offen und gut perfundiert ist, wenn aus anatomischen Gründen eine Überstentung einer Seite notwendig ist.

Je nach Länge des Aneurysmas sind ggf. Verlängerungen an die eigentlichen Prothesenbeine notwendig, um eine sichere Abdichtung von distal erreichen zu können. Die Bestimmung der Prothesenlänge ist heute fast immer mittels nichtinvasiver Bildgebung möglich, wobei MPR von erheblichem Wert sind. In seltenen Fällen kann eine Angiographie mit Messkatheter aber notwendig sein, um die exakte Prothesenlänge wählen zu können.

22.3.3 Praktische Durchführung der infrarenalen Aortenstentgraftimplantation

Da die Kathetersysteme für die infrarenale Aortenstentimplantation kleiner sind als die Systeme für die thorakale Stentimplantation, ist i.d.R. ein perkutanes Vorgehen in Analgosedierung möglich. Da der RR während der Implantation nicht abgesenkt werden muss, ist somit eine Behandlung auch von Patienten mit schweren Begleiterkrankungen möglich. Alternativ kann auch eine chirurgische Freilegung der Leistenarterie unter Lokalanästhesie, Spinalanästhesie oder Intubationsnarkose erfolgen. Wird ein perkutanes Vorgehen gewählt, stehen verschiedene nahtbasierte Verschlusssysteme zur Verfügung, um die Punktionsstelle nach dem Eingriff abzudichten. Es bietet sich an, nach der Punktion der Arterie das Nahtsystem zu platzieren und den Knoten vorzulegen (sog. Preclose-Technik). Danach wird der Punktionskanal durch weitere Schleusen schrittweise weiter aufgedehnt, bis schließlich die Schleusengröße für die Stentimplantation erreicht wurde. Nach dem Eingriff kann nach Entfernung des Einführbestecks der vorgelegte Knoten auf die Arterienwand geschoben und das Loch der Punktion verschlossen werden.

Bei Implantation einer Y-Prothese erfolgt die Punktion beidseits. Über die kontralaterale Seite wird ein Pigtail-Katheter zur intraprozeduralen Angiographie in den Bereich des Abgangs der Nierenarterien vorgeführt. Von der ipsilateralen Seite wird über einen Pigtail-Katheter ein steifer 0,035"-Führungsdraht (z.B. Back-up-Meier-Draht) bis in die thorakale AO eingewechselt. Hierüber wird dann der Hauptkörper vorgebracht. Unter angiographischer Kontrolle von der Gegenseite wird die optimale Landezone festgelegt.

Wie oben dargestellt, sollte zur besseren Fixierung der Prothese eine transrenale Position angestrebt werden, d.h. die freien proximalen Stentspringen kommen über den Nierenarterien zum Liegen. Es muss aber unbedingt darauf geachtet werden, dass die Perfusion der Nierenarterien nicht akzidentell durch die Graftmembran verlegt wird.

> **Merke:** Die suprarenale Fixierung der Prothese mit dem freien Ende verspricht optimale Ergebnisse mit Vermeidung eines Endoleaks.

Die Angiographie sollte in DSA-Technik durchgeführt werden. Bei der schrittweisen Freisetzung der Prothese ist die Verwendung eines „Roadmaps" im Durchleuchtungshintergrundbild sowie weitere Injektion bei nur teilweise freigesetzter Prothese hilfreich. Die Prothese wird dann entsprechend der Herstellerrichtlinien freigesetzt. Bei Prothesen mit schrittweiser Freisetzung sollte der

22.3 Infrarenale Aortenstentgraftimplantation

Hauptkörper zunächst bis zum kontralateralen Beinchen freigesetzt werden. Dies ermöglicht eine leichtere Sondierung des Beinchens durch die stabile Position des noch nicht komplett entfalteten Hauptkörpers.

> **Merke**: Freisetzung des Hauptkörpers vorerst nur bis zum kontralateralen Anteil, sodass der andere Anteil in stabiler Position erreicht wird.

Von der Gegenseite wird nun das Pigtailende mit einem Standarddraht ausgestreckt und der Katheter in den Aneurysmasack zurückgezogen. In manchen Fällen gelingt es, das kontralaterale Beinchen direkt mit dem Pigtail-Katheter und dem J-Draht zu sondieren. In den meisten Fällen muss jedoch ein steuerbarer Katheter (z.B. Judkins rechts, IMA- oder MP-Katheter) mit einem weichen Terumo-Draht benutzt werden, um das Beinchen zu sondieren. Dabei ist es hilfreich, den Bildverstärker so zu angulieren, dass das kontralaterale Beinchen frei an einen Rand projiziert wird.

Nach Sondierung des Beinchens wird der Katheter in den Hauptkörper vorgeführt. Es ist nun essenziell, die korrekte Lage im Hauptkörper der Prothese zu verifizieren. Dies kann durch das freie Drehen des Katheters im Prothesenhals bzw. durch KM-Injektion in den Hauptkörper bestätigt werden (Pigtailtest). Sollte die freie Drehung des Katheters im Hauptkörper nicht möglich sein, liegt der Katheter mutmaßlich zwischen Hauptkörper und Aortenwand und muss vor Implantation des kontralateralen Beinchens repositioniert werden. Bei korrekter Lage wird ein steifer Führungsdraht über den einliegenden Katheter eingewechselt. Hierüber erfolgt die Implantation des kontralateralen Beinchens bis in die A. iliaca gemäß den jeweiligen Herstellervorgaben. Bei kurzer Distanz zwischen Aortenbifurkation und Abgang der A. iliaca interna muss ggf. eine Angiographie erfolgen, damit die A. iliaca interna nicht versehentlich überstentet wird.

Nach Freigabe des kontralateralen Beinchens wird der Hauptkörper vollständig freigegeben. Es wird nun geprüft, ob weitere Verlängerungen ipsi- oder kontralateral erforderlich sind. Hierbei sollte sichergestellt werden, dass die Y-Schenkel mindestens 2–3 cm in die A. iliaca communis reichen und eine suffiziente Abdichtung des Aneurysmasacks nach retrograd erlauben. Im Anschluss an eine evtl. Verlängerung nach distal erfolgt die Ballonnachdehnung der Prothesenanastomosen (proximales Ende, Überlappungszone des kontralateralen Beinchens sowie der distalen Enden), um die Gefahr einer Endoleckage durch inkomplette Entfaltung der Prothese zu minimieren.

> **Merke**: Es empfiehlt sich die Nachdehnung des proximalen Endes, der Überlappungszone und des distalen Endes, um Endoleaks zu vermeiden.

Die Nachdehnung wird auch empfohlen, wenn keine weitere Verlängerung implantiert werden muss. Erst nach der Aufdehnung erfolgt die Angiographie zur Kontrolle der Prothesendichtigkeit und zum Ausschluss eines Endoleaks. Hierzu sollte die Angiographie in DSA-Technik erfolgen, da diese eine bessere Endoleak-Detektion in der Spätphase erlaubt. In Analogie zur thorakalen Stentgraftimplantation sollte ein Endoleak Typ 1 nicht belassen werden, sondern durch weitere Ballondehnungen oder ggf. Verlängerung der Prothese therapiert werden. Bei Nachweis eines Endoleaks Typ 2 über Lumbalarterien wird zunächst ein konservatives Prozedere empfohlen, ebenfalls bei Vorhandensein eines Endoleaks Typ 4 durch Membranporosität.

Bei perkutanem Vorgehen wird nach Entfernung der Kathetersysteme der vorgelegte Knoten angezogen und mit dem Knotenschieber auf die Arterienwand heruntergeschoben. Dabei wird der Draht so lange belassen, bis der Knoten sicher angezogen ist. Bei einem Knotenausriss ermöglicht der

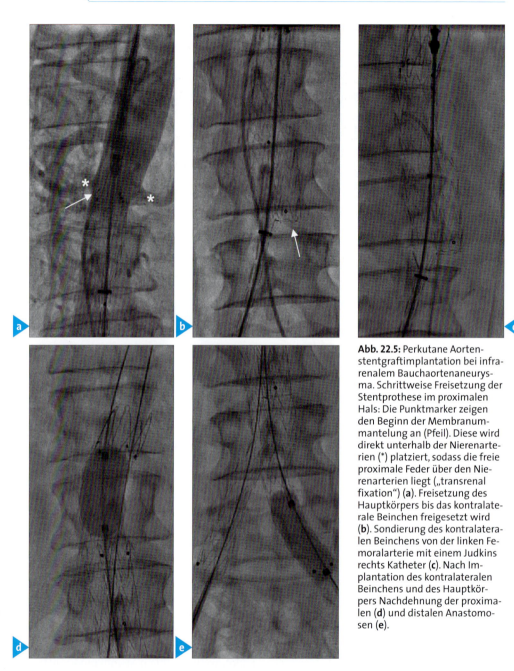

Abb. 22.5: Perkutane Aortenstentgraftimplantation bei infrarenalem Bauchaortenaneurysma. Schrittweise Freisetzung der Stentprothese im proximalen Hals: Die Punktmarker zeigen den Beginn der Membranummantelung an (Pfeil). Diese wird direkt unterhalb der Nierenarterien (*) platziert, sodass die freie proximale Feder über den Nierenarterien liegt („transrenal fixation") (**a**). Freisetzung des Hauptkörpers bis das kontralaterale Beinchen freigesetzt wird (**b**). Sondierung des kontralateralen Beinchens von der linken Femoralarterie mit einem Judkins rechts Katheter (**c**). Nach Implantation des kontralateralen Beinchens und des Hauptkörpers Nachdehnung der proximalen (**d**) und distalen Anastomosen (**e**).

noch liegende Draht das Einwechseln eines weiteren Nahtverschlusssystems, um die Punktionsstelle sicher abzudichten. Alternativ erfolgt der chirurgische Gefäß- und Wundverschluss.

Nach dem Eingriff wird der Patient auf einer ITS kurzzeitig überwacht. Insbesondere ist auf eine Nachblutung im Bereich der Zugangswege und die suffiziente Beinperfusion zu achten. Eine spezifische Antikoagulation oder antithrombozytäre Therapie ist nach abdomineller Stentgraftimplantation nicht erforderlich, auch wenn randomisierte Studien ebenso wie Leitlinien fehlen. Nach 3–5

22.3 Infrarenale Aortenstentgraftimplantation

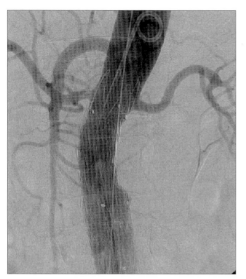 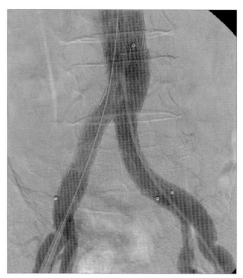

Abb. 22.6: Ergebnis nach perkutaner Aortenstentgraftimplantation bei infrarenalem Bauchaortenaneurysma. Nach Implantation der Prothese angiographische Kontrolle der Anastomosen proximal und distal mit Nachweis einer kompletten Ausschaltung des Aneurysmasacks.

Tagen sollte eine Schichtbildgebung erfolgen, um das Implantationsergebnis zu kontrollieren und Frühkomplikationen auszuschließen.

22.3.4 Patientennachsorge

Nach Entlassung sollte der Patient nach 3–6 Monaten, 12 Monaten und dann jährlich kontrolliert werden. Hier kann bei guter Schallbarkeit des Patienten und gutem Ergebnis ohne Endoleak nach 12 Monaten evtl. die Sonographie genutzt werden, um bei suffizientem sonographischem Ergebnis eine weitere Bildgebung mittels CT oder MRT zu sparen.

23 Mitralklappenvalvuloplastie

23.1 Einleitung 711

23.2 Indikation 713

23.3 Technik der Mitralklappenvalvuloplastie 713
    23.3.1 Transseptale Punktion – 713
    23.3.2 Mitralvalvuloplastie – 717

23.4 Erfolgsrate und Komplikationen 722

23 Mitralklappenvalvuloplastie

23.1 Einleitung

Die Mitralklappenstenose des Erwachsenen geht kausal gewöhnlich auf ein rheumatisches Fieber zurück (s. Abb. 23.1). Mit der Verfügbarkeit einer suffizienten antimikrobiellen Therapie des rheumatischen Fiebers ist ihre Inzidenz in den westlichen Industrienationen dramatisch abgefallen und wird heutzutage vorwiegend bei Patienten aus Ländern mit schlechter medizinischer Versorgungslage beobachtet. Bei älteren Patienten kann es auch infolge von Verkalkungen des Mitralklappenanulus (Mitralklappenringverkalkung) und einem weiteren Fortschreiten der Kalzifikation auf die Klappensegel zu deren Versteifung und somit zu einer Stenosierung der Klappe kommen. Weitere, allerdings seltene Ursachen einer MKS des Erwachsenen sind das Karzinoid, der systemische Lupus erythematodes, die rheumatoide Arthritis, der M. Fabry und die Amyloidose.

Bei MKS ist die chirurgische Valvuloplastie eine seit vielen Jahren geübte herzchirurgische Maßnahme; schon Anfang der 1960iger Jahre waren über 6000 Patienten in Düsseldorf entsprechend versorgt worden. Die Technik der perkutanen, Ballon-basierten Mitralklappenkommissurotomie wurde 1984 von Inoue [1] erstmalig auf der Tagung der ESC in Düsseldorf vorgestellt. Bemerkenswert war der Diskussionsbeitrag von Loogen, der nach dem Vortrag der Methode bewundernd eine erfolgreiche Anwendung in Aussicht stellte, die aber von seinem anwesenden chirurgischen Partner nicht gesehen wurde, obwohl doch die Klappensprengung von chirurgischer Seite manuell oder mechanisch nach gleichem Muster vorgeht.

Der Mechanismus der Mitralvalvuloplastie (MVP) besteht in der Sprengung der fusionier-

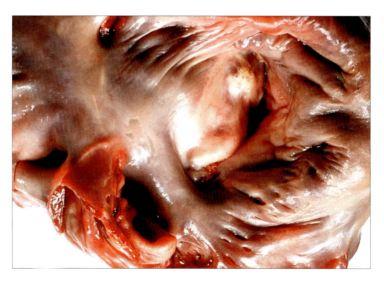

Abb. 23.1: Pathologisches Präparat einer MKS [freundlicherweise zur Verfügung gestellt von Prof. Dr. med. Baba, Institut für Pathologie des Universitätsklinikums Essen]

ten Mitralklappenkommissuren zwischen anteriorem und posteriorem Mitralklappensegel. Die Einschränkungen der Klappenbeweglichkeit infolge dieser Fusion, Verdickung der Klappensegel und Verdickung des Klappenhalteapparates sowie das Ausmaß der Klappenverkalkung tragen zur Schwere der Stenose bei und gehen in ein semiquantitatives, echokardiographisches Scoring-System ein, mit dem sich die Erfolgsaussichten und die Komplikationswahrscheinlichkeit der perkutanen Kommissurotomie abschätzen lassen (s. Tab. 23.1) [2].

Ein weiterer Score zur Abschätzung der Erfolgsaussichten ist der Cormier's Score, der etwas einfacher in seiner Anwendung ist (s. Tab. 23.2) [3].

Tab. 23.1: Massachusetts General Hospital Score (oder auch Wilkins-Score) zur Beurteilung der Mitralklappenmorphologie bei MKS. Nach [2]

Score	Klappenmorphologie
Klappenbeweglichkeit	
1	Isolierte Bewegungseinschränkung an den Klappenrändern
2	Eingeschränkte Beweglichkeit der mittleren und basisnahen Anteile der Klappensegel
3	Erhaltene, vorwiegend basisnahe, diastolische Vorwärtsbewegung der MK
4	Keine oder nur minimale Beweglichkeit der Klappen in der Diastole
Klappenverdickung	
1	Normale Klappendicke (4–5 mm)
2	Deutliche Verdickung der Klappenränder (5–8 mm)
3	Deutliche Verdickung des gesamten Mitralklappensegels (5–8 mm)
4	Ausgeprägte Verdickung der gesamten Klappe (> 8–10 mm)
Verdickung des Klappenhalteapparats	
1	Minimale Verdickung der Chordae unmittelbar unterhalb der Klappe
2	Verdickung von bis zu $1/3$ der Gesamtlänge der Chordae
3	Verdickung bis zum distalen Drittel der Chordae
4	Ausgeprägte Verdickung mit Verkürzung der Chordae bis zu den Papillarmuskeln
Klappenverkalkung	
1	Einzelne, umschriebene Verkalkungszone
2	Multiple Verkalkungszonen, beschränkt auf die Klappenränder
3	Ausdehnung der Verkalkung auf die mittleren Anteile der Mitralsegel
4	Ausgeprägte Verkalkung nahezu des gesamten Mitralsegels

Tab. 23.2: Cormier's Score zur Beurteilung der Klappenmorphologie. Nach [3]

Gruppeneinteilung	Mitralklappenanatomie
Gruppe 1	Zartes, nichtkalzifiziertes anteriores Klappensegel und geringe subvalvuläre Veränderungen, d.h. dünne Chordae mit einer Länge ≥ 10 mm
Gruppe 2	Zartes, nichtkalzifiziertes anteriores Klappensegel mit schweren subvalvulären Veränderungen, d.h. verdickte Chordae mit einer Länge < 10 mm
Gruppe 3	Mitralklappenverkalkungen in der Fluoroskopie

23.2 Indikation

Die derzeitigen Empfehlungen zur Durchführung einer Mitralklappenvalvuloplastie beziehen sich auf die Ausführungen der ESC [4].

Die Indikation zur perkutanen Mitralklappenkommissurotomie ergibt sich demnach bei Patienten mit einer MKÖF < 1,5 cm^2 und günstigen morphologischen Kriterien.

Bei symptomatischen Patienten mit Kontraindikationen für eine OP oder hohem OP-Risiko besteht eine Klasse-I-B- bzw. -I-C-Indikation, bei symptomatischen Patienten mit ungünstiger Anatomie, aber günstigen klinischen Bedingungen eine IIa-C-Indikation als Initialbehandlung.

Bei Patienten mit asymptomatischer Mitralstenose und einer KÖF unter 1,5 cm^2 ergeben sich nur Klasse-IIa-C-Indikationen, wie z.B. bei abgelaufener Embolie, dichtem spontanem echokardiographischem Kontrast, paroxysmalem oder wiederholtem Vorhofflimmern, systolischem PAP > 50 mmHg, als Vorbereitung auf große, nicht kardiale Operationen und Wunsch nach einer Schwangerschaft.

Als ungünstige Kriterien werden folgende klinische und morphologische Charakteristika gewertet:
- Klinische Charakteristika:
  - Höheres Alter
  - Vorausgegangene Kommissurotomie
  - Herzinsuffizienz NYHA IV
  - Vorhofflimmern
  - Schwere PHT
- Anatomische Charakteristika:
  - Wilkins-Score > 8
  - Cromier's Score > 3
  - Sehr kleine MKÖF und schwere Trikuspidalklappeninsuffizienz

Als Kontraindikation zur perkutanen Mitralkommissurotomie werden gesehen:
- MKÖF > 1,5 cm^2
- Vorhofthrombus
- Mehr als leichte Mitralinsuffizienz
- Schwere und beidseitige kommissurale Kalzifizierung
- Fehlende Kommissurfusion
- Schwere begleitende Aortenklappenerkrankung oder kombiniertes Trikuspidalklappenvitium
- KHK mit Notwendigkeit einer Bypassoperation

23.3 Technik der Mitralklappenvalvuloplastie

Die perkutane Mitralklappenkommissurotomie wird i.d.R. in Inoue-Technik mit einem Inoue-Ballon durchgeführt und wird im Folgenden detailliert beschrieben. Alternativ zur Inoue-Technik kann auch die Doppelballontechnik angewandt werden. Bei der Doppelballontechnik erfolgt nach transseptaler Punktion und antegrader Passage der MK das Vorbringen eines doppellumigen Katheters bis in die Aorta descendens. Hierüber werden 2 lange Führungsdrähte vorgebracht. Nach Vordilatation des interatrialen Septums werden 2 Ballonkatheter im Mitralklappenostium platziert und zeitgleich insuffliert. Mit der Doppelballontechnik werden zwar größere MKÖF erzielt, die Prozedur ist jedoch komplexer und hat eine höhere Komplikationsrate, weswegen sich die Inoue-Technik durchgesetzt hat.

23.3.1 Transseptale Punktion

Zunächst erfolgt die Punktion der A. femoralis mit Einlage einer 4-F-Schleuse und der V. femoralis mit Einlage einer 7-F-Schleuse. Ein Pigtail-Katheter wird im LV platziert. Hierüber erfolgen eine Ventrikulographie zur Beurteilung einer begleitenden MI und die Registrierung des linksventrikulären Drucks. Das Ergebnis wird mit der vorher oder gleichzeitig durchgeführten Echokardiogra-

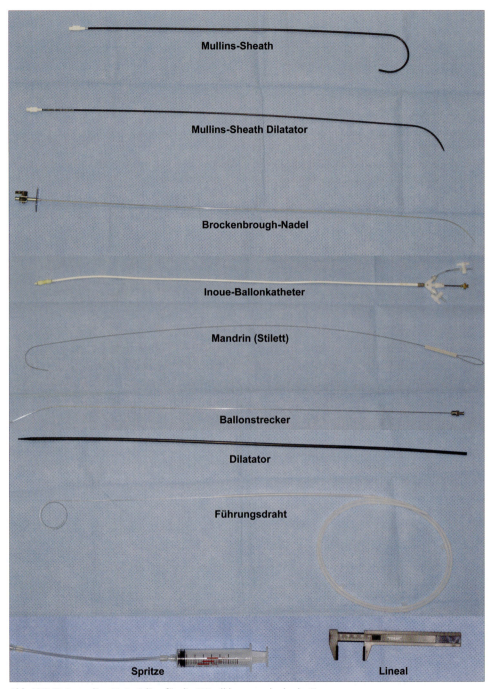

Abb. 23.2: Notwendige Materialien für die Mitralklappenvalvuloplastie

23.3 Technik der Mitralklappenvalvuloplastie

phie verglichen, die auch im weiteren Verlauf die MVP unterstützt.

Mithilfe eines Swan-Ganz-Katheters wird die rechtsseitige Hämodynamik bestimmt. Der PCW-LV-Gradient wird gemessen, sodass nach Bestimmung des HMV über Thermodilution die KÖF nach der Gorlin-Formel (s. Kap. 7) berechnet werden kann. Auch dieser Befund wird den echokardiographischen Daten gegenübergestellt.

Im Anschluss an die rechtsseitige Hämodynamikmessung wird das venöse Besteck über einen 0,035"-Draht ersetzt, der bis in die Vena cava superior vorgeschoben wird. Über diesen Draht wird ein Mullins-Besteck für die transseptale Punktion vorgeführt.

Beim liegenden Patienten und mit Blick von kaudal liegt das IAS in der Ebene zwischen 1 und 7 Uhr. Die Fossa ovalis hat einen Durchmesser von ca. 2 cm und liegt kaudal und posterior der Aortenwurzel sowie kranial und posterior zum Koronarsinusostium.

Nach Platzierung des Mullins-Bestecks in der V. cava superior wird der Draht entfernt und eine Brockenbrough-Nadel eingeführt. Vor Einführung der Nadel prüft der Operateur in allen Ebenen, dass keine Vorbiegung existiert und eine gerade Führung möglich ist. Evtl. ist eine Ausbiegung mit der angefeuchteten Hand notwendig.

> **Merke**: Die Vorbereitung der Nadel vor Einführung gleich der Präparation eines Floretts. Eine gerade Ausrichtung wird erreicht, indem mit angefeuchteter Hand eine Verbiegung ausgeglichen wird.

Bei Einführung der Nadel in das Mullins-Besteck wird das Nadelende frei gehalten, damit sich die Nadel bei der Passage des Beckens mit ihrer vorgebogenen Spitze drehen kann. Die Nadel wird unter Durchleuchtung bis 2 cm unterhalb der Mullins-Spitze vorgeführt; die Druckmessung wird an die Nadel angeschlossen. Um eine optimale Druckmessung zu erhalten, die für die Punktion als Überwachung wichtig ist, wird die Nadel zuvor gespült. Über die dünne Nadel kann nicht aspiriert werden. Da sie sich in der V. cava inferior und später im Vorhof befindet, kann jedoch nach vorheriger Füllung ohne Aspiration gespült werden. Dann wird die Nadel angeschlossen und ein Druckbereich gewählt, der dem Aortendruck und Ventrikeldruck des LV entspricht. Diese Einstellung ist notwendig, damit nicht versehentlich ein überschießender Druckanstieg, z.B. bei Punktion der AO, übersehen wird. Liegt die Nadel am Septum an, verschwinden die Druckschwankungen.

Der Operateur nimmt die rechte Hand an den Katheter und hält mit dem 4. und 5. Finger die Nadel am distalen Ende und richtet sie mit der Richtungsfahne auf das linke Bein in Richtung auf 4–5 Uhr aus. Je kleiner der Vorhof, umso mehr wird die Spitze gegen Uhrzeigersinn auf 3–4 Uhr gedreht. Je größer der Vorhof, umso mehr wird die Spitze Richtung 5–6 Uhr gedreht, da dann das Vorhofseptum fast parallel zum Kathetertisch liegt.

> **Merke**: Distale Ausrichtung der Nadel: Je kleiner der Vorhof, umso mehr wird die Spitze gegen Uhrzeigersinn auf 3–4 Uhr gedreht. Je größer der Vorhof, umso mehr wird die Spitze Richtung 5–6 Uhr gedreht.

Grundsätzlich erfolgt die Sondierung biplan im posterior-anterioren und seitlichen Strahlengang. Zunächst wird der Katheter mit der Nadelspitze, die noch im Mullins-Besteck liegt, zurückgezogen und im Bereich des unteren Abschnitts des Septums die Fossa ovalis aufgesucht. Das Erreichen der Fossa ovalis erkennt man daran, dass die Nadel nach hinten springt. Meist wird unterschätzt, wie tief die Fossa ovalis liegt. Um zu vermeiden, dass eine Fehlpunktion geschieht, wird die Ausrichtung der Nadel im Seitblick kontrolliert. Die Nadel läuft in der seitlichen LAO-Projektion parallel zur Blickrichtung des Operateurs und auf ihn zu. Der Pigtail-Katheter identifiziert den LV und auch die AO, auf die die Nadel nicht gerichtet werden darf.

Bei der Vorführung der Nadel nach Erreichen der Fossa ovalis wird ein Widerstand des IAS gespürt, der erheblich sein kann. In dieser Position wird die Nadel angestemmt, sodass der Vorhofdruck auf dem Monitor verschwindet. Wenn die Nadel nicht scharf genug oder zu wenig angebogen ist, kann es vorkommen, dass sie auf dem Vorhofseptum nach kranial rutscht und neu positioniert werden muss. Gelegentlich muss hierfür die Spitze stärker angebogen werden. Für die Neupositionierung muss das ganze System in der V. cava superior neu positioniert werden. Der Draht wird wieder in die V. cava superior positioniert, das Mullins-Besteck vorgeführt, der Draht zurückgezogen, die Brockenbrough-Nadel eingeführt, das System auf die Fossa ovalis zurückgezogen, die Nadel zur Punktion vorgeführt. Nach einer stärkeren Anbiegung muss die Brockenbrough-Nadel noch vorsichtiger als vorher vorgeführt werden, da Perforationen des Mullins-Bestecks durch die Nadel auftreten können.

Nach Überwindung des Widerstands des IAS, was bei rheumatischen Erkrankungen erheblich erschwert sein kann, erscheinen die Druckschwankungen wieder, der Druck macht einen Sprung, und eine typische linksatriale Druckkurve erscheint mit höherer a- im Vergleich zur v-Welle, im Gegensatz zur rechtsatrialen Druckwelle mit gleich hohen a- und v-Wellen. In dieser Position muss das ganze System 1–2 cm weiter vorgeführt werden, da die Versteifung durch die Nadel notwendig ist, um das Mullins-Besteck über das z.T. rigide IAS vorführen zu können. Dann wird die Nadel ins Mullins-Besteck zurückgezogen und nur noch als Versteifung genutzt, bis auch der 2. Teil des Mullins-Schafts, der zunächst verbleibt, vorgeführt worden ist. Nach Rückzug der Nadel erfolgt die simultane Druckmessung im LA und LV zur Gradientenbestimmung.

Alternativ zur Brockenbrough-Nadel kann ein Punktionsbesteck verwendet werden, an dessen Nadelspitze Radiofrequenzenergie (RF) ausgesandt wird (NRG Transseptal Needle, Baylis Medical, Montreal, Canada). Da sich die Nadel unter der Aussendung des RF-Impulses durch das Gewebe des IAS schmilzt, muss deutlich weniger Druck ausgeübt werden, was ein sehr atraumatisches Punktieren ermöglicht.

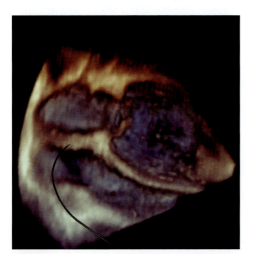 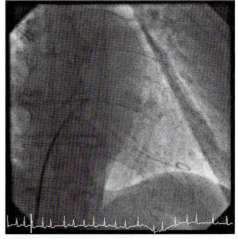

Abb. 23.3: Schematische und fluoroskopische Darstellung der transseptalen Punktion

23.3 Technik der Mitralklappenvalvuloplastie

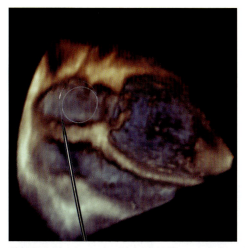
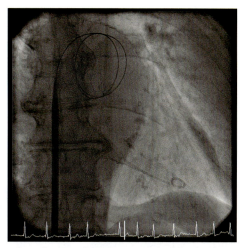

Abb. 23.4: Platzieren des Edelstahl-Führungsdrahts mit aufgerollter Spiralspitze im LA und Dilatation des IAS mit dem beiliegenden 14-F-Dilatator

23.3.2 Mitralvalvuloplastie

Über das liegende, vollständige Mullins-Besteck wird der dünne, 0,025"-Edelstahl-Führungsdraht des Inoue-Bestecks (Toray Industries, Tokyo, Japan) mit aufgerollter Spiralspitze im LA positioniert (s. Abb. 23.4). Ist der Führungsdraht korrekt platziert, wird das Mullins-Besteck entfernt. In dieser Phase muss die Leiste komprimiert werden, da keine Schleuse liegt und venöses Blut austritt.

Als nächster Schritt folgt die Bougierung der Leistenpunktionsstelle und des IAS mit einem dem Inoue-Besteck beiliegenden 14-F-Dilatator. Das System wird unter Rotation über die Leiste und über das IAS geführt, um Zerreißungen zu verhindern (Sektkorkeneffekt: zur Verminderung der Reibung). Nach Dilatation des Vorhofseptums wird der Dilatator im Bereich der V. cava positioniert und die Zeit nun genutzt, um den Inoue-Ballon vorzubereiten.

Hierbei wird schrittweise vorgegangen. Zunächst erfolgt die Entlüftung des Systems mit hoch verdünntem (4:1–5:1) KM. Der Ballondurchmesser ist innerhalb seiner Größen variabel (s.u.) und wird durch die KM-Menge in der Dilatationsspritze festgelegt. Der Ballon wird insuffliert und der Durchmesser mit einer

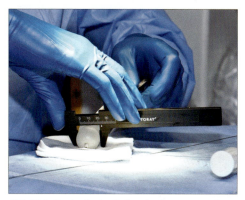

Abb. 23.5: Kontrolle des Ballondurchmessers mittels der beiliegenden Schieblehre

Schieblehre kontrolliert (s. Abb. 23.5). Die Auswahl der Größe richtet sich nach der Durchmesserbreite der Mitralkommissur, die im Querschnitt mittels TTE oder TEE bestimmt wird. Das Verhältnis Ballongröße zur Kommissurbreite im Querschnitt der elliptischen Öffnungsfläche beträgt 1:1. Meistens kann mit einem 24-mm-Ballon begonnen werden.

Vor der Einführung des Ballons erfolgt die Streckung durch einen mitgelieferten Ballonstrecker, der in das Innenlumen des Ballonkatheters eingeführt wird. Dabei wird darauf geachtet, dass zunächst Metall in Metall (Luer Lock) und dann Metall an Kunststoff (W-Konnektor) rotationsadaptiert wird.

Nach Rückzug des Bougierungssystems wird der Ballon über den liegenden Draht geführt. Wichtig ist eine Bewässerung der Oberfläche, damit unter Rotation die Passage der Leiste durch die Haut und Subkutis, aber auch die Passage des IAS möglich ist. Durch die hohe Flexibilität der Drahtspitze ist dieser Vorgang atraumatisch, wenn auch mit einem gewissen Kraftaufwand durchzuführen. Nach Passage des IAS wird der Ballon vollständig im LA positioniert und der Draht entfernt. Anschließend wird der Ballonstrecker aus dem Plastikadapter und danach aus der Metalladaptierung gelöst und um 2–3 cm zurückgezogen. Führungsdraht und Ballonstrecker werden gemeinsam entfernt.

Zur Überwindung der MK dient das mitgelieferte Stilett. Vor Einführung wird das Stilett um den Zeigefinger gebogen, um ein Abwinkeln der Spitze des Ballons und die

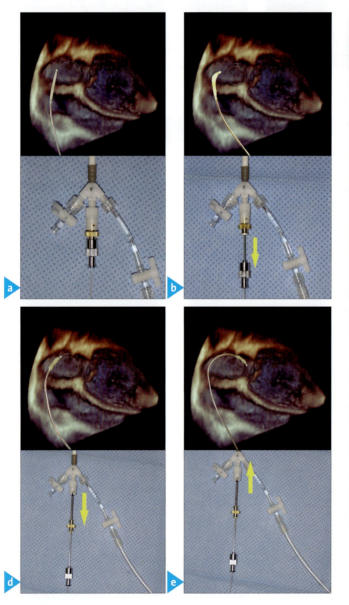

Abb. 23.6a–e: Positionierung des Inoue-Ballons im LA. **a)** Der Ballonkatheter wird über das IAS geführt. **b)** Sobald der größte Teil des Ballons das IAS passiert hat, wird durch Zug am Ballonstrecker die Elastizität des Ballons erhöht. **c)** Das gesamte System wird etwa 5 cm vorgeschoben, bis der ganze Ballon das IAS passiert hat. **d)** Der innere Schlauch wird gelöst und zurückgezogen, bis Widerstand zu spüren ist. Dadurch wird der Ballon in seine ursprüngliche Form gebracht. **e)** Das System wird vorgeschoben, um den Ballon entlang der Krümmung des LA in Richtung MK zu führen.

Ausrichtung auf das Mitralostium zu erreichen. Je größer der Vorhof, desto größer sollte die Biegung des Stiletts sein (s. Abb. 23.7).

> **Merke**: Der Draht benötigt zum Erreichen des Mitralostiums eine Doppelbiegung: die erste Biegung in Drahtrichtung nach unten zeigend, die zweite Biegung fast orthogonal nach vorne auf die Mitralklappe und den LV gerichtet (persönliche lange Erfahrung von Prof. W. Rutishauser).

Zur Orientierung bei der Überwindung der MK sind gute anatomische Kenntnisse wichtig. Hilfreich ist aber auch der einliegende Pigtail-Katheter, der besonders im Seitbild die Ausrichtung auf das Mitralostium erleichtert.

Hilfreich, aber nicht unbedingt notwendig, ist die Sondierung unter Echokontrolle im apikalen Schnittbild. Gelegentlich ergibt sich bei unruhigen Patienten die Notwendigkeit, den Eingriff in Narkose durchzuführen, wobei dann idealerweise die TEE genutzt werden kann.

Während des Vorgangs der Sondierung wird das Stilett vor und zurückgeführt und das System gegen den Uhrzeigersinn rotiert, bis die Ausrichtung auf das Ostium erreicht ist (s. Abb. 23.8). Erleichtert wird dieser Vorgang, wenn das distale Ballonende mit 1–2 ml verdünntem KM gefüllt wird, sodass die Einschwemmung in den LV erleichtert wird. Die Füllung des Ballons verhindert, dass der Ballon aus dem LV zurückrutscht. Das Erreichen des LV kann an der Position und an ausgelösten ventrikulären Extrasystolen erkannt werden. In dieser Phase sind v.a. Ruhe und überlegtes Handeln notwendig. Klare Kommandos geben die nächsten Schritte an.

Befindet sich der Ballon im LV, wird die distale Ballonhälfte gefüllt und einige Male vor- und zurückbewegt, um eine freie Ballonbeweglichkeit sicherzustellen. Anschließend

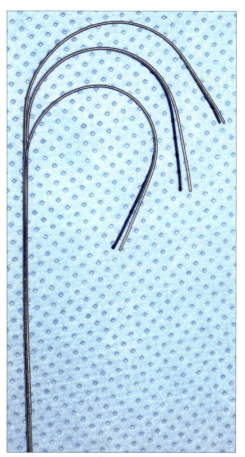

Abb. 23.7: Vorbiegen der Stilettspitze in Abhängigkeit vom Vorhofdiameter

erfolgt ein vorsichtiges Zurückziehen des Ballons aus dem LV in das Mitralostium. Nach Fixierung wird der Ballon vollständig aufgedehnt. Dieser Vorgang wird im Film und nicht in der Durchleuchtung festgehalten. Unmittelbar nach der vollständigen Füllung wird der Ballon wieder entleert, um den Einstrom in den LV wieder freizugeben. Entscheidend ist also die schnelle Füllung und Entleerung des Ballons. Deshalb muss das KM ausreichend verdünnt werden. Eine geringe Schattengebung ist vollständig ausreichend. Nach Aufdehnung des Ballons ist eine 2. Aufdehnung nicht notwendig. Es folgt die Messung des Druckgradienten im LV, LA. Die Dilatation ist erfolgreich, wenn

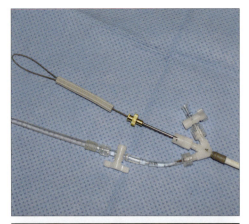

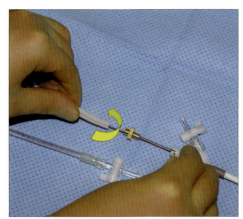

Abb. 23.8: Überwindung der MK durch Drehung des Stiletts gegen den Uhrzeigersinn

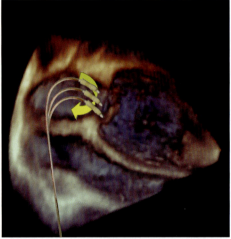

der Druckgradient deutlich abgefallen ist und die MKÖF über 1,5 cm² liegt.

Vor und nach jeder Valvuloplastie wird (nach Zurückfahren der B-Ebene) die MK mittels transthorakaler (alternativ: transösophagealer) Farb-Doppler-Darstellung und CW-Doppler-Messung auf die Entwicklung einer möglichen Mitralinsuffizienz untersucht. Bei der Verstärkung einer existierenden oder dem Neuauftreten einer Mitralinsuffizienz sind weitere Valvuloplastien nicht möglich. Ansonsten wird bei fehlender oder nicht ausreichender Senkung des Druckgradienten die nächst höhere Ballonstufe gewählt. Jeder Ballon hat 3 Stufen; ein 28-mm-Ballon kann z.B. von 24 auf 26 und auf 28 mm Durchmesser aufgedehnt werden. Ist auch dann noch kein ausreichender Effekt sichtbar, wird die nächste Ballongröße gewählt (s. Tab. 23.3).

Zum Ballonrückzug wird der Ballonstrecker bei Position im LA wieder unter Durchleuchtung eingeführt, adaptiert, vorgeführt, der Ballon gestreckt und am Plastikansatz

Tab. 23.3: Verfügbare Größen für den Inoue-Ballon zur perkutanen Mitralvalvuloplastie

Katheter	Ballondurchmesser
PTMC-20	18–20 mm
PTMC-22	20–22 mm
PTMC-24	20–24 mm
PTMC-26	22–26 mm
PTMC-28	24–28 mm
PTMC-30	26–30 mm

23.3 Technik der Mitralklappenvalvuloplastie

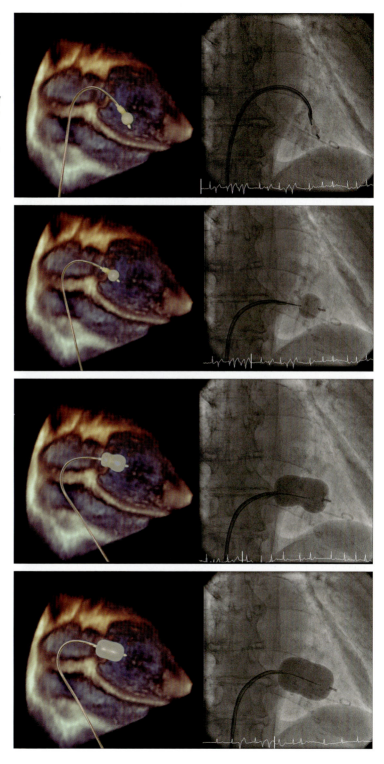

Abb. 23.9: Schematische (**links**) und radiologische (**rechts**) Darstellung der Durchführung der perkutanen Mitralvalvuloplastie. Nach Einbringen des Inoue-Ballons in den LV wird der distale Teil befüllt und bis an die MK zurückgezogen. Dann wird der proximale Anteil befüllt und damit die Dilatation der MKS bewirkt.

fixiert. Sodann wird der Führungsdraht wieder in den LA gelegt und der Ballon unter Rotation zurückgezogen. Der liegende Draht erlaubt die Vorführung z.B. des Mullins-Bestecks, um die Druckmessung zu ermöglichen, oder die Einlage eines neuen Ballons.

Zum Abschluss erfolgen eine erneute Druckmessung und die Bestimmung des HMV sowie der Sauerstoffsättigung, um eine höhergradige Shuntbildung nach Passage und Bougierung des IAS auszuschließen.

Bei guter Valvuloplastie findet sich neben der Abnahme des Druckgradienten ein Anstieg des HZV, das in die Gradienten- und Flächenberechnung eingeht. Erleichtert wird die Kontrolle durch die TTE.

Der Eingriff erfolgt unter Heparinisierung mit einer Ziel-ACT > 250 s. Nach Beendigung der Intervention wird der Abfall der ACT auf < 175 s abgewartet, bevor die Bestecke gezogen werden. Der Verschluss der Punktionsstelle in der V. femoralis kann auch mittels Kollagenverschlusssystem (AngioSeal, St. Jude Medical, St. Paul, MN, USA) oder Nahtsystem erfolgen. Der arterielle Verschluss wird, sofern keine 4-F-Systeme genutzt wurden, mittels Kollagen- oder Nahtverschlusssystem durchgeführt.

23.4 Erfolgsrate und Komplikationen

Die Erfolgsrate der Mitralvalvuloplastie liegt zwischen 85 und 99%, entsprechend der Erfahrung des Untersuchers und in Abhängigkeit vom ausgewählten Patientengut. Rezidivraten nach Mitralvalvuloplastie sind selten. Verlaufsuntersuchungen zeigen ein ereignisfreies Überleben zwischen 35 und 70% nach 10–15 Jahren. Die Langzeitprognose ist nach erfolgreicher Valvuloplastie sehr gut. Die Restenoserate im mittelfristigen Verlauf liegt bei ca. 5%.

Folgende schwerwiegende Komplikationen werden beobachtet, insbesondere bei älteren Patienten, Patienten mit schwerer Herzinsuffizienz (NYHA IV) und bei Patienten mit einem Wilkins-Score > 12:
- Perikardtamponade (0,5–10%)
- Periphere Embolien (0,5–5%)
- Schwere Mitralinsuffizienz (2–10%)
- Notoperation (< 1%)
- Letalität (0,5–4%)

24 Interventionelle Pulmonalklappenimplantation

24.1 Grundlagen 725

24.2 Indikationen 726

24.3 Interventionelle Vorgehensweise 727

24.4 Periinterventionelle medikamentöse Therapie und Follow-up-Untersuchungen ... 732

24 Interventionelle Pulmonalklappenimplantation

24.1 Grundlagen

Konventionelle Pulmonalklappenprothesen (Pulmonalis-Homograft, Contegra-Graft) haben nur eine begrenzte Lebensdauer. Allerdings benötigen Patienten mit Pulmonalklappenstenose oder angeborenem Herzfehler mit begleitender Pulmonalklappenpathologie die Implantation einer neuen Klappe bereits häufig im Kindesalter, was bedeutet, dass in dieser Lebensphase die Klappenprothese zwangsläufig in ein wachsendes Gefäßsystem implantiert werden muss, wobei die Prothese nicht mitwachsen kann. Außerdem degenerieren diese biologischen Klappenprothesen mit zunehmendem Alter. Die Funktion der Klappenprothese wird beeinträchtigt. Es entwickeln sich Insuffizienzen und Stenosen.

Aus diesem Grund blieb es vielen jungen Patienten mit Herzfehlern nicht erspart, sich bis zum Ende des Körperwachstums häufig mehreren Operationen am offenen Herzen mit HLM zu unterziehen. Um dieses zu vermeiden, entwickelte Prof. Philipp Bonhoeffer (Great Ormond Street Hospital for Children, London) eine spezielle Pulmonalklappenprothese, die mittels minimal invasiver Kathetertechnik implantiert werden kann.

Sie besteht aus einer Halsvenenklappe eines Colani-Rinds, die in einen Stent eingenäht ist. Da es sich hier um biologische Herzklappen handelt, unterscheiden sich die einzelnen Klappen in ihrer Segelkonfiguration untereinander deutlich (s. Abb. 24.1) [1–3].

Die von Bonhoeffer entwickelte Klappe wird unter dem Namen Melody-Pulmonal-Transkatheterklappe von Medtronic (Meerbusch, Deutschland) angeboten. Es handelt es sich um eine biologische, dehnbare bovine Prothese, die in einen Stent (CP-Stent) eingenäht ist (s. Abb. 24.2).

Speziell für die Pulmonalklappenimplantation wurde ein auf dem BIB (Ballon-in-Ballon-System) basierendes Implantationssystem entwickelt. Dieses System ist so konfiguriert, dass die auf den Ballon montierte Herzklappe mit einer äußeren Hülle, die über das montierte System geschoben wird, geschützt wird. Durch dieses System wird die Klappe unbeschadet durch die meist sehr schwer verkalkten Conduits transportiert, ohne dass die Gefahr besteht, dass die Klappe vom System abgestreift wird. Dieser spezielle Katheter ist Transport- und Implantationssystem zugleich und wird Melody Ensemble genannt (s. Abb. 24.3).

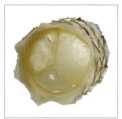 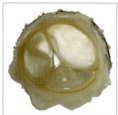 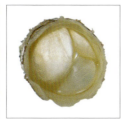 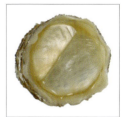

Abb. 24.1: Beispiele diverser Segelkonfigurationen der Melody-Pulmonalklappe (mit freundlicher Genehmigung der Medtronic GmbH, Meerbusch, Deutschland)

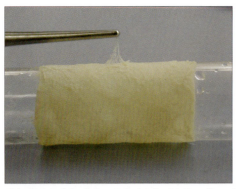 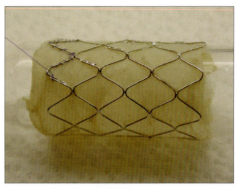

Abb. 24.2: Auf der **linken** Seite ist das Rinderpräparat der Pulmonalklappe dargestellt. In der **rechten** Abbildung sieht man, wie die Pulmonalklkappe in den CP-Stent eingenäht wird (mit freundlicher Genehmigung der Medtronic GmbH, Meerbusch, Deutschland).

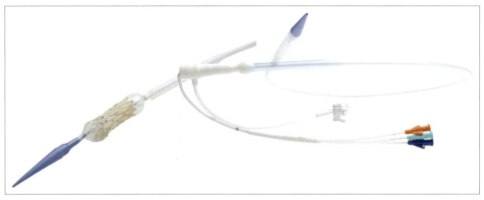

Abb. 24.3: Melody Ensemble (mit freundlicher Genehmigung der Medtronic GmbH, Meerbusch, Deutschland)

Herzklappeneingriffe an jungen Patienten sind früher nicht zuletzt wegen möglicher Risiken oft sehr lange hinausgezögert worden. Nun sind bessere Voraussetzungen gegeben, sodass Kinder und junge Erwachsenen bedarfsgerecht nach Maßgabe ihres Wachstums und der Funktionsfähigkeit ihrer Klappe ein neues Implantat bekommen können. Da die Patienten schon nach wenigen Tagen aus der Klinik entlassen werden können, verbessert sich auch erheblich ihre Lebensqualität.

24.2 Indikationen

Die Indikation zum perkutanen Pulmonalklappenersatz ist zurzeit noch limitiert und beschränkt sich ausschließlich auf voroperierte Patienten nach Implantation eines pulmonalen bioklappentragenden Homograft-Conduits bis zu einer Größe von 22 mm. Das Melody Ensemble ist erhältlich in 18, 20 und 22 mm. Native Pulmonalklappen können nicht ersetzt werden.

Tab. 24.1: Überblick über die Indikation zur interventionellen Pulmonalklappenimplantation

Vorhandenes Pulmonalis-Homograft/Contegra-Graft bis zu einer Größe von 22 mm und das Vorliegen von:
- Homograft-Stenosen
- Homograft-Insuffizienzen
- Kombination aus Homograft-Stenosen und -Insuffizienzen

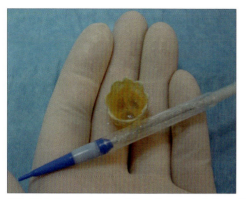
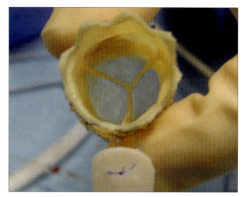

Abb. 24.4: Klappe vor dem Crimp-Prozess (mit freundlicher Genehmigung der Medtronic GmbH, Meerbusch, Deutschland)

24.3 Interventionelle Vorgehensweise

Der Eingriff kann sowohl unter örtlicher Betäubung, Analgosedierung oder Intubationsnarkose durchgeführt werden. Der Zugang erfolgt i.d.R. über eine 7-F-Cordis-Schleuse rechts femoral. 5000 IE Heparin werden i.v. gegeben. Nach Dextrokardiographie mit KM-Fluss von 15/30 ml in 2 Ebenen gewinnt man einen Eindruck von den anatomischen Gegebenheiten. Schon in der einfachen Durchleuchtung fällt i.d.R. die extreme Kalzifizierung des Homografts auf. Eine Sondierung der PA gelingt i.d.R. nicht auf Anhieb mit einem 5-F- oder 6-F- diagnostischen Pigtail-Katheter, meistens benötigt man einen diagnostischen rechten Judkins-Katheter, der in Richtung der PA gedreht werden muss. Zur Sondierung bieten sich dann ein 260 cm langer 0,035"-J-Draht oder ein 260 cm langer 0,035"-Terumo-Draht (Terumo Deutschland, Eschborn) an. Als sehr günstig erweist sich das Einlegen eines Drahts in die linke PA. Die Intubation der PA sollte mit dem rechten Judkins soweit peripher wie möglich erfolgen. Über den liegenden Judkins-Katheter kann jetzt ein 0,035"-Back-up-Meier-Draht (Boston Scientific Corp., Natick, MA, U.S.A.) bis weit in die Peripherie der linken PA eingewechselt werden. Die venöse 7-F-Schleuse kann zu diesem Zeitpunkt gegen eine 30 cm lange 14-F-Cook-Schleuse getauscht werden. Ein 8-F-Baremann-Wedge-Katheter wird in die PA bis über die Höhe der Klappenebene vorgeschoben. Neben der Gradientenmessung im Rückzug über der Klappe eignet sich dieser Katheter sehr gut für die angiographische Darstellung der PA (KM-Fluss 20/30 ml/s).

Vor der eigentlichen Intervention sollte jetzt der linken Herzseite besondere Aufmerksamkeit geschenkt werden. Eine Darstellung der A. ascendens ist obligat, um genau die Abgänge der Koronarostien darzustellen. Des Weiteren sollten die Koronararterien dann selektiv dargestellt werden. Insbesondere bei der LCA ist es möglich, dass sie sehr nah am Conduit liegt und durch eine etwaige Klappenimplantation kompromittiert wird. Mehrere Fälle einer Koronararterienkompression sind beschrieben worden (s. Abb. 24.5) [4].

Aus Sicherheitsaspekten sollte daher ein entsprechender Führungskatheter in das Ostium der LCA positioniert werden (z.B. AL2 6-F-Seitenloch) und ein 0,014"-Koronardraht bis weit in die Peripherie vorgeschoben werden. Zu diesem Zeitpunkt kann die 2. Heparin-Bolusgabe mit 5000 IE erfolgen. Während der Ballondilatation im Bereich des Conduits kann selektiv eine Koronarangiographie erfolgen. Sollte wider Erwarten eine Problematik im Bereich der Koronararterien auftreten, kann diese rasch mittels koronarer Stentimplantation behandelt werden. Ein entspre-

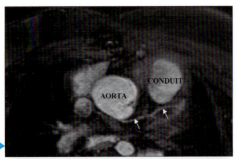
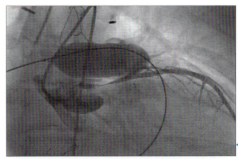
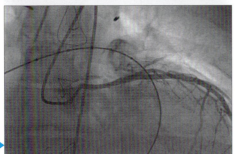

Abb. 24.5: a) Darstellung der Lagebeziehung des Conduits zur LCA. **b)** Probeokklusion mit einem NuMED-PTS-Ballon: deutliche Kompromittierung des proximalen RIVA. **c)** Nach Deflation Regredienz des Befunds, aus [4]

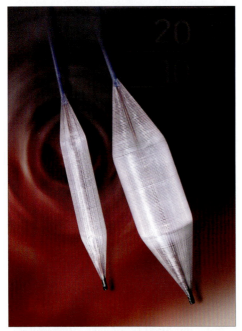

Abb. 24.6: Atlas-Ballon (mit freundlicher Genehmigung der C. R. Bard GmbH, Karlsruhe, Deutschland) mit seiner „textilen" Oberfläche

chender Stent sollte sich bereits im Herzkatheterraum befinden (z.B. DES 3,5/18 mm).

Unter Berücksichtigung all dieser Aspekte kann jetzt vorsichtig mit der Dilatation des Homografts begonnen werden. Aufgrund der häufig sehr ausgeprägten Kalzifizierung im Homograft sind spezielle Ballons zu verwenden, die zum einen aus einem sehr stabilen Material bestehen und zum anderen sehr hohe Drücke aufbauen können. Hierzu werden i.d.R periphere Hochdruckballons der Firma Bard (Bard GmbH/Angiomed, Karlsruhe, Deutschland) verwendet. Der Atlas-Ballon ist in Durchmessern von 14 bis 26 mm mit Längen zwischen 20 und 40 mm erhältlich. Für die Pulmonalklappenimplantation sind die 2 cm langen Ballons sehr vorteilhaft. Die max. Größe sollte 22 mm nicht übersteigen. Aufgrund seiner Textilstruktur ist es möglich, Drücke bis 18 atm zu verwenden. Die Stabilität im Hinblick auf die Kalzifizierungen der Homografts ist sehr vorteilhaft.

Begonnen wird i.d.R. mit einem 14 × 20-mm-Atlas-Ballon. Je nach Homograft-Größe wird in 2-mm-Schritten aufsteigend der nächst größere Ballon ausgewählt. Bei einem

24.3 Interventionelle Vorgehensweise

Durchmesser zwischen 16 und 18 mm wird zur Protektion der Klappenstents ein weiterer Stent in das Conduit implantiert.

In der ersten Zeit der Klappenimplantation kam es zu Stentbrüchen, die bis zum Funktionsverlust der Klappe geführt haben. Um diesem Aspekt zu begegnen, wurde das Conduit mit einem zusätzlichen Stent versorgt. Hierzu gibt es verschiedene Stents. Vorgebracht wird i.d.R. ein gecoverter oder ungecoverter 34-mm-CP-Stent (NuMED, pfm-AG, Köln) auf einem 16–8 mm im Durchmesser messenden und 30–40 mm langen BIB (NuMED) über eine 80 cm lange 14–16-F-Cook-Schleuse in das Conduit. Nach Erreichen der Position wird die Schleuse vorsichtig zurückgezogen und der Stent entsprechend erst mit dem inneren Ballon, dann mit dem äußeren Ballon implantiert.

Seit Einführung dieser Methode gehören Stentbrüche weitgehend der Vergangenheit an. Die Verwendung gecoverter Stents hat den zusätzlichen Sicherheitsaspekt, dass Perforationen vorgebeugt werden kann.

Nach der Stentimplantation beginnt die Vorbereitung für die Klappenimplantation. Das Melody Ensemble (s. Abb. 24.8a) muss ausreichend gespült werden. Auch die Pulmonalklappe muss in 3 Schalen hintereinander für 2 min eingelegt werden (s. Abb. 24.8b). Der Sinn dieser Maßnahme ist, dass die Transportflüssigkeit dem biologischen Material weitgehend entzogen werden soll.

Bevor die Pulmonalklappe auf das Ensemble aufgezogen und gecrimpt wird, muss die Seriennummer (s. Abb. 24.8c) abgeglichen und vorsichtig mit einem Skalpell entfernt werden.

Dann beginnt der unmittelbare Crimp-Vorgang. Die Pulmonalklappe wird auf einer 2-mm-Luer-Lock-Spritze vorgecrimpt. Bei den Crimp-Bewegungen ist darauf zu achten, dass das biologische Material beim Crimpen nach außen verstrichen wird. Nur so ist gewährleistet, dass sich die Klappe nach der Implantation richtig konfiguriert. Der anschließende Crimp-Vorgang erfolgt auf dem BIB des Ensembles genau zwischen den bei-

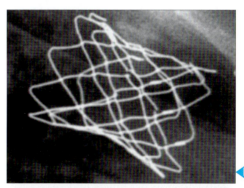

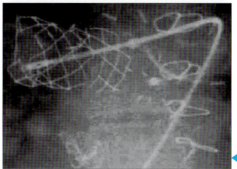

Abb. 24.7: Klassifikation der Stentbrüche nach [5].
a) Typ I > 1 Stentfraktur, kein Verlust der Integrität.
b) Typ II > 1 Stentfraktur, Verlust der Integrität.
c) Typ III: Stentembolisation und/oder Fragmentseperation

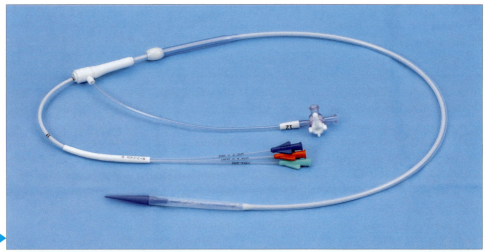
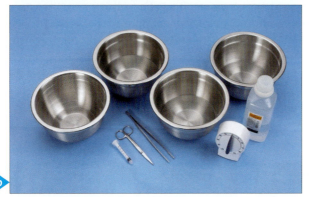
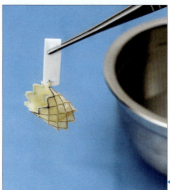

Abb. 24.8: a) Melody Ensemble. **b)** die einzelnen Spülschälchen. **c)** An der Prothese ist noch die Seriennummer befestigt, die das Implantat eindeutig identifiziert (mit freundlicher Genehmigung der Medtronic GmbH, Meerbusch, Deutschland).

den Metallmarkern (s. Abb. 24.9a–e). Es ist sehr genau darauf zu achten, dass die blauen Fäden der Klappe zum Ende des blauen Teils des Ensembles zeigen, ansonsten wird die Klappe falsch herum implantiert (s. Abb. 24.9f). Vorher ist der innere und äußere Ballon des Ensembles vollständig entlüftet worden.

Dann wird die Schutzhülle unter ausgiebiger Spülung über den Pulmonalklappenstent geschoben (s. Abb. 24.10).

Das Ensemble und die Pulmonalklappe sind nun vorbreitet. Um das Ensemble besser durch die Haut zu bewegen, wird die Punktionsstelle mit einem 22-F-Cook-Dilatator aufgeweitet. Vorsichtig unter Beobachtung der Ensemble-Hülle wird der Katheter vorgeschoben. Dies kann u.U. je nach Anatomie schwierig sein und erfordert Geschick und Geduld. Als Landmarke gilt der vorher schon implantierte Stent in der PA. Nach exakter Ausrichtung wird die Schutzhülle nun vorsichtig zurückgezogen. Bei diesem Manöver kann es sein, dass das gesamte System nach vorne oder hinten springt. Dann ist eine vorsichtige Repositionierung nötig, um den Pulmonalklappenstent nicht vom Ballon zu streifen. Einmal im Zielgebiet und richtig positioniert, werden rasch der innere und dann der äußere Ballon insuffliert. Unmittelbar danach wird das System zurückgezogen und die Leiste mit einer 30 cm langen 18-F-Cook-

24.3 Interventionelle Vorgehensweise

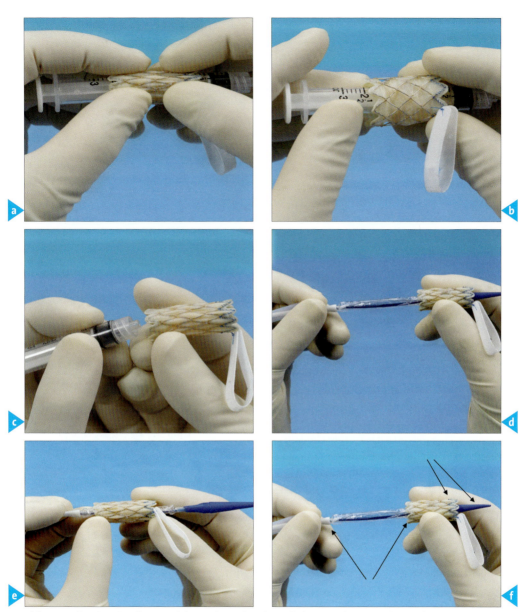

Abb. 24.9a–f: Laden der Klappe auf den Katheter (mit freundlicher Genehmigung der Medtronic GmbH, Meerbusch, Deutschland).

Schleuse versorgt, um die Blutung zu stoppen. Vor Ende der Intervention sollte mittels Bareman-Angiokatheter die Situation mit den gleichen Einstellungen, wie vorher dargestellt, der Gradient bestimmt sowie eine abschließende Kontrollkoronarangiographie durchgeführt werden. Der Verschluss der Punktion erfolgt venös mittels Kompression und arteriell mittels Verschlusssystem.

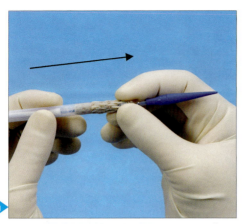 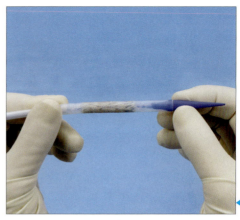

Abb. 24.10a, b: Abschluss des Crimp-Prozesses (mit freundlicher Genehmigung der Medtronic GmbH, Meerbusch, Deutschland).

24.4 Periinterventionelle medikamentöse Therapie und Follow-up-Untersuchungen

Da die interventionelle Pulmonalklappenimplantation ein vergleichsweise neues Feld der interventionellen kardiologischen Therapie darstellt, ist es schwierig, allgemeingültige Regeln für die periinterventionelle medikamentöse Therapie und das Follow-Up der Patienten aufzustellen. Nach unserer Erfahrung haben sich die folgenden Schemata im klinischen Alltag bewährt (s. Tab. 24.2 und 24.3).

Tab. 24.2: Peri- und postinterventionelles medikamentöses Regime

Vor Intervention	Antibiotikaprophylaxe ASS 100 mg/d
Periinterventionell	10 000 IE Heparin
Postinterventionell	Heparin-Perfusor für 12–24 h für die Zeit des DV < 60 kg – 400 IE 60–80 kg – 500 IE/h 80–100 kg – 600 IE/h > 100 kg – 800 IE Clopidogrel Loading Dose 600 mg
Entlassung	Clopidogrel 75 mg/d für 6 Monate ASS 100 mg/d für 6 Monate Endokarditisprophylaxe für 6 Monate

24.4 Periinterventionelle medikamentöse Therapie und Follow-up-Untersuchungen

Tab. 24.3: Vorgeschlagenes Nachuntersuchungsschema

	TTE	EKG	Röntgen-Thorax	Klinische Untersuchung	Andere
6–12 Wo.	X	X	X	X	
6 Monate	X	X	X	X	
12 Monate	X	X	X	X	Belastungstest z.B. Spiroergometrie

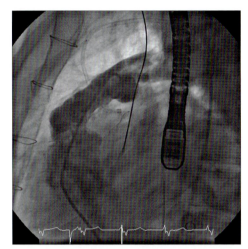
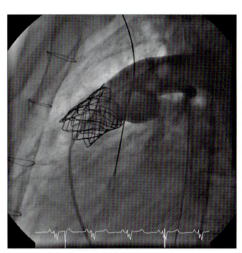

Abb. 24.11: Pulmonalisangiographie bei einer 21-jährigen Patientin mit schwerer PI III° vor und nach Melody-Pulmonalklappenimplantation

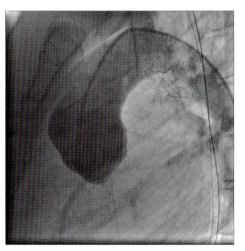
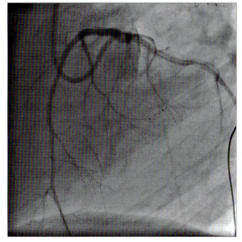

Abb. 24.12: Aortographie und selektive Darstellung der LCA mit einem AL2 6 F SH bei einer 19-jährigen Patientin mit schwerer PS III°/PI III°

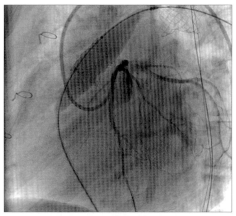 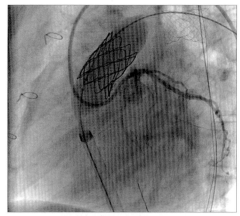

Abb. 24.13: PTA mit einem 16 x 20-mm-Atlas-Ballon (**links**) und Implantation eines 34 mm CP-Stents auf einem 18 x 40-mm-NuMED-BIB-Ballon (**rechts**) unter selektiver Darstellung der LCA mit einem AL2 6 F SH-Führungskatheter.

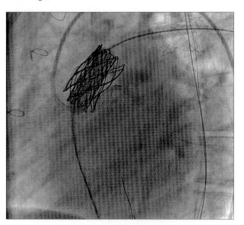 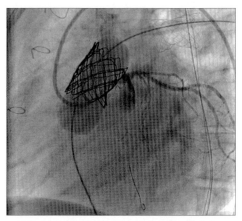

Abb. 24.14: Melody-Valve-Implantation auf einem 20-mm-Melody-Ensemble. Innerer Ballon (**links**), äußerer Ballon (**rechts**) unter selektiver Darstellung der LCA mit einem AL2 6 F SH-Führungskatheter.

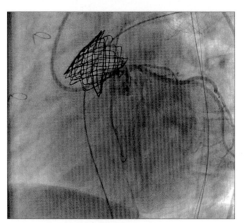 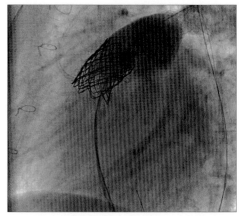

Abb. 24.15: Kontrolle nach Melody-Valve-Implantation auf einem 20-mm-Melody-Ensemble mit selektiver Darstellung der LCA mit einem AL2 6 F SH (**links**). Kein Nachweis einer Pulmonalklappeninsuffizienz oder einer Pulmonalklappenstenose (**rechts**).

25 Defekte im interatrialen Septum (Fossa-ovalis-Defekte)

25.1 Einleitung 737

25.2 Vorhofseptumdefekt 737

25.3 Persistierendes Foramen ovale 738

25.4 Diagnostik interatrialer Verbindungen 739

25.5 Indikationen zum PFO/ASD-Verschluss 741

25.6 Interventioneller Verschluss 742
    25.6.1 Defektgrößenbestimmung – 743
    25.6.2 Auswahl des Okkludersystems – 744
    25.6.3 Implantationstechnik – 747
    25.6.4 Alternative Implantationsmethode nach Prof. Meier (Inselspital, Bern) – 750
    25.6.5 Nachuntersuchungen – 751

25 Defekte im interatrialen Septum (Fossa-ovalis-Defekte)

25.1 Einleitung

Eine persistierende Verbindung zwischen LA und RA wurde bereits 1513 von Leonardo da Vinci beschrieben, der in einer seiner anatomischen Zeichnungen eine solche Verbindung dokumentierte. Anatomisch werden der ASD, der mit einem Links-Rechts-Shunt verbunden ist, von dem PFO unterschieden, der bei rechtsatrialem Druckanstieg, z.B. beim Valsalva Manöver, zu einem Blutübertritt von rechts nach links führt. Letztere haben damit bei normalen Druckverhältnissen im Kreislauf keine hämodynamische Wirksamkeit, können jedoch intermittierend als Durchtrittspforte für paradoxe Embolien eine erhebliche klinische Bedeutung erlangen (s. Abb. 25.1).

malien der Mitral-("mitral cleft") und Trikuspidalklappen oder des CS vergesellschaftet.

Bei all diesen Defekten kann es in Abhängigkeit von der Größe des Defekts zu einem mehr oder minder großen Links-Rechts-Shunt kommen mit daraus resultierender Volumenbelastung des rechten Herzens. Die mittel- bis langfristigen Folgen größerer Defekte sind die PHT, die Rechtsherzinsuffizienz, in der Folge später Vorhofflimmern und pulmonale Infekte bis hin zur Entwicklung einer Eisenmenger-Reaktion.

In den letzten Jahren sind auch bei diesen Defekten paradoxe Embolien beschrieben worden, da bei sehr starkem Druckanstieg z.B. bei Beatmungen oder Lungenembolien mit PHT auch Übertritte von rechts nach links erfolgen können.

25.2 Vorhofseptumdefekt

Der ASD ist neben der bikuspiden AK der häufigste im Erwachsenenalter diagnostizierte angeborene Herzfehler (3,8/10 000 Geburten).

Die häufigste Form ist der Ostium-secundum-Defekt im Bereich der Fossa ovalis, seltener sind der Sinus-venosus-Defekt im Bereich der Einmündung der V. cava superior sowie der Ostium-primum-Defekt als unvollständiger Endokardkissendefekt an der Verbindung von Vorhofseptum zur Mitral- und Trikuspidalklappenebene.

Sinus-venosus-Defekte sind sehr häufig mit Lungenvenenfehleinmündungen assoziiert, Endokardkissendefekte häufig mit Ano-

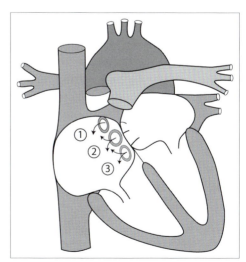

Abb. 25.1: Schematische Darstellung der verschiedenen Lokalisationen von ASD. 1 Sinus-venosus-Defekt, 2 Ostium-secundum-Defekt, 3 Ostium-primum-Defekt

Als **Indikation zum ASD-Verschluss** gilt daher
- bei Patienten < 25 Jahren der Nachweis eines signifikanten Links-Rechts-Shunts (> 33% in Bezug auf den Lungendurchfluss), unabhängig von der Symptomatik, die gerade im Anfangsstadium sehr mild sein kann.
- Bei Patienten > 25 Jahren wird der Nachweis eines signifikanten Links-Rechts-Shunts verbunden mit Symptomen, Zeichen der Rechtsherzbelastung oder einer Druckerhöhung im Lungenkreislauf als Indikation angesehen.

Unabhängig von Alter und Größe des ASD besteht die Indikation zum Verschluss bei stattgehabter paradoxer Embolie.

Mit der Entwicklung perkutaner Verschlussverfahren wird die Indikation zum Verschluss heute großzügiger gestellt.

25.3 Persistierendes Foramen ovale

Das PFO ist eine schlitzförmige Öffnung zwischen dem atrialen Septum primum und Septum secundum im Bereich der Fossa ovalis. In utero dient es als physiologische Verbindung für den Rechts-Links-Shunt des Embryonalkreislaufs zur Umgehung der Lungenstrombahn. Durch das Einsetzen der Lungenperfusion nach der Geburt kommt es rechtsatrial zu einem Druckabfall und linksatrial zu einem Druckanstieg. Das führt zum funktionellen Verschluss dieser Öffnung. Es kommt i.d.R. durch das Verschmelzen der beiden Anteile zum kompletten anatomischen Verschluss.

Jedoch ist bei etwa 25% aller Erwachsenen eine persistierende Öffnung im Bereich des Foramen ovale nachweisbar [1]. Ein PFO hat unter normalen Bedingungen und bei normalen Druckverhältnissen keine hämodynamische Bedeutung. Jedoch kann es bei deutlichen Druckerhöhungen auf der rechten Seite des Herzens (z.B. im Rahmen einer LE) zu einem signifikanten Rechts-Links-Shunt mit entsprechender Hypoxämie des arteriellen Blutes kommen.

Besondere Bedeutung hat das PFO als mögliche Durchtrittsstelle für paradoxe Embolien. Nur selten gelingt der direkte Nachweis paradoxer Emboli beim Durchtritt (in-transit) durch das PFO [2]. Meistens handelt es sich um Mikrothromben aus der Becken-Bein-Strombahn oder Fibringerinnsel. Sie werden jedoch als mögliche Ursache für Schlaganfälle ansonsten unbekannter Ursache (kryptogener Schlaganfall) diskutiert, da sich ein PFO bei 40% der Patienten < 55 Jahren mit zerebrovaskulären Ereignissen nachweisen lässt, mit einer Prävalenz von 25% im Vergleichskollektiv [3].

Eine paradoxe Embolie kann angenommen werden, wenn folgende Vorraussetzungen vorliegen:
- Arterielle Embolie unklarer Ursache (z.B. kryptogener Schlaganfall bei jüngeren Patienten).
- Anatomische Verbindung zwischen rechtem und linkem Herzen (z.B. PFO oder ASD).
- Mögliche, zumindest passagere Druckerhöhung im RA, z.B. im Rahmen einer PHT oder nach LE, aber auch unter phy-

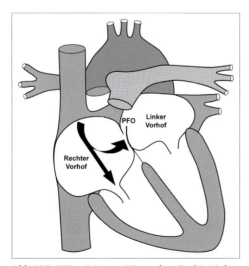

Abb. 25.2: PFO mit intermittierendem Rechts-Links-Shunt

siologischen Bedingungen, z.B. beim Husten oder Pressen (Valsalva-Manöver). Besondere Bedeutung haben Aufenthalte in großen Höhen und Tauchvorgänge mit Entwicklung einer PHT.
- Nachweis einer venösen Emboliequelle. Dies können Thrombosen, Fett- und Luftembolien sein. In den meisten Fällen kann jedoch keine klinisch manifeste Thrombose dokumentiert werden. Allerdings können auch klinisch inapparente Mikrothrombosen oder Fibrinaggregate im venösen Stromgebiet als Ursachen kleiner zerebraler Embolien ausreichen, z.B. im Rahmen angeborener Gerinnungsstörungen.

Das exakte Rezidivrisiko bei stattgehabtem kryptogenem Schlaganfall und PFO ist unbekannt. In einer Verlaufsuntersuchung von Schlaganfallpatienten mit einem mittleren Alter von 61 Jahren fand sich bei Patienten ohne PFO eine jährliche Rezidivrate (Schlaganfall/TIA) von 6,9%, während diese bei Patienten mit PFO bei 14,4% pro Jahr lag. Kontrollierte Vergleichsstudien hinsichtlich der Rezidivraten nach PFO-Verschluss liegen nicht vor. Langzeitbeobachtungen zeigen jedoch eine deutliche Reduktion der Schlaganfallrezidive (< 2%), die i.d.R. jedoch bei inkomplettem Verschluss des PFO mit Nachweis eines Restshunts auftreten.

Paradoxe Embolien aus dem venösen Stromgebiet können sich jedoch nicht nur als Schlaganfall manifestieren. AMI sind ebenso beschrieben worden wie thrombotische Verschlüsse der Viszeral-, Nieren- und Becken-Bein-Arterien.

Eine Besonderheit stellt sicherlich die **Caisson-Krankheit (Taucherkrankheit)** dar. Bei dieser Form wird bei zu raschem Auftauchen flüchtiger Stickstoff aus dem Gewebe freigesetzt und kann zu einer paradoxen Embolie und Schlaganfall führen.

In den letzten Jahren gab es ferner Hinweise, dass ASD und PFO ebenfalls an der Entstehung der **Migräne** beteiligt sind [4]. Bei Patienten mit Migräne ist die Wahrscheinlichkeit für das Vorhandensein eines PFO um das Sechsfache erhöht. Einer Theorie zufolge bedingen freie Radikale, die aus dem Kapillarbett in die venöse Strombahn freigesetzt werden, eine Vasodilatation der Zerebralgefäße, die dann von einer einsetzenden und überschießenden Vasokonstriktion begleitet wird und so die Auslösung einer Migräneattacke triggern sollen (s. Tab. 25.1). Erste Daten zum PFO-Verschluss bei Migränepatienten sind vielversprechend (MIST-Studie). Mehrere randomisierte Studien sind initiiert.

25.4 Diagnostik interatrialer Verbindungen

Der Nachweis eines ASD ist aufgrund des Links-Rechts-Shunts in den allermeisten Fällen schon mit der TTE möglich. Der Links-Rechts-Shunt führt nach Gabe eines nichtlungengängigen KM zu einem Auswaschphänomen im RA, das sehr gute Hinweise auf die Defektgröße gibt. Zur weiteren Diagnostik empfiehlt sich die echokontrastmittelunterstützte TEE, da sie die genaue Anatomie des Defekts sowie anatomische Besonderheiten, z.B. multiperforierte ASD oder assoziierte De-

Tab. 25.1: Häufigkeiten von Symptomen paradoxer Embolien nach G. Rigatelli et al., 2007; CN Dao et al., 2011

Paradoxe Embolie	Häufigkeit in %
Schlaganfall	90
Myokardinfarkt	10
Viszeralgefäßverschluss	
Verschluss der Nierenarterien	
Verschluss der Becken-Bein-Gefäße	
Caisson-Krankheit	< 1
Migräne (Kopfschmerz und komplexe Migräne)	Bis zu 30

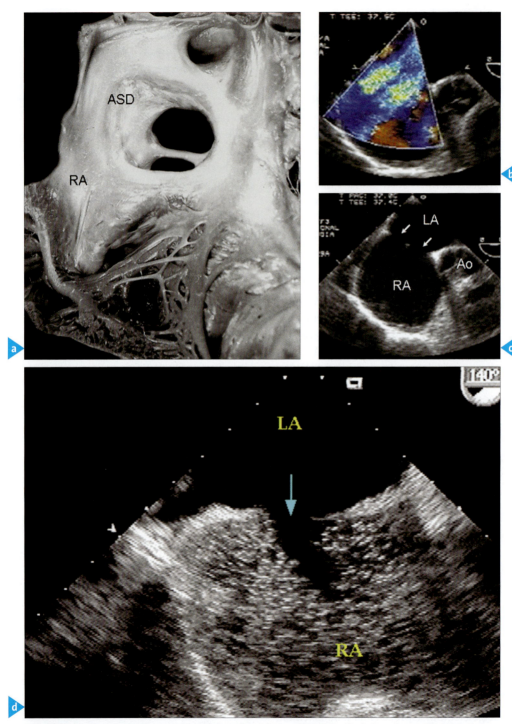

Abb. 25.3: a) Präparat mit Blick vom RA auf einen fenstrierten ASD. **b)** Der Farb-Doppler im TEE zeigt einen großen Links-Rechts-Shunt an. **c)** Im 2D-TEE kommen die zwei Anteile des ASD zur Darstellung (Pfeile) (a–c aus [6] mit freundlicher Genehmigung von Elsevier). **d)** KM-Auswaschphänomen durch einen ASD

fekte von Umgebungsstrukturen, darstellen kann. Hier bietet insbesondere die Echtzeit-3D-Echokardiographie faszinierende Möglichkeiten der Bildgebung [5].

Der Nachweis eines PFO ist mithilfe von Echokontrastmittel während der TEE relativ einfach möglich. Mittels Echtzeit-3D-Ultraschallverfahren kann die Anatomie des IAS heute noch deutlicher wiedergeben und ausgemessen werden, so dass die Größe der Verschluss-Systeme exakter vorausgesagt werden kann.

Besonders gefährdet für paradoxe Embolien sind Patienten, bei denen ein **PFO mit interatrialem Septumaneurysma** vorliegt (Prävalenz 2,1–3,4%). Die Erstbeschreibung geht auf W. Schreiner und R. Erbel im Jahr 1985, damals Mainz, zurück [7]. Neben der persistierenden Auswölbung aus dem linken in den rechten Vorhof, die selten mit einem ASD/PFO verbunden ist, gibt es das hypermobile IAS mit einer Auslenkungsamplitude von mehr als 1,1 cm, das fast immer mit einem PFO verbunden ist.

> **Merke**: Der Nachweis eines IAS-Aneurysmas ist ein wichtiges Entscheidungskriterium für einen PFO-Verschluss.

Als allgemeine Suchmethoden (Screening-Methode) zur Feststellung von Rechts-Links-Shunts bieten sich die ebenfalls echokontrastmittelunterstützte cTCD oder als noch einfachere Methode die Dopplersonographie der Halsschlagader an. Dabei wird während der Injektion eines Ultraschallkontrastmittels (enthält Mikrogasbläschen) ein Valsalva-Manöver durchgeführt. Treten mindestens 20 Gasbläschen aus dem venösen in das arterielle System innerhalb von 3 Herzaktionen über, können diese mithilfe der Dopplerutersuchung registriert werden. Die Diagnose eines PFO ist dann sehr wahrscheinlich. Falsch positive Ergebnisse können jedoch von Shuntverbindungen im Bereich der Lunge erzeugt werden. Teilweise wird der KM-Übertritt erst durch Injektion in eine Beinstatt in eine Armvene sichtbar.

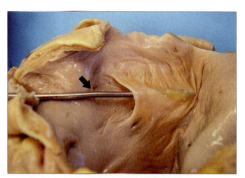

Abb. 25.4: Anatomisches Präparat mit Sondierung eines PFO, reproduziert aus [8] mit freundlicher Genehmigung von Macmillan Publishers Ltd.

> **Merke:** Effektives Valsava-Manöver: Abfall der Dopplerflussgeschwindigkeit des Mitralklappeneinstroms > 20%.

25.5 Indikation zum PFO/ASD-Verschluss

Während die Indikation zum operativen oder perkutanem Verschluss bei ASD eindeutig definiert worden sind, ist die Indikation zum PFO-Verschluss aufgrund der Datenlage erheblich schwieriger. Entsprechend den 2009 veröffentlichten Leitlinien der Gesellschaft für Neurologie sollte ein Verschluss eines PFO erst beim Rezidivschlaganfall unter Antikoagulation erfolgen. Aufgrund der Weiterentwicklung der Okkludersysteme ist ein PFO-Verschluss jedoch heute mit einem extrem niedrigen, abschätzbaren und praktisch nie letalem Risiko verbunden. Auch bei AMI mit normalem Koronarangiogramm sollte immer an ein PFO gedacht werden. Zudem ist der Nachweis eines PFO nach Lungenembolie Indikator für eine schlechte Prognose [9]. Daher sollte die Indikation entsprechend großzügig gestellt werden. Ergebnisse zum Verschluss eines PFO bei Migränepatienten sind zurzeit Gegenstand laufender Studien und sollte eher restriktiv und individuell entschieden werden.

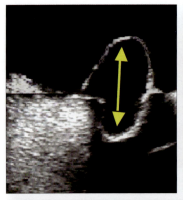
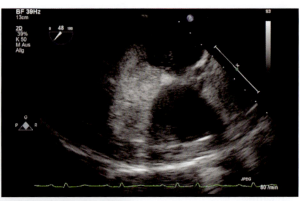
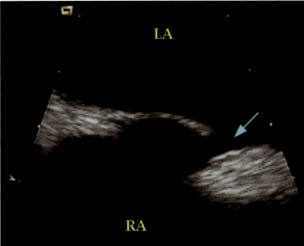

Abb. 25.5: Oben **links**: interatriales Septumaneurysma mit einer starken Auslenkung. Oben **rechts**: KM-Übertritt über ein PFO unter Valsalva-Manöver. **Unten:** Nachweis eines bereits nativ darstellbaren PFO

Tab. 25.2: Indikationen zum ASD- und PFO-Verschluss (s. auch Kapitel 13).

ASD
• Links-Rechts-Shunt > 30%
• Rechtsherzbelastung
• PHT
• Dyspnoe
• Paradoxe Embolie
PFO
• Paradoxe Embolie
• Caisson-Krankeit
• Migräne (relativ)
• Prophylaktischer Verschluss bei Tauchern und Bergsteigern (relativ, in Diskussion)

25.6 Interventioneller Verschluss

Seit einigen Jahren besteht im Gegensatz zur chirurgischen Sanierung von Defekten im IAS die Möglichkeit zum interventionellen PFO/ASD-Verschluss mittels speziell entwickelter Verschlusssysteme, häufig auch Schirm(-chen)-verschluss genannt.

Interventionen im Bereich des IAS können neben der radiologischen Kontrolle immer mit einem weiteren bildgebenden Verfahren wie der TEE oder ICE begleitetet werden. Der Verschluss eines ASD unterscheidet sich nicht wesentlich vom PFO-Verschluss und läuft weitgehend in paralleler Weise ab.

Präinterventionell, am besten bereits auf der Station, sollte eine prophylaktische Anti-

25.6.1 Defektgrößenbestimmung

Begonnen wird mit der venösen Punktion, i.d.R. in der rechten V. femoralis, mit Einbringen einer mindestens 7-F-Schleuse (z.B. Cordis, Cook). Unmittelbar nach der Punktion wird ein Bolus von 5000 IE Heparin gegeben.

Es folgt eine Rechtsherzkatheteruntersuchung zur Druckbestimmung und Berechnung der Shuntvolumina mittels Oxymetrie (s. Kap. 7).

Es schließt sich die angiographische Darstellung des venösen Systems an, um anatomische Anomalien weitgehend auszuschließen. Hierzu wird ein MP-6-F-Katheter bis in die V. anonyma/V. cava superior vorgeschoben. Die Darstellung erfolgt durch Injektion von 25 ml KM bei einem Fluss von 10 ml/s. Insbesondere ist hier auf das Vorliegen einer links persistierenden Hohlvene (LSVC) zu achten. Diese mündet i.d.R. in den CS, der aufgrund des Zuflusses sehr dilatiert erscheint. Bei ungünstiger Anatomie kann das Ostium des CS ggf. durch einen Okkluder kompromittiert werden. Die Bildwandler sind i.d.R. auf PA 0° und LAO 90° eingestellt.

Dann erfolgt die Sondierung des Defektes in der Fossa ovalis mit dem MP-Katheter unter gleichzeitiger Druckregistrierung. Beim Durchtritt durch das IAS zeigt die Katheterspitze in PA zum rechten Bildrand und in LAO 90° nach hinten. In der Druckregistrierung kann nun der linksatriale Druck mit typischer Druckkurvenkonfiguration und klarer e- und a-Welle abgeleitet werden. Der MP-Katheter wird nun in der oberen linken Lungenvene positioniert. Über den MP-Katheter wird ein steifer 0,035"-Amplatzer-Super-Stiff-Draht eingebracht und der MP-Katheter entfernt. Nun erfolgt die 2. Bolusgabe von 5000 IE Heparin nach Kontrolle der ACT, um Thrombenbildung auf der linken Herzseite vorzubeugen.

Merke: Bei Sondierung des linken Vorhofs können plötzliche akute ST-Streckenanhebungen wie bei akutem Hinterwandinfarkt ausgelöst werden, die schon im ersten Herzkatheterbuch von Bayer, Loogen, Wolter beschrieben wurden. Ätiologisch sind unter anderem Koronarspasmen der rechten Koronararterie vermutet worden. RCA Luftembolien scheinen aber auch möglich zu sein.

Die Größenbestimmung („Sizing") des Defektes wird mit einem weichen Polyethylenballonkatheter vorgenommen (PTS-Ballon, NuMED, Köln, Deutschland). Für das Sizing eines PFO ist i.d.R. ein 25 × 30-mm-PTS-NuMED-Ballon ausreichend. Beim ASD kann es nötig sein, größere Ballons zu verwenden, z.B. 3,5 × 30-mm-PTS-NuMED-Ballon. Die Ballons werden mit einem Gemisch aus $^1/_3$ KM und $^2/_3$ H$_2$O luftfrei im Defekt aufgedehnt. Beim PFO sollte der ausgeübte Druck im Defekt den ZVD nicht überschreiten, da bei Einsatz von höheren Drücken der das Septum primum überlappende Teil des Septum secundum („Flap Valve") des PFO auseinandergedrückt und damit der Defekt zu groß gemessen wird. Aufgrund des weicheren Rands („Rim") des ASD empfiehlt es sich,

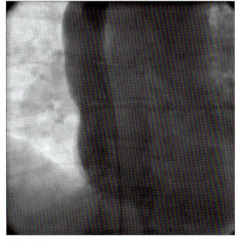

Abb. 25.6: Angiographie der V. cava superior

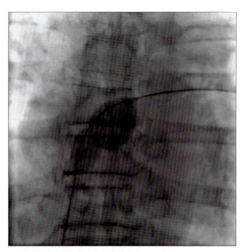

Abb. 25.7: Sizing eines ASD

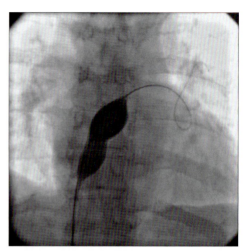

Abb. 25.8: Sizing eines PFO

den Ballon bereits im LA zu öffnen und diesen langsam insuffliert in den RA unter Filmen zurückzuziehen. Im Bereich des Defekts wird dann eine Eindellung des Ballons, eine Kerbe, sichtbar, die der Größe des Defekts entspricht. Diese Einschnürungen werden dann idealerweise in 2 Ebenen on-line ausgemessen.

Die Größenbestimmung des Defekts ist sowohl für den ASD als auch für das PFO von großer Bedeutung, da mit dessen Hilfe die Größenauswahl des Okklusionssystems erfolgt.

Bis hierhin ist das interventionelle Vorgehen unabhängig vom einzusetzenden Okkluder. Die verschiedenen Okkludersysteme unterscheiden sich jedoch in ihren Implantationstechniken. In den letzten 10 Jahren ist eine große Anzahl von verschiedenen Okkludersystemen entwickelt worden und auf dem Markt erhältlich, sodass eine genaue Anleitung für jedes System nicht gegeben werden kann.

Hier soll auf die zurzeit gebräuchlichsten Systeme eingegangen werden.

Einige Systeme wie das Helex- oder Premere-Device werden über eigene Schleusensysteme implantiert. Andere Devices benötigen separate Schleusensysteme. Dies ist abhängig von der Okkludergröße. Es handelt sich i.d.R. um Schleusensysteme der Firmen Cook und Amplatzer.

25.6.2 Auswahl des Okkludersystems

Manche Systeme sind nur für einen PFO-Verschluss vorgesehen, andere wiederum können sowohl zum PFO- oder ASD-Verschluss verwendet werden (s. Tab. 25.3):

Die Auswahl des Okkludersystems hängt von der Defektgröße, insbesondere beim PFO, aber auch von der Tunnellänge ab. Ab einer Tunnellänge > 10 mm ist es für einige Systeme schwierig, einen sicheren und effektiven Verschluss ohne Restshunt zu gewährleisten (Helex, Coherex, Solysafe, Cardia). Für kleine PFO-Defekte mit langem Tunnel ist der Premere-Okkluder entwickelt worden

Tab. 25.3: Beispiele für kommerziell erhältliche Okkludersysteme für die jeweiligen Anwendungsbereiche

PFO	ASD	PFO/ASD
Amplatzer PFO	Amplatzer ASD	Amplatzer cibriform
Occlutech PFO	Occlutech ASD	Helex
Premere		
Coherex		Cardia

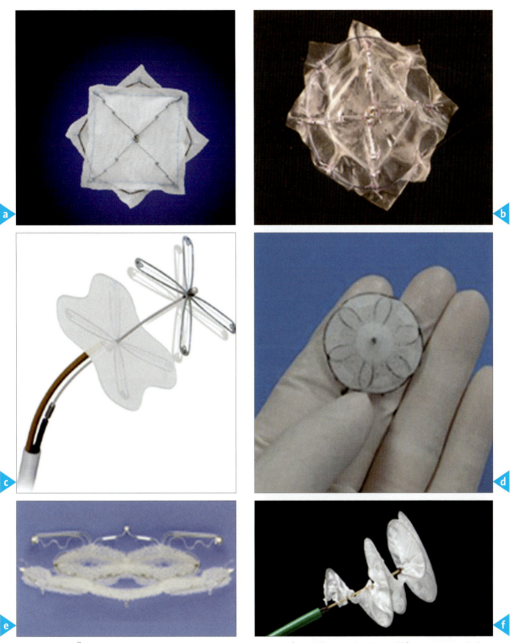

Abb. 25.9a–f: Überblick über verschiedene Okkludersysteme. **a)** STARflex Occluder und **b)** BioSTAR Occluder (derzeit nicht verfügbar, beide mit freundlicher Genehmigung von NMT Medical Inc., Boston, MA, USA). **c)** Premere PFO Closure System (mit freundlicher Genehmigung von St. Jude Medical, Eschborn, Deutschland). **d)** Atriasept II PFO Occluder (mit freundlicher Genehmigung von Cardia Europe, Gent, Belgien). **e)** Coherex Flat Stent EF (mit freundlicher Genehmigung von Coherex Medical Inc., Salt Lake City, Utah, USA) **f)** Helex Septal Occluder (mit freundlicher Genehmigung von W. L. Gore & Associates, Inc., Flagstaff, Arizona, USA).

Tab. 25.4: Auswahl des Okkluders in Abhängigkeit von der Defektgröße beim Amplatzer-PFO-Okkluder

Okkludergröße	Defektgröße
18 mm	< 10 mm
25 mm	10–15 mm
30 mm	15–25 mm
35 mm	> 25 mm

Tab. 25.5: Auswahl des Okkluders in Abhängigkeit von der Defektgröße beim Occlutech-PFO-Okkluder

Okkludergröße	Defektgröße
16/18 mm	< 10 mm
23/25 mm	10–15 mm
27/30 mm	15–25 mm
31/35 mm	> 25 mm

und sehr effektiv. Neu sind Versuche, den PFO-Verschluss mit Nahtsystemen oder RF-Verfahren vorzunehmen.

Ansonsten stehen die Systeme der Firma Amplatzer und Occlutech zur Verfügung, die sowohl für ASD als auch für PFO eine große Auswahl an Okkludergrößen bereithalten. Vorteil dieser beiden Systeme ist, dass diese jederzeit im Defekt repositioniert werden können. Damit bieten sie eine hohe Sicherheitsreserve.

Die Größe des nach o.g. Kriterien ausgewählten Okkluders hängt dann von der ausgemessenen Defektgröße ab (s. Tab. 25.4 + 5).

Die Auswahl der Schirmgröße beim ASD richtet sich nach der Größe des Defekts gemessen in 2 Ebenen. Die Schirmgröße sollte bei beiden Okkludermodellen ≥ 2 mm entsprechend der Ballongröße gewählt werden. Der Amplatzer-ASD-Okkluder ist in den Größen von 4–40 mm, der Occlutech-ASD-Okkluder von 6–40 mm erhältlich.

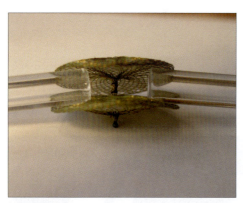
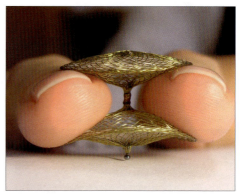

Abb. 25.10: Der neue Occlutech Figulla Flex-Okkluder mit Kugellager (mit freundlicher Genehmigung von Occlutech GmbH, Jena)

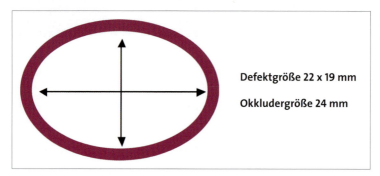

Abb. 25.11: Beispiel Größenauswahl des ASD-Okkluders

Defektgröße 22 x 19 mm

Okkludergröße 24 mm

25.6.3 Implantationstechnik

Bei Verwendung von **Amplatzer-Okkludern** sollte eine Amplatzer-Schleuse verwendet werden, da das Set, das das Schleusensystem enthält, das Implantationskabel beinhaltet. Das Implantationskabel dient der Führung des Okkluders durch die Schleuse und der Platzierung im IAS.

Die o.g. Amplatzer-Schleuse kann auch für die **Occlutech-Systeme** benutzt werden, jedoch besitzt die neue Generation ein eigenes spezielles Implantationskabel, an dem der Okkluder über ein Kugelsystem (wie bei einer Anhängerkupplung) befestigt ist. Vorteil dieses neuen Systems ist die Flexibilität der beiden Bestandteile des Schirmchens untereinander unmittelbar nach Implantation und die gute Anpassung an die anatomischen Gegebenheiten.

Nach Auswahl des Okkluders wird die Schleusengröße festgelegt. Die ausgewählte Schleuse muss gründlich gespült werden. Der Dilatator wird eingebracht. Zuerst wird die noch liegende 7-F-Schleuse entfernt, dann wird die Amplatzer-Schleuse über den noch liegenden Draht in den LA vorgeschoben.

Spätestens an diesem Punkt sollte ein echokardiographisches Monitoring eingeleitet werden, entweder mittels einer transösophagealen Sonde unter Sedierung mit Midazolam und/oder Propofol, oder alternativ, da erstere Methode häufig nicht gut toleriert wird, mittels eines intrakardialen Ultraschallkatheters (AcuNav, Siemens, Erlangen). Diese Form der Ultraschallkontrolle gewährleistet einen entspannten Untersuchungsablauf und wird vom Untersucher selbst bedient [10].

Echokardiographisch wird nun die sichere Lage der Schleuse in der Mitte des LA nach Rückzug des Dilatators überprüft. Dann wird der Draht entfernt und die Schleuse erneut gespült.

Nun wird das Loading System des Okkluders vorbereitet. Unter Loading System versteht man das Ansatzröhrchen, in das hinein das Schirmchen gefaltet wird, damit es in diesem Zustand durch die Schleuse zum LA vorgeschoben werden kann.

Damit das Schirmchen luftfrei in das Loading System gebracht werden kann, wird

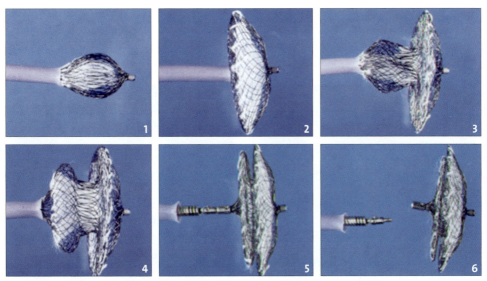

Abb. 25.12: 1–6) Schrittweise Entfaltung eines Amplatzer-ASD-Okkluders durch Freisetzung aus der Schleuse. Zuerst wird der linksatriale, dann der rechtsatriale Teil des Schirms freigesetzt. Die Ablösung erfolgt durch Rotation des Implantationskabels.

dieses in einer Wasserschale unter Druckspülung über den Sideport des Loading Systems auf das Implantationskabel bis zum Anschlag angedreht und dann um $1/4$ Umdrehung zurückgedreht, damit es sich später leicht abschrauben lässt. Dann wird der Okkluder in das Loading System hineingezogen und damit zusammengefaltet. Das Loading System ist durchsichtig, damit man erkennen kann, ob sich doch noch Luftblasen im Bereich des Okkluders befinden. Wenn das der Fall ist, muss ggf. der Ladevorgang wiederholt werden. Das Loading System mit dem Okkluder wird jetzt unter Spülung in die Schleuse eingebracht und konnektiert. Danach wird der Okkluder am Kabel bis an das Ende der Schleuse vorgeschoben. Dort wird noch einmal mit leichtem Zug der sichere Sitz des Okkluders am Kabel überprüft. Unter echokardiographischer Kontrolle wird dann das Kabel in den LA vorgeschoben und damit der linksatriale Anteil des Schirmchens eröffnet. Unter leichtem Zug Richtung IAS wird das gesamte System inkl. Schleuse an das IAS herangezogen.

Merke: Das PFO-System hat einen kleinen linksatrialen und größeren rechtsatrialen Anteil. Die beiden Anteile sind durch eine kurze Brücke verbunden. Das ASD-System hat einen größeren linksatrialen und kleineren rechtsatrialen Anteil. Diese sind durch ein breites, dem ASD entsprechendes Zwischenstück, wie ein kurzer Zylinder, verbunden.

Beim ASD-Okkluder wird nun der Stent entwickelt, indem der Okkluder gehalten und die Schleuse zurückgezogen wird. Nach Überprüfung mit dem TEE wird dann der rechtsatriale Anteil unter Rückzug der Schleuse entwickelt und das System mit dem Kabel leicht zusammen geschoben. Echokardiographisch wird nun der korrekte Sitz überprüft. Wichtig ist, dass alle Anteile des IAS gefasst sind. Ferner ist ein ausreichender Abstand zur Aortenwurzel zu beachten, da bei Auflagerung des linksatrialen Anteils auf die Aortenwurzel Drucknekrosen denkbar wären. Bevor der Okkluder abgelöst wird, sollte noch einmal ein **Raggling-Manöver** (vorsichtiges Vorschieben und Zurückziehen des Okkluders am Kabel) durchgeführt werden. Dieser Belastungstest zeigt, ob der Okkluder einen sicheren Halt hat. Dieses sollte echokardiographisch beobachtet werden.

Wenn sich ein sicherer Halt bestätigt hat, kann der Okkluder freigesetzt werden. Beim Amplatzer-System wird rasch gegen den Uhrzeigersinn gedreht, beim Occlutech-System die Hülse vom Kugelgelenk zurückgezogen.

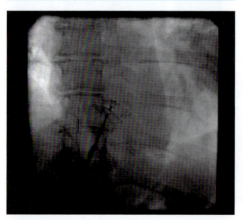 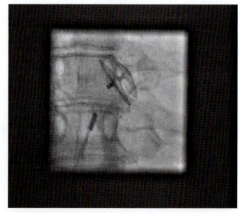

Abb. 25.13: Links: nach Entwickeln des rechtsatrialen Anteils des Okkluders. **Rechts:** nach Freisetzung durch Abdrehung vom Implantationskabel. Im RA ist der ICE-Katheter erkennbar.

25.6 Interventioneller Verschluss

Tab. 25.6: Verschluss eines PFO oder ASD in Kurzform (Step-by-Step)

1	Venöse Punktion und Einbringen einer 7-F-Schleuse (z.B. Cordis)
2	Bei ASD Rechtsherzkatheter mit Stufenoxymetrie (SCV, IVC, RA, PA) zur Shuntberechnung
3	Darstellung der SVC/V. anonyma mittels MP-Katheters
4	Sondierung des Defekts mit dem MP-Katheter und Sondierung der linken oberen Lungenvene
5	Austausch gegen einen 0,035"-Amplatzer-Super-Stiff-Wire
6	Sizing mittels PTS-NuMED-Ballon 2,5/3,0/3,5 x 30 mm
7	TEE oder ICD (über separate Schleuse, Schallanlotung vom RA)
8	Einwechseln der Implantationsschleuse (Amplatzer oder Cook Sheat)
9	Laden des Schirms und Anschluss an Druckspülung
10	Entwicklung des linksatrialen Anteils und Rückzug an das IAS, bei ASD zusätzlich Stententwicklung durch Vorschieben des Okkluders unter Echokontrolle
11	Öffnen des rechtsatrialen Anteils durch Rückzug der Schleuse unter Echokontrolle
12	Raggeling-Manöver unter Echokontrolle
13	Ablösen des Schirms
14	Entfernen der Schleusen (DV oder Verschlusssystem)

Das Verschlusssystem springt in die natürliche Position des IAS, das durch die Sondierung etwas verlagert worden ist. Die Implantationskabel sollten unmittelbar nach dem Ablösen in die Schleuse zurückgezogen werden, um eine Verletzung der Vorhofwand zu vermeiden.

Echokardiographisch wird nun noch einmal der Sitz des Okkluders am IAS dokumentiert.

Nach Beendigung der Untersuchung werden die Leisten mittels Kompression, alternativ auch mit venösem Einsatz eines 8-F-AngioSeal-Anker- oder ProGlide-Systems (für Schleusen auch bis 12 F Größe) verschlossen.

Unmittelbar nach Ende der Untersuchung erfolgt eine Bolusgabe von 500 mg ASS i.v. sowie eine Aufsättigung mit 600 mg Clopidogrel. Bis zum völligen Wirkungseintritt des Clopidogrels sollte überlappend eine Low-Dose-Heparinisierung mit unfraktioniertem Heparin für 12 h erfolgen. Dieser Sicherheitsaspekt soll der etwaigen Thrombenbildung am linksatrialen Schirmanteil entgegenwirken.

Tab. 25.7: Periinterventionelle medikamentöse Therapie

Zeitpunkt	Medikament
Vor Intervention	Breitbandantibiotikum < 2 h
Periinterventionell	10 000 IE Heparin
Postinterventionell	500 mg ASS i.v.
	Clopidogrel 600 mg
	Low-Dose-Heparin für 12 h: < 60 kG – 400 IE/h 60–80 kG – 500 IE/h 80–100 kG – 600 IE/h > 100 kG – 800 IE/h
	Breitbandantibiotikum
Entlassungsmedikation	ASS 100 mg/d für 6 Monate
	Clopidogrel 75 mg/d für 6 Monate
	Endokarditisprophylaxe für 6 Monate

Vor Entlassung sollten ein EKG, eine Röntgenthoraxuntersuchung in 2 Ebenen und eine TTE erfolgen.

25.6.4 Alternative Implantationsmethode nach Prof. Meier (Inselspital, Bern)

Alternativ zu dem oben beschriebenen Vorgehen ist es möglich, eine PFO-Okklusion ohne begleitende Ultraschalluntersuchung (TEE oder ICE) durchzuführen. Diese Methode ist im Inselspital in Bern (Schweiz) durch Prof. Bernhard Meier perfektioniert worden [11].

Durch den Verzicht auf die Ultraschallkontrolle ist die Prozedur relativ einfach gehalten und kann in weniger als 10 Minuten durchgeführt werden. Vor der Prozedur werden 5000 IE Heparin i.v. gegeben. Zunächst erfolgt die venöse Punktion und Einlegen eines Standard-0,035" J-Drahts. Eine Schleuse muss nicht benutzt werden. Die Passage des PFO erfolgt nur mit dem Draht (Röntgenanlage in PA Strahlengang); dazu wird der Draht wiederholt von der unteren Hohlvene vorgeführt. Gegebenenfalls muss der Draht etwas in Richtung des PFO gedreht werden. Die Verwendung eines Multipurpose-Katheters ist nur in gut der Hälfte der Fälle erforderlich. Die Drahtpassage ist in der Regel in wenigen Versuchen möglich, was verdeutlicht, wie leicht eine gekreuzte Embolie durch ein PFO möglich ist und dass hier wirklich eine reale Gefahr vorliegt und der PFO-Verschluss keineswegs eine von Kardiologen gemachte Indikation darstellt.

Es erfolgt dann die Vorbereitung des Schirmchens. Standardmäßig verwendet Prof. Meier ein 25 mm Amplatzer PFO Schirmchen, das nach seiner Aussage bei „19 von 20 Patienten" passt. Eine Ausmessung im TEE bzw. ein Sizing mit einem Sizing-Ballon erfolgt nicht (nur bei ASD). Das Schirmchen wird aufgeschraubt und dann bis kurz nach dem Klick wieder gegengedreht. Das Laden in die Ladehülse erfolgt unter Wasser, dabei wird das Schirmchen unter Wasser in die Hülse gezogen, wieder herausgeschoben und dann erneut geladen. Die 9-F-Schleuse wird über den liegenden Standard-0,035" Draht vorgeführt. Eine kleine Stichinzision mit dem Skalpell (idealerweise vor der Punktion) ist erforderlich, um die Hautpassage zu ermöglichen. Sollte die Hautpassage schwierig sein, empfiehlt Prof. Meier ein Einführen unter schraubender Bewegung. Nach Passage des PFO wird der Führungsmandrin festgehalten und nur noch die Schleuse in den linken Vorhof geschoben. Der Draht wird samt Mandrin zurückgezogen. Es ist dabei wichtig darauf zu achten, dass dieses Manöver langsam erfolgt und dass die Schleuse unter Herzniveau gehalten wird, um Luftembolien zu vermeiden. Falls Luftembolien auftreten, gelangt die Luft schwerkraftmässig in die oben abgehende RCA. Dies lässt sich auf den inferioren Ableitungen auf dem Monitor überwachen. Die Therapie der Luftembolie ist Abwarten für ca. 5–10 Minuten. Danach kommt es zu einer spontanen Normalisierung. Das geladene Schirmchen wird nun in die Schleuse gebracht, dabei wird wieder auf eine Position der Schleuse unterhalb des Herzniveaus geachtet. Das Schirmchen wird dann vorgeschoben. Vor Austritt aus der Schleuse wird unter Durchleuchtung darauf geachtet, dass die Schraubverbindung des Kabels zum Schirmchen weiterhin korrekt ist und sich nicht auf dem Weg durch die Schleuse gelockert hat. Die Röntgenanlage wird auf eine LAO-Position gebracht (ca. 40° LAO). Das linksatriale Schirmchen wird durch weiteres Vorschieben aus der Schleuse freigegeben, danach wird das gesamte System zurückgezogen, bis das linksatriale Schirmchen am Vorhofseptum zu liegen kommt. Dann wird nur noch die Schleuse weiter zurückgezogen, während leichte Spannung auf dem Schirmchen verbleibt. Dadurch wird der rechtsatriale Schirm freigesetzt. Die Schleuse wird ca. 2 cm unterhalb des Schirmchens gezogen, so dass sie nicht in die Lebervene zeigt. Nach erneuter sorgfältiger Entlüftung wird die Injektionspumpe angeschlossen und es erfolgt eine Angiogra-

25.6 Interventioneller Verschluss

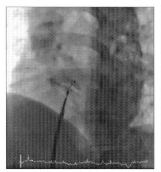 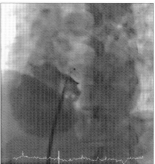 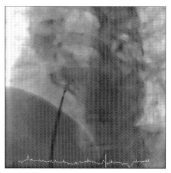

Abb. 25.14: Lagekontrolle des implantierten PFO-Okkluders mittels Durchflussangiographie. **Links:** direkt nach Implantation. **Mitte:** KM-Darstellung des rechtsatrialen Teils. **Rechts:** nach KM-Durchfluss in den LA

phie mit 10 ml bis 8–10 ml/s Flussrate. Vor der Angiographie wird die Ebene so verändert, dass beide Schirme deutlich voneinander getrennt sind, so lässt sich das interatriale Septum zwischen beiden Schirmen gut darstellen und die korrekte Lage dokumentieren. Da die Schirme sich aufgrund des dicken Septum secundum V-förmig gegen oben spreizen und mit dem Herzschlag bewegen, spricht man auch von dem sog. „Pacman-Zeichen" [12]. Die Angiographie kann so lange gefilmt werden, bis auch die linksatriale Kontrastmittel-Anfärbung zur Beurteilung der korrekten Lage des Schirmchens benutzen kann. Es erfolgen nun Rüttelmanöver, um den festen Sitz des Schirmchens vor Ablösen zu bestätigen. Das Schirmchen wird dann abgelöst durch Schrauben gegen den Uhrzeigersinn. Vor der Abschlussangiographie ist es wichtig darauf zu achten, dass das Kabel des Schirmchens fest in der Schleuse arretiert ist (durch festes Zuschrauben des Y-Adapters), damit es durch die KM-Injektion nicht zu einem Herausschießen des Kabels aus der Schleuse kommt. Es erfolgt dann die Abschlussangiographie mit allenfalls angepasster Einstellung, um die Schirmchen wieder in perfektem Profil ohne Überlagerung zu sehen. Die Schleuse wird entfernt und der Patient kann die venöse Punktionsstelle selbst abdrücken. Nach ca. 5 Minuten Kompression steht die Blutung in der Regel.

25.6.5 Nachuntersuchungen

Eine transösophageale Ultraschalluntersuchung zur Überprüfung des Therapie-Erfolgs (Restshunt) sollte nach 6 Monaten durchgeführt werden. Mit den heutigen Okkludersystemen sind Verschlussraten von weit über 90% nach 6 Monaten zu erzielen. Insbesondere der Amplatzer- und Occlutech-Okkluder erreichen Verschlussraten von annähernd 99%, wobei der Verschluss mittels Amplatzer-Device etwas effektiver zu sein scheint [13]. Bei kleinen Restshunts sollte weiter zugewartet werden, da diese i.d.R. nach 12–18 Monaten weitgehend eliminiert sind. Nach 6 Monaten kann bei komplettem Verschluss die duale Plättchenhemmung beendet werden. Bei kleinem Restshunt erscheint die alleinige Gabe von ASS 100 mg/d ausreichend.

26 Nierenarterienstenosen

26.1 Pathogenese und Pathophysiologie der Nierenarterienstenose 755

26.2 Diagnostik 756

26.3 Interventionelle Therapie 757
    26.3.1 Indikation – 757
    26.3.2 Technik – 757

26.4 Komplikationen 759

26.5 Restenosierung 759

26.6 Therapie der schweren arteriellen Hypertonie 759

26.7 Prognose 760

26 Nierenarterienstenosen

26.1 Pathogenese und Pathophysiologie der Nierenarterienstenose

Die Nierenarterienstenose (NAST) ist in 90% der Fälle atherosklerotischer und 10% fibromuskulärer Natur. Während die atherosklerotisch bedingte NAST meist am Abgang oder proximal des Gefäßes liegt, sind fibromuskuläre Dysplasien im mittleren und distalen Gefäßbett vorhanden. Die Prävalenz der NAST liegt bei über 65-Jährigen im Bereich von 5–10%. Wird die Untersuchung an Patientenkollektiven mit bereits bekannter Atherosklerose durchgeführt, steigt die Prävalenz auf 11–23%. Die Nierenarterienstenosen führen vielfach zu einer beschleunigten Entwicklung einer schweren arteriellen Hypertonie. Zwischen der NAST und der Nierenschrumpfung gibt es enge Beziehungen, die in einer ischämischen Schrumpfniere enden kann. Dabei ist die eingeschränkte glomeruläre Filtrationsrate nicht nur durch die Hypoperfusion, sondern auch durch mögliche atherothrombotische Mikroembolien und andere Ursachen bedingt. Das Renin-Angiotensin-Aldosteron System (RAAS) wird als Folge der NAST aktiviert. Bei einseitiger NAST resultiert eine reninabhängige Hypertonie, die Volumenexpansion wird durch gesteigerte Ausscheidung der gesunden Niere verhindert. Bei beidseitiger NAST tritt neben der gesteigerten Renin- und Angiotensinausschüttung auch eine Volumenexpansion auf.

90% der renalen Perfusion dienen der GFR, während nur 10% für die direkte Versorgung des Nierenparenchyms erforderlich sind, sodass erst eine erhebliche Reduktion des renalen Blutflusses auch zur Nierenschädigung führt. Ein direkter Zusammenhang zwischen der Ausbildung der NAST und der Nierenschädigung liegt deshalb auch nicht vor. Jedoch liegen bei diesen Patienten häufig andere Risikofaktoren wie Diabetes mellitus und arterielle Hypertonie vor, die zu einer Nierenschädigung führen [2]. Die Aktivierung des RAAS beschleunigt nicht nur die Ausbildung der Hypertonie, sondern führt auch zur Linksherzhypertrophie. Der Anstieg des Aldosteronspiegels induziert eine verstärkte Fibrosierung des Myokards und ein LV-Remodelling, das die Entwicklung einer Herzinsuffizienz fördert. LV-Hypertrophie und -Fibrose induzieren die Entstehung der diastolischen und später der systolischen Dysfunktion mit Anstieg der Letalität. Die Prävalenz der LV Hypertrophie mit NAST ist 79% vs. 46% bei Patienten mit essentieller Hypertonie.

Nach der AHA ist eine NAST bei einer Stenosierung von 50–80% nur dann signifikant, wenn der systolische Spitzengradient 20 mmHg und der mittlere 10 mmHg zwischen distalem und proximalem Gefäßbett liegt [1]. Bei hochgradiger NAST wird in 50% der Fälle eine Progression innerhalb von 4 Jahren beobachtet, was in 18% der Fälle in 5 Jahren sogar zum Verschluss führt. In 2 Jahren können 3%, 18% und 55% der Nieren ihre Funktion verlieren, wenn unilaterale, bilaterale oder kontralaterale Okklusionen vorliegen. Darin spiegelt sich die schlechte Prognose der Patienten mit einer 10-Jahres-Überlebensrate von nur 5% wider [2].

26.2 Diagnostik

Bei Patienten mit schwerer Hypertonie empfiehlt sich die Darstellung der Nierenarterien zumindest mit einer Übersichtsangiographie, besser jedoch mittels seitengetrennter selektiver Angiographie. Zu berücksichtigen ist, dass ein hoher Blutfluss vorliegt und deshalb eine Injektionsmenge von 10–15 ml bei einem Fluss von 6–8 ml/s erfolgen sollte. In der Angiographie muss nicht nur der Nierenarterienstamm, sondern es müssen auch die kleinen Gefäße der Peripherie und die Anfärbung des Nierenparenchyms beobachtet werden. Nur so sind periphere NAST und Ausfälle von Perfusionsgebieten erkennbar.

In unklaren Fällen empfiehlt sich die IVUS-Untersuchung, die neben der exakten Lokalisation und der Bestimmung des Ausmaßes der Stenose auch den Grad der Verkalkung angeben kann.

Besonders hilfreich ist die intravasale Druckmessung mit dem Druckdraht. Ein Druckgradient über 20 mmHg, im Mittel über 10 mmHg, wird als Beweis für eine hämodynamisch bedeutsame Stenose angesehen. Eine andere Möglichkeit besteht in der Bestimmung des Quotienten aus dem Druck distal der Stenose und dem Aortendruck. Bei einem Quotienten unter 0,9 wird von einer signifikanten Stenose gesprochen, da in diesen Fällen dann auch die Plasmareninaus-

Tab. 26.1: Empfehlungen zur Diagnostik bei Nierenarterienstenose (aus den kommenden ESC-Leitlinien im EHJ 2011)

Diagnostische Methoden zur Identifikation von Patienten mit einer NAST	Klasse	Evidenzgrad
Beginn der Hypertonie < 30 Jahren und > 55 Jahren	I	B
Entwicklung einer neuen und rasch sich verschlechternden Hypertonie und persistierende oder sich verschlechternde bisher kontrollierte Hypertonie	I	B
resistente Hypertonie (fehlende RR-Kontrolle bei optimaler Dosis einer Dreifachmedikation einschließlich Diuretika)	I	B
maligne Hypertonie (Hypertonie mit ko-existentem Endorganschaden, z.B. Niereninsuffizienz, Lungenödem, neuen Seh- oder neurologischen Störungen oder fortgeschrittener Retinopathie)	I	B
neue Azotämie oder Verschlechterung der Nierenfunktion nach Gabe von ACE-Hemmern oder AT_1-Antagonisten	I	B
ungeklärte Nierenatrophie oder Größendiskrepanz beider Nieren um > 10 mm	I	B
ungeklärte Niereninsuffizienz mit Nierentranplantation oder Dialyse	IIa	B
ungeklärte Herzinsuffizienz oder AP	IIb	C
Diagnostische Methoden		
Duplex-Ultrasonographie als Methode der Wahl	I	B
CT (bei Patienten mit Kreatinin-Clearance > 60 ml/min) zur Diagnoseverifizierung	I	B
MRT (bei Patienten mit Kreatinin-Clearance > 60 ml/min) zur Diagnoseverifizierung	I	B
Bei starkem klinischen Verdacht und ungenauen oder fraglichen Ergebnissen der nicht-invasiven Testung ist der HK als diagnostische Methode und zur Vorbereitung der Intervention indiziert	I	B
Captopril-Szintigraphie, selektive renal-venöse Renin-Bestimmung, Plasmarenin-Aktivität und Captopril-Test werden nicht empfohlen	III	B

scheidung ansteigt [3]. Neu ist auch die Nutzung der FFR für die Analyse der hämodynamischen Bedeutung der Nierenarterienstenose.

26.3 Interventionelle Therapie

26.3.1 Indikation

In den kommenden Leitlinien zur Behandlung der peripheren Arterienerkrankung hat die ESC eigene Empfehlungen ausgesprochen, da zahlreiche randomisierte Studien bisher noch keine überzeugenden Empfehlungen geben konnten (s. Tab. 26.2 und Tab. 26.3).

26.3.2 Technik

Schon kurz nach Einführung der Ballondilatation berichtete A. Grüntzig über die erste erfolgreiche Nierenarteriendilatation. Innerhalb von 4 Jahren hat sich allein in den USA die Zahl der Nierenarterieninterventionen um das Dreifache erhöht. In der Kombination mit der Stentimplantation ist das Verfahren erfolgreich und sicher durchzuführen. In den meisten Fällen sind Vordilatationen nicht notwendig. Als Führungskatheter werden koronare 6-F- oder spezielle 6-F- oder 8-F-Nierenarterienkatheter genutzt. Der Vorteil der Koronarkatheter liegt darin, dass sie auch in einem Arbeitsgang für die Koronarintervention und die Nierenarterienintervention genutzt werden können. Die speziellen Katheter für die Nierenarterienintervention haben eine bessere Führung, ein

Tab. 26.2: Empfehlungen zur Therapie bei Nierenarterienstenose (aus den kommenden ESC-Leitlinien im EHJ 2011)

Behandlungsempfehlungen bei NAST	Klasse	Evidenzgrad
Medikamentöse Therapie		
ACE-Hemmer und Calcium-Antagonisten zur Behandlung der Hypertonie bei einseitiger NAST	I	B
ACE-Hemmer und AT1-Antagonisten sind kontraindiziert bei beidseitiger NAST und bei einseitiger NAST und Einzelniere	III	B
Endovaskuläre Therapie		
Stents sind der alleinigen PTA bei Ostiumstenosen überlegen	I	B
Dilatation mit oder ohne Stent bei ≥ 60%iger Stenose und bei atherosklerotischer Genese	IIa	A
Die Ballon-Angioplastie mit oder ohne Stent ist sinnvoll bei chronischer Niereninsuffizienz	IIb	B
Ballon-Angioplastie mit oder ohne Stent ist indiziert bei Patienten mit NAST und wiederholter, unerklärter Herzinsuffizienz oder plötzlicher unerklärter Lungenödem-Bildung	IIb	C
Chirurgische Therapie		
Die Chirurgie wird empfohlen bei Aorteneingriffen, komplexer Anatomie, nicht erfolgreicher PTA	IIb	C

Tab. 26.3: Indikation zur Revaskularisierung der NAST in Abhängigkeit vom Stenoseausmaß (aus den kommenden ESC-Leitlinien im EHJ 2011)

Stenosegrad	Behandlungsstrategie
>90%	Revaskularisierung • wenn die Lebenserwartung > 2 Jahre beträgt, • bei schwerer Herzinsuffizienz, • instabiler AP und Lungenödem, • sowie signifikanter Verschlechterung der Nierenfunktion
70–90%	Revaskularisierung • bei jedem Patient mit bilateraler NAST oder • bei Patienten mit einseitiger NAST einer Einzelniere oder • Patienten mit unilateraler NAST und progressiver Verschlechterung der Nierenfunktion oder therapieresistenter Hypertonie oder • Patienten mit GFR > 10 ml/min/1,73 m²
< 70%	• 6 Monate Verlaufskontrolle • PTA nur bei Progression der NAST entsprechend den oben genannten Richtlinien
Alle Grade	Sekundärprävention (pharmakologisch und Lebensstil) kardiovaskulärer Erkrankungen entsprechend den ESC-Leitlinien

größeres Lumen und sind kürzer, sodass leichter gearbeitet werden kann, sind aber meist 8 F groß. Bewährt haben sich RDC-I-III 8-F-Führungskatheter (Vista Britetip, Cordis, Langenfeld, Deutschland).

Da die Nierenarterien auch in spitzem Winkel von der Aorta abgehen können, ist in diesen Fällen die Sondierung z.B. mit IMA-Kathetern hilfreich. In einzelnen Fällen nutzen wir den brachialen Katheterzugang, um dann steil nach kaudal gerichtet leicht die Nierenarterienstenose passieren zu können.

Der Durchmesser der Nierenarterien ist größer als der der Koronararterien. Es empfiehlt sich die On-line-Ausmessung. Wir nutzen vielfach die IVUS-Untersuchung, um sicher die notwendige Größe ausmessen zu können und um Unter- oder Überdehnungen zu vermeiden.

Die Stentimplantation erfordert meist Größen von 6–8 mm, die mit 16–18 atm implantiert werden. Die Längen liegen zwischen 15 und 18 mm. Benutzt werden von uns Stahlstents (z.B. Dynamic Renal, Biotronik, Berlin), die mit 5-F-Kathetern kompatibel sind und über 0,014"-Drähte laufen. Alternativ gibt es 7-F-kompatible Stents, die über 0,018"-Drähte laufen (z.B. Omnilink, Abbott, Wetzlar, Deutschland).

Beschichtete Stents haben sich bisher als unnötig erwiesen, da wahrscheinlich die Größe eine durch Neointima bedingte Restenose verhindert, so wie bei anderen peripheren Gefäßen [4, 5].

Bei der Implantation muss darauf geachtet werden, dass das Ostium der Nierenarterie in der AO getroffen wird. Oft liegt der Stent nach der Positionierung kaudalwärts gerichtet, stellt sich aber horizontal bei Insufflation des Ballons. In dieser Position ist auch eine sichere Implantation mit großem freiem Ostium gewährleistet.

Während der Aufdehnung verspüren manche Patienten einen Flankenschmerz, der nach Ballonentleerung sistiert. Bei Persistenz muss an eine lokale Aortendissektion gedacht werden, die aber sehr selten ist.

Neben der angiographischen Kontrolle zeigt die IVUS-Untersuchung die unmittelbare Kontrolle des Eingriffs in optimaler Form. Eine Querschnittsfläche von über 9 mm² sollte erreicht werden. Ein Druckangleich ist zwingend zu fordern, da sonst eine Unterperfusion vorliegt.

Zwischenzeitlich sind neue Verfahren entwickelt worden, um die Stentpositionierung zu erleichtern. Dazu wird zunächst ein Ballon oder Spreizer im Lumen der AO aufgedehnt. Diese sitzen vor dem Stent und erlauben nach Vorpositionierung das optimale Einsetzen des Stents in das Ostium, das durch den zuvor aufgedehnten Ballon/Spreizer optimal lokalisiert wird. Die Stentimplantation erfolgt anschließend wie oben beschrieben.

26.4 Komplikationen

Wie bei den Koronararterien kann auch bei der Nierenarteriendilatation und Stentimplantation eine periphere atherothrombotische Embolisierung auftreten.

Die **Nierenarterienembolisierung** ist gekennzeichnet durch einen Anstieg des CRP, eine Eosinophilie (Nachweis in der Zählkammer) und eine Erythrozyturie. Daher sind diese Befunde in der Folge zu bestimmen. Erfreulicherweise sind solche Ereignisse selten und treten in weniger als 5% der Fälle auf. Eine präventive Maßnahme wäre die Verwendung von geeigneten Filtersystemen, die sich aber bisher in der interventionellen Therapie nicht durchgesetzt haben.

Beschrieben, von uns nicht beobachtet, ist auch eine Dissektion der AO, die heute aber durch eine direkte Aortenstentimplantation mit einem unbeschichteten Stent beherrscht werden kann, z.B. Optimed Stent (Optimed Medizinische Instrumente GmbH, Ettlingen, Deutschland) oder demnächst auch Evasc-Stent (Evasc Medical Systems, Vancouver, Kanada).

26.5 Restenosierung

Aufgrund der Größe der Gefäße ist die Restenosierungsrate nach Nierenstentimplantation sehr gering und liegt zwischen 0 und 5%. Erforderlich ist eine möglichst komplette Aufweitung des Stents, die natürlich bestens mithilfe des IVUS kontrolliert werden kann, da sonst eine zu geringe Expansion vorliegt und z.T. zu kleine Stents verwendet werden. Die erneute Implantation eines evtl. größeren Stents und IVUS-Kontrolle sind die Maßnahmen der Wahl. Auch in diesen Situationen hat sich die DES Implantation nicht bewährt [6–9].

> **Merke**: Die Prävalenz von NAST liegt bei 5–10% und bei koronarkranken Patienten bei 10–25%. Signifikante Stenosen liegen vor, wenn die Spitzengradienten > 20 mmHg betragen. Zur Intervention werden 15–18 mm lange, 6–8 mm breite Stents verwandt. Ziel ist die Aufweitung auf mehr als 9 mm² mit Druckausgleich. Neue Ballon-/Stentsysteme erlauben eine Optimierung der Stentimplantation. Periphere Nierenarterienembolien sind selten, können aber an dem CRP-Anstieg, der Eosinophilie und der Erythrozyturie erkannt werden. Die Restenoserate liegt unter 5%. Die Nierenarterienablation stellt ein neues Verfahren zur Behandlung der resistenten Hypertonie dar.

26.6 Therapie der schweren arteriellen Hypertonie

Zwischenzeitlich ist die Nierenarterienintervention um ein weiteres Verfahren erweitert worden. Mithilfe spezieller Ablationskatheter (Simplicity, Ardian, Palo Alto, CA, USA) wird zur punktweisen Radiofrequenzablation im Bereich der Nierenarterie verteilt auf die Länge von 10–15 mm ein Radiofrequenz-

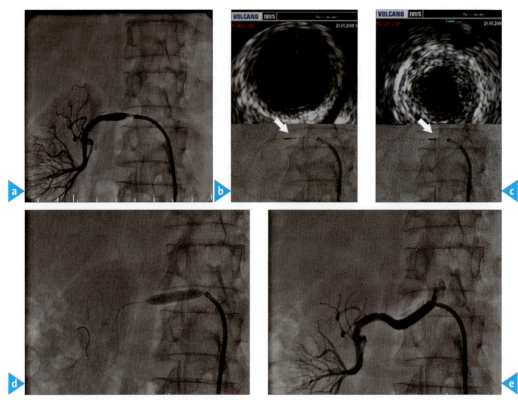

Abb. 26.1a–e: Intervention einer atherosklerotischen Nierenarterienstenose. **a)** Angiographie der rechten Nierenarterie. **b)** IVUS-Evaluation proximal distal der Stenose und **c)** in der Stenose selbst. Es ist die hochgradige atherosklerotische Lumenreduktion zu erkennen. **d)** Implantation eines mit Paclitaxel beschichteten Stents (5,0 x 20 mm) mit 18 atm. **e)** Abschlussangiographie mit sehr gutem Akutergebnis.

signal abgegeben, um die sympathischen und vagalen Nervenfasern partiell auszuschalten [4, 5]. Mithilfe dieser Technik gelingt eine RR-Senkung von bis zu 30 und 35 mmHg bei Patienten mit therapierefraktärer Hypertonie.

Die Ausschaltung des Sympathikus und des Vagus der Nierenarterien ist bereits seit den 1930er Jahren, als noch keine ausreichende medikamentöse Therapie zur Verfügung stand, bekannt, konnte damals nur auf operativem Weg erfolgen und ist durch die Entwicklung medikamentöser Ansätze in den Hintergrund getreten. Da das Problem der therapierefraktären und resistenten Hypertonie ein letztlich heute immer noch ungelöstes Problem ist und die Medikation mit 4 und mehr Medikamenten (Definition der therapieresistenten arteriellen Hypertonie) erhebliche Nebenwirkungen zeigt, ist mit der interventionellen Ausschaltung der Nervenfasern der Nierenarterien eine neue Option der interventionellen Therapie entwickelt worden. Bereits erste Studien haben den Erfolg dieser neuen Therapieform gezeigt [10, 11].

26.7 Prognose

Die Lebenserwartung für Patienten mit End-Stadium der Nierenerkrankung ist niedrig: 5-Jahres Letalität im Alter von 65 bis 74 Jahren 80%, für Patienten > 75 Jahre 91% [12]. Patienten mit atherosklerotischer NAST haben die schlechteste Prognose. Die Lebenser-

26.7 Prognose

wartung ist aber selbst bei Patienten mit NAST ohne Niereninsuffizienz erniedrigt [12]. Die 2-Jahresletalität liegt bei einem Basiskreatinin < 1,2 mg/dl bei 5%, bei einem Kreatinin von 1,2 bis 2,5 mg/dl bei 11% und bei einem Kreatinin > 2,5 mg/dl bei 70% [13]. Mehr als 80% der Patienen sterben an kardiovaskulären Ereignissen. Dies bedeutet, dass alle Patienten mit NAST einer intensiven Risikoanalyse unterzogen werden müssen, die die Einstellung der Risikofaktoren beinhaltet, aber auch die Suche nach kardialen Ischämien oder anderen KHK-bedingten Erkrankungsfolgen.

27 Hypertroph-obstruktive Kardiomyopathie

27.1 Grundlagen 765
27.2 Klinik und Diagnostik 768
27.3 Interventionelle Behandlung der HOCM 770
27.4 Technik der Septalastablation 772
    27.4.1 Alkoholablation (TASH) – 775
    27.4.2 Mikrosphärenablation (TESH) – 775
    27.4.3 Postinterventionelle Maßnahmen – 777

27 Hypertroph-obstruktive Kardiomyopathie

27.1 Grundlagen

Als Kardiomyopathien (CM) werden nach der Definition der ESC Erkrankungen des Herzmuskels bezeichnet, bei denen das Herz strukturell und funktionell gestört ist, ohne dass eine KHK, eine arterielle Hypertonie, Klappenerkrankung oder eine angeborene Herzkrankheit vorliegen, die die Funktionsstörung ausreichend erklären würden. Nach ihrem Erscheinungsbild werden verschiedene Kardiomyopathie-Klassen unterteilt:
- Hypertrophische (obstruktive) Kardiomyopathie = H(O)CM
- Dilatative Kardiomyopathie = DCM
- Arrhythmogene rechtsventrikuläre Kardiomyopathie = ARVCM
- Restriktive (obliterative) Kardiomyopathie = RCM (OCM)
- Sonstige nicht klassifizierbare Kardiomyopathie = NKCM

Die HOCM wurde 1962 erstmals von Eugene Braunwald, Boston, beschrieben. Nach eigenen Angaben hatte er drei Fällen mit vermeintlicher Aortenstenose zur Operation geschickt. Der Herzchirurg rief ihn zu sich und demonstrierte dem erstaunten Braunwald ein hypertrophiertes Herz aber mit unauffälliger Herzklappe; die Initialzündung zur Beschreibung der obstruktiven HCM. Zunächst wurde die obstruktive HCM auch idiopathische hypertrophe Subaortenstenose (IHSS) genannt, da eine Verdickung des Myokards des LV, insbesondere im Bereich des Septums im Vordergrund des Phänotyps steht. Dies war auch der Grund, warum Pathologen die Diagnose nicht stellen konnten. Die intensive Beschäftigung mit diesem Thema war Schwerpunkt der wissenschaftlichen Arbeit der Kardiologen in Düsseldorf um Prof. Loogen, sodass bereits um 1970 mehr als 200 Patienten identifiziert werden konnten und die Diagnostik im Lehrbuch für Herzkatheteruntersuchungen von Bayer, Loogen und Wolter 1967 beschrieben wurde [1]. In den USA war es die Arbeitsgruppe um Braunwald, in den letzten Jahrzehnten aber besonders B. J. Maron, die die Forschung auf dem Gebiet der HOCM stimulierte [2, 3]. In Deutschland befassten sich die Schüler aus Düsseldorf mit dem Thema: H. Kuhn in Bielefeld [4] sowie U. Gleichmann in Bad Oeynhausen [5].

Pathophysiologie. Die HCM ist durch eine fortschreitende Verdickung der Muskulatur einzelner oder aller Wandschichten des LV gekennzeichnet.

In 50% der Fälle kommt die HCM familiär gehäuft vor und wird autosomal dominant mit unterschiedlicher Penetranz (unterschiedlichem Schweregrad) vererbt. Bislang sind mindestens 7 Gendefekte auf verschiedenen Chromosomen bekannt und nachweisbar. In der anderen Hälfte der Fälle lassen sich bislang keine Ursachen nachweisen.

In Abhängigkeit von der nachweisbaren Einengung (Obstruktion) des Ausflusstraktes der linken Herzkammer wird unterschieden in
- Hypertrophische obstruktive Kardiomyopathie (HOCM): 75% der Fälle
- Hypertrophische nicht obstruktive Kardiomyopathie (HNCM): 25% der Fälle

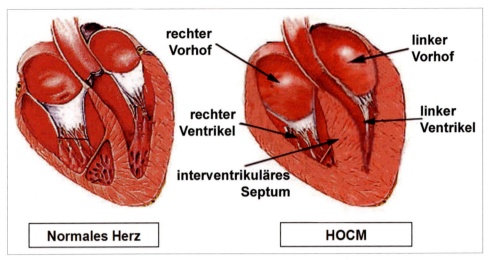

Abb. 27.1: Anatomischer Vergleich eines gesunden Herzen mit einem Herzen bei HOCM

Die HOCM ist die häufigste Todesursache junger Leistungssportler [6], neben der arrhythmogenen rechtsventrikulären Dysplasie und Myokarditis; Diagnosen, die erst in den letzten Jahren erkannt und validiert wurden [7].

Im Vordergrund steht bei der HOCM eine besonders ausgeprägte, asymmetrische Verdickung des basisnahen Septums. Das verdickte Septum ragt pathologisch in den Ausflusstrakt des LV hinein und führt auf Grund des „Venturi Effektes" zu einer dynamischen Flussbehinderung bis hin zur Obstruktion.

Die durch die Einengung des Ausflusstrakts bedingte systolische Flussbeschleunigung bewirkt eine abnorme Bewegung des vorderen Mitralsegels Richtung Septum. Dies wiederum verursacht eine mehr oder weniger starke MI. Dieses Phänomen wurde schnell das charakteristische echokardiographische Zeichen, zunächst in der M-Mode-Darstellung, später auch im zwei-dimensionalen Echokardiogramm, und als SAM (systolic anterior mitral movement, systolische Vorwärtsbewegung des anterioren Mitralse-

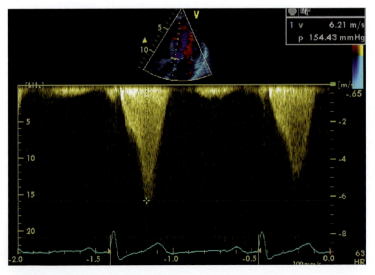

Abb. 27.2: Im TTE entlang dem hypertrophierten Septum mittels CW-Doppler gemessener Gradient unter Valsalva-Manöver mit der typischen Säbelscheidenform der Geschwindigkeitskurve.

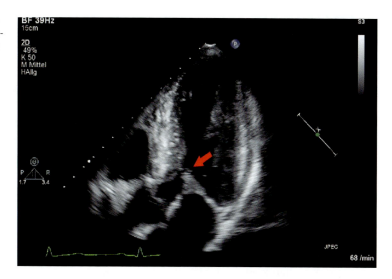

Abb. 27.3: SAM-Phänomen in der Echokardiographie. Das anteriore Mitrasegel beugt sich in der Systole septalwärts (Pfeil)

gels) bezeichnet. Pathophysiologisch ist zudem eine Fehlpositionierung der Papillarmuskel für die Entwicklung einer MI verantwortlich, die unter anderem auch bei operativen Eingriffen bei HOCM korrigiert wird.

Die MI und die Obstruktion der Ausflussbahn verursachen ein rauhes, i.d.R. relativ lautes Herzgeräusch, das am besten links parasternal zu hören ist. Die wechselnde Lautstärke ist ein typisches Charakteristikum. Unter Belastung wie z.B. nach Kniebeugen, aber auch bei einer starken Vasodilatation z.B. nach Nitroglycerin, wird das Herzgeräusch lauter; ein klassisches Unterscheidungsmerkmal zu anderen Herzfehlern.

Die endsystolische Obstruktion kann verstärkt werden durch:
- Faktoren, die die Herzkraft steigern (positive Inotropie), z.B. Digitalis, Adrenalin und andere Sympathomimetika, die daher kontraindiziert sind.
- Senkung des herzzuführenden Blutvolumens (Vorlast) und Senkung des peripheren Gefäßwiderstands (Gefäßerweiterung, Nachlast), z.B. durch Nitrate.

Die Schwere der Obstruktion wird durch den Gradienten zwischen Ventrikel und AO beschrieben, der durch die Flussbehinderung auf dem Weg aus der linken Herzkammer in die AO entsteht. Typisch ist ein Druckgradient zwischen der Herzspitze und dem LVOT, der bei Extrasystolen durch Abfall des Druckes im LVOT, und damit in der Aorta („Brockenbrough-Phänomen", [1]), und dem Druckanstieg in der Herzspitze bis zu 300 mmHg erreichen kann. Der Druckgradient ist sehr variabel, wie die dadurch ausgelösten klinischen Symptome und diagnostischen Zeichen zeigen.

Neben der systolischen Beeinträchtigung der Herzfunktion, die nicht nur den LV, sondern auch den RV betreffen kann, findet sich bei der HOCM auch eine typische diastolische Funktionsstörung. Selbst diastolische Gradienten in der Einstrombahn des LV sind beschrieben worden. Die diastolische Funktionsstörung beruht auf einer verminderten Dehnbarkeit des Herzmuskels. Wegen dieser verminderten Dehnbarkeit ist die Füllung der linken Herzkammer nur unter erhöhten Füllungsdrücken möglich. Konsekutiv entsteht eine Vergrößerung des LA. Eine PHT ist die Folge.

Merke: Für die HOCM und insbesondere die HCM ist charakteristisch, dass nicht nur eine systolische, sondern auch eine diastolische LV- (und auch RV-) Funktionsstörung vorliegt.

27.2 Klinik und Diagnostik

Die meisten Patienten sind viele Jahre fast beschwerdefrei! Häufig wird die Diagnose als Zufallsbefund gestellt. Mögliche, meist belastungsabhängige Beschwerden: Belastungsdyspnoe, AP-Anfälle, HRST (am ehesten ventrikulärer Genese), Schwindel, Synkopen und plötzlicher Herztod werden beobachtet.

Diagnostik und typische Zeichen:
- Auskultation
  - dikrote Pulswelle, pathologischer Herzspitzenstoß, systolisches Herzgeräusch mit Punctum maximum über dem Erbschen Punkt, ggf. Mitralinsuffizienzgeräusch und 4. Herzton
- EKG
  - typischerweise Linkstyp, Linksherzhypertrophie,
  - Linksherzschädigungszeichen, bei apikaler HCM gleichschenklig negative T in V4–6, höhergradige Tachyarrhythmien mit schlechter Prognose
- Echokardiographie
  - asymmetrische Septumhypertrophie,
  - SAM der Mitralklappe,
  - spätsystolischer Spitzengradient mit Verstärkung schon bei leichter Belastung (Standardbelastung bis 75 Watt am Ergometer),
  - diastolische Dysfunktion bis hin zum diastolischen Einstromgradienten in der Ventrikelspitze,
  - exzentrischer Mitralinsuffizienzjet
- MRT
  - Morphologie wie für Echokardiographie beschrieben,
  - Late Enhacement (LE) wichtiges prognostisches Zeichen
- Invasive Diagnostik (Linksherzkatheter)
  - LV-Angiographie mit Septumhypertrophie und Abschnürung der Ventrikelspitze,
  - LV/Ao (LVOT) Gradient,
  - Post-VES Brockenbrough-Phänomen,
  - Dobutaminstimulation zur Gradientensteigerung oder HandGrip-Belastung
- Genetische und evtl. Familiendiagnostik.
  - Testung bei schwerer familiärer Belastung indiziert
- Differenzialdiagnostisch müssen sekundäre Hypertrophien sowie andersartige Aorten(klappen)stenosen abgegrenzt werden.
  - wichtigste DD ist die HCM ohne Obstruktion, die hypertensive HCM im Alter sowie CM ohne Obstruktion anderer Genese, z.B. M. Fabry.

Therapie:
- Eine kausale Therapie ist nicht möglich.
- Eine EBM-basierte Therapie liegt nicht vor.
- Symptomatische Therapie
  - Meiden schwerer körperlicher Anstrengungen wegen Gefahr des plötzlichen Herztods,
  - Calcium-Antagonisten oder Betablocker,
  - Antikoagulation bei Vorhofflimmern
- ICD-Versorgung bei bedrohlichen Rhythmusstörungen
- Herzschrittmacher (meist DDD) zur künstlichen Induktion eines Linksschenkelblocks, um die Füllungszeit zu verlängern und den Gradienten zu vermindern.
- Spezielle interventionelle Ablationsverfahren (PTSMA) bzw. transkoronare Ablation der Septumhypertrophie mittels Alkoholinjektion (TASH).
- Chirurgische LVOT-Myektomie gilt nach wie vor als Standardtherapie.

Die Schwierigkeit einer standardisierten Therapie beruht auf der sehr variablen genetischen Prädisposition und phänotypischen Ausprägung der Erkrankung, so dass zwar Consensus-Empfehlungen, aber keine EBM-Leitlinien existieren [8]. Neue Empfehlungen werden in Kürze von B. Gersh und Mitarbeitern veröffentlicht werden. Calcium-Antagonisten und Beta-Blocker müssen z.T. hoch dosiert werden, um eine gute Wirkung und die Verringerung des Gradienten im LVOT zu erreichen, kontrolliert mit der Auskultation und Echokardiographie. Vorrangig werden Verapamil und Propranolol eingesetzt. Beide Medikamente vermögen, die Symptome zu verringern.

In einzelnen Studien konnte gezeigt werden, dass die Schrittmacher-Therapie zur Reduktion des Gradienten durch künstliche Induktion eines Linksschenkelblocks in einzelnen Fällen wirksam ist. Zwei randomisierte kontrollierte Studien blieben aber leider negativ, sodass diese vielversprechende Therapie nicht eingesetzt wird [9, 10]

Lassen sich die Beschwerden von Patienten mit HOCM nicht ausreichend durch Medikamente behandeln, wird seit 40 Jahren die operative Behandlung durch Myektomie des subaortalen Muskelwulstes durchgeführt.

> **Merke:** Die Indikation zur Myektomie wird bei einem Ruhegradienten von 30 mmHg und einem poststimulatorischen Gradienten von 60 mmHg gesehen.

Die Myektomie ist zur Standardtherapie der HOCM geworden. Es wird transaortal ein 1–1,5 breites und bis zu 2 cm langes septales Myokardareal reseziert, wobei der Chirurg vermeiden muss, zu stark in Richtung des rechtsventrikulären Ausflusstrakts zu schneiden, da sonst ein iatrogener VSD entstehen würde [11, 12, 13]. Die Operation wird auch heute noch empfohlen, da langfristig eine Verbesserung der Symptomatik erreicht wird. Ob aber auch der plötzliche Herztod vermieden und die Prognose verbessert werden, bleibt offen, da randomisierte Studien nicht vorliegen.

Die ICD-Implantation dagegen ist zu einer standardisierten Form der Therapie geworden, da der plötzliche Herztod verhindert wird. Aktuelle Untersuchungen lassen vermuten, dass Patienten mit Zeichen eines LE im MRT besonders gefährdet erscheinen. Dies gilt auch für diejenigen mit besonders hohen Gradienten und positiver Familienanamnese. Maligne Rhythmusstörungen sind grundsätzlich als Prädiktoren für einen plötzlichen Herztod zu werten und verlangen die unverzügliche ICD-Implantation. Letztlich muss die ärztliche Entscheidung zur ICD-Implantation an die individuellen Gegebenheiten angepasst werden. Die Alkohol-Ablation (TASH) scheint die Indikation zur ICD-Implantation nicht zu ändern [14].

> **Merke:** Stellung der Indikation zur ICD-Implantation bei HOCM eher früher als später bei Patienten mit familiärer Belastung mit plötzlichem Herztod und malignen Arrhythmien, evtl. auch bei im MRT erkennbarem LE.

Prognose: Die meisten Todesfälle ereignen sich im Rahmen ventrikulärer HRST. Am meisten sind junge männliche Patienten sowie Patienten mit positiver Familienanamnese gefährdet. Die Prognose ist abhängig vom Gradienten und insbesondere auch von der Septumdicke [15]. Die Letalität liegt bei > 11–19 plötzliche Herztode/1000 Patientenjahre bei Septumdicken von > 20 bzw. ≥ 30 mm. Auch Patienten mit Vorhofflimmern sind erhöht gefährdet, mit Obstruktion bei HCM [16]. Rezidierende ventrikuläre Tachykardien sind besonders prädiktiv für den plötzlichen Herztod, wenn sie repetitiv auftreten [17]. Besonders günstig war die Prognose mit einer 10-Jahresüberlebensrate von 80 % bei primärer Prävention, während bei sekundärer Indikation die Überlebensrate nur 20% war [18].

Im Endstadium der Erkrankungen drohen schwere Stadien der Herzinsuffizienz. Nach Myektomie war die 1-Jahresüberlebensrate 97%, die 5-Jahresüberlebensrate

92%, die 8-Jahresüberlebensrate 89% bzw. 98%, 96% und 83% nach 1, 5 und 10 Jahren [19, 20]. An diesen Zahlen werden sich neue Therapieverfahren orientieren müssen. Derzeit bemüht sich ein Europäisches Register, mehr Licht in diese Problematik zu bringen.

27.3 Interventionelle Behandlung der HOCM

Da die Operation ein großer Eingriff und nicht ganz ohne Risiko ist, wurde nach Alternativen auf interventioneller Basis gesucht. Entscheidend beeinflusst wurde diese Thema durch H. Kuhn und U. Gleichmann, aber auch durch U. Sigwart, der unter F. Loogen in Düsseldorf habilitierte. H. Kuhn versuchte bereits 1991 mittels Ballonokklusion des ersten Septalastes, eine Reduktion des Gradienten durch eine induziere Ischämie zu erreichen. Die ersten Ergebnisse konnten 1994 veröffentlicht werden [21]. In 10 Patienten konnte demonstriert werden, dass durch die temporäre Okklusion des ersten Septalastes des RIVA zu einer Reduktion des Druckgradienten von 56 mmHg auf 32 mmHg ohne Anstieg des enddiastolischen Druckes erreicht wird [4].

Auf dem Boden elektrophysiologischer Erfahrungen mit der Alkohol-Injektion in den 1. septalen Ast bei ventrikulären Arrhythmien wurde auch an die Nutzung für die HOCM gedacht, da zum einen die Chirurgie mit der Myektomie den Gradient beseitigen konnte, was mit einem Sistieren des SAM im Echokardiogramm und einer Verbesserung der Belastbarkeit für die Patienten verbunden war, und zum anderen der erste Septalast erfolgreich mit nachfolgender Ischämie temporär okkludiert werden konnte. Alkohol sollte zur Induktion einer Nekrose, Narbenbildung und Schrumpfung des subaortalen Myokards über eine Narbenbildung führen.

Seit Einführung der transluminalen Alkohol-Septum-Ablation (TASH) genannten Katheterbehandlung im Jahre 1995 hat diese Technik eine weltweite Verbreitung erfahren [22–26].

Hochkonzentrierter Alkohol wird über einen Ballonkatheter in den Ast des RIVA injiziert, der den obstruierenden Muskelanteil versorgt.

In der Angiographie des RIVA wird der Septalast als Zielgefäß identifiziert, der das zu abladierende Areal versorgt. Es folgt die Einlage eines Drahts in diesen Septalast. Dann wird ein OTW-Ballon im proximalen Anteil des Asts entfaltet, eine Ischämie induziert.

Um einen dauerhaften Verschluss des Gefäßes und damit eine Narbenbildung zu erreichen, wird durch den Ballonkatheter eine kleine Menge 96%igen Alkohols, möglichst sehr langsam, injiziert [27].

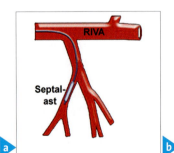 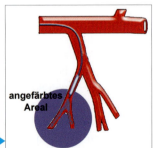 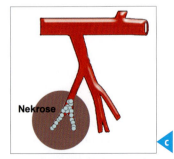

Abb. 27.4: Prinzip der TESH mittels Injektion von Mikrosphären in den Septalast. **a)** Sondierung des Septalastes und Okklusion mittels OTW-Ballons. **b)** Injektion von Kontrastmittel, um das zu abladierende Areal darzustellen. **c)** Nekroseausbildung nach Injektion von Mikrosphären.

Auf diese Weise entsteht ein künstlicher Herzinfarkt. Das betroffene Myokardareal wird schon innerhalb weniger Minuten nach Alkoholinjektion akinetisch, wodurch es bereits zu einer Weitstellung des LVOT kommt. In den folgenden Tagen, Wochen und Monaten kommt es zum narbigen Remodelling, das Areal schrumpft weiter, die LVOT-Obstruktion wird beseitigt. Das endgültige Ergebnis ist erst nach ca. 6 Monaten zu erwarten.

Der Eingriff dauert einschließlich der Vorbereitungen meist etwa 2 h. Bei lediglich etwa 3% der Patienten kann eine TASH nicht durchgeführt werden, da der zu verödende Septalast so ungünstig liegt, dass er sich nicht mit dem Ballon erreichen lässt. Ggf. ist die Verödung über septale Äste anderer Gefäße, wie des RCX und der RCA, möglich.

Der injizierte Alkohol fließt in nicht seltenen Fällen auch aberrierend in andere Gefäßabschnitte. Erhebliche Nebenwirkung mit symptomatischer Bradykardie oder AV-Block III° sind die Folge. Wird der retrograde Abfluss nicht blockiert, kann der Übertritt des Alkohol auch größere Infarkte in anderen Gebieten verursachen. Hilfreich ist die langsame Injektion ohne zu hohen Druckaufbau und die sehr geringe Alkoholdosis [28]. Die Wirkung und die hämodynamischen Ergebnisse bleiben erhalten [29].

> **Merke**: Injiziert werden nur 1–2 ml Äthanol mit etwa ≤ 1 ml/min, um potenzielle Risiken der TASH zu verringern.

Eine Schrittmacherimplantation war zu Beginn der Erfahrungen mit der neuen Technik sehr häufig erforderlich. Derzeit bei 1–2 ml Alkohol-Injektionen ist nur noch in 10% der Fälle mit der Notwendigkeit einer Schrittmacherimplantation zu rechnen.

Ferner entsteht in ganz wenigen Fällen durch den Alkohol ein VSD. Diese schwere Komplikation kann nur durch einen chirurgischen Eingriff mit Verschluss des Defekts behoben werden. Ein VSD wird selten auch nach chirurgischen Eingriffen beobachtet, wenn die Myektomie zu ausgedehnt oder zu weit ins rechtsventrikuläre Myokard geführt wird.

Eine weitere Nebenwirkung stellt die ausgeprägte durch den Alkohol und den Infarkt induzierte Schmerzsymptomatik peri- sowie postinterventionell dar. Eine entsprechende Analgesierung oder Analgosedierung sind deshalb erforderlich.

Im Zuge der Weiterentwicklung dieser interventionellen Technik sind in den letzten Jahren verschiedene Versuche unternommen worden, das Prozedere zu verbessern, um das Risiko von Schrittmacherimplantationen, VSD und der ausgeprägten Schmerzsymptomatik während und nach der Prozedur zu reduzieren.

- Die Implantation gecoverter Stents oder
- die Implantation von Coils sowie
- chirurgischer Kleber (Glue) haben sich nicht bewährt.

Erfolg versprechend erscheint die Ablation mittels Mikrosphären (TESH). Das Herz besitzt eine Endstrombahn der Mikrogefäße (Abb. 27.4), sodass eine Passage größerer Partikel nicht möglich ist. Bei den Studien von G. Heusch und R. Erbel [30] zur Pathogenese und Pathophysiologie der Mikroembolisierungen nach PCI wurden 42 µm große Mikrosphäen injiziert, die tatsächlich Mikroinfarkte (s. Abb. 27.13) verursachten und je nach injizierter Menge eine Wandbewegungsstörung hervorriefen, die durch entzündliche infarktbedingte Prozesse noch verstärkt wird. Histologisch zeigten sich distal verschlossener Arteriolen kleinste umschriebene Infarkte neben gesunden Myokardarealen. Die Beobachtungen führten uns zur Idee, Mikrosphären auch für die HOCM-Therapie zu nutzen [31]. Die Entwicklung bedurfte vieler Studien, da ideale Mikrosphären für Anwendung am Menschen nicht verfügbar waren. Die Mikroskopie der vorhandenen Embolisate zeigte nicht sphärische Partikel, sondern kleinste Kristalle. Bereits in Mainz hatten wir in Kooperation mit R. Zotz mit der Firma Hoechst Polymere genutzt, um Kontrastmittel für die Echokardiographie herzustellen. Die Firma CeloNova, USA, nutzte das Polymer Polyzene F (s. Abb 27.12), entwickelt im Heidelberger Krebszentrum, um Mikrosphären für die radiologische Embolisierungstechnik herzustellen. Auf unseren Vorschlag hin, basierend auf unseren experimentellen Untersuchungen, stellte die Firma nun Mikrosphären der Größe 75 µm her. Bei kleineren Größen, die wir in den Experimenten nutzten, hatten wir die Befürchtung der möglichen Passage der Gefäße und Embolisierung in anderen Gebieten oder Organen.

Die TESH-Technik stützt sich weitgehend auf die Technik der TASH. Anstatt Alkohol werden Mikrosphären in den Septalast appliziert und somit kleinste Infarkte (Mikroinfarkte) induziert, die neben gesunden Abschnitten entstehen (patchy myocardial micronecrosis = infarctlets). Die ersten Erfahrungen bei über 50 Patienten sind vielversprechend, da das Risiko der bei der Alkoholablation auftretenden Nebenwirkungen erheblich vermindert werden konnte.

Die Letalität bei Patienten bei der TASH Therapie, die nicht an schweren Begleiterkrankungen (schwere Multimorbidität) leiden, ist sehr gering geworden (0,2–0,3%). Im Fall von schweren Begleiterkrankungen, besonders, wenn Lungenkrankheiten vorliegen, die eine Herzoperation nicht mehr möglich machen, kann dieses Risiko auch auf 7% ansteigen.

27.4 Technik der Septalastablation

Wie bei der perkutanen interventionellen Kardiologie üblich wird zur Septalastablation ein Führungskatheter in das Ostium der LCA gestellt. Die Führungskathetergröße kann zwischen 6 und 8 F liegen. Ein größerer Führungskatheter gewährleistet eine bessere Stabilität. Es wird i.d.R. ein linker Judkins-Katheter mit einer 4er Kurve verwendet.

Zur simultanen Druckmessung AO/LV wird ein spezieller, zweilumiger Pigtail-Katheter (Langston Dual Lumen Pigtail, Thera Genesis GmbH, Stutensee, Deutschland) in die Spitze des LV gelegt. Hierüber wird der Druck simultan registriert, und die Druckgradienten in Ruhe und unter Provokation aufgezeichnet. Folgende Bedingungen sollten gemessen werden:
- Ruhegradient
- Gradient nach Provokation unter Nitroglycerin-Gabe
- Gradient nach Provokation unter Valsalva-Manöver
- Postextrasystolischer Gradient: Brockenbrough-Phänomen (postextrasystolisch kommt es durch Obstruktion im LVOT zu einem massiven Druckanstieg)

Die Sondierung des i.d.R. ersten Septalasts erfolgt mit überlangen 300 cm langen 0,014"-Koronardrähten. Nicht selten sind Drähte mit speziellen Eigenschaften und Be-

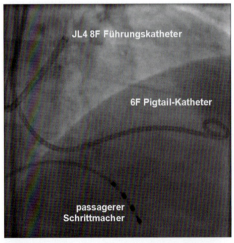

Abb. 27.5: Vorbereitung des Septalastablation mit eingelegtem passagerem Schrittmacher, Pigtail-Katheter im LV und JL4-8-F-Führungskatheter im LCA-Ostium

27.4 Technik der Septalastablation

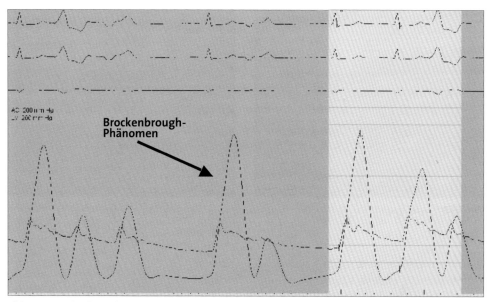

Abb. 27.6: Brockenbrough-Phänomen. Postextrasystolisch kommt es durch Obstruktion im LVOT zu einem nachweisbaren Druckanstieg in LV und Druckabfall in der Aorta (eigentliches Brockenbrough-Phänomen)

schichtungen (z.B. Choice PT, Boston Scientific, Ratingen, Deutschland) notwendig, um sehr torquierte Septaläste zu sondieren. Über diesen langen Draht wird dann ein entsprechend großer OTW-Ballon in den Septalast vorgeführt.

Um auf den Einsatz eines überlangen Drahts verzichten zu können, kann alternativ ein normal langer Koronardraht, entsprechend vorgebogen, in den Führungskatheter und das zentrale Lumen des OTW-Ballons geführt werden. Beide werden dann gemeinsam bis zum Ende des Führungskatheters vorgeführt. Der Draht kann dann entsprechend in den Septalast vorgeschoben werden.

In seltenen Fällen ist es notwendig, zur Intubation des Septalasts einen steuerbaren Draht zu verwenden (Venture Wire, Cordis, Langenfeld, Deutschland).

OTW-Ballons sind perkutane Koronarkatheter, bei denen der Draht über ein zentra-

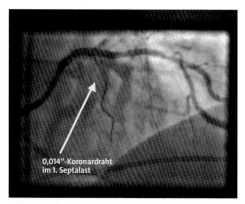

Abb. 27.7: Platzierung des Koronardrahts im 1. Septalast

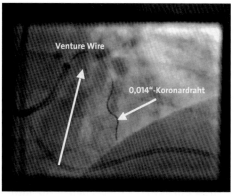

Abb. 27.8: Platzierung des Koronardrahts in den 1. Septalast unter Zuhilfenahme eines steuerbaren Venture Wires (Cordis, Langenfeld, Deutschland)

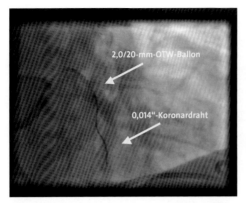 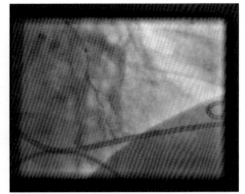

Abb. 27.9: Platzierung des 2,0/20-mm-OTW-Ballons in den proximalen Anteil des Zielseptalasts

Abb. 27.10: Selektive KM-Gabe über das zentrale Lumen des OTW-Ballons und Darstellung des Versorgungsgebiets

les Lumen geführt wird. Nach Rückzug des Drahts kann der zentrale Kanal dafür genutzt werden, um Alkohol oder Mikrosphären hinter die Katheterspitze zu applizieren. Der insufflierte Ballon verschließt dann das Gefäß proximal. Zur Okklusion des Gefäßes ist i.d.R. ein Druck von 2–4 atm ausreichend. Da die zu behandelnden Septaläste sehr klein sind, werden OTW-Ballons in Größen von 1,25, 1,5 oder 2,0 mm mit einer Länge zwischen 8 und 15 mm verwendet. Diese Ballons werden von diversen Firmen angeboten. Zurzeit werden für die TASH die Ballons der Firmen Abbott Vascular, Wetzlar, Deutschland, und Terumo, Japan, bevorzugt.

Die Beurteilung der Okklusionseffektivität wird überprüft, indem man eine kleine KM-Menge über das zentrale Lumen des OTW-Ballons injiziert. So kann das betroffene Versorgungsgebiet und der retrograde komplette Verschluss abgeschätzt werden, da noch wichtiger als der Verschluss die Überprüfung auf einen KM-Übertritt nach retrograd in das Hauptkoronargefäßsystem ist, der unbedingt verhindert werden muss, um Kollateralschäden zu vermeiden. Mit dieser Methode ist es ebenfalls möglich, Shuntverbindungen zwischen dem Septalast und großen Koronarästen zu detektieren, die hinter dem okkludierten Ballon liegen und so der potenziellen Gefahr ausgesetzt sind, uner-wünscht verschlossen zu werden und größere Infarkte zu verursachen.

Zur besseren Beurteilung des Versorgungsgebiets des Septalasts wird nach der selektiven KM-Injektion und Sicherstellung der Dichtheit des Okklusionsballons eine transthorakale echokardiographische Beurteilung durchgeführt. Hierzu wird Echokontrastmittel, in unserem Labor mit 1 ml Luft aufgeschäumtes Gelafundin, über das zentrale Lumen des OTW-Ballons injiziert. Im TTE imponiert das Versorgungsgebiet echodicht und erlaubt eine genaue Detektion und Abgrenzung des Versorgungsgebiets. Sollten sich über das Zielareal hinaus auch andere Myokardareale anfärben, sollte versuchsweise ein anderer Zielseptalast ausgewählt werden, bevor inzidentell größere unerwünschte Infarkte induziert werden. Allerdings sind manche Patienten aufgrund der koronaranatomischen Gegebenheiten für diese Vorgehensweise gänzlich ungeeignet.

Als nächstes wird der Ballon für 5–10 Minuten aufgedehnt gelassen und die Reaktion des Patienten, des EKG und des Druckgradienten beobachtet. Fällt der Druckgradient ab, nimmt die MI im Echokardiogramm ab, kann ein guter TESH-Erfolg erwartet werden. Ist dies nicht erkennbar, sollte ein anderer Ast oder eine zweite Sitzung mit Behandlung eines anderen Astes in Angriff genommen werden.

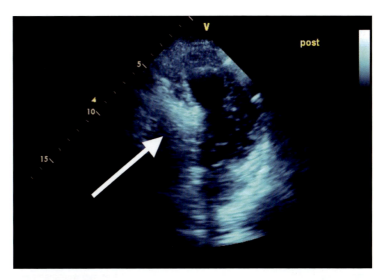

Abb. 27.11: Echokardiographische Darstellung der Myokardanfärbung nach Injektion von KM über den selektiv eingebrachten OTW-Ballon in den Septalast

Wenn der gewählte Septalast jedoch gut geeignet erscheint und das Zielareal klar demarkiert wurde, kann mit dem Prozedere der Ablation fortgefahren werden.

Vor der TASH/TESH erfolgt die Einlage einer venösen 5-F-Cordis-Schleuse, über die ein passagerer Schrittmacherkatheter (z.B. Woven Katheter, BARD Medical, Karlsruhe, Deutschland) prophylaktisch zur Rhythmusstabilisierung für den möglichen Fall hochgradiger AV-Blockierungen in die Spitze des RV gelegt wird. Dieser sollte vor der Ablation auf seine Funktion überprüft werden, indem die Schrittmacherfrequenz kurzzeitig über die Eigenfrequenz eingestellt wird. Es wird i.d.R. eine Back-up-Stimulation von 50 S/min eingestellt.

27.4.1 Alkoholablation (TASH)

Auf eine ausreichende Analgesie ist bei der TASH zu achten. Gegebenfalls sollten i.v. Morphine zur Verfügung stehen. Der 96%ige Alkohol wird mit einer 3-ml-Luer-Lock-Spritze aufgezogen und über das zentrale Lumen des OTW-Ballonkatheters vorsichtig 1 bis 2 ml appliziert. Die simultane Druckmessung sollte einen langsamen Angleich der Druckkurven aufgrund der Reduktion des Druckgradienten anzeigen. Dies entspricht der Effektivität der Ablation mit der nachlassenden Kontraktilität des basalen Septums, wodurch sich der LVOT erweitert. In den Anfangszeiten der interventionellen Septalastablation wurden noch Mengen von bis zu 10 ml Alkohol injiziert, heute kommt man i.d.R. mit etwa 1,0–1,5 ml aus. Die reduzierte Alkoholmenge reduzierte die schweren Komplikationen bei gleichbleibendem Erfolg weitgehend.

27.4.2 Mikrosphärenablation (TESH)

Für die Mikrosphärenembolisation werden unterschiedliche Applikationsformen mit verschiedenen Embolisaten beschrieben. Die initialen Erfahrungen wurden mit Embolisaten der Firma Boston Scientific, Maple Grove, USA, mit dem Namen Countour SE gemacht. Nachteil dieser Mikrosphären (Abb. 27.12) ist, dass sie aufgrund ihrer inhomogenen Größe und Konfiguration häufig eine Verlegung des zentralen Lumens des OTW-Ballons verursachten, weswegen diese häufig gewechselt werden mussten. Seit Ende 2007 stehen neue Polymermikrosphären (Embozene Microspheres, CeloNova BioSciences, Inc., Peachtree City, GA, USA) zur Verfügung. Diese sehr homogenen Mikrosphären (Abb. 27.12) werden in einem KM-Gemisch in Schwebe gehalten und verteilen sich gleichmäßig. Das Verstopfen der zentralen Lumen gehört mit diesen Sphären der Vergangenheit an. Diese Sphären sind absolut rund und von exakter Größe (um 75 µm). Sie bestehen aus einem Hydrogel-Kern und sind mit Polyzene F, einem biokompatiblen inerten Polymer, beschichtet. Das KM-Gemisch erlaubt ferner die exakte Visualisierung des Areals. Dieses erhöht zusätzlich die Sicherheit.

Merke: Embozene Microspheres mit KM aufziehen, da sonst das zentrale Lumen des Katheters verstopft. Injektionsmenge 1–2 ml (bis zu 3 ml) in Abhängigkeit von der Größe des Myokardareals.

Die ersten Ergebnisse dieser Methode sind sehr vielversprechend. Die Reduktion des Gradienten ist mit der durch Alkoholinjektion vergleichbar. Sowohl die Schmerzsymptomatik als auch die Entwicklung hochgradiger HRST sind weitgehend eliminiert, Schrittmacherimplantationen eine Rarität. Ob diese Ergebnisse im Unterschied der Ne-

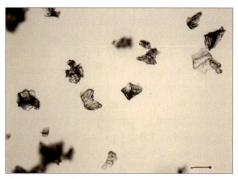 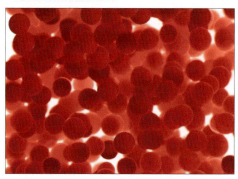

Abb. 27.12: Vergleich der beiden Mikrosphärentypen unter dem Mikroskop. Links die Contour SE Mikrosphären (Boston Scientific, Maple Grove, USA) mit einer inhomogenen Größenverteilung mit Partikeln zwischen 40 und 150 µm (eigenes Photo), rechts die neuen Embozene Microspheres (mit freundlicher Genehmigung von CeloNova BioSciences Inc., Peachtree City, GA, USA) mit einer gleichmäßigen Größe um 75 µm.

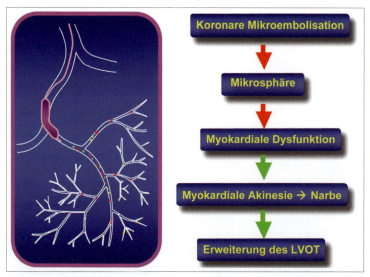

Abb. 27.13: Pathophysiologisches Prinzip der Mikrosphären-Septalast-Ablation. Modifiziert nach [3]

kroseformen zu suchen sind (ischämische Nekrose im Vergleich zur Kolliquationsnekrose) ist Gegenstand der Forschung.

27.4.3 Postinterventionelle Maßnahmen

Nach der Applikation des Alkohols oder der Mikrosphären bleibt der Ballon des OTW-Katheters für etwa 15 min insuffliert, damit kein Material nach retrograd in das Hauptgefäß gelangen kann. Nach dieser Zeit wird im Ballon ein Unterdruck erzeugt, um den evtl. Überdruck aus der Injektionsphase zu reduzieren, dann wird der Katheter rasch aus dem Gefäß entfernt.

Kontrollkoronarangiographien werden im Anschluss zur Dokumentation des Ergebnisses i.d.R. in 2 Ebenen durchgeführt. Zum Abschluss der Untersuchung werden die Gradienten unter den entsprechenden Provokationsmanövern ermittelt und dokumentiert, die arteriellen Punktionsstellen werden mittels eines Verschlusssystems verschlossen.

> **Merke**: Erfolgreiche Ablation bei:
> - < 10 mmHg Gradient, wenn vorher der Ruhegradient > 50 mmHg war,
> - > 50% Verbesserung des Gradienten unter Provokation im Vergleich zum Vorbefund [32].

Die Patienten werden auf der Intensivstation für mindestens 72 h überwacht und anschließend für die nächsten 5 Tage telemetrisch kontrolliert. In 3–5% der Patienten werden Tachyarhythmien beobachtet, die der Kardioversion bedürfen [27]. Der passagere Herzschrittmacher wird i.d.R. für die nächsten 2–3 Tage bei TASH belassen, da AV-Blöcke auch nach Stunden/Tagen noch auftreten können. Sofern die Möglichkeit einer telemetrischen Monitorüberwachung besteht, kann der Schrittmacher nach TESH am 2. Tag entfernt und der Patient mobilisiert werden. Die Dauer der Überwachung sollte zwischen 7 und 10 Tagen liegen, da Infarkte mit CK-Werten > 1000 U/L, Myoglobin > 200 mg/dl und Troponinwerten > 20 ng/ml erzeugt werden können. Eine AHB wird empfohlen.

> **Merke**: Die TASH und TESH scheinen sichere Therapieverfahren zu sein, allerdings entspricht der postinterventionelle Verlauf einem akuten Herzinfarkt und muss entsprechend beobachtet werden. Es können Tachyarhythmien und bradykarde Rhythmusstörungen auftreten, die entsprechend behandelt werden müssen.

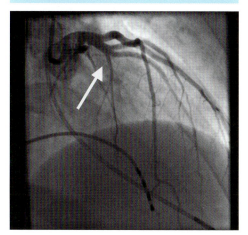
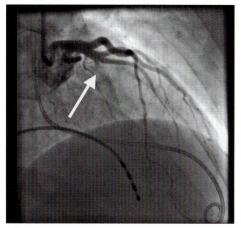

Abb. 27.14: Angiographie vor und nach Septalastokklusion mit Mikrosphären

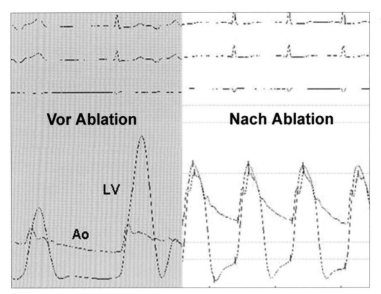

Abb. 27.15: Gradient vor und nach Septalastokklusion mit Mikrosphären

28 Hybridraum

28.1 Räumlichkeit **781**

28.2 Hybrideingriffe **782**
    28.2.1 Aortendissektionen – 782
    28.2.2 Aortenklappenimplantation – 783
    28.2.3 Lungenembolie – 784
    28.2.4 Hybrid-ACVB und -PCI – 784

28 Hybridraum

28.1 Räumlichkeit

Eine wesentliche Neuentwicklung der vergangenen Jahre ist die Einrichtung von speziellen HKL als sog. Hybridräume (s. Abb. 28.1). Die Idee dahinter ist, einen Raum so zu gestalten, dass gleichzeitig alle Möglichkeiten der Angiographie und der perkutanen Intervention mit den Möglichkeiten eines thoraxchirurgischen Eingriffs kombiniert werden können.

Aus diesem nahe liegenden Gedankenmodell, das 1995 der Regierung vorgelegt wurde, folgte 1997 die Einwilligung und 1999 der Baubeginn des Herzzentrums und 2004 die Eröffnung des ersten Hybridraumes. Zur Planung wurden Reisen bis nach Skandinavien, Kanada und in die USA durchgeführt. Keine Firma konnte ein entsprechendes Konzept vorstellen. Nur für periphere Eingriffe waren entsprechende Räume konzipiert worden. Daher bestanden sehr große Anforderungen an die gesamte Planung, das Design des Raums, damit sowohl der interventionelle als auch der chirurgische Workflow problemlos umgesetzt werden können. Das Konzept wurde in enger Kooperation mit der Firma Siemens, Erlangen erfolgreich umgesetzt und national und international akzeptiert.

Als Beispiel ist die Gestaltung des OP-Tischs zu nennen, der in der Horizontalen wie ein Angiographietisch frei beweglich, dabei allerdings gleichzeitig für den chirurgi-

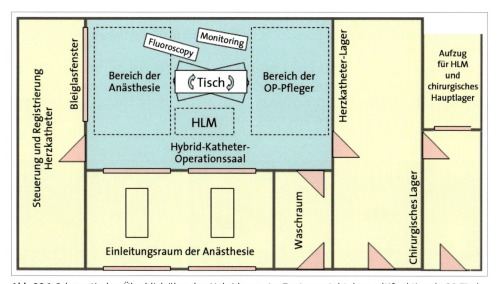

Abb. 28.1: Schematischer Überblick über den Hybridraum. Im Zentrum steht der multifunktionale OP-Tisch, der von der Fluoroskopieinheit, dem Anästhesiebereich, der HLM und dem Bereich der OP-Pfleger umkreist wird. In unmittelbarer Nähe sind Katheterregistrierung, anästhesiologische Einleitung sowie chirurgisches und Herzkatheterlager. Über einen schnell erreichbaren Aufzug kann die HLM vom Hybridraum in die regulären thoraxchirurgischen OP-Säle transportiert werden.

schen Eingriff zu drehen und in alle Raumrichtungen zu kippen sein muss.

Daher muss auch der C-Bogen sehr flexibel beweglich sein. Es ist erforderlich, einfache Zugänge sowohl zur Materialwirtschaft der interventionellen Kardiologie als auch zur Chirurgie zu gewährleisten. Eine HLM und das erforderliche Personal sind in kürzester Zeit einsetzbar zu halten. Eine anästhesiologische Einheit mit vollwertiger Beatmungsanlage muss dauerhaft vorhanden sein.

Zudem müssen die Hygieneanforderungen den chirurgischen Standards entsprechen, was wiederum die baulichen Gegebenheiten beeinflusst. So wurde über dem multifunktionellen Tisch ein spezielles 2 mal 3 m großes „Field of Air" angebracht, das eine laminare Luftströmung von der Decke zum Boden und nach außen erlaubt. Um die Luftströmung nicht zu stören, konnte keine hängende, sondern es musste eine bodenwärts angebrachte Durchleuchtungsanlage installiert werden. Um den Tisch aus der Herzkatheterstellung in die OP-Stellung zu bewegen, die längs des Raums liegt, wird der Tisch um 15° gedreht. Diese Drehung ist notwendig, um das „Field of Air" freizugeben (s. Abb. 28.2).

Außerdem gibt es keine festen Installationen auf dem Boden, alle Systeme sind deckenwärts befestigt oder auf Rollen gelagert und können zur Reinigung vollständig aus dem Raum entfernt werden.

Zwischenzeitlich ist unser Hybridraum mit einem Flachdetektor aufgerüstet worden. Ein Dyna-CT wurde integriert, mit dem CT-Aufnahmen der Thorax- oder Bauchorgane erstellt werden können, um die 3D-Darstellung zur besseren räumlichen Auflösung zu nutzen. Angebracht wurde ein moderner Großbildschirm, der erlaubt, externe Quellen, wie CT/MRT, aber auch Echokardiogramme oder Angioskopien gleichzeitig mit der Röntgenuntersuchung darzustellen. Durch diese Maßnahmen wird die Kommunikation der Operateure mit den Anästhesisten und dem Echokardiagrapheur verbessert.

Zwischenzeitlich haben auch andere Firmen entsprechende Hybridräume vorgestellt, z.B. Philips.

28.2 Hybrideingriffe

Das Spektrum der Möglichkeiten von Hybrideingriffen ist aufgrund der Innovativität des Konzepts bis heute noch nicht vollständig ausgereizt.

28.2.1 Aortendissektionen

Sehr bewährt hat sich der Hybridraum in unserer Klink im routinemäßigen Einsatz bei Operationen im Rahmen des akuten Aortensyndroms. Hier kann bei Aortendissektion verzögerungsfrei ohne eine Umlagerung des

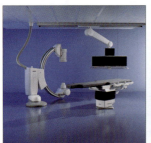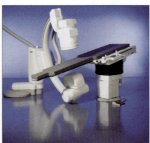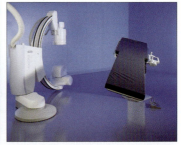

Abb. 28.2: Konfiguration der Angiographieanlage des Hybridraums mit dem in allen Raumrichtungen einstellbaren Angiographie- und OP-Tisch (Mit freundlicher Genehmigung der Siemens AG, Sector Healthcare, Erlangen)

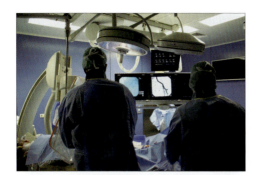
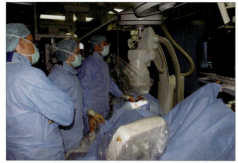
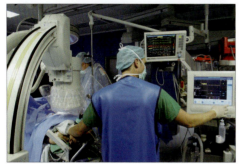
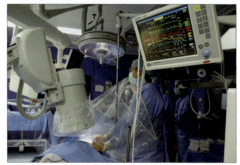

Abb. 28.3: Impressionen aus dem Hybridraum bei der Vorbereitung zur perkutanen Aortenklappenimplantation in Analgosedierung. **Oben:** Durchführung einer Angiographie der linken Becken-Bein-Strombahn. **Unten:** Ansicht vom Arbeitsplatz des Anästhesisten

Patienten präoperativ direkt eine Darstellung der Koronararterien erfolgen, die dann im Fall von Stenosen durch Bypässe im Rahmen des notwendigen Aorteneingriffs mitbehandelt werden können. Unter Durchleuchtung legt der Interventionalist einen steifen Draht in das wahre Lumen der AO vor, der dem Chirurgen als Leitstruktur für die antegrade Sondierung hilft. Gleichzeitig können peripher verlegte Abgänge der AO, die der Thoraxchirurg nicht erreichen kann, interventionell revaskularisiert werden. Die Erkennung eines Malperfusionssyndroms hat sich als wesentliches perioperatives Problem herausgestellt, sodass z.T. Operationen erst verzögert, nach Wiederherstellung der Perfusion („Bridging-Konzept"), erfolgen, damit nicht in die Phase der Reperfusionsschäden hineinoperiert wird. In gleicher Weise wird der Raum auch für die Intervention bei Typ-B-Dissektionen genutzt, besonders um Malperfusionen zu beseitigen und Aortenstents zum Verschluss der Einrissstellen einzusetzen.

28.2.2 Aortenklappenimplantation

Eine weitere häufige Nutzung des Hybridraums ist die perkutane und transapikale Aortenklappenimplantation. Der Hybridraum ermöglicht ein unmittelbares chirurgisches Eingreifen bei dieser noch sehr neuen Technologie. Insbesondere bei der transapikalen Aortenklappenimplantation, die durch Inzision der apikalen Brustwand und der Spitze des LV und anschließende Drahtvorlage durch die AK erfolgt, ist eine komplette thoraxchirurgische Bestückung des Raums bei gleichzeitiger Möglichkeit der Durchleuchtung mittels C-Bogen erforderlich.

Die Zunahme der Möglichkeiten in der interventionellen Kardiologie zieht in der Folge eine Veränderung des Patientenguts nach sich in Richtung multimorbider, älterer Patienten, bei denen thoraxchirurgische Eingriffe i.d.R. aufgrund des OP-Risikos abgelehnt werden. Hier können interventionelle Techniken die letzte Möglichkeit zur Behandlung darstellen. Solche Eingriffe könnten für den Hybridraum geplant werden, da diese bei diesen Patienten auch mit einem erhöhten Risiko eingehen: Hier ist die Möglichkeit eines anästhesiologischen und thoraxchirurgischen Back-ups mit schneller Einsatzbereitschaft von Links-Herz-Unterstützungssystemen, Beatmung und HLM vorteilhaft.

28.2.3 Lungenembolie

Wir nutzen den Raum auch zur Behandlung von Patienten mit fulminanten Lungenembolien zur präoperativen oder präinterventionellen Angiographie sowie, falls erforderlich, zum intrapulmonalarteriellen Ultraschall (s. Kap. 29).

28.2.4 Hybrid-ACVB und -PCI

Auch jeder andere Eingriff, der ein kombiniertes interventionelles und chirurgisches Vorgehen möglich machen könnte, ist ein denkbarer Hybrideingriff. So kann nach orthotoper Herztransplantation eine Koronarangiographie direkt durchgeführt werden. In einem Fallbeispiel wurde eine signifikante Stenose des RIVA im Transplantat mittels Stentimplantation behandelt. Als Perspektive solcher Eingriffe könnte das Herz-Donor-Spektrum auf Patienten mit zumindest geringen kardialen Risikofaktoren erweitert werden. Denkbar sind auch Kombinationseingriffe bei Patienten mit Hochrisikokonstellationen im Rahmen von Herzklappenoperationen und koronarer Eingefäßerkrankung, bei denen einzeitig Klappenersatz und Koronarintervention erfolgen könnten, um die Zeit an der HLM so kurz wie möglich zu halten [1].

In einer der ersten größeren Studien, die die neuen Möglichkeiten der Hybridräume beleuchtete, wurden intraoperativ direkt nach Anlage von Bypässen diese vor Verschluss der Brust angiographisch überprüft. Es wurde festgestellt, dass 12% der Bypässe nachgearbeitet werden mussten [2].

29 Lungenembolie

29.1 Einführung **787**

29.2 Epidemiologie **787**

29.3 Pathogenese der Lungenembolie **787**
    29.3.1 Definition – 787
    29.3.2 Virchow'sche Trias – 787

29.4 Diagnostik der Lungenembolie **789**
    29.4.1 Risikostratifizierung – 789
    29.4.2 Elektrokardiogramm – 790
    29.4.3 Echokardiogramm – 790
    29.4.4 Kardiale Biomarker und D-Dimer – 791
    29.4.5 Computertomographie – 791
    29.4.6 Lungenperfusionsszintigraphie – 792
    29.4.7 Pulmonalisangiographie – 793

29.5 Diagnostische Algorithmen zur Diagnostik und Therapie von Patienten mit V.a. Lungenembolie **794**

29.6 Therapeutische Maßnahmen **795**
    29.6.1 Antikoagulation und Thrombolyse – 795
    29.6.2 Invasive Therapiestrategien der Lungenembolien – mechanische Katheterfragmentation – 798

29 Lungenembolie

29.1 Einführung

Die häufigsten venösen Thrombosen stellen die TVT und die LE dar. Die LE, meist ausgehend von einer TVT, kann ein lebensbedrohliches Krankheitsbild darstellen, das eine rasche und zielführende Diagnostik und Therapie erforderlich macht.

Eine venöse Thrombembolie (VTE) und die daraus resultierende LE können spontan auftreten, häufiger jedoch stellen sie eine Komplikation nach Operationen und Immobilität durch Hospitalisierung dar; $2/3$ der Patienten mit symptomatischer VTE haben eine TVT ohne LE, $1/3$ hat i.d.R. zusätzlich eine LE. Eine LE tritt bei etwa 100 von 100 000 Menschen auf und steigt bei Patienten um das 80. Lebensjahr auf 500 von 100 000 an. Folge einer LE bei hospitalisierten Patienten älter als 65 Jahre ist ein massiver Anstieg der Letalität im 1. Jahr zwischen 21 und 39% [1]. Oft wird die Diagnose der TVT bei den Patienten erkannt, jedoch die LE trotz verbesserter diagnostischer Verfahren verkannt. Während der ersten 30 Tage nach Diagnosestellung stellt das akute Rechtsherzversagen die häufigste Todesursache dar. In Deutschland sterben jährlich etwa 30 000 Menschen an den Folgen einer LE.

29.2 Epidemiologie

Die LE tritt mit einer Häufigkeit von 70/100 000 Einwohner/Jahr auf. Für eine Großstadt wie Essen mit ca. 580 000 Einwohnern bedeutet dies, dass jedes Jahr 400 Einwohner eine LE erleiden. Dabei beträgt die Häufigkeit fulminant tödlicher LE 1/100 000, womit statistisch gesehen jedes Jahr 6 Menschen in Essen an einer LE versterben.

In einer großen Autopsiestudie wurde in 13% der durchgeführten Autopsien eine LE als Todesursache festgestellt. Eine TVT wurde in 17% aller Autopsien noch häufiger diagnostiziert.

Auch heute gelten die TVT und die LE als primäre Todesursachen von hospitalisierten Patienten!

29.3 Pathogenese der Lungenembolie

29.3.1 Definition

Die LE ist ein Verschluss einer oder mehrerer Lungenarterien durch Verlegung der Blutstrombahn mit Thromben (selten: Fett-, Luft- oder Fremdkörperembolien), zu:
- 90% aus dem Einstrombereich der V. cava inferior (30% Beckenvenen, 60% Venen der unteren Extremitäten)
- Selten aus dem Einstrombereich der oberen Hohlvene und dem rechten Herzen

29.3.2 Virchow'sche Trias

Thromben stellen das weitaus häufigste Embolisat bei der LE dar. Viel seltener kommt es zu thrombembolischen Ereignissen durch Fett (bei Unfällen, während Operationen z.B. TEP = totale Endoprothese), Luft (iatrogen, z.B. im Rahmen einer ZVK-Anlage), Bakterien/Parasiten, Tumorzellen oder Fruchtwasser.

Der Pathomechanismus einer Thrombenbildung wird durch die **Virchow'sche Trias** (benannt nach Rudolf Virchow, 1821–1902, Begründer der modernen Pathologie) beschrieben. Diese besagt, dass die Thrombenentstehung durch 3 Faktoren bestimmt wird:
- dem Zustand der Gefäßwand,
- der Blutströmung und
- der Blutzusammensetzung.

Kommt es in einem der 3 Faktoren zu einer Störung, kann es zu einem Ungleichgewicht zugunsten einer Thrombenentstehung kommen.

29.3.2.1 Gefäßwand
Das Endothel der Gefäßwände beinhaltet mehrere Mechanismen zur Verhinderung von Thrombenbildung und verhindert ebenfalls die Aggregation von Thrombozyten. Durch eine Endothelschädigung können diese Mechanismen vermindert sein, sodass es zur Ausbildung eines Thrombus kommt. Insbesondere durch Gefäßtraumata, Phlebitis oder Weichteilentzündungen kommt es zu einem signifikanten Ungleichgewicht zugunsten einer Thrombenentstehung.

29.3.2.2 Blutströmung
Bei Verlangsamung des Blutstroms kommt es zu einer Thrombenbildung. Diese tritt insbesondere in den unteren Extremitäten auf, wenn der rasche Rückfluss des Bluts zum Herzen behindert ist. Dies tritt z.B. bei Immobilisation bei langen Flugreisen oder im Rahmen eines Krankenhausaufenthalts auf. Aber auch eine ausgeprägte Venenklappeninsuffizienz oder eine schwere Herzinsuffizienz kann eine kritische Verlangsamung der Blutströmung in den tiefen Beinvenen verursachen.

29.3.2.3 Bluteigenschaft
An erster Stelle stehen hier die bekannten Störungen des Blutgerinnungssystems wie z.B. die Faktor-V-Leiden-Mutation, das Antiphospholipid-Antikörper-Syndrom oder die Faktor-II-Mutation. Auch ein Mangel an antithrombotischen Gerinnungsfaktoren, wie z.B. Protein C, Protein S oder AT III, gehören zu den wichtigen rheologisch bedingten Thromboserisiken.

Aber auch eine Störung der korpuskulären Bestandteile wie bei einer Polyglobulie oder Thrombozytose kann eine Thrombenbildung begünstigen, zum Beispiel durch

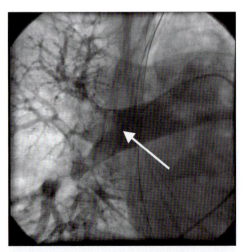
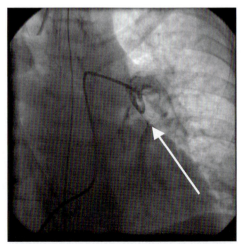

Abb. 29.1: Angiographisches Beispiel einer 22-jährigen Patientin mit fulminanter LE beidseits. **Links:** Thrombusmassen im rechten Pulmonalarterienstamm und in der Bifurkation. **Rechts:** Verschluss des linken Pulmonalarterienstamms unmittelbar am Abgangsbereich

postoperative Zytokin-vermittelte Aktivierung von Megakaryozyten. Viele andere bekannte (Hyperhomocysteinämie, Lipoprotein (a) Erhöhung) Blutbestandteile und noch z.T. unbekannte Faktoren (z.B. bei Tumorleiden, Kontrazeption, Rauchen) können eine Thrombosegefährdung darstellen.

29.4 Diagnostik der Lungenembolie

29.4.1 Risikostratifizierung

Die moderne Risikostratifizierung der LE beinhaltet:
- Klinische Beurteilung
- EKG
- Echokardiographie
- Kardiale Biomarker und D-Dimer
- MSCT
- Lungenperfusionsszintigraphie
- Pulmonalisangiographie

Die klinische Untersuchung gibt oft Hinweise für eine akute Rechtsherzbelastung, wie z.B. Tachypnoe, Tachykardie, niedriger systemischer Blutdruck, gestaute Halsvenen, akzentuierter 2. Herzton oder ein systolisches Geräusch infolge einer Trikuspidalinsuffizienz. Ebenfalls können Ruhedyspnoe, Zyanose und eine kürzlich stattgefundene Synkope Hinweise für eine hämodynamisch signifikante LE sein.

Komorbiditäten können das Risiko für klinische Ereignisse sogar bei anatomisch kleinen LE drastisch erhöhen. Hierzu zählen sicherlich fortgeschrittenes Alter, Herzinsuffizienz, Tumorleiden und chronische Lungenkrankheit als unabhängige Prädiktoren der Letalität.

Zu den angeborenen Risikofaktoren gehören:
- Faktor-V-Leiden-Mutation
- Prothrombin-Mutation
- MTHFR-Polymorphismus
- AT-III-Mangel
- Protein-C-Mangel
- Protein-S-Mangel
- Hyperhomocysteinämie
- Hyperlipoproteinämie (a)
- Faktor II-Leiden-Mutation

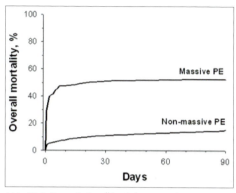

Abb. 29.2: Kumulative Überlebensrate bei 2392 LE-Patienten des ICOPER-Registers (Internationales Cooperatives Lungenembolieregister) mit initialem systolischem RR < 90 mmHg (massive pulmonale Embolie, PE) und ≥ 90 mmHg (nichtmassive PE). Dreimonatsletalität 52,4% bei Patienten mit einem initialen systolischen RR < 90 mmHg und 14,7% bei Patienten mit einem systolischen RR ≥ 90 mmHg. Reproduziert aus [1] in The Lancet mit freundlicher Genehmigung von Elsevier.

Tab. 29.1: Bestimmung der Wahrscheinlichkeit einer akuten LE mit dem Wells-Score. Nach [2]

Klinische Charakteristik	Score
Klinische Zeichen einer TVT	3,0
LE wahrscheinlicher als eine andere Diagnose	3,0
HF > 100/min	1,5
Immobilisation oder OP in den vergangenen 4 Wo.	1,5
Frühere TVT oder LE	1,5
Hämoptyse	1,0
Krebserkrankung (aktiv oder in den vergangenen 6 Monaten)	1,0
Wahrscheinlichkeit für LE	**Score**
Gering	< 2,0
Mittel	2,0–6,0
Hoch	> 6,0

29.4.2 Elektrokardiogramm

Das EKG ist hilfreich zur Risikostratifizierung der akuten LE. Häufig zeigt ein kompletter oder inkompletter Rechtslagetyp die vorhandene Rechtsherzbelastung an. Die T-Wellen-Inversion in den Brustwandableitungen und das Pseudoinfarktmuster (S-I/Q-III Typ – McGinn/White) deuten auf eine Vergrößerung und Dysfunktion des RV hin. ST-Streckensenkungen und rechts präkordiale Erregungsrückbildungsstörungen werden häufig gesehen.

29.4.3 Echokardiogramm

Bei V.a. eine akute LE ermöglicht die TTE den Nachweis bzw. den Ausschluss differenzialdiagnostisch wichtiger kardialer Krankheitsbilder.

Wenn eine LE diagnostiziert wurde, sollte ein TTE durchgeführt werden, um das Akutrisiko des Patienten zu beurteilen und somit eine Grundlage für die Überwachungsintensität und für weitere Therapie-Entscheidungen zu schaffen. Hierbei besteht die Rolle der Echokardiographie nicht im Nachweis von Thromben in der Lungenstrombahn (dieser gelingt nur in Ausnahmefällen), sondern vielmehr im Nachweis der rechtsventrikulären Druckbelastung und Dysfunktion, die den entscheidenden Faktor für das Auftreten einer hämodynamischen Instabilität (kardiogener Schock) und damit für einen ungünstigen klinischen Verlauf der LE in der Akutphase darstellen. So kann bei einem normalen echokardiographischen Befund eine hämodynamisch wirksame, den Patienten vital bedrohende LE mit großer Sicherheit ausgeschlossen werden. Die TTE ist nicht sinnvoll, um die Diagnose einer LE bei hämodynamisch stabilen Patienten zu stellen, weil sie einen Normalbefund bei mehr als 50% der Patienten mit LE aufweist.

Die rechtsventrikuläre Dysfunktion wird echokardiographisch durch verschiedene Kriterien beschrieben:
- die eingeschränkte Wandbewegung des RV,
- die eingeschränkte Beweglichkeit des lateralen Trikuspidalklappenanulus (TAPSE, gemessen im M-Mode)
- die rechtsventrikuläre und rechtsatriale Dilatation,
- die gestörte (paradoxe) Bewegung des IVS,
- der Nachweis einer Trikuspidalklappeninsuffizienz und
- die darüber abgeschätzte Erhöhung des systolischen pulmonalarteriellen Drucks sowie
- die Erweiterung (Stauung) der V. cava inferior, einzeln oder in Kombination.

Der RV kann bei akuter Nachlasterhöhung systolische Drücke bis durchschnittlich 40 mmHg, ausnahmsweise bis 60 mmHg aufbauen. Ein weiterer Anstieg spricht gegen eine akute LE als alleinige Ursache der Rechtsherzbelastung und eher für eine chronische PHT unterschiedlicher Genese mit konsekutiver Hypertrophie des RV.

Die TEE bietet gegenüber der transthorakalen Beschallung eine bessere örtliche Auflösung und ist somit für maschinell beatmete Patienten sowie für jene mit unzureichender transthorakaler Schallbarkeit (ausgeprägtes Übergewicht, Lungenemphysem) geeignet. Neben dem Nachweis der rechtsventrikulären Dysfunktion gelingt die Darstellung intrakardialer und zentraler pulmonalarterieller Thromboemboli mit hoher Sensitivität und Spezifität. Bei fulminanter LE sind bei Anlotung der PA häufig Thrombusmassen in der rPA darstellbar. Frei flottierende Thromben sprechen eher für eine akute, festsitzende, wandadhärente Thromben für chronisch rezidivierende LE. Gleichzeitig muss auf ein offenes PFO geachtet werden, da es ein zusätzliches Risiko für Hypoxämien ist.

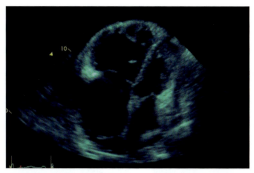
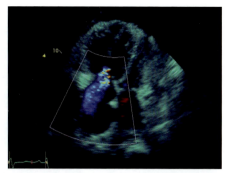

Abb. 29.3: TTE mit massiver Erweiterung der rechten Herzhöhlen und Trikuspidalinsuffizienz II–III° – chronische Druckbelastung bei chronischer thrombembolischer pulmonaler Hypertonie (CTPEH)

29.4.4 Kardiale Biomarker und D-Dimer

Die kardialen Biomarker, insbesondere die kardialen Troponine und die natriuretischen Peptide, gelten als vielversprechende Parameter für die Risikostratifizierung der LE. Erhöhte Serumspiegel von Troponin I oder T kommen bei 11–50% aller Patienten mit LE vor. Sie zeigen einen signifikanten Zusammenhang mit dem echokardiographischen Nachweis einer rechtsventrikulären Dysfunktion und konnten in prospektiven Studien ein erhöhtes Mortalitäts- und Komplikationsrisiko in der Hospitalphase voraussagen.

Auch die natriuretischen Peptide BNP und N-terminal-proBNP besitzen eine hohe prognostische Sensitivität und somit einen exzellenten negativ prädiktiven Wert, der fast bei 100% liegt. Noch eher als das Echokardiogramm weist das BNP auf eine RV Druckbelastung mit Dilatation hin.

D-Dimere entstehen bei der Proteolyse von Fibrin. Die Testverfahren weisen eine unterschiedliche Treffsicherheit auf. Die Sensitivität reicht bei einzelnen Tests bis ca. 95%. Die Spezifität ist jedoch relativ gering. Wie bei der TVT bleibt ein positiver Befund also zunächst unspezifisch.

Folgende Erkrankungen können zu einer Erhöhung der D-Dimere führen:
- TVT
- LE

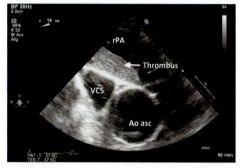

Abb. 29.4: Nachweis eines großen frischen Thrombus (**Pfeil**) in einer deutlich dilatierten rPA in der TEE

- Disseminierte intravasale Gerinnung
- Aortendissektionen
- Komplikationen bei Nierenerkrankungen
- Fibrinolytische Therapie
- Arterielle Thrombosen
- Karzinome
- Schwangerschaft
- Akute Entzündungen

Dagegen hat das negative Ergebnis eines D-Dimer-Tests einen hohen Erkenntniswert für den Ausschluss einer LE.

29.4.5 Computertomographie

Die Darstellung der PA mittels Kontrast-Spiral-CT ist heutzutage Mittel der Wahl. Im Vergleich zur Szintigraphie bietet die Spiral-CT die entscheidenden Vorteile des geringe-

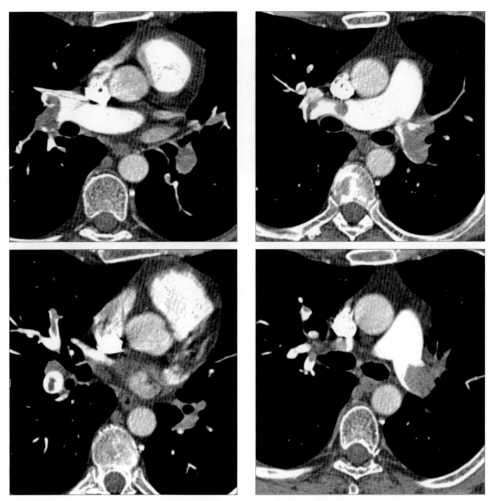

Abb. 29.5: Nachweis zentraler Lungenembolien in der rPA und lPA im Spiral-CT

ren Zeitbedarfs und der höheren Spezifität bei akzeptabler Sensitivität von 94–96%. Die Schwäche der CT liegt in der eingeschränkten Darstellung von Embolien ab Subsegmentebene, also sog. peripherer Embolien. Mit der technischen Entwicklung der MSCT (CT mit 64, 128 und 256 Zeilen) hat sich die Sensitivität enorm erhöht.

29.4.6 Lungenperfusionsszintigraphie

Die Lungenszintigraphie ist von den bildgebenden Verfahren zur Diagnostik der LE am besten untersucht. Die Kombination einer Perfusionsszintigraphie in Verbindung mit einer zusätzlichen Ventilationsuntersuchung als funktionelles Verfahren (sog. Ventilations-Perfusions-Mismatch) erhöht die Aussage. Die Vorteile liegen in der geringen Invasivität und der niedrigen Strahlenbelastung. Der wesentliche Vorteil der Szintigraphie ist die Sicherheit, dass der Normalbefund eine LE praktisch ausschließt. Zum anderen hat ein positiver Befund eine so hohe Wahrscheinlichkeit für die LE, dass eine Behandlung gerechtfertigt ist. Nachteil dieser Methode ist sicherlich ihre Dauer von mehr als 2 h. Dies ist bei instabilen Patienten eher ungünstig.

29.4 Diagnostik der Lungenembolie

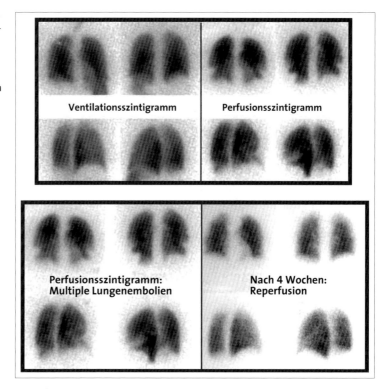

Abb. 29.6: Oben: Nachweis multipler Lungenembolien in der Ventilations-Perfusionsszintigraphie. **Unten:** Verlaufsdiagnostik mit Perfusionsszintigramm vor und nach Behandlung

29.4.7 Pulmonalisangiographie

Die Pulmonalisangiographie gilt als der historische Goldstandard in der Diagnostik der LE. Bei korrekter Durchführung wird allgemein davon ausgegangen, dass ein positives Angiogramm die LE beweist und ein negatives Angiogramm sie ausschließt. Dem Verfahren haften Nachteile an: Neben der Strahlenbelastung muss die Invasivität des Katheterverfahrens berücksichtigt werden. Zudem ist die Bildqualität durch die Einführung der besse-

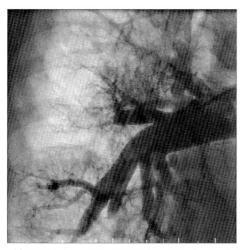 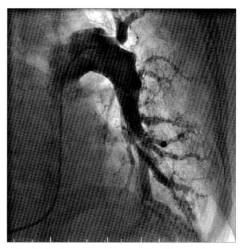

Abb. 29.7: Pulmonalisangiographie einer chronisch thrombembolischen, organisierten LE mit einem Verlauf über mehrere Jahre. Deutlich ist die periphere Gefäßrarefizierung zu erkennen.

ren DSA-Technik nicht mehr Stand der Technik. Weiterhin ist durch den starken Rückgang der Untersuchungsfrequenz die Einbuße der Erfahrung bei der Durchführung und bei der Bewertung der Befunde festzustellen. Durch die neuen bildgebenden Verfahren, insbesondere die CT-Technologie, hat die direkte Pulmonalisangiographie wesentlich an Bedeutung verloren und ist nur noch in seltenen Fällen indiziert. Vorteil der invasiven Pulmonalisangiographie ist die Möglichkeit, gleichzeitig die Hämodynamik mit in die weiteren Überlegungen und Therapie-Entscheidungen mit einzubeziehen. Insbesondere die direkte Bestimmung der Drücke in Pulmonalarterien und RV können therapieentscheidend sein.

In der Hand eines geübten Operators sind das Risiko der venösen Punktion und auch die Sondierung der PA überschaubar.

29.5 Diagnostische Algorithmen zur Diagnostik und Therapie von Patienten mit V.a. Lungenembolie

Es werden 4 hämodynamische Schweregrade differenziert [3]:

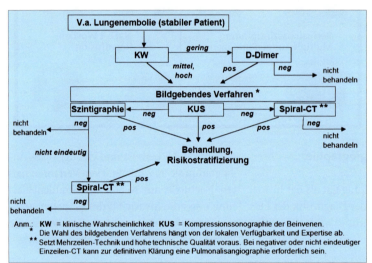

Abb. 29.8: Diagnostischer Algorithmus bei V.a. Lungenembolie bei stabilem Patienten. Reproduziert aus [3] mit freundlicher Genehmigung des Verlags Hans Huber Hogrefe AG

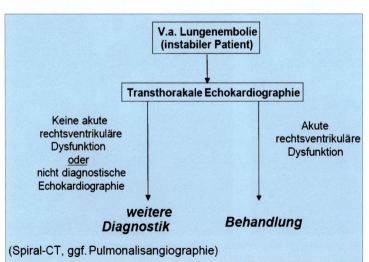

Abb. 29.9: Diagnostischer Algorithmus bei V.a. Lungenembolie bei instabilem Patienten. Reproduziert aus [3] mit freundlicher Genehmigung des Verlags Hans Huber Hogrefe AG

Für stabile Patienten der Risikogruppen I und II stellt die rechtsventrikuläre Belastung einen wichtigen prognostischen Parameter dar. Für instabile Patienten der Risikogruppen III und IV sind u.a. der Katecholaminbedarf im Schock und die Reanimationsbedürftigkeit prognostisch entscheidend.
- I: Hämodynamisch stabil ohne rechtsventrikuläre Dysfunktion
- II: Hämodynamisch stabil mit rechtsventrikulärer Dysfunktion
- III: Schock (RR systolisch < 100 mmHg, Puls > 100/min)
- IV: Reanimationspflicht

Für die genannten Risikogruppen I–IV werden folgende Therapie-Empfehlungen gegeben:
- I: Antikoagulation wie bei der Venenthrombose
- II: Antikoagulation; in geeigneten Fällen systemische Thrombolyse
- III: Systemische Thrombolyse, außer bei absoluter Kontraindikation
- IV: Systemische Thrombolyse

Bei systemischer Thrombolyse erfolgt die begleitende Antikoagulation mit UFH. In den Risikogruppen III und IV ist alternativ auch die katheterbasierte Thrombusfragmentation mit oder ohne lokale Thrombolyse oder in Einzelfällen die Pulmonalisthrombektomie unter extrakorporaler Zirkulation zu diskutieren.

29.6 Therapeutische Maßnahmen

29.6.1 Antikoagulation und Thrombolyse

Die Antikoagulation mit Heparin und später mit Cumarinderivaten verhindert ein appositionelles Wachstum am Thrombus, während der bestehende Thrombus durch Aktivierung der endogenen Fibrinolyse aufgelöst wird. Es vergehen i.d.R. Wochen bis Monate bis zu einer kompletten Thrombusauflösung. Bei manchen Patienten kommt es auch nach Monaten nur zu einer inkompletten Thrombusauflösung. Dies hat chronische Veränderungen in der Lungenstrombahn zur Folge und kann zu einer PHT (~ 5%) führen.

Die Thrombolysetherapie hingegen bewirkt eine schnellere Thrombusauflösung durch Fibrinolyse und führt daher zu einer rascheren Verbesserung der Lungenperfu-

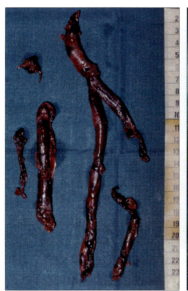

Abb. 29.10: Präparate nach chirurgischer Thrombendarterektomie einer frischen akuten (**links**) und einer alten „durchgebauten" chronischen LE (**rechts**)

sion. Durch gleichzeitige Auflösung der häufig zugrunde liegenden Venenthrombosen wird die Inzidenz an Rezidivembolien reduziert. Die komplette und rasche Auflösung des Thrombus soll chronische Veränderungen wie Gefäßobstruktionen mit Ausbildung von PHT und Cor pulmonale verhindern.

Ungeachtet der in vielen Studien nachgewiesenen angiographischen, hämodynamischen und szintigraphischen Verbesserungen durch den Einsatz von Thrombolytika gibt es mit Ausnahme bei der hämodynamisch kompromittierenden LE keinen Konsens in der Anwendung der Thrombolyse bei der akuten LE. Die hämodynamischen Vorteile der Thrombolyse gegenüber einer konventionellen Therapie mit Heparin und anschließender Antikoagulation mit Marcumar sind unumstritten, beschränken sich jedoch nur auf die ersten Stunden und Tage. Der Einsatz von Thrombolytika (s. Tab. 29.2) ist mit einem erhöhten Blutungsrisiko assoziiert. Ein signifikanter Vorteil der Thrombolyse gegenüber der Standardtherapie in Bezug auf Letalitätssenkung konnte nur bei einer massiven LE mit kardiogenem Schock nachgewiesen werden.

Alle 3 in Tabelle 29.2 genannten Substanzen bewirken direkt oder indirekt die Umwandlung von Plasminogen in Plasmin. Plasmin bewirkt eine Fibrinspaltung am Thrombus (Fibrinolyse) und damit eine Wiedereröffnung der thrombotisch verschlossenen Lungengefäße.

Kontraindikationen müssen beachtet werden (s. Tab. 29.3). Die Zahl der Medika-

Tab. 29.2: Thrombolytika im Einsatz zur Behandlung von Lungenembolien

Substanz	Dosierungsschema (i.v.)	Zulassung
Streptokinase	250 000 IE in 30 min, dann 100 000 IE/h für 24 h	1977
Urokinase	4400 IE/kg in 10 min, dann 4400 IE/kg/h für 24–48 h	1978
rt-PA	100 mg in 2 h	1990
Antithrombotische Begleittherapie:		
5000 IE UFH als i.v. Bolusgabe, 1000 IE/h UFH als Dauerinfusion, Dosisanpassung nach Messwert der pTT (2- bis 2,5-fach vom oberen Normalwert), Beginn mit Cumarinderivaten am 3. Tag		

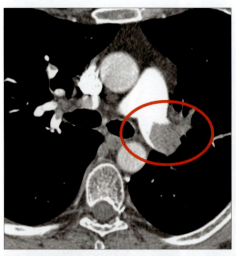 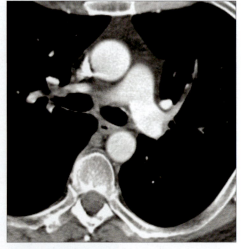

Abb. 29.11: Links: Nachweis einer zentralen LE der rPA im Thorax-CT. **Rechts:** Verlaufskontrolle nach Lysetherapie mit 100 mg Alteplase

29.6 Therapeutische Maßnahmen

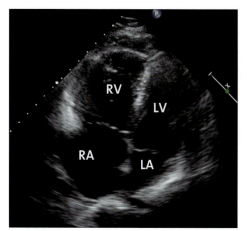 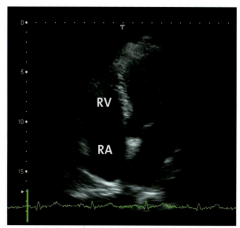

Abb. 29.12: Links: TTE bei massiver zentraler LE mit deutlicher Dilatation von RA und RV. **Rechts:** Verlaufskontrolle nach erfolgreicher Lysetherapie mit Rückgang der Rechtsherzbelastung

Tab. 29.3: Kontraindikationen für die Thrombolyse bei Patienten mit LE [4]

Absolute Kontraindikationen für eine Lysetherapie
• Akute innere Blutung
• Kürzlich stattgehabte spontan aufgetretene intrazerebrale Blutung
Relative Kontraindikationen für eine Lysetherapie
• Große Operationen, Organbiopsien oder Punktion eines nicht komprimierbaren Gefäßes innerhalb der letzten 10 Tage
• Ischämischer Insult innerhalb der letzten 2 Monate
• Gastrointestinale Blutung innerhalb der letzten 10 Tage
• Großes Trauma innerhalb der letzten 15 Tage
• Neurochirurgischer oder ophthalmologischer Eingriff innerhalb des letzten Monats
• Unkontrollierbare schwere Hypertonie (systolischer RR > 180 mmHg, diastolischer RR > 110 mmHg)
• Thrombozyten < 100 000/mm^3
• Prothrombinzeit < 50%
• Schwangerschaft
• Bakterielle Endokarditis
• Diabetische hämorrhagische Retinopathie

Tab. 29.4: Therapie der Bein- und Beckenvenenthrombose mit Antikoagulantien

Wirkstoff	Präparat	Hersteller	Dosierung/Intervall	
NMH				
Certoparin	Mono-Embolex THERAPIE	Novartis	8000 IE s.c.	2 x tgl.
Dalteparin	Fragmin	Pfizer	100 IE/kg KG s.c.	2 x tgl.
	Fragmin	Pfizer	200 IE/kg KG s.c.	1 x tgl.
Enoxaparin	Clexane	Sanofi-Aventis	1,0 mg/kg KG s.c.	2 x tgl.
	Clexane	Sanofi-Aventis	1,5 mg/kg KG s.c.	1 x tgl.
Nadroparin	Fraxiparin	GSK	0,1 ml/10 kg KG s.c.	2 x tgl.
	Fraxodi	GSK	0,1 ml/10 kg KG s.c.	1 x tgl.
	Fraxiforte	GSK	0,1 ml/10 kg KG s.c.	1 x tgl.
Tinzaparin	innohep	LEO	175 IE/kg KG s.c.	1 x tgl.
Pentasaccharid				
Fondaparinux	Arixtra	GSK	7,5 mg s.c. **KG** < 50 kg: 5 mg > 100 kg: 10 mg	1 x tgl.
Thrombininhibitor				
Dabigatran	Pradaxa	Boehringer Ingelheim	110 mg p.o.	2 x tgl.

Tab. 29.5: Dauer der Sekundärprophylaxe mit Vitamin-K-Antagonisten nach venöser Thrombembolie (TVT, LE). Nach [5]

Erste Thrombembolie	
• Bei transientem Risikofaktor (TVT proximal und distal, LE)	3 Monate
• Bei idiopathischer Genese oder Thrombophilie	6–12 Monate
• Bei kombinierter Thrombophilie oder Antiphospholipid-AK-Syndrom	12 Monate
Rezidivierende Thrombembolie oder aktive Krebserkrankung	Zeitlich unbegrenzt

mente für die TVT-Therapie ist umfangreich (s. Tab 29.4). Neu sind die Antithrombine wie das Rivaroxaban (Xarelto, Bayer) oder das Dabigatran (Pradaxa, Boehringer, Ingelheim) als Ersatz für Cumarine.

29.6.2 Invasive Therapiestrategien der Lungenembolien – mechanische Katheterfragmentation

Im Fall von massiven Lungenarterienembolien mit hämodynamischer Beeinträchtigung gilt die Indikation zur systemischen Lysetherapie als gesichert. Alternativ dazu kann auch eine mechanische Thrombektomie, sei es auf endoluminalem oder chirurgischem Wege, in Betracht gezogen werden.

Zahlreiche Fallstudien liefern ermutigende Resultate der perkutanen Methoden. Allen diesen Methoden ist gemeinsam, dass sie entweder den Thrombus fragmentieren und aus dem Gefäß entfernen oder die Oberfläche so vergrößern, dass lytische Substanzen effektiver wirken können. Die verschiedenen Therapieansätze unterscheiden sich hierbei z.T. erheblich. Die ersten Erfahrungen auf dem Gebiet der interventionellen Behandlung der LE sammelte 1993 Greenfield mit einem 10-F-Extraktionskatheter. Seitdem wurden zahlreiche weitere Methoden erprobt: Fragmentierung mittels Pigtail-Rotationskatheter, Fragmentierung mittels Propeller (Clot-Buster, ev3 Europe SAS Paris, Frankreich, nicht mehr auf dem Markt), Thrombusfragmentierung mittels Wasserstrahlprinzip (Abb. 29.13) (AngioJet, Hydrolyser, Medrad Medizinische Systeme GmbH, Volkach, Deutschland), Aspirationstechnik usw. Besonders gute Ergebnisse scheint die Kombination von mechanischer Fragmentierung des Embolus mit lokaler Lyse zu liefern.

Das Rinspirator-Thrombus-Removel-System gibt es bis zu einer Länge von 120 cm und ist somit auch geeignet, in die PA vorgebracht zu werden. Die max. Gefäßgröße ist beim Rinspirator mit 10 mm angegeben. Zu diesem System sind Erfahrungsberichte, jedoch keine größeren Studien, veröffentlicht worden. Auf dem europäischen Markt ist das System nicht mehr erhältlich.

Obwohl nur für den peripheren Bereich zugelassen, gibt es Berichte über den Off-Label Use des Aspirex-Systems (Abb. 29.14) (Straub Medical AG, Wangs, Schweiz), das über eine rotierende Helix Thrombus aspiriert und intern fragmentiert [6].

Die Kathetertherapie bei Patienten mit massiver LE stellt eine Alternative zur systemischen Lysetherapie (insbesondere bei erhöhtem Blutungsrisiko) und zur chirurgischen Embolektomie dar [7–11]. 50% der Patienten mit LE erleiden diese postoperativ, posttraumatisch, nach zerebrovaskulärem Insult oder auf dem Boden eines bekannten Malignoms. Dadurch besteht ein erhöhtes Blutungsrisiko, und in vielen Fällen ist deshalb eine systemische Lysetherapie kontraindiziert. Es existieren Hinweise, dass die systemische Lysetherapie größere zentrale Thromben in etwa nur der Hälfte der Fälle vollständig aufzulösen vermag [12].

Durch die Katheterfragmentation noch vor Applikation eines Fibrinolytikums kann

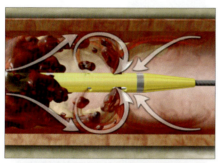

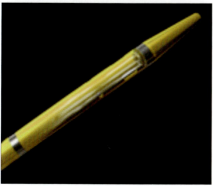

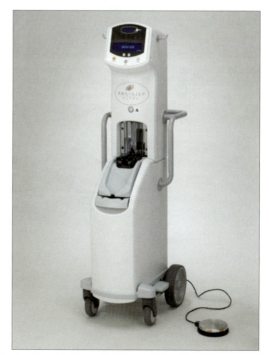

Abb. 29.13: AngioJet Thrombectomy System und AngioJet AVX Catheter (mit freundlicher Genehmigung der Medrad Medizinische Systeme GmbH, Volkach, Deutschland)

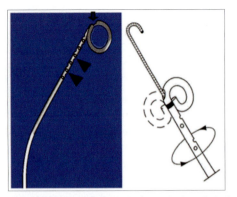 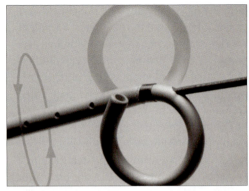

Abb. 29.14: Fragmentation Catheter System, Rotations-Pigtail-Katheter mit 8 und 12 mm Pigtail-Durchmesser (mit freundlicher Genehmigung von Cook Medical, Bjaeverskov, Dänemark)

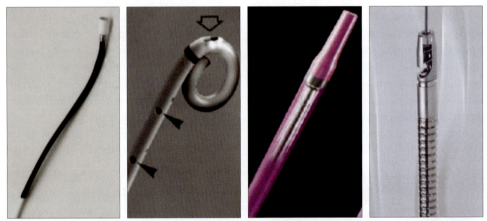

Abb. 29.15: Vergleich der Köpfe verschiedener intraluminaler Thrombektomiesysteme. Von links nach rechts: Greenfield Suction Embolectomy Device, Fragmentation Catheter System, AngioJet und Aspirex.

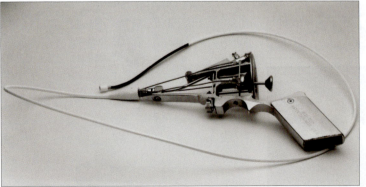

Abb. 29.16: Greenfield Suction Embolectomy Device (mit freundlicher Genehmigung von Boston Scientific, Watertown, MA, USA)

eine rasche hämodynamische Verbesserung erreicht werden [7, 8]. Der positive Effekt der Katheterfragmentation auf die Hämodynamik wird durch 2 Mechanismen erklärt: Initial bewirkt die Fragmentation eine Verschiebung der Embolusfragmente in das periphere Gefäßbett. Durch die Zunahme der Querschnittsfläche des peripheren Gefäßbetts resultiert eine Abnahme der rechtsventrikulären Druckbelastung mit Abnahme des PAP. Die Zunahme der Thrombusoberfläche bei Vorliegen multipler Fragmente führt außerdem zu einer effektiveren Thrombolyse nach Applikation eines Fibrinolytikums oder zu einer verbesserten, intrinsischen fibrinolytischen Aktivität der Lunge. Die Katheterbehandlung bleibt zurzeit nur ausgewählten Patienten vorbehalten, kann aber aufgrund der wenigen vorliegenden Daten als sichere Methode betrachtet werden. In allen veröffentlichten Arbeiten sind keine Perforationen oder Dissektionen der pulmonalen Gefäße beschrieben.

Neben der Technik der Katheterfragmentation mittels verschiedener mechanischer Systeme besteht auch die Möglichkeit, Thromben im Bereich der PA mittels Ballon zu fragmentieren. Hierzu bieten sich ebenfalls die gleichzeitige Applikation eines Fibrinolytikums und die weiterführende Lyse über einliegende Katheter, i.d.R. Pigtail-Katheter, auch in beiden Lungenarterien an [14, 15].

Um die Pulmonalgefäße nicht zu verletzen, empfiehlt sich die Größenausmessung der Gefäße über den IVUS (Abb. 29.17). Neben der genauen Thrombusdetektion können, je nach verwendetem IVUS-Katheter (Eagle Eye Gold Catheter/Visions PV 018 Catheter/Visions PV8.2F Catheter, Volcano, San Diego, CA, USA) sowohl die Pulmonalishauptstämme als auch die kleineren PA der Subsegmente beurteilt werden. Durchmesser bis zu 60 mm können so beurteilt werden.

Die Ballonauswahl richtet sich nach der Gefäßgröße, sollte jedoch, um die Gefäße nicht zu verletzen, mit einer Ratio um 0,6–0,7 ausgewählt werden. Für die Subsegmente bieten sich Koronarballonkatheter (semicompliant) an, für die großen Gefäßabschnitte PTA-Ballons diverser Größen (Abb. 29.17). Sollten diese nicht vorrätig sein, ist auch eine Fragmentation in Doppelballontechnik möglich (s. Tab. 29.6). Um die Ballons stabil im Gefäß zu halten, kann eine lange Cook- oder Amplatzer-Schleuse (z.B.

Tab. 29.6: Effektive Dilatationsdurchmesser (mm) bei Gebrauch der Doppelballontechnik [nach 12]

	6 mm	7 mm	8 mm	10 mm	12 mm	14 mm	15 mm	16 mm	18 mm	20 mm	22 mm	24 mm
6 mm	9,0											
7 mm	10,7	11,5										
8 mm	11,5	12,3	13,1									
10 mm	13,3	14,0	14,8	16,4								
12 mm	15,1	15,8	16,5	18,0	19,6							
14 mm	16,9	17,6	18,3	19,7	21,3	22,9						
15 mm	17,8	18,5	19,2	20,6	22,1	23,7	24,5					
16 mm	18,7	19,4	20,1	21,5	23,0	24,6	25,4	26,2				
18 mm	20,6	21,2	21,9	23,3	24,7	26,3	27,0	27,8	29,5			
20 mm	22,5	23,1	23,7	25,1	26,5	28,0	28,8	29,5	31,1	32,7		
22 mm	24,4	25,0	25,6	26,9	28,3	29,7	30,5	31,2	32,8	34,4	36,0	
24 mm	26,3	26,9	27,5	28,8	30,1	31,5	32,2	33,0	34,5	36,1	37,7	39,3

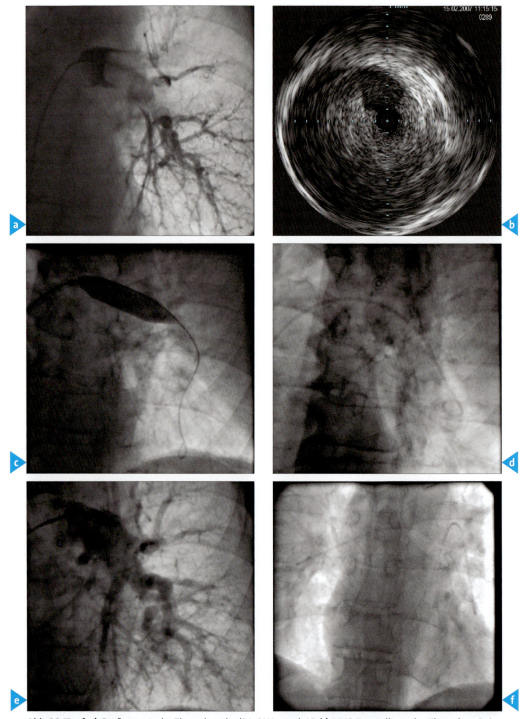

Abb. 29.17a–f: a) Großer zentraler Thrombus der lPA 6 Wo. nach LE. **b)** IVUS-Darstellung des Thrombus. Bei etwa 12 Uhr noch durchflossenes Lumen. **c)** Fragmentation mit einem großen PTA-Ballon 18 x 40 mm. **d)** eingelegter Pigtail-Katheter zur lokalen Langzeitlysetherapie. **e)** linke PA 6 Tage nach kombinierter Langzeitlyse aus Urokinase und Heparin. **f)** simultane lokale Lyse über 2 Pigtail-Katheter (4 F) in der rPA und lPA

29.6 Therapeutische Maßnahmen

Tab. 29.7: Protokoll der selektiven Lysetherapie [Essener Schema]

Periprozedural	10 000 IE Heparin
Postprozedural	Urokinase Bolus 2200 IE/kg Kg
Langzeitlyse	Urokinase 150 000 IE/h
	Kontrolle des Fibrinogens alle 4–6 h
	Zielfibrinogen 150–200 mg/dl
	Dosisanpassung in 25 000-IE-Schritten
Langzeitheparinisierung	pTT 60–70 s

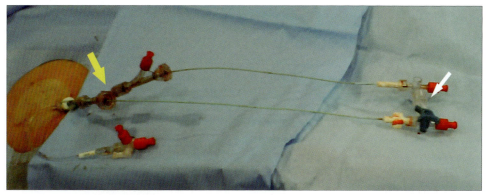

Abb. 29.18: Simultane Lysetherapie mittels 2 Pigtail-Katheter (4 F), die über 2 Y-Adapter (gelber **Pfeil**) in die Amplatz-Schleuse eingebracht sind. Um eine möglichst gleichmäßige Lyse über nur einen Perfusor zu gewährleisten, sind am Ende der Pigtail-Katheter Dreiwegehähne über einen Rotationsadapter (weißer **Pfeil**) miteinander verbunden. Der Urokinase-Perfusor kann über einen der Dreiwegehähne angeschlossen werden.

9 F oder 10 F) in den Pulmonalarterienstamm gelegt werden. Lange Drähte (260 cm oder 300 cm) erübrigen den Drahtwechsel, da die meisten PTA-Ballons nur als OTW-System erhältlich sind. Die Oberlappen- und Unterlappensegmente werden am besten erreicht, wenn ein rechter 8-F-Führungskatheter (JR 3,5) in das Pulmonalarteriensegment vorgebracht wird. Durch Rotation ist es so möglich, diese Gefäßabschnitte zu erreichen. Die Insufflation der Ballons erfolgt mit „Low Pressure" mit etwa 6 atm (Abb. 29.17). Gewisse Zug- und Druckbewegungen können bei der Fragmentation hilfreich sein. Nach erfolgter Fragmentation werden je nach befallenem Pulmonalarterienast 4-F-Pigtail-Katheter zur selektiven Low-Dose-Langzeitlyse eingebracht, über den dann die anschließende Bolusgabe des Fibrinolytikums erfolgt. Sollten 2 Pigtail-Katheter eingebracht werden, werden diese über einen Rotationsadapter in Serie geschaltet (Abb. 29.18), sodass gewährleistet ist, dass beide Seiten in etwa die gleiche Menge Fibrinolytikum erhalten. Die Dauer der kombinierten Lysetherapie richtet sich nach Laborwerten und Klinik, kann jedoch für 5–7 Tage fortgeführt werden (Tab. 29.7).

Da keine randomisierten Daten für den Einsatz der Kathetertherapie bei Patienten mit massiven und submassiven Lungenembolien vorliegen, sollte die Kathetertherapie im Rahmen eines „Compassionate use"-Protokolls durchgeführt werden [14, 15].

30 Neue Techniken für die katheterbasierte Behandlung von Herzerkrankungen

30.1 Vorhofohrverschluss 807
    30.1.1 Vorbemerkung – 807
    30.1.2 Interventionelle Verfahren – 808
    30.1.3 Patientenauswahl – 815
    30.1.4 Echokardiographische Beurteilung des Vorhofohrverschlusses – 817
    30.1.5 Zusammenfassung – 818

30.2 Interventionelle Behandlung der Mitralklappeninsuffizienz 818
    30.2.1 Hintergrund – 818
    30.2.2 Katheterinterventionelle Techniken – 818

30.3 Absorbierbare Stents: eine vielversprechende Neuerung? 826
    30.3.1 Einleitung – 826
    30.3.2 Katheterbasierte temporäre Stents – 827
    30.3.3 Temporäre koronare Stentimplantation – 827
    30.3.4 Absorbierbare Polymerstents zur koronaren Stentimplantation – 828
    30.3.5 Absorbierbarer Polymerstent mit Everolimus-Beladung – 829
    30.3.6 Temporäre absorbierbare Metallstents – 830

30.4 Simulation von Herzkatheteruntersuchungen 838
    30.4.1 Simulatortraining – 838
    30.4.2 Simulation geplanter Interventionen – 841

30 Neue Techniken für die katheterbasierte Behandlung von Herzerkrankungen

Es gibt kaum einen Bereich in der Medizin, der sich schneller entwickelt als die interventionelle Kardiologie. Insofern scheint ein Ausblick auf die aktuellsten Entwicklungen gerechtfertigt, auch mit dem Wissen, dass das, was hier vorgestellt wird, bei Erscheinen dieses Buchs bereits zum Repertoire einiger Katheterlabors gehören wird.

30.1 Vorhofohrverschluss

30.1.1 Vorbemerkung

Vorhofflimmern gehört zu den häufigsten kardialen Rhythmusstörungen, v.a. im höheren Lebensalter. Nach einer Analyse der Heinz Nixdorf Recall Studie [1] beträgt die Prävalenz bei Männern und Frauen im Alter von 45–54 Jahren 0,4%. Bei den Männern steigt die Prävalenz auf 1,9% im Alter von 55–64 Jahren bzw. 4,5% bei den 65- bis 75-jährigen. Bei den Frauen erhöht sich die Prävalenz auf 2,3% bei den 65- bis 75-jährigen.

Das Auftreten von Vorhofflimmern wird durch arterielle Hypertonie, Herzinsuffizienz, KHK und Diabetes mellitus begünstigt. Übergewicht und übermäßiger Alkoholkonsum sind weitere wichtige Risikofaktoren [2, 3]. Das Lebenszeitrisiko, mindestens eine Vorhofflimmerepisode zu erleiden, liegt für Männer und Frauen bei 25% ab einem Alter von 40 Jahren [4]. Patienten mit Vorhofflimmern entwickeln in 5% pro Jahr einen akuten Schlaganfall, wobei das Risiko mit dem Lebensalter steigt: von 1,5% im Alter von 50–59 Jahren auf 23,5% im Alter von 80–89 Jahren [5–7]. In den USA ist der Schlaganfall die dritthäufigste Todesursache und die führende Erkrankung, die zu einer dauerhaften Behinderung führt. In Deutschland ereignen sich 40 000 Schlaganfälle pro Jahr, wobei in 15% der Fälle Vorhofflimmern als Ursache angeführt werden kann.

In vielen Fällen kann Vorhofflimmern durch antiarrhythmische Therapie oder Katheterablation kurzfristig oder dauerhaft beseitigt werden. Notwendig ist aber eine lebenslange Antikoagulation, unabhängig von der Behandlung der HRST [8]. Kontrollierte Studien haben gezeigt, dass die Therapie mit Antikoagulantien deutlich wirksamer ist als die Therapie mit Thrombozytenaggregationshemmern oder die Kombination von Aspirin und Clopidogrel [9, 10].

Zu berücksichtigen ist aber, dass ein nur enger therapeutischer Bereich besteht, um das Risiko von Blutungskomplikationen zu vermeiden [11]. Außerdem hängt die Effektivität der Antikoagulation mit Vitamin-K-Antagonisten stark von der Nahrungsaufnahme und der Medikation ab. Ungünstig ist das erforderliche Monitoring der Antikoagulation, selbst wenn der Patient dieses selbst durchführt. Nur ca. 50% aller Patienten sind langfristig auch optimal antikoaguliert [12].

Selbst wenn Alternativen zur bisherigen Antikoagulation mit Kontrolle des INR- und Quick-Werts entwickelt werden, bleibt das Problem der langfristigen Tabletteneinnahme und der damit verbundenen Blutungsneigung unter Antikoagulation [13]. So könnte die jetzige aktuelle Zulassung von Dabigatran (Pradaxa, Boehringer Ingelheim) eine neue Möglichkeit bieten, die Antikoagulation zu vereinfachen, da eine INR-Kontrolle (oder Quick-Wertbestimmung) nicht mehr notwendig ist.

Bei Patienten ohne Herzklappenerkrankung finden sich Thrombenbildungen im LA vorwiegend, und zwar zu über 90 % im Vorhofohr [14–16]. Beim Vorhofflimmern werden Thromben im linken Vorhofohr in bis zu 15% der Fälle aufgedeckt. Intraoperativ gehört daher der Verschluss des Vorhofohrs oder die Resektion zum Standardprogramm bei allen Patienten mit Mitral- und Vorhoferkrankungen [17]. Es wurden deshalb Methoden entwickelt, um katheterbasiert einen Verschluss des Vorhofohrs zu erreichen und die Antikoagulation vermeiden zu können [18–23].

30.1.2 Interventionelle Verfahren

30.1.2.1 PLAATO-System (percutaneous left atrial appendage transcatheter occlusion)

Das PLAATO-System (Appriva Medical Inc., Sunnyvale, CA, USA) (s. Abb. 30.1) besteht aus einem selbstexpandierenden Nitinolkäfig von 15–32 mm, der mit einem ePTFE (expanded Polytetrafluorethylen) überdeckt und abgedichtet ist. Die Struktur ist so gestaltet, dass die innere Wand des Vorhofohrs erreicht und verschlossen wird. Seitlich sind schmale Anker angebracht, die eine Verschiebung und Embolisierung des Systems verhindern sollen. Das PLAATO-System kann durch einen 14-F-Katheter transseptal in das LAA vorgeführt werden.

Ideal ist die Vorführung unter TEE-Kontrolle. Voraussetzung ist die vorherige Bestimmung der Größe des Vorhofohrs, um ein in der Größe angepasstes System zu implantieren: Der Durchmesser des PLAATO-Systems wird 20–40% größer gewählt als der Durchmesser des Vorhofohrostiums. Die Kontrastinjektion über den Katheter erlaubt die Kontrolle der Positionierung (s. Abb. 30.2). Vorteilhaft ist, dass das PLAATO-System wieder zurückgezogen und neu in der Tiefe des Vorhofohrs verankert werden kann (Abb. 30.2). Bis zur endgültigen Freigabe kann das System jederzeit wieder geborgen werden [19].

In einer ersten Studie konnten Sievert et al. das System bei 15 Patienten erfolgreich implantieren. Die Durchmesser des Vorhofohrostiums betrugen 20 ± 4 mm. Die Größe der implantierten Systeme war im Mittel 26 mm (18–32 mm). Bei 4 Patienten wurde das erste implantierte System wieder ausgetauscht, weil die Abdichtung nicht vollständig war. Im Verlauf zeigten sich keine Ablagerungen von Thromben auf der Oberfläche. Auch späte Komplikationen wurden nicht festgestellt [18].

Die Verlaufsuntersuchungen über 3 Jahre bei Patienten mit einem erhöhten Risiko-Score (CHADS$_2$-Score) zeigten ein gutes Langzeitergebnis. Bei 11 Patienten wurde in einem Fall eine Embolie beobachtet [20].

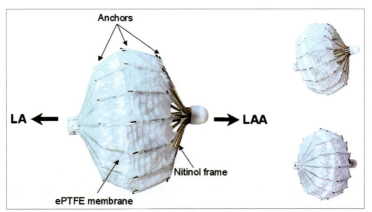

Abb. 30.1: PLAATO-System (Appriva Medical Inc., Sunnyvale, CA, USA) zum Vorhofohrverschluss bestehend aus einem Käfig mit Nitinolelementen und einer abdichtenden Membran aus expandierbarem Polytetrafluorethylen. Ansicht in 2 Ebenen [18]

30.1 Vorhofohrverschluss

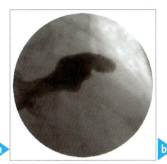
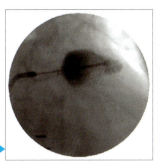
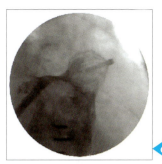

Abb. 30.2a–c: Darstellung eines Angiogramms des LAA. **a)** Kontrastdarstellung nach transseptaler Punktion und Sondierung des LAA. **b)** KM-Darstellung nach Expansion des PLAATO-Systems im Vorhofohr. **c)** Nachweis des vollständigen Verschlusses des Vorhofohrs, was durch die KM-Injektion gezeigt wird [18]

In einer ersten größeren Studie wurden 64 Patienten mit paroxysmalem Vorhofflimmern eingeschlossen, wobei spezielle Auswahlkriterien benutzt wurden. Die Patienten wurden über 5 Jahre beobachtet. Ein ereignisfreies Überleben wurde akut bei 98,4% erreicht. Ein Patient, der aber kein PLAATO-System erhielt, entwickelte 2 Ereignisse. Innerhalb von 5 Jahren wurden 7 Todesfälle, 5 größere Schlaganfälle, 3 kleinere Schlaganfälle beobachtet. Eine zerebrale Hämorrhagie mit Todesfall und ein Infarkt wurden beobachtet. Die jährliche Schlaganfall- und TIA-Rate betrug 3,8% bei einem Kollektiv, für das eine erwartete Ereignisrate von 6,6% pro Jahr errechnet worden war [21]. Also stehen vielversprechende Ergebnisse zur Verfügung, aber die Entwicklung wurde eingestellt.

30.1.2.2 WATCHMAN-System

Das WATCHMAN-System (Atritec Inc., Plymouth, MN, USA) besteht aus einem selbstexpandierenden Nitinolkäfig mit Verankerungsstreben und einer vorhofwärts gerichtete Beschichtung der Seite, die aus durchlässigem Polyester besteht (s. Abb. 30.3). Die Implantation erfolgt fluoroskopisch kontrolliert nach transseptaler Punktion. Die TEE-Kontrolle ermöglicht ebenfalls eine optimale Positionierung des Systems im LAA. Man verwendet eine 12-F-Schleuse. Das WATCHMAN-System ist in den Größen 21, 24, 27, 30 und 33 mm verfügbar [21–23].

Die Testung des Systems erfolgte in einer großen randomisierten Studie [13]: 707 Patienten wurden im Verhältnis von 2:1 zum Vorhofohrverschluss mit zwischenzeitlicher Beendigung der Antikoagulation oder zur alleinigen Antikoagulation mit Warfarin randomisiert. In der Patientengruppe, die den Vorhofohrverschluss mit dem WATCHMAN-System erhielt, konnte eine höhere Sicherheit erzielt werden. Der Verlauf wurde über 2 Jahre beobachtet und ergab 2,2 Ereignisse bezogen auf 100 Patientenjahre in der Interventionsgruppe und 1,6 in der Kontrolgrup-

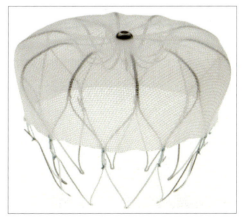

Abb. 30.3: Darstellung des WATCHMAN-Systems (mit freundlicher Genehmigung von Atritec Inc., Plymouth, MN, USA), das aus einem Nitionolkäfig mit Überzug von durchlässigem Polyester besteht. Sichtbar sind die vorhofgerichtete, abdichtende Systemseite und die nach unten offene, vorhofwärts gerichtete Käfigseite. Seitlich erkennbar sind kleine gegenläufige Haken, die ein Verrutschen verhindern sollen.

pe in Bezug auf ischämischen Schlaganfall, 0,1 und 1,6% in Bezug auf den hämorrhagischen Schlaganfall und 0,3 bzw. 0% in der Embolierate. Fasst man alle Schlaganfälle zusammen, ergibt sich ein Verhältnis von 2,3:3,2 Ereignisse pro 100 Patientenjahre und bezogen auf die Gesamtletalität 3 bzw. 4,8 Ereignisse. Aus der Studie wurde gefolgert, dass die Interventionsgruppe in Bezug auf die Sicherheit der Kontrollgruppe nicht unterlegen ist. Werden alle Faktoren zusammengefasst, ergibt sich eine Verminderung des Risikos um 38% [13].

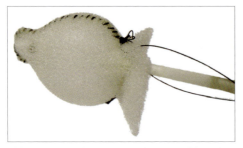

Abb. 30.4: Darstellung des SIDIRIS-Vorhofohrverschlusssystems (mit freundlicher Genehmigung von Avidal, Berlin/Custom Medical Devices Athen, Griechenland) bestehend aus einem bioabsorbierbarem Polymer, das bei Positionierung im Vorhofohr mit chirurgischem Kleber gefüllt und nach einigen Minuten im Vorhofohr belassen werden kann. Nach Resorption wird eine vollständige Okklusion des Vorhofohrs erreicht.

30.1.2.3 GRANCE-SIDIRIS-System

Dieses Vorhofohrverschlusssystem (Avidal, Berlin/Custom Medical Devices Athen, Griechenland) wurde von Sidiris in Griechenland als drahtloses 13-F-System entwickelt, das transseptal in das Vorhofohr vorgeführt werden kann (s. Abb. 30.4). Es besteht im Gegensatz zu anderen Systemen nicht aus Metalllegierungen, sondern aus einem Polyäthylenglykol und wird vor Vorführung des Systems in das Vorhofohr aktiviert. Der Okkluder wird dann mittels Balloninsufflation in das Vorhofohr gepresst. Dann wird zusätzlich zum Polymer ein typischer chirurgischerseits in Anwendung befindlicher Polymerkleber eingebracht, der in Verbindung mit dem aktivierten Polymer als biologisch verträglicher Zweikomponenten-Kleber betrachtet werden kann, mit dem das Device im LAA fixiert wird (Abb. 30.5). Das System wird 45 min nach Balloninsufflation im Vorhofohr freigesetzt. Das Polymer ist absorbierbar und löst sich daher im weiteren Verlauf auf. Damit wird nach Vorhofohrverschluss langfristig kein Fremdkörper im Vorhofohr belassen (s. Abb. 30.5). Da das System bei der Implantation mittels Balloninsufflation flexibel auf die passende Größe (in einem Rahmen von 18–25 mm) gebracht werden kann,

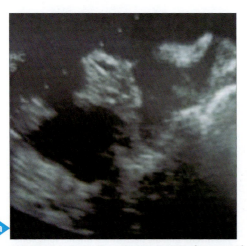
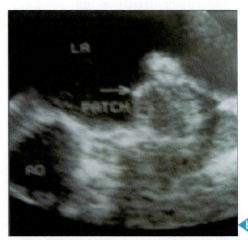

Abb. 30.5a, b: Darstellung im TEE des LAA **a)** vor und **b)** nach Okklusion mit dem SIDIRIS-Okkludersystem. Sichtbar die vollständige Abdichtung des Ostiums des Vorhofohrs und die Anpassung an die Vorhofohroberfläche (mit freundlicher Genehmigung von Aridal, Berlin/Custum Medical Devices, Athen, Griechenland)

müssen keine unterschiedlichen Implantate vorrätig sein.

Die ersten Patienten wurden erfolgreich in Athen und weiteren Zentren behandelt. Die Entwicklung steht noch am Anfang.

30.1.2.4 Amplatzer-Cardiac-Plug-System

Neu entwickelt wurde das ACP-System (Amplatzer Cardiac Plug, AGA Medical Cooperation, Plymouth, MN, USA). Das System ist im Unterschied zu den anderen Systemen aus 2 Teilen aufgebaut und beinhaltet ein Verschlusssystem des Vorhofohrs kombiniert mit einem Abschlussschild, der vor das Vorhofohrostium gelegt wird (s. Abb. 30.6). Durch die Abschirmung und die Ausfüllung des Vorhofohrs wird eine verbesserte Abdichtung des Vorhofohrs erreicht. Auch dieses System ist aus Nitinolmaschen gefertigt und kann jederzeit neu repositioniert werden.

Die Größe des Implantats muss anhand der Größe des Vorhofohrs, gemessen an seinem tubulären Anfangsteil, dem „Hals des Vorhofohrs", ausgewählt werden.

Es stehen Systeme mit einem Durchmesser des das Vorhofohr verschließenden Körpers von 16–30 mm zu Verfügung, dabei erreicht die Abdeckung des Schilds Größen von 20–36 mm. Die Körperdicke beträgt 6,5 mm. Die Kathetergröße liegt zwischen 9 und 13 F entsprechend 3–4,3 mm im Innendurchmesser und 3,8–5,1 mm im Außendurchmesser bei einer Länge von 1 m. Bis zu einer Okkludergröße von 20 mm reicht eine 10-F-Schleuse, größere Okkluder müssen durch eine 13-F-Schleuse vorgebracht werden. Zur genauen Selektion der Systemgröße in Bezug auf die Ausmessung der Größe des Vorhofohrs siehe Abbildung 30.7.

Erste Erfahrungen mit der Implantation in unserer Klinik liefen erfolgreich. Unter TEE-Kontrolle ist die Implantation gut möglich und mittels TEE und CT gelingt die Kontrolle des Verschlusses (Abb. 30.8 und 30.9).

Da ähnliche Verschlusssysteme im vaskulären Bereich genutzt werden und sich als erfolgreich erwiesen haben, ist davon auszuge-

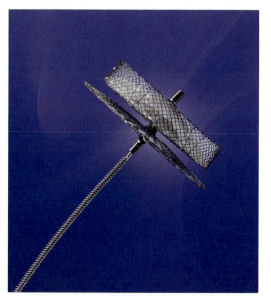 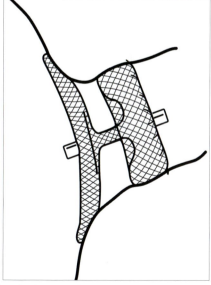

Abb. 30.6: Photo des Amplatzer-Cardiac-Plug-Systems (**links**) und Schemazeichnung zur Demonstration der Konfiguration der Device nach Implantation in das LAA (**rechts**, beide mit freundlicher Genehmigung der AGA Medical Cooperation, Plymouth, MN, USA). Das System besteht aus einem Nitinolkörper, der im Vorhofohr platziert wird, und einem Schild, der das Ostium des Vorhofohrs verschließt. Kleine Widerhaken am Nitinolkörper verhindern eine Verschiebung innerhalb des Vorhofohrs und eine Embolisierung.

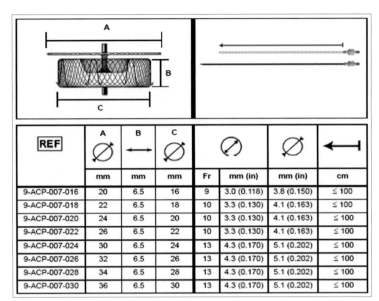

Abb. 30.7: Größentabelle für das Amplatzer-Cardiac-Plug-System. Aufgelistet in der Tabelle für den Schild und den Verschlusssystemkörper die Angabe der verfügbaren Größen und die notwendigen Katheter, die von 9–13 F reichen, bei einer Durchmessergröße des Schilds von 20–36 mm

REF	A mm	B mm	C mm	Fr	mm (in)	mm (in)	cm
9-ACP-007-016	20	6.5	16	9	3.0 (0.118)	3.8 (0.150)	≤ 100
9-ACP-007-018	22	6.5	18	10	3.3 (0.130)	4.1 (0.163)	≤ 100
9-ACP-007-020	24	6.5	20	10	3.3 (0.130)	4.1 (0.163)	≤ 100
9-ACP-007-022	26	6.5	22	10	3.3 (0.130)	4.1 (0.163)	≤ 100
9-ACP-007-024	30	6.5	24	13	4.3 (0.170)	5.1 (0.202)	≤ 100
9-ACP-007-026	32	6.5	26	13	4.3 (0.170)	5.1 (0.202)	≤ 100
9-ACP-007-028	34	6.5	28	13	4.3 (0.170)	5.1 (0.202)	≤ 100
9-ACP-007-030	36	6.5	30	13	4.3 (0.170)	5.1 (0.202)	≤ 100

hen, dass dieses System einen Spitzenplatz erobern wird.

30.1.2.5 Interventioneller/chirurgischer Vorhofohrverschluss

Der chirurgische Vorhofohrverschluss wird nach den letzten Empfehlungen der AHA/ACC/ESC im Rahmen von chirurgischen Mitralklappenersatzeingriffen empfohlen, ohne dass aber eine Idealtherapie entwickelt worden wäre [24]. In einer randomisierten Studie wurden Patienten ohne Vorhofflimmern bei offener Herzoperation untersucht [25, 26]. Interessanterweise wurde festgestellt, dass der chirurgische Verschluss durch Naht dazu führte, dass häufig noch ein Restfluss im Vorhofohr festgestellt wurde. Die Exzision ließ häufig eine Restauswölbung im Vorhofohr erkennen. Die chirurgischen Ergebnisse deuten auf notwendige Verbesserungen hin, die bei Verschluss eines Vorhofohrs notwendig sind [27]. Entscheidend ist die absolut sichere Verschlusstechnik, da die Heterogenität des Vorhofohrs sehr stark ist und nur der komplette Verschluss auch ein optimales klinisches Ergebnis bringt [28, 29].

Da das Vorhofohr epikardial erreicht werden kann, lag es auch nahe, einen epikardialen Zugangsweg für ein interventionelles Verfahren zu entwickeln, um das Vorhofohr zu verschließen. Salzberg et al. [30] haben eine interventionelle Cliptechnik vorbereitet. Erste Untersuchungen erfolgten an Affen, bei denen im Rahmen einer Studie zur Entwicklung einer bipolaren Ablationsmethode des Pulmonalvenenstamms ein Clip auf das Vorhofohr gesetzt wurde.

Eine 2. Generation eines LAA-Clips ist getestet worden (AtriCUR, Inc., Westchester, OH, USA). Der gebogene Clip besteht aus Titan und ligiert das Vorhofohr unter Berücksichtigung der anatomischen Strukturen. Die experimentellen Untersuchungen ergaben aber, dass diese gebogene Form des Clips unnötig war, sodass derzeit 2 parallele Klammern aufeinander gesetzt werden. Sie bestehen jetzt aus Nitinol und sind mit Polyester überzogen (s. Abb. 30.11). In den Clips befinden sich 2 Nitinolklammern, 2 Titanelemente und 2 Polycarbonelastomere. Die Nitinolklammern sind notwendig, um einen sofortigen vollständigen Verschluss des Vorhofohrs zu erreichen. Polyester dient dazu, dass die Überwachung durch Vorhofohrgewebe erleichtert wird. Entsprechend der Größe der Vorhofohrbasis stehen Clips

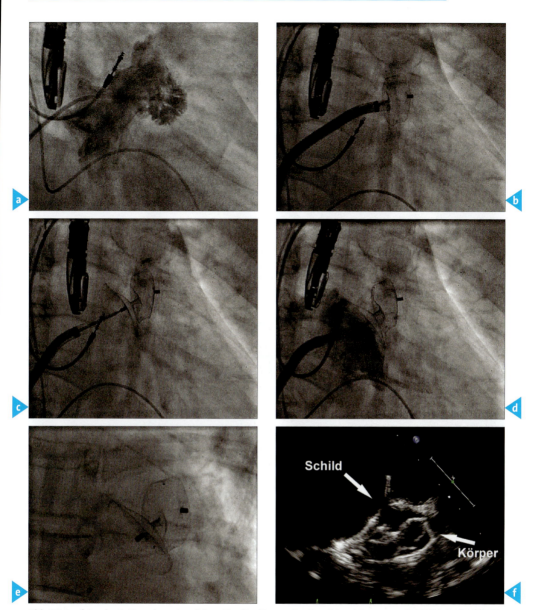

Abb. 30.8a–f: Implantation eines Amplatzer Cardiac Plug unter Durchleuchtungs- und TEE-Kontrolle. **a)** KM-Injektion in das LAA. **b)** Freisetzung des Körpers des Cardiac Plug. **c)** Freisetzung des Schilds. **d)** Die KM-Gabe zeigt den verschlossenen Eingang des LAA an. **e)** Endgültig platzierter und freigesetzter Cardiac Plug. **f)** Die transösophageale Echokontrolle zeigt die gelungene Implantation mit im LAA verhaktem Körper und vor dem Eingang liegendem Schild an.

von 25–45 mm in 10-mm-Stufen zur Verfügung.

In Tierversuchen konnte die MRT-Kompatibilität nachgewiesen werden. An 6 Tieren wurde bis zu 180 Tage nach der Implantation die Effektivität des Vorhofohrverschlusses demonstriert. Komplikationen traten nicht auf.

Pathologisch-anatomisch fand sich nach 7 Tagen noch ein offenes, aber leeres Vorhofohr, das nach 30 Tagen noch identifizierbar, aber bereits verwachsen war. Nach 180 Tagen

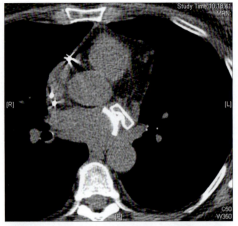 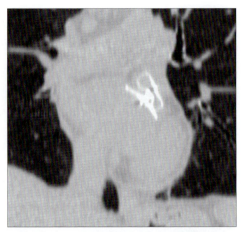

Abb. 30.9: Postinterventionelle CT-Untersuchung bei obiger Patientin, die einen LAA-Verschluss mittels Amplatzer-Cardiac-Plug-System erhielt, **links** im Transversalschnitt, **rechts** im Koronarschnitt aus der MPR. Erkennbar die optimale Positionierung und der Verschluss des Vorhofohrs (mit freundlicher Genehmigung von Prof. Dr. M. Forsting, Institut für Diagnostische und Interventionelle Radiologie, Universitätsklinikum Essen)

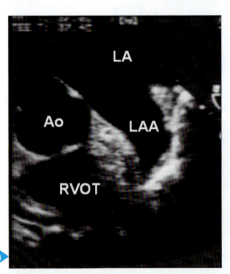 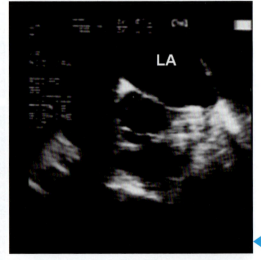

Abb. 30.10a, b: Darstellung des Vorhofohrs **a)** vor und **b)** nach chirurgischem Verschluss, der im Rahmen einer randomisierten Studie durchgeführt wurde. Reproduziert aus [25] mit freundlicher Genehmigung von Elsevier.

war das Vorhofohrlumen verschwunden und der Clip vollständig mit Gewebe überwachsen. Erosionen und Brüche wurden nicht gesehen. Die endokardiale Oberfläche des Vorhofohrs war glatt, ohne Thromben.

Zwischenzeitlich sind zusätzlich durch die Autoren 34 Patienten, die einer Herzoperation zugeführt worden waren, mit einem Clip versorgt worden [31]. Der chirurgisch eingesetzte Clip wurde unter TEE-Kontrolle platziert. Im Verlauf starben 4 Patienten, sodass CTs nicht zur Verfügung standen. Bei 2 Patienten konnte im TEE auf der ITS der Verschluss demonstriert werden. Im CT fand sich im Verlauf ein kompletter Verschluss des Vorhofohrs (Abb. 30.12–13). Bei den 30 Patienten, die über 3 Monate verfolgt wurden, waren 70% im Sinusrhythmus, 20%

30.1 Vorhofohrverschluss

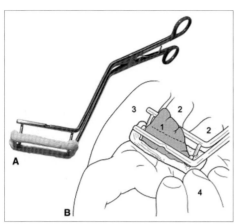

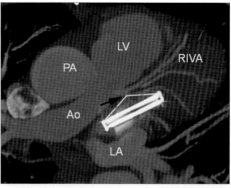

Abb. 30.11: Von Salzberg et al. entwickeltes Clipsystem zum Verschluss des Vorhofohrs. **A:** Werkzeug zur Applikation des Clips während des herzchirurgischen Eingriffs. **B:** Die rechte Hand des Chirurgen (4) mobilisiert das LAA (1) und platziert es in den Clip, damit die linke Hand den Clip lösen kann. Rechte Pulmonalvenen (2) und Pulmonalarterie (3). Reproduziert aus [31] mit freundlicher Genehmigung von Elsevier.

Abb. 30.12: CT nach Clipimplantation mit Darstellung des verschlossenen Vorhofohrs bei Anschnitt der AO, des LV, der Koronararterien und der Lungenvenen, die in den LA münden sowie der PA. Reproduziert aus [31] mit freundlicher Genehmigung von Elsevier.

hatten Vorhofflimmern, aber bereits vor dem chirurgischen Eingriff. Bei 26 kontrollierten Patienten fand sich im CT ein Verschluss des Vorhofohrs [31].

30.1.2.6 Weitere Entwicklungen
In Bezug auf die Technik, das Vorhofohr zu verschließen, sind weitere Techniken in Entwicklung, die u.a. auch epikardiale Systeme beinhalten, die genutzt werden können, um das Vorhofohr zu verschließen.

30.1.3 Patientenauswahl

Die Auswahl von Patienten, die für einen Vorhofohrverschluss infrage kommen, stützt sich v.a. auf die Abschätzung des Risikos, eine Embolie zu entwickeln, da für diese Patienten die Indikation zur Antikoagulation gegeben ist. Liegt eine Kontraindikation zur Antikoagulation vor, ist die Indikation zum Vorhofohrverschluss auch heute schon zu stellen. In den Fällen, bei denen die Antikoagulation möglich ist, müssen Studien abgewartet werden, bevor eine generelle Empfehlung gegeben werden kann. Die PROTECT-AF-Studie hat jedoch gezeigt, dass die Vorhofohrimplantations-Verschlusstechnik mit dem WATCHMAN-Device bereits günstige Ergebnisse erzielt, wenn Patienten einer Kontrollgruppe gegenübergestellt werden. Es ist zu erwarten, dass die Verwendung des Amplatzer-Cardiac-Plug-Systems eine weitere Verbesserung ergeben wird. Die optimale Therapie ist aber nur dann zu erreichen, wenn ein vollständiger Verschluss des Vorhofohrs erzielt wird. Dies scheint mit den neueren Systemen der 2. Generation eher möglich zu sein als mit den Systemen der 1. Generation.

30.1.3.1 Mögliche Kriterien zur Auswahl von Patienten für den Vorhofohrverschluss
Klinische Kriterien zur Indikation zum Vorhofohrverschluss wurden von Block et al. kürzlich veröffentlicht und stellen einen weiteren Katalog dar, der zur Auswahl von Patienten genutzt werden kann (s. Tab. 30.1 und 30.2) [7].

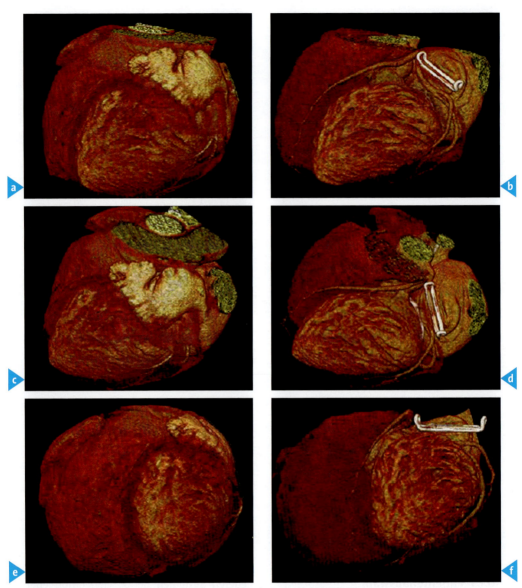

Abb. 30.13a–f: 3D-CT mit Darstellung des Vorhofohrs (**a, b, c**) vor dem Clipverschluss und nach Clipverschluss (**d, e, f**) in unterschiedlichen Projektionen. Reproduziert aus [31] mit freundlicher Genehmigung von Elsevier.

30.1.3.2 Ausschlusskriterien

Für den interventionellen Verschluss eines Vorhofohrs liegen eine Reihe von Kontraindikationen vor, die beachtet werden müssen und v.a. bedeuten, dass andere Ursachen einer Embolie ausgeschlossen werden müssen und die periinterventionelle Antikoagulation, die auch in den ersten Monaten möglicherweise nötig ist, berücksichtigt werden muss. Die aufgelisteten Ausschlusskriterien können einen Hinweis auf die Summe der Kriterien geben (s. Tab. 30.3).

30.1 Vorhofohrverschluss

Tab. 30.1: Klinische Kriterien zur Indikation zum Vorhofohrverschluss. Nach [7]

Kriterien
Frühere TIA und Schlaganfall innerhalb von 2 Monaten
Herzinsuffizienz mit Stauung oder LV-EF < 40%
Arterielle Hypertonie > 160 mmHg
Diabetes mellitus Typ I oder Typ II
Patient ≥ 65 Jahre
Vorgeschichte mit KHK, früherer Infarkt oder Koronarstenose von > 50%

Tab. 30.2: $CHADS_2$-Score-Berechnung*

	Score (Punkte)
• Herzinsuffizienz	1
• Arterielle Hypertonie	1
• Alter von 75 Jahren und älter	1
• Diabetes mellitus	1
• Früherer Schlaganfall, frühere TIA	2

* Ein $CHADS_2$-Score von ≥ 1 deutet auf ein erhöhtes Embolierisiko bei Vorhofflimmern mit Indikation zur Antikoagulation hin.

30.1.4 Echokardiographische Beurteilung des Vorhofohrverschlusses

Der interventionelle Vorhofohrverschluss wird möglichst mit der TEE kontrolliert. Andere Möglichkeiten sind die CT oder MRT.

Die angefügte Liste (s. Tab. 30.4) gibt einen Vorschlag für die Beurteilung des interventionellen Erfolges mit der Echokardiographie.

Tab. 30.3: (Relative) Kontraindikationen zum Vorhofohrverschluss

- Vorhofohrthrombus
- PFO mit Vorhofseptumaneurysma
- Rechts-Links-Shunt
- Mobile Aortenthromben
- Symptomatische Karotiserkrankung
- Frühere intrazerebrale Blutung
- Früherer kardiochirurgischer Eingriff mit Vorhofohrverschluss
- Fehlende Möglichkeit der TEE
- Mitralstenose
- Mittelschwere bis schwere Mitralinsuffizienz
- Mitralringverkalkung
- Vorhofohrdurchmesser von > 6,5 cm
- Prothetischer Klappenersatz und Notwendigkeit der Antikoagulation
- Akute Endokarditis
- Immunsuppression
- Kontraindikation zu ASS- oder Clopidogrel-Therapie
- Schwangerschaft
- LV-Thrombus

Tab. 30.4: Vorschlag für die echokardiographische Beurteilung des interventionellen Erfolgs der LAA-Okklusion.

Grad 1	Ausgedehntes Leck mit multiplen Jets in das Vorhofohr
Grad 2	Mittelgradige Jets > 3 mm im Durchmesser ins Vorhofohr
Grad 3	Geringe Jets, 1–3 mm im Durchmesser ins Vorhofohr
Grad 4	Minimale Rückflussdarstellung < 1 mm im Durchmesser ins Vorhofohr
Grad 5	Vollständiger Verschluss des Vorhofohrs

30.1.5 Zusammenfassung

Der Vorhofohrverschluss stellt sich wie der PFO-Verschluss als interessante Möglichkeit dar, Patienten mit Vorhofflimmern die lebenslange Antikoagulation zu ersparen. Dies wird in Zukunft eine große Gruppe von Patienten betreffen. Daher ist die Entwicklung auf dem Gebiet des Vorhofohrverschlusses extrem wichtig und für die Kardiologie von großer Bedeutung. Es bleibt zu erwarten, dass die Technik weiter verbessert und eine größere Auswahl von Systemen zur Verfügung stehen wird. Auch die Entwicklung neuer Formen der Antikoagulation, z.B. mit Dabigatran, wird die Vorteile dieser neuen Techniken nicht schmälern. Spannend werden natürlich Kosten-Nutzen-Analysen sein.

30.2 Interventionelle Behandlung der Mitralklappeninsuffizienz

30.2.1 Hintergrund

Der Mitralklappenapparat ist in seiner Anatomie sehr komplex und setzt sich aus den Klappensegeln und ihren Nachbarstrukturen (Chordae tendineae, Papillarmuskeln, linksatriales und linksventrikuläres Myokard) zusammen, die die Funktion der Klappe gewährleisten. Einer MI liegen Störungen einer oder mehrerer Komponenten des Mitralklappenapparats zugrunde, die ätiologisch einerseits organisch (degenerative Klappenveränderungen, Mitralklappenprolaps, Sehnenfadenabriss), funktionell (z.B. Dilatation des Mitralannulus bei linksventrikulärer oder linksatrialer Dilatation) oder als Kombination der Ätiologien bedingt sein können.

Die Therapie einer MI beinhaltet medikamentöse und chirurgische Verfahren.

Eine OP-Indikation besteht nach den aktuellen Leitlinien der DGK und ESC (s. Tab. 30.5) bei Vorliegen einer hochgradigen MI für symptomatische Patienten, für Patienten mit Vorhofflimmern, für Patienten mit PHT und für Patienten mit eingeschränkter linksventrikulärer Pumpfunktion. Hierbei wird – wenn möglich – eine Rekonstruktion der Klappe bevorzugt, da diese bessere Ergebnisse als der Klappenersatz liefert [1, 2].

Ähnlich wie bei der AS erfolgt jedoch bei einer signifikanten Zahl von Patienten mit hochgradiger MI keine chirurgische Therapie. Dies ist insbesondere bei Patienten mit erhöhtem OP-Risiko infolge Alters, eingeschränkter linksventrikulärer Pumpfunktion und bestehenden Komorbiditäten der Fall [3]. Perkutane, katheterbasierte Verfahren besitzen das Potenzial, eine Mitralklappenrekonstruktion mit möglicherweise reduzierter periinterventioneller Letalität und Morbidität sowie geringerer Rekonvaleszenzzeit und kürzerem Krankenhausaufenthalt im Vergleich zur chirurgischen Sanierung durchzuführen. Sie bieten somit zukünftig eine Therapieoption zu den chirurgischen Verfahren.

Aktuell befinden sich verschiedene perkutane Mitralklappenrekonstruktionssysteme in präklinischer und klinischer Erprobung. Vor der breiten Anwendung dieser innovativen Methoden müssen jedoch die Langzeitergebnisse größerer Patientenkollektive abgewartet werden.

30.2.2 Katheterinterventionelle Techniken

Die aktuellen perkutanen, katheterbasierten Systeme orientieren sich an chirurgischen Techniken und lassen sich grob in 4 Gruppen einteilen: die sog.
- Mitral-Leaflet-Repair-Systeme, die
- direkten und die
- indirekten Mitralklappenanuloplastiesysteme sowie die
- Remodelling-Systeme.

Tab. 30.5: Operationsindikation bei schwerer, chronischer Mitralklappeninsuffizienz. Nach [2]

Operationsindikation bei schwerer chronischer, organischer Mitralklappeninsuffizienz	Empfehlungsklasse
Symptomatische Patienten mit einer LVEF > 30% und einem ESD < 55 mm	IB
Asymptomatische Patienten mit LV-Dysfunktion (ESD > 45 mm und/oder LVEF ≤ 60%)	IC
Asymptomatische Patienten mit erhaltener LV-Funktion und Vorhofflimmern oder PHT (sPAP > 50 mmHg in Ruhe)	IIaC
Patienten mit schwerer LV-Dysfunktion (LVEF < 30% und/oder ESD > 55 mm), nicht auf medikamentöse Therapie ansprechend, mit guter Wahrscheinlichkeit für eine dauerhafte Reparatur bei geringer Komorbidität	IIaC
Asymptomatische Patienten mit erhaltener LV-Funktion, gute Wahrscheinlichkeit für dauerhafte Reparatur, geringes Operationsrisiko	IIbB
Patient mit schwerer LV-Dysfunktion (LVEF < 30% und/oder ESD > 55 mm), nicht auf medikamentöse Therapie ansprechend, mit geringer Wahrscheinlichkeit für eine dauerhafte Reparatur bei geringer Komorbidität	IIbC
Operationsindikation bei chronischer ischämischer Mitralklappeninsuffizienz	**Empfehlungsklasse**
Patienten mit schwerer MI, LVEF > 30%, die zur ACVB-Operation vorgestellt werden	IC
Patienten mit moderater MI, die zur ACVB-Operation vorgestellt werden, wenn eine Reparatur möglich ist	IIaC
Symptomatische Patienten mit schwerer MI, LVEF < 30% und Option zur Revaskularisation	IIaC
Patienten mit schwerer MI, LVEF > 30%, keine Option zur Revaskularisation, nicht auf medikamentöse Therapie ansprechend, und geringe Komorbidität	IIbC

30.2.2.1 Mitral-Leaflet-Repair-Systeme

Das am besten untersuchte und seit März 2008 in Europa zugelassene Verfahren ist das sog. Mitral-Leaflet-Repair mittels eines Mitralklappenclips (MitraClip, Abbott Vascular, Wetzlar) [4, 5]. Das Prinzip dieser Technik besteht in einer Apposition der mittsegmentalen Ränder des anterioren und des posterioren Mitralklappensegels und setzt damit die chirurgische Alfieri-Methode [6] katheterinterventionell um. Bei Letzterer wird zwischen den freien Mitralklappenrändern eine Naht angebracht und dadurch eine doppelte Mitralklappenöffnung („double orifice") geschaffen. Damit soll eine bessere Adaptation der Segel in der Systole zur Reduktion der MI führen.

Beim perkutanen Verfahren wird ein steuerbarer, 24 F großer Führungskatheters über einen transvenösen, transseptalen Zugang in den LA und schließlich in den LV eingebracht, um einen V-förmigen Clip so zu platzieren, dass die freien Ränder des anterioren und des posterioren Mitralklappensegels zusammengeklammert werden und so eine doppelte Mitralklappenöffnung entsteht.

Der erste Interventionsschritt besteht in der transseptalen Punktion, die unter fluoroskopischer und v.a. auch echokardiographischer Kontrolle durchgeführt wird. Diese sollte möglichst superior und posterior erfolgen, um sicherzustellen, dass später ausreichend Platz für die Navigation des Kathetersystems im LA zur Verfügung steht (Abb. 30.14).

Es folgt das Vorbringen des Führungskatheters in den LA über einen steifen, stabil in einer Pulmonalvene platzierten Draht. Bei sta-

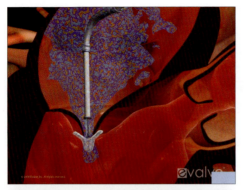
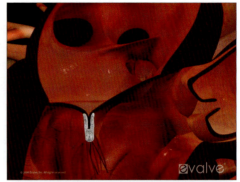
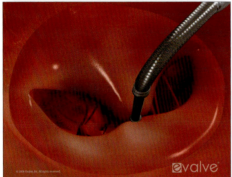
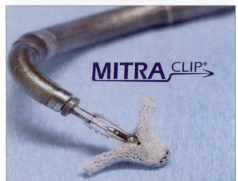
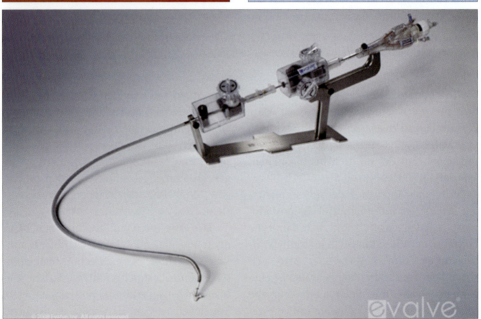

Abb. 30.14: Schematische Darstellung des Prinzips der Mitral-Leaflet-Repair mittels MitraClip-Systems (**unten**, mit freundlicher Genehmigung der Abbott Deutschland, Wiesbaden). Nach senkrechter Ausrichtung des Systems zur insuffizienten MK und Einbringen in den LA erfolgt das „Einfangen" der beiden Mitralklappensegel (oben **links**) in die geöffneten Arme des Clips. Entstehung der doppelten Mitralklappenöffnung nach Schließen der Clips (unten **rechts**) und Endergebnis nach Lagekontrolle und Freisetzung (oben **rechts**)

biler Lage des Führungskatheters im LA wird der Führungsdraht entfernt und das Applikationssystem mit dem Clip in den LA vorgebracht. Dort wird das System unter Echokontrolle, idealerweise in Echtzeit-3D-Technik (Abb. 30.15), senkrecht zur MK ausgerichtet, da nur so das Vorschieben des Katheters vom LA in den LV ohne Risiken möglich und der anschließende Schritt des Greifens der Mitralklappensegel Erfolg versprechend ist.

Vor dem Einbringen des Systems in den LV wird der Clip geöffnet und senkrecht zur Mitralklappenschlusslinie ausgerichtet. Auch dieser Schritt erfolgt unter echokardiographischer Kontrolle. Sobald der geöffnete Clip ausreichend tief im LV positioniert ist, wird er unter echokardiographischer Kontrolle wieder zum LA mit dem Ziel zurückgezogen, die beiden Mitralklappensegel einzufangen.

Der Clip wird geschlossen und die Insertion beider Segel sowie die korrekte Lage mit senkrechter Ausrichtung zur Koaptationslinie werden echokardiographisch kontrolliert. Hat der Clip die Mitralklappensegel korrekt gefasst, sind statt einer großen Mitralklappenöffnung nun 2 kleinere Öffnungen medial und lateral des Clips erkennbar (Abb. 30.15). Vor der Freisetzung des Clips wird die Abnahme der MI farbdopplerechokardiographisch kontrolliert und eine relevante Mitralstenose als denkbare Folge des Clipping mittels Gradientenbestimmung durch den CW-Doppler ausgeschlossen. Postinterventionell ist im Bereich des Vorhofseptums als Folge der transseptalen Punktion ein Links-Rechts-Shunt nachweisbar, der in gleicher Sitzung mittels eines Okkluders verschlossen wird, sofern kein Folge-Eingriff (z.B. Vorhofflimmerablation, Vorhofohrokklusion) geplant ist.

Im Rahmen der gesamten Prozedur ist die transösophageale, echokardiographische Bildgebung von entscheidender Bedeutung, da die Fluoroskopie keine Darstellung der MK und der Nachbarstrukturen erlaubt [7]. Die Abbildung 30.15 verdeutlicht das echokardiographische Monitoring bei der Prozedur. Die neu eingeführte transösophageale

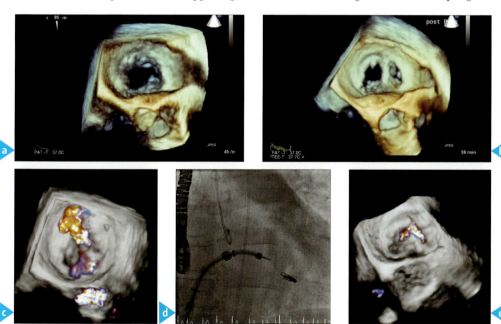

Abb. 30.15: a) Modifizierter chirurgischer 3D-TEE-Blick vom LA auf die MK vor (**a**) und nach (**b**) Mitralklappenclipping. Reduktion der Mitralklappeninsuffizienz von einem großen, exzentrischen Jet (**c**) nach Ablösen des Clips (**d**) auf zwei kleine, diffuse Jets (**e**).

Echtzeit-3D-Echokardiographie erlaubt in vielen Fällen eine bessere Orientierung innerhalb der komplexen räumlichen Strukturen gegenüber der 2D-Echokardiographie und sollte bei diesem Verfahren zum Monitoring genutzt werden.

Zwischenzeitlich hat diese neue, sehr anspruchsvolle Technik eine weite Verbreitung erfahren und gilt derzeit als das beste aller Mitralklappeninterventionsverfahren.

30.2.2.2 Indirekte Mitralklappenanuloplastiesysteme

Die indirekten Mitralklappenanuloplastiesysteme nutzen die anatomische Nachbarschaft des Koronarvenensinus zum Mitralklappenanulus, um eine geometrische Verformung des Anulus mit Reduktion des anterior-posterioren Diameters und somit eine Verbesserung der Koaptation der Mitralklappensegel zu induzieren. Sie eignen sich damit zur Therapie einer funktionellen MI. Hier sind 3 Systeme zu nennen, die sich bereits in der klinischen Erprobung befinden:

- MONARC-System (Edwards Lifesciences, Nyon, Schweiz)
- CARILLON-System (Cardiac Dimensions, Kirkland, WA, USA)
- PTMA-System (Viacor, Wilmington, MA, USA)

30.2.2.2.1 MONARC-System

Das MONARC-System besteht aus einem distalen, selbstexpandierbaren Nitinolanker, der in der posterioren, interventrikulären Koronarvene implantiert wird, einem sich mit der Zeit verkürzenden Brückenelement (shape memory alloy) und einem proximalen Nitinolanker, der im Bereich des Koronarsinusostiums implantiert wird (Abb. 30.16). Durch die allmähliche Verkürzung des Brückensegments kommt es zu einer Veränderung der Geometrie des Mitralklappenanulus mit Verlagerung des posterioren Anteils nach anterior und somit Verkürzung des anterior-posterioren Diameters mit Verbesserung der Segeladaptation. Im Rahmen der Erstanwendungsstudie am Menschen war bei 3 Patienten in der radiologischen Kontrolle ein Bruch zwischen Brückenelement und Anker beobachtet worden, was eine Terminierung der Studie mit Überarbeitung des Systems erforderlich machte [8].

30.2.2.2.2 CARILLON-System

Das CARILLON-System ist vom Prinzip her sehr ähnlich (Abb. 30.17). Es besteht ebenfalls aus 2 Ankern, die durch ein Brückensegment verbunden sind. Im Unterschied zum MONARC-System erfolgt die geometrische Änderung hier jedoch nicht passiv durch allmähliche Verkürzung des Brückensegments, sondern aktiv durch Ausübung von Zug. Nach Platzierung des distalen Ankers in der V. cordis magna wird unter echokardiographischem Monitoring der MI Zug auf das System gegeben. Wenn eine adäquate Spannung mit Reduktion der MI aufgebaut ist, wird der proximale Anker zur Fixation des Systems freigesetzt [9, 10].

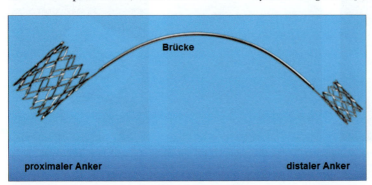

Abb. 30.16: Das MONARC-System (mit freundlicher Genehmigung von Edwards Lifesciences, Nyon, Schweiz)

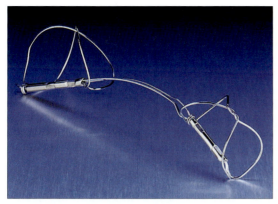 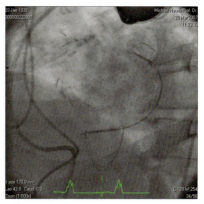

Abb. 30.17: Das CARILLON-System (**links**) nach Implantation in den Koronarsinus (**rechts**, beide mit freundlicher Genehmigung von Cardiac Dimensions, Kirkland, WA, USA)

30.2.2.2.3 PTMA-System

Das PTMA-System der Firma Viacor, Inc. (Wilmington, MA, USA) besteht aus einem dreilumigen PTFE-Katheter, dessen distales Ende in die anteriore, interventrikuläre Koronarvene vorgebracht wird. Über die 3 Lumina des Katheters können Nitinolstäbe unterschiedlicher Länge und Steifigkeit eingeführt werden, durch die im Bereich des P2-Segments der MK ein Druck in Richtung anterior mit nachfolgender Reduktion des anterior-posterioren Mitralanulusdiameters und Verbesserung der Koaptation ausgeübt wird (Abb. 30.18). Die Stabilität des Systems im CS wird durch eine nicht absorbierbare Polyesternaht an der Außenseite des Katheters im proximalen CS gewährleistet (Abb. 30.19). Die Erstanwendung am Menschen zeigte die Anwendbarkeit und Sicherheit dieses Systems (Abb. 30.20). Obwohl eine geometrische Modifikation in den meisten Fällen erreicht werden konnte, war die Reduktion der MI in dieser Studie limitiert [11]. Eine multizentrische Studie zur Effektivität dieses Systems wird aktuell durchgeführt.

Die interventionelle Steuerung und Platzierung der Systeme erfolgen primär fluoroskopisch unter echokardiographischer Beurteilung des Therapie-Erfolgs.

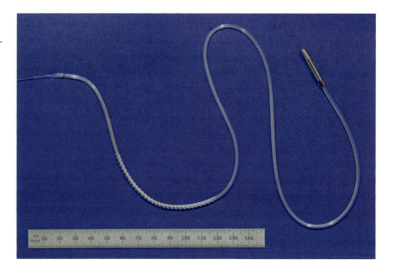

Abb. 30.18: PTMA-System (mit freundlicher Genehmigung von Viacor, Wilmington, MA, USA)

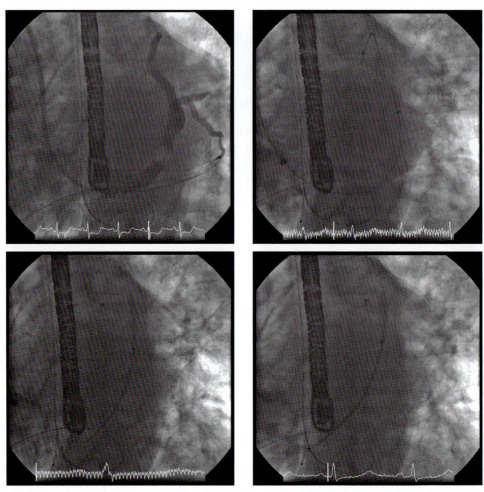

Abb. 30.19: Roadmap des CS mit Darstellung der anterioren interventrikulären Koronarvene als Zielstruktur für das distale Ende des PTMA-Implantationssystems (oben **links**). Einbringen des Systems OTW (oben **rechts**). Zunehmende geometrische Deformation des CS in Richtung posterior durch konsekutives Einbringen der Nitinolstäbe (unten)

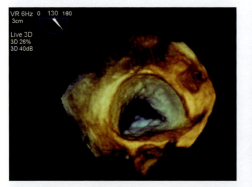 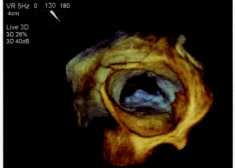

Abb. 30.20: 3D-transösophagealer modifizierter chirurgischer Blick vom LA auf die MK mit Darstellung der geometrischen Veränderungen nach Einbringen des Anuloplastiesystems (**rechts**) im Vergleich zum Ausgangsbefund (**links**)

30.2.2.3 Direkte Mitralklappenanuloplastiesysteme

Die direkten Anuloplastiesysteme sind der chirurgischen Ringanuloplastie bei funktioneller MI nachempfunden. Ihr Ansatzpunkt ist im Gegensatz zu den indirekten Systemen direkt im Mitralklappenanulus. Hier werden im posterioren Teil mehrere Anker platziert, die mittels eines Fadens verbunden sind. Die Anuloplastie wird durch Spannung des Fadens erreicht.

Derzeit befinden sich die Systeme zweier Firmen (Mitralign, Guided Delivery Systems) in Erprobung. Der Ersteinsatz des Mitralign-Systems beim Menschen erfolgte im Jahre 2008, die Erstimplantation des GDS-Systems erfolgte 2009 in Hamburg durch J. Schofer.

30.2.2.3.1 Mitralign-System

Beim Mitralign-System (Mitralign, Inc., Tewksbury, MA, US) wird ein 12,5-F-Führungskatheter über einen femoralarteriellen Zugang retrograd über die AK in den LV bis unterhalb des posterioren Mitralklappensegels eingeführt. Über diesen Katheter werden 3 × 2 bzw. 2 × 2 Nähte innerhalb des posterioren Mitralklappenanulus gesetzt. Anschließend erfolgt durch Zug an den Fäden die Plikation des posterioren Mitralklappenanulus mit konsekutiver Verbesserung der Segelkoaptation.

30.2.2.3.2 GDS-System

Das GDS-System (Guided Delivery Systems, Inc., Santa Clara, CA, USA) nutzt ebenfalls einen retrograden, femoralarteriellen Zugang, um mittels eines in den LV eingebrachten, speziell geformten Führungskatheters mehrere Anker im Bereich des posterioren Mitralklappenanulus in der sog. subanulären Grube („subannular groove") zu platzieren. Diese Anker sind mittels eines Fadens verbunden, der durch Zug zur posterioren Raffung führt.

30.2.2.4 Remodelling-Systeme

Die Remodelling-Systeme zielen auf eine geometrische Modifikation des Mitralklappenapparats mit dem Ziel der Reduktion des Mitralanulusdiameters ab. Diese Modifikation kann zum einen auf der Seite des Ventrikels, zum anderen auf der Seite des LA erfolgen.

Das iCoapsys-System der Firma Myocor (jetzt in Besitz von Edwards Lifesciences, Nyon, Schweiz) erschafft via subxiphoidalem Zugang eine transventrikuläre Kabelverbindung zwischen einem anterioren und einem posterioren epiperikardial aufgebrachten Kissen. Die gewünschte geometrische Modifikation wird durch die Applikation von Spannung auf dieses Kabel erreicht.

Das PS^3-System (Percutaneous Septal Shortening System) der Firma Ample Medical Inc. (Foster City, CA, USA) nutzt die große Koronarvene und einen Vorhofseptumokkluder, um die Fossa ovalis mit der gegenüberliegenden Vorhofseite durch eine Naht zu verbinden und auf diese Weise eine Änderung der Geometrie zu erzielen. Dazu wird ein Katheter mit Magnetspitze in den CS eingebracht und einem zweiten, mittels transseptaler Punktion in den LA vorgebrachten Katheter angenähert. Via Punktion durch die Vorhofwand in den CS wird ein Führungsdraht zwischen beiden Kathetern angelegt und hierüber ein Anker im CS implantiert. Von diesem Anker wird eine permanente Naht zum IAS gespannt, die anschließend durch einen Amplatzer-PFO-Okkluder gestrafft und fixiert wird.

Trotz vielversprechender tierexperimenteller und intraoperativer Ergebnisse wird die perkutane Anwendung beider Systeme am Menschen aufgrund der Komplexität des Eingriffs aktuell nicht weiterverfolgt.

30.3 Absorbierbare Stents: eine vielversprechende Neuerung?

30.3.1 Einleitung

Die Ära der Koronarstentimplantation begann 1988 in Deutschland mit der weltweit ersten Palmaz Schatz-Stentimplantation [1]. Randomisierte kontrollierte Studien wiesen die Überlegenheit der Koronarstentimplantation gegenüber der alleinigen Ballondilatation für native Gefäße [2, 3], Restenosen [4] und von Bypassstenosen [5] nach. Entscheidend für den Durchbruch der Stentimplantation war die Möglichkeit, die elastischen Rückstellkräfte des Gefäßes zu blockieren [1] und Gefäßdissektionen abzustützen [6–8], Perforationen abzudichten [9–11] und drohende Lumeneinengungen durch extramurale Hämatombildungen [12] zu vermeiden. Bereits früh wurden die Nachteile der Metallstentimplantation bemerkt. Die Entwicklung akuter und subakuter Stentthrombosen wurde rasch deutlich, aber erst spät veröffentlicht und betraf v.a. selbstexpandierende Maschenstents [13]. Die Suche nach verursachenden Faktoren im Bereich der Gerinnungskaskade hatten nur begrenzten Erfolg; Patienten erhielten zur ASS-Therapie noch eine Antikoagulation [14, 15]. Erst die Therapie mit ADP-Rezeptorantagonisten zur verstärkten Thrombozytenaggregationshemmung [16] sowie die Verwendung von Ballondrücken zwischen 12–16 atm statt 6–8 atm zur Verbesserung der Apposition der Stentstreben an die Gefäßwand brachten 1995 den Durchbruch für die allgemeine Anwendung der koronaren Stentimplantation [17, 18]. Zunächst kam Ticlopidin zum Einsatz, das mit der potenziellen Gefahr einer Knochenmarksdepression behaftet war und somit häufige Blutbildkontrollen verlangte. Der Ersatz von Ticlopidin durch Clopidogrel brachte die Aufnahme der Stentimplantation in das Standardprogramm der koronaren Intervention. Die PTCA wandelte sich um zur PCI.

Der nächste Meilenstein bestand in der Einführung von beschichteten Stents, die aber mit antiproliferativen Substanzen besetzt sein mussten, um die immer noch hohe Restenoserate bei Verwendung von freien Metallstents entscheidend zu senken. Lag die Restenoserate bei Metallstents noch um 20%, sank sie unter Verwendung von DES unter 10%, da die Neointimaproliferation fast vollständig unterdrückt werden konnte [19–21]. Nachteilig wirkte sich aber die verzögerte Endothelialisierung dieser Stents aus, da nicht nur subakute, sondern auch späte und sehr späte Stentthrombosen, auch noch nach einem Jahr, auftraten [22–27]. Außerdem wurde bei Implantation von einigen DES eine Störung der koronaren Vasomotion nachgewiesen [28–30].

Verlaufsuntersuchungen nach Implantationen von DES ergaben zudem eine inkomplette Stentapposition an die Gefäßwand. Dies ist bei Implantationen von Metallstents in ca. 5%, bei DES aber bis zu 20% nachweisbar, wenn detaillierte Analysen durchgeführt werden [31, 32]. Allerdings bleibt die Bedeutung dieser vor allem mittels OCT aufgedeckten Beobachtungen noch unklar.

Ein weiterer Nachteil der DES besteht in der Verwendung von potenziell allergisierenden Substanzen (Polymere). Pathologisch-anatomisch konnten in histologischen Untersuchungen Hypersensitivitätsreaktionen sowohl nach Sirolimus als auch Paclitaxel freisetzenden Stents nachgewiesen werden [33]. Die Bedeutung dieser Beobachtungen liegt darin, dass verbunden mit diesen Reaktionen späte Thrombosen der Stents beobachtet worden sind [34].

Basierend auf diesen Nachteilen der BMS und DES entwickelten Ingenieure und Wissenschaftler die Idee einer nur temporären Abstützung der Gefäßwand zur Blockade der elastischen Rückstellkräfte, Vermeidung von Dissektion und von permanenten Implantaten, die im Kindesalter das Wachstum beeinträchtigen, aber auch zur Vermeidung einer

Störung der Vasomotion und Behinderung einer möglicherweise notwendigen späteren interventionellen oder chirurgischen Revaskularisation.

30.3.2 Katheterbasierte temporäre Stents

Die bei einer PTCA auftretenden Dissektionen und gelegentlichen Perforationen führten früh zur Entwicklung der **Perfusionsballons**, die im dilatierten Zustand einen freien Koronarfluss durch Zusatzöffnungen ermöglichten [35, 36]. Erfolgreich konnten diese Katheter zur Behandlung von Koronardissektionen, aber auch als Brücke zu möglichen notwendigen Operationen genutzt werden [37, 38], die in 70% erfolgreich waren [39].

Nachteilig war aber, dass vielfach bei Dilatationen eine Ischämie nicht vermieden werden konnte, sodass die Idee entwickelt wurde, katheterbasierte Metallstreben an der Spitze eines Katheters zu befestigen, um so das Gefäß verbunden mit einer verbesserten Perfusion vorübergehend aufzuhalten [40–42]. Nach experimentellen Untersuchungen wurden erste Erfahrungen mit einem solchen Katheter gesammelt, der den Koronarfluss als **temporärer Stent** zur Abstützung von Dissektionen und Vermeidungen von Okklusionen nach PTCA aufrechterhält. Der temporäre Stent wurde z.T. über 3 h intrakoronar belassen und bei mehreren Patienten als Brücke zur späteren OP erfolgreich eingesetzt [42].

Die Idee wurde aber nicht weiterverfolgt. Interessant ist aber, dass sie in anderen interventionellen medizinischen Bereichen realisiert worden ist.

30.3.3 Temporäre koronare Stentimplantation

Aus der Beobachtung einer vermehrten Neointimaproliferation nach Stentimplantation, die im Vergleich zur Ballondilatation deutlich stärker ausfällt, wurde ein temporärer Koronarstent auf Nitinolbasis entwickelt. Dieser durch Hitze aktivierbare, temporäre und wieder entfernbare Stent (HARTS-Stent) wurde bei einer Temperatur von 53° zum Kollaps gebracht [44]. Es findet bei dieser Temperatur eine Änderung der Kristallstruktur des Nitinols statt, sodass die thermoelastischen Kräfte des Stents schwinden und der Stent kollabiert, sodass er wieder entfernt werden kann. Ein spezieller Ballonkatheter mit Seitenöffnungen zur Injektion von erhitzter Kochsalzlösung wurde dazu entwickelt. Dies bedeutete auf der anderen Seite, dass der Stent auch als permanente Abstützung im Gefäß belassen werden konnte [43, 44]. Die Stentimplantation erfolgte mit üblichen Ballonkathetern und Aufdehnung mit 6 atm.

Das Konzept des HARTS-Stents konnte experimentell erfolgreich getestet werden. Die Intimaproliferation nach Stentimplantation war gering und außerdem zeigten sich nur geringe Zeichen der Inflammation.

Die Entfernung der Stents war experimentell auch 3 Tage nach Implantation möglich. Interessant war die Beobachtung, dass eine Größenzunahme des Gefäßlumens bei vorübergehender Stentimplantation erreicht wurde. Der Prozess der Entfernung des Stents führte aber zur Schädigung des Gefäßendothels und verstärkten Neointimaproliferation, sodass die Weiterentwicklung des Systems gestoppt wurde.

30.3.4 Absorbierbare Polymerstents zur koronaren Stentimplantation

Eine mögliche Lösung der Problematik der späten Stentthrombose und verstärkten Neointimaproliferation besteht in der Entwicklung von resobierbaren (absorbierbaren) oder Hybridstents, die partiell absorbierbar sind [45]. Die ersten Schritte zur Entwicklung eines absorbierbaren Stents wurden mit synthetischen biokompatiblen Polymerstents durchgeführt. Zuerst für die Industrie entwickelt, zeigten verschiedene Polymere später auch gute biomedizinische Eigenschaften. Zusätzlich konnten die Polymereigenschaften variiert werden. Polyäthylen, PTFE (Teflon, Gortex), Polypropylen (Prolene), Polyethylene terephthalate (Dacron, Mylar) und Polyurethane werden in der Medizin für Katheter, Nahtmaterial und Schrittmacherkabel genutzt. Die Liste der bioabsorbierbaren Polymere (Tabelle 30.6) ist lang [45].

Die histologischen Untersuchungen nach Implantation solcher Stents ergaben zunächst enttäuschende Ergebnisse, da die Neointimaproliferation eher überschießend war und bis zur totalen Okklusion des Gefäßes führte. Trotz Verwendung unterschiedlichster Polymere war die überschießende Neointimaproliferation und induzierte Inflammation sichtbar [46–50].

Unter Verwendung eines Poly-L-Lactat- (PLLA)Polymers wurden dagegen günstige Ergebnisse berichtet [46, 48]. Inflammatorische Reaktionen werden aber in nahezu 100% beobachtet. Solche Reaktionen sind auch von künstlichen Gelenken bekannt [49].

Um die Schwierigkeiten zu umgehen, wurden Stents entwickelt, die mit einem Fibrinfilm versehen wurden [45]. Ein erster Schritt zu einem Hybridsystem war gewagt worden [45]. Sukzessiv wurden für Beschichtungen auch andere Materialien mit Kollagen und Glucosaminglycanen getestet.

Ein in Aachen entwickelter Polymerstent hatte eine Strebendicke von 250 μm und führte zu einer Wandbedeckung von 46% und zeigte nach Implantation ein erhebliches Recoil; 50% des Stents waren durch Hydrolisierung mit fibrösem Gewebe nach 3 Monaten ersetzt [50]. Es fand sich eine 71%ige Stenosierung bei Verwendung des Polymers. Die Stenosierung konnte durch Beschichtung mit Paclitaxel auf 49% reduziert werden. Histologische Untersuchungen nach 3 Monaten zeigten im Vergleich zu Metallstents 10- bis 50-fach vermehrte Entzündungszellen. Bemerkenswert war, dass nach

Tab. 30.6: Liste der biodegradierbaren Polymere, die zur Produktion von vaskulären Stents genutzt werden. Nach [51]. PGA – Polyglycol-Säure; PLLA – poly(L-Lactat-Säure); PDLLA – poly(DL-Lactat-Säure); PCL – poly(£-Caprolacton); PDS – Polydioxanon; PDLGA – poly(DL-Lactide-coglycol)Säure

Polymer	Schmelzpunkt (°C)	Ghiss Transition Temperatur (°C)	Modulus (Gpa)	Degradationszeit (Monate)
PGA	225–230	35–40	7,0	6–12
PLLA	173–178	60–65	2,7	> 24
PDLLA	Amorph	55–60	1,9	12–16
PCL	58–63	(–65M–60)	0,4	> 24
PDS	N/A	(–10)–0	1,5	6–12
85/15 PDLGA	Amorph	50–55	2,0	>–6
75/25 PDLGA	Amorph	50–55	2,0	4–5
50/50 PDLGA	Amorph	45–50	2,0	1–2

3 Wo. die mit Paclitaxel beschichteten Stents noch eine identische Reaktion zeigten wie die Metallstents, aber nach 3 Monaten eine stärkere Reaktion als die unbeschichteten Metallstents aufwiesen [50]. Erfreulich war, dass diese Stents eine ausreichende mechanische Stabilität zeigten und eine komplette Endothelialisierung. Die Entwicklung dieses Stents wurde zwischenzeitlich eingestellt.

Auch in Japan wurden Anstrengungen unternommen, biodegradierbare Polymerstents (PLLA-Polymer) zu entwickeln, sodass H. Tamai, der im letzten Jahr verstarb, die First-in-Man-Studie mit diesem Igaki-Tamai-Stent vorlegen konnten. Der Igaki-Tamai-Stent hat eine Strebendicke von 170 µm und wird mittels Erhitzung über Ballons auf seine endgültige Weite aufgedehnt. In einer ersten Studie wurden 25 Patienten behandelt; nach 6 Monaten war die Restenoserate nur 10% [52]. Mittels IVUS ergab sich kein elastischer Recoil nach 1 Tag. Während des Follow-up weitete sich das Gefäß. Der (LL) Verlustindex betrug nach 6 Monaten 0,48 bis 0,32 und die Gefäßdurchmesserstenose 33 ± 18% bei einem MLD von 1,84 ± 0,66 mm. Allerdings wurden nur 18 von 25 Patienten nachuntersucht [52].

30.3.5 Absorbierbarer Polymerstent mit Everolimus-Beladung

Ein bioabsorbierbarer Polymerstent ist zwischenzeitlich entwickelt worden, der mit Everolimus beladen ist. Um Everolimus zu binden, ist auf der Polymerträgerstruktur eine bioabsorbierbare Polymerschichtung aufgebracht worden [53, 54]. Die Basisstruktur des Stents besteht aus einer vielkettigen Milchsäure (Poly-L-Lactat-Säure = PLA), einer Substanz, die seit 1960 im medizinischen Bereich verwandt wird. Über 200 Produkte bestehen aus diesem Polymer. Der Abbau findet zur Milchsäure statt; die Milchsäure wird im Krebszyklus metabolisiert. Der Stent hat eine vorgegebene Absorptionsrate und ist innerhalb von 12–24 Monaten vollständig bioabsorbierbar, sodass keine Substanzen oder Medikamente zurückbleiben. Auch die Everolimus tragende Schicht besteht aus PLA und stellt eine dünne amorphe, nicht kristalline Schicht dar in einem Verhältnis von 1/1 zwischen PLA-Matrix und Everolimus. Eine kontrollierte Medikamentenfreisetzung ist gewährleistet. Die Struktur des Stents, auf der die Beschichtung aufgebracht wurde, besteht ebenfalls aus PLA und wurde speziell behandelt, um die radialen Kräfte zu verstärken. Die Freisetzung des Medikaments ist zu 80% nach 60 Tagen und fast 100% nach 120 Tagen gegeben.

Eine erste prospektive Studie (ABSORB-Studie) wurde von Ormiston und Serruys vorgestellt, die bei 30 Patienten vorgenommen wurde. Die Patienten erhielten 3,0 × 12-mm- und später 3,0 × 18-mm-Stents [54]. Der klinische Verlauf über die ersten 3 Jahre wurde kürzlich veröffentlicht [55].

Neben der Angiographie wurden die IVUS-Untersuchung, die OCT und das MSCT genutzt; ebenso soll die Vasomotionstestung nach 2 Jahren erfolgen. Die klinische Erfolgsrate war 100% in Bezug auf den Eingriff.

Der MLD nahm von 1,06 auf 2,31 mm zu und die Stenose von 60% auf 17% ab. Ein Gewinn von 1,22 mm wurde erreicht. Es ergab sich ein Recoil von 6,9%, entsprechend einem absoluten Recoil von 0,2 mm (Stentexpansion 2,86 mm, Stentdurchmesser nach Implantation 2,67 mm). Akute Infarkte wurden nicht festgestellt, ebenso keine schweren Nebenwirkungen und keine Stentthrombosen.

Mittels OCT konnten die Stentstreben [53] abgebildet werden, was zum Nachweis einer effektiven Implantation notwendig ist, da der Stent nicht röntgendicht und damit auch nicht fluoroskopisch oder im MSCT sichtbar wird. Bei diesem Stent sind Markierungen an den Enden mit röntgendichten Markern angebracht worden [54].

Zusammen mit den dargestellten IVUS- und OCT-Aufnahmen kann von einer erfolgreichen ersten Testung gesprochen werden. Die Verlaufsuntersuchungen werden die Kinetik der Absorption dieses Polymerstents aufdecken [56]. Zwischenzeitlich wurde der Stent modifiziert (BVS 1.1), um den Anforderungen an die Radialkräfte und Implantationstechnik zu verbessern [57].

Weitere Polymerstents, die derzeit entwickelt werden, sind der
- REVA-Medical-Stent, der aus Poly-DTE-Carbonat mit Jodeinschlüssen zur Verbesserung der röntgenologischen Darstellung besteht, und der
- Biosensors-Stent, der aus Poly-L- oder DL-Laktat mit BA 9 entwickelt wird. Ein spezieller Mechanismus erlaubt die sukzessive Aufdehnung und Nutzung von hohen Radialkräften. Dieser Stent ist selbstexpandierend und wird durch Rückzug einer bedeckenden Membran freigesetzt.

Zahlreiche Informationen zu biodegradierbaren natürlichen Polymeren sind kürzlich publiziert worden [58, 59].

Bei den Degradationsprozessen muss beachtet werden, dass die Abbauprodukte als Oligomere oder Monomere vorliegen und Abbauprodukte als Enzyme, Katalysatoren, Lösungsmittel oder Verhärtungskomponenten dienen können. Außerdem sind weitere Faktoren der Degradationsprozesse, wie van der Giessen in Frankfurt 2006 ausgeführt hat, die Polymergröße und -oberfläche, das MG und die kristalline Struktur, die Änderungen, die sich durch die Sterilisation ergeben und die biologische Interaktion nach Implantation sowie die biophysikalischen Faktoren, die auf die Stents durch mechanischen Stress ohne Schädigung einwirken [59].

30.3.6 Temporäre absorbierbare Metallstents

Auf der Suche nach einem geeigneten Metall, das sich nach Implantation im Körper biologisch verträglich auflöst, wurden verschiedene Metalle getestet, so u.a. Aluminium, Eisen und Magnesium.

30.3.6.1 Absorbierbare Eisenstents

Peuster et al. stellten 2001 einen Eisenstent vor, der nach Implantation im Experiment eine Auflösung innerhalb von 6–18 Monate zeigte [60]. Der korrodierbare Eisenstent bestand zu 99,8% aus Eisen und wurde in Kaninchen implantiert. Thrombembolische Ereignisse wurden nicht festgestellt. Eine Neointimaproliferation und eine Inflammation wurden nicht beobachtet. Die Entwicklungen wurden weiter verfolgt. Bei 29 Minipigs fand sich bei Implantation in peripheren Arterien eine Neointimaproliferation entsprechend dem 316 L-Stahl [61]. Die histopathologische Untersuchung von Herz, Lunge, Milz, Leber und Nieren ergaben keinen Hinweis auf eine Eisenüberladung oder Eisentoxizität. Auch in der Umgebung der Eisenstreben fand sich keine lokale Reaktion, die auf die Korrosion zurückzuführen wäre. Die Wissenschaftler denken, dass dieser Stent für große Gefäße geeignet ist. Eine raschere Degradation des Stents wird jedoch angestrebt. Die jetzigen Untersuchungen waren bis zu einem Jahr nach der Implantation vorgenommen worden.

30.3.6.2 Absorbierbarer Magnesiumstent

Als alternatives Metall wurde Magnesium ausgewählt. Im Institut für Werkstoffkunde von Prof. Dr. I. Bach, Hannover, wurde seit mehreren Jahren mit Magnesiumlegierungen gearbeitet [62, 63]. Die Übertragung der Entwicklung in die Medizin leiteten der Kardiologe B. Heublein, der Kinderkardiologe G. Hausdorf, der Werkstoffkundler R. Rohde und der Herzchirurg A. Haverich [64, 65].

Anlässlich der ersten Vorstellung auf der ESC stellte Heublein dar, dass es sich um ein neues Prinzip zur temporären kardiovaskulären Implantation handelt [66]. Er sprach von der Biokorrosion. Primär wurde die Begrenzung nicht auf Gefäße gesehen, sondern der ganze medizinische Bereich betrachtet.

Magnesium in der Medizin

Magnesium ist ein essenzielles Mineral, das täglich mit etwa 350 mg aufgenommen wird. Der Körper hat einen Magnesiumgesamtbestand von etwa 20 g (s. Abb. 30.21). Magnesium hat antiarrhythmische Eigenschaften [67]. Die Daten über die Wirkung von Magnesium bei AMI sind widersprüchlich. Eine Reihe von kleinen randomisierten klinischen Studien hatten eine deutliche Reduktion der Letalität gezeigt [68], wenn Magnesium bei relativen Hochrisikopatienten gegeben wurde. In 2 kürzlich erschienenen großen randomisierten klinischen Studien zeigte sich jedoch keine Überlegenheit von Magnesium gegen Placebo [69, 70]. In einer randomisierten offenen und kontrollierten Studie wurde sogar ein positiver Effekt des Magnesiums auf die Entwicklung einer Restenose nach PTCA berichtet. Eine Reduktion von 38% auf 25% wurde festgestellt [71].

30.3.6.3 Experimentelle Untersuchung

Die Austestung unterschiedlichster Magnesiumlegierungen, die mit seltenen Erden versetzt wurden, ergab verschiedene Auflösungsraten, aber auch unterschiedlichste Effekte auf die Vitalität von glatten Muskelzellen und Endothelzellen, auf die Proliferationseigenschaften der glatten Muskelzellen und Endothelzellen. Für die weitere Entwicklung wurde eine Legierung ausgewählt, die eine möglichst gute Proliferation der Endothelzellen, aber Hemmung der glatten Muskelzellen aufwies. Das Design der Magnesiumstents wurde angepasst an vorhergehende Entwicklungen eines Stahlstents (Lekton Motion, Biotronik, Berlin) mit einem Profil von 1,2 mm im komprimierten Zustand, einem elastischen Rückstelleffekt von 5%, einem Kollapsdruck von 8 bar und einer Verkürzung von nur 5% bei Aufdehnung mit bis zu 16 bar. Bei 11 Hausschweinen wurden 20 Stents implantiert. Größere Probleme wurden nicht festgestellt. Thrombembolische Eigenschaften wurden nicht bemerkt [72]. Die quantitative Koronarangiographie ergab

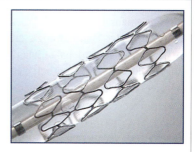

Magnesium:
- Essenzielles Element des menschlichen Körpers, eingebunden bei > 300 Enzymen
- Physiologische Substanz: 4. häufigstes Mineral
- ~ 20 g Gesamtmenge des Körpers
- ~ 350 mg tgl. Bedarf
- > 40% im intrazellulären Raum
- ~ 3 mg Mg 3,0 × 10-mm-Stent

AMS: 3–4,5 mg Magnesium

Abb. 30.21: Bioabsorbierbarer Magnesiumstent expandiert auf einem Ballon mit Angaben zu den Magnesiumeigenschaften. AMS= Absorbable Magnesium Stent

während des Verlaufs bei histologischen Untersuchungen eine Neointimaproliferation, die zu einer Einengung bei histologischen Ausmessungen zwischen dem 10. und 35. Tag führte und eine Aufweitung des Gefäßes mit Rückbildung und Absorption des Magnesiumstents um 25% zwischen dem 35. und 56. Tag zeigte. Die Gefäßreaktion in Bezug auf die Entzündung und die Intimaproliferation war eng korreliert mit dem Verletzungsgrad des Gefäßes bei Stentimplantation. Eng mit der Zeit korreliert, fand sich eine Degradation des Stents. Die Extrapolation zur vollständigen Auflösung betrug 89,4 Tage. Bei der Beobachtung bis zum 56. Tag reduzierte sich der Stentanteil um etwa 50%. Histologisch fand sich ein guter Einbau der Gefäßstützen, die im Verlaufe der Zeit nur noch an der ehemaligen Implantationsstelle erkennbar waren, mit guter Neointimaproliferation und ohne Inflammation. Entscheidend war, dass die mechanische Integrität nach dem 35. Tag verloren war. Die Untersuchungen zeigten auch eine erhebliche Differenz zwischen der Degradation in vitro, in vivo bei subkutaner Implantation und intravaskuläre Implantation. Die Degradation in den Koronararterien war doppelt so hoch wie die Degradation in anderen Körperflüssigkeiten [72].

Ein früher Versuch, Magnesium in der Chirurgie einzusetzen, war fehlgeschlagen, da es speziell in der Traumatologie zur Bildung von Hydrogenen und bakteriellen Infekten kam. Da die Stentstreben durch eine Neointima bedeckt werden, wurden negative Auswirkungen über eine mögliche Hydrogengasbildung erwartet. Hohe Degradationsraten müssen daher vermieden werden, um die Hydrogenbildung zu vermeiden [72–74].

In einer kontrollierten Studie wurden Magnesium- und Stahlstents nach einem randomisierten Muster in Koronararterien von Haus- und Minipigs implantiert [75]. Nach 3 Tagen waren die Magnesiumstents noch voll intakt, zeigten aber bereits Zeichen der Degradation nach 28 Tagen. Eine Stentpartikelembolisierung, Thrombosierung, verstärkte Inflammation oder Fibrinauflagerungen wurden nicht gesehen. Nach 28 Tagen und 3 Monaten betrug die Neointimafläche bei Magnesiumstents 2,4 ± 0,9 mm^2 im Vergleich zu 5,0 ± 1,5 mm^2 bei Metallstents, nach 3 Monaten 1,16 ± 0,2 mm^2 im Vergleich zu 1,7 ± 0,7 mm^2.

Die QCA zeigte eine Zunahme der Gefäßweite nach 3 Monaten im Vergleich zu den Ergebnissen nach 28 Tagen. Trotz Abnahme der Neointimaproliferation nahm das Lumen des Gefäßes nicht signifikant zu [75].

30.3.6.4 Klinische Untersuchung bei pAVK

Um die Sicherheit der Magnesiumstentimplantation zu testen, wurden zunächst 20 Patienten mit pAVK behandelt, die eine kritische Ischämie des Unterschenkels hatten [76]. Das mittlere Alter der schwer kranken Patienten betrug 76 Jahre, und 23 Stent in der Länge von 10–15 mm wurden implantiert. Während der Implantation traten keine Nebenwirkungen auf. Nach der Implantation zeigten die Dopplerfluss- und MRT-Analysen eine korrekte Positionierung und gute Aufweitung der Stents trotz angiographisch sichtbarer Gefäßverkalkungen. Ein früherer Recoil wurde nicht festgestellt [76].

Die Verlaufsuntersuchung nach einem Monat zeigte im Doppler und MRT einen normalen Fluss bei 18 Patienten, 2 Patienten zeigten eine 30–40%ige Stenosierung im behandelten Gefäß. Ein Patient starb 24 Tage nach der Implantation an einer Pneumonie, ohne dass eine Beziehung zur Behandlung der peripheren Verschlusserkrankung bestand [76]. Das Überleben ohne Amputation betrug nach 3 Monaten 100% und nach 12 Monaten immer noch 90% [75].

30.3.6.5 Einsatz in der Pädiatrie

Im Rahmen eines „Compassionate use" wurde der biodegradierbare Magnesiumstent in eine Stenose der linken PA bei einem Frühgeborenen implantiert [77]. Andere Autoren nutzten diesen Stent bei einem Neugeborenen zur Behandlung einer kritischen ISTA [78]. Diese Therapieform realisiert damit die Idee von Hausdorf, der die bioresorbierbaren Stents mit Heublein entwickelte, um gerade im Bereich der pädiatrischen Kardiologie die Stentimplantation zusätzlich zur Angioplastie einzusetzen.

Im Rahmen eines Compassionate use wurde bei uns einem 11-jährigen Kind bei Zustand nach Leber- und Nierentransplantation 2003 ein 3,5 × 15-mm-Magnesiumstent in eine Stenose implantiert, die sich zwischen Gallengang und Neogalle ausgebildet hatte. Nach Implantation kam es zum Bilirubinabfall innerhalb von 6 h von 4 auf 0,9 mg/dl und zu einem Transaminaseabfall um $2/3$ innerhalb von 24 h. Bei der Austestung des Magnesiumstents in Galleflüssigkeit fand sich eine vollständige Auflösung innerhalb von 12 Tagen und eine Formstabilität von 7 Tagen.

30.3.6.6 Klinischer Einsatz des Magnesiumstents bei KHK

Am 31.07.2004 wurde der erste Magnesiumstent in eine Stenose der RCA in Essen implantiert, und zwar im Rahmen der Progress-AMS-Studie (Clinical Performans and Angiographic Results of Coronary Stenting with Absorbable Metal Stents) als First-in-Man-Studie.

Das Ziel der Studie war die Überprüfung der klinischen Möglichkeiten der Implantation eines absorbierbaren Metallstents aus Magnesium zur Behandlung von Stenosen der Koronararterien. Es handelt sich um eine prospektive multizentrische, nicht randomisierte Studie [79–81].

Mehrere Länder waren an der Studie beteiligt; die Auswertung der IVUS-Untersuchungen erfolgte in Washington bei Weissman und die Auswertung der Koronarangiographien wurde bei Cardiolysis in Rotterdam durchgeführt. Ein klinisches Ereignis, ein Datensicherheitskomitee wurde gegründet (Vorsitz: Beyar, Haifa, Israel). Implantiert wurden Magnesiumstents der Größen 3 und 3,5 mm und 10–15 mm Länge nach Vordilatation der Koronarstenose mit einem 2,5 × 15-mm-Ballon. Der Implantationsdruck wurde auf 16 atm festgelegt. Ein Ballon mit Markern am Anfang und Ende erlaubte die exakte Positionierung und Dokumentation der Implantationsstelle in Bezug auf Seitenäste. IVUS-Untersuchungen wurden vor und nach Implantation durchgeführt. Die geplante Verlaufsuntersuchung erfolgte nach 4 Monaten invasiv mit Koronarangiographie und IVUS-Untersuchung. Die Erfolgsrate der Implantation betrug 100%; 67% der Patienten wurden nachdilatiert und 13% erhielten einen 2. Stent [80].

Das Verhalten der Magnesiumstents war nicht unterschiedlich zu normalen Metallstents [80]. Die Angiogramme zeigten ein offenes weites Lumen ohne Zeichen der Wiedereinengung (s. Abb. 30.22). Rechnerisch betrug der Recoil 6%. Für die Implantation wurden beschichtete Drähte genutzt, da die Magnesiumstents als Antennen in Verbindung mit nicht beschichteten Drähten wirkten und so zu erheblichen EKG-Artefakten und Rhythmusstörungen führten.

Es bestand die Absicht, die Absorptionskinetik mittels MRT zu beobachten. Dies war aber nicht möglich, da im MRT die Stents nicht abgebildet werden konnten. Auf der anderen Seite bedeutete dies aber eine optimale Bildgebung (s. Abb. 30.23) ohne Artefakte und die Möglichkeit der nichtinvasiven Bildgebung auch bei revaskularisierten Koronargefäßen [82].

In der Fluoroskopie während der Stentimplantation war der Stent nicht sichtbar. MSCT-Aufnahmen (16-Zeiler) blieben ebenfalls negativ [83]. Die CT-Aufnahmen zeigten aber, dass mit der Implantation von Magnesiumstents eine nichtinvasive Bildgebung mit höchster Qualität möglich ist, ohne dass die Darstellung des Gefäßlumens durch Stentartefakte (s. Abb. 30.24) kompromittiert

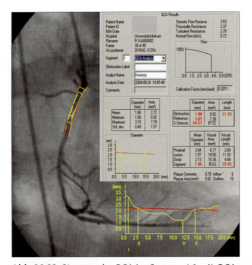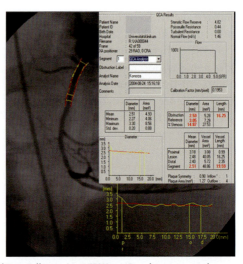

Abb. 30.22: Stenose der RCA im Segment 1 mit QCA und Darstellung einer 65%igen Durchmesser- und 88%igen Flächenstenose (**links**). Nach Magnesiumstentimplantation Aufdehnung der Stenose von 1,08 auf 2,59 mm und Reduktion der Durchmesserstenose auf 15% bzw. der Flächenstenose auf 28%. Die Stentimplantation erfolgte bei einer 38-jährigen Patientin im Rahmen der Progress-Studie. Es war die 1. Magnesiumstentimplantation am 30.07.2004.

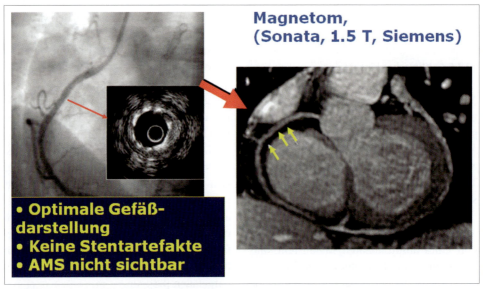

Abb. 30.23: Koronarstentimplantation im Segment 1 der RCA. Dargestellt die Bildgebung mittels IVUS (**links**) bei nicht sichtbarem Stent in der Fluoroskopie. Die MRT zeigt vor Abgang des rechtsventrikulären Asts in ähnlicher Projektion wie die Koronarangiographie (**rechts**) ein freies Lumen der RCA. Bemerkenswert das Fehlen von Artefakten trotz Magnesiumstentimplantation in die RCA. Modifiziert nach [82]

wird. Dies bedeutet, dass das MSCT nach Magnesium-Stentimplantation im Gegensatz zu BMS und DES zur Verlaufsbeurteilung genutzt werden kann, ein Vorteil, der auch für die Polymerstents gilt.

Um die Wertigkeit des CT in höchster Auflösung weiter zu analysieren, wurden auch Micro-CT-Aufnahmen vorgenommen. Das Micro-CT hat eine Auflösung von 24 µm und ist in der Lage gewesen, die Stentstre-

30.3 Absorbierbare Stents: eine vielversprechende Neuerung?

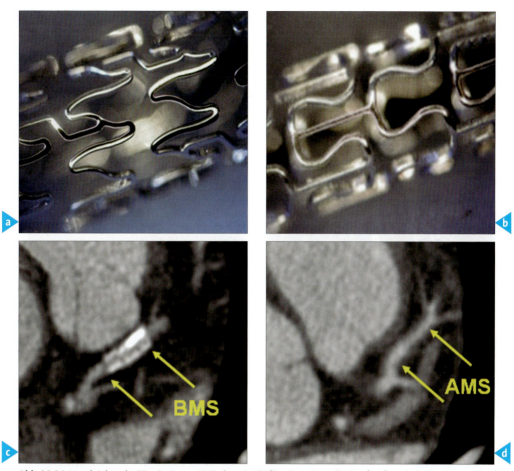

Abb. 30.24: Vergleichende CT mit einem 16-Zeilen-Gerät für einen Metallstent (**a+c**) und einen Magnesiumstent (**b+d**) in der Aufsichtfotografie und im Kontrast-MSCT mit Darstellung des proximalen Abschnittes des RIVA im Segment 6. Sehr bemerkenswert die artefaktfreie Darstellung des Gefäßes nach AMS-Implantation. Modifiziert nach [83], reproduziert mit freundlicher Genehmigung von BMJ Publishing Group Ltd.

ben, die ausgesprochen fein abgebildet erscheinen, wesentlich besser darzustellen und in der Struktur zu erhellen, als dies bei konventionellen Stents durch einen „Bloring"-Effekt gelingt (s. Abb. 30.25).

Auch mit der MRT-Untersuchung gelang es nicht, die Stentstreben darzustellen. Der „unsichtbare Stent" im MRT weist in die Zukunft, da Verlaufsuntersuchungen z.B. zur Frage der Restenosierung den Einsatz des MRT erlauben, da keine Artefakte zu beobachten sind und das Gefäßlumen beurteilt werden kann.

Die quantitative koronarangiographische Auswertung ergab eine Aufdehnung des Gefäßes um 1,4 ± 0,5 mm. Im IVUS nahm der mittlere Durchmesser über 1,2 mm zu.

Die gute Ausdehnung des Gefäßes war im IVUS gut sichtbar. Die Stentstreben hielten ein kreisrundes Lumen trotz erheblicher Plaquelast offen (s. Abb. 30.22 und 30.26).

Bei einer geplanten Kontrolle nach 4 Monaten war bei einer Patientin eine vorzeitige Verlaufsuntersuchung nach 18 Tagen aufgrund einer neu aufgetretenen pektanginösen Symptomatik notwendig. Die angiographischen Aufnahmen zeigten ein unauffälliges Gefäßsystem ohne Zeichen der Restenosierung oder Thrombosierung. Die

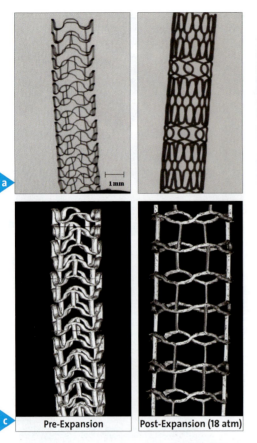
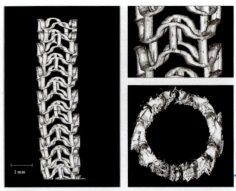

Abb. 30.25a–c: Micro-CT des Magnesiumstents und eines Lekton-Motion-3,0 x 13-mm-(Biotronik, Berlin) Metallstents (AMS – BMS) in 2D- (**a**) und in 3D-Rekonstruktion (**b**) vor und nach Expansion mit 18 atm. (**c**). Bemerkenswert die hohe Auflösung (**b**) und feine Darstellung der Stentstreben bei dem AMS im Vergleich zu den größeren und breiteren Streben des Metallstents. Im MSCT (s. Abb. 30.24) ist der AMS nicht sichtbar.

Herzmarker blieben negativ. Im IVUS konnte eine Rückbildung der Dichte der Signale der Stentstreben und damit die Zeichen der laufenden Absorption nachgewiesen werden [84]. Die intravaskulären Verlaufsuntersuchungen zeigten neben einem geringen Recoil eine Abnahme der Lumenfläche durch eine Abnahme der Fläche, die von den Stentstreben eingenommen wurde [83, 85].

Nach 4 Monaten fand sich im Mittel eine Verringerung des Gefäßlumens um 1,4 ± 0,5 mm. Aufgrund einer nachweisbaren myokardialen Ischämie mussten bei 23,8% der Studienteilnehmer erneute Revaskularisationsmaßnahmen durchgeführt werden. Der LL betrug 1,1 ± 0,5 mm. Todesfälle waren nicht aufgetreten. Q-Infarkte fanden sich nicht. Akute oder subakute Thrombosierung traten nicht auf, auch nicht in den nächsten 8 Monaten [80].

30.3.6.7 Proof of principal

Nach Stentabsorption ist die Wiedererlangung der Vasomotion ein Hauptziel in der Verwendung resorbierbarer Stents. Um dies zu testen, wurde bei einem Patienten 14 Monate nach Magnesiumstentimplantation in einen Ramus marginalis eine supraselektive Acetylcholin-Injektion durchgeführt. Bei einer Durchmesserstenose des Gefäßes von 39% und einem minimalen Durchmesser von 1,7 mm nahm der Durchmesser unter Acetylcholin auf 1,16 mm ab und die Stenosefläche auf 81% zu (s. Abb. 30.27).

Damit wird belegt, dass nach Absorption des Magnesiumstents die Vasomotion des Gefäßes wiedererlangt wird. Ähnliche Befunde hat auch die Arbeitsgruppe von C. di Mario, London, veröffentlicht [86].

30.3 Absorbierbare Stents: eine vielversprechende Neuerung?

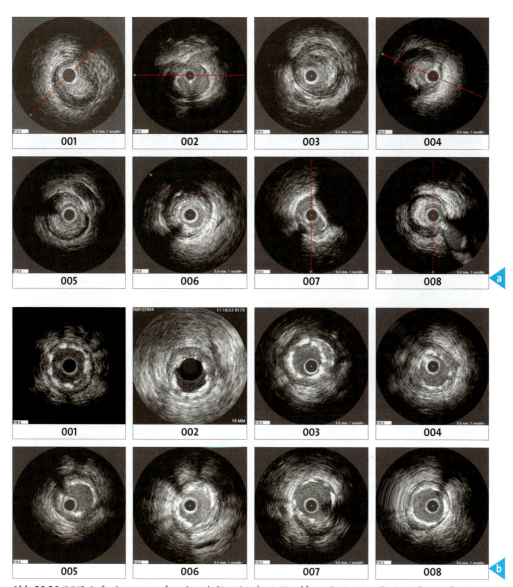

Abb. 30.26: IVUS-Aufnahmen vor **a)** und nach Stentimplantation **b)** von Patienten, die im Rahmen der Progress-Studie behandelt wurden, mit Darstellung einer zirkulären Aufweitung des Gefäßes durch den Magnesiumstent mit großem freien Lumen und sichtbaren Stentstreben

30.3.6.8 Zukünftige Entwicklungen

Zukünftig wird der Absorptionsprozess des Magnesiumstents verlängert werden, um die Abheilung der Gefäßverletzung vollständig zu überbrücken und eine Abnahme des Gefäßdurchmessers zu verhindern. Sicherlich darf der Degradationsprozess erst nach 4–6 Wo. greifen. Die gleichzeitige Beladung mit proliferationshemmenden Substanzen soll dazu beitragen, die Intimaproliferation zu hemmen. Dies entspricht dem DREAM-Konzept von R. Waksman, Washington. Zwischenzeitlich sind erste Patienten in der BIO-SOLVE-Studie eingeschlossen worden. Der veränderte AMS-Stent 3.0 verfügt über eine verlängerte Degradationszeit, ein anderes Design und eine Paclitaxel-Beschichtung.

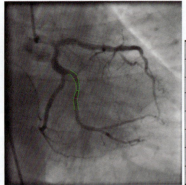

Ausgangsbefund

Stenosedurchmesser (%)	39,1
Stenosefläche (Area %)	62,9
MLD (mm)	1,67
MLA (mm²)	2,19
Referenzdurchmesser (mm)	2,74
Referenzfläche (mm²)	5,90
Messstrecke (mm)	27,1
Stenoselänge (mm)	13,5

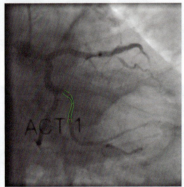

Acetylcholin-Testung

Stenosedurchmesser (%)	56,4
Stenosefläche (%)	81,0
MLD (mm)	1,16
MLA (mm²)	1,06
Referenzdurchmesser (mm)	2,67
Referenzfläche (mm²)	5,59
Messstrecke (mm)	25,3
Stenoselänge (mm)	17,9

Abb. 30.27a, b: a) Vasomotionstestung bei einem Patienten 14 Monate nach Magnesiumstentimplantation in den Ramus marginalis 1 des RCX. Dargestellt im Koronarangiogramm die QCA, die im Ausgangsbefund einen Durchmesser von 1,67 mm an der engsten Stelle der ehemaligen Stentimplantation aufweist. b) Nach Applikation von Acetylcholin zeigt die Kontrolle eine Abnahme des Durchmessers auf 1,16 mm und Zunahme der Stenosefläche von 62,9 auf 81% und Zunahme der Stenoselänge von 13,5 auf 17,9 mm. Damit wurde das Wirkungsprinzip des bioabsorbierbaren Magnesiumstents mit Wiederherstellung der Vasoreagibilität des Gefäßes nachgewiesen.

Neben der medikamentösen Therapie wird heute die interventionelle oder chirurgische Therapie genutzt, um hochgradige Stenosen zu beseitigen, die eine myokardiale Ischämie auslösen. Zukünftige Entwicklungen nehmen auch nicht stenosierende Lumeneinengungen ins Auge, die potenziell rupturgefährdet sind (Atherom und Fibroadenom) [86]. Zur Behandlung solcher vulnerabler Plaques steht die medikamentöse Therapie mit Statinen, Thrombozytenaggregationshemmern und speziellen antiinflammatorischen Substanzen im Vordergrund. Diskutiert wird auch eine Fotoangioplastie sowie eine Thermo- oder Kryotherapie. Der absorbierbare Magnesiumstent wäre ideal, um solche Stenosen zu behandeln, v.a., wenn eine Besetzung mit inflammatorischen und antiproliferatorischen Substanzen möglich ist. Nach Abheilung der vulnerablen Plaque und Rückbildung der Lipideinlagerung würde die Auflösung des Stents die Wiedererlangung der Vasomotion bedeuten und damit das Ideal der temporären Stentbehandlung verwirklichen. Die prophylaktische Dilatation war schon vor Jahren diskutiert [80] und gedanklich von der Arbeitsgruppe um Kunz in Boston vorangetrieben worden. Unter Verwendung des Magnesiumstents wäre eine Realisierung des Konzepts möglich.

30.4 Simulation von Herzkatheteruntersuchungen

30.4.1 Simulatortraining

In vielen Berufszweigen mit besonders verantwortungsvollen Aufgaben, in denen es zur potenziellen Gefährdung von Menschenleben kommen kann, werden zur Ausbildung des Personals komplexe Simulatorgerä-

Tab. 30.7: Zukünftige Entwicklung von DES

Modifikation	Möglicher Benefit	Mögliche Bedenken	Beispiele
Bioabsorbierbare Polymere	1) Verminderte Polymerbeladung sowie Bioabsorption sollten chronische Polymereffekte vermindern	1) Degradationsraten 2) saure und entzündungsmediierende Nebenprodukte 3) komplexere Freisetzungsprofile der aufgebrachten Medikamente	1) BioMatrix PLLA (Biosensors) 2) Noburi PLLA (Terumo) 3) Yukon PLLA (Translumina) 4) NEVO PLGA (Cordis) 5) Evolution PLGA (Boston Scientfic) 6) Genous PLLA mit Sirolimus und endothelialer Progenitorzellattraktion (Orbus Neich)
Polymerfreie Systeme	1) keine frühen oder späten Polymereffekte (maximale Sicherheit)	Schwierige Prolongation der Medikamentenfreisetzung	1) BioFreedom (Biosensors) 2) Yukon (Translumina) 3) Vestasync (MIV) 4) Drug-filled Wire Stent (Medtronic)
Bioabsorbierbare Stents	1) verbesserte Biokompatibilität (weniger tiefe Wandverletzung, Entzündung und Hypersensitivitätsreaktionen; verbesserte Conformability; unterstützt arterielles Remodelling; wiederhergestellte Vasoreaktivität; keine (permanenten) Stent-Frakturen 2) Ermöglicht Re-Interventionen (PCI oder ACVB) 3) Verbesserte Deliverability (flexibler) 4) Erhaltung der späten Seitenastoffenheit 5) Erlaubt nicht-invasive Bildgebung (CT oder MRT) 6) Emotionale Antwort auf ein stentfreies Gefäßsystem	1) Profil (Polymer-Dicke) 2) Stent-Retention 3) Mechanische Eigenschaften – Radialkräfte, frühes und spätes Recoil, Gefäßabstützung 4) Biokompatibilität – Entzündungsreaktionen 5) Kontrolle der Dauer und Rate der Bioabsorption 6) Nebenprodukte, zurückbleibende Polymere, Makroembolisation 7) Röntgendichte	1) Igaki-Tamai PLLA (historisch) 2) PLLA und Everolimus (Abbott Vascular BVS) 3) Iodiertes Tyrosin-Polycarbonat und Paclitaxel (Reva) 4) Salizylate und Sirolimus (Bioabsorbable Therapeutics) 5) PLLA und Sirolimus (Arterial Revascularization Therapies) 6) Magnesium (Biotronik) 7) Eisen (Boston Scientific)

te verwendet. Bekannt sind Simulatoren beim Training von Piloten von Militär- und Verkehrsflugzeugen sowie von Bahnmitarbeitern in der Steuerung des InterCity Express. Aber auch bei der Ausbildung in der Flugüberwachung, in der Steuerung von Atomkraftwerken und in vielen anderen Bereichen sind Simulatoren im Einsatz. Es erscheint vernünftig, durch eine möglichst realitätsnahe Darstellung der Arbeitsbedingungen die Routineabläufe zu vermitteln. Noch bedeutsamer aber ist die Simulation zu erwartender Schwierigkeiten zur Schulung des Problemmanagements. In diesen Berufen wird daher i.d.R. eine Mindestzahl an absolvierten Übungsstunden vorausgesetzt, bevor man seine erworbenen Fähigkeiten in der „realen Welt" unter Beweis stellen kann.

Gerade in der Medizin, wo häufig das Leben der Patienten von der richtigen und schnellen Diagnosestellung sowie der korrekt durchgeführten Therapie abhängt, wäre ein breiter Einsatz von Simulatoren wünschenswert [1]. In der Geburtshilfe z.B. gibt es für das Erlernen der richtigen Handgriffe bei der Entbindung Modelle des Geburtskanals, mit denen sowohl der normale als auch der komplizierte Geburtsvorgang trainiert werden können. Orthopäden üben endoskopische Eingriffe am Kniegelenk an computergesteuerten Modellen. In der Kardiologie bekannt ist der Harvey Cardialis, eine lebensgroße Figur, in der auf mechanischem Wege Herzgeräusche zum Erlernen der Auskultation erzeugt werden, eine von Studenten intensiv genutzte Ausbildungsmöglichkeit. Erweiterungen des Systems zur Simulation transthorakaler und transösophagealer echokardiographischer Untersuchungen sind ebenfalls implementierbar.

Aus Studien ist bekannt, dass die Sterblichkeit nach einem Herzinfarkt mit der Erfahrung des Untersuchers korreliert, der die Intervention durchführt [2]. Daher wäre ein intensives Training mit einer realitätsnahen Darstellung dieser technisch hochkomplexen Prozeduren besonders wünschenswert, da diese besonders hohe Anforderungen an das manuelle Geschick des Arztes stellen und ihr Erfolg von der Erfahrung und dem Training des Untersuchers abhängig ist.

Keine Zukunftsmusik, sondern bereits Realität, sind Geräte zur Simulation von HKUs und koronaren Interventionen [3]. Solche Systeme werden von unterschiedlichen Firmen mit unterschiedlichen Funktionalitäten angeboten. Über das Training von Koronarinterventionen hinaus beherrschen diese Systeme häufig auch Karotisinterventionen, Implantation von Aortenklappen, Nierenarterienstent-Implantationen und sogar Eingriffe im Bereich des IAS und des CS. Des Weiteren entwickeln Firmen spezialisierte Simulatoren zur Darstellung neuartiger Verfahren (z.B. Mitralklappeninterventionen), um die technischen Aspekte vor dem Einsatz am Menschen zu trainieren. Damit profitieren auch interventionell erfahrene Ärzte von einem Training am Simulationsgerät.

Sehr gut geeignet für das Training von Anfängern auf dem Gebiet der interventionellen Kardiologie sind Geräte, die mit echten, im jeweiligen HKL verfügbaren Materialien (Katheter und Führungsdrähte) arbeiten (z.B. Mentice VIST, MENTICE, Göteborg, Schweden). Dank moderner Computertechnik und einer ausgeklügelten Feinmechanik erzeugen diese Simulatoren ein realistisches Gefühl bei der Bewegung der Katheter im virtuellen Gefäßsystem („taktiles Feedback"). Die Koronaranatomie wird korrekt in den unterschiedlichen Projektionen wiedergegeben. Das Vorführen der Drähte und Ballonkatheter in die Koronarien wird sehr realistisch dargestellt. Der Benutzer spürt die Beschaffenheit einer Stenose, z.B., wenn sie sehr verkalkt ist. Solche Simulatoren können sogar das EKG des virtuellen Patienten und seine Veränderungen während einer Intervention anzeigen und damit eine entsprechende Reaktion des Untersuchers provozieren.

Eine besondere Herausforderung ist das Management von interventionsbedingten Komplikationen, wie z.B. Perforationen oder Gefäßdissektionen. Auf echten Patientenfällen basierende Koronarbefunde werden in unterschiedlicher Komplexität simuliert, der Erfolg der Intervention wird anhand verschiedener Parameter (korrekte Dimensionen des gewählten Stents, Drahtplatzierung im richtigen Seitenast, gute Führung der Katheter) ausgewertet. Die Leistungen werden detailliert dokumentiert, so dass der Trainingserfolg überprüft werden kann.

Während die Aus- und Weiterbildung in der interventionellen Kardiologie früher durch langsames aktives Heranführen an die Techniken unter Aufsicht von erfahrenen Untersuchern durchgeführt wurden, können

30.4 Simulation von Herzkatheteruntersuchungen

Anfänger heute bereits vor dem direkten Patientenkontakt das Handwerk erlernen.

Im Rahmen eines möglichen Ausbildungskonzepts von Assistenzärzten, aber auch von im Katheterlabor arbeitenden Pflegekräften, kann das Arbeiten an einem solchen Simulator mit Nachweis der durchgeführten Übungsstunden eine Voraussetzung zur Tätigkeit im Katheterlabor sein.

Durch die denkbare Kombination eines Simulators für die HKU mit einem Dummy für das Reanimationstraining kann besonders das Krisen- und Komplikationsmanagement im HKL geschult und verbessert werden. Besonderer Wert wird hierbei auf das Zusammenspiel und die Koordination der Maßnahmen im Team von Interventionalist, Pflegekraft und Notfallmediziner gelegt.

30.4.2 Simulation geplanter Interventionen

Die realistische Simulation von Koronarinterventionen im Rahmen des Trainings von Anfängern auf dem Gebiet der interventionellen Kardiologie ist ein großer Fortschritt in der Verbesserung der Patientensicherheit.

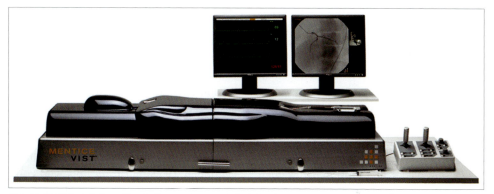

Abb. 30.28: Beispiel eines Simulationssystems zum Training koronarer Interventionen (Mentice VIST, mit freundlicher Genehmigung von MENTICE, Göteborg, Schweden). Ein Kunststoffmannequin simuliert den Patienten, in dessen Leiste eine Schleuse eingebracht ist, **rechts** daneben die Joysticks der Steuereinheit für die virtuelle Durchleuchtung. **Im Hintergrund** die Monitore zur Anzeige der Fluoroskopiebilder, der Vitalparameter und des Lernprogramms. Diese Monitore sind mit einer Touch-Screen-Technologie ausgestattet, die eine einfache Steuerung des Systems erlauben.

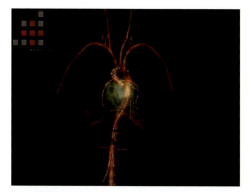 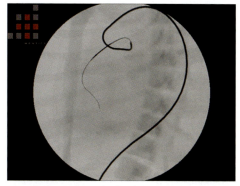

Abb. 30.29: Manche Simulatoren können eine dreidimensionale Darstellung der kardialen Strukturen mit den eingebrachten Kathetern erzeugen, um ein besseres anatomisches Verständnis zu vermitteln (**links**). Das rechte Bild zeigt ein simuliertes, aber sehr realistisches Fluoroskopiebild mit eingebrachtem Katheter und Draht.

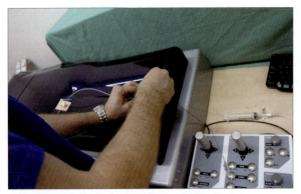 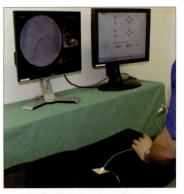

Abb. 30.30: Herzkathetersimulator im Einsatz. Es werden die auch in der Wirklichkeit genutzten Materialien (nach kleinen, selbst durchführbaren Modifikationen) verwendet. **Rechts:** Durch Injektion von Luft wird die Gabe von KM simuliert, hier zur Darstellung der RCA.

Die Simulatortechnik wird zukünftig einen Schritt weitergehen: Nicht nur können vorgefertigte Patientenfälle simuliert werden, auch wird die Software in der Lage sein, aktuelle Koronarangiographien des jeweiligen Katheterlabors einzulesen und darzustellen, möglicherweise ergänzt durch die Einbindung von CT- und MRT-Untersuchungen und klinischen Informationen. So könnten gerade komplexe Interventionen vor der Durchführung des Eingriffs simuliert werden. Verschiedene Konzepte und Szenarien könnten diskutiert und am Modell durchgespielt, mögliche Gefahren erkannt werden. Die optimale Auswahl der Katheter und Drähte könnte bereits im Vorfeld erfolgen, der Einsatz neuer Materialien simuliert werden.

Die oben beschriebene Verfahrensweise wurde bereits zur Planung von Carotis-Interventionen verwandt [4], der Einsatz in der komplexeren Koronaranatomie steht noch aus.

Die Möglichkeiten der interventionellen Kardiologie werden ständig weiterentwickelt und ermöglichen immer komplexere Interventionen. Die Simulatortechnik wird künftig einen wichtigen Beitrag zur Planung und zum Training dieser Eingriffe leisten und damit die Sicherheit für den Patienten erhöhen.

Anhang

Literatur

Vorwort
[1] Bayer O, Loogen F, Wolter HH, Herausgeber, Die Herzkatheterisierung bei angeborenen und erworbenen Herzfehlern. 1. Aufl. 1954, 2. Aufl. 1967. Thieme, Stuttgart
[2] Just H, Mengden HJv. Kardiologische Diagnostik: Herzkatheterdiagnostik in der Studienreihe Boehringer Mannheim. Mannheimer Morgenverlag, Mannheim, 1976
[3] Schumacher G, Bühlmeyer K, Brodherr S. Diagnostik angeborener Herzfehler, Band 1. Perimed, Erlangen, 1978
[4] Schumacher G, Bühlmeyer K. Diagnostik angeborener Herzfehler, Band 2. Perimed, Erlangen, 1980
[5] Lichlen PR. Koronarangiographie. 1. Aufl. (2. Aufl. 1990). Perimed, Erlangen, 1978
[6] Grossman W. Cardio Catheterization and Angiography, Lea & Febiger, 3rd Edition, Philadelphia, 1986
[7] Baim DS, Grossman W. Grossman's Cardio Catheterization, Angiography and Intervention, 7th Edition. Lippincott Williams & Wilkins, Philadelphia, 2005
[8] Krakau I, Lapp H. Das Herzkatheterbuch. Thieme, Stuttgart, 1999
[9] Bonzel T, Hamm C. Leitfaden Herzkatheter. Springer, Heidelberg, 2009
[10] Erbel R, Sommerfeld U, Ashry M et al. Quality management in the heart catheterization laboratory. Z Kardiol 83 (Suppl 6):43–55, 1994

1 Persönlicher historischer Überblick
[1] Mueller RL, Sanborn TA. The history of interventional cardiology: cardiac catheterization, angioplasty, and related interventions. Am Heart J 129:146–72, 1995
[2] Morat JP, Doyon M. Function et nutrition. In: Traite de Physiologie. Libraires de l'Académie de medicine, Paris, 1899
[3] Grossman's W, Baim S. Cardiac catheterization. In: Cardiac catheterization, angiography and intervention. 4th ed: pp 3–14, 2005, Lippincott, Williams & Wilkins, Philadelphia
[4] Forßmann W. Sondierung des rechten Herzens. Klin Wochenschr 2085, 1929/II
[5] Forßmann W. Über die Kontrastdarstellung der Höhlen des lebenden rechten Herzens und der Lungenschlagader. Münchener Wochenschr 78:489, 1931
[6] Heuser C. Arteriografia directa, aortografia por impregnacion del reticulo endotelium, vasos grafias del pulmon por medio del sondeo de la auricula derecha. Rev Asoc méd arge 46:1119, 1932
[7] Ravina A. L'exploration radiologique des vaisseaux pulmonaires par l'injection de substances de contrast. Progr méd (Paris) 1701, 1934
[8] Loeffler L. Die Methode der Kontrastdarstellung der A. pulmonalis und des rechten Herzens am lebenden Menschen und ihr voraussichtliches klinisches Anwendungsbild. Dtsch Zeitschr Chirurgie 259:342, 1944
[9] Brannon ES, Ween HS, Warren JV. Atrial septal defect. Study of hemodynamics by the technique of right heart catheterization. Am J Med Sci 210:480, 1945
[10] Cournand A, Baldwin JS, Hummelstein A. Cardiac catheterization in the diagnosis of congenital heart disease. The Commonwealth Fund, NY, 1947
[11] Hellems HK, Haynes FW, Dexter L et al. Pulmonary „capillary" pressure in man. J Appl Physiol 2:24-9, 1949
[12] Lagerlöf H, Werkö L. Studies on circulation of blood in man. Scand Clin Lab Invest 7:147, 1949
[13] Heller S, Kaiser K, Lochner W et al. Zur Bestimmung des Herzzeitvolumens mittels der Injektionsmethode bei fortlaufender Registrierung der Farbstoffkonzentration. Z Kreisl-Forsch 42:727-34, 1953

[14] Gorlin R, Gorlin SG. Hydraulic formula for calculation of the area of the stenotic mitral valve, other cardiac valves and central circulatory shunts. Am Heart J 41:1-29, 1951
[15] Seldinger SI. Catheter replacement of the needle in percutaneous arteriography; a new technique. Acta Radiol 39:368–76, 1953
[16] Edholm P, Seldinger SI. Percutaneous catheterization of the renal artery. Acta Radiol 45:15–20, 1956
[17] Gleichmann O, Vlacaakis N, Tsilos TH. Zur Entstehung des Herzspitzenstroms und Deutung systolischer Formveränderungen des Appexkardiogramms. Z Kreislaufforsch 60:789–807, 1971
[18] Erbel R, Schweizer P, Lambertz H et al. Echoventriculography – a simultaneous analysis of two-dimensional echocardiography and cineventriculography. Circulation 67:205–15, 1983
[19] Cobe C. Technique for transseptal catheterization of the left atrium. Preliminary report. J Thorac Surg 37:482-6, 1959
[20] Ross J. Transseptal left heart catheterization. A new method of left atrial puncture. Ann Surg 149:395-401, 1959
[21] Brockenbrough EC, Braunwald E, Ross J Jr. Transseptal left heart catheterization. A review of 450 studies and description of an improved technic. Circulation 25:15–21, 1962
[22] Amplatz K, Ernst R, Lester RG et al. Retrograde left cardioangiography as a test of valvular competence. Radiology 72:268–9, 1959
[23] Sones FM, Shirey EK. Cine coronary arteriography. Mod Concepts Cardiovasc Dis 31:735–8, 1962
[24] Proudfit WL, Shirey EK, Sones FM. Selective cine coronary arteriography. Correlation with clinical findings in 1,000 patients. Circulation 33:901–10, 1966
[25] Judkins MP. Selective coronary arteriography. I. A percutaneous transfemoral technic. Radiology 89:815–24, 1967
[26] Bousen E, Judkins MP. A hook-tail „closed-end" catheter for percutaneous selective cardioangiography. Radiology 87:872–7, 1966
[27] Judkins MP. Percutaneous transfemoral selective coronary arteriography. Radiol Clin North Am 6:467–92, 1968
[28] Judkins MP, Kidd HJ, Frische LH et al. Lumen-following safety J-guide for catheterization of tortuous vessels. Radiology 88:1127–30, 1967
[29] Kiemeneij F, Laarman GJ. Percutaneous transradial artery approach for coronary stent implantation. Cathet Cardiovasc Diagn 30:173–8, 1993
[30] Wilson WJ, Lee GB, Amplatz K. Biplane selective coronary arteriography via percutaneous transfemoral approach. Am J Roentgenol Radium Ther Nucl Med 100:332–40, 1967
[31] Lee GB, Amplatz K. Selective coronary arteriography. JAMA 204:444–8, 1968
[32] Schlesinger MJ, Zoll PM, Wessler S. The conus artery: a third coronary artery. Am Heart J 38:823-36, 1949
[33] Freudenberg H, Bode W, Rafflenbeul W et al. Intravital and postmortem measurements of coronary stenosis. Verh Dtsch Ges Kreislaufforsch 43:301, 1977
[34] Isner JM, Kishel J, Kent KM et al. Accuracy of angiographic determination of left main coronary arterial narrowing. Angiographic-histologic correlative analysis in 28 patients. Circulation 63:1056–64, 1981
[35] Glagov S, Weisenberg E, Zarins CK et al. Compensatory enlargement of human atherosclerotic coronary arteries. N Engl J Med 316:1371–5, 1987
[36] Ge J, Erbel R, Zamorano J et al. Coronary artery remodelling in atherosclerotic disease: an intravascular ultrasonic study in vivo. Coron Artery Dis 4:981–6, 1993
[37] Gerber TC, Erbel R, Görge G et al. Extent of atherosclerosis and remodeling of the left main coronary artery determined by intravascular ultrasound. Am J Cardiol 73:666–71, 1994
[38] Birgelen Cv, Hartmann M, Mintz GS et al. Remodeling index compared to actual vascular remodeling in atherosclerotic left main coronary arteries in assessment with long-term (> or = 12 months) serial intravascular ultrasound. J Am Coll Cardiol 47:1363–8, 2006
[39] Birgelen Cv, Klinkhart W, Mintz GS et al. Plaque distribution and vascular remodeling of ruptured and nonruptured coronary plaques in the same vessel: an intravascular ultrasound study in vivo. J Am Coll Cardiol 37:1864–70, 2001

[40] Düber C, Jungbluth A, Rumpelt HJ et al. Morphology of the coronary arteries after combined thrombolysis and percutaneous transluminal coronary angioplasty for acute myocardial infarction. Am J Cardiol 58:698–703, 1986

[41] Kolesov VI. Coronary-thoracic artery anastomosis as a means of treating coronary heart disease. Klin Med 44:7–12, 1966

[42] Perry D. History of cardiology: Vasilii Ivanovich Kolesov. Circulation f136–f38, 2007

[43] Vineberg AM. Development of anastomosis between coronary vessels and transplanted internal mammary artery. Can Med Assoc J 55:117–19, 1945

[44] Konstantinov IE. Pioneers in Cardiology: Vladimir P. Demikhov, PhD. Circulation, 117, f99–f102, 2008

[45] Rohman M, Goetz RH, Dee R. Double coronary artery-internal mammary artery anastomoses, tantalum ring technique. Surg Forum 11:236–7, 1960

[46] Favaloro RG. Saphenous vein autograft replacement of severe saegmental coronary artery occlusion: operative technique. Ann Thorac Surg 5:334–9, 1968

[47] Senning A. Strip grafting in coronary arteries: report of a case. J Thorac Cardiovasc Surg 41:542–9, 1961

[48] Effler DB, Groves LK, Sones FM et al. Endarterectomy in the treatment of coronary artery disease. J Thorac Cardiovasc Surg 47:98–108, 1964

[49] Sheldon WC, Sones FM, Shirey EK et al. Reconstructive coronary artery surgery: postoperative assessment. Circulation 39 (Suppl 1):I61–6, 1969

[50] Favaloro RG. Landmarks in the development of coronary artery bypass surgery. Circulation 98:466–78, 1998

[51] Swan HJ, Ganz W, Forrester J et al. Catheterization of the heart in man with use of a flow-directed balloon-tipped catheter. N Engl J Med 283:447–51, 1970

[52] Ganz W, Donoso R, Marcus HS et al. A new technique for measurement of cardiac output by thermodilution in man. Am J Cardiol 27:392–6, 1971

[53] Forrester JS, Diamond G, Swan HJ. Pulmonary artery catheterization. A new technique in treatment of acute myocardial infarction. Geriatrics 26:65–71, 1971

[54] Merx W, Bleifeld W, Hanrath P et al. Acute myocardial infarct. II. Hemodynamics of the right ventricle. Z Kardiol 62:701–18, 1973

[55] Merx W, Bleifeld W, Hanrath P et al. Acute myocardial infarction. IV. Relationship between left ventricular filling pressure and late diastolic pulmonary artery pressure. Z Kardiol 62:835–45, 1973

[56] Bleifeld W, Hanrath P, Mathey D et al. Acute myocardial infarction. V: left and right ventricular haemodynamics in cardiogenic shock. Br Heart J 36:822–34, 1974

[57] Bleifeld W, Mathey D, Hanrath P et al. Acute myocardial infarct. VII. Prognostic significance of a new shock index. Dtsch Med Wochenschr 98:1355–7, 1973

[58] Bleifeld W, Hanrath P, Mathey D. Acute myocardial infarction. X. Changes in the haemodynamics of the right and left ventricles from the acute stage to convalescence. Dtsch Med Wochenschr 99:1049–57, 1974

[59] Hanrath P, Bleifeld W, Merx W et al. Acute myocardial infarct. 3. Significance of central venous pressure for function of the left ventricle. Z Kardiol 62:718–28, 1973

[60] Hanrath P, Bleifeld W, Mathey D. Acute myocardial infarct. 8. Correlation of haemodynamic values with left and right-ventricular injection time. Z Kardiol 63:328–38, 1974

[61] Meyer J, Erbel R, Rupprecht HJ et al. Relation between admission time, haemodynamic measurements and prognosis in acute myocardial infarction. Br Heart J 46:647–56, 1981

[62] Bleifeld WH, Hanrath P, Mathey D. Serial CPK determinations for evaluation of size and development of acute myocardial infarction. Circulation 53 (3 Suppl):I108–11, 1976

[63] Essen Rv, Merx W, Doerr R et al. QRS mapping in the evaluation of acute anterior myocardial infarction. Circulation 62:266–76, 1980

[64] Erbel R, Belz GG. Recent aspects on basic drug therapy of acute myocardial infarct. Med Klin 72:1341–60, 1977

[65] Chazov EI, Matveeva LS, Mazaev AV et al. Intracoronary administration of fibrinolysin in acute myocardial infarct. Ter Arkh 48:8–19, 1976. Russian

[66] Rentrop P, Vivie ERd, Karsch KR et al. Acute coronary occlusion with impending infarction as an angiographic complication relieved by a guidewire recanalization. Clin Cardiol 1:101–6, 1978

[67] Rentrop P, Blanke H, Karsch KR et al. Reopening of infarct-occluded vessel by transluminal recanalisation and intracoronary streptokinase application. Dtsch Med Wochenschr 104:1438–40, 1979

[68] Rentrop P, Blanke H, Karsch KR et al. Changes in left ventricular function after intracoronary streptokinase infusion in clinically evolving myocardial infarction. Am Heart J 102:1188–93, 1981

[69] Merx W, Dörr R, Rentrop P et al. Evaluation of the effectiveness of intracoronary streptokinase infusion an acute myocardial infarction: postprocedure management and hospital course in 204 patients. Am Heart J 102:1181–7, 1981

[70] Mathey DG, Rodewald G, Rentrop P et al. Intracoronary streptokinase thrombolytic recanalization and subsequent surgical bypass of remaining atherosclerotic stenosis in acute myocardial infarction: complementary combined approach effecting reduced infarct size, preventing reinfarction, and improving left ventricular function. Am Heart J 102:1194–201, 1981

[71] Rutsch W, Schartl M, Mathey D et al. Percutaneous transluminal coronary recanalization: procedure, results, and acute complications. Am Heart J 102:1178–81, 1981

[72] Schröder R, Biamino G, Leitner ERv et al. Intravenous streptokinase infusions in acute myocardial infarction. Restoring patency of occluded thrombotic coronary vessels. Dtsch Med Wochenschr 106:294–301, 1981

[73] Neuhaus KL, Tebbe U, Sauer G et al. High dose intravenous streptokinase in acute myocardial infarction. Clin Cardiol 6:426–34, 1983

[74] ISIS-2 (Second International Study of Infarct Survival) Collaborative Group. Randomised trial of intravenous streptokinase, oral aspirin, both or neither among 17,187 cases of suspected acute myocardial infarction: ISIS-2. Lancet 2:349–60, 1988

[75] The GUSTO Angiographic Investigators. The effects of tissue plasminogen activator, streptokinase, or both on coronary-artery patency, ventricular function, and survival after acute myocardial infarction. N Engl J Med 329:1615–22, 1993. Erratum in: N Engl J Med 330:516, 1994

[76] Meyer J, Merx W, Dörr R et al. Successful treatment of acute myocardial infarction shock by combined percutaneous transluminal coronary recanalization (PTCR) and percutaneous transluminal coronary angioplasty (PTCA). Am Heart J 103:132–4, 1982

[77] Erbel R, Pop T, Henrichs KJ et al. Percutaneous transluminal coronary angioplasty after thrombolytic therapy: a prospective controlled randomized trial. J Am Coll Cardiol 8:485–95, 1986

[78] Erbel R, Pop T, Diefench C et al. Long-term results of thrombolytic therapy with and without percutaneous transluminal coronary angioplasty. J Am Coll Cardiol 14:276–85, 1989

[79] Grines CL, Browne KF, Marco J et al. A comparison of immediate angioplasty with thrombolytic therapy for acute myocardial infarction. The Primary Angioplasty in Myocardial Infarction Study Group. N Engl J Med 328:673–9, 1993

[80] Grines CL, Cox DA, Stone GW et al. Coronary angioplasty with or without stent implantation for acute myocardial infarction. Stent Primary Angioplasty in Myocardial Infarction Study Group. N Engl J Med 341:1949–56, 1999

[81] Waller BF, Rothbaum DA, Pinkerton CA et al. Status of the myocardium and infarct-related coronary artery in 19 necropsy patients with acute recanalization using pharmacologic (streptokinase, r-tissue plasminogen activator), mechanical (percutaneous transluminal coronary angioplasty) or combined types of reperfusion therapy. J Am Coll Cardiol 9:785–801, 1987

[82] Assessment of the safety and efficacy of a new treatment strategy with percutaneous coronary intervention (ASSENT-4PCI) investigators. Primary versus tenecteplase-facilitated percutaneous coronary intervention in patients with ST-segment elevation acute myocardial infarction (ASSENT-4PCI): randomised trial. Lancet 367:569–78, 2006

[83] Werf Fvd, Bax J, Betriu A et al. Management of acute myocardial infarction in

[84] Mauri L, Silbaugh TS, Garg P et al. Drug-eluting or bare-metal stents for acute myocardial infarction. N Engl J Med 359:1330–42, 2008
[85] Koslowski B. Namen des Herzinfarktverbundes Essen. The Essen myocardial infarction network as a model of integrated medical care in the realization of the therapy of acute ST segment elevation myocardial infarction corresponding to guidelines. Herz 30:715–20, 2005
[86] Jacksch R, Naber CK, Koslowski B et al. Herzinfarktverbund Essen. Coronary Intervention (PCI) within the myocardial infarction network system in a German city (Essen). Herz 33:110–4, 2008
[87] Buchholz J, Naber CK, Budde T et al. Herzinfarktverbund Essen. STEMI network Essen-in-hospital results. Herz 33:148–52, 2008
[88] Hailer B, Naber CK, Koslowski B et al. Herzinfarktverbund Essen. STEMI network Essen – results after 1 year. Herz 33:153–7, 2008
[89] Topol FJ, Yadav JS. Recognition of the importance of embolization in atherosclerotic vascular disease. Circulation 101:570-80, 2000
[90] Erbel R, Heusch G. Coronary microembolization. J Am Coll Cardiol 36:22–4, 2000
[91] Limbruno U, Caterina Rd. EMERALD, AIMI, and PROMISE: is there still a potential for embolic protection in primary PCI? Eur Heart J 27:1139–45, 2006
[92] Heusch G. Postconditioning: old wine in a new bottle? J Am Coll Cardiol 44:1111–2, 2004
[93] Skyschally A, Caster Pv, Iliodromitis EK et al. Ischemic postconditioning: experimental models and protocol algorithms. Basic Res Cardiol 104:469-83, 2009
[94] Kin H, Zhao ZQ, Sun HY et al. Postconditioning attenuates myocardial ischemia-reperfusion injury by inhibiting events in the early minutes of reperfusion. Cardiovasc Res 62:74–85, 2004
[95] Piot C, Croisille P, Staat P et al. Effect of ciclosporine on reperfusion injury in acute myocardial infarction. N Engl J Med 359:473–81, 2008
[96] Pfeffer MA, McMurray JJ, Velazquez EJ et al. Valsartan in Acute Myocardial Infarction Trial Investigators. Valsartan, captopril, or both in myocardial infarction complicated by heart failure, left ventricular dysfunction, or both. N Engl J Med 349:1893–906, 2003
[97] Brehm M, Zeus T, Strauer BE. Therapy with adult stem cells in myocardial infarct. Internist (Berl) 43 (Suppl 1):S96–8, 2002
[98] Strauer BE, Brehm M, Schannwell CM. The therapeutic potential of stem cells in heart disease. Cell Prolif 41 (Suppl 1):126–45, 2008
[99] Schächinger V, Erbs S, Elsässer A et al. REPAIR-AMI Investigators. Intracoronary bone marrow-derived progenitor cells in acute myocardial infarction. N Engl J Med 355:1210–21, 2006
[100] Limbourg FP, Ringes-Lichtenberg S, Schaefer A et al. Haematopoietic stem cells improve cardiac function after infarction without permanent cardiac engraftment. Eur J Heart Fail 7:722–9, 2005
[101] Guan K, Hasenfuss G. Do stem cells in the heart truly differentiate into cardiomyocytes? J Mol Cell Cardiol 43:377–87, 2007
[102] Dotter CT. Two decades of transluminal angioplasty. An overview. J Mal Vasc 7 (Suppl 4):357–61, 1982
[103] Dotter CT. Transluminal angioplasty: a long view. Radiology 135:561–4, 1980
[104] Grüntzig A. Transluminal dilatation of coronary-artery stenosis. Lancet 1:263, 1978
[105] Grüntzig AR, Senning A, Siegenthaler WE. Nonoperative dilatation of coronary-artery stenosis: percutaneous transluminal coronary angioplasty. N Engl J Med 301:61–8, 1979
[106] Gleichmann U, Mannebach H, Lichtlen P. Ergebnis einer Umfrage im Auftrag der Kommission für Klinische Kardiologie im Jahr 1995. 22. Bericht über die Leistungszahlen der Herzkatheterlabore in der Bundesrepublik Deutschland. Der Kardiologe 2:320–324, 2008
[107] McAuley BJ, Oesterle S, Simpson JB. Advances in guidewire technology. Am J Cardiol 53:94C–96C, 1984

[108] Simpson JB. How atherectomy began: a personal history. Am J Cardiol 72:3E–5E, 1993

[109] Yock PG, Linker DT, White NW et al. Clinical applications of intravascular ultrasound imaging in atherectomy. Int J Card Imaging 4:117–25, 1989

[110] Clas W, Erbel R, Seelen Wv et al. Ein neu entwickelter Ballonkatheter zur Reduzierung der myokardialen Ischämie während transluminaler Angioplastie. Biomed Technik 29:195–196, 1984

[111] Erbel R, Clas W, Busch U et al. New balloon catheter for prolonged percutaneous transluminal coronary angioplasty and bypass flow in occluded vessels. Cathet Cardiovasc Diagn 12:116–23, 1986

[112] Stack RS, Quigley PJ, Collins G et al. Perfusion balloon catheter. Am J Cardiol 61:77G–80G, 1988

[113] Armstrong B, Sketch MH, Stack RS. The role of the perfusion balloon catheter after an initially unsuccessful coronary intervention. J Interv Cardiol 8:309–17, 1995

[114] Görge G, Haude M, Ge J et al. How does a continuous coronary perfusion catheter work in coronary artery dissection? Assessment by intravascular ultrasound. Eur Heart J 17:151–2, 1996

[115] Bonzel T, Wollschläger H, Just H. A new catheter system for the mechanical dilatation of coronary stenosis with exchangeable intracoronary catheters, fast flow of the contrast agent and improved control. Biomed Tech (Berl) 31:195–200, 1986

[116] Meyer J, Erbel R, Rupprecht HJ. Improvement of myocardial perfusion. M. Nijhoff, Dordrecht, 1985

[117] Erbel R, O'Neill W, Auth D et al. High-frequency rotablation of occluded coronary artery during heart catheterization. Cathet Cardiovasc Diagn 17:56–8, 1989

[118] Mohr-Kahaly S, Erbel R, Zotz R et al. Left ventricular contrast echocardiography using Gelifundol-assessment of hemodynamics, contractility and ECG. Z Kardiol 76:699–705, 1987

[119] Zotz R, Stähr P, Erbel R et al. Analysis of high-frequency rotational angioplasty-induced echo contrast. Cathet Cardiovasc Diagn 22:137–44, 1991

[120] Zotz RJ, Erbel R, Philipp A et al. High-speed rotational angioplasty-induced echo contrast in vivo and in vitro optical analysis. Cathet Cardiovasc Diagn 26:98–109, 1992

[121] Dill T, Dietz U, Hamm CW et al. A randomized comparison of balloon angioplasty versus rotational atherectomy in complex coronary lesions (COBRA study). Eur Heart J 21:1759–66, 2000

[122] Topol EJ, Leya F, Pinkerton CA et al. A comparison of directional atherectomy with coronary angioplasty in patients with coronary artery disease. The CAVEAT Study Group. N Engl J Med 329:221–7, 1993

[123] Bittl JA, Chew DP, Topol EJ et al. Meta-analysis of randomized trials of percutaneous transluminal coronary angioplasty versus atherectomy, cutting balloon atherotomy, or laser angioplasty. J Am Coll Cardiol 43:936–42, 2004

[124] Puel J, Juilliere Y, Bertrand ME et al. Early and late assessment of stenosis geometry after coronary arterial stenting. Am J Cardiol 61:546–53, 1988

[125] Sigwart U, Puel J, Mirkovitch V et al. Intravascular stents to prevent occlusion and restenosis after transluminal angioplasty. N Engl J Med 316:701–6, 1987

[126] Erbel R, Schatz R, Dietz U et al. Balloon dilatation and coronary vascular stent implantation. Z Kardiol 78:71–7, 1989

[127] Swars H, Hafner G, Erbel R et al. Prothrombin fragments and thrombotic occlusion of coronary stents. Lancet 337:59–60, 1991

[128] Haude M, Hafner G, Jablonka A et al. Guidance of anticoagulation after intracoronary implantation of Palmaz-Schatz stents by monitoring prothrombin and prothrombin fragment 1 + 2. Am Heart J 130:228–38, 1995

[129] Serruys PW, Strauss BH, Beatt KJ et al. Angiographic follow-up after placement of a self-expanding coronary-artery stent. N Engl J Med 324:13–7, 1991

[130] Görge G, Haude M, Ge J et al. Intravascular ultrasound after low and high inflation pressure coronary artery stent implantation. J Am Coll Cardiol 26:725–30, 1995

[131] Colombo A, Hall P, Nakamura S et al. Intracoronary stenting without anticoagulation accomplished with intravascular ultrasound guidance. Circulation 91:1676–88, 1995

[132] Fischman DL, Leon MB, Baim DS et al. A randomized comparison of coronary-stent placement and balloon angioplasty in the treatment of coronary artery disease. Stent restenosis study investigators. N Engl J Med 331:496–501, 1994

[133] Serruys PW, Jaegere Pd, Kiemeneij F et al. A comparison of balloon-expandable-stent implantation with balloon angioplasty in patients with coronary artery disease. Benestent Study Group. N Engl J Med 331:489–95, 1994

[134] Erbel R, Haude M, Höpp HW et al. Coronary-artery stenting compared with balloon angioplasty for restenosis after initial balloon angioplasty. Restenosis Stent Study Group. N Engl J Med 339:1672–8, 1998

[135] Haude M, Konorza TF, Kalnins U et al. Heparin-coated stent placement for the treatment of stenosis in small coronary arteries of symptomatic patients. Circulation 107:1265–70, 2003

[136] Haude M, Hopp HW, Rupprecht HJ et al. STENT-BY study group. Immediate stent implantation versus conventional techniques for the treatment of abrupt vessel closure or symptomatic dissections after coronary balloon angioplasty. Am Heart J 140:e26, 2000

[137] Verin V, Urban P, Popowski Y et al. Feasibility of intracoronary beta irradiation to reduce restenosis after balloon angioplasty – a clinical pilot study. Circulation 95:1138–44, 1997

[138] Teirstein PS, Massullo V, Jani S et al. Catheter-based radiotherapy to inhibit restenosis after coronary stenting. N Engl J Med 336:1697–703, 1997

[139] Waksman R, White RL, Chan RC et al. Intracoronary gamma-radiation therapy after angioplasty inhibits recurrence in patients with in-stent restenosis. Circulation 101:2165–71, 2000

[140] Leon MB, Teirstein PS, Moses JW et al. Localized intracoronary gamma-radiation therapy to inhibit the recurrence of restenosis after stenting. N Engl J Med 344:250–6, 2001

[141] Baumgart D, Sauerwein W, Naber C et al. Dose finding in intracoronary brachytherapy – consequences from empirical trials. Z Kardiol 91 (Suppl 3):23–30, 2002

[142] Verin V, Popowski Y, Bruyne Bd et al. Dose-Finding Study Group. Endoluminal beta-radiation therapy for the prevention of coronary restenosis after balloon angioplasty. The Dose-Finding Study Group. N Engl J Med 344:243–9, 2001

[143] Urban P, Serruys P, Baumgart D et al. RENO Investigators. A multicentre European registry of intraluminal coronary beta brachytherapy. Eur Heart J 24:604–12, 2003

[144] Naber CK, Baumgart D, Bonan R et al. Intracoronary brachytherapy, a promising treatment option for diabetic patients: Results from a European multicenter registry (RENO). Catheter Cardiovasc Interv 61:173–8, 2004

[145] Morice MC, Serruys PW, Sousa JE et al. RAVEL Study Group. A randomized comparison of a sirolimus-eluting stent with a standard stent for coronary revascularization. N Engl J Med 346:1773–80, 2002

[146] Stone GW, Moses JW, Ellis SG et al. Safety and efficacy of sirolimus- and paclitaxel-eluting coronary stents. N Engl J Med 356:998–1008, 2007

[147] Windecker S, Serruys PW, Wandel S et al. Biolimus-eluting stent with biodegradable polymer versus sirolimus-eluting stent with durable polymer for coronary revascularization (LEADERS): a randomised non-inferiority trial. Lancet 372:1163–73, 2008

[148] Degertekin M, Serruys PW, Tanabe K et al. Long-term follow-up of incomplete stent apposition in patients who received sirolimus-eluting stent for de novo coronary lesions: an intravascular ultrasound analysis. Circulation 108:2747–50, 2003

[149] Hoffmann R, Morice MC, Moses JW et al. Impact of late incomplete stent apposition after sirolimus-eluting stent implantation on 4-year clinical events: intravascular ultrasound analysis from the multicentre, randomised, RAVEL, E-SIRIUS and SIRIUS trials. Heart 94:322–8, 2008

[150] Opolski MP, Pracon R, Mintz GS et al. Relation of drug-eluting stent strut distribution to stent thrombosis in coronary arteries. Am J Cardiol 104:343–8, 2009

[151] Schulz S, Schuster T, Mehilli J et al. Stent thrombosis after drug-eluting stent implantation: incidence, timing, and relation to discontinuation of clopidogrel therapy over a 4 year period. Eur Heart J 30:2714-31, 2009

[152] Park DW, Yun SC, Lee SW et al. Stent thrombosis, clinical events, and influence of prolonged clopidogrel use after placement of drug-eluting stent data from an observational cohort study of drug-eluting versus bare-metal stents. JACC Cardiovasc Interv 1:494–503, 2008

[153] Wijns W. Late stent thrombosis after drug-eluting stent. Seeing is understanding. Circulation 120:364-5, 2009

[154] Cook S, Windecker S. Early stent thrombosis: past, present and future. Circulation 119:657–9, 2009

[155] Rupprath G, Neuhaus KL. Valvuloplasty of congenital aortic stenosis. Herz 13:24–31, 1988

[156] Rupprath G, Neuhaus KL. Percutaneous balloon valvuloplasty for aortic valve stenosis in infancy. Am J Cardiol 55(13 Pt 1):1655–6, 1985

[157] Holmes DR, Nishimura RA, Reeder GS. Aortic and mitral balloon valvuloplasty: emergence of a new percutaneous technique. Int J Cardiol 16:227–33, 1987

[158] Pop T, Erbel R, Henrichs KJ et al. Percutaneous angioplasty of the stenotic aortic valve: results, hemodynamic effects and complications. Z Kardiol 77:337–45, 1988

[159] Sack S, Henrichs KJ, Erbel R et al. Echocardiographic and angiographic evaluation of left ventricular function during percutaneous transluminal aortic valvuloplasty. Cathet Cardiovasc Diagn 26:82–91, 1992

[160] Sack S, Kahlert P, Khandanpour S et al. Revival of an old method with new techniques: balloon aortic valvuloplasty of the calcified aortic stenosis in the elderly. Clin Res Cardiol 97:288–97, 2008

[161] Meier B, Friedli B, Oberhaensli I et al. Trefoil balloon for percutaneous valvuloplasty. Cathet Cardiovasc Diagn 12:277–81, 1986

[162] Meier B, Friedli B, Oberhaensli I. Trefoil balloon for aortic valvuloplasty. Br Heart J 56:292–3, 1986

[163] Andersen HR. History of percutaneous aortic valve prosthesis. Herz 34:343–346, 2009

[164] Lung B, Baron G, Butchart EG et al. Prospective survey of patients with valvular heart disease in Europe: The Euro Heart Survey on Valvular Heart Disease. Eur Heart J 24:1231–43, 2003

[165] Bouma BJ, Brink RBvd, Meulen JHvd et al. To operate or not on elderly patients with aortic stenosis: the decision and its consequences. Heart 82:143-8, 1998

[166] Ross J Jr, Braunwald E. Aortic stenosis. Circulation 38 (1 Suppl):61–7, 1968

[167] Otto CM. Timing of aortic valve surgery. Heart 84:211–8, 2000

[168] Erbel R, Jakob H. Aktueller Stand der interventionellen und chirurgischen Aortenklappenimplantation. Herz 34:339-42, 2009

[169] Cribier A, Eltchaninoff H, Bash A et al. Percutaneous transcatheter implantation of an aortic valve prothesis for calcific aortic stenosis: first human case description. Circulation 106:3006–8, 2002

[170] Sack S, Naber C, Kahlert P et al. Die perkutane Herzklappenimplantation in Aortenposition. Herz 30:433–7, 2005

[171] Cribier A, Litzler PY, Eltchaninoff H et al. Technique of transcatheter aortic valve implantation with the Edwards-Sapien heart valve using the transfemoral approach. Herz 34:347–356, 2009

[172] Sack S, Schofer J. Transcatheter based aortic valve implantation and future technologies. Herz 34:357–366, 2009

[173] Al-Attar N, Nataf P. Development of aortic valve implantation. Herz 34:367–373, 2009

[174] Bleiziffer S, Bauernschmitt R, Ruge H et al. Kathetergestützte Aortenklappenimplantation aus chirurgischer Sicht. Herz 34:374–380, 2009

[175] Wendt D, Eggebrecht H, Kahlert P et al. Successful transapical aortic valve implantation four weeks before 97th birthday. Interact Cardiovasc Thorac Surg 8:684–6, 2009

[176] Wendt D, Eggebrecht H, Kahlert P et al. Erfahrungen und Lernkurve mit der transapikalen Aortenklappenimplantation. Herz 34:388–397, 2009

[177] Walther T, Dewey T, Borger MA et al. Transapical aortic valve implantation: step by step. Ann Thorac Surg 87:276–83, 2009

[178] Falk V, Schwammenthal EE, Kempfert J et al. New anatomically oriented transapical aortic valve implantation. Ann Thorac Surg 87:925–6, 2009

[179] Ye J, Cheung A, Lichtenstein SV et al. Transapical transcatheter aortic valve implantation: 1-year outcome in 26 pa-

tients. J Thorac Cardiovasc Surg 137:167–73, 2009
[180] Webb JG, Munt B, Makkar RR et al. Percutaneous stent-mounted valve for treatment of aortic or pulmonary valve disease. Catheter Cardiovasc Interv 63:89–93, 2004
[181] Webb JG, Altwegg L, Boone RH et al. Transcatheter aortic valve implantation: impact on clinical and valve-related outcomes. Circulation 119:3009–16, 2009
[182] Grube E, Laborde JC, Zickmann B et al. First report on a human percutaneous transluminal implantation of a self-expanding valve prosthesis for interventional treatment of aortic valve stenosis. Catheter Cardiovasc Interv 66:465–9, 2005
[183] Grube E, Schuler G, Buellesfeld L et al. Percutaneous aortic valve replacement for severe aortic stenosis in high-risk patients using the second- and current third-generation self-expanding CoreValve prosthesis: device success and 30-day clinical outcome. J Am Coll Cardiol 50:69–76, 2007
[184] Piazza N, Grube E, Gerckens U et al. Procedural and 30-day outcomes following transcatheter aortic valve implantation using the third generation (18 Fr) CoreValve revalving system: results from the multicentre, expanded evaluation registry 1-year following CE mark approval. EuroIntervention 4:242–9, 2008
[185] Kälsch H, Sack S, Erbel R et al. Acute massive pulmonary embolism detected with angiography and intravascular ultrasound treated by pulmonary embolectomy. The hybrid concept. Herz 31:366–7, 2006
[186] Jakob H, Tsagakis K, Szabo A et al. Rapid and safe direct cannulation of the true lumen of the ascending aorta in acute type A aortic dissection. J Thorac Cardiovasc Surg 134:244–5, 2007
[187] Bonhoeffer P, Boudjemline Y, Oureshi SA et al. Percutaneous insertions of the pulmonary valve. J Am Coll Cardiol 39:1664–9, 2002
[188] Frigiola A, Nordmeyer J, Bonhoeffer P. Percutaneous pulmonary valve replacement. Coron Artery Dis 20:189–91, 2009
[189] Lurz P, Gaudin R, Taylor AM et al. Percutaneous pulmonary valve implantation. Semin Thorac Cardiovasc Surg Pediatr Card Surg Annu 112–7, 2009
[190] Comas GM, Widmann WD, Hardy MA. The legacy of Sir Henry Souttar: pioneer of the first mitral valvulotomy. Curr Surg 63:476–81, 2006
[191] Effert S. Pre- and postoperative evaluation of mitral stenosis by ultrasound. Am J Cardiol 19:59–65, 1967
[192] Matsuura Y, Fukunaga S, Ishihara H et al. Mechanics of percutaneous balloon valvotomy for mitral valvular stenosis. Heart Vessels 4:179–83, 1988
[193] Inoue K. Percutaneous transvenous mitral commissurotomy (PTMC) by using Inoue-balloon. Kyobu Geka 42 (Suppl 8):596–602, 1989
[194] Hernández García JM, Castillo Castro JL, Alonso Briales JH et al. Actuarial follow-up after percutaneous mitral valvulotomy. Incidence and event-predicting factors. Rev Esp Cardiol 52:503–11, 1999
[195] Miche E, Bogunovic N, Fassbender D et al. Predictors of unsuccessful outcome after percutaneous mitral valvulotomy including a new echocardiographic scoring system. J Heart Valve Dis 5:430–5, 1996
[196] Padial LR, Freitas N, Sagie A et al. Echocardiography can predict which patients will develop severe mitral regurgitation after percutaneous mitral valvulotomy. Am Coll Cardiol 27:1225–31, 1996
[197] Schofer J, Siminiak T, Haude M et al. Percutaneous Mitral Annuloplasty for Functional Mitral Regurgitation. Results of the CARILLON Mitral Annuloplasty Device European Union Study. Circulation 120: 326-333, 2009
[198] Silvestry FE, Rodriguez LL, Herrmann HC et al. Echocardiographic guidance and assessment of percutaneous repair for mitral regurgitation with the Evalve MitraClip: lessons learned from EVEREST I. J Am Soc Echocardiogr 20:1131–40, 2007
[199] Sack S, Kahlert P, Erbel R. Percutaneous mitral valve: A non-stented coronary sinus device for the treatment of functional mitral regurgitation in heart failure patients. Minim Invasive Ther Allied Technol 18:156–163, 2009
[200] Herrmann HC, Rohatgi S, Wasserman HS et al. Mitral valve hemodynamic effects of percutaneous edge-to-edge repair with the MitraClip device for mitral regurgitation. Catheter Cardiovasc Interv 68:821–8, 2006

[201] Bonis Md, Lapenna E, La Canna G et al. Mitral valve repair for functional mitral regurgitation in end-stage dilated cardiomyopathy: role of the „edge-to-edge" technique. Circulation 112 (9 Suppl):I402–8, 2005

[202] Yang Y, Bartel T, Caspari G et al. Echocardiographic detection of coronary artery fistula into the pulmonary artery. Eur J Echocardiogr 2:292–4, 2001

[203] Oldenburg O, Philipp T, Forsting M et al. Percutaneous, catheter-based coil embolization of coronary fistula: determination of hemodynamic relevance. J Interv Cardiol 16:343–6, 2003

[204] Kim MS, Casserly IP, Garcia JA et al. Percutaneous transcatheter closure of prosthetic mitral paravalvular leaks: are we there yet? JACC Cardiovasc Interv 2:81–90, 2009

[205] Turi ZG. Fitting a round plug in a crescent-shaped hole: the percutaneous approach to paravalvular leaks. Catheter Cardiovasc Interv 73:842–3, 2009

[206] Pate GE, Al Zubaidi A, Chandavimol M et al. Percutaneous closure of prosthetic paravalvular leaks: case series and review. Catheter Cardiovasc Interv 68:528–33, 2006

[207] Uppstrom EL, Kern MJ, Mezei L et al. Balloon catheter closure of patent foramen ovale complicating right ventricular infarction: improvement of hypoxia and intracardiac venous shunting. Am Heart J 116:1092–7, 1988

[208] Engelhardt W, Messmer BJ, Bernuth Gv. Transient transcatheter balloonclosure of patent foramen ovale following surgical repair of critical pulmonary stenosis. Thorac Cardiovasc Surg 38:377–8, 1990

[209] Ende DJ, Chopra PS, Rao PS. Transcatheter closure of atrial septal defect or patent foramen ovale with the buttoned device for prevention of recurrence of paradoxic embolism. Am J Cardiol 78:233–6, 1996

[210] Windecker S, Wahl A, Chatterjee T et al. Percutaneous closure of patent foramen ovale in patients with paradoxical embolism: long-term risk of recurrent thromboembolic events. Circulation 101:893–8, 2000

[211] Wahl A, Tai T, Praz F et al. Late results after percutaneous closure of patent foramen ovale for secondary prevention of paradoxical embolism using the Amplatzer PFO occluder without intraprocedural echocardiography: effect of device size. JACC Cardiovasc Interv 2:116–23, 2009

[212] Walsh KP, Wilmshurst PT, Morrison WL. Transcatheter closure of patent foramen ovale using the Amplatzer septal occluder to prevent recurrence of neurological decompression illness in divers. Heart 81:257–61, 1999

[213] Bartel T, Konorza T, Arjumand J et al. Intracardiac echocardiography is superior to conventional monitoring for guiding device closure of interatrial communications. Circulation 107:795–7, 2003

[214] Wahl A, Praz F, Stinimann J et al. Safety and feasibility of percutaneous closure of patent foramen ovale without intra-procedural echocardiography in 825 patients. Swiss Med Wkly 138:567–72, 2008

[215] Ruiz CE, Kipshidze N, Chiam PT et al. Feasibility of patent foramen ovale closure with no-device left behind: first-in-man percutaneous suture closure. Catheter Cardiovasc Interv 71:921–6, 2008

[216] Wahl A, Praz F, Findling O et al. Percutaneous closure of patent foramen ovale for migraine headaches refractory to medical treatment. Catheter Cardiovasc Interv 74:124–9, 2009

[217] Kuhn H, Loogen F. Use of beta-receptor blockaders in hypertrophic obstructive cardiomyopathy (HOCM). Internist (Berl) 19:527–31, 1978

[218] Schulte HD, Bircks W, Körfer R et al. Surgical aspects of typical subaortic and atypical midventricular hypertrophic obstructive cardiomyopathy (HOCM). Thorac Cardiovasc Surg 29:375–80, 1981

[219] Kuhn H, Gietzen F, Leuner C et al. Induction of subaortic septal ischaemia to reduce obstruction in hypertrophic obstructive cardiomyopathy. Studies to develop a new catheter-based concept of treatment. Eur Heart J 18:846–51, 1997

[220] Inoue H, Waller BF, Zipes DP. Intracoronary ethyl alcohol or phenol injection ablates aconitine-induced ventricular tachycardia in dogs. J Am Coll Cardiol 10:1342–9, 1987

[221] Kay GN, Epstein AE, Bubien RS et al. Intracoronary ethanol ablation for the treatment of recurrent sustained ventricular tachycardia. J Am Coll Cardiol 19:159–68, 1992

[222] Sigwart U. Non-surgical myocardial reduction for hypertrophic obstructive cardiomyopathy. Lancet 346:211–4, 1995

[223] Gietzen F, Leuner C, Gerenkamp T et al. Katheterinterventionelle Therapie der hypertrophisch obstruktiven Kardiomyopathie durch Alkoholablation des ersten Septalastes der linken Koronararterie. Z Kardiol (Suppl 2):3, 1996

[224] Seggewiss H, Gleichmann U, Fassbender D et al. Catheter treatment of hypertrophic cardiomyopathy: acute hemodynamic and clinical results. Circulation 94 (Suppl 1):617, 1996

[225] Kuhn HJ. Induced septal infarction/non-surgical septal reduction for hypertrophic obstructive cardiomyopathy. Circulation 97:708–9, 1998

[226] Kuhn H, Seggewiss H, Gietzen FH et al. Catheter-based therapy for hypertrophic obstructive cardiomyopathy. First in-hospital outcome analysis of the German TASH Registry. Z Kardiol 93:23–31, 2004

[227] Kuhn H, Lawrenz T, Lieder F et al. Survival after transcoronary ablation of septal hypertrophy in hypertrophic obstructive cardiomyopathy (TASH): a 10 year experience. Clin Res Cardiol 97:234–43, 2008

[228] Faber L, Seggewiss H, Gietzen FH et al. Catheter-based septal ablation for symptomatic hypertrophic obstructive cardiomyopathy: follow-up results of the TASH-registry of the German Cardiac Society. Z Kardiol 94:516–23, 2005

[229] Lawrenz T, Lieder F, Bartelsmeier M et al. Predictors of complete heart block after transcoronary ablation of septal hypertrophy: results of a prospective electrophysiological investigation in 172 patients with hypertrophic obstructive cardiomyopathy. J Am Coll Cardiol 49:2356–63, 2007

[230] Konorza TFM, Kaelsch H, Elstermann v. Elster C et al. Interventionelle Behandlung der Hypertrophen Obstruktiven Kardiomyopathie mit einer neuen Generation von Mikrosphären. Clin Res Cardiol 98, V650, 2009

[231] Singer MI, Rowen M, Dorsey TJ. Transluminal aortic balloon angioplasty for coarctation of the aorta in the newborn. Am Heart J 103:131–2, 1982

[232] D'Souza VJ, Velasquez G, Weesner KM et al. Transluminal angioplasty of aortic coarctation with a two-balloon technique. Am J Cardiol 54:457–8, 1984

[233] Attia IM, Lababidi ZA. Early results of balloon angioplasty of native aortic coarctation in young adults. Am J Cardiol 61:930–1, 1988

[234] Erbel R, Sievert H, Bussmann WD et al. Aortic isthmus stenoses-dilatation in adulthood. A German cooperative study. Z Kardiol 77:797–804, 1988

[235] McCrindle BW, Jones TK, Morrow WR et al. Acute results of balloon angioplasty of native coarctation versus recurrent aortic obstruction are equivalent. Valvuloplasty and Angioplasty of Congenital Anomalies (VACA) Registry Investigators. J Am Coll Cardiol 28:1810–7, 1996

[236] Rao PS, Koscik R. Validation of risk factors in predicting recoarctation after initially successful balloon angioplasty for native aortic coarctation. Am Heart J 130:116–21, 1995

[237] Erbel R, Bednarczyk I, Pop T et al. Detection of dissection of the aortic intima and media after angioplasty of coarctation of the aorta. An angiographic, computer tomographic, and echocardiographic comparative study. Circulation 81:805–14, 1990

[238] Erbel R, Görge G, Gerber T et al. Dissection following balloon angioplasty of aortic coarctation: review of the literature. I Interv Cardiol 5:99–109, 1992

[239] Rao PS. Aortic rupture after balloon angioplasty of aortic coarctation. Am Heart J 125:1205–6, 1993

[240] Aydogan U, Dindar A, Gurgan L et al. Late development of dissection aneurysm following balloon angioplasty of native aortic coarctation. Cathet Cardiovasc Diagn 36:226–9, 1995

[241] Ozawa A, Predescu D, Chaturvedi R et al. Cutting balloon angioplasty for aortic coarctation. J Invasive Cardiol 21:295–9, 2009

[242] Bulbul ZR, Bruckheimer E, Love JC et al. Implantation of balloon-expandable stents for coarctation of the aorta: implantation data and short-term results. Cathet Cardiovasc Diagn 39:36–42, 1996

[243] Suárez de Lezo J, Pan M, Romero M et al. Balloon-expandable stent repair of severe coarctation of aorta. Am Heart J 129:1002–8, 1995

[244] Fletcher SE, Cheatham JP, Froeming S. Aortic aneurysm following primary balloon angioplasty and secondary endovascular stent placement in the treatment of native coarctation of the aorta. Cathet Cardiovasc Diagn 44:40–4, 1998

[245] Suárez de Lezo J, Pan M, Romero M et al. Immediate and follow-up findings after stent treatment for severe coarctation of aorta. Am J Cardiol 83:400–6, 1999

[246] Forbes TJ, Moore P, Pedra CA et al. Intermediate follow-up following intravascular stenting for treatment of coarctation of the aorta. Catheter Cardiovasc Interv 70:569–77, 2007

[247] Golden AB, Hellenbrand WE. Coarctation of the aorta: stenting in children and adults. Catheter Cardiovasc Interv 69:289–99, 2007

[248] Mahadevan VS, Vondermuhll IF, Mullen MJ. Endovascular aortic coarctationstenting in adolescents and adults: angiographic and hemodynamic outcomes. Catheter Cardiovasc Interv 67:268–75, 2006

[249] Kay JD, Chan KC. Aortic pseudo aneurysm complicating coarctation stenting successfully treated with a PTFE balloon expandable covered stent. Congenit Heart Dis 3:209–12, 2008

[250] Börner N, Erbel R, Braun B et al. Diagnosis of aortic dissection by transoesophageal echocardiography. Am J Cardiol 54:1157–8, 1984

[251] Erbel R, Börner N, Steller D et al. Detection of aortic dissection by transoesophageal echocardiography. Br Heart J 58:45–51, 1987

[252] Erbel R, Engberding R, Daniel W et al. Echocardiography in diagnosis of aortic dissection. Lancet 1:457–61, 1989

[253] Seybold-Epting W, Meyer J, Hallman GL et al. Surgical treatment of acute dissection of the ascending aorta (author's transl). Thoraxchir Vask Chir 23:187–91, 1975

[254] Matsumura JS, Katzen BT, Sullivan TM et al. Excluder Bifurcated Endoprothesis Investigators. Predictors of survival following open and endovascular repair of abdominal aortic aneurysms. Ann Vasc Surg 23:153–8, 2009

[255] Razavi M, Semba C, Dake M. Stents match surgery in treating aortic aneurysms. Diagn Imaging (San Franc) 20:54–6, 1998

[256] Demers P, Miller C, Scott Mitchell R et al. Chronic traumatic aneurysms of the descending thoracic aorta: mid-term results of endovascular repair using first and second-generation stent-grafts. Eur J Cardiothorac Surg 25:394–400, 2004

[257] Conrad MF, Cambria RP. Contemporary management of descending thoracic and thoracoabdominal aortic aneurysms: endovascular versus open. Circulation 117:841–52, 2008

[258] Nesser HJ, Eggebrecht H, Baumgart D et al. Emergency stent-graft placement for impending rupture of the descending thoracic aorta. J Endovasc Ther 9 (Suppl 2):II72–8, 2002

[259] Buhr C, Eggebrecht H, Erbel R. Percutaneous occlusion of posttraumatic aortic arch pseudoaneurysm by catheter-based delivery of thrombin. Catheter Cardiovasc Interv 70:713–7, 2007

[260] Seo Y, Kaneko M, Kato M et al. Transcatheter stent-graft implantation for the treatment of acute aortic dissection – rupture of aneurysm because of perigraft leakage. Jpn J Thorac Cardiovasc Surg 46:179–84, 1998

[261] Dake MD, Kato N, Mitchell RS et al. Endovascular stent-graft placement for the treatment of acute aortic dissection. N Engl J Med 340:1546–52, 1999

[262] Nienaber CA, Fattori R, Lund G et al. Nonsurgical reconstruction of thoracic aortic dissection by stent-graft placement. N Engl J Med 340:1539–45, 1999

[263] Eggebrecht H, Nienaber CA, Neuhäuser M et al. Endovascular stent-graft placement in aortic dissection: a meta-analysis. Eur Heart J 27:489–98, 2006

[264] Erbel R, Oelert H, Meyer J et al. Effect of medical and surgical therapy on aortic dissection evaluated by transesophageal echocardiography. Implications for prognosis and therapy. The European Cooperative Study Group on Echocardiography. Circulation 87:1604–15, 1993

[265] Huptas S, Mehta RH, Kühl H et al. Aortic remodeling in type B aortic dissection: effects of endovascular stent-graft repair and medical treatment on true and false lumen volumes. Endovasc Ther 16:28–38, 2009

[266] Eggebrecht H, Kahlert P, Kaiser GM et al. Technical Development and Initial Animal Experience with a Novel Uncovered

Self-Expanding, Highly Flexible Aortic Stent Prothesis with Improved Side Branch Access. J Endovasc Ther 16:539-45, 2009
[267] Eggebrecht H, Mehta RH, Metozounve H et al. Clinical implications of systemic inflammatory response syndrome following thoracic aortic stent-graft placement. J Endovasc Ther 15:135–43, 2008
[268] Kuehl H, Eggebrecht H, Boes T et al. Detection of inflammation in patients with acute aortic syndrome: comparison of FDG-PET/CT imaging and serological markers of inflammation. Heart 94:1472–7, 2008
[269] Eggebrecht H, Mehta RH, Dechene A et al. Aortoesophageal fistula after thoracic aortic stent-graft placement: a rare but catastrophic complication of a novel emerging technique. JACC Cardiovasc Interv 2:570–6, 2009
[270] Eggebrecht H, Pamler R, Zipfel B et al. Stent-graft implantation in the thoracic aorta. Results of an interdisciplinary survey in Germany. Dtsch Med Wochenschr 131:730–4, 2006
[271] Eggebrecht H, Kühl H, Kaiser GM et al. Feasibility of real-time magnetic resonance-guided stent-graft placement in a swine model of descending aortic dissection. Eur Heart J 27:613–20, 2006
[272] Benichoux R. The surgical treatment of massive pulmonary embolism; report of 22 cases of Trendelenburg's operation. J Int Chir 11:464–91, 1951
[273] Crafoord C, Benichoux R. The surgical treatment of massive embolism of the pulmonary artery. Rev Med Nancy 77:523–45, 1952
[274] Cooley DA, Beall AC Jr, Alexander JK. Acute massive pulmonary embolism. Successful surgical treatment using temporary cardiopulmonary bypass. JAMA 177:283–6, 1961
[275] Cooley DA, Beall AC Jr. Surgical treatment of acute massive pulmonary embolism using temporary cardiopulmonary bypass. Dis Chest 41:102–4, 1962
[276] Rosenberg DM, Ekman PJ, Pearce CW. Surgical treatment of massive pulmonary embolism with the use of extracorporeal circulation. J Cardiovasc Surg (Torino) 3:428–35, 1962
[277] Beall AC Jr, Cooley DA. Use of cardiopulmonary bypass for resuscitation and treatment of acute massive pulmonary embolism. Pac Med Surg 75:67–70, 1967
[278] Taguchi K, Okumori M, Kay JH. Treatment of massive pulmonary embolism with pulmonary artery aspiration employing cardiopulmonary bypass. An experimental study. J Thorac Cardiovasc Surg 59:645–54, 1970
[279] Miller GA, Sutton GC, Kerr IH et al. Comparison of streptokinase and heparin in treatment of isolated acute massive pulmonary embolism. Br Med J 2:681–4, 1971
[280] Renkes-Hegendörfer U, Hermann K. Successful treatment of a case of fulminant massive pulmonary embolism with streptokinase. Circulation 77:253–60, 1988
[281] Greenfield LJ, Elkins RC, Brown PP. Treatment of acute massive pulmonary embolism by transvenous catheter embolectomy and a new filter device. Bull Soc Int Chir 34:57–60, 1975
[282] Nakao M, Haruna H, Okamura M et al. Surgical treatment of massive pulmonary embolism – an experience of using ECMO in cardiopulmonary failure. Kyobu Geka 40:721–5, 1987
[283] Cuccia C, Campana M, Franzoni P et al. Effectiveness of intravenous rtPA in the treatment of massive pulmonary embolism and right heart thromboembolism. Am Heart J 126:468–72, 1993
[284] Sigmund M, Rubart M, Vom Dahl J et al. Successful treatment of massive pulmonary embolism by combined mechanical and thrombolytic therapy. J Interv Cardiol 4:63–8, 1991
[285] Tomkowski W, Borowiec B, Hajduk B et al. Low doses of rtPA administered as a bolus in treatment of clinically acute massive pulmonary embolism. Pneumonol Alergol Pol 64 (Suppl 2):161–5, 1996
[286] Uflacker R, Strange C, Vujic I. Massive pulmonary embolism: preliminary results of treatment with the Amplatz thrombectomy device. J Vasc Interv Radiol 7:519–28, 1996
[287] Schmitz-Rode T, Janssens U, Duda SH et al. Massive pulmonary embolism: percutaneous emergency treatment by pigtail rotation catheter. J Am Coll Cardiol 36:375–80, 2000
[288] Taskinen P, Mosorin M, Lepojrvi M. Treatment of massive pulmonary embolism

through embolectomy. Duodecim 120:1256–60, 2004
[289] Zeni PT Jr, Blank BG, Peeler DW. Use of rheolytic thrombectomy in treatment of acute massive pulmonary embolism. J Vasc Interv Radiol 14:1511–5, 2003
[290] Kadner A, Schmidli J, Schönhoff F et al. Excellent outcome after surgical treatment of massive pulmonary embolism in critically ill patients. J Thorac Cardiovasc Surg 136:448–51, 2008
[291] Pieri S, Agresti P. Hybrid treatment with angiographic catheter in massive pulmonary embolism: mechanical fragmentation and fibrinolysis. Radiol Med 112:837–49, 2007
[292] Barbosa MA, Oliveira DC, Barbosa AT et al. Treatment of massive pulmonary embolism by percutaneous fragmentation of the thrombus. Arq Bras Cardiol 88:279–84, 2007
[293] Kälsch H, Sack S, Erbel R et al. Acute massive pulmonary embolism detected with angiography and intravascular ultrasound treated by pulmonary embolectomy. The hybrid concept. Herz 31:366–7, 2006
[294] Konorza T, Plicht B, Aidonidis G et al. Percutaneous dilatation of the pulmonary arteries and combined selective lysis with urokinase and heparin as a new treatment option in patients with chronic embolic lung embolism. EuroIntervention, 5:E-62, 2009
[295] Erbel R, Konorza T, Haude M et al. Future of interventional cardiology in the treatment of coronary atery disease. Herz 27:471–480, 2002
[296] Wieneke H, Dirsch O, Sawitowski T et al. Synergistic Effects of a Novel Nanoporous Stent Coating and Tacrolimus on Intima Proliferation in Rabbits. Cath Cardiovasc Interv 60:399–407, 2003
[297] Tunstall-Pedoe H, Vanuzzo D, Hobbs M et al. Estimation of contribution of changes in coronary care to improving survival, event rates, and coronary heart disease mortality across the WHO MONICA Project populations. Lancet 355:688–700, 2000

2 Untersuchungsvorbereitung

[1] Hamm CW et al. Leitlinie Diagnostische Herzkatheteruntersuchung. Clin Res Cardiol 2008; 97:475–512
[2] Bonzel T et al. Leitlinie Perkutane Koronarinterventionen (PCI), Clin Res Cardiol 2008, 97:513–547
[3] Campeau L. Grading of angina pectoris. Circulation 1976; 54:522–3
[4] Hamm CW, Braunwald E. A classification of unstable angina revisited. Circulation 2000; 102; 118–122
[5] The Criteria Committee of the New York Heart Association, Inc. (Kossmann CE, chairman). Nomenclature and criteria for diagnosis. In: Diseases of the heart and blood vessels, 6th ed. Boston, Little, Brown & Company, 1964:110–4
[6] Gueant-Rodriguez RM, Romano A, Barbaud A et al. Hypersensitivity reactions to iodinated contrast media, Curr Pharm Des 2006; 12/29:3359–72
[7] Hamasaki O, Nakahara T, Katoh Y et al. Experience of cerebral angiography using gadolinium for renal insufficiency. No To Shinkei 55:167–71, 2003
[8] Strunk HM, Schild H. Actual clinical use of gadolinium-chelates for non MRI applications. Eur Radiol 14:1055–62, 2004
[9] Kälsch H, Kälsch T, Eggebrecht H et al. Gadolinium-based coronary angiography in patients with contraindication for iodinated x-ray contrast medium: A word of caution. J Interv Cardiol 21:167–74, 2008
[10] Hammer FD, Goffette PP, Malaise J et al. Gadolinium dimeglumine: An alternative contrast agent for digital subtraction angiography. Eur Radiol 9:128–36, 1999
[11] Albrecht T, Dawson P. Gadolinium-DTPA as x-ray contrast media in clinical studies. Br J Radiol 73:878–82, 2000
[12] Gupta R, Uretsky BF. Gadodiamide-based coronary angiography in a patient with severe renal insufficiency. J Interv Cardiol 18:379–83, 2005
[13] Briguori C, Colombo A, Airoldi F et al. Gadolinium-based contrast agents and nephrotoxicity in patients undergoing coronary artery procedures. Cath Cardiovasc Interv 67:175–80, 2006
[14] Bartolini ME, Pekar J, Chettle D et al. An investigation of the toxicity of gadolinium based MRI contrast agents using neu-

tron activation analysis. J Magn Reson Imaging 21:541–44, 2003
[15] Nelson KL, Gifford LM, Lauber-Huber C et al. Clinical safety of gadopentetate dimeglumine. Radiology 196:439–43, 1995
[16] Tishler S, Hoffman JC. Anaphylactoid reactions to i.v. gadopentetate dimeglumine. Am J Neuroradiol 11:1167–9, 1990
[17] Arzneimittelkommission der deutschen Ärzteschaft, Drug Safety Mail 2010 114 vom 10.09.2010, www.akdae.de/arzneimittelsicherheit/DSM/archiv/2010.14.html (letzter Aufruf 06.12.2010)
[18] Bartorelli AL, Marenzi G. Contrast-Induced Nephropathy. J Interven Cardiol 21:74–85, 2008
[19] Cox CD, Tsikouris P. Preventing Contrast Nephropathy: What is the best strategy? A review of the literature. J Clin Pharmacol 44:327–337, 2004
[20] Matuszczyk A, Hahn S, Böse D et al. Gadolinium as an alternative contrast agent during cardiac catheterization in patient with iodine-induced hyperthyreoidism. Exp Clin Endocrinol Diabetes 114:336–8, 2006
[21] Naber CK et al. Prophylaxe der infektiösen Endokarditis. Kardiologe 1:243–50, 2007
[22] Wijns W, Kolh P, Danchin N et al. Guidelines on myocardial revascularization. Eur Heart J, doi:10.1093/eurheartj/ehq277, 2010

3 Punktionstechniken und Verschlusssysteme

[1] Schnyder G. et al. Common Femoral Artery Anatomy Is Influenced by Demographics and Comorbidity: Implications for Cardiac and Peripheral Invasive Studies. Cathet Cardiovasc Intervent 2001;53:289–295
[2] Dotter CT, Rösch J, Robinson M. Fluoroscopic guidance in femoral artery puncture. Radiology 1978;127:266–7
[3] Bashore TM et al. Cardiac catheterization laboratory standards: a report of the American College of Cardiology Task Force on Clinical Expert Consensus Documents (ACC/SCA & I Committee to Develop an Expert Consensus Document on Cardiac Catheterization Laboratory Standards). J Am Coll Cardiol 2001; 37:2170–214
[4] Kahlert P et al. A modified „preclosure technique" after percutaneous aortic valve replacement. Catheter Cardiovasc Interv 2008;72:877-84
[5] Duffin DC et al. Femoral arterial puncture management after percutaneous coronary procedures: a comparison of clinical outcomes and patient satisfaction between manual compression and two different vascular closure devices. J Invasive Cardiol 2001;13:354–62
[6] Eggebrecht H et al. Impact of gender on femoral access complications secondary to application of a collagen-based vascular closure device. J Invasive Cardiol 2004;16:247–50
[7] Rao AK et al. Thrombolysis in myocardial infarction (TIMI) trial – phase I: hemorrhagic manifestations and changes in plasma fibrinogen and the fibrinolytic system in patients treated with recombinant tissue plasminogen activator and streptokinase. J Am Coll Cardiol 1988;11:1–11
[8] The GUSTO investigators. An international randomized trial comparing four thrombolytic strategies for acute myocardial infarction. N Engl J Med 1993; 329:673–682
[9] Serebruany VL, Atar D. Assessment of bleeding events in clinical trials – proposal of a new classification. Am J Cardiol 2007;99:288–90
[10] Chan YC, Morales JP, Reidy JF et al. Management of spontaneous and iatrogenic retroperitoneal haemorrhage: conservative management, endovascular intervention or open surgery? Int J Clin Pract 2008;62: 1604–13
[11] Babu SC, Piccorelli GO, Shah PM et al. Incidence and results of arterial complications among 16,350 patients undergoing cardiac catheterization. J Vasc Surg 1989;10:113–6
[12] Brophy DP, Sheiman RG, Amatulle P et al. Iatrogenic femoral pseudoaneurysms: thrombin injection after failed US-guided compression. Radiology 2000;214:278–82
[13] Brummer U, Salcuni M, Salvati F et al. Repair of femoral postcatheterization pseudoaneurysm and arteriovenous fistula with percutaneous implantation of endovascular stent. Nephrol Dial Transplant 2001;16:1728–9

[14] Carroll JF, Moskowitz KA, Edwards NM et al. Immunologic assessment of patients treated with bovine fibrin as a hemostatic agent. Thromb Haemost 1996;76:925–31

[15] Chatterjee T, Do DD, Kaufmann U et al. Ultrasound-guided compression repair for treatment of femoral artery pseudoaneurysm: acute and follow-up results. Cathet Cardiovasc Diagn 1996;38:335–40

[16] Cope C, Zeit R. Coagulation of aneurysms by direct percutaneous thrombin injection. AJR Am J Roentgenol 1986;147:383–7

[17] Dangas G, Mehran R, Kokolis S et al. Vascular complications after percutaneous coronary interventions following hemostasis with manual compression versus arteriotomy closure devices. J Am Coll Cardiol 2001;38:638–41

[18] Dorion RP, Hamati HF, Landis B et al. Risk and clinical significance of developing antibodies induced by topical thrombin preparations. Arch Pathol Lab Med 1998;122:887–94

[19] Feld R, Patton GM, Carabasi RA et al. Treatment of iatrogenic femoral artery injuries with ultrasound-guided compression. J Vasc Surg 1992;16:832–40

[20] Fellmeth BD, Baron SB, Brown PR et al. Repair of postcatheterization femoral pseudoaneurysms by colour flow ultrasound guided compression. Am Heart J 1992;123:547–51

[21] Fellmeth BD, Roberts AC, Bookstein JJ et al. Postangiographic femoral artery injuries: nonsurgical repair with US-guided compression. Radiology 1991;178:671–5

[22] Ferguson JD, Whatling PJ, Martin V et al. Ultrasound guided percutaneous thrombin injection of iatrogenic femoral artery pseudoaneurysms after coronary angiography and intervention. Heart 2001;85:E5

[23] Görge G, Kunz T. Management of complex two chamber false aneurysms by thrombin injections. Heart 2003; 89:564–5

[24] Görge G, Kunz T. Thrombin injection for treatment of false aneurysms after failed compression therapy in patients on full-dose antiplatelet and heparin therapy. Catheter Cardiovasc Interv 2003;58:505–9

[25] Görge G, Kunz T, Kirstein M. Non-surgical therapy of iatrogenic false aneurysms. Dtsch Med Wochenschr 2003;128:36–40

[26] Görge G, Kunz T, Kirstein M. A prospective study on ultrasound-guided compression therapy of thrombin injection for treatment of iatrogenic false aneurysms in patients receiving full-dose anti-platelet therapy. Z Kardiol 2003; 92:564–70

[27] Hanson JM, Atri M, Power N. Ultrasound guided thrombin injection of iatrogenic groin pseudoaneurysm: Doppler features and technical tips. Br J Radiol 2008;81:154–63

[28] Heis HA, Bani-Hani KE, Elheis MA et al. Postcatherization femoral artery pseudoaneurysms: therapeutic options: A case-controlled study. Int J Surg 2008;6:214–9

[29] Jain SP, Roubin GS, Iyer SS et al. Closure of an iatrogenic femoral artery pseudoaneurysm by transcutaneous coil embolization. Cathet Cardiovasc Diagn 1996;39:317–9

[30] Kang SS, Labropoulos N, Mansour MA et al. Percutaneous ultrasound guided thrombin injection: a new method for treating postcatheterization femoral pseudoaneurysms. J Vasc Surg 1998;27:1032–8

[31] Kent KC, McArdle CR, Kennedy B et al. Accuracy of clinical examination in the evaluation of femoral false aneurysm and arteriovenous fistula. Cardiovasc Surg 1993;1:504–7

[32] Krueger K, Zaehringer M, Strohe D et al. Postcatheterization pseudoaneurysm: results of US-guided percutaneous thrombin injection in 240 patients. Radiology 2005;236:1104–10

[33] Lumsden AB, Miller JM, Kosinski AS et al. A prospective evaluation of surgically treated groin complications following percutaneous cardiac procedures. Am Surg 1994;60:132–7

[34] Maleux G, Hendrickx S, Vaninbroukx J et al. Percutaneous injection of human thrombin to treat iatrogenic femoral pseudoaneurysms: short- and midterm ultrasound follow-up. Eur Radiol 2003;13:209–12

[35] Omoigui NA, Califf RM, Pieper K et al. Peripheral vascular complications in the Coronary Angioplasty Versus Excisional Atherectomy Trial (CAVEAT-I). J Am Coll Cardiol 1995;26:922–30

[36] Ortel TL, Charles LA, Keller FG et al. Topical thrombin and acquired coagulation factor inhibitors: clinical spectrum and laboratory diagnosis. Am J Hematol 1994;45:128–35
[37] Ortel TL, Moore KD, Quinn-Allen MA et al. Inhibitory anti-factor V antibodies bind to the factor V C2 domain and are associated with hemorrhagic manifestations. Blood 1998;91:4188–96
[38] Owen RJ, Haslam PJ, Elliott ST et al. Percutaneous ablation of peripheral pseudoaneurysms using thrombin: a simple and effective solution. Cardiovasc Intervent Radiol 2000;23:441–6
[39] Paulson EK, Nelson RC, Mayes CE et al. Sonographically guided thrombin injection of iatrogenic femoral pseudoaneurysms: further experience of a single institution. AJR Am J Roentgenol 2001;177:309–16
[40] Paulson EK, Sheafor DH, Kliewer MA et al. Treatment of iatrogenic femoral arterial pseudoaneurysms: comparison of US-guided thrombin injection with compression repair. Radiology 2000;215:403–8
[41] Perkins JM, Gordon AC, Magee TR et al. Duplex-guided compression of femoral artery false aneurysms reduces the need for surgery. Ann R Coll Surg Engl 1996;78:473–5
[42] Pope M, Johnston KW. Anaphylaxis after thrombin injection of a femoral pseudoaneurysm: recommendations for prevention. J Vasc Surg 2000;32:190–1
[43] Powell A, Benenati JF, Becker GJ et al. Percutaneous ultrasound-guided thrombin injection for the treatment of pseudoaneurysms. J Am Coll Surg 2002;194 (1 Suppl):S53–S57
[44] Rath J, Marx R, Ganschow US et al. Formation, therapy and prevention of false aneurysm of the femoral artery following diagnostic and interventional heart catheterization. Dtsch Med Wochenschr 1997;122:771–7
[45] Roberts SR, Main D, Pinkerton J. Surgical therapy of femoral artery pseudoaneurysm after angiography. Am J Surg 1987;154:676–80
[46] Sackett WR, Taylor SM, Coffey CB et al. Ultrasound-guided thrombin injection of iatrogenic femoral pseudoaneurysms: a prospective analysis. Am Surg 2000;66:937–40; Discussion 940–2
[47] Sadiq S, Ibrahim W. Thromboembolism complicating thrombin injection of femoral artery pseudoaneurysm: management with intraarterial thrombolysis. J Vasc Interv Radiol 2001;12:633–6
[48] Samal AK, White CJ, Collins TJ et al. Treatment of femoral artery pseudoaneurysm with percutaneous thrombin injection. Catheter Cardiovasc Interv 2001;53:259–63
[49] Samuels D, Orron DE, Kessler A et al. Femoral artery pseudoaneurysm: Doppler sonographic features predictive for spontaneous thrombosis. J Clin Ultrasound 1997;25:497–500
[50] Schaub F, Theiss W, Busch R et al. Management of 219 consecutive cases of postcatheterization pseudoaneurysm. J Am Coll Cardiol 1997;30:670–5
[51] Schaub F, Theiss W, Heinz M et al. New aspects in ultrasound-guided compression repair of postcatheterization femoral artery injuries. Circulation 1994;90:1861–5
[52] Sheiman RG, Brophy DP. Treatment of iatrogenic femoral pseudoaneurysms with percutaneous thrombin injection: experience in 54 patients. Radiology 2001;219:123–7
[53] Sievert H, Baser A, Pfeil W et al. The treatment of iatrogenic spurious aneurysm of the femoral artery by direct thrombin injection. Dtsch Med Wochenschr 2000;125:822–5
[54] Spotnitz WD, Dalton MS, Baker JW et al. Successful use of fibrin glue during 2 years of surgery at a university medical center. Am Surg 1989;55:166–8
[55] Tamim WZ, Arbid EJ, Andrews LS et al. Percutaneous induced thrombosis of iatrogenic femoral pseudoaneurysms following catheterization. Ann Vasc Surg 2000;14:254–9
[56] Taylor BS, Rhee RY, Muluk S et al. Thrombin injection versus compression of femoral artery pseudoaneurysms. J Vasc Surg 1999;30:1052–9
[57] Tisi PV, Callam MJ. Surgery versus non-surgical treatment for femoral pseudoaneurysm. Cochrane Database Syst Rev 2006;5
[58] Tisi PV, Callam MJ. Treatment for femoral pseudoaneurysms. Cochrane Database Syst Rev 2009;5

[59] Vazquez V, Reus M, Pinero A et al. Human thrombin for treatment of pseudoaneurysms: comparison of bovine and human thrombin sonogram-guided injection. AJR Am J Roentgenol 2005; 184:1665–1671
[60] Waksman R, King SB III, Douglas JS et al. Predictors of groin complications after balloon and new-device coronary intervention. Am J Cardiol 1995;5:886–9
[61] Webber GW, Jang J, Gustavson S et al. Contemporary management of postcatheterization pseudoaneurysms. Circulation 2007;15:266–74
[62] Zahn R, Thoma S, Fromm E et al. Do 5-F-catheters reduce the incidence of a pseudoaneurysm? Int Angiol 1996;5:257–60
[63] Zahn R, Thoma S, Fromm E et al. Pseudoaneurysm after cardiac catheterization: therapeutic interventions and their sequelae: experience in 86 patients. Cathet Cardiovasc Diagn 1997;40:9–15
[64] Zins M, Vilgrain V, Gayno S et al. US-guided percutaneous liver biopsy with plugging of the needle track: a prospective study in 72 high-risk patients. Radiology 1992;84:841–3

4 Strahlenschutz im Herzkatheterlabor – Praktische Aspekte

[1] Chen J, Einstein AJ, Fazel R et al, Cumulative exposure to ionizing radiation from diagnostic and therapeutic cardiac imaging procedures – a population-based analysis. J Am Coll Cardiol 2010;66:702-11
[2] Röntgenverordnung in der Fassung der Bekanntmachung vom 30. April 2003 (BGBl. I. S. 604)
[3] Bauer B, Veit R. Dosiswerte in der Röntgendiagnostik – Hinweise für Überweisungen zu radiologischen Untersuchungen. Dtsch Arztebl 2003;100:A2087–8
[4] Kim HS, Lee JY, Park HJ et al. Two cases of radiation-induced skin injuries occurring after radiofrequency catheter ablation therapy for atrial fibrillation. J Am Acad Dermatol 2005;53:1083-4
[5] Kuon E, Dahm JB, Empen K et al. Identification of less-irradiating tube angulations in invasive cardiology. J Am Coll Cardiol 2004;44:1420–8
[6] Hamm CW, Albrecht A, Bonzel T et al. Diagnostische Herzkatheteruntersuchung. Clin Res Cardiol(2008;97: 475-512
[7] Boetticher Hv, Widjana WW, Koppitz P et al. Entwicklung einer neuen Strahlenschutzwand für das Schrittmacherlabor. Clin Res Cardiol 2009;8(Suppl 2):P58
[8] Boetticher Hv, Lachmund J, Hoffmann W et al. Optimierung des Strahlenschutzes für den Untersucher im Herzkatheterlabor auf Grundlage der effektiven Dosis. Clin Res Cardiol 2009;8(Suppl 2):P129
[9] Maeder M, Brunner-La Rocca HP, Wolber T et al. Impact of a lead glass screen on scatter radiation to eyes and hands in interventional cardiologists. Catheter Cardiovasc Interv 2006;57:18–23
[10] Lange HW, Boetticher Hv. Randomized comparison of operator radiation exposure during coronary angiography and intervention by radial of femoral approach. Catheter Cardiovasc Interv 2006;67:12–6
[11] Cardis E, Vrijheid M, Blettner M et al. Risk of cancer after low doses of ionising radiation: retrospective cohort study in 15 countries. BMJ 2005;331:77

5 Diagnostische Koronarangiographie

[1] Dodge JT Jr, Brown BG, Bolson EL et al. Lumen diameter of normal human coronary arteries. Influence of age, sex, anatomic variation, and left ventricular hypertrophy or dilation. Circulation 1992;6:32–246
[2] Hamm CW, Albrecht A, Bonzel T et al. Diagnostische Herzkatheteruntersuchung. Clin Res Cardiol 2008;97: 475-512
[3] Buck T, Breithardt OA, Faber L et al. Manual zur Indikation und Durchführung der Echokardiographie. Clin Res Cardiol 2009; 4(Suppl 1):3–51
[4] Krause W. Über den Ursprung einer akzessorischen A. coronaria cordis aus der A. pulmonalis. Z Ratl Med 1865;24:225–227
[5] Said SA, Landman GH . Coronary-pulmonary fistula: long-term follow-up in operated and non-operated patients. Int J Cardiol 1990;27:203–10
[6] Alkhulaifi AM, Horner SM, Pugsley WB et al. Coronary artery presenting with bacterial endocarditis. Ann Thorac Surg 1995;60:202–204

[7] Skowasch M, Sievert H. Koronaranomalien. In: Vallbracht C, Kaltenbach M (Hrsg.), Herz Kreislauf kompakt. Steinkopff-Verlag 2006, 255

[8] Erbel R, Neuhaus KL, Spiller P et al. The effect of contrast medium injection into the left ventricle on systolic and diastolic ventricle function. Z Kardiol 1976;5:305–18

[9] Herman et al. Localized disorders in myocardial contraction. Asynergy and its role in congestive heart failure. N Engl J Med 1967;277:222-32

[10] Dyer R. Thoracic aortography. In: Handbook of Basic Vascular and Interventional Radiology. Churchill Livingstone. New York 1993

[11] Natsis KI, Tsitouridis IA, Didagelos MV et al. Anatomical variations in the branches of the human aortic arch in 633 angiographies: clinical significance and literature review. Surg Radiol Anat 2009;31:319–23

[12] Sarkar K, Sharma SK, Kini AS. Catheter selection for coronary angiography and intervention in anomalous right coronary arteries. J Interv Cardiol 2009;22:234–9

[13] Smith SC Jr et al. ACC/AHA/SCAI 2005 guideline update for percutaneous coronary intervention: a report of the American College of Cardiology/American Heart Association Task Force on Practice Guidelines (ACC/AHA/SCAI Writing Committee to Update the 2001 Guidelines for Percutaneous Coronary Intervention). American College of Cardiology Web Site. Available at: http://www.acc.org/clinical/guidelines/percutaneous/update/index.pdf

[14] West R, Ellis G, Brooks N. Complications of diagnostic cardiac catheterization: results from a confidential inquiry into cardiac catheter complications. Heart 2006;2:810–4

[15] Bonzel T et al. Leitlinie Perkutane Koronarinterventionen (PCI). Clin Res Cardiol 2008;7:513–47

[16] Ryan TJ, Klocke FJ, Reynolds WA. Clinical competence in percutaneous transluminal coronary angioplasty: a statement for physicians from the ACP/ACC/AHA Task Force on Clinical Privileges in Cardiology. J Am Coll Cardiol 1990;15:1499–74

[17] TIMI study group. The Thrombolysis in Myocardial Infarction (TIMI) trial: phase 1 findings. N Engl J Med 1985;312:932–6

[18] Gibson CM, Cannon CO, Murphy SA et al. Relationship of TIMI Myocardial Perfusion Grade to mortality after administration of thrombolytic drugs. Circulation 2000;101:125–30

[19] Gibson CM, Cannon CP, Daley WL et al. TIMI frame count: a quantitative method of assessing coronary artery flow. Circulation 1996;3:879–88

[20] Medina A, Suarez de Lezo J, Pan M. A new classification of coronary bifurcation lesions. REV Esp Cardiol 2006;8:199-204

[21] Louvard Y et al. Classification of Coronary Artery Bifurcation Lesions and Treatments: Time for a Consensus. Catheterization and Cardiovascular Interventions 2008;71:175–83

[22] Rentrop K, Cohen M, Blanke H et al. Changes in collateral filling immediately following controlled coronary occlusion by an angioplasty balloon in man. J Am Coll Cardiol 1985;5:587–92

[23] Serrusy PW, Morice MC, Kappetein P et al. Percutaneous coronary intervention versus coronary-artery bypass grafting for severe coronary artery disease. N Engl J Med 2009;60:961–72

[24] Reyman HC. Dissertationem inauguralem de vasis cordis propriis. Medizinische Dissertation. Universität Göttingen, 1737:1–32

[25] Black S. A case of angina pectoris with a dissection. Men Med Soc Lond 1805; 6–41

[26] Geiringer E. The mural coronary. Am Heart J 1951;41:359–68

[27] Möhlenkamp S et al. Muskelbrücken der Koronararterien: mögliche ischämierelevante Normvarianten. Herz 2005;30:37–47

[28] Ge J, Erbel E, Görge G et al. High wall shear stress proximal to myocardial bridging and atherosclerosis: intracoronary ultrasound and pressure measurements. Heart 1995;3:462–5

[29] Malek AM, Alper SL, Izumo S. Hemodynamic shear stress and its role in atherosclerosis. JAMA 1999; 282:2035–42

[30] Erbel R, Ge J, Möhlenkamp S. Myocardial bridging: a congenital variant as an anatomic risk factor for myocardial infarction? Circulation 2009;120:357–9

[31] Böse D, Philipp S. High-resolution imaging of myocardial bridging. N Engl J Med 2008:358: 392
[32] Jeremias A, Haude M, Ge J et al. Notfallmäßige Stent-Implantation in dem Bereich einer ausgedehnten Muskelbrücke des Ramus interventricularis anterior nach postinterventioneller Dissektion. Z Kardiol 1997; 6:367–72
[33] Tandar A, Whisenant BK, Michaels AD. Stent fracture following stenting of a myocardial bridge: a report of two cases. Catheter Cardiovasc Interv 2008;1:191–6
[34] Eggebrecht H, Möhlenkamp S. Myocardial Bridging. N Engl J Med 2003;349:1047
[35] Daoud AS et al. Aneurysms of the coronary artery: report of ten cases and review of literature. Am J Cardiol 1963;11:228–37
[36] Ge J et al. Intravascular ultrasound approach to the diagnosis of coronary artery aneurysms. Am Heart J 1995:130:765–71
[37] Breuckman F et al. Successful nitinol stent implantation in a large coronary aneurysm: post-interventional patency assessment by magnetic resonance imaging. Intern J Cardiovasc Imaging 2006;22:501–5

5.4 Diagnostische Herzkatheteruntersuchungen und koronare Interventionen via A. radialis

[1] Campeau L. Percutaneous radial artery approach for coronary angiography. Cathet Cardiovasc Diagn 1989;6:3–7
[2] Otaki M. Percutaneous transradial approach for coronary angiography. Cardiology 1992;1:330–3
[3] Kiemeneij F, Laarman GJ. Percutaneous transradial artery approach for coronary stent implantation. Cathet Cardiovasc Diagn 1993 Oct;30:173–8
[4] Eichhofer J, Horlick E, Ivanov J et al. Decreased complication rates using the transradial compared to the transfemoral approach in percutaneous coronary intervention in the era of routine stenting and glycoprotein platelet IIb/IIIa inhibitor use: a large single-center experience. Am Heart J 2008;56:864–70
[5] Saito S, Tanaka S, Hiroe Y et al. Comparative study on transradial approach vs. transfemoral approach in primary stent implantation for patients with acute myocardial infarction: results of the test for myocardial infarction by prospective unicenter randomization for access sites (TEMPURA) trial. Catheter Cardiovasc Interv 2003;9:26–33
[6] Kiemeneij F, Laarman GJ, Odekerken D et al. A randomized comparison of percutaneous transluminal coronary angioplasty by the radial, brachial and femoral approaches: the access study. J Am Coll Cardiol 1997; 9:1269–75
[7] Campeau L. Entry sites for coronary angiography and therapeutic interventions: from the proximal to the distal radial artery. Can J Cardiol 2001;7:319–25
[8] Elgharib NZ, Shah UH, Coppola JT. Transradial cardiac catheterization and percutaneous coronary intervention: a review. Coron Artery Dis 2009;20:487–93
[9] Hildick-Smith DJ, Ludman PF, Lowe MD et al. Comparison of radial versus brachial approaches for diagnostic coronary angiography when the femoral approach is contraindicated. Am J Cardiol 1998 Mar 15; 1(6):770–2
[10] Rao SV, Ou FS, Wang TY et al. Trends in the prevalence and outcomes of radial and femoral approaches to percutaneous coronary intervention: a report from the National Cardiovascular Data Registry. JACC Cardiovasc Interv 2008;1:379–86
[11] Amoroso G, Laarman GJ, Kiemeneij F. Overview of the transradial approach in percutaneous coronary intervention. J Cardiovasc Med (Hagerstown) 2007;8:230–7
[12] Agostoni P, Biondi-Zoccai GG, Benedictis MLd et al. Radial versus femoral approach for percutaneous coronary diagnostic and interventional procedures; Systematic overview and meta-analysis of randomized trials. J Am Coll Cardiol 2004;4:349–56
[13] Schwalm T. Transcarpal cardiac catheterization. Dtsch Arztebl Int 2009;106:685–91
[14] Jolly SS, Amlani S, Hamon M et al. Radial versus femoral access for coronary angiography or intervention and the impact on major bleeding and ischemic events: a systematic review and meta-analysis of randomized trials. Am Heart J 2009;57:132–40

[15] Stella PR, Kiemeneij F, Laarman GJ et al. Incidence and outcome of radial artery occlusion following transradial artery coronary angioplasty. Cathet Cardiovasc Diagn 1997;40:156–8

[16] Kiemeneij F, Fraser D, Slagboom T et al. Hydrophilic coating aids radial sheath withdrawal and reduces patient discomfort following transradial coronary intervention: a randomized double-blind comparison of coated and uncoated sheaths. Catheter Cardiovasc Interv 2003;9:161–4

[17] Kiemeneij F, Vajifdar BU, Eccleshall SC et al. Evaluation of a spasmolytic cocktail to prevent radial artery spasm during coronary procedures. Catheter Cardiovasc Interv 2003;8:281–4

[18] Chen CW, Lin CL, Lin TK et al. A simple and effective regimen for prevention of radial artery spasm during coronary catheterization. Cardiology 2006;105:43–7

[19] Varenne O, Jegou A, Cohen R et al. Prevention of arterial spasm during percutaneous coronary interventions through radial artery: the SPASM study. Catheter Cardiovasc Interv 2006;8:231–5

[20] Coppola J, Patel T, Kwan T et al. Nitroglycerin, nitroprusside, or both, in preventing radial artery spasm during transradial artery catheterization. J Invasive Cardiol 2006;8:155–8

[21] Lo TS, Nolan J, Fountzopoulos E et al. Radial artery anomaly and its influence on transradial coronary procedural outcome. Heart 2009;5:410–5

[22] Valsecchi O, Vassileva A, Musumeci G et al. Failure of transradial approach during coronary interventions: anatomic considerations. Catheter Cardiovasc Interv 2006;7:870–8

[23] Chase AJ, Fretz EB, Warburton WP et al. Association of the arterial access site at angioplasty with transfusion and mortality: the M.O.R.T.A.L study (Mortality Benefit of Reduced Transfusion After Percutaneous Coronary Intervention Via the Arm or Leg). Heart 2008;4:1019–25

[24] Achenbach S, Ropers D, Kallert L et al. Transradial versus transfemoral approach for coronary angiography and intervention in patients above 75 years of age. Catheter Cardiovasc Interv 2008;2:629–35

[25] Bagur R, Bertrand OF, Rodes-Cabau J et al. Comparison of outcomes in patients > or = 70 years versus < 70 years after transradial coronary stenting with maximal antiplatelet therapy for acute coronary syndrome. Am J Cardiol 2009;104:624–9

[26] Tizon-Marcos H, Bertrand OF, Rodes-Cabau J et al. Impact of female gender and transradial coronary stenting with maximal antiplatelet therapy on bleeding and ischemic outcomes. Am Heart J 2009;57:740–5

[27] Bertrand OF, Larose E, Rodes-Cabau J et al. Incidence, predictors, and clinical impact of bleeding after transradial coronary stenting and maximal antiplatelet therapy. Am Heart J 2009;57:164–9

[28] Sciahbasi A, Fischetti D, Picciolo A et al. Transradial access compared with femoral puncture closure devices in percutaneous coronary procedures. Int J Cardiol 2009;37:199–205

[29] Mann JT III, Cubeddu G, Arrowood M. Operator Radiation Exposure in PTCA: Comparison of Radial and Femoral Approaches. J Invasive Cardiol 1996; Suppl D:22D–25D

[30] Kiemeneij F, Laarman GJ, Odekerken D et al. A randomized comparison of percutaneous transluminal coronary angioplasty by the radial, brachial and femoral approaches: the access study. J Am Coll Cardiol 1997; 9:1269–75

[31] Sandborg M, Fransson SG, Pettersson H. Evaluation of patient-absorbed doses during coronary angiography and intervention by femoral and radial artery access. Eur Radiol 2004 ;4:653–8

[32] Dirksen MT, Ronner E, Laarman GJ et al. Early discharge is feasible following primary percutaneous coronary intervention with transradial stent implantation under platelet glycoprotein IIb/IIIa receptor blockade. Results of the AGGRASTENT Trial. J Invasive Cardiol 2005;7:512–7

[33] Hamon M, Coutance G. Transradial intervention for minimizing bleeding complications in percutaneous coronary intervention. Am J Cardiol 2009;104(5 Suppl):55C–9C

[34] Brasselet C, Tassan S, Nazeyrollas P et al. Randomised comparison of femoral versus radial approach for percutaneous coronary intervention using abciximab in acute myocardial infarction: results of the FARMI trial. Heart 2007;3:1556–61

[35] Cantor WJ, Puley G, Natarajan MK et al. Radial versus femoral access for emergent percutaneous coronary intervention with adjunct glycoprotein IIb/IIIa inhibition in acute myocardial infarction – the RADIAL-AMI pilot randomized trial. Am Heart J 2005;50:543–9

[36] Sculpher MJ, Lozano-Ortega G, Sambrook J et al. Fondaparinux versus Enoxaparin in non-ST-elevation acute coronary syndromes: short-term cost and long-term cost-effectiveness using data from the Fifth Organization to Assess Strategies in Acute Ischemic Syndromes Investigators (OASIS-5) trial. Am Heart J 2009;57:845–52

6.1 Quantitative Koronarangiographie

[1] Feyter PJd, Serruys PW, Davies MJ et al. Quantitative coronary angiography to measure progression and regression of coronary atherosclerosis. Value, limitations, and implications for clinical trials. Circulation 1991;84: 412–23

[2] Tonino PA, Bruyne Bd, Pijls NH et al. FAME Study Investigators. Fractional flow reserve versus angiography for guiding percutaneous coronary intervention. N Engl J Med 2009;60:213–24

[3] Liao R, Luc D, Sun Y et al. 3-D reconstruction of the coronary artery tree from multiple vies of a rotational X-ray angiography. Int J Cardiovasc Imaging 2010;26:733-49

6.2 Intrakoronarer Doppler

[1] White CW, Wright CB, Doty DB et al. Does visual interpretation of the coronary arteriogram predict the physiologic importance of a coronary stenosis? N Engl J Med 310:819–24, 1984

[2] Hartley CJ, Cole JS. An ultrasound pulsed Doppler system for measuring blood flow in small vessels. J Am Physiol 37:626–9, 1974

[3] Cole JS, Hartley CJ. The pulsed Doppler coronary artery catheter: Preliminary report of a new technique for measuring rapid changes in coronary artery flow velocity in man. Circulation 56:18–25, 1977

[4] Wilson RF, Laughlin DE, Ackell PH et al. Transluminal, subselective measurement of coronary artery blood flow velocity and vasodilator reserve in man. Circulation 72:82–92, 1985

[5] Sibley DH, Millar HD, Hartley CJ et al. Subselective measurement of coronary blood flow velocity using a steerable Doppler catheter. J Am Coll Cardiol 8:1332–40, 1986

[6] Serruys PW, Juillière Y, Zijlstra F et al. Coronary blood flow velocity during percutaneous transluminal coronary angioplasty as a guide for assessment of the functional result. Am J Cardiol 61:253–9, 1988

[7] Johnson EL, Yock PG, Hargrave VK et al. Assessment of severity of coronary stenoses using a Doppler catheter. Validation of a method based on the continuity equation. Circulation 80:625–35, 1989

[8] McGinn AL, White CW, Wilson RF. Interstudy variability of coronary flow reserve. Influence of heart rate, arterial pressure, and ventricular preload. Circulation 81:1319–30, 1990

[9] Di Mario C, Slager CJ, Linker DT et al. Quantitative assessment of coronary artery stenosis by intravascular Doppler catheter technique. Circulation 86:2016–7, 1992

[10] Erbel R, Rupprecht HJ, Ge J et al. Coronary artery shape and flow changes induced by myocardial bridging. Echocardiography 10:71–7, 1993

[11] Ge J, Erbel R, Rupprecht HJ et al. Comparison of intravascular ultrasound and angiography in the assessment of myocardial bridging. Circulation 89:1725–32, 1994

[12] Doucette JW, Corl PD, Payne HM et al. Validation of a Doppler guide for intravascular measurement of coronary artery flow velocity. Circulation 85:1899–911, 1992

[13] Dagres N, Haude M, Kurreck S et al. The EchoMap System: online integration of intracoronary ultrasound and Doppler images into angiographic images during cardiac catheterization. Influence on radiation exposure and procedure parameters. J Interv Cardiol 17:321–5, 2004

[14] Baumgart D, Haude M, Ge J et al. New modular system for the determination of coronary blood flow velocity. Cathet Cardiovasc Diagn 35:378–9, 1995

[15] Qian J, Ge J, Baumgart D et al. Safety of intracoronary Doppler flow measurement. Am Heart J 140:501–10, 2000

[16] Klocke FJ. Coronary blood flow in man. Prog Cardiovasc Dis 19:117–66, 1976
[17] Hoffman JI. Maximal coronary flow and the concept of coronary vascular reserve. Circulation 70:153–9, 1984
[18] Baumgart D, Haude M, Liu F et al. Current concepts of coronary flow reserve for clinical decision making during cardiac catheterization. Am Heart J 136:136–49, 1998
[19] Hoffman JI. Determinants and prediction of transmural myocardial perfusion. Circulation 58:381–391, 1978
[20] Gould KL, Lipscomb K, Hamilton GW. Physiologic basis for assessing critical coronary stenosis. Instantaneous flow response and regional distribution during coronary hyperemia as measures of coronary flow reserve. Am J Cardiol 33:87–94, 1974
[21] Gould KL, Lipscomb K. Effects of coronary stenoses on coronary flow reserve and resistance. Am J Cardiol 34:48–55, 1974
[22] Gould KL, Kelley KO, Bolson EL. Experimental validation of quantitative coronary arteriography for determining pressure-flow characteristics of coronary stenosis. Circulation 66:930–7, 1982
[23] Gould KL. Assessment of coronary stenoses with myocardial perfusion imaging during pharmacologic coronary vasodilatation. IV. Limits of detection of stenosis with idealized experimental cross-sectional myocardial imaging. Am J Cardiol 42:761–8, 1978
[24] Gould KL. Coronary flow reserve and pharmacologic stress perfusion imaging: beginnings and evolution. JACC Cardiovasc Imaging 2:664–9, 2009
[25] Dayanikli F, Grambow D, Muzik O et al. Early detection of abnormal coronary flow reserve in asymptomatic men at high risk for coronary artery disease using positron emission tomography. Circulation 90:808–17, 1994
[26] Gould KL, Schlebert HR, Phelps ME et al. Noninvasive assessment of coronary stenosis with myocardial perfusion imaging during pharmacologic coronary vasodilatation. V. Detection of 47 percent diameter coronary stenosis with intravenous nitrogen-13 ammonia and emission-computed tomography in intact dogs. Am J Cardiol 43:200–208, 1979
[27] Zeiher AM, Drexler H, Saurbier J et al. Endothelium-mediated coronary blood flow modulation in humans: effects of age, atherosclerosis, hypercholesterolemia and hypertension. J Clin Invest 92:652–62, 1993
[28] Erbel R, Ge J, Bockisch A et al. Value of intracoronary ultrasound and Doppler in the differentiation of angiographically normal coronary arteries: a prospective study in patients with angina pectoris. Eur Heart J 17:880–9, 1996
[29] Haude M, Caspari G, Baumgart D et al. Comparison of myocardial perfusion reserve before and after coronary balloon predilatation and after stent implantation in patients with postangioplasty restenosis. Circulation 94:286–97, 1996
[30] Kern MJ. Applying coronary physiology for the nuclear cardiologist: new observations from intracoronary flow velocity and reserve in patients. J Nucl Cardiol 1:561–6, 1994
[31] Kern MJ. Meaning of relative coronary flow reserve. Am J Cardiol 77:329–30, 1996
[32] Miller DD, Donohue TJ, Wolford TL et al. Assessment of blood flow distal to coronary artery stenoses. Correlations between myocardial positron emission tomography and poststenotic intracoronary Doppler flow reserve. Circulation 94:2447–54, 1996
[33] Kern MJ, Puri S, Craig WR et al. Hemodynamic rounds series II: Coronary hemodynamics for angioplasty and stenting after myocardial infarction: use of absolute, relative coronary velocity and fractional flow reserve. Cathet Cardiovasc Diagn 45:174–82, 1998
[34] Kern MJ, Puri S, Bach RG et al. Abnormal coronary flow velocity reserve after coronary artery stenting in patients: role of relative coronary reserve to assess potential mechanisms. Circulation 100:2491–8, 1999
[35] Jeremias A, Whitbourn RJ, Filardo SD et al. Adequacy of intracoronary versus intravenous adenosine-induced maximal coronary hyperemia for fractional flow reserve measurements. Am Heart J 140:651–7, 2000
[36] Qian JY, Ge JB, Fan B et al. Identification of syndrome X using intravascular ultra-

[37] Sullivan AK, Holdright DR, Wright CA et al. Chest pain in women: clinical, investigative and prognostic features. BMJ 308:883–6, 1994

[38] Diver DJ, Bier JD, Ferreira PE et al. Clinical and arteriographic characterization of patients with unstable angina without critical coronary arterial narrowing (from the TIMI-IIIa Trial). Am J Cardiol 74:531–7, 1994

[39] Arbogast R, Bourassa MG. Myocardial function during atrial pacing in patients with angina pectoris and normal coronary arteriograms. Comparison with patients having significant coronary artery disease. Am J Cardiol 32:257–63, 1973

[40] Cannon RO III. Causes of chest pain in patients with normal coronary angiograms: the eye of the beholder. Am J Cardiol 62:306–8, 1988

[41] Temkin LP, Marcus FI. Nonatherosclerotic myocardial ischemia. J Am Coll Cardiol 1:1534–5, 1983

[42] Bugiardini R, Manfrini O, Ferrari GMd. Unanswered questions for management of acute coronary syndrome: risk stratification of patients with minimal disease or normal findings on coronary angiography. Arch Intern Med 166:1391–5, 2006

[43] Zeiher AM, Drexler H, Wollschläger H et al. Endothelial dysfunction of the coronary microvasculature is associated with impaired coronary blood flow regulation in patients with early atherosclerosis. Circulation 84:1984–92, 1991

[44] Glagov S, Weisenberg E, Zarins CK et al. Compensatory enlargement of human atherosclerotic coronary arteries. N Engl J Med 316:1371–5, 1987

[45] Zarins CK, Weisenberg E, Kolettis G et al. Differential enlargement of artery segments in response to enlarging atherosclerotic plaques. J Vasc Surg Suppl 7:386–394, 1988

[46] Ge J, Erbel R, Gerber T et al. Intravascular ultrasound imaging of angiographically normal coronary arteries: a prospective study in vivo. Br Heart J 71:572–8, 1994

[47] Gerber TC, Erbel R, Görge G et al. Extent of atherosclerosis and remodeling of the left main coronary artery determined by intravascular ultrasound. Am J Cardiol 73:666–71, 1994

[48] Bugiardini R, Pozzati A, Ottani F et al. Vasotonic angina: a spectrum of ischemic syndromes involving functional abnormalities of the epicardial and microvascular coronary circulation. J Am Coll Cardiol 22:417–25, 1993

[49] Reis SE, Holubkov R, Conrad Smith AJ et al. Coronary microvascular dysfunction is highly prevalent in women with chest pain in the absence of coronary artery disease: results from the NHLBI WISE study. Am Heart J 141:735–41, 2001

[50] Hasdai D, Gibbons RJ, Holmes DR Jr et al. Coronary endothelial dysfunction in humans is associated with myocardial perfusion defects. Circulation 96:3390–5, 1997

[51] Qian J, Ge J, Baumgart D et al. Prevalence of microvascular disease in patients with significant coronary artery disease. Herz 24:548–57, 1999

[52] Vogt M, Motz W, Scheler S et al. Disorders of coronary microcirculation and arrhythmias in systemic arterial hypertension. Am J Cardiol 65:45G–50G, 1990

[53] Motz W, Strauer BE. Therapy of hypertensive cardiac hypertrophy and impaired coronary microcirculation. J Cardiovasc Pharmacol 24 (Suppl 1):S34–8, 1994

[54] Bartel T, Yang Y, Müller S et al. Noninvasive assessment of microvascular function in arterial hypertension by transthoracic Doppler harmonic echocardiography. J Am Coll Cardiol 39:2012–8, 2002

[55] Montorsi P, Fabbiocci F, Loaldi A et al. Coronary adrenergic hyperreactivity in patients with syndrome X and abnormal electrocardiogram at rest. Am J Cardiol 68:1698–1703, 1991

[56] Baumgart D, Haude M, Görge G et al. Augmented alpha-adrenergic constriction of atherosclerotic human coronary arteries. Circulation 99:2090–7, 1999

[57] Heusch G, Baumgart D, Camici P et al. Alpha-adrenergic coronary vasoconstriction and myocardial ischemia in humans. Circulation 101:689–94, 2000

[58] Lanza GA, Stazi F, Colonna G et al. Circadian variation of ischemic threshold in syndrome X. Am J Cardiol 75:683–6, 1955

[59] Balady G, Weiner DA, McCabe CH et al. Value of arm exercise testing in detecting coronary artery disease. Am J Cardiol 55:37–39, 1985

[60] Harris KF, Matthews KA. Interaction between autonomic nervous system activity and endothelial function: a model for the development of cardiovascular disease. Psychosom Med 66:153–64, 2004
[61] Kaski JC, Elliott PM, Salomone O et al. Concentration of circulating plasma endothelin in patients with angina and normal coronary angiograms. Br Heart J 74:620–4, 1995
[62] Tousoulis D, Davies GJ, Asimakopoulos G et al. Vascular cell adhesion molecule-1 and intercellular adhesion molecule-1 serum level in patients with chest pain and normal coronary arteries (syndrome X). Clin Cardiol 24:301–4, 2001
[63] Lerman A, Edwards BF, Hallet JVW et al. Circulating and tissue endothelin immunoreactivity in advanced atherosclerosis. N Engl J Med 325:997–1001, 1991
[64] Suwaidi JA, Hamasaki S, Higano ST et al. Long-term follow-up of patients with mild coronary artery disease and endothelial dysfunction. Circulation 101:948–54, 2000
[65] Mering GOv, Arant CB, Wessel TR et al. Abnormal coronary vasomotion as a prognostic indicator of cardiovascular events in women: results from the National Heart, Lung and Blood Institute-Sponsored Women's Ischemia Syndrome Evaluation (WISE). Circulation 109:722–5, 2004
[66] Schächinger V, Britten M, Zeiher A. Prognostic impact of coronary vasodilator dysfunction on adverse long-term outcome of coronary heart disease. Circulation 101:1899–1906, 2000
[67] Wieneke H, Schmermund A, Ge J et al. Increased heterogenity of coronary perfusion in patients with early coronary atherosclerosis. Am Heart J 142:691–7, 2001
[68] Wieneke H, Birgelen Cv, Haude M et al. Determinants of coronary blood flow in humans: quantification by intracoronary Doppler and ultrasound. J Appl Physiol 98:1076–82, 2005
[69] Baumgart D, Haude M, Görge G et al. Improved assessment of coronary stenosis severity using the relative flow velocity reserve. Circulation 98:40–6, 1998
[70] Bowers TR, Stewart RE, O'Neill WW et al. Effect of Rotablator atherectomy and adjunctive balloon angioplasty on coronary blood flow. Circulation 95:1157–64, 1997
[71] Hori M, Inoue M, Kitakaze M et al. Role of adenosine in hyperemic response of coronary blood flow in microembolization. Am J Physiol 250(3 Pt 2):H509–18, 1986
[72] Liebergen RAv, Piek JJ, Koch KT et al. Immediate and long-term effect of balloon angioplasty or stent implantation on the absolute and relative coronary blood flow velocity reserve. Circulation 98:2133–40, 1998
[73] Piek JJ, Boersma E, Voskuil M et al. The immediate and long-term effect of optimal balloon angioplasty on the absolute coronary blood flow velocity reserve. A subanalysis of the DEBATE study. Doppler Endpoints Angioplasty Trial Europe. Eur Heart J 22:1725–32, 2001
[74] Okamura A, Ito H, Iwakura K et al. Usefulness of a new grading system based on coronary flow velocity pattern in predicting outcome in patients with acute myocardial infarction having percutaneous coronary intervention. Am J Cardiol 96:927–32, 2005
[75] Bahrmann P, Werner GS, Heusch G et al. Detection of coronary microembolization by Doppler ultrasound in patients with stable angina pectoris undergoing elective percutaneous coronary interventions. Circulation 115:600–8, 2007
[76] Herrmann J, Haude M, Lerman A et al. Abnormal coronary flow velocity reserve after coronary intervention is associated with cardiac marker elevation. Circulation 103:2339–45, 2001
[77] Erbel R, Heusch G. Coronary microembolization – its role in acute coronary syndromes and interventions. Herz 24:558–75, 1999
[78] Okamura A, Ito H, Iwakura K et al. Detection of embolic particles with the Doppler guide wire during coronary intervention in patients with acute myocardial infarction: efficacy of distal protection device. J Am Coll Cardiol 45:212–215, 2005
[79] Erbel R, Heusch G. Coronary microembolization. J Am Coll Cardiol 36:22–4, 2000
[80] Skyschally A, Schulz R, Erbel R et al. Reduced coronary and inotropic reserves with coronary microembolization. Am J Physiol Heart Circ Physiol 282:H611–4, 2002

[81] Heusch G, Schulz R, Baumgart D et al. Coronary microembolization. Prog Cardiovasc Dis 44:217–30, 2001
[82] Dörge H, Schulz R, Belosjorow S et al. Coronary microembolization: the role of TNF-alpha in contractile dysfunction. J Mol Cell Cardiol 34:51–62, 2002
[83] Skyschally A, Haude M, Dörge H et al. Glucocorticoid treatment prevents progressive myocardial dysfunction resulting from experimental coronary microembolization. Circulation 109:2337–42, 2004
[84] Thielmann M, Dörge H, Martin C et al. Myocardial dysfunction with coronary microembolization: signal transduction through a sequence of nitric oxide, tumor necrosis factor-alpha, and sphingosine. Circ Res 90:807–13, 2002
[85] Böse D, Birgelen Cv, Zhou XY et al. Impact of atherosclerotic plaque composition on coronary microembolization during percutaneous coronary interventions. Basic Res Cardiol 103:587–97, 2008
[86] Baumgart D, Liu F, Haude M et al. Acute plaque rupture and myocardial stunning in patient with normal coronary ateriography. Lancet 346:193–4, 1995

6.3 Druckdrahtmessung: Bestimmung der FFR

[1] Freudenberg H, Lichtlen PR. The normal wall segment in coronary stenoses – a postmortal study (author's transl). Z Kardiol 70:863–9, 1981
[2] Arnett EN, Isner JM, Redwood DR et al. Coronary artery narrowing in coronary heart disease: comparison of cineangiographic and necropsy findings. Ann Intern Med 91:350–6, 1979
[3] Isner JM, Kishel J, Kent KM et al. Accuracy of angiographic determination of left main coronary arterial narrowing Angiographic – histologic correlative analysis in 28 patients. Circulation 63:1056–64, 1981
[4] Bergelson BA, Tommaso CL. Left main coronary artery disease: assessment, diagnosis, and therapy. Am Heart J 129:350–9, 1995
[5] Lee Th, Boucher CA. Clinical practice. Noninvasive tests in patients with stable coronary artery disease. N Engl J Med 344:1840–5, 2001
[6] Aarnoudse WH, Botman KJ, Pijls NH. False-negative myocardial scintigraphy in balanced three-vessel disease, revealed by coronary pressure measurement. Int J Cardiovasc Intervent 5:67–71, 2003
[7] Fisher LD, Judkins MP, Lesperance J et al. Reproducibility of coronary arteriographic reading in the coronary artery surgery study (CASS). Cathet Cardiovasc Diagn 8:565–75, 1982
[8] Berman D, 3D Coronary Angiography: The Next Dimension. Medical Solutions: 84–87, 2004
[9] Chaitman BR, Fisher LD, Bourassa MG et al. Effect of coronary bypass surgery on survival patterns in subsets of patients with left main coronary artery disease. Report of the Collaborative Study in Coronary Artery Surgery (CASS). Am J Cardiol 48:765–77, 1981
[10] Campeau L, Corbara F, Crochet D et al. Left main coronary artery stenosis: the influence of aortocoronary bypass surgery on survival. Circulation 57:1111–5, 1978
[11] Taylor HA, Deumite NJ, Chaitman BR et al. Asymptomatic left main coronary artery disease in the Coronary Artery Surgery Study (CASS) registry. Circulation 79:1171–9, 1989
[12] Caracciolo EA, Davis KB, Sopko G et al. Comparison of surgical and medical group survival in patients with left main coronary artery disease. Long-term CASS experience. Circulation 91:2325–34, 1995
[13] Lee JY, Park DW, Yun SC et al. Long-term clinical outcomes of sirolimus- versus paclitaxel-eluting stents for patients with unprotected left main coronary artery disease: analysis of the MAIN-COMPARE (revascularization for unprotected left main coronary artery stenosis: comparison of percutaneous coronary angioplasty versus surgical revascularization) registry. J Am Coll Cardiol 54:853–9, 2009
[14] Naik H, White AJ, Chakravarty T et al. A meta-analysis of 3,773 patients treated with percutaneous coronary intervention or surgery for unprotected left main coronary artery stenosis. JACC Cardiovasc Interv 2:739–47, 2009
[15] Pijls NH, Bruyne Bd, Peels K et al. Measurement of fractional flow reserve to assess the functional severity of coronary-artery stenoses. N Engl J Med 334:1703–8, 1996

[16] Pijls NH, Kern MJ, Yock PG et al. Practice and potential pitfalls of coronary pressure measurement. Catheter Cardiovasc Interv 49:1–16, 2000

[17] Pijls N, Bruyne Bd. Coronary Pressure. Kluwer Academic publishers, Netherlands, 1997

[18] Bech GJ, Droste H, Pijls NH et al. Value of fractional flow reserve in making decisions about bypass surgery for equivocal left main coronary artery disease. Heart 86:547–52, 2001

[19] Kern MJ. Coronary physiology revisited: practical insights from the cardiac catheterization laboratory. Circulation 101:1344–51, 2000

[20] Klauss V, Erdin P, Rieber J et al. Fractional flow reserve for the prediction of cardiac events after coronary stent implantation: results of a multivariate analysis. Heart 91:203–6, 2005

[21] Lindstaedt M, Yazar A, Germing A et al. Clinical outcome in patients with intermediate or equivocal left main coronary artery disease after deferral of surgical revascularization on the basis of fractional flow reserve measurements. Am Heart J 152:156.e1–9, 2006

[22] Tamita K, Akasaka T, Takagi T et al. Effects of microvascular dysfunction on myocardial fractional flow reserve after percutaneous coronary intervention in patients with acute myocardial infarction. Catheter Cardiovasc Interv 57:452–9, 2002

[23] Yanagisawa H, Chikamori T, Tanaka N et al. Correlation between thallium-201 myocardial perfusion defects and the functional severity of coronary artery stenosis as assessed by pressure-derived myocardial fractional flow reserve. Circ J 66:1105–9, 2002

[24] Davies RF, Goldberg AD, Forman S et al. Asymptomatic Cardiac Ischemia Pilot (ACIP) study two-year follow-up: outcomes of patients randomized to initial strategies of medical therapy versus revascularization. Circulation 95:2037–43, 1997

[25] Shaw LJ, Iskandrian AE. Prognostic value of gated myocardial perfusion SPECT. J Nucl Cardiol 11:171–85, 2004

[26] Shaw LJ, Berman DS, Maron DJ et al. Optimal medical therapy with or without percutaneous coronary intervention to reduce ischemic burden: results from the Clinical Outcomes Utilizing Revascularization and Aggressive Drug Evaluation (COURAGE) trial nuclear substudy. Circulation 117:1283–91, 2008

[27] Rzeczuch K, Jankowska E, Kaczmarek A et al. Measurement of coronary fractional flow reserve. Standard doses of intracoronary adenosine are insufficient to induce maximal hyperaemia. Kardiol Pol 58:269–74, 2003

[28] Murtagh B, Higano S, Lennon R et al. Role of incremental doses of intracoronary adenosine for fractional flow reserve assessment. Am Heart J 146:99–105, 2003

[29] Casella G, Rieber J, Schiele TM et al. A randomized comparison of 4 doses of intracoronary adenosine in the assessment of fractional flow reserve. Z Kardiol 92:627–32, 2003

[30] Usui Y, Chikamori T, Yanagisawa H et al. Reliability of pressure-derived myocardial fractional flow reserve in assessing coronary artery stenosis in patients with previous myocardial infarction. Am J Cardiol 92:699–702, 2003

[31] Lopez-Palop R, Saura D, Pinar E et al. Adequate intracoronary adenosine doses to achieve maximum hyperaemia in coronary functional studies by pressure derived fractional flow reserve: a dose response study. Heart 90:95–6, 2004

[32] Bishop AH, Samady H. Fractional flow reserve: critical review of an important physiologic adjunct to angiography. Am Heart J 147:792–802, 2004

[33] Berger A, Botman KJ, MacCarthy PA et al. Long-term clinical outcome after fractional flow reserve-guided percutaneous coronary intervention in patients with multivessel disease. J Am Coll Cardiol 46:438–42, 2005

[34] Wongpraparut N, Yalamanchili V, Pasnoori V et al. Thirty-month outcome after fractional flow reserve-guided versus conventional multivessel percutaneous coronary intervention. Am J Cardiol 96:877–84, 2005

[35] Legalery P, Schiele F, Seronde MF et al. One-year outcome of patients submitted to routine fractional flow reserve assessment to determine the need for angioplasty. Eur Heart J 26:2623–9, 2005

[36] Pijls NH, Schaardenburgh Pv, Manoharan G et al. Percutaneous coronary interven-

tion of functionally nonsignificant stenosis: 5-year follow-up of the DEFER Study. J Am Coll Cardiol 49:2105–11, 2007
[37] Tonino PA, Bruyne Bd, Pijls NH et al. Fractional flow reserve versus angiography for guiding percutaneous coronary intervention. N Engl J Med 360:213–24, 2009

6.4 Intravaskulärer Ultraschall

[1] Freudenberg H, Lichtlen PR. The normal wall segment in coronary stenoses. A postmortal study. Z Kardiol 70:863–869, 1981
[2] Isner JM, Kishel J, Kent KM. Accuracy of angiograhic determination of the left main coronary arterial narrowing. Circulation 63:1065–1061, 1981
[3] Vlodover Z, Edwards JE. Pathology of coronary atherosclerosis. Progr Cardiovasc Dis 14:256–274, 1971
[4] Glagov S, Weisenberg E, Zarins CK et al. Compensatory enlargement of human atherosclerotic coronary arteries: New Engl J Med 316:1371–1375, 1987
[5] Zarins CK, Weisenberg E, Kolettis G et al. Differential enlargement of artery segments in response to enlarging atherosclerotic plaques. J Vasc Surg Suppl 7:386–394, 1988
[6] Velican D, Velican C. Comparative study on age-related changes and atherosclerotic involvement of the coronary arteries of male and female subjects up to 40 years of age. Atherosclerosis 38:39–50, 1981
[7] Di Mario C, The SHK, Madretsma S. Detection and characterization of vascular lesions by intravascular ultrasound. An in vitro study correlated with histology. J Am Soc Echocard 5:135–146, 1992
[8] Ge J,. Erbel R, Seidel I et al. Experimentelle Überprüfung der Genauigkeit und Sicherheit des intraluminalen Ultraschalls. Z Kardiol 80:595–601, 1991
[9] Lookwood G, Ryan L, Gotlieb A et al. In vitro high resolution intravascular imaging in muscular and elastic arteries. J Am Coll Cardiol 20:153–160, 1992
[10] Tobis JM, Mallery J, Mahon D. Intravascular ultrasound imaging of human coronary arteries in vivo. Circulation 83:913–926, 1991
[11] Yock PG, Linker DT, White NW et al. Clinical applications of intravascular ultrasound imaging in atherectomy. Int J Card Imag 4:117–25, 1989
[12] Ge J, Koch L, Roth TH et al. Vision-guided laser atherectomy. Min Invas Ther Allied Technol 6:204–8, 1997
[13] Aretz HT, Martinelli MA, LeDet EG. Intraluminal ultrasound guidance of transverse laser coronary atherectomy. Int J Card Imag 4:153–7, 1989
[14] Hodgson JMcB, Graham SP, Savakus AD et al. Clinical percutaneous imaging of coronary anatomy using an over-the-wire ultrasound catheter system. Int J Card Imag 4:187–93, 1989
[15] Erbel R, Roth TH, Koch L et al. IVUS of micromotors for cardiovascular imaging. Min Invas Ther Allied Technol 6:195–8, 1997
[16] Baumgart D, Haude M, Ge J et al. Online integration of intravascular ultrasound images into angiographic images. Cathet Cardiovasc Diagn 39:328–9, 1996
[17] Dagres N, Haude M, Kurreck S et al. The EchoMap System: online integration of intracoronary ultrasound and Doppler images into angiographic images during cardiac catheterization. Influence on radiation exposure and procedure parameters. J Interv Cardiol 17:321–5, 2004
[18] Sievers B, Böse D, Sack S et al. Online PC-based integration of digital intracoronary ultrasound images into angiographic images during cardiac catheterization. Int J Cardiol 128:289–93, 2008
[19] Di Mario C, The SH, Madretsma S et al. Detection and characterization of vascular lesions by intravascular ultrasound: an in vitro study correlated with histology. J Am Echocardiogr 5:135–46, 1992
[20] Friedewald VE, Ambrose JA, Stone GW et al. The editor's roundtable: the vulnerable plaque. Am J Cardiol 102:1644–53, 2008
[21] Görge G, Erbel R, Schuster S et al. Intravascular ultrasound in diagnosis of acute pulmonary embolism. Lancet 337:623–4, 1991
[22] Boksch WG, Schartl M, Beckmann SH et al. Intravascular ultrasound imaging in patients with acute myocardial infarction: comparison with chronic stable angina pectoris. Coron Artery Dis 5:727–35, 1994
[23] Kearney P, Erbel R, Rupprecht HJ et al. Differences in morphology of unstable

coronary lesions and their impact on the mechanisms of angioplasty – An in vivo study with intravascular ultrasound. Eur Heart J 17:721–730, 1996
[24] Ge J,. Erbel R, Seidel I et al. Experimentelle Überprüfung der Genauigkeit und Sicherheit des intraluminalen Ultraschalls. Z Kardiol 80:595–601, 1991
[25] Gussenhoven WJ, Essed CE, Frietman P et al. Intravascular echographic assessment of vessel wall characteristics: a correlation with histology. Int J Card Imag 4:105–16, 1989
[26] Erbel R, Ge J, Kearney P et al. Intravaskuläre Sonographie bei koronarer Herzkrankheit. DMW 120:847–54, 1995
[27] Erbel R, Ge J, Görge G et al. Intravascular ultrasound classification of atherosclerotic lesions according to American Heart Association recommendation. Coron Artery Dis 10:489–99, 1999
[28] Zamorano J, Erbel R, Ge J et al. Spontaneous plaque rupture visualized by intravascular ultrasound examination. Eur Heart J 15:710–2, 1994
[29] Ge J, Liu F, Kearney P et al. Intravascular ultrasound approach to the diagnosis of coronary artery aneurysms. Am Heart J 130:765–71, 1995
[30] Montenegro MR, Eggen DA. Topography of atherosclerosis in the coronary arteries. Lab Invest 18:586–93, 1968
[31] Wolhoff K. Über die Atherosklerose der Koronararterien des Herzens. Beitr Path Anat 82:555–96, 1929
[32] Stary HC. The sequency of cell and matrix chatges in atherosclerotic lesions of coronary arteries in the first forty years of life. Europ Heart J 11 Suppl: 3–19, 1990
[33] Stary HC, Chandler AB, Dinsmore RE et al. A definition of advanced types of atherosclerotic lesions and a histological classification of atherosclerosis. Circulation 92:1355–1374, 1995
[34] Kolodgie FD, Gold HK, Burke AP et al. Intraplaque hemorrhage and progression of coronary atheroma. N Engl J Med 349:2316–25, 2003
[35] Schaar JA, Korte CLd, Mastik F et al. Intravascular palpography for high-risk vulnerable plaque assessment. Herz 28:488–95, 2003
[36] Schaar JA, Regar E, Mastik F et al. Incidence of high-strain patterns in human coronary arteries: assessment with three-dimensional intravascular palpography and correlation with clinical presentation. Circulation 109:2716–9, 2004
[37] Schaar JA, Steen AFvd, Mastik F et al. Intravascular palpography for vulnerable plaque assessment. J Am Cardiol 28 (Suppl 8):C86–91, 2006
[38] Nair A, Kuban BD, Tuzcu EM et al. Coronary plaque classification with intravascular ultrasound radiofrequency data analysis. Circulation 106:2200–6, 2002
[39] Nair A, Margolis M, Kuban B et al. Automated coronary plaque characterisation with intravascular ultrasound backscatter: ex vivo validation. EuroIntervention 3:113–20, 2007
[40] Philipp S, Böse D, Wijns W et al. Do systemic risk factors impact invasive findings from virtual histology? Insights from the international virtual histology registry. Eur Heart J31:196-202, 2010)
[41] Qian J, Maehara A, Mintz GS et al. Relation between individual plaque components and overall plaque burden in the prospective, multicenter virtual histology intravascular ultrasound registry. Am J Cardiol 104:501–6, 2009
[42] Qian J, Maehara A, Mintz GS et al. Impact of gender and age on in vivo virtual histology-intravascular ultrasound imaging plaque characterization (from the global Virtual Histology Intravascular Ultrasound [VH-IVUS] registry). Am J Cardiol 103:1210–4, 2009
[43] Garcia-Garcia HM, Gonzalo N, Regar E et al. Virtual histology and optical coherence tomography: from research to a broad clinical application. Heart 95:1362–74, 2009
[44] Pundziute G, Schuijf JD, Jukema JW et al. Type 2 diabetes is associated with more advanced coronary atherosclerosis on multislice computed tomography and virtual histology intravascular ultrasound. J Nucl Cardiol 16:376–83, 2009
[45] Nasu K, Tsuchikane E, Katoh O et al. Effect of fluvastatin on progression of coronary atherosclerotic plaque evaluated by virtual histology intravascular ultrasound. JACC Cardiovasc Interv 2:689–96, 2009
[46] Böse D, Birgelen Cv, Zhou XY et al. Impact of atherosclerotic plaque composition on coronary microembolization du-

ring percutaneous coronary interventions. Basic Res Cardiol 103:587–97, 2008
[47] Garcia-Garcia H, Mintz G, Lerman A et al. Tissue characterization using intravascular radiofrequency data analysis: recommendations for acquisition, analysis, interpretation and reporting. Eur Interv 5:177–89, 2009
[48] Glagov S, Weisenberg E, Zarins CK et al. Compensatory enlargement of human atherosclerotic coronary arteries. New Engl J Med 316:1371–5, 1987
[49] Zarins CK, Zatina MA, Giddens DP et al. Shear stress regulation of artery lumen diameter in experimental atherogenesis. J Vasc Surg 5:413–20, 1987
[50] Ge J, Erbel R, Zamorano J et al. Coronary artery remodeling in atherosclerotic disease: an intravascular ultrasonic study in vivo. Coron Artery Dis 4:981–6, 1993
[51] Gerber T, Erbel R, Görge G et al. Extent of atherosclerosis and remodelling of the left main coronary artery determined by intravascular ultrasound. Am J Cardiol 73:666–71, 1994
[52] Gerber TC, Erbel R, Görge G et al. Classification of morphologic effects of percutaneous transluminal coronary angioplasty assessed by intravascular ultrasound. Am J Cardiol 70:1546–54, 1992
[53] Birgelen Cv, Mintz GS, Eggebrecht H et al. Preintervention arterial remodeling affects vessel stretch and plaque extrusion during coronary stent deployment as demonstrated by three-dimensional intravascular ultrasound. Am J Cardiol 92:130–5, 2003
[54] Birgelen Cv, Mintz GS, Sieling C et al. Relation between plaque composition and vascular remodeling in coronary lesions with different degrees of lumen narrowing as assessed with three-dimensional intravascular ultrasound in patients with stable angina pectoris. Am J Cardiol 91:1103–7, 2003
[55] Birgelen Cv, Hartmann M, Mintz GS et al. Remodeling index compared to actual vascular remodeling in atherosclerotic left main coronary arteries as assessed with long-term (> or = 12 months) serial intravascular ultrasound. J Am Coll Cardiol 47:1363–8, 2006
[56] Mintz GS, Nissen SE, Anderson WD et al. American College of Cardiology Clinical Expert Consensus Document on Standards for Acquisition, Measurement and Reporting of Intravascular Ultrasound Studies (IVUS). A report of the American College of Cardiology Task Force on Clinical Expert Consensus Documents. J Am Coll Cardiol 37:1478–92, 2001
[57] Hong MK, Mintz GS, Lee CW et al. Intravascular ultrasound assessment of patterns of arterial remodeling in the absence of significant reference segment plaque burden in patients with coronary artery disease. J Am Coll Cardiol 42:806–10, 2003
[58] Mintz GS, Popma JJ, Pichard AD et al. Arterial remodeling after coronary angioplasty: a serial intravascular ultrasound study. Circulation 94:35–43, 1996
[59] Abizaid AS, Mintz GS, Mehran R et al. Long-term follow-up after percutaneous transluminal coronary angioplasty was not performed based on intravascular ultrasound findings: importance of lumen dimensions. Circulation 100:256–61, 1999
[60] Hong MK, Mintz GS, Lee CW et al. The site of plaque rupture in native coronary arteries: a three-vessel intravascular ultrasound analysis. J Am Coll Cardiol 46:261–5, 2005
[61] Birgelen Cv, Mintz GS, Vrey EAd et al. Atherosclerotic coronary lesions with inadequate compensatory enlargement have smaller plaque and vessel volumes: observations with three dimensional intravascular ultrasound in vivo. Heart 79:137–43, 1998
[62] Pasterkamp G, Mali WP, Borst C. Application of intravascular ultrasound in remodelling studies. Semin Interv Cardiol 2:11–8, 1997
[63] Ge J, Erbel R, Gerber T et al. Intravascular ultrasound imaging of angiographically normal coronary arteries: a prospective study in vivo. Br Heart J 71:572–8, 1994
[64] Hausmann D, Erbel R, Alibelli-Chemarin MJ et al. The safety of intracoronary ultrasound. A multicenter survey of 2207 examinations. Circulation 91:623–30, 1995
[65] Ge J, Liu F, Kearney P et al. Acute coronary artery closure following intracoronary ultrasound examination. Cathet Cardiovasc Diagn 35:232–5, 1995
[66] Pinto FJ, Chenzbraun A, Botas J et al. Feasibility of serial intracoronary ultrasound

imaging for assessment of progression of intimal proliferation in cardiac transplant recipients. Circulation 90:2348–55, 1994
[67] Virmani R, Kolodgie FD, Burke AP et al. Lessons learned from sudden coronary death: a comprehensive morphological classification scheme for atherosclerotic lesions. Arterioscl Thromb Vasc Biol 20:1262-75, 2000

6.5 Optische Kohärenztomographie
[1] Kume T, Akasaka T, Kawamoto T et al. Assessment of coronary arterial thrombus by optical coherence tomography. Am J Cardiol 2006;97:1713-7
[2] Okamura T, Serruys PW, Regar E. Three-dimensional visualization of intracoronary thrombus during stent implantation using the second generation, Fourier domain optical coherence tomography. Eur Heart J 2010;31:625
[3] Matsumoto D, Shite J, Shinke T et al. Neointimal coverage of sirolimus-eluting stents at 6-month follow-up: evaluated by optical coherence tomography. Eur Heart J 2007;28: 961-7
[4] Takano M, Yamamoto M, Inami S, et al. Long-term follow-up evaluation after sirolimus-eluting stent implantation by optical coherence tomography: do uncovered struts persist? J Am Coll Cardiol 2008;51:968-9
[5] Gonzalo N, Barlis P, Serruys PW et al. Incomplete stent apposition and delayed tissue coverage are more frequent in drug-eluting stents implanted during primary percutaneous coronary intervention for ST-segment elevation myocardial infarction than in drug-eluting stents implanted for stable/unstable angina: insights from optical coherence tomography. JACC Cardiovasc Interv 2009;2:445-52
[6] Gomez-Lara J, Brugaletta S, Diletti R et al. A comparative assessment by optical coherence tomography of the performance of the first and second generation of the everolimus-eluting bioresorbable vascular scaffolds. Eur Heart J 2011;32:294-302
[7] Okamura T, Garg S, Gutiérrez-Chico JL et al. In vivo evaluation of stent strut distribution patterns in the bioabsorbable everolimus-eluting device: an OCT ad hoc analysis of the revision 1.0 and revision 1.1 stent design in the ABSORB clinical trial. EuroIntervention 2010;5:932-8
[8] Nakazawa G, Finn AV, Joner M et al. Delayed arterial healing and increased late stent thrombosis at culprit sites after drug-eluting stent placement for acute myocardial infarction patients: an autopsy study. Circulation 2008;118:1138-45
[9] Daemen J, Wenaweser P, Tsuchida K et al. Early and late coronary stent thrombosis of sirolimus-eluting and paclitaxel-eluting stents in routine clinical practice: data from a large two-institutional cohort study. Lancet 2007; 369:667-78.
[10] Templin C, Meyer M, Müller MF et al. Coronary optical frequency domain imaging (OFDI) for in vivo evaluation of stent healing: comparison with light and electron microscopy. Eur Heart J 2010;31:1792-1801

6.6 Vasomotionstestung
[1] Nedeljkovic MA, Ostojic MC, Beleslin BD et al. Ergonovine-induced changes of coronary artery diameter in patients with nonsignificant coronary artery stenosis: relation with lipid profile. Herz 2007;32:329-35
[2] Ong P, Athanasiadis A, Hill S et al. Coronary artery spasm as a frequent cause of acute coronary syndrome: The CASPAR (Coronary Artery Spasms in Patients With Acute Coronary Syndrome) Study. J Am Coll Cardiol 2008;52:523-7
[3] Gutersohn A, Zimmermann U, Bartel T et al. A rare case of 'infective' myocardial infarction triggered by acute parvovirus B19 myocarditis. Nat Clin Pract Cardiovasc Med 2005;2:167-71
[4] Yilmaz A, Marholdt H, Athanasiadis A et al. Coronary vasospasm as the underlying cause for chest pain in patients with PVB19 myocarditis. Heart 2008;94:1456–63

7 Rechtsherzkatheterisierung
[1] Olschewski H, Hoeper MM, Borst MM et al. Diagnostik und Therapie der chronischen pulmonalen Hypertonie. Clin Res Cardiol 2007;96:301–30
[2] Bayer O, Loogen F, Wolter HH. Die Herzkatheterisierung bei angeborenen und er-

worbenen Herzfehlern, 2. Aufl. Georg Thieme Verlag Stuttgart 1967:54–6
[3] Galie N, Seeger W, Naeije R et al. Comparative analysis of clinical trials and evidence-based treatment algorithm in pulmonary arterial hypertension. J Am Coll Cardiol 2004;43(Suppl S):81S–88S
[4] Simonneau G et al. Clinical Classification of Pulmonary Hypertension. J Am Coll Cardiol 2004;43(Suppl S):5S-12S
[5] Miller GAH, Sutton GC, Kerr IH et al. Comparison of streptokinase and heparin in treatment of isolated acute massive pulmonary embolism. Br Med J 1971;2:681-4
[6] Gorlin R, Gorlin SG. Hydraulic formula for calculation of the area of the stenotic mitral valve, other cardiac valves, and central circulatory shunts. Am Heart J 1951;1:1–29
[7] Sellers RD. Left retrograde cardioangiography in acquired cardiac disease. Am J Card 1964;14:437-47
[8] Oh JK, Seward JB, Tajik AJ. The echo manual. 2nd Edition, Lippincott, Philadelphia, 1999;181–194
[9] Hurell DG, Nishimura RA, Higano ST et al. Value of dynamic respiratory changes in left and right ventricular pressures for the diagnosis of constrictive pericarditis. Circulation 1996;3:1007–13
[10] Maisch B, Seferovi? PM, Risti? AD et al. Task Force on the Diagnosis and Management of Pericardial Diseases of the European Society of Cardiology. Guidelines on the diagnosis and management of pericardial diseases executive summary; The Task force on the diagnosis and management of pericardial diseases of the European society of cardiology. Eur Heart J 2004;25:587–610
[11] Ling LH, Breen JF, Danielson GK et al. Constrictive pericarditis with normal or borderline increased pericardial thickness. Circulation 2000;102:II-448
[12] Vaitkus PT, Kussmaul WG. Constrictive pericarditis versus restrictive cardiomyopathy: a reappraisal and update of diagnostic criteria. Am Heart J 1991;122:1431–41
[13] Myers RB, Spodick DH. Constrictive pericarditis: clinical and pathophysiologic characteristics. Am Heart J 1999; 38:219–32

[14] Oh JK et al. Diagnostic role of Doppler echocardiography in constrictive pericarditis. J Am Coll Cardiol 1994; 23:154–62
[15] Elliott P, Andersson B, Arbustini E et al. Classification of the cardiomyopathies: a position statement from the European Society of Cardiology working group on myocardial and pericardial diseases. Europ Heart J 2008; 9:270–6

8 Myokardbiopsie
[1] Cooper LT et al. The role of endomyocardial biopsy in the management of cardiovascular disease – A Scientific Statement from the American Heart Association, the American College of Cardiology, and the European Society of Cardiology. Europ Heart J 2007;28:3076–93
[2] Deckers JW, Hare JM, Baughman KL. Complications of transvenous right ventricular endomyocardial biopsy in adult patients with cardiomyopathy: a seven-year survey of 546 consecutive diagnostic procedures in a tertiary referral center. J Am Coll Cardiol 1992;9:43–7
[3] Yilmaz A, Kindermann I, Kindermann M et al. Comparative evaluation of left and right ventricular endomyocardial biopsy: differences in complication rate and diagnostic performance. Circulation 2010;122:900-9
[4] Brooksby IA, Jenkins BS, Davies MJ et al. Left ventricular endomyocardial biopsy I: description and evaluation of the technique. Cathet Cardiovasc Diagn 1977;3:115–21

9 Periinterventionelle Ultraschalldiagnostik
[1] Bartel T, Müller S, Caspari G et al. Intracardiac and intraluminal echocardiography: indications and standard approaches. Ultrasound Med Biol 2002;8:997–1003
[2] Caspari GH, Müller S, Bartel T et al. Full performance of modern echocardiography within the heart: in-vivo feasibility study with a new intracardiac, phased-array ultrasound-tipped catheter. Eur J Echocardiography 2001; 2:100–7
[3] Bartel T, Konorza T, Arjumand J et al. Intracardiac echocardiography is superior to conventional monitoring for guiding device closure of interatriale communications. Circulation 2003;107:795–7

[4] Mullen MJ, Dias BF, Walker F et al. Intracardiac echocardiography guided device closure of atrial septal defects. J Am Coll Cardiol 2003;1:285–92

[5] Koenig P, Cao QL. Echocardiographic guidance of transcatheter closure of atrial septal defect: Is intracardiac echocardiography better than transesophageal echocardiography? Pediatr Cardiol 2005;6:135–9

[6] Holmes DR, Reddy VY, Turi ZG et al. Percutaneous closure of the left atrial appendage versus warfarin therapy for prevention of stroke in patients with atrial fibrillation: a randomised non-inferiority trial. Lancet 2009; 74:534–42

[7] Ge J, Erbel R, Görge G et al. Intravascular ultrasound imaging of arterial wall architecture. Echocardiography 1992;9:475–83

[8] Görge G, Erbel R, Gerber T et al. Intravascular ultrasound in patients with suspected aortic dissection: comparison with transesophageal echocardiography. Z Kardiol 1992;1:37–43

[9] Weintraub AR, Erbel R, Görge G et al. Intravascular ultrasound imaging in acute aortic dissection. J Am Coll Cardiol 1994; 24:495–503

[10] Alfonso F, Goicolea J, Aragoncillo P et al. Diagnosis of aortic intramural hematoma by intravascular ultrasound imaging. Am J Cardiol 1995; 76:735–8

[11] Yamada E, Matsumura M, Kyo S et al. Usefulness of a prototype intravascular ultrasound imaging in evaluation of aortic dissection and comparison with angiographic study, transesophageal echocardiography, computed tomography, and magnetic resonance imaging. Am J Cardiol 1995;5:161–5

[12] Svensson LG, Labib SB, Eisenhauser AC et al. Intimal tear without haematoma. Circulation 1999;99: 331–6

[13] Erbel R, Alfonso F, Boileau C et al. Diagnosis and management of aortic dissection – Recommendations of the Task Force on Aortic Dissection, European Society of Cardiology. European Heart Journal 2001;22:1642–82

[14] Görge G, Erbel R. Intravasaler Ultraschall zur Steuerung der perkutanen Fenestration einer Aortendissektionsmembran. Dtsch Med Wschr 1996;121:1598–602

[15] Görge G, Schuster S, Ge J et al. Intravascular ultrasound in patients with acute pulmonary embolism after treatment with intravenous urokinase and high-dose heparin. Heart 1997;7:73–7

[16] Görge G, Erbel R, Schuster S et al. Intravascular ultrasound in diagnosis of acute pulmonary embolism. Lancet 1991;337:623–4

[17] Jánosi RA, Kahlert P, Plicht B et al. Guidance of percutaneous transcatheter aortic valve implantation by real-time three-dimensional transesophageal echocardiography – A single-center experience. Minim Invasive Ther Allied Technol 2009;18:142–8

[18] Kahlert P, Plicht B, Jánosi RA et al. The role of imaging in percutaneous mitral valve repair. Herz 2009;4: 458–67

10 Postinterventionelles Prozedere

[1] Zhang ZJ, Marroquin OC, Weissfeld JL et al. Beneficial effects of statins after percutaneous coronary intervention. Europ J Cardiovasc Prev Rehab 2009;16:445–50

[2] Jastrow H, Weber AA. Grundlagen der Thrombozytenpharmakologie. Pharmazie in unserer Zeit 2009;38: 302–4)

[3] Mehta SR, Yusuf S, Peters RJ et al. Effects of pretreatment with clopidogrel and aspirin followed by long-term therapy in patients undergoing percutaneous coronary intervention: the PCI-CURE study. Lancet 2001;358:527–33

[4] Antithrombotic Trialists' Collaboration, Collaborative meta-analysis of randomised trials of antiplatelet therapy for prevention of death, myocardial infarction, and stroke in high risk patients. BMJ 2002;324:71–86

[5] Wiviott S, Braunwald E, McCabe CH et al. and TRITON-TIMI 38 Investigators. Prasugrel versus clopidogrel in patients with acute coronary syndromes. N Engl J Med 2007;357:2001–15

[6] Wallentin L, Becker RC, Budaj A et al. Ticagrelor versus Clopidogrel in Patients with Acute Coronary Syndromes. N Engl J Med 2009;361:1045-57

[7] Morisha R. A scientific rationale for CREST trial results: evidence for the mechanism of action of cilostazol in restenosis. Atherosclerosis. Suppl 2005;6:41–6

[8] Tamhane U, Meier P, Chetcuti S et al. Efficacy of cilostazol in reducing restenosis in patients undergoing contemporary

stent based PCI: a meta-analysis of randomised controlled trials. EuroIntervention 2009;5:384–93

[9] Silber S et al. Positionspapier der DGK zur Wirksamkeit und Sicherheit von Medikamente freisetzenden Koronarstents (DES) – Eine evidenzbasierte Analyse von 71 randomisierten Studien mit 28.984 Patienten. Kardiologie 2007; 84–111

[10] Vainer J, Fleisch M, Gunnes P et al. Low-dose heparin for routine coronary angioplasty and stenting. Am J Cardiol 1996;8:964–6

[11] Jolly SS, Faxon DP, Fox KAA et al. Efficacy and safety of fondaparinux versus enoxaparin in patients with acute coronary syndromes treated with glycoprotein IIb/IIIa inhibitors or thienopyridines – results from the OASIS 5 (Fifth Organization to Assess Strategies in Ischemic syndromes) trial. J Am Coll Cardiol 2009;4:468–76

[12] Lincoff AM, Bittl JA, Harrington RA et al. REPLACE-2 Investigators. Bivalirudin and provisional glycoprotein IIb/IIIa blockade compared with heparin and planned glycoprotein IIb/IIIa blockade during percutaneous coronary intervention: REPLACE-2 randomized trial. JAMA 2003;89:853–63

[13] Bolognese L, Falsini G, Liistro F et al. Randomized comparison of upstream tirofiban versus downstream high bolus dose tirofiban or abciximab on tissue-level perfusion and troponin release in high-risk acute coronary syndromes treated with percutaneous coronary interventions: the EVEREST trial. J Am Coll Cardiol 2006;7:522–8

[14] Hamm CW et al. Leitlinie Diagnostische Herzkatheteruntersuchung. Clin Res Cardiol 2008;7:475–512

[15] Bonzel T, Erbel R, Hamm CW et al. Leitlinie Perkutane Koronarinterventionen (PCI). Clin Res Cardiol 2008; 7:513–47

[16] Erbel R et al. Qualitätsmanagement im Herzkatherlabor. Z Kardiol 1994;83(Suppl 6):43–55

[17] Kamiske GF, Brauer JP. Qualitätsmanagement von A bis Z 1993 Hanser, München, Wien

[18] Deming WE. Out of the crisis. 1986 2. Aufl. Massachusetts Inst of Technology Press, Cambridge/MA

[19] Hook KM, Abrams CS. Treatment options in heparin-induced thrombocytopenia. Curr Opn Hematol 2010; 17:424-31

[20] Angiolillo DJ, Saucedo JF, Deraad R et al. Increased platelet inhibition after switching from maintance clopidogrel to prasugrel in patients with acute coronary syndromes: results of the SWAO (Switching Anti Platelet) study. J Am Coll Cardiol 2010;56:1017-23

[21] Wijns W, Koth P, Danchin N et al. Guidelines on myocardial revascularization. Eur Heart J 2010, doi:10.1093/eurheartj/ehq277

11 Notfallmanagement im Katheterlabor

[1] Criley JM, Niemann JT, Rosborough JP et al. Modifications of cardio-pulmonary resuscitation based on the cough. Circulation 74:IV42–50, 1986

[2] Gammage MD. Temporary cardiac pacing. Heart 3:715–20, 2000

[3] 2005 American Heart Association Guidelines for Cardiopulmonary Resuscitation and Emergency Cardiovascular Care. Part 5: Electrical Therapies. Automated External Defibrillators, Defibrillation, Cardioversion, and Pacing. Circulation 12:IV-35–IV-46, 2005

[4] Wieneke H, Konorza T, Breuckmann F et al. Automatic external defibrillator – mode of operation and clinical use. Dtsch Med Wochenschr 133:2163–7, 2008

[5] International Liaison Committee on Resuscitation. 2005 International Consensus on Cardiopulmonary Resuscitation and Emergency Cardiovascular Care Science with Treatment Recommendations. Circulation 12:III–1–III–136, 2005

[6] Silber S, Hoffmeister HM, Drexler C et al. Arbeitsanweisung im HKL. Clin Res Cardiol 95(Suppl 4):72–5, 2006

[7] Erbel R. Interventionelle Radiologie. Günther RW, Thelen M, Hrsg., 2. Aufl., Thieme, Stuttgart, 384–91, 1996

[8] Horowitz MS, Schultz CS, Stinson EB et al. Sensitivity and specificity of echocardiographic diagnosis of pericardial effusion. Circulation 50:239–47, 1974

[9] Maisch B, Seferovi? PM, Risti? AD et al. Task Force on the Diagnosis and Management of Pericardial Diseases of the European Society of Cardiology. Guidelines on the diagnosis and management of pe-

ricardial diseases executive summary; The Task force on the diagnosis and management of pericardial diseases of the European society of cardiology. Eur Heart J 25:587–610, 2004
[10] Klopfenstein HS, Cogswell TL, Bernath GA et al. Alterations in intravascular volume affect the relation between right ventricular diastolic collapse and the hemodynamic severity of cardiac tamponade. J Am Coll Cardiol 6:1057–63, 1985
[11] Merx W, Schweizer P, Krebs W et al. Verbesserte Punktionstechnik des Perikards und Quantifizierung von Perikardergüssen mittels Ultraschall. Dtsch Med Wschr 104:19–21, 1979
[12] Schweizer P, Merx W, Krebs W et al. Quantification of pericardial effusion by echocardiography. In: Tavers BM, Frey R, Anesthesiologie und Intensivmedizin 116:258–61, 1979
[13] Pfeiffer C, Kerb T, Erbel R et al. Echokardiographische Volumenbestimmung von Perikardergüssen. Klin Wschr 63 (Suppl):4–8, 1985
[14] Schiller NB, Botvinick EH. Right ventricular compression as a sign of cardiac tamponade: an analysis of echocardiographic ventricular dimensions and their clinical implications. Circulation 56:774–9, 1977
[15] Settle HR, Adolph RJ, Fowler NO et al. Echocardiographic study of cardiac tamponade. Circulation 56:951–9, 1977
[16] Gillam LD, Guyer E, Gibson TC et al. Hydrodynamic compression of the right atrium: a new echocardiographic sign of cardiac tamponade. Circulation 68:294–301, 1983
[17] Kronzon JM, Cohen L, Winer HL. Diastolic atrial compression: a sensitive echocardiographic sign of cardiac tamponade. J Am Coll Cardiol 2:770–5, 1983
[18] Singh SKL, Wann S, Klopfenstein S et al. Usefulness of right ventricular diastolic collapse in diagnosing cardiac tamponade and comparison to pulsus paradoxus. Am J Cardiol 57:652–6, 1986
[19] Gaffney FA, Keller AM, Peshock RM et al. Pathophysiologic mechanism of cardiac tamponade and pulsus alternans shown by echocardiography. Am J Cardiol 53:1662–6, 1984
[20] Kwasnik EM, Koster EJ Jr, Lazarus JM et al. Conservative management of uremic pericardial effusions. J Thorac Cardiovasc Surg 76:629–32, 1978
[21] Cikes J. Pericardiocentesis guided by Ultrasound. Echocardiography in cardiac interventions. Klüwer, Dordrecht 133–45, 1989
[22] Erbel R. Perikarderguß – Überschätzung durch Sonographie. Ultraschall Klin Prax 1:41–2, 1986
[23] Masumi RA, Rios CJ, Ross AM et al. Technique for insertion of an indwelling intrapericardial catheter. Brit Heart J 30:333–5, 1968
[24] Bishop LH, Estes EH Jr, McIntosh HD. The electrocardiogram as a safeguard in pericardiocentesis. J Am med Ass 162:264–5, 1956
[25] Glancy DL, Richter MA. Catheter drainage of the pericardial space. Cathet Cardiovasc Diagn 1:311–5, 1973
[26] Nordenstrom B. Percutaneous catheterization of the pericardium. Acta Radiol Diagn 4:662-70, 1966
[27] Wong B, Murphy J, Chang CJ et al. The risk of pericardiocentesis. Am J Cardiol 44:1110–4, 1979
[28] Callahan JA, Seward JB, Nishimura RA et al. Two-dimensional echocardiographically guided pericardiocentesis: experience in 117 consecutive patients. Am J. Cardiol 55:476–9, 1985
[29] Hoit BD, Gabel M, Fowler NO. Hemodynamic efficacy of rapid saline infusion and dobutamine versus saline Infusion alone in a model of cardiac rupture. Am J Cardiol 16:1745–9, 1990
[30] Park SC, Pahl E, Ettedgui JA et al. Experience with a newly developed pericardiocentesis set. Am J Cardiol 66:1529–31, 1990
[31] Kopecky SL, Callahan JA, Tajik AJ et al. Percutaneous pericardial catheter drainage: report of 42 consecutive cases. Am J Cardiol 58:633–5, 1986
[32] Guberman BA, Fowler NO, Engel PJ et al. Cardiac tamponade in medical patients. Circulation 64:633–40, 1981
[33] Krikorian JG, Hancock EW. Pericardiocentesis. Am J Med 65:808–14, 1978
[34] Tsang TS, Barnes ME, Hayes SN et al. Clinical and echocardiographic characteristics of significant pericardial effusion following cardiothoracic surgery and outcomes of echo-guided pericardiocentesis for

management: Mayo Clinic experience, 1979–1998. Chest 16:322–31, 1999
[35] Zimmermann R. Perikarderguß und Punktion. Dtsch Med Wschr 118:1544, 1993
[36] Flynn MS, Morton HK, Aguirre F et al. Management of a complicated pericardiocentesis. Catheter Cardiovasc Diagn 25:249–52, 1992
[37] Sagristà-Sauleda J, Angel J, Permanyer-Miralda G et al. Long-term follow-up of idiopathic chronic pericardial effusion. N Engl J Med 341:2054–9, 1999
[38] Hoit BD. Management of effusive and constrictive pericardial heart disease. Circulation 105:2939–42, 2002
[39] Palacios IF, Tuzcu EM, Ziskind AA et al. Percutaneous balloon pericardial window for patients with malignant pericardial effusion and tamponade. Cather Cardiovasc Diagn 48:244–9, 1991
[40] Vora AM, Lokhandwala YY, Purshottam AK. Echocardiography guided creation of balloon pericardial window. Cather Cardiovasc Diagn 25:164–5, 1992
[41] D'Cruz IA, Hoffman PK. A new cross sectional echocardiographic method for estimating the volume of large pericardial effusions. Brit Heart J 66:448–51, 1991
[42] Chow L, Chow WH. Mechanism of pericardial window creation by balloon pericardiotomy. Am J Cardiol 72:1321–2, 1993
[43] Chow L, Chow TC, Yip ASB et al. Nonsurgical creation of a pericardial window: identification by echocardiography. Echocardiography 11:145–7, 1992
[44] Ziskind AA, Pearce AC, Lemmon CC et al. Percutaneous balloon pericardiotomy for the treatment of cardiac tamponade and large pericardial effusions: Description of technique and report of the first 50 cases. Clin Studies 21:1–5, 1993
[45] Beck CS. Two cardiac compression triads. JAMA 104:714-6, 1935

12 Ambulanter Herzkatheter: Vorbereitung, Aufklärung, Nachsorge

[1] Hamm CW, Albrecht A, Bonzel T et al. Diagnostische Herzkatheteruntersuchung (Leitlinie). Clin Res Cardiol 2008;7:475–512

[2] Bonzel T, Erbel R, Hamm CW et al. Perkutane Koronarinterventionen (PCI) (Leitlinie). Clin Res Cardiol 2008; 7:513–47

13 Angeborene Herzfehler im Erwachsenenalter

[1] Erbel R, Schranz D. Angeborene Herz- und Gefäßfehlbildungen. In: Gerok W, Huber C, Meinertz T, Zeidler H, Die Innere Medizin, 10. Aufl., 295–314. Schattauer, Stuttgart
[2] Baumgartner H, Bonhoeffer P, de Groot NM et al. ESC guidelines for the management of grown-up congenital heart disease (new version 2010). Eur Heart J 2010, doi:10.1093/eurheartj/ehq249
[3] Vigel M et al. Sexuality and subjective wellbeing in male patients with congenital heart disease. Heart 2009; 14:1179–83
[4] Bayer O, Loogen F, Wolter HH. Die Herzkatheterisierung bei angeborenen und erworbenen Herzfehlern, 2. Aufl. Georg Thieme Verlag Stuttgart 1967:54–56
[5] Taussig BH, Bing RJ. Complete transposition of the aorta and a levoposition of the pulmonary artery – clinical, physiological, and pathological findings. Am Heart J 1949;37:551-9
[6] Fontan F, Baudet E. Surgical repair of tricuspid atresia. Thorax 1971;6:240–9

14 Technische und personelle Voraussetzungen für die Herzkatheterdiagnostik und Intervention

[1] Hamm CW, Albrecht A, Bonzel T et al. Diagnostic heart catheterization. Clin Res Cardiol 97:475–512, 2008
[2] Bundesärztekammer. Bekanntmachung: Voraussetzungen gemäß § 135 Abs. 2 SGB V zur Ausführung und Abrechnung invasiv kardiologischer Leistungen (Vereinbarung zur invasiven Kardiologie). Dtsch Ärztebl 96:A2386–2388, 1999
[3] Institut für Qualität und Wirtschaftlichkeit im Gesundheitswesen (IQ-WiG) Abschlussbericht: Erstellung von Evidenzberichten zum Verhältnis von Menge der erbrachten Leistungen und der Qualität bei PTCA (Q05-01B), 2006. http://www.iqwig.de/index.348.html (GENERIC)

[4] Kassenärztliche Bundesvereingung. Neue Qualitätssicherungsvereinbarung zur invasiven und interventionellen Kardiologie. Mitteilung der Kassenärztlichen Bundesvereinigung. Dtsch Ärztebl 96:A2384–86, 1999

[5] Kassenärztliche Bundesvereinigung. Voraussetzungen gemäß § 135 Abs. 2 SGB V zur Ausführung und Abrechnung invasiver kardiologischer Leistung (Vereinbarung zur invasiven Kardiologie). Mitteilung der Kassenärztlichen Bundesvereinigung. Dtsch Ärztebl 96:A2386, 1999

[6] Dietz R, Rauch B. German Society of Cardiology – Heart Circulation Research; German Society for Prevention and Rehabilitation of Cardiac Diseases; German Society for Thoracic and Cardiovascular Surgery. Guidelines for diagnosis and treatment of chronic coronary heart disease. Issued by the executive committee of the German Society of Cardiology – Heart Circulation Research in cooperation with the German Society for Prevention and Rehabilitation of Cardiac Diseases and the German Society for Thoracic and Cardiovascular Surgery. Z Kardiol 92:501–21, 2003

[7] Vogt A, Strasser RH. Position document on quality assurance in invasive cardiology. Are minimum numbers in percutaneous coronary angioplasty evidence based? Z Kardiol 93:829–33, 2004

[8] Hamm CW. Deutsche Gesellschaft für Kardiologie- Herz- und Kreislaufforschung. Guidelines: acute coronary syndrome (ACS). 1: ACS without persistent ST segment elevations. Z Kardiol 93:72–90, 2004

[9] Hamm CW. Guidelines: Acute coronary syndrome (ACS). II: Acute coronary syndrome with ST-elevation. Z Kardiol 93:324–41, 2004

[10] Kuon E, Glaser C, Dahm JB. Effective techniques for reduction of radiation dosage to patients undergoing invasive cardiac procedures. Br J Radiol 76:406–13, 2002

[11] Silber S, Albertsson P, Avilés FF et al. Task Force for Percutaneous Coronary Interventions of the European Society of Cardiology. Guidelines for percutaneous coronary interventions. The Task Force for Percutaneous Coronary Interventions of the European Society of Cardiology. Eur Heart J 26:804–47, 2005

[12] Bonzel T, Erbel R, Hamm CW et al. Percutaneous coronary interventions (PCI). Clin Res Cardiol 97:513–47, 2008

[13] Hamm CW, Bösenberg H, Brennecke R et al. German Society of Cardiology – Heart and Cardiovascular Research. Guidelines for equipping and managing heart catheter rooms (1st revision). Issued by the governing body of the German Society of Cardiology – Heart and Cardiovascular Research. Revised by order of the Committee of Clinical Cardiology. Z Kardiol 90:367–76, 2001

[14] Breuckmann F, Post F, Giannitsis E et al. Kriterien der Deutschen Gesellschaft für Kardiologie – Herz- und Kreislaufforschung für „Chest-Pain-Units". Kardiologie 4;18–223, 2009

[15] Cook S, Togni M, Walpoth N et al. Percutaneous coronary interventions in Europe 1992–2003. EuroIntervention 1:374–9, 2006

15.1 Einleitung als Vorbemerkung zur PCI

[1] Grüntzig A. Transluminal dilatation of coronary-artery stenosis. Lancet 1:263, 1978

[2] Buuren Fv, Horstkotte D. 22. Bericht über die Leistungszahlen der Herzkatheterlaboren in der Bundesrepublik Deutschland. Kardiologie 2:320–4, 2008

[3] Meier B. Cardio Update 2:20–27, 2007

[4] Cook S, Togni M, Walpoth N et al. Percutaneous coronary interventions in Europe 1992–2003. EuroIntervention 1:374–9, 2006

[5] Praz L, Cook S, Meier B. Percutaneous coronary interventions in Europe in 2005. EuroIntervention 3:442–6, 2008

[6] Serruys PW, Strauss BH, Beatt KJ et al. Angiographic follow-up after placement of a self-expanding coronary-artery stent. N Engl J Med 324:13–7, 1991

[7] Görge G, Haude M, Ge J et al. Intravascular ultrasound after low and high inflation pressure coronary artery stent implantation. J Am Coll Cardiol 26:725–30, 1995

[8] Colombo A, Hall P, Nakamura S et al. Intracoronary stenting without anticoagulation accomplished with intravascular

ultrasound guidance. Circulation 91:1676–88, 1995
[9] Morice MC, Zemour G, Benveniste E et al. Intracoronary stenting without coumadin: one month results of a French multicenter study. Cathet Cardiovasc Diagn 35:1–7, 1995
[10] Werf Fvd, Ardisso D, Betriu A et al. Management of acute myocardial infarction in patients with ST-segment elevation. Eur Heart J 4:28–66, 2003
[11] Hamm CW, Arntz HR, Bode C et al. Leitlinien: Akutes Koronarsyndrom (ACS) Teil 2: Akutes Koronarsyndrom mit ST-Hebung 2004. http://www.dgk.org/Aktuelles/leitlinie_24_03_04.aspx
[12] Koslowski B. The Essen myocardial infarction network as a model of integrated medical care in the realization of the therapy of acute ST segment elevation myocardial infarction corresponding to guidelines. Herz 30:715–20, 2005
[13] Löwel H, Meisinger C, Heier M et al. Herzinfarkt und koronare Sterblichkeit in Süddeutschland. Dtsch Ärzteblatt 103:527–533, 2006

15.2 Indikationen zur PCI

[1] Bonzel T, Erbel R, Hamm CW et al. Perkutane Koronarinterventionen (PCI). Clin Res Cardiol 97:513–47, 2008
[2] Maseri A, L'Abbate A, Chierchia S et al. Significance of spasm in the pathogenesis of ischemic heart disease. Am J Cardiol 44:788–92, 1979
[3] Sigwart U, Grbic M, Essinger A et al. Improvement of left ventricular function after percutaneous transluminal coronary angioplasty. Am J Cardiol 49:651–7, 1982
[4] Erbel R, Hüttemann M, Schreiner G et al. Ischemia tolerance of the heart in percutaneous transluminal coronary angioplasty. Controlled study of the effect of isosorbide dinitrate and nifedipine. Herz 12:302–11, 1987
[5] Erbel R. Joint Session of the German Cardiac Society and the American College of Cardiology: Mitral Valve and Percutaneous Aortic Valve Treatments Percutaneous Aortic Valve Replacement: Ready for Prime Time. ACC, Orlando, 27.–31.03.2009
[6] Erbel R, Reinsch N, Plicht B et al. Diagnosis and prevention of cardiovascular disorders. Herz 2:351–355, 2007
[7] Sarno G, Decraemer I, Vanhoenacker PK et al. On the inappropriateness of noninvasive multidetector computed tomography coronary angiography to trigger coronary revascularization: a comparison with invasive angiography. JACC Cardiovasc Interv 2:550–7, 2009
[8] Wijns W, Koth P, Danchin N et al. Guidelines on myocardial revascularization. Eur Heart J 2010, doi:10.1093/eurheartj/ehq277
[9] Erbel R, Haude M, Höpp HW et al. Coronary-artery stenting compared with balloon angioplasty for restenosis after initial balloon angioplasty. Restenosis Stent Study Group. N Engl J Med 339:1672–8, 1998
[10] Koslowski B. The Essen myocardial infarction network as a model of integrated medical care in the realization of the therapy of acute ST segment elevation myocardial infarction corresponding to guidelines. Herz 30:715–20, 2005
[11] Hailer B, Naber CK, Koslowski B et al. Herzinfarktverbund Essen. STEMI network Essen – results after 1 year. Herz 33:153–7, 2008
[12] Jacksch R, Naber CK, Koslowski B et al. Herzinfarktverbund Essen. Primary Coronary Intervention (PCI) within the myocardial infarction network system in a German city (Essen). Herz 33:110–4, 2008
[13] Erbel R. Treatment of acute myocardial infarction. Herz 33:85–6, 2008
[14] Breuckmann F, Post F, Erbel R et al. Acute thoracic pain: Chest Pain Unit – the certification campaign of the German Society of Cardiology. Herz 34:218–23, 2009
[15] Abizaid A, Pichard AD, Mintz GS et al. Acute and long-term results of an intravascular ultrasound-guided percutaneous transluminal coronary angioplasty/provisional stent implantation strategy. Am J Cardiol 84:1298–303, 1999
[16] Okabe T, Mintz GS, Lee SY et al. Five-year outcomes of moderate or ambiguous left main coronary artery disease and the intravascular ultrasound predictors of events. J Invasive Cardiol 20:635–9, 2008
[17] Riccardi MJ, Meyers S, Choi K et al. Angiographically silent left main disease detected by intravascular ultrasound: a marker for future adverse cardiac events. Am Heart J 146:507–12, 2003

[18] Gyongyosi M, Yang P, Hassan A et al. Intravascular ultrasound predictors of major adverse cardiac events in patients with unstable angina. Clin Cardiol 23:507–15, 2000

[19] Gil RJ, Gziut AI, Prati F et al. Threshold parameters of left main coronary artery stem stenosis based on intracoronary ultrasound examination. Kardiol Pol 63:223–31, 2005

[20] Pijls NH, Schaardenburgh Pv, Manoharan G et al. Percutaneous coronary intervention of functionally nonsignificant stenosis: 5-year follow-up of the DEFER Study. J Am Coll Cardiol 49:2105–11, 2007

[21] Bruyne Bd, Bartunek J, Sys SU et al. Simultaneous coronary pressure and flow velocity measurements in humans. Feasibility, reproducibility, and hemodynamic dependence of coronary flow velocity reserve, hyperemic flow versus pressure slope index, and fractional flow reserve. Circulation 94:1842–9, 1996

[22] Abizaid AS, Mintz GS, Mehran R et al. Long-term follow-up after percutaneous transluminal coronary angioplasty was not performed based on intravascular ultrasound findings – Importance of lumen dimensions. Circulation 100:256–261, 1999

[23] Baumgart D, Haude M, Liu F et al. Current concepts of coronary flow reserve for clinical decision making during cardiac catheterization. Am Heart J 136:136–49, 1998

[24] Kern MJ. Is the coronary physiology of bypass grafts different from that of the native coronary artery? Comment on the „Hemodynamic evaluation of coronary artery bypass graft lesions using fractional flow reserve". Catheter Cardiovasc Interv 72:486–7, 2008

[25] Piek JJ, Boersma E, Di Mario C et al. Angiographical and Doppler flow-derived parameters for assessment of coronary lesion severity and its relation to the result of exercise electrocardiography. DEBATE study group. Doppler Endpoints Balloon Angioplasty Trial Europe. Eur Heart J 21:466–74, 2000

[26] Erbel R, Ge J, Bockisch A et al. Value of intracoronary ultrasound and Doppler in the differentiation of angiographically normal coronary arteries: a prospective study in patients with angina pectoris. Eur Heart J 17:880–9, 1996

[27] Baumgart D, Haude M, Goerge G et al. Improved assessment of coronary stenosis severity using the relative flow velocity reserve. Circulation 98:40–6, 1998

[28] Haude M, Baumgart D, Verna E et al. Intracoronary Doppler- and quantitative coronary angiography-derived predictors of major adverse cardiac events after stent implantation. Circulation 103:1212–7, 2001

[29] Peterson ED, Dai D, DeLong ER et al. Contemporary mortality risk prediction for percutaneous coronary intervention – results from 588,398 procedures in the National Cardiovascular Data Registry. J am Coll Cardiol 55:1923-32, 2010

15.3 Koronare Interventionen – Materialien

[1] O'Brien B, Caroll W. The evolution of cardiovascular stent materials and surfaces in response to clinical drivers: A review. Acta Materialia 5:945–58, 2009

[2] Kastrati A, Mehilli J, Dirschinger J et al. Intracoronary stenting and angiographic results: strut thickness effect on restenosis outcome (ISAR-STEREO) trial. Circulation 103:2816–21, 2001

[3] Hoffmann R, Mintz GS, Haager PK et al. Relation of stent design and stent surface material to subsequent in-stent intimal hyperplasia in coronary arteries determined by intravascular ultrasound. Am J Cardiol 89:1360–4, 2002

[4] Hausleiter J, Kastrati A, Mehilli J et al. Impact of lesion complexity on the capacity of a trial to detect differences in stent performance: results from the ISAR-STEREO trial. Am Heart J 146:882–6, 2003

[5] Rittersma SZ, Winter RJd, Koch KT et al. Impact of strut thickness on late luminal loss after coronary artery stent placement. Am J Cardiol 93:477–80, 2004

[6] Turco MA, Ormiston JA, Popma JJ et al. Reduced risk of restenosis in small vessels and reduced risk of myocardial infarction in long lesions with the new thin-strut TAXUS Liberté stent: 1-year results from the TAXUS ATLAS program. JACC Cardiovasc Interv 1:699–709, 2008

[7] Haidopoulos M. Development of an optimized electrochemical process for subse-

quent coating of 316 stainless steel for stent application. J Mater Sci: Master Med 17:647–57, 2006

[8] Strupp G, Schreiner G, Bonzel T. Bauarten und Eigenschaften koronarer Stents – „Stentmanual 2005". 9. Aufl. Klinikum Fulda. Medizinische Klinik I

[9] Turco MA, Ormiston JA, Popma JJ et al. Polymer-based, paclitaxel-eluting TAXUS Liberté stent in de novo lesions: the pivotal TAXUS ATLAS trial. J Am Coll Cardiol 49:1676–83, 2007

[10] Möhlenkamp S, Pump J, Baumgart D et al. Minimally invasive evaluation of coronary stents with electron beam computed tomography: In vivo and in vitro experience. Cath Cardiovasc Interv 48:39–47, 1999

[11] Lind AY, Eggebrecht H, Erbel R. Images in cardiology: the invisible stent: imaging of an absorbable metal stent with multislice spiral computed tomography. Heart 91:1604, 2005

[12] Möhlenkamp S, Pump H, Ge J et al. Ein neuer Titan Stent: In vitro Charakteristika in der Elektronenstrahltomographie. Z Kardiol 86:3, 1997

[13] Antoniucci D, Bartorelli A, Valenti R et al. Clinical and angiographic outcome after coronary arterial stenting with the carbostent. Am J Cardiol 85:821–5, 2000

[14] Edelman ER, Seifert P, Morss GA et al. Gold-coated NIR stents in porcine coronary arteries. Circulation 103:429–34, 2001

[15] Wieneke H, Dirsch O, Sawitowski T et al. Synergistic Effects of a Novel Nanoporous Stent Coating and Tacrolimus on Intima Proliferation in Rabbits. Cath Cardiovasc Interv 60:399–407, 2003

[16] Takami Y, Nakazawa T, Makinouchi K et al. Biocompatibility of alumina ceramic and polyethylene as materials for pivot bearings of a centrifugal blood pump. J Biomed Mater Res 36:381–6, 1997

[17] Eckert KL, Mathey M, Mayer J et al. Preparation and in vivo testing of porous alumina ceramics for cell carrier applications. Biomaterials 21:63–9, 2000

[18] Tur DS, Korshak SV, Vinogradova NB. Investigation of the thermostability of poly[bis(trifluoroethoxy)phosphazene]. Acta Polymerica 36:627–31, 1985

[19] Welle A, Grunze M, Tur D. Plasma Protein adsorption and platelet adhesion on poly[bis(trifluoroethoxy)phosphazene] and reference material surfaces. J Colloid Interface Sci 197:263–74, 1998

[20] Unterberg C, Sandrock D, Nebendahl K et al. Reduced acute thrombus formation results in decreased neointimal proliferation after coronary angioplasty. J Am Coll Cardiol 26:174–54, 1995

[21] Prati F, Cera M, Ramazzotti V et al. Safety and feasibility of a new non-occlusive technique for facilitated intracoronary optical coherence tomography (OCT) acquisition in various clinical and anatomical scenarios. EuroInterv 3:365–70, 2007

[22] Tamburino C, La Manna A, Di Salvo ME et al. First-in-man 1-year clinical outcomes of the Catania Coronary Stent System with Nanothin Polyzene-F in de novo native coronary artery lesions: the ATLANTA (Assessment of The LAtest Non-Thrombogenic Angioplasty stent) trial. JACC Cardiol Interv 2:197–204, 2009

[23] Ladich E, Vorpahl M, Nakano M et al. Latest on the pathology of drug-eluting stents. Interv. Cardiol 1:165–74, 2009

[24] Middleton JC, Tipton AJ. Synthetic biodegradable polymers as orthopedic devices. Biomaterials 21:2335–46, 2000

[25] Grube E, Hauptmann KE, Buellesfeld L et al. Six-month results of a randomized study to evaluate safety and efficacy of a Biolimus A9 eluting stent with a biodegradable polymer coating. EuroIntervention 1:53–7, 2005

[26] Windecker S, Serruys PW, Wandel S et al. Biolimus-eluting stent with biodegradable polymer versus sirolimus-eluting stent with durable polymer for coronary revascularization (LEADERS): a randomised non-inferiority trial. Lancet 372:1163–73, 2008

[27] Hamilos MI, Ostojic M, Beleslin B et al. Differential effects of drug-eluting stents on local endothelium-dependent coronary vasomotion. J Am Coll Cardiol 51:2123–9, 2008

[28] Wani MC, Taylor HL, Wall ME et al. Plant antitumor agents. VI. The isolated and structure of taxol, a novel antileukemic and antitumor agent from Taxus berivifolia. J Am Chem Soc 93:2325–7, 1971

[29] Schiff PB, Fant J, Horwitz SB. Promotion of microtubule assembly in vitro by taxol. Nature 277:665–7, 1979
[30] Wieneke H, Schmermund A, Birgelen Cv et al. Therapeutic potential of active stent coating. Expert Opin Investig Drugs 12:1–9, 2003
[31] Wilson GJ, Nakazawa G, Schwartz RS et al. Comparison of inflammatory response after implantation of sirolimus- and paclitaxel-eluting stents in porcine coronary arteries. Circulation 120:141–9, 2009
[32] Farb A, Heller PF, Shroff S et al. Pathological analysis of local delivery of paclitaxel via a polymer-coated stent. Circulation 104:473–9, 2001
[33] Drachman DE, Edelman ER, Seifert P et al. Neointimal thickening after stent delivery of aclitaxel: change in composition and arrest of growth over six months. J Am Coll Cardiol 36:2325–32, 2000
[34] Ahmed W, Zambahari R, Al-Rashdan I et al. One-year outcome with the TAXUS Liberté stent in the real world: The TAXUS OLYMPIA Registry (Phase I). J Interv cardiol 21:512–8, 2008
[35] Turco MA, Ormiston JA, Popma JJ et al. Reduced risk of restenosis in small vessels and reduced risk of myocardial infarction in long lesions with the new thin-strut TAXUS Liberté stent: 1-year results from the TAXUS ATLAS program. JACC Cardiovasc Interv 1:699–709, 2008
[36] Mahmud E, Ormiston JA, Turco MA et al. TAXUS Liberté attenuates the risk of restenosis in patients with medically treated diabetes mellitus: results from the TAXUS ATLAS program. JACC Cardiovasc Interv 2:240–52, 2009
[37] Turco M, Ormiston J, Mandinov L et al. TAXUS ATLAS and TAXUS ATLAS DIRECT STENT trials: Durable effectiveness of the TAXUS Liberté stent and long-term benefit of direct stenting. Am J Cardiol 102 (Suppl 1):147i, 2008
[38] Moses JW, Stone GW, Nikolsky E et al. Drug-eluting stents in the treatment of intermediate lesions: pooled analysis from four randomized trials. J Am Coll Cardiol 47:2164–71, 2006
[39] Dawkins KD, Stone GW, Colombo A et al. Integrated analysis of medically treated diabetic patients in the TAXUS® program: benefits across stent platforms, Paclitaxel release formulations, and diabetic treatments. EuroIntervention 2:61–8, 2006
[40] Ellis SG, Colombo A, Grube E et al. Incidence, timing, and correlates of stent thrombosis with the polymeric Paclitaxel drug-eluting stent: a TAXUS II, IV, V, and VI meta-analysis of 3,445 patients followed for up to 3 years. J Am Coll Cardiol 49:1043–51, 2007
[41] Escolar E, Mintz GS, Popma J et al. Meta-analysis of angiographic versus intravascular ultrasound parameters of drug-eluting stent efficacy (from TAXUS IV, V, and VI). Am J Cardiol 100:621–6, 2007
[42] Stone GW, Ellis SG, Colombo A et al. Offsetting impact of thrombosis and restenosis on the occurrence of death and myocardial infarction after paclitaxel-eluting and bare metal stent implantation. Circulation 115:2842–7, 2007
[43] Vezina C, Kudelski A, Seghal SN. Rapamycin (AY-22, 989), a new antifugal antibiotic, I: toxoneme of the producing streptomycete and isolation of the active principle. J Antibiot (Tokyo) 28:721–6, 1975
[44] Gregory CR, Huie P, Billingham ME et al. Rapamycin inhibits arterial intimal thickening caused by both alloimmune and mechanical injury. Its effect on cellular, growth factor, and cytokine response in injured vessels. Transplantation 55:1409–18, 1993
[45] Sadoshima J, Izumo S. Rapamycin selectively inhibits angiotensin II-induced increase in protein synthesis in cardiac myocytes in vitro. Potential role of 70-kD S6 kinase in angiotensin II-induced cardiac hypertrophy. Circ Res 77:1040–52, 1995
[46] Poon M, Marx SO, Gallo R et al. Rapamycin inhibits vascular smooth muscle cell migration. J Clin Invest 98:2277–83, 1996
[47] Burke SE, Lubbers NL, Chen YW et al. Neointimal formation after balloon-induced vascular injury in Yucatan minipigs is reduced by oral rapamycin. J Cardiovasc Pharmacol 33:829–35, 1999
[48] Sousa JE, Costa MA, Abizaid A et al. Lack of neointimal proliferation after implantation of sirolimus-coated stents in human coronary arteries: a quantitative coronary angiography and three-dimensional intravascular ultrasound study. Circulation 103:192–5, 2001

[49] Morice MC, Serruys PW, Sousa JE et al. RAVEL Study Group. A randomized comparison of a sirolimus-eluting stent with a standard stent for coronary revascularization. N Engl J Med 46:1773–80, 2002

[50] Moses J, Leon MB, Popma JJ et al. SIRIUS: A US multicenter, randomised, double-blind study of the sirolimus-stent in de-novo native coronary lesions. 14th Annual Transcatheter Cardiovascular Therapeutics Meeting, Washington DC, USA, 2002

[51] Sousa JE, Costa MA, Sousa AG et al. Two-year angiographic and intravascular ultrasound follow-up after implantation of sirolimus-eluting stents in human coronary arteries. Circulation 107:381–3, 2003

[52] Virmani R, Guagliumi G, Farb A et al. Localized hypersensitivity and late coronary thrombosis secondary to a sirolimus-eluting stent: should we be cautious? Circulation 109:701–5, 2004

[53] Stone GW, Moses JW, Ellis SG et al. Safety and efficacy of sirolimus- and paclitaxel-eluting coronary stents. N Engl J Med 356:998–1008, 2007

[54] Moses JW, Leon MB, Popma JJ et al. SIRIUS Investigators. Sirolimus-eluting stents versus standard stents in patients with stenosis in a native coronary artery. N Engl J Med 349:1315–23, 2003

[55] Togni M, Windecker S, Cocchia R et al. Sirolimus-eluting stents associated with paradoxic coronary vasoconstriction. J Am Coll Cardiol 46:231–6, 2005

[56] Hofma SH, Giessen WJvd, Dalen BMv et al. Indication of long-term endothelial dysfunction after sirolimus-eluting stent implantation. Eur Heart J 27:166–70, 2006

[57] Marzocchi A, Saia F, Piovaccari G et al. Long-term safety and efficacy of drug-eluting stents: two-year results of the REAL (REgistro AngiopLastiche dell'Emilia Romagna) multicenter registry. Circulation 115:3181–8, 2007

[58] Morice MC, Serruys PW, Barragan P et al. Long-term clinical outcomes with sirolimus-eluting coronary stents: five-year results of the RAVEL trial. J Am Coll Cardiol 50:1299–304, 2007

[59] Schampaert E, Moses JW, Schofer J et al. Sirolimus-eluting stents at two years: a pooled analysis of SIRIUS, E-SIRIUS, and C-SIRIUS with emphasis on late revascularizations and stent thromboses. Am J Cardiol 98:36–41, 2006

[60] Chacko R, Mulhearn M, Novack V et al. Impact of target lesion and nontarget lesion cardiac events on 5-year clinical outcomes after sirolimus-eluting or bare-metal stenting. J Am Coll Cardiol Intv 2:498–503, 2009

[61] Edelmann E, Falotico R, Parker Th. Naevo Sirolimus-eluting coronary Stent. Cardiac & Vascular update 2:7–9, 2009

[62] Wiemer M, Seth A, Chandra P et al. Systemic exposure of everolimus after stent implantation: a pharmacokinetic study. Am Heart J 156:751.e1–7, 2008

[63] Ota H, Eto M, Ako J et al. Sirolimus and everolimus induce endothelial cellular senescence via sirtuin 1 down-regulation: therapeutic implication of cilostazol after drug-eluting stent implantation. J Am Coll Cardiol 53:2298–305, 2009

[64] Torguson R, Waksman R. Overview of the 2007 Food and Drug Administration Circulatory System Devices Panel meeting on the Xience V Everolimus-Eluting Coronary Stent. Am J Cardiol 102:1624–30, 2008

[65] Stone GW, Midei M, Newman W et al. Randomized comparison of everolimus-eluting and paclitaxel-eluting stents: two-year clinical follow-up from the Clinical Evaluation of the Xience V Everolimus Eluting Coronary Stent System in the Treatment of Patients with de novo Native Coronary Artery Lesions (SPIRIT) III trial. Circulation 119:680–6, 2009

[66] Onuma Y, Kukreja N, Piazza N et al. Interventional Cardiologists of the Thoraxcenter (2000 to 2007). The everolimus-eluting stent in real-world patients: 6-month follow-up of the X-SEARCH (Xience V Stent Evaluated at Rotterdam Cardiac Hospital) registry. J Am Coll Cardiol 54:269–76, 2009

[67] Kedhi E, Joesoef KS, McFadden E et al. Second-generation everolimus-eluting and paclitaxel-eluting stents in real-life practice (COMPARE): a randomised trial. Lancet 375:201–9, 2010

[68] Garcia-Touchard A, Burke SE, Toner JL et al. Zotarolimus-eluting stents reduce experimental coronary artery neointimal hyperplasia after 4 weeks. Euro Heart J 27:988–93, 2006

[69] Lewis AL, Cumming ZL, Goreish HH et al. Crosslinkable coatings from phosphorylcholine-based polymers. Biomaterials 22:99–111, 2001

[70] Lewis AL, Stratford PW. Phosphorylcholine-coated stents. J Long Term Eff Med Implants 12:231–50, 2002

[71] DuVall M, Ji Q, Clifford A et al. ABT-578 elution profile and arterial penetration using the ZoMaxx drug-eluting stent. (Abstract). Am J Cardiol 2004; 4:223E

[72] Meredith IT, Ormiston J, Whitbourn R. ENDEAVOR I 'first-in-human' safety and efficacy study – 12-month clinical, angiographic, and intravascular ultrasound results. AHA 2004 Annual Scientific Session, 2004

[73] Meredith IT, Ormiston J, Whitbourn R et al. ENDEAVOR I Investigators. Five-year clinical follow-up after implantation of the endeavor zotarolimus-eluting stent: ENDEAVOR I, first-in-human study. Catheter Cardiovasc INterv 74:989–95, 2009

[74] Mehta RH, Leon MB, Sketch MH Jr. ENDEAVOR II Continued Access Registry. The relation between clinical features, angiographic findings, and the target lesion revascularization rate in patients receiving the endeavor zotarolimus-eluting stent for treatment of native coronary artery disease: an analysis of ENDEAVOR I, ENDEAVOR II, ENDEAVOR II Continued Access Registry, and ENDEAVOR III. Am J Cardiol 100:62M–70M, 2007

[75] Ellis SG, Popma JJ, Lasala JM et al. Relationship between angiographic late loss and target lesion revascularization after coronary stent implantation: analysis from the TAXUS-IV trial. J Am Coll Cardiol 45:1193–1200, 2005

[76] Miyazawa A, Ako J, Hongo Y et al. Comparison of vascular response to zotarolimus-eluting stent versus sirolimus-eluting stent: intravascular ultrasound results from ENDEAVOR III. Am Heart J 155:108–13, 2008

[77] Finn AV, Joner M, Nakazawa G et al. Pathological correlates of late drug-eluting stent thrombosis: Strut coverage as a marker of endothelialisation. Circulation 115:2435–41, 2007

[78] Kim JW, Suh SY, Choi CU et al. Six-month comparison of coronary endothelial dysfunction associated with sirolimus-eluting stent versus paclitaxel-eluting stent. J Am Coll Cardiol Intv 1:65–71, 2008

[79] Kim JW, Seo HS, Park JH et al. A prospective, randomized, 6-month comparison of the coronary vasomotor response associated with a zotarolimus- versus a sirolimus-eluting stent: differential recovery of coronary endothelial dysfunction. J Am Coll Cardiol 53:1653–9, 2009

[80] Okumura M, Ozaki Y, Ishii J et al. Restenosis and stent fracture following sirolimus-eluting stent (SES) implantation. Circ J 71:1669–77, 2007

[81] Park JS, Cho IH, Kim YJ. Stent fracture and restenosis after zotarolimus-eluting stent implantation. Int J Cardiol 147:e29-31, 2011

[82] Kim JS, Lee SY, Lee JM et al. Significant association of coronary stent fracture with in-stent restenosis in sirolimus-eluting stents. Coron Artery Dis 20:59–63, 2009

[83] Watanabe T, Tamura A, Miyamoto K et al. Fracture of a paclitaxol-eluting stent implanted for in-stent restenosis at the site of sirolimus-eluting stent fracture. Int J Cardiol 140:e12-3, 2010

[84] Bilen E, Saatci Yasar A, Bilge M et al. Acute coronary syndrome due to complete bare metal stent fracture in the right coronary artery. Int J Cardiol 139:e44-6, 2010

[85] Toutouzas K, Patsa C, Tsiamis E et al. Everolimus- and zotarolimus-eluting stents for bare metal stent in-stent restenosis treatment: a prospective study. J Interv Cardiol 21:388–94, 2008

[86] Meredith IT, Worthley SG, Whitbourn R et al. Long-term clinical outcomes with the next-generation Resolute Stent System: a report of the two-year follow-up from the RESOLUTE clinical trial. Eurointervention 5:692–7, 2010

[87] Grube E, Buellesfeld L. BioMatrix Biolimus A9-eluting coronary stent: a next-generation drug-eluting stent for coronary artery disease. Expert Rev Med Devices 3:731–41, 2006

[88] Ostojic M, Sagic D, Jung R et al. The pharmacokinetics of Biolimus A9 after elution from the Nobori stent in patients with coronary artery disease: the NOBORI PK study. Catheter Cardiovasc Interv 72:901–8, 2008

[89] Chevalier B, Serruys PW, Silber S et al. Randomised comparison of Nobori, biolimus A9-eluting coronary stent with a Taxus(R), paclitaxel-eluting coronary stent in patients with stenosis in native coronary arteries: the Nobori 1 trial. Eurointervention 2:426–34, 2007

[90] Vetrovec GW, Rizik D, Williard C et al. Sirolimus PK trial: A pharmacokinetic study of the sirolimus-eluting Bx Velocity stent in patients with de novo coronary lesions. Catheter Cardiovasc Interv 67:32–7, 2006

[91] Stella PR, Mueller R, Pavlakis G et al. Custom-II Investigators. One year results of a new in situ length-adjustable stent platform with a biodegradable biolimus A9 eluting polymer: results of the CUSTOM-II trial. EuroIntervention 4:200–7, 2008

[92] Verheye S, Agostoni P, Dubois CL et al. 9-month clinical, angiographic, and intravascular ultrasound results of a prospective evaluation of the Axxess self-expanding biolimus A9-eluting stent in coronary bifurcation lesions: the DIVERGE (Drug-Eluting Stent Intervention for Treating Side Branches Effectively) study. J Am Coll Cardiol 53:1031–9, 2009

[93] Hamada N, Miyata M, Eto H et al. Tacrolimus-eluting stent inhibits neointimal hyperplasia via calcineurin/NFAT signaling in porcine coronary artery model. Atherosclerosis 208:97-103, 2010

[94] Onuma Y, Serruys P, Heijer Pd et al. MAHOROBA, first-in-man study: 6-month results of a biodegradable polymer sustained release tacrolimus-eluting stent in de novo coronary stenoses. Eur Heart J 30:1477–85, 2009

[95] Rinker A, Nusser T, Grossmann G et al. Angiographic results of a Tacrolimus-eluting stent in acute coronary syndrome lesions. Clin Res Cardiol 98:89–93, 2009

[96] Tamburino C, Di Salvo ME, Capodanno D et al. Real world safety and efficacy of the Janus Tacrolimus-Eluting stent: long-term clinical outcome and angiographic findings from the Tacrolimus-Eluting STent (TEST) registry. Catheter Cardiovasc Interv 73:243–8, 2009

[97] Verheye S, Agostoni P, Dawkins KD et al. The GENESIS (Randomized, Multicenter Study of the Pimecrolimus-Eluting and Pimecrolimus/Paclitaxel-Eluting Coronary Stent System in Patients With De Novo Lesions of the Native Coronary Arteries) trial. JACC Cardiovasc. Interv 2:205–14, 2009

[98] Robinson KA, Chronos NAF, Roayl et al. Acinomycin-D drug-eluting stents preserve lumen size and inhibit fibrocellular neointima in pig coronary arteries. Circulation 104:II-506, 2001

[99] Hildalgo M, Eckhardt SG. Development of matrix metalloproteinase inhibitors in cancer therapy. J Natl Cancer Inst 93:178–93, 2001

[100] Sierevogel MJ, Velema E, Meer FJvd et al. Matrix metalloproteinase inhibition reduces adventitial thickening and collagen accumulation following balloon dilation. Cardiovasc Res 55:864–9, 2002

[101] Pepine CJ, Hirshfeld JW, Macdonald RG et al. A controlled trial of corticosteroids to prevent restenosis after coronary angioplasty. M-HEART Group. Circulation 81:1753–61, 1990

[102] Versaci F, Gaspardone A, Tomai F et al. Immunosuppressive Therapy for the Prevention of Restenosis after Coronary Artery Stent Implantation Study. Immunosuppressive Therapy for the Prevention of Restenosis after Coronary Artery Stent Implantation (IMPRESS Study). J Am Coll Cardiol 40:1935–42, 2002

[103] New G, Moses JW, Roubin GS et al. Estrogen-eluting, phosphorylcholine-coated stent implantation is associated with reduced neointimal formation but no delay in vascular repair in a porcine coronary model. Catheter Cardiovasc Interv 57:266–71, 2002

[104] Chandrasekar B, Nattel S, Tanguay JF. Coronary artery endothelial protection after local delivery of 17 beta-estradiol during balloon angioplasty in a porcine model: a potential new pharmacologic approach to improve endothelial function. J Am Coll Cardiol 38:1570–6, 2001

[105] Silber S, Borggrefe M, Böhm M et al. Medikamente freisetzende Koronarstents (DES) und Medikamente freisetzende Ballonkatheter (DEB): Aktualisierung des Positionspapiers der DGK. Clin Res Cardiol 7:548–63, 2008

[106] Byrne RA, Kastrati A, Kufner S et al. Intracoronary Stenting and Angiographic Results: Test Efficacy of 3 Limus-Eluting Stents (ISAR-TEST-4) Investigators. Randomized, non-inferiority trial of three li-

mus agent-eluting stents with different polymer coatings: the Intracoronary Stenting and Angiographic Results: Test Efficacy of 3 Limus-Eluting Stents (ISAR-TEST-4) Trial. Eur Heart J 30:2441–9, 2009

[107] Aoki J, Serruys PW, Beusekom Hv et al. Endothelial progenitor cell capture by stents coated with antibody against CD34: the HEALING-FIM (Healthy Endothelial Accelerated Lining Inhibits Neointimal Growth-First In Man) Registry. J Am Coll Cardiol 45:1574–9, 2005

[108] Nakazawe G, Granada JF, Alviar C. Anti-CD34 antibodies immobilized on the surface of sirolimus eluting stents enhances stent endothelialization. J Am Coll Cardiol 3:68-75, 2010

[109] Tamai H, Igaki K, Kyo E et al. Initial and 6-month results of biodegradable poly-l-lactic acid coronary stents in humans. Circulation 102:399–404, 2000

[110] Cutlip DE, Windecker S, Mehran R et al. Academic Research Consortium. Clinical end points in coronary stent trials: a case for standardized definitions. Circulation 115:2344–51, 2007

[111] Virmani R, Kolodgie FD, Farb A. Drug-eluting stents: are they really safe? Am Heart Hosp J 2:85–8, 2004

[112] Cook S, Ladich E, Nakazawa G et al. Correlation of intravascular ultrasound findings with histopathological analysis of thrombus aspirates in patients with very late drug-eluting stent thrombosis. Circulation 120:391–9, 2009

[113] Shite J, Matsumoto D, Yokoyama M. Sirolimus-eluting stent fracture with thrombus, visualization by optical coherence tomography. Eur Heart J 27:1389, 2006

[114] Aoki J, Nakazawa G, Tanabe K et al. Incidence and clinical impact of coronary stent fracture after sirolimus-eluting stent implantation. Catheter Cardiovasc Interv 69:380–6, 2007

[115] Lee MS, Jurewitz D, Aragon J et al. Stent fracture associated with drug-eluting stents: clinical characteristics and implications. Catheter Cardiovasc Interv 69:387–94, 2007

[116] Lee SH, Park JS, Shin DG et al. Frequency of stent fracture as a cause of coronary restenosis after sirolimus-eluting stent implantation. Am J Cardiol 100:627–30, 2007

[117] Shaikh F, Maddikunta R, Djelmami-Hani M et al. Stent fracture, an incidental finding or a significant marker of clinical in-stent restenosis? Catheter Cardiovasc Interv 71:614–8, 2008

[118] Leong DP, Dundon BK, Puri R et al. Very late stent fracture associated with a sirolimus-eluting stent. Heart Lung Circ 17:426–8, 2008

[119] Nakazawa G, Finn AV, Vorpahl M et al. Incidence and predictors of drug-eluting stent fracture in human coronary artery a pathologic analysis. J Am Coll Cardiol 54:1924–31, 2009

[120] Park JS, Cho IH, Kim YJ. Stent fracture and restenosis after zotarolimus-eluting stent implantation. Int J Cardiol 147:e29-31, 2011

[121] Park JS, Shin DG, Kim YJ et al. Acute myocardial infarction as a consequence of stent fracture and plaque rupture after sirolimus-eluting stent implantation. Int J Cardiol 134:e79–e81, 2009

[122] Yang TH, Kim DI, Park SG et al. Clinical characteristics of stent fracture after sirolimus-eluting stent implantation. Int J Cardiol 131:212–6, 2009

[123] Dawkins KD, Jacoski MV, Huibregste B et al. Boston Scientific Drug Eluting Stent Program: The Element Stent Series. 2009

[124] Garg S, Serruys PW. Coronary stents: current status. J Am Coll Cardiol 56(10 Suppl):S1-42, 2010

15.4 Koronare Interventionen – Mechanismus der PCI

[1] Grüntzig A, Fischer M, Goebel N et al. Percutaneous transluminal coronary angioplasty (PTCA). Study of 147 patients. Ann Radiol 24:377–9, 1981

[2] Meyer J, Schmitz H, Erbel R et al. Treatment of unstable angina pectoris with percutaneous transluminal coronary angioplasty (PTCA). Cathet Cardiovasc Diagn 7:361–71, 1981

[3] Dorros G, Cowley MJ, Simpson J et al. Percutaneous transluminal coronary angioplasty: report of complications from the National Heart, Lung, and Blood Institute PTCA Registry. Circulation 67:723–30, 1983

[4] Rupprecht HJ, Brennecke R, Kottmeyer M et al. Short- and long-term outcome after

PTCA in patients with stable and unstable angina. Eur Heart J 11:964–73, 1990
[5] Grüntzig A. Transluminal dilatation of coronary-artery stenosis. Lancet 1:263, 1978
[6] Meier B, Bachmann D, Lüscher T. 25 years of coronary angioplasty: almost a fairy tale. Lancet 361:527, 2003
[7] Schlumpf M. 30 Jahre Ballonkatheter: Andreas Grüntzig, ein Pionier in Zürich. Schweiz Ärztezeitung 85:347–51, 2004
[8] Düber C, Jungbluth A, Rumpelt HJ et al. Morphology of the coronary arteries after combined thrombolysis and percutaneous transluminal coronary angioplasty for acute myocardial infarction. Am J Cardiol 58:698–703, 1986
[9] Jungbluth A, Düber C, Rumpelt HJ et al. Morphology of the coronary arteries following percutaneous transluminal coronary angioplasty with hemopericardium. Z Kardiol 77:125–9, 1988
[10] Waller BF. Morphologic observations in coronary arteries, aortocoronary saphenous vein bypass grafts and infant aortae following balloon angioplasty procedures. Herz 10:255–68, 1985
[11] Waller BF, Orr CM, Pinkerton CA et al. Morphologic observations late after coronary balloon angioplasty: mechanisms of acute injury and relationship to restenosis. Radiology 174:961–7, 1990
[12] Waller BF, Pinkerton CA, Orr CM et al. Morphological observations late (greater than 30 days) after clinically successful coronary balloon angioplasty. Circulation 83 (2 Suppl):I28–41, 1991
[13] Gerber TC, Erbel R, Görge G et al. Classification of morphologic effects of percutaneous transluminal coronary angioplasty assessed by intravascular ultrasound. Am J Cardiol 70:1546–54, 1992

15.5 Koronare Interventionen – Technik der PCI

[1] Schmitz HJ, Erbel R, Meyer J et al. Influence of vessel dilatation on restenosis after successful percutaneous transluminal coronary angioplasty. Am Heart J 131:884–91, 1996
[2] Abizaid A, Kornowski R, Mintz G et al. The influence of diabetes mellitus on acute and late clinical outcomes following coronary stent implantation. J Am Soc Cardiol 2:584–9, 1998
[3] Rathore S, Terashima M, Katoh O et al. Predictors of angiographic restenosis after drug eluting stents in the coronary arteries: contemporary practice in real world patients. EuroIntervention 5:349–54, 2009
[4] Castagna MT, Mintz GS, Leiboff BO et al. The contribution of „mechanical" problems to in-stent restenosis: An intravascular ultrasonographic analysis of 1090 consecutive in-stent restenosis lesions. Am Heart J 142:970–4, 2001
[5] Ahmed JM, Mintz GS, Waksman R et al. Serial volumetric intravascular ultrasound assessment of native coronary artery versus saphenous vein grafts in-stent restenosis lesions after conventional catheter-based treatment. Am J Cardiol 91:739–41, 2003
[6] Wu Z, McMillan TL, Mintz GS et al. Impact of the acute results on the long-term outcome after the treatment of in-stent restenosis: a serial intravascular ultrasound study. Catheter Cardiovasc Interv 60:483–8, 2003
[7] Liu J, Maehara A, Mintz GS et al. An integrated TAXUS IV, V, and VI intravascular ultrasound analysis of the predictors of edge restenosis after bare metal or paclitaxel-eluting stents. Am J Cardiol 103:501–6, 2009
[8] Ohlmann P, Mintz GS, Kim SW et al. Intravascular ultrasound findings in patients with restenosis of sirolimus- and paclitaxel-eluting stents. Int J Cardiol 125:11–5, 2008
[9] Räber L, Jüni P, Löffel L et al. Impact of stent overlap on angiographic and long-term clinical outcome in patients undergoing drug-eluting stent implantation. J Am Coll Cardiol 55:1178-88, 2010
[10] Serruys PW, Jaegere Pd, Kiemeneij F et al. A comparison of balloon-expandable-stent implantation with balloon angioplasty in patients with coronary artery disease. Benestent Study Group. N Engl J Med 331:489–95, 1994
[11] Fischman DL, Leon MB, Baim DS et al. A randomized comparison of coronary-stent placement and balloon angioplasty in the treatment of coronary artery disea-

se. Stent Restenosis Study Investigators. N Engl J Med 331:496–501, 1994
[12] Erbel R, Haude M, Höpp HW et al. Coronary-artery stenting compared with balloon angioplasty for restenosis after initial balloon angioplasty. Restenosis Stent Study Group. N Engl J Med 339:1672–8, 1998
[13] Colombo A, Hall P, Nakamura S et al. Intracoronary stenting without anticoagulation accomplished with intravascular ultrasound guidance. Circulation 91:1676–88, 1995
[14] Görge G, Haude M, Ge J et al. Intravascular ultrasound after low and high inflation pressure coronary artery stent implantation. J Am Coll Cardiol 26:725–30, 1995
[15] Möhlenkamp S, Pump H, Ge J et al. Ein neuer Titan-Stent: in-vitro-Chrakteristika in der Elektronenstrahl-Tomographie. ZFK 86:3, 1997
[16] Windecker S, Simon R, Lins M et al. Randomized comparison of a titanium-nitride-oxide-coated stent with a stainless steel stent for coronary revascularization: the TiNOX trial. Circulation 111:2617–22, 2005
[17] Ohlmann P, Mintz GS, Kim SW et al. Intravascular ultrasound findings in patients with restenosis of sirolimus- and paclitaxel-eluting stents. Int J Cardiol 125:11–5, 2008
[18] Colombo A. Cutting balloon and the search for an optimal treatment for in-stent restenosis. Ital Heart J 5:280–1, 2004
[19] Ribamar Costa Jd Jr, Mintz GS, Carlier SG et al. Nonrandomized comparison of coronary stenting under intravascular ultrasound guidance of direct stenting without predilation versus conventional predilation with a semi-compliant balloon versus predilation with a new scoring balloon. Am J Cardiol 100:812–7, 2007
[20] Mudra H, Di Mario C, Jaegere Pd et al. OPTICUS (OPTimization with ICUS to reduce stent restenosis) Study Investigators. Randomized comparison of coronary stent implantation under ultrasound or angiographic guidance to reduce stent restenosis (OPTICUS Study). Circulation 104:1343–9, 2001
[21] Frey AW, Hodgson JM, Müller C et al. Ultrasound-guided strategy for provisional stenting with focal balloon combination catheter: results from the randomized Strategy for Intracoronary Ultrasound-guided PTCA and Stenting (SIPS) trial. Circulation 102:2497–502, 2000
[22] Cook S, Wenaweser P, Togni M et al. Incomplete stent apposition and very late stent thrombosis after drug-eluting stent implantation. Circulation 115:2426–34, 2007
[23] Fitzgerald PJ, Oshima A, Hayase M et al. Final results of the Can Routine Ultrasound Influence Stent Expansion (CRUISE) study. Circulation 102:523–30, 2000
[24] Choi JW, Goodreau LM, Davidson CJ. Resource utilization and clinical outcomes of coronary stenting: a comparison of intravascular ultrasound and angiographical guided stent implantation. Am Heart J 142:112–8, 2001
[25] Russo RJ. Ultrasound-guided stent placement. Cardiol Clin 15:49–61, 1997
[26] Gaster AL, Slothuus Skjoldborg U, Larsen J et al. Continued improvement of clinical outcome and cost effectiveness following intravascular ultrasound guided PCI: insights from a prospective, randomised study. Heart 89:1043–9, 2003
[27] Schiele F, Meneveau N, Vuillemenot A et al. Impact of intravascular ultrasound guidance in stent deployment on 6-month restenosis rate: a multicenter, randomized study comparing two strategies – with and without intravascular ultrasound guidance. RESIST Study Group. REStenosis after Ivus guided STenting. J Am Coll Cardiol 32:320–8, 1998
[28] Oemrawsingh PV, Mintz GS, Schalij MJ et al. TULIP Study. Thrombocyte activity evaluation and effects of Ultrasound guidance in Long Intracoronary stent Placement. Intravascular ultrasound guidance improves angiographic and clinical outcome of stent implantation for long coronary artery stenoses: final results of a randomized comparison with angiographic guidance (TULIP Study). Circulation 107:62–7, 2003
[29] Koo BK, Kim YS, Park KW et al. Effect of celecoxib on restenosis after coronary angioplasty with a Taxus stent (COREA-TAXUS trial): an open-label randomised controlled study. Lancet 370:567–74, 2007
[30] Moses JW, Weisz G, Mishkel G et al. The SIRIUS-DIRECT trial: a multi-center study

of direct stenting using the sirolimus-eluting stent in patients with de novo native coronary artery lesions. Catheter Cardiovasc Interv 70:505–12, 2007
[31] Sakurai R, Ako J, Morino Y et al. SIRIUS Trial Investigators. Predictors of edge stenosis following sirolimus-eluting stent deployment (a quantitative intravascular ultrasound analysis from the SIRIUS trial). Am J Cardiol 96:1251–3, 2005
[32] Roy P, Torguson R, Okabe T et al. Angiographic and procedural correlates of stent thrombosis after intracoronary implantation of drug-eluting stents. J Interv Cardiol 20:307–13, 2007
[33] Bagnall AJ, Spratt JC. The „buddy-in-jail" technique-a novel method for increasing support during percutaneous coronary intervention. Catheter Cardiovasc Interv 74:564–8, 2009

16.1 Interventionen an aortokoronaren Bypässen

[1] Bonello L, Labriolle Ad, Lemesle G et al. Prognostic value of procedure-related myocardial infarction according to the universal definition of myocardial infarction in saphenous vein graft interventions. Am Heart J 2009;57:894–8
[2] Leineweber K, Böse D, Vogelsang M et al. Intense vasoconstriction in response to aspirate from stented saphenous vein aortocoronary bypass grafts. J Am Coll Cardiol 2006;7:981–6
[3] Mehta SK, Fruitkin AD, Milford-Beland S et al. Utilization of distal embolic protection in saphenouos vein graft interventions (an analysis of 19,546 patients in the American College of Cardiology-National Cardiovascular Data Registry). Am J Cardiol 2007;100:1114–8
[4] Stone GW, Rogers C, Hermiller J et al. Randomized comparison of distal protection with a filter-based catheter and a balloon occlusion and aspiration system during percutaneous intervention of diseased saphenous vein aorto-coronary bypass grafts. Circulation 2003;108:548–53
[5] Hofmann M, Störger H, Schwarz F et al. Percutaneous saphenous vein graft interventions with an without distal filter wire protection. J Interven Cardiol 2005;8:475–9

[6] Mauri L, Cox D, Hermiller J et al. The PROXIMAL trial: Proximal protection during saphenous vein graft interventions using the proxis embolic protection system – a randomized, prospective, multicenter clinical trial. J Am Coll Cardiol 2007;50:1442–9
[7] Brilakis ES, Lichtenwalter C, Lemos JAd et al. A randomized controlled trial of a paclitaxel-eluting stent versus a similar bare-metal stent in saphenous vein graft lesions the SOS (Stenting of Saphenous vein grafts) trial. J Am Coll Cardiol 2009;53:919–28
[8] Brodie BR, Wilson H, Stuckey T et al. Outcomes with drug-eluting versus bare-metal stents in saphenous vein graft intervention – Results from the STENT (Strategic Transcatheter Evaluation of New Technologies) Group. JACC Cardiovasc Interv 2009;2:1105–12
[9] Dimopoulos AK, Manginas A, Pavlides G et al. PCI in severely degenerated saphenous vein graft using a novel mesh-covered stent together with a conventional embolic protection system. Hellenic J Cardiol 2009;50:429–35

16.2 Bifurkationsstenosen

[1] George BS, Myler RK, Stertzer SH et al. Balloon angioplasty of coronary bifurcation lesions: the kissing balloon technique. Cathet Cardiovasc Diagn 12:124–38, 1986
[2] Al Suwaidi J, Berger PB, Rihal CS et al. Immediate and long-term outcome of intracoronary stent implantation for true bifurcation lesions. J Am Coll Cardiol 35:929–36, 2000
[3] Yamashita T, Nishida T, Adamian MG et al. Bifurcation lesions: two stents versus one stent – immediate and follow-up results. J Am Coll Cardiol 35:1145–51, 2000
[4] Colombo A, Moses JW, Morice MC et al. Randomized study to evaluate sirolimus-eluting stents implanted at coronary bifurcation lesions. Circulation 109:1244–9, 2004
[5] Pan M, Lezo JSd, Medina A et al. Rapamycin-eluting stents for the treatment of bifurcated coronary lesions: a randomized comparison of a simple versus complex strategy. Am Heart J 148:857–64, 2004

[6] Steigen TK, Maeng M, Wiseth R et al. Randomized study on simple versus complex stenting of coronary artery bifurcation lesions: the Nordic bifurcation study. Circulation 114:1955–61, 2006

[7] Medina A, Suarez Lezo Jd, Pan M. A new classification of coronary bifurcation lesions. Rev Esp Cardiol 59:183, 2006

[8] Murray CD. The Physiological Principle of Minimum Work: I. The Vascular System and the Cost of Blood Volume. Proceedings of the National Academy of Sciences of the United States of America 2:207–14, 1926

[9] Louvard Y, Thomas M, Dzavik V et al. Classification of coronary artery bifurcation lesions and treatments: time for a consensus! Catheter Cardiovasc Interv 71:175–83, 2007

[10] Dzavik V, Kharbanda R, Ivanov J et al. Predictors of long-term outcome after crush stenting of coronary bifurcation lesions: importance of the bifurcation angle. Am Heart J 152:762–9, 2006

[11] Furukawa et al. Intravascular ultrasound predictors of side branch occlusion in bifurcation lesions after percutaneous coronary intervention. Cir J 69:325–30, 2005

[12] Lefèvre T, Louvard Y, Morice MC et al. Stenting of bifurcation lesions: classification, treatments, and results. Catheter Cardiovasc Interv 49:274–83, 2000

[13] Louvard Y, Lefèvre T, Morice MC. Percutaneous coronary intervention for bifurcation coronary disease. Heart 90:713–22, 2004

[14] Alberti A, Missiroli B, Nannini C. „Skirt" technique for coronary artery bifurcation stenting. J Invasive Cardiol 12:633–6, 2000

[15] Kobayashi Y, Colombo A, Adamian M et al. The skirt technique: A stenting technique to treat a lesion immediately proximal to the bifurcation (pseudobifurcation). Catheter Cardiovasc Interv 51:347–51, 2000

[16] Ormiston JA, Webster MW, Ruygrok PN et al. Stent deformation following simulated side-branch dilatation: a comparison of five stent designs. Catheter Cardiovasc Interv 47:258–64, 1999

[17] Lefèvre T, Louvard Y, Morice MC et al. Stenting of bifurcation lesions: a rational approach. J Interv Cardiol 14:573–85, 2001

[18] Khoja A, Ozbek C, Bay W et al. Trouser-like stenting: a new technique for bifurcation lesions. Cathet Cardiovasc Diagn 41:192–6, 1997

[19] Di Mario C, Colombo A. Trousers-stents. How to choose the right size and shape. Cathet Cardiovasc Diagn 41:197–9, 1997

[20] Chevalier B, Glatt B, Royer T et al. Placement of coronary stents in bifurcation lesions by the „culotte" technique. Am J Cardiol 82:943–9, 1998

[21] Sianos G, Vaina S, Hoye A et al. Bifurcation stenting with drug eluting stents: illustration of the crush technique. Catheter Cardiovasc Interv 67:839–45, 2006

[22] Porto I, Gaal Wv, Banning A. „Crush" and „reverse crush" technique to treat a complex left main stenosis. Heart 92:1021, 2006

[23] Colombo A, Gaglione A, Nakamura S et al. „Kissing" stents for bifurcational coronary lesion. Cathet Cardiovasc Diagn 30:327–30, 1993

[24] Schampaert E, Fort S, Adelman AG et al. The V-stent: a novel technique for coronary bifurcation stenting. Cathet Cardiovasc Diagn 39:320–6, 1996

[25] Sharma SK. Simultaneous kissing drug-eluting stent technique for percutaneous treatment of bifurcation lesions in large-size vessels. Catheter Cardiovasc Interv 65:10–6, 2005

[26] Carrie D, Karouny E, Chouairi S et al. „T"-shaped stent placement: a technique for the treatment of dissected bifurcation lesions. Cathet Cardiovasc Diagn 37:311–3, 1996

[27] Kobayashi Y, Colombo A, Akiyama T et al. Modified „T" stenting: a technique for kissing stents in bifurcational coronary lesion. Cathet Cardiovasc Diagn 43:323–6, 1998

[28] Rizik DG, Klassen KJ, Dowler DA et al. Balloon alignment T-stenting for bifurcation coronary artery disease using the sirolimus-eluting stent. J Invasive Cardiol 18:454–60, 2006

[29] Chen SL, Ye F, Zhang JJ et al. DK crush technique: modified treatment of bifurcation lesions in coronary artery. Chin Med J 118:1746–50, 2005

[30] Jim MH, Ho HH, Miu R et al. Modified crush technique with double kissing balloon inflation (sleeve technique): a novel technique for coronary bifurcation lesi-

ons. Catheter Cardiovasc Interv 67:403–9, 2006
[31] Galassi AR, Colombo A, Buchbinder M et al. Long-term outcomes of bifurcation lesions after implantation of drug-eluting stents with the „mini-crush technique". Catheter Cardiovasc Interv 69:976–83, 2007
[32] Collins N, Dzavik V. A modified balloon crush approach improves side branch access and side branch stent apposition during crush stenting of coronary bifurcation lesions. Catheter Cardiovasc Interv 68:365–71, 2006
[33] Abizaid A, Ribamar Costa Jd, Alfaro VJ et al. Bifurcated stents: giving to Ceasar what is Ceasar's. Euro Interv 2:518–25, 2007
[34] Ferenc M, Gick M, Kienzle RP et al. Randomized trial on routine vs. provisional T-stenting in the treatment of de novo coronary bifurcation lesions. Eur Heart J 29:2859–67, 2008
[35] Hasegawa T, Ako J, Koo BK et al. Analysis of left main coronary artery bifurcation lesions treated with biolimus-eluting DEVAX AXXESS plus nitinol self-expanding stent: intravascular ultrasound results of the AXXENT trial. Catheter Cardiovasc Interv 73:34–41, 2009
[36] Alizadehranjbar K, Brass N, Cheung P et al. Successful treatment of trifurcation and quadrifurcation lesions using a minimal protrusion balloon crush technique. J Interv Cardiol 21:21–7, 2008
[37] Zhang F, Dong L, Ge J. Simple versus complex stenting strategy for coronary artery bifurcation lesions in the drug-eluting stent era: a meta-analysis of randomized trials. Heart 95:1676-81, 2009
[38] Jim MH, Ho HH, Ko RL et al. Long-term clinical and angiographic outcomes of the sleeve technique on non-left-main coronary bifurcation lesions. Euro Interv 5:104–8, 2009
[39] Russell ME, Binyamin G, Konstantino E. Ex vivo analysis of human coronary bifurcation anatomy: defining the main vessel-to-side-branch transition zone. Euro Interv 5:96–103, 2009
[40] Hahn JY, Song YB, Lee SY et al. Serial intravascular ultrasound analysis of the main and side branches in bifurcation lesions treated with the T-stenting technique. J Am Coll Cardiol 54:110–7, 2009
[41] Y-Hassan S, Lindroos MC, Sylvén C. A novel stenting technique for coronary artery bifurcation stenosis. Catheter Cardiovasc Interv 73:903–9, 2009
[42] Suzuki N, Angiolillo DJ, Tannenbaum MA et al. Strategies for drug-eluting stent treatment of bifurcation coronary artery disease in the United States: insights from the e-Cypher S.T.L.L.R.trial. Catheter Cardiovasc Interv 73:890–7, 2009

16.3 Ostiale Läsionen
[1] Iakovou I, Ge L, Michev I et al. Clinical and angiographic outcome after sirolimus-eluting stent implantation in aorto-ostial lesions. J Am Coll Cardiol 4:967–71, 2004
[2] Jørgensen E, Kelbæck H, Kløvgaard L et al. Sirolimus-eluting versus bare-metal stent implantation in patients with ostial lesions. Int J Cardiol 145:162-3 2010

16.4 Koronare Restenose
[1] Rupprecht HJ, Brennecke R, Bernhard G et al. Analysis of risk factors for restenosis after PCTA. Cathet Cardiovasc Diagn 1990; 9:151–9
[2] Serruys PW, Foley DP, Kirkeeide RL et al. Restenosis revisited: insights provided by quantitative coronary angiography. Am Heart J 1993; 126:1243–67
[3] Holmes DR Jr, Vlietstra RE, Smith HC et al. Restenosis after percutaneous transluminal coronary angioplasty (PTCA): a report from the PTCA Registry of the National Heart, Lung, and Blood Institute. Am J Cardiol 1984; 3:77C–81C
[4] Weintraub WS, Boccuzzi SJ, Klein JL et al. Lack of effect of lovastatin on restenosis after coronary angioplasty. N Engl J Med 1994; 31:1331–7
[5] Nobuyoshi M, Kimura T, Nosaka H et al. Restenosis after successful percutaneous transluminal coronary angioplasty: serial angiographic follow-up of 229 patients. J Am Coll Cardiol 1988; 2:616–23
[6] Bauters C, Lablanche JM, McFadden EP et al. Clinical characteristics and angiographic follow-up of patients undergoing early or late repeat dilatation for the first restenosis. J Am Coll Cardiol 1992;20:845–8

[7] Teirstein PS, Hoover C, Ligon B et al. Repeat restenosis: efficacy of the third and fourth coronary angioplasty. J Am Coll Cardiol 1987; Suppl A:63A. Abstract

[8] Ellis SG, Savage M, Fischman D et al. Restenosis after placement of Palmaz-Schatz stents in native coronary arteries: initial results of a multicenter experience. Circulation 1992; 6:1836–44

[9] Hirshfeld JW Jr, Schwartz JS, Jugo R et al. Restenosis after coronary angioplasty: a multivariate statistical model to relate lesion and procedure variables to restenosis. J Am Coll Cardiol 1991; 8:647–56

[10] Schwartz RS, Holmes DR Jr, Topol EJ. The restenosis paradigm revisited: an alternative proposal for cellular mechanisms. J Am Coll Cardiol 1992;20:1284–93

[11] Bourassa MG, Lesperance J, Eastwood C et al. Clinical, physiologic, anatomic and procedural factors predictive of restenosis after percutaneous transluminal coronary angioplasty. J Am Coll Cardiol 1991; 8:368–76

[12] Kuntz RE, Gibson CM, Nobuyoshi M et al. Generalized model of restenosis after conventional balloon angioplasty, stenting and directional atherectomy. J Am Coll Cardiol 1993;21:15–25

[13] Kornowski R, Hong MK, Tio FO et al. In-stent restenosis: contributions of inflammatory responses and arterial injury to neointimal hyperplasia. J Am Coll Cardiol 1998;31:224–30

[14] Düber C, Jungbluth A, Rumpelt HJ et al. Morphology of the Coronary arteries after combined thrombolysis and percutaneous transluminal coronary angioplasty for acute myocardial infarction. Am J Cardiol 1986; 58:698–703

[15] Wang K, Zhou Z, Zhou X et al. Prevention of intimal hyperplasia with recombinant soluble P-selectin glycoprotein ligand-immunoglobulin in the porcine coronary artery balloon injury model. J Am Coll Cardiol 2001; 38:577–82

[16] Welt FG, Tso C, Edelman ER et al. Leukocyte recruitment and expression of chemokines following different forms of vascular injury. Vasc Med 2003;8:1–7

[17] Waller BF, Rothbaum DA, Pinkerton CA et al. Status of myocardium and infarct-related coronary artery in 19 necropsy patients with acute recanalization using pharmacologic (streptokinase, r-tissue plasminogen activator), mechanical (percutaneous transluminal coronary angioplasty) or combined types of reperfusion therapy. J Am Coll Cardiol 1987;9:785–801

[18] Wieneke H, Böse D, Haude M et al. Coronary stents. From a simple idea to a medical high-tech device. Med Klin 2005;100:505–11

[19] Suzuki J, Tezuka D, Morishita R et al. An initial case of suppressed restenosis with nuclear factor-kappa B decoy transfection after percutaneous coronary intervention. J Gene Med 2009; 11:89–91

[20] Breuss JM, Cejna M, Bergmeister H et al. Activation of nuclear factor-kappa B significantly contributes to lumen loss in a rabbit iliac artery balloon angioplasty model. Circulation 2002;105:633–8

[21] Meiners S, Laule M, Rother W et al. Ubiquitin-proteasome pathway as a new target for the prevention of restenosis. Circulation 2002;105:483–9

[22] Marx SO, Marks AR. Bench to bedside: the development of rapamycin and its application to stent restenosis. Circulation 2001;104:852–5

[23] Rogers C, Welt FG, Karnovsky MJ et al. Monocyte recruitment and neointimal hyperplasia in rabbits. Coupled inhibitory effects of heparin. Arterioscler Thromb Vasc Biol 1996; 6:1312–8

[24] Erbel R, Schatz R, Dietz U et al. Balloon dilatation and coronary vascular stent implantation. Z Kardiol 1989; 8:71–7

[25] Hokimoto S, Oike Y, Saito T et al. Increased expression of monocyte chemoattractant protein-1 in atherectomy specimens from patients with restenosis after percutaneous transluminal coronary angioplasty. Circ J 2002; 6:114–6

[26] Moreno PR, Bernardi VH, Lopez-Cuellar J et al. Macrophage infiltration predicts restenosis after coronary intervention in patients with unstable angina. Circulation 1996;94:3098–102

[27] Kastrati A, Koch W, Berger PB et al. Protective role against restenosis from an interleukin-1 receptor antagonist gene polymorphism in patients treated with coronary stenting. J Am Coll Cardiol 2000; 6:2168–73

[28] Toutouzas K, Colombo A, Stefanadis C. Inflammation and restenosis after percu-

[29] Shishehbor MH, Bhatt DL. Inflammation and atherosclerosis. Curr Atheroscler Rep 2004;6:131–9
[30] Erbel C, Chen L, Bea F. Inhibition of IL-17A attenuates atherosclerotic lesion development in apoE-deficient mice. J Immunol 2009;183;8165-75
[31] Erbel C, Sato K, Meyer FB. Functional profile of activated dendritic cells in unstable atherosclerotic plaque. Basic Res Cardiol 2007;102:123-32
[32] Ross R. Atherosclerosis – an inflammatory disease. N Engl J Med 1999; 40:115–26
[33] O'Brian E, Schwartz S. Update of the biology and clinical study of restenosis. Trends Cardiovasc Med 1994; 4:169–78
[34] Rudolph T, Schaps KP, Steven D et al. Interleukin-3 is elevated in patients with coronary artery disease and predicts restenosis after percutaneous coronary intervention. Int J Cardiol 2009;132:392–7
[35] Hojo Y, Ikeda U, Katsuki T et al. Interleukin 6 expression in coronary circulation after coronary angioplasty as a risk factor for restenosis. Heart 2000;4:83–7
[36] Almagor M, Keren A, Banai S. Increased C-reactive protein level after coronary stent implantation in patients with stable coronary artery disease. Am Heart J 2003; 145:248–53
[37] Zurakowski A, Wojakowski W, Dzielski T et al. Plasma levels of C-reactive protein and interleukin-10 predict late coronary in-stent restenosis 6 months after elective stenting. Kardiol Pol 2009; 67:623–30
[38] Liang KW, Lee WJ, Lee WL et al. Decreased ratio of high-molecular-weight to total adiponectin is associated with angiographic coronary atherosclerosis severity but not restenosis. Clin Chim Acta 2009; 405:114–8
[39] Kitta Y. Reply to letter regarding article, „Low adiponectin levels predict late in-stent restenosis after stenting in native coronary arteries". Int J Cardiol 2008, 131:78-82
[40] Ferrate G, Niccoli G, Biasucci LM et al. Association between C-reactive protein and angiographic restenosis after bare metal stents: an updated and comprehensive meta-analysis of 2747 patients. Cardiovasc Revasc Med 2008; 156–65
[41] Hahn JY, Kim HS, Koo BK et al. One month follow-up C-reactive protein may be a useful predictor of angiographic restenosis and longterm clinical outcomes after bare metal stent implantation. Int J Cardiol 2006; 109:267–9
[42] Amit S, Saleem K, Christopher E et al. Pre-procedural plasma levels of C-reactive protein and interleukin-6 do not predict late coronary angiographic restenosis after elective stenting. Eur Heart J 2004; 5:1029–35
[43] Rudic RD, Shesely EG, Maeda N et al. Direct evidence for the importance of endothelium-derived nitric oxide in vascular remodeling. J Clin Invest 1998; 01:731–6
[44] Nishimura M, Hashimoto T, Kobayashi H et al. Association of the circulating adiponectin concentration with coronary in-stent restenosis in haemodialysis patients. Nephrol Dial Transplant 2006; 1:1640–7
[45] Moldoveanu E, Mut-Vitcu B, Tanaseanu GR et al. Low basal levels of circulating adiponectin in patients undergoing coronary stenting predict in-stent restenosis, independently of basal levels of inflammatory markers: lipoprotein associated phospholipase A2, and myeloperoxidase. Clin Biochem 2008; 1:1429–33
[46] Sako H, Miura S, Saku K. Significance of changes in plasma adiponectin concentration after the implantation of stents in patients with stable angina. J Cardiol 2008; 2:17–23
[47] Jones GT, Tarr GP, Phillips LV et al. Active matrix metalloproteinases 3 and 9 are independently associated with coronary artery in-stent restenosis. Atherosclerosis 2009;207:603-7
[48] Hacking D, Knight JC, Rockett K et al. Increased in vivo transcription of an IL-8 haplotype associated with respiratory syncytial virus disease susceptibility. Genes Immun 2004; 5:274–82
[49] Vogiatzi K, Apostolakis S, Voudris V et al. Interleukin 8 and susceptibility to coronary artery disease: a population genetics perspective. J Clin Immunol 2008;8:329–35
[50] Vogiatzi K, Apostolakis S, Voudris V et al. Interleukin 8 gene polymorphisms and susceptibility to restenosis after percutaneous coronary intervention. J Thromb Thrombolysis 2009;29:134-40

[51] Heusch G, Kleinbongard P, Böse D et al. Coronary Microembolization. From Bedside to Bench and Back to Bedside. Circulation 2009;120:1822-36

[52] Martínez-Ríos MA, Pena-Duque MA, Fragoso JM et al. Tumor Necrosis Factor Alpha and Interleukin 10 Promoter Polymorphisms in Mexican Patients with Restenosis After Coronary Stenting. Biochem Genet 2009; 47:707–16

[53] Feldman LJ, Aguirre L, Ziol M et al. Interleukin-10 inhibits intimal hyperplasia after angioplasty or stent implantation in hypercholesterolemic rabbits. Circulation 2000;101:908–16

[54] Komatsu R, Ueda M, Naruko T et al. Neointimal tissue response at sites of coronary stenting in humans: macroscopic, histological, and immunohistochemical analysis. Circulation 1998;98:224–33

[55] Satoh D, Inami N, Shimazu T et al. Soluble TRAIL prevents RANTES-dependent restenosis after percutaneous coronary intervention in patients with coronary artery disease. J Thromb Thrombolysis 2009;29:471-6

[56] Sigwart U, Puel J, Mirkovitch V et al. Intravascular stents to prevent occlusion and restenosis after transluminal angioplasty. N Engl J Med 1987; 16:701–6

[57] Haude M, Erbel R, Straub U et al. Results of intracoronary stents for management of coronary dissection after balloon angioplasty. Am J Cardiol 1991; 7:691–6

[58] Haude M, Erbel R, Issa H et al. Quantitative analysis of elastic recoil after balloon angioplasty and after intracoronary implantation of balloon-expandable Palmaz-Schatz stents. J Am Coll Cardiol 1993;21:26–34

[59] Erbel R, Haude M, Höpp HW et al. Coronary-artery stenting compared with balloon angioplasty for restenosis after initial balloon angioplasty. Restenosis Stent Study Group. N Engl J Med 1998; 39:1672–8

[60] Mehran R, Dangas G, Abizaid AS et al. Angiographic patterns of in-stent restenosis: classification and implications for long-term outcome. Circulation 1999; 100:1872–8

[61] Fujii K, Carlier SG, Mintz GS et al. Stent underexpansion and residual reference segment stenosis are related to stent thrombosis after sirolimus-eluting stent implantation: an intravascular ultrasound study. J Am Coll Cardiol 2005; 45:995–8

[62] Cook S, Wenaweser P, Togni M et al. Incomplete stent apposition and very late stent thrombosis after drug-eluting stent implantation. Circulation 2007; 115:2426–34

[63] Solinas E, Dangas G, Kirtane AJ et al. Angiographic patterns of drug-eluting stent restenosis and one-year outcomes after treatment with repeated percutaneous coronary intervention. Am J Cardiol 2008; 102:311–5

[64] Sano K, Mintz GS, Carlier SG et al. Volumetric intravascular ultrasound assessment of neointimal hyperplasia and nonuniform stent strut distribution in sirolimus-eluting stent restenosis. Am J Cardiol 2006; 98:1559–62

[65] Liu X, Doi H, Maehara A et al. A Volumetric intravascular ultrasound comparison of early drug-eluting stent thrombosis versus restenosis. J Am Coll Cardiol Intv 2009; 2:428–34

[66] Cutlip DE, Windecker S, Mehran R et al. Clinical end points in Coronary stent Trials – A case for standardized definitions. Circulation 2007;15:2344–51

[67] Takebayashi H, Mintz GS, Carlier SG et al. Nonuniform strut distribution correlates with more neointimal hyperplasia after sirolimus-eluting stent implantation. Circulation 2004; 110:3430–4

[68] Takebayashi H, Kobayashi Y, Mintz GS et al. Intravascular ultrasound assessment of lesions with target vessel failure after sirolimus-eluting stent implantation. Am J Cardiol 2005;95:498–502

[69] Lemos PA, Saia F, Ligthart JM et al. Coronary restenosis after sirolimus-eluting stent implantation: morphological description and mechanistic analysis from a consecutive series of cases. Circulation 2003;108:257–60

[70] Kastrati A, Dibra A, Mehilli J et al. Predictive factors of restenosis after coronary implantation of sirolimus- or paclitaxel eluting stents. Circulation 2006; 113:2293–300

[71] Mori S, Yasuda S, Kataoka Y et al. Significant association of coronary artery calcification in stent delivery route with restenosis after sirolimus-eluting stent implantation. Circ J 2009; 3:1856–63

[72] Hikita H, Sato A, Nozato T et al. Low coronary flow velocity and shear stress predict restenosis after sirolimus-eluting stent implantation. Scand Cardiovasc J 2009; 4:1–6

[73] Chung WS, Park CS, Seung KB et al. The incidence and clinical impact of stent strut fractures developed after drug-eluting stent implantation. Int J Cardiol 2008; 125:325–31

[74] Kim JS, Lee SY, Lee JM et al. Significant association of coronary stent fracture with in-stent restenosis in sirolimus-eluting stents. Coron Artery Dis 2009; 20:59–63

[75] Aoki J, Nakazawa G, Tanabe K et al. Incidence and clinical impact of coronary stent fracture after sirolimus eluting stent implantation. Catheter Cardiovasc Interv 2007;69:380–6

[76] Lee MS, Jurewitz D, Aragon J et al. Stent fracture associated with drug-eluting stents: clinical characteristics and implications. Catheter Cardiovasc Interv 2007;69:387–94

[77] Kim EJ, Rha SW, Wani SP et al. Coronary stent fracture and restenosis in the drug-eluting stent era: do we have clues of management? Int J Cardiol 2007;120:417–9

[78] Chong WS, Park CS, Seung KB et al. The incidence and clinical impact of stent strut fractures developed after drug-eluting stent implantation. Int J Cardiol 2008;25:325–31

[79] Corbett SJ, Cosgrave J, Melzi G et al. Patterns of restenosis after drug-eluting stent implantation: insights from a contemporary and comparative analysis of sirolimus- and paclitaxel eluting stents. Eur Heart J 2006; 27:2330–7

[80] Svedman C, Ekqvists S, Möller H et al. A correlation found between contact allergy to stent material and restenosis of the coronary arteries. Contact Dermatitis 2009;60:158–64

[81] Virmani R, Farb A, Guagliumi G et al. Drug eluting stents: caution and concerns for long-term outcome. Coron Artery Dis 2004:15:313–8

[82] Hausleiter J, Kastrati A, Wessely R et al. Prevention of restenosis by a novel drug-eluting stent system with a dose-adjustable, polymer-free, on-site stent coating. Eur Heart J 2005;26:1475–81

[83] Jørgensen E, Helqvist S, Kløvgaard L et al. Restenosis in coronary bare metal stents. Importance of time to follow-up: a comparison of coronary angiograms 6 months and 4 years after implantation. Scand Cardiovasc J 2009; 43:87–93

[84] Huang Y, Venkatraman SS, Boey FY et al. The short-term effect on restenosis and thrombosis of a cobalt-chromium stent eluting two drugs in a porcine coronary artery model. J Interven Cardiol 2009;22:466–78

[85] Lexis CP, Rahel BM, Meeder JG et al. The role of glucose lowering agents on restenosis after percutaneous coronary intervention in patients with diabetes mellitus. Cardiovasc Diabetol 2009; 8:41

[86] Douglas JS Jr, Holmes DR Jr, Kereiakes DJ et al. Coronary stent restenosis in patients treated with cilostazol. Circulation 2005;12:2826–32

[87] Lee SW, Park SW, Kim YH et al. Drug-eluting stenting followed by cilostazol treatment reduces late restenosis in patients with diabetes mellitus the DECLARE-DIABETES Trial (A Randomized Comparison of Triple Antiplatelet Therapy with Dual Antiplatelet Therapy After Drug-Eluting Stent Implantation in Diabetic Patients). J Am Coll Cardiol 2008; 51:1181–7

[88] Morishita R. A scientific rationale for the CREST trial results: evidence for the mechanism of action of cilostazol in restenosis. Atherosclerosis Supplements 2005;6:41–6

[89] Tamhane U, Meier P, Chetcuti S et al. Efficacy of cilostazol in reducing restenosis in patients undergoing contemporary stent based PCI: a meta-analysis of randomised controlled trials. EuroIntervention 2009;5:384–93

[90] Inoue T, Uchida T, Yaguchi I et al. Stent-induced expression and activation of the leukocyte integrin Mac-1 is associated with neointimal thickening and restenosis. Circulation 2003;107:1757–63

[91] Clowes AW, Karnowsky MJ. Suppression by heparin of smooth muscle cell proliferation in injured arteries. Nature 1977;265:625–6

[92] Thornton MA, Gruentzig AR, Hollman J et al.. Coumadin and aspirin in prevention of recurrence after transluminal coronary angioplasty: a randomized study. Circulation 1984;69:721–7

[93] Jackson CL, Bush RC, Bowyer DE. Inhibitory effect of calcium antagonists on balloon catheter-induced arterialsmooth muscle cell proliferation and lesion size. Atherosclerosis 1988;69:115–22

[94] Whitworth HB, Roubin GS, Hollman J et al. Effect of nifedipine on recurrent stenosis after percutaneous transluminal coronary angioplasty. J Am Coll Cardiol 1986;8:1271–6

[95] Bestehorn HP, Neumann FJ, Buttner HJ et al. Evaluation of the effect of oral verapamil on clinical outcome and angiographic restenosis after percutaneous coronary intervention (VESPA). J Am Coll Cardiol 2004; 3:2160–5

[96] Powell JS, Clozel JP, Müller RK et al. Inhibitors of angiotensin-converting enzyme prevent myointimal proliferation after vascular injury. Science 1989;245:186–8

[97] Does the new angiotensin converting enzyme inhibitor cilazapril prevent restenosis after percutaneous transluminal coronary angioplasty? Results of the MERCATOR study: a multicenter, randomized, double-blind placebo-controlled trial. Multicenter European Research Trial with Cilazapril after angioplasty to prevent transluminal coronary obstruction and restenosis (MERCATOR) Study Group. Circulation 1992;86:100–10

[98] Serruys PW, Foley DP, Jackson G et al. A randomized placebocontrolled trial of fluvastatin for prevention of restenosis after successful coronary balloon angioplasty; final results of the fluvastatin angiographic restenosis (FLARE) trial. Eur Heart J 1999;20:58–69

[99] Bertrand ME, McFadden EP, Fruchart JC et al. Effect of pravastatin on angiographic restenosis after coronary balloon angioplasty. The PREDICT Trial Investigators. Prevention of Restenosis by Elisor after Transluminal Coronary Angioplasty. J Am Coll Cardiol 1997;30:863–9

[100] Sattler KJ, Herrmann J, Yün S et al. High high-density lipoprotein-cholesterol reduces risk and extent of percutaneous coronary intervention-related myocardial infarction and improves long-term outcome in patients undergoing elective percutaneous coronary intervention. Eur Heart J 2009; 30:1894–902

[101] Versaci F, Gaspardone A, Tomai F et al. Immunosuppressive therapy for the prevention of restenosis after coronary artery stent implantation (IMPRESS Study). J Am Coll Cardiol 2002;40:1935–42

[102] Ribichini F, Tomai F, De Luca G et al. A multicenter, randomized study to test immunosuppressive therapy with oral prednisone for the prevention of restenosis after percutaneous coronary interventions: cortisone plus BMS or DES versus BMS alone to eliminate restenosis (CEREA-DES) – study design and rationale. J Cardiovasc Med (Hagerstown) 2009; 10:192–9

[103] O'Neill WW, Dixon SR, Grines CL. The year in interventional cardiology. J Am Coll Cardiol 2005; 45:1117–34

[104] Oliver LN, Buttner PG, Hobson H et al. A meta-analysis of randomized controlled trials assessing drug-eluting stents and vascular brachytherapy in the treatment of coronary artery in-stent restenosis. Int J Cardiol 2008;126:216–23

[105] Lemos PA, Saia F, Ligthart JM et al. Coronary restenosis after sirolimus-eluting stent implantation: morphological description and mechanistic analysis from a consecutive series of cases. Circulation 2003;108:257–60

[106] Lee SS, Price MJ, Wong GB et al. Early- and medium-term outcomes after paclitaxel-eluting stent implantation for sirolimus-eluting stent failure. Am J Cardiol 2006;98:1345–8

[107] Kim YH, Lee BK, Park DW et al. Comparison with conventional therapies of repeated sirolimus-eluting stent implantation for the treatment of drug-eluting coronary stent restenosis. Am J Cardiol 2006;98:1451–4

[108] Cosgrave J, Melzi G, Biondi-Zoccai GG et al. Drug-eluting stent restenosis the pattern predicts the outcome. J Am Coll Cardiol 2006;47:2399–404

[109] Torguson R, Sabate M, Deible R et al. Intravascular brachytherapy versus drug-eluting stents for the treatment of patients with drug-eluting stent restenosis. Am J Cardiol 2006;98:1340–4

[110] Solinas E, Dangas G, Kirtane AJ et al. Angiographic patterns of drug-eluting stent restenosis and one-year outcomes after treatment with repeated percutaneous coronary intervention. Am J Cardiol 2008;102:311–5

[111] Chatani K, Muramatsu T, Tsukahara R et al. Predictive factors of re-restenosis after repeated sirolimus-eluting stent implantation for SES restenosis and clinical outcomes after percutaneous coronary intervention for SES restenosis. J Interv Cardiol 2009;22:354–61

[112] Montorsi P, Galli S, Fabbiocchi F et al. Mechanism of cutting balloon angioplasty for in-stent restenosis: an intravascular ultrasound study. Catheter Cardiovasc Interv 2002;56:166–73

[113] Albiero R, Silber S, Di Mario C et al. Cutting balloon versus conventional balloon angioplasty for the treatment of in-stent restenosis. J Am Coll Cardiol 2004;43:943–9

[114] Ozaki Y, Yamaguchi T, Suzuki T et al. Impact of cutting balloon angioplasty (CBA) prior to bare metal stenting on restenosis. Circ J 2007;101:1–8

[115] Takano M, Yamamoto M, Murakami D et al. Optical coherence tomography after new scoring balloon angioplasty for in-stent restenosis and de novo coronary lesions. Int J Cardiol 2010;141:e51-e53

[116] Hausleiter J, Kastrati A, Wessely R et al. Prevention of restenosis by a novel drug-eluting stent system with a dose-adjustable, polymer-free, on-site coating. Eur Heart J 2005;26:1475-81

[117] Alfonso F, Zueco J, Cequier A et al. Restenosis Intra-stent: Balloon Angioplasty Versus Elective Stenting (RIBS) Investigators. A randomized comparison of repeat stenting with balloon angioplasty in patients with in-stent restenosis. J Am Coll Cardiol 2003;42:796–805

[118] Fujii K, Carlier SG, Mintz GS et al. Stent underexpansion and residual reference segment stenosis are related to stent thrombosis after sirolimus-eluting stent implantation: an intravascular ultrasound study. J Am Coll Cardiol 2005;45:995–8

[119] Alfonso F, Pérez-Vizcayno MJ, Hernandez R et al. RIBS-II Investigators. A randomized comparison of sirolimus-eluting stent with balloon angioplasty in patients with in-stent restenosis: results of the Restenosis Intrastent: Balloon Angioplasty Versus Elective Sirolimus-Eluting Stenting (RIBS-II) trial. J Am Coll Cardiol 2006;47:2152–60

[120] Alfonso F, García J, Pérez-Vizcayno MJ et al. New stent implantation for recurrences after stenting for in-stent restenosis: implications of a third metal layer in human coronary arteries. J Am Coll Cardiol 2009;54:1036–8

[121] Rathore S, Terashima M, Katoh O et al. Predictors of angiographic restenosis after drug eluting stents in the coronary arteries: contemporary practice in real world patients. EuroIntervention 2009;5:349–54

[122] Scheller B, Speck U, Abramjuk C et al. Paclitaxel balloon coating, a novel method for prevention and therapy of restenosis. Circulation 2004;110:810–4

[123] Speck U, Scheller B, Abramjuk C et al. Neointima inhibition: comparison of effectiveness of non-stent-based local drug delivery and a drug-eluting stent in porcine coronary arteries. Radiology 2006; 40:411–8

[124] Scheller B, Hehrlein C, Bocksch W et al. Treatment of coronary in-stent restenosis with a paclitaxel-coated balloon catheter. N Engl J Med 2006;55:2113–24

[125] Tepe G, Zeller T, Albrecht T, Heller S et al. Local delivery of Paclitaxel to inhibit restenosis during angioplasty of the leg. N Engl J Med 2008;58:689–99

[126] Cremers B, Biedermann M, Mahnkopf D et al. Comparison of two different paclitaxel-coated balloon catheters in the porcine coronary restenosis model. Clin Res Cardiol 2009; 8:325–30

[127] Unverdorben M, Vallbracht C, Cremers B et al. Paclitaxel-coated balloon catheter versus paclitaxel-coated stent for the treatment of coronary in-stent restenosis. Circulation 2009;119:2986–94

[128] Cai Q, Skelding K, Armstrong A Jr et al. Predictors of long-term major adverse cardiac events and clinical restenosis following elective percutaneous coronary stenting. Angiology 2009;60:141–7

[129] Daemen J, Wenaweser P, Tsuchida K et al. Early and late coronary stent thrombosis of sirolimus-eluting and paclitaxel-eluting stents in routine clinical practice: data from a large two-institutional cohort study. Lancet 2007; 69:667–78

[130] Lagerqvist B, James SK, Stenestrand U et al. SCAAR Study Group. Long-term outcomes with drug eluting stents versus bare-metal stents in Sweden. N Engl J Med 2007;56:1009–19

[131] Spaulding C, Daemen J, Boersma E et al. A pooled analysis of data comparing sirolimus-eluting stents with bare-metal stents. N Engl J Med 2007;56:989–97

16.5 Hochfrequente Rotationsatherektomie (Rotablation)

[1] Schlumpf M. 30 Jahre Ballonkatheter: Andreas Grüntzig, ein Pionier in Zürich. Schweiz Ärztezeitung 85:346–51, 2004
[2] Hansen DD, Auth DC, Vracko R et al. Rotational atherectomy in atherosclerotic rabbit iliac arteries. Am Heart J 115(1Pt 1):160–5, 1988
[3] Hansen DD, Auth DC, Hall M et al. Rotational endarterectomy in normal canine coronary arteries: preliminary report. J Am Coll Cardiol 11:1073–7, 1988
[4] Ahn SS, Auth D, Marcus DR et al. Removal of focal atheromatous lesions by angioscopically guided high-speed rotary atherectomy. Preliminary experimental observations. J Vasc Surg 7:292–300, 1988
[5] Kaltenbach M, Vallbracht C, Hartmann A. Recanalization of chronic coronary occlusions by low speed rotational angioplasty (ROTACS). J Interv Cardiol 4:155–65, 1991
[6] Matsuo H, Watanabe S, Watanabe T et al. Prevention of no-reflow/slow-flow phenomenon during rotational atherectomy – a prospective randomized study comparing intracoronary continuous infusion of verapamil and nicorandil. Am Heart J 154:994.e1–6, 2007
[7] Gurm HS, Breitbart Y, Vivekanathan D et al. Preprocedural statin use is associated with a reduced hazard of postprocedural myonecrosis in patients undergoing rotational atherectomy – a propensity-adjusted analysis. Am Heart J 151:1031.e1–6, 2006
[8] Williams MS, Coller BS, Väänänen HJ et al. Activation of platelets in platelet-rich plasma by rotablation is speed-dependent and can be inhibited by abciximab (c7E3 Fab; ReoPro). Circulation 98:742–8, 1998
[9] Bau J, Gutensohn K, Kuck KH et al. Flow-cytometric analysis of platelet activation during Rotablation. Z Kardiol 89:15–20, 2000
[10] Egred M, Andron M, Alahmar A et al. High-speed rotational atherectomy during transradial percutaneous coronary intervention. J Invasive Cardiol 20:219–21, 2008
[11] Tanigawa J, Barlis P, Di Mario C. Heavily calcified coronary lesions preclude strut apposition despite high pressure balloon dilatation and rotational atherectomy: in-vivo demonstration with optical coherence tomography. Circ J 72:157–60, 2008
[12] Jiménez-Valero S, Galeote G, Sánchez-Recalde A et al. Optical coherence tomography after rotational atherectomy. Rev Esp Cardiol 62:585–6, 2009
[13] Tsuchikane E, Suzuki T, Asakura Y et al. Debulking of chronic coronary total occlusions with rotational or directional atherectomy before stenting: Final results of DOCTORS study. Int J Cardiol 125:397–403, 2008
[14] Koller PT, Mooney MR. Rotablation and stent placement in an unprotected left main coronary ostial stenosis. J Interv Cardiol 8:633–8, 1995
[15] Sperling RT, Ho K, James D et al. Treatment of stent-jailed side branch stenosis with rotational atherectomy. J Invasive Cardiol 18:354–8, 2006
[16] Dill T, Dietz U, Hamm CW et al. A randomized comparison of balloon angioplasty versus rotational atherectomy in complex coronary lesions (COBRA study). Eur Heart J 21:1759–66, 2000
[17] Tran T, Brown M, Lasala J. An evidence-based approach to the use of rotational and directional coronary atherectomy in the era of drug-eluting stents: when does it make sense? Catheter Cardiovasc Interv 72:650–62, 2008
[18] Clavijo LC, Steinberg DH, Torguson R et al. Sirolimus-eluting stents and calcified coronary lesions: clinical outcomes of patients treated with and without rotational atherectomy. Catheter Cardiovasc Interv 68:873–8, 2006
[19] Khattab AA, Otto A, Hochadel M et al. Drug-eluting stents versus bare metal stents following rotational atherectomy for heavily calcified coronary lesions: late angiographic and clinical follow-up results. J Interv Cardiol 20:100–6, 2007
[20] Erbel R, Schatz R, Dietz U et al. Balloon dilatation and coronary vascular stent implantation. Z Kardiol 78:71–7, 1989
[21] Erbel R, O'Neill W, Auth D et al. High-frequency rotational atherectomy in coro-

nary heart disease. Dtsch Med Wochenschr 114:487–95, 1989
[22] Zotz R, Stähr P, Erbel R et al. Analysis of high-frequency rotational angioplasty-induced echo contrast. Cathet Cardiovasc Diagn 22:137–44, 1991
[23] Zotz RJ, Erbel R, Philipp A et al. High-speed rotational angioplasty-induced echo contrast in vivo and in vitro optical analysis. Cathet Cardiovasc Diagn 26:98–109, 1992
[24] Dietz U, Erbel R, Rupprecht HJ et al. High-frequency rotational ablation following failed percutaneous transluminal coronary angioplasty. Cathet Cardiovasc Diagn 31:179–86, 1994
[25] Haude M, Eick B, Baumgart D et al. High frequency rotational angioplasty. Z Kardiol 85 (Suppl 1):17–23, 1996
[26] Liebergen RAv, Piek JJ, Koch KT et al. Immediate and long-term effect of balloon angioplasty or stent implantation on the absolute and relative coronary blood flow velocity reserve. Circulation 98:2133–40, 1998
[27] Bowers TR, Stewart RE, O'Neill WW et al. Effect of rotablator atherectomy and adjunctive balloon angioplasty on coronary blood flow. Circulation 95:1157–64, 1997
[28] Tanaka T, Shimizu Y, Ishihara A et al. Effect of rotational atherectomy on the coronary microcirculation in patients with angina pectoris. J Cardiol 46:43–51, 2005
[29] Hori M, Inoue M, Kitakaze M et al. Role of adenosine in hyperemic response of coronary blood flow in microembolization. Am J Physiol 250(3 Pt 2):H509–18, 1986
[30] Kiernan T, Yan BP, Rosenfield K et al. Coil embolization of an iatrogenic coronary artery to cardiac vein fistula after rotational atherectomy. J Interv Cardiol 21:410–3, 2008
[31] Kaul U, Singh B, Vijan V et al. Rotablation-inculded coronary perforation during management of in-stent restenosis. Indian Heart J 50:203–5, 1998

16.6 PCI der chronischen Gefäßverschlüsse
[1] Ge J, Ge L, Qian J et al. Retrograde wire technique for recanalization of a left main chronic total occlusion. Chin J Intervent Cardiol 2006;14:55–6
[2] Surmely JF, Katoh O, Tsuchikane E et al. Coronary septal collaterals as an access for the retrograde approach in the percutaneous treatment of coronary chronic total occlusions. Catheter Cardiovasc Interv 2007;69:826–32
[3] Ge J, Zhang F, Qian J et al. Retrograde kissing wire technique for the treatment of chronic total coronary occlusion (abstract). Catheter Cardiovasc Interv 2007; 69 (Suppl):S37
[4] Saito S. Different strategies of retrograde approach in coronary angioplasty for chronic total occlusion. Catheter Cardiovasc Interv 2008; 71:8–19
[5] Matsumi J, Saito S. Progress in the retrograde approach for chronic total coronary artery occlusion. Catheter Cardiovasc Interv 2008;71:810–4
[6] Bansal D, Uretsky BF. Treatment of chronic total occlusion by retrograde passage of stents through an epicardial collateral vessel. Catheter Cardiovasc Interv 2008;2:365–9
[7] Ge J, Zhang F, Ge L et al. Wire trapping technique combined with retrograde approach for recanalization of chronic total occlusion. Chin Med J 2008;21:1753–6
[8] Matsumi J, Adachi K, Saito S. A unique complication of the retrograde approach in angioplasty for chronic total occlusion of the coronary artery. Catheter Cardiovasc Interv 2008;2:371–8
[9] Rogers JH, Forward-looking IVUS in chronic total occlusion. Cardiac Interventions Today 2009;21–24

16.7 Hauptstammerkrankungen
[1] Khan MF, Athappan G. Left main coronary artery disease. Interv Cardiol 1:73–91, 2009
[2] Fox C, Davies MJ, Webb-Peploe MM. Length of left main coronary artery. Br Heart J 35:796–8, 1973
[3] Salem BI, Terasawa M, Mathur VS et al. Exercise Testing and left main coronary artery disease: experience with 57 patients. Cardiovasc Dis 5:384–90, 1978
[4] Block PJ, Popp RL. Detecting and excluding significant left main coronary artery narrowing by echocardiography. Am J Cardiol 55:937–40, 1985
[5] Chandraratna PA, Aronow WS. Left main coronary arterial patency assessed with

cross-sectional echocardiography. Am J Cardiol 46:91–4, 1980
[6] Chen CC, Morganroth J, Ogawa S et al. Detecting left main coronary artery disease by apical, cross-sectional echocardiography. Circulation 62:288–93, 1980
[7] Ryan TJ, Armstrong WF, Feigenbaum H. Prospective evaluation of the left main coronary artery using digital two-dimensional echocardiography. J Am Coll Cardiol 7:807–12, 1986
[8] Taams MA, Gussenhoven EJ, Cornel JH et al. Detection of left coronary artery stenosis by transoesophageal echocardiography. Eur Heart J 9:1162–6, 1988
[9] Fry SJ, Picard MH. Transesophageal echocardiography: the evaluation of coronary artery disease. Coron Art Dis 9:399–410, 1998
[10] Higashiue S, Watanabe H, Yokoi Y et al. Simple detection of severe coronary stenosis using transthoracic Doppler echocardiography at rest. Am J Cardiol 87:1064–8, 2001
[11] Nixdorff U, Sichau J, Mohr-Kahaly S et al. Reliability of digital transesophageal echocardiography in imaging the left coronary artery. Z Kardiol 84:844–51, 1995
[12] Birgelen Cv, Verhorst PM. Novel ultrasonic insight into coronary arteries. Eur J Echocardiogr 9:713–4, 2008
[13] Wild PS, Funke B, Geisler T et al. Fragment reconstruction of coronary arteries using transesophageal echocardiography for coronary diagnostics. Eur J Echocardiogr 9:796–802, 2008
[14] Fernandes F, Alam M, Smith S et al. The role of transesophageal echocardiography in identifying anomalous coronary arteries. Circulation 88:2532–40, 1993
[15] Giaqnoccoro PJ, Sochowski RAQ et al. Complementary role transesophageal echocardiography to coronary angiography in the assessment of coronary artery anomalies. Br Heart J 70:70–4, 1993
[16] Watanabe N, Akasaka T, Yamaura Y et al. Noninvasive detection of total occlusion of the left anterior descending coronary artery with transthoracic Doppler echocardiography. J Am Coll Cardiol 38:1328–32, 2001
[17] Shiba C, Chikamori T, Hida S et al. Important parameters in the detection of left main trunk disease using stress myocardial perfusion imaging. J Cardiol 53:43–52, 2009
[18] Giannoglou GD, Antoniadis AP et al. Prevalence of narrowing > or = 50% of the left main coronary artery among 17,300 patients having coronary angiography. Am J Cardiol 2006 98:1202–5, 2006
[19] Miller GA, Honey M, el-Sayed H. Isolated coronary ostial stenosis. Cathet Cardiovasc Diagn 12:30–4, 1986
[20] Tommaso CL, Applefeld MM, Scherlist L. Incidence and etiology of isolated LM coronary artery stenosis (abstract). Chest 86:284, 1984
[21] Welch CC, Proufit WL, Sheldon WC. Coronary arteriography findings in 1000 women under age 50. Am J Cardiol 35:211–5, 1975
[22] Yamanaka O, Hobbs RE. Solitary ostial coronary artery stenosis. Jpn Circ J 57:404–10, 1993
[23] Park SJ, Kim YH. Percutaneous coronary intervention for unprotected left main coronary artery stenosis. Interv Cardiol 1:93–106, 2009
[24] Taylor HA, Deumite NJ, Chaitman BR et al. Asymptomatic left main coronary artery disease in the Coronary Artery Surgery Study (CASS) registry. Circulation 79:1171–9, 1989
[25] Caracciolo EA, Davis KB, Sopko G et al. Comparison of surgical and medical group survival in patients with left main coronary artery disease. Long-term CASS experience. Circulation 91:2325–34, 1995
[26] Arnett EN, Isner JM, Redwood DR et al. Coronary artery narrowing in coronary heart disease: comparison of cineangiographic and necropsy findings. Ann Intern Med 91:350–6, 1979
[27] Waller BF. Anatomy, histology, and pathology of the major epicardial coronary arteries relevant to echocardiographic imaging techniques. J Am Soc Echocardiogr 2:232–52, 1989
[28] Isner JM, Donaldsen RF. Coronary angiographic and morphologic correlation. Cardiac Morphology. Waller BF (Ed.). Saunders, Philadelphia, PA, USA: 571–92, 1984
[29] Jasti V, Ivan E, Yalamanchili V et al. Correlations between fractional flow reserve and intravascular ultrasound in patients with an ambiguous left main coronary ar-

tery stenosis. Circulation 110:2831–6, 2004
[30] Gerber TC, Erbel R, Görge G et al. Extent of atherosclerosis and remodeling of the left main coronary artery determined by intravascular ultrasound. Am J Cardiol 73:666–71, 1994
[31] Ge J, Erbel R, Gerber T et al. Intravascular ultrasound imaging of angiographically normal coronary arteries: a prospective study in vivo. Br Heart J 71:572–8, 1994
[32] Wolfhard U, Görge G, Konorza T et al. Intravascular ultrasound (IVUS) examination reverses therapeutic decision from percutaneous intervention to a surgical approach in patients with alterations of the left main stem. Thorac Cardiovasc Surg 46:281–4, 1998
[33] Alfonso F, Macaya C, Goicolea J et al. Intravascular ultrasound imaging of angiographically normal coronary segments in patients with coronary artery disease. Am Heart J 127:536–44, 1994
[34] Fassa AA, Wagatsuma K, Higano ST et al. Intravascular ultrasound-guided treatment for angiographically indeterminate left main coronary artery disease: a long-term follow-up study. J Am Coll Cardiol 45:204–11, 2005
[35] Sano K, Mintz GS, Carlier SG et al. Assessing intermediate left main coronary lesions using intravascular ultrasound. Am Heart J 154:983–8, 2007
[36] Jasti V, Ivan E, Yalamanchili V et al. Correlations between fractional flow reserve and intravascular ultrasound in patients with an ambiguous left main coronary artery stenosis. Circulation 110:2831–6, 2004
[37] Bech GJ, Droste H, Pijls NH et al. Value of fractional flow reserve in making decisions about bypass surgery for equivocal left main coronary artery disease. Heart 86:547–52, 2001
[38] Cutlip D. Management of LM coronary artery disease. UpToDate Basow, DS (17.1), UpToDate, Waltham, MA, USA, 2009
[39] Chaitman BR, Davis K, Fisher LD et al. A life table and Cox regression analysis of patients with combined proximal left anterior descending and proximal left circumflex coronary artery disease: non-left main equivalent lesions (CASS). Circulation 68:1163–70, 1983

[40] Smith SC Jr, Feldman TE, Hirshfeld JW Jr et al. American College of Cardiology/American Heart Association Task Force on Practice Guidelines; ACC/AHA/SCAI Writing Committee to Update 2001 Guidelines for Percutaneous Coronary Intervention. ACC/AHA/SCAI 2005 guideline update for percutaneous coronary intervention: a report of the American College of Cardiology/American Heart Association Task Force on Practice Guidelines (ACC/AHA/SCAI Writing Committee to Update 2001 Guidelines for Percutaneous Coronary Intervention). Circulation 113:e166–286, 2006
[41] Silber S, Albertsson P, Avilés FF et al. Task Force for Percutaneous Coronary Interventions of the European Society of Cardiology. Guidelines for percutaneous coronary interventions. The Task Force for percutaneous Coronary Interventions of the European Society of Cardiology. Eur Heart J 26:804–47, 2005
[42] Serruys PW, Morice MC, Kappetein AP et al. SYNTAX Investigators. Percutaneous coronary intervention versus coronary-artery bypass grafting for severe coronary artery disease. N Engl J Med 360:961–72, 2009
[43] Rupprecht HJ, Oelert H, Trautmann S et al. PTCA of the left main stem following protective coronary artery bypass grafting. Eur J Cardiothorac Surg 5:326–9, 1991
[44] Erbel R, Meinertz T, Wessler I et al. Recanalization of occluded left main coronary artery in unstable angina pectoris. Am J Cardiol 53:1725–7, 1984
[45] Spiecker M, Erbel R, Rupprecht HJ et al. Emergency angioplasty of totally occluded left main coronary artery in acute myocardial infarction and unstable angina pectoris – institutional experience and literature review. Eur Heart J 5:602–7, 1994
[46] Steigen TK, Maeng M, Wiseth R et al. Nordic PCI Study Group. Randomized study on simple versus complex stenting of coronary artery bifurcation lesions: the Nordic bifurcation study. Circulation 114:1955–61, 2006
[47] Khan MF, Athappan G, Popma JJ. LM coronary stenosis: a meta analysis of stents versus coronary artery bypass grafting. Catheter Cardiovasc Interv 74:158, 2009

[48] TCTMD.BBC ONE: In bifurcation stenting, keep it simple. http://www.tctmd.com/show.aspx?id=74560

[49] Park SJ, Kim YH, Lee BK et al. Sirolimus-eluting stent implantation for unprotected left main coronary artery stenosis: comparison with bare metal stent implantation. J Am Coll Cardiol 45:351–6, 2005

[50] Cilingiroglu M, Elliott J, Patel D et al. Long-term effects of novel biolimus eluting DEVAX AXXESS plus nitinol self-expanding stent in a porcine coronary model. Catheter Cardiovasc Interv 68:271–9, 2006

[51] Hasegawa T, Ako J, Koo BK et al. Analysis of left main coronary artery bifurcation lesions treated with biolimus-eluting DEVAX AXXESS plus nitinol self-expanding stent: intravascular ultrasound results of the AXXENT trial. Catheter Cardiovasc Interv 73:34–41, 2009

[52] Buszman PE, Kiesz SR, Bochenek A et al. Acute and late outcomes of unprotected left main stenting in comparison with surgical revascularization. J Am Coll Cardiol 51:538–45, 2008

[53] Park SJ, Kim YH, Park DW et al. Impact of intravascular ultrasound guidance on long-term mortality in stenting for unprotected left main coronary artery stenosis. Circ Cardiovasc Interv 2:167–77, 2009

17.1 Akuter Myokardinfarkt

[1] Baars T, Möhlenkamp S, Eggebrecht H et al. Diagnostik von Thoraxschmerzen, Teil 2 – Kardiale Ursachen müssen immer als Erstes abgeklärt werden. Pneumo-News 2008;39–43

[2] Eggebrecht H, Plicht B, Buck T et al. Echokardiographische Abklärung des Patienten mit akutem Thoraxschmerz auf der Notfallstation. Intensivmed 2006;3:64–77

[3] Breuckmann F, Post F, Giannitsis E et al. Kriterien der Deutschen Gesellschaft für Kardiologie – Herz- und Kreislaufforschung für „Chest-Pain-Units". Kardiologie 2009;4:18–223

[4] Hamm CW. Kommentar zu den Leitlinien der European Society of Cardiology (ESC) zur Diagnose und Therapie des akuten Koronarsyndroms ohne ST-Strecken-Hebung (NSTE-ACS). Kardiologe 2009;2:81–100

[5] Thygesen K, Alpert JS, White HD. Universal definition of myocardial infarction. Eur Heart J 2007;8:2525–38

[6] Bonzel T et al. Leitlinie Perkutane Koronarinterventionen (PCI). Clin Res Cardiol 2008; 7:513–47

[7] Steg PG, Bonnefoy E, Chabaud S et al. Impact of time to treatment on mortality after prehospital fibrinolysis or primary angioplasty: data from the CAPTIM randomized clinical trial. Circulation 2003;108:2851–6

[8] Widimsky P, Budesinsky T, Vorac D et al. Long distance transport for primary angioplasty vs immediate thrombolysis in acute myocardial infarction. Final results of the randomized national multicentre trial – PRAGUE-2. Eur Heart J 2003;4:94–104

[9] Boersma E. Does time matter? A pooled analysis of randomized clinical trials comparing primary percutaneous coronary intervention and in-hospital fibrinolysis in acute myocardial infarction patients. Eur Heart J 2006;7:779–88

[10] Hochman JS, Boland J, Sleeper LA et al. Current spectrum of cardiogenic shock and effect of early revascularization on mortality. Results of an International Registry. SHOCK Registry Investigators. Circulation 1995;91:873–81

[11] Hochman JS, Sleeper LA, Godfrey E et al. Should we emergently revascularize occluded coronaries for cardiogenic shock: an international randomized trial of emergency PTCA/CABG-trial design. Am Heart J 1999; 37:313–21

[12] Tiefenbrunn AJ, Chandra NC, French WJ et al. Clinical experience with primary percutaneous transluminal coronary angioplasty compared with alteplase (recombinant tissue-type plasminogen activator) in patients with acute myocardial infarction: a report from the Second National Registry of Myocardial Infarction (NRMI-2). J Am Coll Cardiol 1998;31:1240–5

[13] Urban P, Stauffer JC, Bleed D et al. A randomized evaluation of early revascularization to treat shock complicating acute myocardial infarction. The (Swiss) Multi-

center Trial of Angioplasty for Shock-(S)MASH. Eur Heart J 1999;20:1030–8
[14] Werner GS, Krack A, Schwarz G et al. Prevention of lesion recurrence in chronic total coronary occlusions by paclitaxel-eluting stents. J Am Coll Cardiol 2004;44:2301–6
[15] Borgia F, Goodman SG, Halvorsen S et al. Early routine percutaneous coronary intervention after fibrinolysis vs. standard therapy in ST-segment elevation myocardial infarction: a meta-analysis. Eur Heart J 2010;31:2156-69
[16] Silber S, Albertsson P, Aviles FF et al. Guidelines for percutaneous coronary interventions: the task force for percutaneous coronary interventions of the European society of cardiology. Eur Heart J 2005;6:804–47
[17] Corpus RA, House JA, Marso SP et al. Multivessel percutaneous coronary intervention in patients with multivessel disease and acute myocardial infarction. Am Heart J 2004;48:493–500
[18] Stone GW, Grines CL, Cox DA et al. Comparison of angioplasty with stenting, with or without abciximab, in acute myocardial infarction. N Engl J Med 2002;46:957–66
[19] Schaible SK. Vergleich der intrakoronaren zur intravenösen Abciximab-Bolusgabe bei Patienten mit einem akuten Koronarsyndrom. Dissertation, Schwäbisch Gmünd 2006, Abteilung Innere Medizin II der Universität Ulm
[20] Thiele H, Schindler K, Friedenberger J et al. Intracoronary compared with intravenous bolus abciximab application in patients with ST-elevation myocardial infarction undergoing primary percutaneous coronary intervention: the randomized Leipzig immediate percutaneous coronary intervention abciximab IV versus IC in ST-elevation myocardial infarction trial. Circulation 2008;118:49–57
[21] Kakkar AK, Moustapha A, Hanley HG et al. Comparison of intracoronary vs. intravenous administration of abciximab in coronary stenting. Catheter Cardiovasc Interv 2004;1:31–4
[22] Topol EJ, Neumann FJ, Montalescot G. A preferred reperfusion strategy for acute myocardial infarction. J Am Coll Cardiol 2003;42:1886–9

[23] De Luca G, Suryapranata H, Stone GW et al. Abciximab as adjunctive therapy to reperfusion in acute ST-segment elevation myocardial infarction: a meta-analysis of randomized trials. JAMA 2005;93:1759–65
[24] Scirica BM, Sabatine MS, Morrow DA et al. The role of clopidogrel in early and sustained arterial patency after fibrinolysis for ST-segment elevation myocardial infarction: the ECG CLARITY-TIMI 28 Study. J Am Coll Cardiol 2006;48:37–42
[25] Burzotta F, Crea F. Thrombus-aspiration: a victory in war against no reflow. Lancet 2008;371:1889–90
[26] Zijlstra F, Gonningen NL. Thrombus Aspiration during Percutaneous coronary intervention in Acute myocardial infarction Study (TAPAS). Lancet 2008;371:1915–20
[27] van de Werf F, Bax J, Betriu A et al. Management of acute myocardial infarction in patients presenting with persistent ST-segment elevation: the Task Force on the Management of ST-Segment Elevation Acute Myocardial Infarction of the European Society of Cardiology. Eur Heart J 2008;29:2909–45

17.2 No-Reflow-Phänomen

[1] Piana RN, Paik GY, Moscucci M et al. Incidence and treatment of 'no-reflow' after percutaneous coronary intervention. Circulation 1994;89:2514–8
[2] Jaffe R, Charron T, Puley G et al. Microvascular obstruction and the „No-Reflow" Phenomenon after percutaneous coronary intervention. Circulation 2008;117:3152–6
[3] Lincoff AM, Topol EJ. Illusion of reperfusion. Does anyone achieve optimal reperfusion during acute myocardial infarction? Circulation 1993;88:1361–74
[4] Mehta RH, Ou FS, Peterson ED et al. Clinical significance of post-procedural TIMI flow in patients with cardiogenic shock undergoing primary percutaneous coronary intervention. JACC Cardiovasc Interv 2009;2:56–64
[5] Stone GW, Grines CL, Cox AD et al. Comparison of angioplasty with stenting, with or without Abciximab, in acute myocardial infarction. N Engl J Med 2002;346:957-66

[6] Tanaka A, Kawarabayashi T, Nishibori Y et al. No-reflow phenomenon and lesion morphology in patients with acute myocardial infarction. Circulation 2002;105:2148–52

[7] Kotani J, Mintz GS, Castagna MT et al. Usefulness of preprocedural coronary lesion morphology as assessed by intravascular ultrasound in predicting Thrombolysis In Myocardial Infarction frame count after percutaneous coronary intervention in patients with Q-wave acute myocardial infarction. Am J Cardiol 2003;81:870–2

[8] Jennings RB, Ganote CE, Reimer KA. Ischemic tissue injury. Am J Pathol 1975;1:179–98

[9] Taniyama Y, Ito H, Iwakura K et al. Beneficial Effect of Intracoronary Verapamil on Microvascular and Myocardial Salvage in Patients With Acute Myocardial Infarction. JACC 1997;30:1193–9

[10] Leineweber K, Böse D, Vogelsang M et al. Intense vasoconstriction in response to aspirate from stented saphenous vein aortocoronary bypass grafts. J Am Coll Cardiol 2006;47:981–6

[11] Böse D, Birgelen Cv, Zhou XY et al. Impact of atherosclerotic plaque composition on coronary microembolization during percutaneous coronary interventions. Bas Research Cardiol 2008;103:587-97

[12] Abbate A, Kontos MC, Biondi-Zoccai GG. No-reflow: the next challenge in treatment of ST-elevation acute myocardial infarction. Eur Heart J 2008;29:1795–7

[13] Limbruno U, De Carlo M, Pistolesi S et al. Distal embolization during primary angioplasty: histopathologic features and predictability. Am Heart J 2005;50:102–8

[14] Yip HK, Chen MC, Chang HW et al. Angiographic morphologic features of infarct-related arteries and timely reperfusion in acute myocardial infarction: predictors of slow-flow and no-reflow phenomenon. Chest 2002; 22:1322–32

[15] Mizote I, Ueda Y, Ohtani T et al. Distal protection improved reperfusion and reduced left ventricular dysfunction in patients with acute myocardial infarction who had angioscopically defined ruptured plaque. Circulation 2005;112:1001–7

[16] Fukuda D, Tanaka A, Shimada K et al. Predicting angiographic distal embolization following percutaneous coronary intervention in patients with acute myocardial infarction. Am J Cardiol 2003;91:403–7

[17] Zhao JL, Yang YJ, Pei WD et al. The effect of statins on the no-reflow phenomenon: an observational study in patients with hyperglycemia before primary angioplasty. Am J Cardiovasc Drugs 2009;9:81–9

[18] Jeong YH, Kim WJ, Park DW et al. Serum B-type natriuretic peptide on admission can predict the „no-reflow" phenomenon after primary drug-eluting stent implantation for ST-segment elevation myocardial infarction. Intern J Cardiol 2010;141:175-81

[19] Niccoli G, Lanza GA, Spaziani C et al. Baseline levels of C-reactive protein and no-reflow after primary percutaneous coronary intervention: When the time does matter. Int J Cardiol 2008;136:88-9

[20] Mauri L, Rogers C, Baim DS. Devices for distal protection during percutaneous coronary revascularization. Circulation 2006;113:2651–6

[21] Iijima R, Shinji H, Ikeda N et al. Comparison of coronary arterial finding by intravascular ultrasound in patients with „transient no-reflow" versus „reflow" during percutaneous coronary intervention in acute coronary syndrome. Am J Cardiol 2006;97:29–33

[22] Katayama T, Kubo N, Takagi Y et al. Relation of atherothrombosis burden and volume detected by intravascular ultrasound to angiographic no-reflow phenomenon during stent implantation in patients with acute myocardial infarction. Am J Cardiol 2006;97:301–4

[23] Kusuyama T, Kataoka T, Iida H et al. Comparison of temporary occlusion and aspiration system versus the conventional method during coronary stenting for acute myocardial infarction. Am J Cardiol 2004;94:1041–3

[24] Hong YJ, Jeong MH, Choi YH et al. Impact of plaque components on no-reflow phenomenon after stent deployment in patients with acute coronary syndrome: a virtual histology-intravascular ultrasound analysis. Eur Heart J 2009 (epub ahead of print)

[25] Wu KC, Zerhouni EA, Judd RM et al. Prognostic significance of microvascular obstruction by magnetic resonance ima-

ging in patients with acute myocardial infarction. Circulation 1998;97:765–72
[26] Hombach V, Grebe O, Merkle N et al. Sequelae of acute myocardial infarction regarding cardiac structure and function and their prognostic significance as assessed by magnetic resonance imaging. Eur Heart J 2005;26:549–57
[27] Klein LW, Kern MJ, Berger P et al. Society of cardiac angiography and interventions: suggested management of the no-reflow phenomenon in the cardiac catheterization laboratory. Cath Cardiovasc Interv 2003;60:194–201
[28] Pasceri V, Pristipino C, Pelliccia F et al. Effects of the nitric oxide donor nitroprusside on no-reflow phenomenon during coronary interventions for acute myocardial infarction. Am J Cardiol 2005;95:1358–61
[29] Michaels AD, Appleby M, Otten MH et al. Pretreatment with intragraft Verapamil prior to percutaneous coronary intervention of saphenous vein graft lesions: results of the randomized, controlled vasodilator prevention on no-reflow (VAPOR) trial. J Invasive Cardiol 2002;14:299–302
[30] Kaplan BM, Benzuly KH, Kinn JW et al. Treatment of no-reflow in degenerated saphenous vein graft interventions: comparison of intracoronary Verapamil and nitroglycerin. Cathet Cardiovasc Diagn 1996;39:113–8
[31] Saito T, Hokimoto S, Ishibashi F et al. Pulse infusion thrombolysis (PIT) for large intracoronary thrombus: preventive effect against the „no flow" phenomenon in revascularization therapy for acute myocardial infarction. Jpn Circ J 2001;65:94–8
[32] Lim SY, Bae EH, Jeong MH et al. Effect of combined intracoronary adenosine and nicorandil on no-reflow phenomenon during percutaneous coronary intervention. Circ J 2004;68:928–32
[33] Fischell TA, Haller S, Pulukurthy S et al. Nicardipine and adenosine „flush cocktail" to prevent no-reflow during rotational atherectomy. Cardiovasc Revasc Med 2008;9:224–8
[34] Marzilli M, Orsini E, Marraccini P et al. Beneficial effects of intracoronary adenosine a san adjunct to primary angioplasty in acute myocardial infarction. Circulation 2000;101:2154–9
[35] Movahed MR, Baweja G. Distal administration of very high doses of intracoronary adenosine for the treatment of resistant no-reflow. Exp Clin Cardiol 2008;13:141–3
[36] Sakuma T, Motoda C, Tokuyama T et al. Exogenous adenosine triphosphate disodium administration during primary percutaneous coronary intervention reduces no-reflow and preserves left ventricular function in patients with acute anterior myocardial infarction: A study using myocardial contrast echocardiography. Int J Cardiol 2010; 140:200-9
[37] Baim DS, Mauri L, Cutlip DC. Drug-eluting stenting for unprotected left main coronary artery disease: are we ready to replace bypass surgery? J Am Coll Cardiol 2006;47:878–81
[38] Silber S, Albertsson P, Avilés FF et al. Guidelines for percutaneous coronary interventions. The Task Force for Percutaneous Coronary Interventions of the European Society of Cardiology. G Ital Cardiol 2009;10:141–98
[39] Burzotta F, Crea F. Thrombus-aspiration: a victory in the war against no-reflow. Lancet 2008;371:1889–90
[40] Vlaar PJ, Svilaas T, Horst ICvd et al. Cardiac death and reinfarction after 1 year in the thrombus aspiration during percutaneous coronary intervention in acute myocardial infarction study (TAPAS): a 1-year follow-up study. Lancet 2008;371:1915–20
[41] Svilaas T, Vlaar PJ, Horst ICvd et al. Thrombus aspiration during primary percutaneous coronary intervention. N Engl J Med 2008;358:557–67
[42] Zhao JL, Yang YJ, Pei WD et al. The effect of statins on the no-reflow phenomenon: an observational study in patients with hyperglycemia before primary angioplasty. Am J Cardiovasc Drugs 2009;9:81–9
[43] Lee CH, Wong HB, Tan HC et al. Impact of reversibility of no reflow phenomenon on 30-day mortality following percutaneous revascularization for acute myocardial infarction-insights from a 1,328 patient registry. J Interv Cardiol 2005;18:261–6
[44] Heusch G. Adenosine and maximum coronary vasodilation in humans: myth and misconceptions in the assessment of

coronary reserve. Basic Res Cardiol 2010;105:1-5
[45] Kleinbongard P, Schulz R, Heusch G. TNFalpha in myocardial ischemia/reperfusion, remodelling and heart failure. Heart Fail Rev (2010), DOI:10.1007/s10741-010-9180-8
[46] Rezkalla HS, Dharmashankar KC, Abdalrahman IB et al. No-Reflow phenomenon following percutaneous coronary intervention: incidence, outcome, and effect of pharmacologic therapy. J Interven Cardiol 2010;23:429-36
[47] Chang SF, MA JY, Qian JY et al. [Effects of intracoronary administration of nitroglycerin and verapamil for treatment of coronary slow flow phenomenon]. Zhonghua Xin Xue Bing Za Thi 2010;38:27-30

17.3 Koronarperforation

[1] Cowley MJ, Dorros G, Kelsey SF et al. Acute coronary events associated with percutaneous transluminal coronary angioplasty. Am J Cardiol 53:12C–16C, 1984
[2] Dippel EJ, Kereiakes DJ, Tramuta DA et al. Coronary perforation during percutaneous coronary intervention in the era of abciximab platelet glycoprotein IIb/IIIa blockade: An algorithm for percutaneous management. Cathet Cardiovasc Intervent 52:279–86, 2001
[3] Ellis SG, Ajluni S, Arnold AZ et al. Increased coronary perforation in the new device era. Incidence, classification, management, and outcome. Circulation 90:2725–30, 1994
[4] Fasseas P, Orford JL, Panetta CJ et al. Incidence, correlates, management, and clinical outcome of coronary perforation: analysis of 16,298 procedures. Am Heart J 147:140–5, 2004
[5] Gruberg L, Pinnow E, Flood R et al. Incidence, management, and outcome of coronary artery perforation during percutaneous coronary intervention. Am J Cardiol 86:680–2, 2000
[6] Gunning MG, Williams IL, Jewitt DE et al. Coronary artery perforation during percutaneous intervention: incidence and outcome. Heart 88:495–8, 2002
[7] Stankovic G, Orlic D, Corvaja N et al. Incidence, predictors, in-hospital, and late outcome of coronary artery perforations. Am J Cardiol 93:213–6, 2004
[8] Fejka M, Dixon SR, Safian RD et al. Diagnosis, management, and clinical outcome of cardiac tamponade complicating percutaneous coronary intervention. Am J Cardiol; 90:1183–6, 2002
[9] Del Campo C, Zelman R. Management of coronary artery perforation in patients receiving abciximab. Cathet Cardiovasc Intervent 54:139–40, 2001
[10] Satler LF A revised algorithm for coronary perforation. Cathet Cardiovasc Intervent 57:215–6, 2002
[11] Briguori C, Nishida T, Anzuini A et al. Emergency polytetrafluoroethylene-covered stent implantation to treat coronary ruptures. Circulation 102:3028–31, 2000
[12] Campbell PG, Hall JA, Harcombe AA et al. The Jomed Covered Stent Graft for coronary artery aneurysms and acute perforation: a successful device which needs careful deployment and may not reduce restenosis. J Invasive Cardiol 12:272–6, 2000
[13] Caputo RP, Amin N, Marvasti M et al. Successful treatment of a saphenous vein graft perforation with an autologous vein-covered stent. Catheter Cardiovasc Interv 48:382–6, 1999
[14] Colombo A, Itoh A, Di Mario C et al. Successful closure of a coronary vessel rupture with a vein graft stent: case report. Cathet Cardiovasc Diagn 38:172–4, 1996
[15] Dixon SR, Webster MWI, Ormiston JA et al. Gelfoam embolization of a distal coronary artery guidewire perforation. Cathet Cardiovasc Intervent 49:214–7, 2000
[16] Gonzalez-Santos JM, Vallejo JL, Pineda T et al. Emergency surgery after coronary disruption complicating PTCA. Report of four cases. Thorac Cardiovasc Surg 33:244–7, 1985
[17] Tugtekin SM, Alexiou K, Kappert U et al. Chirurgische Therapie nach traumatischen interventionellen Koronarläsionen. Z Kardiol 92:833–6, 2003

17.4 Periinterventioneller (iatrogener) Schlaganfall

[1] Wong SC, Minutello R, Hong MK. Neurological complications following percutaneous coronary interventions (a report

from the 2000–2001 New York State Angioplasty Registry). Am J Cardiol 2005; 96:1248–50
[2] Hamon M, Baron JC, Viader F et al. Periprocedural stroke and cardiac catheterization. Circulation 2008; 118:678–83
[3] Keeley EC, Grines CL. Scraping of aortic debris by coronary guiding catheters: a prospective evaluation of 1,000 cases. J Am Coll Cardiol 1998;32:1861–5
[4] Eggebrecht H, Haude M, Woertgen U et al. Systematic use of a collagen-based vascular closure device immediately after cardiac catheterization procedures in 1,317 consecutive patients. Catheter Cardiovasc Interv 2002;57:486–95
[5] Hamon M, Gomes S, Oppenheim C et al. Cerebral microembolism during cardiac catheterization and risk of acute brain injury: a prospective diffusion-weighted magnetic resonance imaging study. Stroke 2006;37:2035–8
[6] Kronzon I, Tunick PA. Aortic atherosclerotic disease and stroke. Circulation 2006;114:63–75
[7] De Marco F, Antonio Fernandez-Diaz J, Lefèvre T et al. Management of cerebrovascular accidents during cardiac catheterization: immediate cerebral angiography versus early neuroimaging strategy. Catheter Cardiovasc Interv 2007;70:560–8
[8] Al-Mubarak N, Vitek JJ, Mousa I et al. Immediate catheter-based neurovascular rescue for acute stroke complicating coronary procedures. Am J Cardiol 2002;90:173–6
[9] Janjua N, Brisman JL. Endovascular treatment of acute ischaemic stroke. Lancet Neurol 2007;6:1086–93
[10] Khatri P, Taylor RA, Palumbo V et al. Treatment of Acute Stroke after Cardiac Catheterization (TASCC) Study Group. The safety and efficacy of thrombolysis for strokes after cardiac catheterization. J Am Coll Cardiol 2008;51;906–11

17.5 Cholesterinemboliesyndrom
[1] Rupprecht H. Postinterventionelles Cholesterinemboliesyndrom. Dtsch Med Wochenschr 2007;132:1833–6
[2] Fine MJ, Kapoor W, Falanga V. Cholesterol crystal embolization: a review of 221 cases in the English literature. Angiology 1987;38:769–84
[3] Zucchelli P, Zuccalà A. The diagnostic dilemma of hypertensive nephrosclerosis: the nephrologist's view. Am J Kidney Dis 1993; 21 (5 Suppl 2):87–91
[4] Scolari F, Ravani P, Pola A et al. Predictors of renal and patient outcomes in atheroembolic renal disease: a prospective study. J Am Soc Nephrol 2003;14:1584–90
[5] Elinav E, Chajek-Shaul T, Stern M. Improvement in cholesterol emboli syndrome after iloprost therapy. BMJ 2002;324:268–9
[6] Koga J, Ohno M, Okamoto K et al. Cholesterol embolization treated with corticosteroids – two case reports. Angiology 2005;56:497–501
[7] Gaggi R et al. Deterioration of renal function due to cholesterolcrystal embolism: comparison between patient treated and non treated with steroid. Nephrol Dialysis Transplant 2006;421(Suppl):378

17.6 Bergung von Fremdkörpern
[1] Biffi R, de Braud F, Orsi F, et al. Totally implantable central venous access ports for long-term chemotherapy. A prospective study analyzing complications and costs of 333 devices with a minimum follow-up of 180 days. Ann Oncol 1998;9:767–73.
[2] Bonvini RF, Rastan A, Sixt S et al. Percutaneous Retrieval of Intravascular and Intracardiac Foreign Bodies with a Dedicated Three-Dimensional Snare: A 3-Year Single Center Experience. Catheter Cardiovasc Interv 2009; 74:939–45
[3] Dunning DW, Kahn JK, O'Neill WW. The long-term consequences of lost intracoronary stents. J Interv Cardiol 2002;15:345–8
[4] Grabenwoeger F, Bardach G, Dock W et al. Percutaneous extraction of centrally embolized foreign bodies: A report of 16 cases. Br J Radiol 1988;61:1014–8
[5] Dunning DW, Kahn JK, O`Neill WW. The long-term consequences of lost intracoronary stents. J Interven Cardiol 2002;15:345-8
[6] Lohavanichbutr K, Webb JG, Carere RG et al. Mechanisms, management and outcome of failure of delivery of coronary stents. Am J Cardiol 1999;83:779-81
[7] Eggebrecht H, Haude M, von Birgelen C et al. Nonsurgical retrieval of embolized

coronary stents. Catheter Cardiovasc Interv 2000;51:432-40
[8] Alfonso F, Martinez D, Hernandez R, Goicolea J, Segovia J, Fernandez-Ortiz A, Banuelos C, Macaya C. Stent embolization during intracoronary stenting. Am J Cardiol 1996;78:833-5.
[9] Kozman H, Wiseman AH, Cook JR. Long-term outcome following coronary stent embolization or misdeployment. Am J Cardiol 2001;88:630-4
[10] Veldhuijzen FLMJ, Michels HR, El Gamal MIH, et al. Retrieval of undeployed stents from the right coronary artery: report of two cases. Cathet Cardiovasc Diagn 1993;30:245-8
[11] Elsner M, Peifer A, Kasper W. Intracoronary loss of balloon-mounted stents: successful retrieval with a 2 mm-"Microsnare"-device. Cathet Cardiovasc Diagn 1996;39:271-6

18.1 Intraaortale Ballonpumpe

[1] Kantrowitz A, Kantrowitz A. Experimental augmentation of coronary flow by retardation of the arterial pressure pulse. Surgery 1953;34:678-87
[2] Maccioli GA. Intra-aortic Balloon Pump Therapy. Williams & Wilkins, Baltimore, 1997
[3] Tierney G, Parissis H, Baker M et al. An experimental study of intra aortic balloon pumping within the intact human aorta. Eur J Cardiothorac Surg 1997;12:486-93
[4] Torchiana DF, Hirsch G, Buckley MJ et al. Intraaortic balloon pumping for cardiac support: trends in practice and outcome, 1968 to 1995. J Thorac Cardiovasc Surg 1997;113:758-69
[5] Akomea-Agyin C, Kejriwal NK, Franks R et al. Intraaortic balloon pumping in children. Ann Thorac Surg 1999;67:1415-20
[6] Arafa OE, Pedersen TH, Svennevig JL et al. Intraaortic balloon pump in open heart operations: 10-year follow-up with risk analysis. Ann Thorac Surg 1998;65:741-7
[7] Craver JM, Kaplan JA, Jones EL et al. What role should the intraaortic balloon have in cardiac surgery. Ann Surg 1979;189:769-75

[8] Ghali WA, Ash AS, Hall RE et al. Variation in hospital rates of intraaortic balloon pump use in coronary artery bypass operations. Ann Thorac Surg 1999;67:441-5
[9] Hazelrigg SR, Auer JE, Seifert PE. Experience in 100 transthoracic balloon pumps. Ann Thorac Surg 2002;54:528-32.
[10] Quaal SJ. Comprehensive Intraaortic Balloon Counterpulsation. Mosby – Year Book, Inc. Second edition, St. Louis, 1993
[11] Heuser G, Röttges KW. Experimentelle Untersuchungen zur intraaortalen Ballonpulsation (IABP). Biomed Technik 1975;20:67-8
[12] Alderman JD, Gabliani GI, McCabe CH et al. Incidence and management of limb ischemia with percutaneouswire-guided intraaortic balloon catheters. J Am Coll Cardiol 1987;9:524-30
[13] Flege JF, Wright CB, Reisinger TJ (1984) Successful balloon counterpulsation for right ventricular failure. Ann Thorac Surg 1984;37:167-8
[14] Hellberg K, Kettler D, Vivie Rd (Hrsg.) Intraortale Ballongegenpulsation (IABP) G. Thieme Verlag, Stuttgart, INA Band 6, 1977
[15] Allen RC, Schneider J, Longenecker L et al. Acute lower extremity ischemia after cardiac surgery. Am J Surg 1993;165:124-9
[16] Göl MK, Bayazit M, Emir M et al. Vascular complications related to percutaneous insertion of intraaortic balloon pumps. Ann Thorac Surg 1994;58:1476-80
[17] Collier PE, Liebler GA, Park SB et al. Is percutaneous insertion of the intra-aortic balloon pump through the femoral artery the safest technique. J Vasc Surg 1986;3:629-34
[18] Hedenmark J, Ahn H, Henze A et al. Complications of intra-aortic balloon counterpulsation with special reference to limb ischemia. Scand J Thor Cardiovasc Surg 1988;22:123-5
[19] Iverson LIG, Herfindahl G, Ecker RR et al. Vascular complications of intraaortic balloon counterpulsation. Am J Surg 1987;154:99-103
[20] Rastan AJ, Tillmann E, Subramanian S et al. Visceral arterial compromise during intra-aortic balloon counterpulsation therapy. Circulation 2010;122 (Suppl I): 892-99

[21] Naunheim KS, Swartz MT, Pennington DG et al. Intraaortic balloon pumping in patients requiring cardiac operations. Risk analysis and long-term follow-up. J Thorac Cardiovasc Surg 1992;104:1654–61

18.2 Tandem Heart

[1] Oz MC, Gelijns AC, Miller L et al. Left ventricular assist devices as permanent heart failure therapy: the price of progress. Ann Surg 2003;238:577–83
[2] Rose EA, Gelijns AC, Moskowitz AJ et al. Long term mechanical left ventricular assistance for end-stage heart failure. N Engl J Med 2001;345:1435–43
[3] Myers TJ, Kahn T, Frazier OH. Infectious complications with ventricular assist systems. ASAIO J 2000; 46:S28–S36
[4] Thiele H, Sick P, Boudriot E et al. Randomized comparison of intra-aortic balloon support with a percutaneous left ventricular assist device in patients with revascularized acute myocardial infarction complicated by cardiogenic shock. Eur Heart J 2005; 26:1276–83
[5] Kar B, Butkevich A, Civitello AB et al. Hemodynamic support with a percutaneous left ventricular assist device during stenting of an unprotected left main coronary artery. Tex Heart Inst J 2004; 31:84–6
[6] Pitsis AA, Dardas P, Mezilis N et al. Temporary assist device for postcardiotomy cardiac failure. Ann Thorac Surg 2004;77:1431–3
[7] Aragon J, Lee MS, Kar S et al. Percutaneous left ventricular assist device: „TandemHeart" for high-risk coronary intervention. Catheter Cardiovasc Interv 2005;65:346–52
[8] Thiele H, Sick P, Boundroit E et al. Randomized comparison of intra-aortic-balloon support with a percutaneous left ventricular assist device in patients with revascularuzied acute myocardial infarction complicated by cardiogenic shock. Eur Heart J 2005;26:1276–1283

18.3 Impella-System

[1] Meyns B, Stolinski MD, Leunens V et al. Left Ventricular Support by Catheter-Mounted Axial Flow Pump Reduces Infarct Size. J Am Coll Cardiol 2003;41:1087-95
[2] Meyns B, Dens J, Sergeant P et al. Initial experiences with the Impella-device in patients with cardiogenic shock. Thorac Cardio Surg 2003;51:312-7
[3] Reesink K, Dekker A, Ommen Vv et al. Miniature Intracardiac Assist Device Provides More Effective Cardiac Unloading and Circulatory Support During Severe Left Heart Failure Than Intraaortic Balloon Pumping. Chest 2004; 126:896–902
[4] Siegenthaler MP, Brehm K, Strecker T et al. The Impella-Recover microaxial left-ventricular-assist-device reduces mortality for postcardiotomy failure – A three center experience. The Journal of Thoracic and Cardiovascular Surgery 2004; 127:812–922
[5] Valgimigli M, Steendijk P, Sianos G et al. Left Ventricular Unloading and Concomitant Total Cardiac Output Increase by the Use of Percutaneous Impella Recover LP 2.5 Assist Device During High-Risk Coronary Intervention. Catheterization and Cardiovascular Interventions 2005;65:263–7
[6] Windecker S, Meier B. Impella assisted high risk percutaneous coronary intervention. Kardiovasculäre Medizin 2005; 8:187-9
[7] Henriques J, Remmelink M, Baan J Jr et al. Safety and Feasibility of Elective High-Risk Percutaneous Coronary Intervention Procedures With Left Ventricular Support of the Impella Recover LP 2.5. Am J Cardiol 2006; 97:990–2
[8] Sjauw KD, Konorza T, Erbel R et al. Supported high-risk percutaneous coronary intervention with the Impella 2.5 device. The Europella registry. J Am Coll Cardiol 2009;54:2430–4

18.4 Lifebridge-System

[1] Chen YS et al. Cardiopulmonary resuscitation with assisted extracorporeal life-support versus conventional cardiopulmonary resuscitation in adults with in-hospital cardiac arrest: an observational study and propensity analysis. Lancet 2008, 372:554–61
[2] Ferrari M, Figulla HR. Therapie des kardiogenen Schocks bei akutem Myokardinfarkt. Der Internist 2008;49:1047-51

[3] Ferrari M, Figulla HR. Mechanische Herz-Kreislauf-Unterstützung in der Kardiologie (Circulatory assist devices in cardiology). Dtsch Med Wochenschr 2005;130:652–6

[4] Ferrari M, Poerner TC, Brehm BR et al. First use of a novel plug-and-play percutaneous circulatory assist device for high-risk coronary angioplasty. Acute Card Care 2008;10:111–5

[5] Ferrari M. Strategien in der Intensiv- und Notfallmedizin für Patienten mit schwerer Herzinsuffizienz. Der Internist 2008

[6] Jung C, Schlosser M, Figulla HR et al. Providing Macro- and Microcirculatory Support with the Lifebridge System During High-risk PCI in Cardiogenic Shock. HeartLungCirculation 2009;18:296-8

[7] Klotz S, Scheld HH. Mechanische Assist-Systeme zur Herzunterstützung. Intensivmedizin 2008;4:145–64

[8] Mehlhorn U, Brieske M, Fischer U et al. LIFEBRIDGE B2T® – A Portable, Modular, Rapidly Available „Plug-and-Play" Mechanical Circulatory Support System. Ann Thorac Surg 2005;80:187–92

[9] Midla GS. Extracorporeal Circulatory Systems and Their Role in Military Medicine: A Clinical Review. Mil Medicine 2007;172:523–6

[10] Nichol G et al. Systematic review of percutaneous cardiopulmonary bypass for cardiac arrest or cardiogenic shock states. Resuscitation 2006;70:381–94

[11] Segesser Lv, Kalejs M, Ferrari E et al. Superior flow for bridge to life with self-expanding venous cannulas. Eur J of Cardio-thoracic Surgery 2009;36:665–9

18.5 CardioBridge-System

[1] Smith EJ, Reitan O, Keeble T et al. A first-in-man study of the Reitan catheter pump for circulatory support in patients undergoing high-risk percutaneous coronary intervention. Catheter Cardiovasc Interv 2009;3:859–65

19 Koronarfisteln und Fistelverschluss

[1] Klein LW. A new hypothesis of the developmental origin of congenital left anterior descending coronary artery to pulmonary artery fistulas. Catheter Cardiovasc Interv 2008;71:568–71

[2] Abdelmoneim SS, Mookadam F, Moustafa S et al. Coronary artery fistula: single-center experience spanning 17 years. J Interv Cardiol 2007;20:265–74

[3] Yang Y, Bartel T, Caspari G et al. Echocardiographic detection of coronary artery fistula into the pulmonary artery. Eur J Echocardiogr 2001;2:292–4

[4] Strange JW, Bucciarelli-Ducci C, Mathur A et al. Images in cardiovascular medicine. Multiple coronary fistulae: a cause of subendocardial ischemia. Circulation 2008;117:853–6

[5] Palloshi A, Aprigliano G. Myocardial ischemia due to a large coronary-pulmonary fistula with plexus-like morphology. J Cardiovasc Med (Hagerstown) 2008;9:1163–5

[6] Oldenburg O, Philipp T, Forsting M et al. Percutaneous, catheter-based coil embolization of coronary fistula: determination of hemodynamic relevance. J Interv Cardiol 2003;16:343–6

[7] Naber CK, Doerfler A, Churzidze S et al. Percutaneous coil embolization of a large, congenital coronary-pulmonary fistula using hydrophilic-coated detachable platinum coils. Herz 2004;29:218–9

[8] Demirkilic U, Ozal E, Bingol H et al. Surgical treatment of coronary artery fistulas: 15 years' experience. Asian Cardiovasc Thorac Ann 2004;12:133–8

[9] Hol PK, Geiran O, Andersen K et al. Improvement of coronary artery fistula surgery by intraoperative imaging. Ann Thorac Surg 2004;78:2193–5

[10] Armsby LR, Keane JF, Sherwood MC et al. Management of coronary artery fistulae. Patient selection and results of transcatheter closure. J Am Coll Cardiol 2002;39:1026–32

[11] Collins N, Mehta R, Benson L et al. Percutaneous coronary artery fistula closure in adults: technical and procedural aspects. Catheter Cardiovasc Interv 2007;69:872–80

[12] Kambara AM, Pedra CA, Esteves CA et al. Transcatheter embolization of congenital coronary arterial fistulas in adults. Cardiol Young 1999;9:371–6

[13] Kharouf R, Cao QL, Hijazi ZM. Transcatheter closure of coronary artery fistula complicated by myocardial infarction. J Invasive Cardiol 2007;9:E146–9

[14] Kiernan T, Yan BP, Rosenfield K et al. Coil embolization of an iatrogenic coronary artery to cardiac vein fistula after rotatio-

nal atherectomy. J Interv Cardiol 2008;21:410–3
[15] Okubo M, Nykanen D, Benson LN. Outcomes of transcatheter embolization in the treatment of coronary artery fistulas. Catheter Cardiovasc Interv 2001;52:510–7
[16] Wiegand G, Sieverding L, Kaulitz R et al. Transarterial and transvenous approach for transcatheter closure of a large coronary artery fistula with the Amplatzer vascular plug. Pediatr Cardiol 2009;30:172–5
[17] Dorros G, Thota V, Ramireddy K et al. Catheter-based techniques for closure of coronary fistulae. Catheter Cardiovasc Interv 1999;46:143–50

20 Therapie der Aortenisthmusstenose

[1] Schmaltz AA, Bauer U, Baumgartner H et al. Medizinische Leitlinie zur Behandlung von Erwachsenen mit angeborenen Herzfehlern der deutsch-österreichisch-schweizerischen kardiologischen Fachgesellschaften. Clin Res Cardiol 2008;7:194–214
[2] Deanfield J, Thaulow E, Warnes C et al. Management of grown up congenital heart disease. Eur Heart J 2003; 24:1035–84
[3] Warnes CA, Williams RG, Bashore TM et al. ACC/AHA 2008 Guidelines for the Management of Adults With Congenital Heart Disease. J Am Coll Cardiol 2008;52:e1-121
[4] Golden AB, Hellebrand WE. Coarctation of the Aorta: Stenting in Children and Adults. Cath Cardiovasc Interv 2007;69:289–99
[5] Erbel R, Bednarczyk I, Pop T et al. Detection of dissection of the aortic intima and media after angioplasty of coarctation of the aorta. An angiographic, computer tomographic, and echocardiographic comparative study. Circulation 1990;81:805–14
[6] Erbel R, Görge G, Gerber T et al. Dissection following balloon angioplasty of aortic coarctation: review of the literature. J Interv Cardiol 1992;5:99–109

21 Aortenklappenstenose: Diagnostik, Valvuloplastie und perkutaner Aortenklappenersatz

[1] Vahanian A, Baumgartner H, Bax J et al. Guidelines on the management of valvular heart disease: The Task Force on the Management of Valvular Heart Disease of the European Society of Cardiology. Eur Heart J 2007; 28:230–68
[2] Bonow RO, Carabello BA, Kanu C et al. ACC/AHA 2006 guidelines for the management of patients with valvular heart disease: a report of the American College of Cardiology/American Heart Association Task Force on Practice Guidelines (writing committee to revise the 1998 Guidelines for the Management of Patients With Valvular Heart Disease): developed in collaboration with the Society of Cardiovascular Anesthesiologists: endorsed by the Society for Cardiovascular Angiography and Interventions and the Society of Thoracic Surgeons. Circulation 2006;114:e84–231
[3] Omran H, Schmidt H, Hackenbroch M et al. Silent and apparent cerebral embolism after retrograde catheterisation of the aortic valve in valvular stenosis: a prospective, randomised study. Lancet 2003;361:1241-6
[4] Schwarz F, Baumann P, Manthey J et al. The effect of aortic valve replacement on survival. Circulation 1982; 66:1105–10
[5] Charlson E, Legedza AT, Hamel MB. Decision-making and outcomes in severe symptomatic aortic stenosis. J Heart Valve Dis 2006;15:312–21
[6] Iung B, Baron G, Butchart EG et al. A prospective survey of patients with valvular heart disease in Europe: The Euro Heart Survey on Valvular Heart Disease. Eur Heart J 2003;24:1231–43
[7] Roques F, Nashef SA, Michel P et al. Risk factors and outcome in European cardiac surgery: analysis of the EuroSCORE multinational database of 19,030 patients. Eur J Cardiothorac Surg 1999;15:816–22
[8] Vaquette B, Corbineau H, Laurent M et al. Valve replacement in patients with critical aortic stenosis and depressed left ventricular function: predictors of operative risk, left ventricular function recovery, and long term outcome. Heart 2005;91:1324–9

[9] Cribier A, Savin T, Saoudi N et al. Percutaneous transluminal valvuloplasty of acquired aortic stenosis in elderly patients: an alternative to valve replacement? Lancet 1986;1::63–7

[10] Otto CM, Mickel MC, Kennedy JW et al. Three-year outcome after balloon aortic valvuloplasty. Insights into prognosis of valvular aortic stenosis. Circulation 1994;90:642–50

[11] Serruys PW, Luijten HE, Beatt KJ et al. Percutaneous balloon valvuloplasty for calcific aortic stenosis. A treatment 'sine cure'? Eur Heart J 1988;9:782–94

[12] Lieberman EB, Bashore TM, Hermiller JB et al. Balloon aortic valvuloplasty in adults: failure of procedure to improve long-term survival. J Am Coll Cardiol 1995;26:1522–8

[13] Litvack F, Jakubowski AT, Buchbinder NA et al. Lack of sustained clinical improvement in an elderly population after percutaneous aortic valvuloplasty. Am J Cardiol 1988;62:270–5

[14] Sack S, Kahlert P, Khandanpour S et al. Revival of an old method with new techniques: balloon aortic valvuloplasty of the calcified aortic stenosis in the elderly. Clin Res Cardiol. 2008;97:288-97

[15] Agatiello C, Eltchaninoff H, Tron C et al. Balloon aortic valvuloplasty in the adult. Immediate results and in-hospital complications in the latest series of 141 consecutive patients at the University Hospital of Rouen (2002–2005). Arch Mal Coeur Vaiss 2006;99:195–200

[16] Sack S, Henrichs KJ, Erbel R et al. Echocardiographic and angiographic evaluation of left ventricular function during percutaneous transluminal aortic valvuloplasty. Cathet Cardiovasc Diagn 1992;26:82-91

[17] Cribier A, Eltchaninoff H, Bash A et al. Percutaneous transcatheter implantation of an aortic valve prosthesis for calcific aortic stenosis: first human case description. Circulation 2002;106:3006–8

[18] Hanzel GS, Harrity PJ, Schreiber TL et al. Retrograde percutaneous aortic valve implantation for critical aortic stenosis. Catheter Cardiovasc Interv 2005;64:322–6

[19] Webb JG, Chandavimol M, Thompson CR et al. Percutaneous aortic valve implantation retrograde from the femoral artery. Circulation; 2006;113:842–50

[20] Lichtenstein SV, Cheung A, Ye J et al. Transapical transcatheter aortic valve implantation in humans: initial clinical experience. Circulation 2006;114:591–6

[21] Cribier A, Eltchaninoff H, Tron C et al. Early experience with percutaneous transcatheter implantation of heart valve prosthesis for the treatment of end-stage inoperable patients with calcific aortic stenosis. J Am Coll Cardiol 2004;43:698–703

[22] Cribier A, Eltchaninoff H, Tron C et al. Treatment of calcific aortic stenosis with the percutaneous heart valve: mid-term follow-up from the initial feasibility studies: the French experience. J Am Coll Cardiol 2006; 47:1214–23

[23] Ye J, Cheung A, Lichtenstein SV et al. Transapical aortic valve implantation in humans. J Thorac Cardiovasc Surg 2006;131:1194–6

[24] Webb JG, Pasupati S, Humphries K et al. Percutaneous transarterial aortic valve replacement in selected high-risk patients with aortic stenosis. Circulation 2007;116:755–63

[25] Walther T, Simon P, Dewey T et al. Transapical minimally invasive aortic valve implantation: multicenter experience. Circulation 2007;116 (11 Suppl):I240–I245

[26] Grube E, Laborde JC, Zickmann B et al. First report on a human percutaneous transluminal implantation of a self-expanding valve prosthesis for interventional treatment of aortic valve stenosis. Catheter Cardiovasc Interv 2005;66:465–9

[27] Grube E, Laborde JC, Gerckens U et al. Percutaneous implantation of the CoreValve self-expanding valve prosthesis in high-risk patients with aortic valve disease: the Siegburg first-in-man study. Circulation 2006;114:1616–24

[28] Grube E, Schuler G, Buellesfeld L et al. Percutaneous aortic valve replacement for severe aortic stenosis in high-risk patients using the second- and current third-generation self-expanding CoreValve prosthesis: device success and 30-day clinical outcome. J Am Coll Cardiol 2007;50:69–76

[29] Grube E, Buellesfeld L, Mueller R et al. Progress and Current Status of Percutaneous Aortic Valve Replacement: Results of Three Device Generations of the CoreVal-

ve ReValving System. Circ Cardiovasc Intervent 2008;1:167–75
[30] Piazza N, Grube E, Gerckens U et al. Procedural and 30-day outcomes following transcatheter aortic valve implantation using the third generation (18 Fr) CoreValve revalving system: results from the multicentre, expanded evaluation registry 1-year following CE mark approval. EuroIntervention 2008;4:242–9
[31] Figulla HR, Cremer J, Walther T et al. Positionspapier zur kathetergeführten Aortenklappenintervention. Kardiologe 2009;3:199–206
[32] Thielmann M, Eggebrecht H, Wendt D et al. New techniques for the treatment of valvular aortic stenosis – transcatheter aortic valve implantation with the SAPIEN heart valve. Minim Invasive Ther Allied Technol 2009;18:31–41

22 Endovaskuläre Aortenstentgraftimplantation bei thorakalen und abdominellen Aortenerkrankungen

[1] Erbel R, Alfonso F, Boileau C et al. Diagnosis and management of aortic dissection – Recommendations of the Task Force on Aortic Dissection, European Society of Cardiology. European Heart Journal 2001;42:1642–81
[2] Svensson LG, Kouchoukos NT, Miller CD et al. Expert Consensus Document on the Treatment of Descending Thoracic Aortic Disease Using Endovascular Stent-Grafts. Ann Thorac Surg 2008;85:S1–41
[3] Svensson LG, Labib SB, Eisenhauser AC et al. Intimal tear without haematoma. Circulation 1999;99:331–6
[4] Coady MA, Ikonomidis JS, Cheung AT et al. Surgical Management of Descending Thoracic Aortic Disease: Open and Endovascular Approaches: A Scientific Statement From the American Heart Association. Circulation 2010;121:2780-804
[5] Nienaber CA, Fattori R, Lund G et al. Nonsurgical reconstruction of thoracic aortic dissection by stent-graft placement. N Engl J Med 1999;340:1539–45
[6] Nienaber CA, Rousseau H, Eggebrecht E et al. Randomized Comparison of Strategies for Type B Aortic Dissection The INvestigation of STEnt Grafts in Aortic Dissection (INSTEAD) Trial. Circulation 2009;120:2519–28
[7] Baum RA, Stavropoulos SW, Fairman RM et al. Endoleaks after Endovascular Repair of Abdominal Aortic Aneurysms. J Vasc Interv Radiol 2003;14:1111–7

23 Mitralklappenvalvuloplastie

[1] Inoue K, Owaki T, Nakamura T et al. Clinical application of transvenous mitral commisurotomy by a new balloon catheter. J Thorac Cardiovasc Surg 1984;87:394–402
[2] Wilkins GT, Weyman AE, Abascal VM et al. Percutaneous balloon dilatation of the mitral valve: an analysis of echocardiographic variables related to outcome and mechanism of dilatation. Br Heart J 1988;60:299–308
[3] Iung B, Cormier B, Ducimetiere P et al. Immediate results of percutaneous mitral commisurotomy: a predictive model on a series of 1514 patients. Circulation 1996;94:2124–30
[4] Vahanian A, Baumgartner H, Bax J et al. Guidelines on the management of valvular heart disease The Task Force on the Management of Valvular Heart Disease of the European Society of Cardiology. European Heart Journal 2007;28:230–68

24 Interventionelle Pulmonalklappenimplantation

[1] Bonhoeffer P, Boudjemline Y, Saliba Z et al. Transcatheter implantation of a bovine valve in pulmonary position: a lamb sudy. Circulation 2000;102:813-6
[2] Bonhoeffer P, Boudjemline Y, Saliba Z et al. Percutaneous replacement of pulmonary valve in a right-ventricle to pulmonary-artery prosthetic conduit with valve dysfunction. Lancet 2000;356:1403-5
[3] Bonhoeffer P, Boudjemline Y, Qureshi SA et al. Percutaneous insertion of the pulmonary valve. J am Coll Cardiol 2002;39:1664-9
[4] Sridharan S, Coats L, Khambadkone S et al. Images in cardiovascular medicine. Transcatheter right ventriular outflow tract intervention: the risk to the coronary circulation. Circulation 2006;113:e934-e935

[5] Nordmeyer J, Khambadkone S, Coats L et al. Risk stratification, systemic classification, and anticipatory management strategies for stent fracture after percutaneous pulmonary valve imlantation. Circulation 2007;115: 1392-7

25 Defekte im interatrialen Septum (Fossa-ovalis-Defekte)

[1] Hagen PT, Scholz DG, Edwards WD. Incidence and size of patent foramen ovale during the first 10 decades of life: an autopsy study of 965 normal hearts. Mayo Clin Proc 1984;59:17-20
[2] Nellessen U, Daniel WG, Matheis G et al. Impending paradoxical embolism from atrial thrombus: correct diagnosis by transesophageal echocardiography and prevention by surgery. J Am Coll Cardiol 1985;5:1002-4
[3] Overell JR, Bone I, Lees KR. Interatrial septal abnormalities and stroke: a meta-analysis of case-control studies. Neurology 2000;55:1172-9
[4] Wahl A, Praz F, Tai T et al. Improvement of migraine headaches after percutaneous closure of patent foramen ovale for secondary prevention of paradoxical embolism. Heart 2010;96:967-73
[5] Balzer J, Kühl H, Rassaf T et al. Real-time transesophageal three-dimensional echocardiography for guidance of percutaneous interventions: first experience. Clin Res Cardiol 2008;97:565-74
[6] Munoz-Castellanos L, Espinola-Zavaleta N, Kuri-Nivon M et al. Atrial Septal Defect: Anatomoechocardiographic Correlation. J Am Soc Echocardiogr 2006;19:1182-9
[7] Schreiner G, Erbel R, Mohr-Kahaly S et al. Detection of aneurysms of the atrial septum using transesophageal echocardiography. Z Kardiol 1985;74:435-9
[8] Desai AJ, Fuller CJ, Jerusum JT et al. Patent foramen ovale and cerebrovascular diseases. Nat Clin Pract Cardiovasc Med 2006;3:446-55
[9] Konstantinidis S, Geibel A, Kasper W et al. Patent foramen ovale is an important predictor of adverse outcome in patients with major pulmonary embolism. Circulation 1998;97 :1946-51
[10] Bartel T, Konorza T, Arjumand J et al. Intracardiac echocardiography is superior to conventional monitoring for guiding device closure of interatrial communications. Circulation 2003;107:795-7
[11] Wahl A, Praz F, Stirnimann J et al. Safety and feasibility of percutaneous closure of patent foramen ovale without intraprocedural echocardiography in 825 patients. Swiss Med Wkly 2008;138:567-72
[12] Meier B, Pacman sign during device closure of the patent foramen ovale. Catheter Cardiovasc Interv 2003;60: 221-3
[13] Saguner AM, Wahl A, Praz F et al. Figulla PFO occluder versus Amplatzer PFO occluder for percutaneous closure of patent foramen ovale. Catheter Cardiovasc Interv 2010, doi:10.1002/ccd.22737

26 Nierenarterienstenosen

[1] Hirsch AT, Haskal ZJ, Hertzer NR et al. ACC/AHA 2005 Practice Guidelines for the management of patients with peripheral arterial disease (lower extremity, renal, mesenteric, and abdominal aortic): a collaborative report from the American Association for Vascular Surgery/Society for Vascular Surgery, Society for Cardiovascular Angiography and Interventions, Society for Vascular Medicine and Biology, Society of Interventional Radiology, and the ACC/AHA Task Force on Practice Guidelines (Writing Committee to Develop Guidelines for the Management of Patients With Peripheral Arterial Disease): endorsed by the American Association of Cardiovascular and Pulmonary Rehabilitation; National Heart, Lung, and Blood Institute; Society for Vascular Nursing; TransAtlantic Inter-Society Consensus; and Vascular Disease Foundation. Circulation 2006;113:e463–654
[2] Wieneke H, Konorza T, Eggebrecht H et al. Die Nierenarterienstenose. Pathophysiologie – Diagnostik – Therapie. Med Klinik 2009;104:349–55
[3] de Bruyne B, Manoharan G, Pijls NH et al. Assessment or renal artery stenosis severity by pressure gradient measurements. J Am Coll Cardiol 2006;48:1851–5
[4] Misra S, Thatipelli MR, Howe PW et al. Preliminary sudy of the use of drug-eluting stents in atherosclerotic renal artery

stenosis 4 mm in diameter and smaller. J Vasc Interv Radiol 2008;19:833-9
[5] Zähringer M, Pattynama PM, Talen A et al. Drug-eluting stents in renal artery stenosis. Eur Radiol 2008;18: 678-82
[6] Zeller T, Rastan A, Schwarzwälder U et al. Treatment of instent restenosis following stent-supported renal artery angioplasty. Catheter Cardiovasc Interv 2007;70:454-9
[7] N'Dandu ZM, Badawi RA, White CJ et al. Optimal treatment of renal artery instent restenosis: repeat stent placement versus angioplasty alone. Catheter Cardiovasc Interv 2008;71:701-5
[8] Patel PM, Eisenberg J, Islam MA et al. Percutaneous revascularization of persistent renal artery in-stent restenosis. Vasc Med 2009;14:259-64
[9] Davies MG, Saad WE, Bismuth JX et al. Endovascular revascularization of renal artery stenosis in solitary functioning kidney. J Vac Surg 2009;49:953-60
[10] Krum H, Schlaich M, Withburn R et al. Catheter-based renal sympathetic denervation for resistant hypertension: a multicentre safety and proof-of-principle cohort study. Lancet 2009;373:1275–81
[11] Doumas M, Faselis C, Papademetriou V. Renal sympathetic denervation and systemic hypertension. Am J Cardiol 2010;105:570–6
[12] Mailloux LU, Napolitano B, Belluci AG et al. Renal vascular disease causing end-stage renal disease, incidence, clinical correlates, and outcomes: a 20-year clinical experience. Am J Kidney Dis 1994;24:622-9
[13] Zeller T, Frank U, Müller C et al. Predictors of improved renal function after percutaneous stent-supported angioplasty of severe atherosclerotic ostial renal artery stenosis. Circulation 2003;108:2244-9

27 Hypertroph-obstruktive Kardiomyopathie

[1] Bayer O, Loogen F, Wolter HH, Herausgeber, Die Herzkatheterisierung bei angeborenen und erworbenen Herzfehlern. 1. Aufl. 1954, 2. Aufl. 1967. Thieme, Stuttgart
[2] Maron BJ, Bonow RO, Cannon RO 3rd et al. Hypertrophic cardiomyopathy. Interrelations of clinical manifestations, pathophysiology, and therapy (1) N Engl J Med 1987;316:780-9
[3] Maron BJ, Bonow RO, Cannon RO 3rd et al. Hypertrophic cardiomyopathy. Interrelations of clinical manifestations, pathophysiology, and therapy (2) N Engl J Med 1987;316:844-52
[4] Kuhn H, Gietzen F, Leuner C et al. Induction of subaortic septal ischemia to reduce obstruction in hypertrophic obstructive cardiomyopathy. Studies to develop a new catheter-based concept of treatment. Eur Heart J 1997;18: 846-51
[5] Gleichmann U, Seggewiss H, Faber L et al. Catheter treatment of hypertrophic obstructive cardiomyopathy. Dtsch Med Wschr 1996;121:679-85
[6] Maron BJ, Thomson PD, Puffer JC et al. Cardiovascular preparticipation screening of competitve athletes. A statement for health professional from the Sudden Death Committee (clinical cardiology) and Congenital Cardiac Defects Committee (cardiovascular disease in the young), American Heart Association. Circulation 1996 ;94:850-6
[7] Corrado D, Basso C, Rizzoli G et al. Does sports activity enhance the risk of suddn death in adolescents and young adults? J Am Coll Cardiol 2003;42:1959-63
[8] Maron BJ, McKenna WJ, Danielson GK et al. American College of Cardiology/European Society of Cardiology clinical expert consensus document on hypertrophic cardiomyopathy. A report of the American College of Cardiology Foundation Task Force on Clinical Expert Consensus Documents and the European Society of Cardiology Committee for Practice Guidelines. J Am Coll Cardiol 2003;42:1687-1713
[9] Nishimura RA, Trusty JM, Hyes DL et al. Dual-chamber pacing for hypertrophic cardiomyopathy : a randomized, double-blind, crossover trial. J Am Coll Cardiol 1997;29:435-41
[10] Maron BJ, Nishimura RA, McKenna WJ et al. Assessment of permanent dual-chamber pacing as a treatment for drug-refractory symptomatic patients with obstructive hypertrophic cardiomyopathy. A randomized, double-blind, crossover study (M-PATHY). Circulation 1999;99:2927-33
[11] Morrow AG, Reitz BA, Epstein SE et al. Operative treatment in hypertrophic subaortic stenosis. Techniques, and the re-

sults of pre and postoperative assessment in 83 patients. Circulation 1975;52:88-102
[12] Kuhn H, Krelhaus W, Beithardt G et al. Therapeutic possibilities and prognosis in idiopathic cardiomyopathies. Med Welt 1978;29:621-31
[13] Schulte HD, Borisov K, Gams E et al. Management of sypmtomatic hypertrophic obstructive cardiomyopathy – long-term results after surgical therapy. Thorac Cardiovasc Surg 1999;47:213-8
[14] Lawrenz T, Obergassel L, Lieder F eta al. Transcoronary ablation of septal hypertrphy does not alter ICD intervention rates in high risk patients with hypertrophic obstructive cariomyopathy. Pacing Clin Elektrophysiol 2005;28:295-300
[15] Spirito P, Bellone P, Harris KM et al. Magnitude of left ventricular hypertrophy ans risk of sudden cardiac death in hypertrophic cardiomyopathy. N Engl J Med 2000;342:1778-85
[16] Olivotto I, Cecchi F, Casey SA et al. Impact of atrial fibrillation on the clinical course of hypertrophic cardiomyopathy. Circulation 2001;104:2517-24
[17] Cecchi F, Olivotto I, Montereggi A et al. Prognostic value of non-sustained ventricular tachycardia and the potential role of amiodaron treatment in hypertrophic cardiomyopathy: assessment in an unselected non-referral based patient population. Heart 1998;79:331-6
[18] Maron BJ, Shen WK, Link MS et al. Efficacy of implantable cardioverter-defibrillators for the prevention of sudden death in patients with hypertrophic cardiomyopathy. N Engl J Med 2000;342:365-73
[19] Woo A, Williams WG, Choi R et al. Clinical and echocardiographic determinants of long-term survival after surgical myektomy in obstructive hypertrophic cardiomyopathy. Circulation 2005;111:2033-41
[20] Ommen SR, Maron BJ, Olivotto I et al. Long-term effects of surgical septal myectomy on survival in patients with obstructive hypertrophic cardiomyopathy. J Am Coll Cardiol 2005;46:470-6
[21] Gietzen F, Leuner C, Gerenkamp T et al. Relief of obstruction in hypertrophic cardiomyopathy by transient occlusion of the first septal branch of the left coronary artery. Eur Heart J 1994;15(Abstract Suppl):125
[22] Kuhn H. Transcoronary ablation of septal hypertrophy (TASH): a 5-year experience. Z Kardiol 2000;89:559-64
[23] Gietzen FH, Leuner CJ, Raute-Kreinsen U et al. Acute and long-term results after transcoronary ablation of septal hypertrophy (TASH). Catheter interventional treatment for hypertrophic obstructive cardiomyopathy. Eur Heart J 1999;20:1342-54.
[24] Lakkis NM, Nagueh SF, Dunn JK et al. Nonsurgical septal reduction therapy for hypertrophic obstructive cardiomyopathy: one-year follow-up. J Am Coll Cardiol 2000;36:852-5
[25] Fernandes VL, Nielsen C, Nagueh SF et al. Follow-up of alcohol septal ablation for symptomatic hypertrophic obstructive cardiomyopathy the Baylor and Medical University of South Carolina experience 1996 to 2007. JACC Cardiovasc Interv 2008;1:561-70
[26] van der Lee C, ten Cate FJ, Geleijnse ML et al. Percutaneous versus surgical treatment for patients with hypertrophic obstructive cardiomyopathy and enlarged anterior mitral valve leaflets. Circulation 2005;112:482-8
[27] Veselka J. Alcohol septal ablation for hypertrophic obstructive cardiomyopathy: is it safe? Catheter Cardiovasc Interv 2009;7:520-1
[28] Veselka J, Zemánek D, Tomasov P et al. Alcohol septal ablation for obstructive hypertrophic cardiomyopathy: ultra-low dose of alcohol (1 ml) is still effective. Heart Vessels 2009;24:27-31
[29] Veselka J, Procházková S, Duchonová R et al. Alcohol septal ablation for hypertrophic obstructive cardiomyopathy: Lower alcohol dose reduces size of infarction and has comparable hemodynamic and clinical outcome. Catheter Cardiovasc Interv 2004;63:231-5
[30] Erbel R, Heusch G. Coronary microembolization. J Am Coll Cardiol 2000;36:22–4
[31] Konorza T, Haude M, Kaelsch H et al. First experience with transcoronary ablation of septum hypertrophy with microspheres in patients with hypertrophic obstructive cardiomyopathy. Eur Heart J 2005;26 (Suppl 1):P2390
[32] Holmes DR, Valeti US, Nishimura RA. Alcohol septal ablation for hypertrophic cardiomyopathy: indications and techni-

que. Catheter Cardiovasc Interv 2005;66:375-89

28 Hybridraum
[1] Umakanthan R, Leacche M, Petracek MR et al. Combined PCI and minimally invasive heart valve surgery for high-risk patients. Curr Treat Options Cardiovasc Med 2008;11:492-8
[2] Zhao DX, Leacche M, Balaguer JM et al. Routine intraoperative completion angiography after coronary artery bypass grafting and 1-stop hybrid revascularization results from a fully integrated hybrid catheterization laboratory/operating room. Am Coll Cardiol 2009;53:232-41

29 Lungenembolie
[1] Goldhaber S, Visani L, De Rosa M. Acute Pulmonary embolism: clinical outcomes in the International Cooperative Pulmonary Embolism Registry (ICOPER). Lancet 1999;353:1386-9
[2] Wells PS, Ginsberg JS, Anderson DR et al. Use of a clinical model for safe management of patients with suspected pulmonary embolism. Ann Intern Med 1998;129:997-1005
[3] Interdisziplinäre S2 – Leitlinie: Venenthrombose und Lungenembolie. VASA 2005;34 (Suppl):66
[4] Torbicki A, Perrier A. Konstantinides S et al. Guidelines on the diagnosis and management of acute pulmonary embolism – The Task Force for the Diagnosis and Management of Acute Pulmonary Embolism of the European Society of Cardiology (ESC). Eur Heart J 2008;29:2276-315
[5] Büller HR, Agnelli G, Hull RD et al. Antithrombotic therapy for venous thromboembolic disease. The Seventh ACCP Conference on Antithrombotic and Thrombolytic Therapy. Chest 2004;26:401S-28S
[6] Popovic P, Bunc M. Massive pulmonary embolism: percutaneous emergency treatment using an aspirex thrombectomy catheter. Cardiovasc Intervent Radiol 2010;33:1052-5
[7] Schmitz-Rode T, Janssens U, Duda SH et al. Massive pulmonary embolism: percutaneous emergency treatment by pigtail rotation Catheter. J Am Coll Cardiol 2000;36:375-80
[8] Schmitz-Rode T, Janssens U, Schild HH et al. Fragmentation of massive pulmonary embolism using a pigtail rotation catheter. Chest 1998;114:1427-36
[9] Goldhaber SZ. Integration of catheter thrombectomy into our armamentarium to treat acute pulmonary embolism. Chest 1998;114:1237-8
[10] Uflacker R, Strange C, Vujic I. Massive pulmonary embolism: preliminary results of treatment with the Amplatz thrombectomy device. J Vasc Interv Radiol 1996;7:519-28
[11] Greenfield LJ, Proctor MC, Williams DM et al. Long-term experience with transvenous catheter pulmonary embolectomy. J Vasc Surg 1993; 18:450-8
[12] Curtin JJ, Mewissen MW, Crain MR et al. Postcontrast CT in the diagnosis and assessment of response to thrombolysis in massive pulmonary embolism. J Comput Assist Tomogr 1994; 8:133-5
[13] Yeager SB. Balloon selection for double balloon valvotomy. J Am Coll Cardiol 1987;9:467-8
[14] Konorza TFM, Kälsch H, Plicht B et al. Perkutane Dilatation der Pulmonalarterien und kombinierte selektive Thrombolysetherapie mittels Urokinase und Heparin als neue Therapieoption bei Chronisch Embolischer Lungenembolie. Clin Res Cardiol 2009;98(Suppl 1):
[15] Konorza T. Percutaneous dilatation of pulmonary arteries and combined selective lysis with urokinase and heparin as a new treatment option in patients with chronic embolic lung embolism. American Journal of Cardiology 2009;104(Suppl):577

30.1 Vorhofohrverschluss
[1] Erbel R, Möhlenkamp S, Jöckel KH et al. Cardiovascular risk factors and signs of subclinical atherosclerosis in the Heinz Nixdorf Recall Study. Dtsch Arztebl Int 105:1-8, 2008
[2] Leute A, Kirchhof P, Breithardt G et al. German Competence Network on Atrial Fibrillation (AFNET): A nationwide cooperation for better research and patient care. Med Klin 101:662-6, 2006
[3] Lloyd-Jones DM, Wang TJ, Leip EP et al. Lifetime risk for development of atrial fi-

brillation: the Framingham Heart Study. Circulation 110:1042–6, 2004
[4] Wolf PA, Abbott RD, Kannel WB. Atrial fibrillation as an independent risk factor for stroke: the Framingham Study. Stroke 22:983–8, 1991
[5] Lin HJ, Wolf PA, Kelly-Hayes M et al. Stroke severity in atrial fibrillation. The Framingham Study. Stroke 27:1760–4, 1996
[6] Garcia DA, Hylek E. Reducing the risk for stroke in patients who have atrial fibrillation. Cardiol Clin 26:267–75, 2008
[7] Block PC, Burstein S, Casale PN et al. Percutaneous left atrial appendage occlusion for patients in atrial fibrillation suboptimal for warfarin therapy: 5-year results of the PLAATO (Percutaneous Left Atrial Appendage Transcatheter Occlusion) Study. JACC Cardiovasc Interv 2:594–600, 2009
[8] The European Atrial Fibrillation Trial Study Group. Optimal oral anticoagulant therapy in patients with nonrheumatic atrial fibrillation and recent cerebral ischemia. N Engl J Med 333:5–10, 1995
[9] The Boston Area Anticoagulation Trial for Atrial Fibrillation Investigators. The effect of low-dose warfarin on the risk of stroke in patients with nonrheumatic atrial fibrillation. N Engl J Med 323:1505–11, 1990
[10] Hart RG, Pearce LA, Aguilar MI. Meta-analysis: antithrombotic therapy to prevent stroke in patients who have nonvalvular atrial fibrillation. Ann Intern Med 146:857–67, 2007
[11] Walker AM, Bennett D. Epidemiology and outcomes in patients with atrial fibrillation in the United States. Heart Rhythm 5:1365–72, 2008
[12] Go AS, Hylek EM, Borowsky LH et al. Warfarin use among ambulatory patients with nonvalvular atrial fibrillation: the anticoagulation and risk factors in atrial fibrillation (ATRIA) study. Ann Intern Med 131:927–34, 1999
[13] Holmes DR, Reddy VY, Turi ZG et al. PROTECT AF Investigators. Percutaneous closure of the left atrial appendage versus warfarin therapy for prevention of stroke in patients with atrial fibrillation: a randomised non-inferiority trial. Lancet 374:534–42, 2009
[14] Alberg H. Atrial fibrillation: a study of atrial thrombus and systemic embolism in a necropsy material. Acta Med Scand 185:373–79, 1969
[15] Stoddard MF, Dawkins PR, Prince CR et al. Left atrial appendage thrombus is not uncommon in patients with acute atrial fibrillation and a recent embolic event: a transesophageal echocardiographic study. J Am Coll Cardiol 25:452–9, 1995
[16] Klein AL, Grimm RA, Murray RD et al. Assessment of Cardioversion Using Transesophageal Echocardiography Investigators. Use of transesophageal echocardiography to guide cardioversion in patients with atrial fibrillation. N Engl J Med 344:1411–20, 2001
[17] Blackshear JL, Odell JA. Appendage obliteration to reduce stroke in cardiac surgical patients with atrial fibrillation. Ann Thorac Surg 61:755–59, 1996
[18] Sievert H, Lesh MD, Trepels T et al. Percutaneous left atrial appendage transcatheter occlusion to prevent stroke in high-risk patients with atrial fibrillation: early clinical experience. Circulation 105:1887–9, 2002
[19] Hanna IR, Kolm P, Martin R et al. Left atrial structure and function after percutaneous left atrial appendage transcatheter occlusion (PLAATO): six-month echocardiographic follow-up. J Am Coll Cardiol 43:1868–72, 2004
[20] Ostermayer SH, Reisman M, Kramer PH et al. Percutaneous left atrial appendage transcatheter occlusion (PLAATO system) to prevent stroke in high-risk patients with non-rheumatic atrial fibrillation: results from the international multi-center feasibility trials. J Am Coll Cardiol 46:9–14, 2005
[21] Sievert H, Bayard YL. Percutaneous Closure of the Left Atrial Appendage: a major step forward. JACC Cardiovasc Interv 2:601–2, 2009
[22] Fountain RB, Holmes DR, Chandrasekaran K et al. The PROTECT AF (WATCHMAN Left Atrial Appendage System for Embolic PROTECTion in Patients with Atrial Fibrillation) trial. Am Heart J 151:956–61, 2006
[23] Sick PB, Schuler G, Hauptmann KE et al. Initial worldwide experience with the WATCHMAN left atrial appendage system for stroke prevention in atrial fibrillation. J Am Coll Cardiol 49:1490–5, 2007

[24] Fuster V, Rydén LE, Cannom DS et al. American College of Cardiology; American Heart Association Task Force on Practice Guidelines; European Society of Cardiology Committee for Practice Guidelines; Writing Committee to Revise the 2001 Guidelines for the Management of Patients With Atrial Fibrillation. ACC/AHA/ESC 2006 guidelines for the management of patients with atrial fibrillation – executive summary: a report of the American College of Cardiology/American Heart Association Task Force on Practice Guidelines and the European Society of Cardiology Committee for Practice Guidelines (Writing Committee to Revise the 2001 Guidelines for the Management of Patients With Atrial Fibrillation). J Am Coll Cardiol 48:854–906, 2006

[25] Crystal E, Lamy A, Connolly SJ et al. Left Atrial Appendage Occlusion Study. Left Atrial Appendage Occlusion Study (LAAOS): a randomized clinical trial of left atrial appendage occlusion during routine coronary artery bypass graft surgery for long-term stroke prevention. Am Heart J 145:174–8, 2003

[26] Healey JS, Crystal E, Lamy A et al. Left Atrial Appendage Occlusion Study (LAAOS): results of a randomized controlled pilot study of left atrial appendage occlusion during coronary bypass surgery in patients at risk for stroke. Am Heart J 150:288–93, 2005

[27] Bayard YL, Ostermayer SH, Sievert H. Transcatheter occlusion of the left atrial appendage for stroke prevention. Expert Rev Cardiovasc Ther 3:1003–8, 2005

[28] Heist EK, Refaat M, Danik SB et al. Analysis of the left atrial appendage by magnetic resonance angiography in patients with atrial fibrillation. Heart Rhythm 3:1313–8, 2006

[29] Kanderian AS, Gillinov AM, Pettersson GB et al. Success of surgical left atrial appendage closure: assessment by transesophageal echocardiography. J Am Coll Cardiol 52:924–9, 2008

[30] Salzberg SP, Gillinov AM, Anyanwu A et al. Surgical left atrial appendage occlusion: evaluation of a novel device with magnetic resonance imaging. Eur J Cardiothorac Surg 34:766–70, 2008

[31] Salzberg SP, Plass A, Y Emmert M et al. Left atrial appendage clip occlusion: Early clinical results. J Thorac Cardiovasc Surg 139:1269-74, 2009

30.2 Interventionelle Behandlung der Mitralklappeninsuffizienz

[1] Daniel WG, Baumgartner H, Gohlke-Bärwolf C et al. Klappenvitien im Erwachsenenalter. Clin Res Cardiol 2006;95: 620-41

[2] Vahanian A, Baumgartner H, Bax J et al. Guidelines on the management of valvular heart disease - The Task Force on the Management of Valvular Heart Disease of the European Society of Cardiology. Eur Heart J 2007;28: 230-68

[3] Mirabel M, Iung B, Baron G et al. What are the characteristics of patients with severe, symptomatic, mitral regurgitation who are denied surgery? Eur Heart J 2007; 28:1358–65

[4] Feldman T, Wasserman HS, Herrmann HC et al. Percutaneous mitral valve repair using the edge-to-edge technique: six-month results of the EVEREST Phase I Clinical Trial. J Am Coll Cardiol 2005;46:2134–40

[5] Feldman T, Kar S, Rinaldi M et al. Percutaneous Mitral Valve Repair With the MitraClip System. J Am Coll Cardiol 2009;54:686–94

[6] Maisano F, Torracca L, Oppizzi M et al. The edge-to-edge technique: a simplified method to correct mitral insufficiency. Eur J Cardiothorac Surg 1998;13:240–5

[7] Kahlert P, Plicht B, Jánosi RA et al. The Role of Imaging in Percutaneous Mitral Valve Repair. Herz 2009; 4:458–67

[8] Webb JG, Harnek J, Munt BI et al. Percutaneous transvenous mitral annuloplasty initial human experience with device implantation in the coronary sinus. Circulation 2006;113:851–5

[9] Duffy S, Federman J, Farrington C et al. Feasibility and short-term efficacy of percutaneous mitral annular reduction for the therapy of functional mitral regurgitation in patients with heart failure. Catheter Cardiovasc Interv 2006; 68:205–210

[10] Schofer J, Simiak T, Haude M et al. Percutaneous Mitral Annuloplasty for Functio-

nal Mitral Regurgitation. Circulation 2009;120:326–33
[11] Sack S, Kahlert P, Bilodeau L et al. Percutaneous Transvenous Mitral Annuloplasty: Initial Human Experience With a Novel Coronary Sinus Implant Device. Circ Cardiovasc Intervent 2009;2:277–84

30.3 Absorbierbare Stents: eine vielversprechende Neuerung?

[1] Erbel R, Schatz R, Dietz U et al. Balloon dilatation and coronary vascular stent implantation. Z Kardiol 1989; 78:71–7
[2] Fishman DL, Leon MB, Baim DS et al. A randomized comparison of coronary-stent placement and balloon angioplasty in the treatment of coronary artery disease. Stent restenosis study investigators. N Engl J Med 1994; 331:496–501
[3] Serruys PW, Jaegere Pd, Kiemeneij F et al. A comparison of balloon-expandable-stent implantation with balloon angioplasty in patients with coronary artery disease. Benestent study group. N Engl J Med 1994; 331:489–95
[4] Erbel R, Haude M, Hopp HW et al. Coronary-artery stenting compared with balloon angioplasty for restenosis after initial balloon angioplasty. Restenosis stent study group. N Engl J Med 1998; 339:1672–8
[5] Wong CS, Leon MB. Stent placement for saphenous vein graft disease. In: Enduliminal Stenting, Sigwart U, Ed., Saunders, London 1996; 422–432
[6] Knight C, Stables R, Sigwart U. Emergency coronary artery stenting for coronary dissection complicating diagnostic cardiac catheterisation. Br Heart J 1995; 74:199–201
[7] Roubin GS, Cannon AD, Agrawal SK et al. Intracoronary stenting for acute and threatened closure complicating percutaneous transluminal coronary angioplasty. Circulation 1992; 85:916–27
[8] Haude M, Hopp HW, Rupprecht HJ et al. Immediate stent implantation versus conventional techniques fort he treatment of abrupt vessel closure or symptomatic dissections after coronary balloon angioplasty. Am Heart J 2000; 140:e26
[9] Jungbluth A, Düber C, Rumpelt HJ et al. Morphology of the coronary arteries following percutaneous transluminal coronary angioplasty with hemopericardium. Z Kardiol 1998; 77:125–9
[10] Liu FQ, Erbel R, Haude M et al. Coronary arterial perforation or ruptur following percutaneous transluminal coronary angioplasty procedure. In: Strategic approaches in coronary intervention. Ellis SG, Holmes DR, Eds. Williams & Wilkins, Baltimore 1996;626–645
[11] Eggebrecht H, Ritzel A, Birgelen Cv et al. Acute and long-term outcome after coronary artery perforation during percutaneous coronary interventions. Z Kardiol 2004; 3:791–8
[12] Mahr P, Ge J, Haude M et al. Extramural vessel wall hematoma causing a reduced vessel diameter after coronary stenting: diagnosis by intravascular ultrasound and treatment by stent implantation. Cathet Cardiovasc Diagn 1998; 43:438–43
[13] Serruys PW, Strauss BH, Beatt KJ et al. Angiographic follow-up after placement of a self-expanding coronary-artery stent. N Engl J Med 1991;324:13–7
[14] Swars H, Hafner G, Erbel R et al. Prothrombin fragments and thrombotic occlusion of coronary stents. Lancet 1991; 337:59–60
[15] Haude M, Hafner G, Jablonka A et al. Guidance of anticoagulation after intracoronary implantation of Palmaz-Schatz stents by monitoring prothrombin and prothrombin fragment 1 + 2. Am Heart J 1995; 130:228–38
[16] Karillon GJ, Morice MC, Benveniste E et al. Intracoronary stent implantation without ultrasound guidance and with replacement of conventional anticoagulation by antiplatelet therapy. 30-day clinical outcome of the French multicenter registry. Circulation 1996; 94:1519–27
[17] Görge G, Haude M, Ge J et al. Intravascular ultrasound after low and high inflation pressure coronary artery stent implantation. J Am Coll Cardiol 1995; 26:725–30
[18] Colombo A, Hall P, Nakamura S et al. Intracoronary stenting without anticoagulation accomplished with intravascular ultrasound guidance. Circulation 1995; 91:1676–88
[19] Morice MC, Serruys PW, Sousa JE et al. Randomized study with the sirolimus-coated Bx velocity balloon-expandable stent in the treatment of patients with de

novo native coronary artery lesions. A randomized comparison of a sirolimus-eluting stent with a standard stent for coronary revascularization. N Engl J Med 2002; 346:1773–80
[20] Moses JW, Leon MB, Popma JJ et al. Sirius Investigators. Sirolimus-eluting stents versus standard stents in patients with stenosis in a native coronary artery. N Engl J Med 2003; 349:1315–23
[21] Windecker S, Remondino A, Eberli FR et al. Sirolimus-eluting and paclitaxel-eluting stents for coronary revascularization. N Engl J Med 2005; 353:653–62
[22] Sakatani H, Degawa T, Nakamura M et al. Intracoronary surface changes after Palmaz-Schatz stent implantation: serial observations with coronary angioscopy. Am Heart J 1999; 138:962–7
[23] Liistro F, Colombo A. Late acute thrombosis after paclitaxel eluting stent implantation. Heart 2001; 86:262–4
[24] Farb A, Burke AP, Kolodgie FD et al. Pathological mechanisms of fatal late coronary stent thrombosis in humans. Circulation 2003; 108:1701–6
[25] Walpoth BH, Hess OM. Late coronary thrombosis secondary to a sirolimus-eluting stent. Circulation 2004; 110:e309
[26] Takano M, Mizuno K. Late coronary thrombosis in a sirolimus-eluting stent due to the lack of neointimal coverage. Eur Heart J 2006; 27:1133
[27] Liuzzo JP, Ambrose JA, Coppola JT. Sirolimus- and taxol-eluting stents differ towards intimal hyperplasia and re-endothelialization. J Invasive Cardiol 2005; 17:497–502
[28] Maier W, Windecker S, Küng A et al. Exercise-induced coronary artery vasodilation is not impaired by stent placement. Circulation 2002; 105:2373–2377
[29] Togni M, Windecker S, Cocchia R et al. Sirolimus-eluting stents associated with paradoxic coronary vasoconstriction. J Am Coll Cardiol 2005; 46:231–6
[30] Hofma SH, Giessen WJvd, Dalen BMv et al. Indication of long-term endothelial dysfunction after sirolimus-eluting stent implantation. European Heart Journal 2006; 27:166–70
[31] Mintz GS, Shah VM, Weissman NJ. Regional remodeling as the cause of late stent malapposition. Circulation 2003; 107:2660–3

[32] Tanabe K, Serruys PW, Degertekin M et al. Incomplete stent apposition after implantation of paclitaxel-eluting stents or bare metal stents. Insights from the randomized TAXUS II trial. Circulation 2005; 111:900–5
[33] Nebeker JR, Virmani R, Bennett CL et al. Hypersensitivity cases associated with drug-eluting coronary stents. A review of available cases from the research on adverse drug events and reports (RADAR) project. J Am Col Cardiol 2006; 47:175–81
[34] Cheneau E, Leborgne L, Mintz GS et al. Predictors of subacute stent thrombosis. Results of a systematic intravascular ultrasound study. Circulation 2003; 108:43–7
[35] Erbel R, Clas W, Busch U et al. New balloon catheter for prolonged percutaneous transluminal coronary angioplasty and bypass flow in occluded vessels. Cathet Cardiovasc Diagn 1986; 12:116–23
[36] Stack RS, Quigley PJ, Collins G et al. Perfusion balloon catheter. Am J Cardiol 1988; 61:77 G–80 G
[37] Armstrong B, Sketch MH Jr, Stack RS. The role of the perfusion balloon catheter after an initially unsuccessful coronary intervention. J Interv Cardiol 1995; 8:309–17
[38] Görge G, Erbel R, Haude M et al. Continuous coronary perfusion balloon catheters in coronary dissections after percutaneous transluminal coronary angioplasty. Acute clinical results and 6-months follow-up. Eur Heart J 1994; 15:908–14
[39] Makkar R, Eigler N, Forrester JS et al. Technical and engineering aspects of stents which may be either permanent or removable. In: Enduluminal stenting, Sigwart U, Ed. W.B. Saunders Company Ltd., London, 1996; 230–7
[40] Gaspard P, Didier B, Lienhart Y et al. Temporary stenting for abrupt closure during coronary angioplasty. Lancct 1991; 337:1226–7
[41] Heuser RR, Mehta S, Strumph RK. ACS RX Flow Support Catheters as a temporary stent for dissection or occlusion during balloon angioplasty: initial experience. Cathet Cardiovasc Diag 1992; 27:66–74
[42] Gibbs JS, Sigwart U, Buller NP. Temporary stents as a bail-out device during percutaneous transluminal coronary angioplasty:

preliminary clinical experience. BR Heart J 1994; 71:372–7
[43] Eigler NL, Khorsandi MJ, Forrester JS et al. Implantation and recovery of temporary metallic stents in canine coronary arteries. J Am Coll Cardiol 1993; 22:1207–13
[44] Rechavia E, Fishbein MC, DeFrance T et al. Temporary arterial stenting: comparison to permanent stenting and conventional balloon injury in a rabbit carotid artery model. Cathet Cardiovasc Diag 1997; 41:85–92
[45] Schwartz RS. Bioabsorbable stents. In: Ellis S, Holmes D (Eds), Strategic approaches in coronary intervention. Williams & Wilkins. Baltimore, 1996; 626–45
[46] Murphy JG, Schwarz RS, Edwards WD et al. Percutaneous polymeric stents in porcine coronary arteries. Initial experience with polyethylene terephthalate stents. Circulation 1992; 86:1596–1604
[47] Zidar J, Mohammed S, Culp S et al. In vitro thrombogenicity of a new bioabsorbable, balloon-expandable, endovascular stent. J Am Coll Cardiol 1993; 21:483A
[48] Zidar J, Gammon R, Chapman G et al. Short- and long-term tissue response to the Duke bioabsorbable stent. J Am Coll Cardiol 1993; 21:439A
[49] Bostman O, Hirvensalo E, Makinen J. Foreign-body reactions to fracture fixation implants of biodegradable synthetic polymers. J Bone Joint Surg 1991; 72-B:592–6
[50] Vogt F, Stein A, Rettemeier G et al. Long-term assessment of a novel biodegradable paclitaxel-eluting coronary polyactide stent. Eur Heart J 2004; 25:1330–40
[51] Bailey SR. DES design: Theoretical advantages and disadvantages of stent strut material, thickness, and surface characteristics. J Intervent Cardiol 2009; 22: S3-S17
[52] Tamai H, Igaki K, Kyo E et al. Initial and 6-month results of biodegradable poly-l-lactic acid coronary stents in humans. Circulation 2000; 102:399–404
[53] Kukreja N, Otsuka M, Mieghem Cv et al. Biodegradable drug eluting stents: invasive and non-invasive imaging. Euro Interv 2006; 2:403
[54] Ormiston JA, Webster MW, Armstrong G. First-in-human implantation of a fully bioabsorbable drug-eluting stent: the BVS poly-L-lactic acid everolimus-eluting coronary stent. Catheter Cardiovasc Interv 2007; 69:128–31
[55] Onuma Y, Serruys PW, Ormiston JA, et al. Three-year results of clinical follow-up after a bioresorbable everolimus-eluting scaffold in patients with de novo coronary artery disease: the ABSORB trial. EuroIntervention 2010; 6: 447-53
[56] Brugaletta S, Garcia-Garcia HM, Garg S et al. Temporal changes of coronary artery plaque located behind the struts of the everolimus eluting bioresorbable vascular scaffold. Int J Cardiovasc Imaging 2010;DOI:10.1007/s10554-010-9724-y
[57] Ormiston JA, Serruys PW. Bioabsorbable coronary stents. Circ Cardiovasc Interv 2009; 2:255-60
[58] Gunatillake PA, Adhikari R. Biodegradable synthetic polymers for tissue engineering. Eur Cell Mater 2003; 5:1–16
[59] Commandeur S, Beusekom MMv, Giessen Jvd. Polymers, Drug Release, and Drug-Eluting Stents. J Interven Cardiol 2006;19:500–6
[60] Peuster M, Wohlsein P, Brugmann M et al. A novel approach to temporary stenting: degradable cardiovascular stents produced from corrodible metal-results 6–18 months after implantation into New Zealand white rabbits. Heart 2001; 86:563–9
[61] Peuster M, Hesse C, Schloo T et al. Long-term biocompatibility of a corrodible peripheral iron stent in the porcine descending aorta. Biomaterial 2006; 27:4955–62
[62] Haferkamp H, Bach FW, Juchmann P et al. Corrosion of Al- or Ca-Alloyed MgLI-Alloys in Gaseous and Aqueus Media. In: Mordike BL, Kainer KU. Magnesium Alloys and their Applications. Werkstoff-Informationsgesellschaft, Frankfurt, 1998; 433–8
[63] Haferkamp H, Kaese V, Niemeyer M et al. Korrosionssteuerung von Magnesiumlegierungen mittels Lithium. 6. Magnesiumguß. Abnehmerseminar & Automotive Seminar, Aalen, 30.9–01.10.1998
[64] Heublein B, Rohde BR, Niemeyer M et al. Degradation of magnesium-alloys – a new principle in cardiovascular implant technology. Transcatheter Cardiovascular Therapeutics Symposium, TCT 99, 22.–26.09.1999, Washington, zugl. In: Roberts WC, Smith C, Jenkings BS. AJ 1999, Sappe 29 P

[65] Haferkamp H, Kaese V, Niemeyer M et al. Magnesium-Base-Alloys as Implant-Material. 2nd Interdisciplinary Essen Symposium of the Working Group „Biomaterials and Tissue Compatibility", Biomaterials: Fundamental and Clinical Applications, 6.–8.10.1999, Essen

[66] Heublein B, Rohde R, Hausdorf G et al. Bio-corrosion – a new principle for temporary cardiovascular implants. Eur Heart J 2000; 21:286

[67] Weissenburger J, Davy JM, Chezalviel F. Experimental models of torsades de pointes. Fundam Clin Pharmacol 1993; 7:29–38

[68] Smetana R, Wink K. Magnesium, acute myocardial infarction and reperfusion injury. Clin Calcium 2005; 15:261–4

[69] ISIS-4: a randomised factorial trial assessing early oral captopril, oral mononitrate, and intravenous magnesium sulphate in 58,050 patients with suspected acute myocardial infarction. ISIS-4 (Fourth International Study of Infarct Survival) Collaborative Group. Lancet 1995; 345:669–85

[70] Magnesium in Coronaries (MAGIC) Trial Investigators. Early administration of intravenous magnesium to high-risk patients with acute myocardial infarction in the magnesium in coronaries (MAGIC) trial: a randomised controlled trial. Lancet 2002; 360:1189–96

[71] Roth A, Eshchar Y, Keren G et al. Effect of magnesium on restenosis after percutaneous transluminal coronary angioplasty: a clinical and angiographic evaluation in a randomized patient population. A pilot study. Eur Heart J 1994; 15; 1164–73

[72] Heublein B, Rohde R, Kaese V et al. Biocorrosion of magnesium alloys: a new principle in cardiovascular implant technology? Heart 2003; 89:651–6

[73] Nicole R. Metallschädigung bei Osteosynthesen. Helv Chir Acta 1947; 14 (Suppl III):5–70

[74] Ferrando WA. Review of corrosion and corrosion control of magnesium alloys and composites. J Mater Eng 1989; 11:4

[75] Waksman R, Pakala R, Kuchulakanti PK et al. Safety and efficacy of bioabsorbable magnesium alloy stents in porcine coronary arteries. Catheter Cardiovasc Interv 2006; 68:607–17

[76] Peeters P, Bosiers M, Verbist J et al. Preliminary results after application of absorbable metal stents in patients with critical limb ischemia. J Endovasc Ther 2005; 12:1–5

[77] Zartner P, Cesnjevar R, Singer H et al. First successful implantation of a biodegradable metal stent into the left pulmonary artery of a preterm baby. Cathet Cardiovasc Interv 2005; 66:590–4

[78] Schranz D, Zartner P, Michel-Behnke I et al. Bioabsorbable metal stents for percutaneous treatment of critical recoarctation of the aorta in a newborn. Catheter Cardiovasc Interv 2006; 67:671–673

[79] Erbel R, Rodermann J, Böse D et al. First absorbable metal stent implantation in human coronary arteries. Am Coll Cardiol 2005; 45 (3 Suppl 1): 7. Abstract 1058–1

[80] Erbel R, Bonnier JJRM, Koolen J et al. Clinical performance and angiographic results of the coronary stenting with absorbable metal stents. The Progress-AMS Study. Late braking trials, ACC 2006

[81] Böse D, Eggebrecht H, Haude M et al. First absorbable metal stent implantation in human coronary arteries. Am Heart Hosp J 2006; 4:128–130

[82] Eggebrecht H, Rodermann J, Hunold P et al. Images in cardiovascular medicine. Novel magnetic resonance-compatible coronary stent: the absorbable magnesium-alloy stent. Circulation 2005; 112:e303–4

[83] Lind AY, Eggebrecht H, Erbel R. The invisible stent: imaging of an absorbable metal stent with multislice spiral computed tomography. Heart 2005; 91:1604

[84] Böse D, Eggebrecht H, Erbel R. Absorbable metal stent in human coronary arteries: imaging with intravascular ultrasound. Heart 2006; 92:892

[85] Waksman R, Erbel R, Di Mario C et al. Early- and long-term intravascular ultrasound and angiographic findings after bioabsorbable magnesium stent implantation in human coronary arteries. JACC Cardiovasc Interv 2009;2: 312-20

[86] Di Mario C, Griffiths H, Goktekin O et al. Drug-Eluting bioabsorbable magnesium stent. J Interv Cardiol 2004; 17:391–5

30.4 Simulation von Herzkatheteruntersuchungen

[1] Gallagher AG, Cates CZ. Virtual reality for the operating room and cardiac catheterisation laboratory. Lancet 2004;364:1538-40

[2] Vakili BA, Kaplan R, Brown DL. Volume-outcome relation for physicians and hospitals performing angioplasty for acute myocardial infarction in New Your state. Circulation 2001;104:2171–6

[3] Kornmesser U, Hesser J, Voelker W et al. Cathi-training on virtual patients for catheter interventions. Biomed Tech (Berl) 2002; 47 Suppl 1 Pt 1: 121-3

[4] Roquin A, Beyar R. Real case virtual reality triaining prior to carotid artery stenting. Catheter Cardiovasc Interv 2010;75:279–82

Materialien

Es folgt eine tabellarische Übersicht über die im Herzkatheterlabor der Klinik für Kardiologie im Westdeutschen Herzzentrum Essen (Universitätsklinikum Essen) verwendeten und i.d.R. ständig verfügbaren Materialien.

Schleusen			
Schleusen	Avanti +	Cordis	Verschiedene Durchmesser, Größen, Längen 4 F, 5 F, 6 F, 7 F, 8 F, 9 F, 10 F, 11 F in den Längen 11 und 23 cm
Schleusen	Check-Flo	Cook	12 F, 14 F, 16 F, 18 F in den Längen 13, 30, 75 und 85 cm
Schleusen	Super-Arrow-Flex	Arrow	6 F, 8 F; 24 und 45 cm
Schleuse Radial	Transradial Kit	Cordis	6 F/11 cm und 23 cm
Schleuse Radial	Check Flow	Cook	4 F
Schleuse Radial	Schleuse	Terumo	4 F
Schleusen	Modified Stand.	Cordis	7 F/90 cm
Schleusen	Mullins-Schleuse	Medtronic	8 F/44 cm
Schleusen	Mullins Transseptal Adult (0,32/0,81 mm)	Medtronic	8 F/44 cm mit Dilatator und Hämo-Ventil zur transseptalen Punktion

PFO- und ASD-Okkluder, Plugs			
Schleuse	Einführungssystem 45°		Verschiedene Durchmesser 6 F, 7 F, 8 F, 9 F, 10 F, 12 F/80 cm
Okkluder-Device	PFO- und ASD-Okkluder	AGA	Verschiedene Durchmesser 4, 6, 8, 9, 10, 12, 14, 16, 18, 20, 22, 24, 25, 35 mm
Okkluder-Device	PFO- und ASD-Okkluder	Occlutech	25 und 35 mm Durchmesser
Amplatzer-Plug	Plug	AGA	4 mm, 6 mm, 8 mm für 5-F-Schleuse 10 mm, 12 mm für 6-F-Schleuse 14 mm, 16 mm für 8-F-Schleuse

Diagnostik- und Führungskatheter

Diagnostik- und Führungs- katheter	Wir benutzen hauptsächlich Diagnostik- und Führungskatheter der Firma Cordis in 4 F, 5 F, 6 F und 8 F in fast allen Kurven und Bögen. Standardlänge ist 100 cm. Auf Extrabestellung gibt es die Katheter auch in 120 cm Länge.		
Doppellumen- katheter	Angiographie-Katheter	Nicolai	6 F und 8 F
(Ballon-)katheter	Prowler Plus	Cordis	Zum Vorführen von Drähten mittels superselektiver Intubation geeignet, kommt aus dem peripheren Bereich

Swan-Ganz-Katheter

Swan-Ganz-Katheter	CritiCath/Becton-Dickison	Röser	Zur Rechtsherzkatheterisierung

Arterielle und venöse Führungsdrähte

Draht	Emerald Guidewires	Cordis	Durchmesser 0,21", 0,25" (Pulmonalis-Draht), 0,32", 0,35" (Standard) in den Längen 150 und 260 cm, mit Straight-Tip und j-Tip
Draht	SteelCore	Abbott	0,018"/190 cm
Draht	SupraCore	Abbott	0,035"/300 cm
Draht	Platinum Plus ST	Boston	0,025"/260 cm
Draht	Platinum Plus ST	Boston	0,018"/260 cm
Draht	Back-up-Meier	Boston	0,035"/300 cm
Draht	Amplatz Super Stiff	Boston	0,035"/260 cm
Draht	Amplatz Extra Stiff	Cook	0,035"/180 und 260 cm
Draht	Amplatz Extra Stiff	Cook	0,025"/260 cm
Draht	Heavy Duty	Cook	0,035"/260 cm
Draht	Terumo Guide Wire M	Terumo	0,035"/260 cm

Steuerbare Führungsdrähte

Steuerbarer Führungsdraht	Venture Wire	St. Jude	0,014"/135 cm

Führungsdrähte für Koronararterien

Draht	Shinobi	Cordis	0,014"/180 cm
Draht	Hi-Torque Fl II	Abbott	0,014"/190 cm und 300 cm
Draht	Hi-Torque Fl II Extra supp	Abbott	0,014"/190 cm und 300 cm
Draht	ACS DOC-Wire	Abbott	0,014"/145 cm **Verlängerungsdraht** für alle regulären Abbott 0,014"-Drähte
Draht	Cross It	Abbott	0,014"/190 cm in verschiedenen Härten: 100 g, 200 g, 300 g, 400 g
Draht	Asahi-Miraclebros	Abbott	0,014"/180 cm in verschiedenen Härten: 3 g, 4,5 g, 6 g, 12 g
Draht	BMW Universal	Abbott	0,014"/190 cm
Draht	Choice PT	Boston	0,014"/182 cm und 300 cm
Draht	Choice PT Ex	Boston	0,014"/182 cm und 300 cm
Draht	IQ	Boston	0,014"/185 cm
Draht	AddWire	Boston	0,014"/145 cm **Verlängerungsdraht** (nicht für alle 0,014"-Drähte der Firma Boston geeignet)
Draht	Choice Floppy	Boston	0,014"/182 cm und 300 cm
Draht	Choice Floppy Ex	Boston	0,014"/182 cm und 300 cm
Draht	PT 2 LS	Boston	0,014"/185 cm
Draht	PT 2 MS	Boston	0,014"/185 cm
Draht	Crosswire NT	Terumo	0,014"/180 cm
Draht	Runthrough NS	Terumo	0,014"/180 cm
Draht	Runthrough NS intermediate	Terumo	0,014"/180 cm
Draht	Runthrough NS hypercoated	Terumo	0,014"/180 cm
Drähte	Galeo	Biotronik	0,014"/175 cm
Drähte	Galeo ES	Biotronik	0,014"/175 cm

SNARE-Systeme

Bergungsdrähte	Multi-Snare	PFM	10 cm, 15 cm und 20 cm Schlingendurchmesser
Bergungsdrähte	Snare-Kit	ev3	10 cm, 15 cm und 20 cm Schlingendurchmesser
Bergungsdrähte	Entrio	Bard	10 cm, 15 cm und 20 cm Schlingendurchmesser
Bergungsdrähte	Fragmentation Basket	Bard	7 F/90 cm

Messdrähte			
Druckdraht	Pressure Wire 5	Radi	0,014", FFR-Messung
Doppler-Draht	Flo-Wire	Volcano	Intrakoronare Druckmessung
Druckdraht	Combo Wire XT	Volcano	Intrakoronare Druckmessung und FFR-Bestimmung

Temporäre Schrittmacher			
Schrittmacher-Katheter	Pacing Electrode Catheter	Bard	Temporäres Pacing
Externer Schrittmacher	Medtronic 5348	Medtronic	Temporäres Pacing

IVUS- und ICE-Katheter			
IVUS	Atlantis SR Pro	Boston	40 MHz mechanischer Scanner
IVUS	Sonicath Ultra	Boston	12,5 MHz Aorten-IVUS mechanischer Scanner
IVUS	Eagle Eye	Volcano	Koronarer IVUS mit elektronischer Bildgebung
IVUS	Visions PV	Volcano	Aorten-IVUS mit elektronischer Bildgebung
ICE	AcuNav	Cordis	Gefäß- und Herzschall mittels Linear-Array-Elektronik

PTCA-Ballonkatheter

Ballon	Maverick 2	Boston	Durchmesser 1,5–5,5 mm In den Längen 10 und 20 mm
Ballon	Quantum	Boston	Hochdruckballon Durchmesser 1,5–5,5 mm In den Längen 10 und 20 mm
Ballonkatheter	Avion Plus	Krauth	1,25/10 mm, 1,5/10 mm 1,25/20 mm, 1,5/20 mm
Ballonkatheter	SubMarine Plus	Krauth	2,0/20 mm, 3,0/20 mm
Ballonkatheter	Falcon CTO RX	Krauth	1,0/20 mm (2 Marker)
Ballonkatheter	Falcon CTO OTW	Krauth	1,0/20 mm (2 Marker), OTW
Ballonkatheter	Falcon Bravo	Krauth	3,0 und 2,0 Ballons (Kugelform)
Ballonkatheter	PTS	PFM/NuMED	Sizing-Ballonkatheter, 20/30 mm, 25/30 mm, 30/30 mm, 30/25 mm, 30/40 mm, 40/40 mm
Ballonkatheter	Xtrem-Way	Blue Medical	Durchmesser 1,1/20 mm
Ballonkatheter	Nic Nano	Nicolai	Durchmesser 0,8/5 mm
Ballonkatheter	Apex	Boston	Durchmesser 1,5–5,5 mm In den Längen 10 und 20 mm; OTW-Ballon
Ballonkatheter	Ryujin	Terumo	1,25/20 mm
Ballonkatheter	Ryujin Plus	Terumo	1,5/2,0/2,5 mm jew. in den Längen 10/15/20 mm; OTW
Ballonkatheter	Voyager	Abbott	1,5–3,5 mm Durchmesser, in den Längen 8, 12, 15 und 20 mm; OTW

BMS

Stent	PRO-Kinetic-Energy	Biotronik	Durchmesser 2,25–5 mm in den Längen 9–40 mm
Stent	PRO-Kinetic	Biotronik	Durchmesser 2,25–5 mm in den Längen 9–40 mm
Stent	Liberté	Boston	Durchmesser 2,25–5 mm in den Längen 8–32 mm
Stent	GTX	Cook	Durchmesser 2,5–3,5 mm In den Längen 10, 15 und 20 mm
Stent	Catania	CeloNova	Durchmesser 2,25–4,0 mm in den Längen 8–38 mm
Stent	XTRM	Blue Medical	Durchmesser 2,5–3,5 mm in den Längen 14–28 mm

Graft-Stents

Graft-Stent	Graft Master	Abbott	Durchmesser 3,0–5,0 mm in den Längen 12–26 mm
Peripherer Graft-Stent	Over and Under	Lamed	Durchmesser 3,5 und 4,0 in den Längen 18–27 mm; perikardbeschichtet
Peripher Graft-Stent	CP-Stent Cover	PFM/NuMED	Durchmesser 8 mm in den Längen 22–39 mm
Peripherer Stent	Fluency Plus	Bard	Durchmesser 8 mm in den Längen 40 und 60 mm, Graft-Stent

DES

Stent	Cypher	Cordis	Durchmesser 2,25–3,5 mm in den Längen 8–33 mm; mit Sirolimus beschichtet
Stent	Promus	Boston	Durchmesser 2,25–4,0 mm in den Längen 8–28 mm; mit Everolimus beschichtet
Stent	Taxus	Boston	Mit Paclitaxel beschichtet, hauptsächlich für Bypassinterventionen, in den Größen 4,0, 4,5 und 5,0 mm in den Längen 8–32 mm

Cutting Balloon

Ballonkatheter	Cutting Ultra	Boston	Durchmesser 2,5–4,0 mm in den Längen 10 und 15 mm, Cutting Balloon
Ballonkatheter	AngioSculpt	Biotronik	Durchmesser 2,5–3,5 mm in den Längen 15 und 20 mm; Cutting Balloon

Filter- und Aspirationssysteme

Filtersystem	AngioGuard	Cordis	4, 5 und 6 mm
Aspirationskatheter	Xtract	Volcano	4,2 F und 5,8 F
Filtersystem	Emboshield Pro	Abbott	2 Größen: 2,5–4,8 mm und 4,0–7 mm
Saug-Spül-System	Proxis	St. Jude	2 Größen: 2,5–4,8 mm und 4,0–7 mm
Absaugsystem	Pronto V 3	Nicolai	Für Koronararterien
Absaugsystem	Pronto 0,35	Nicolai	Für Lungengefäße
Filtersystem	Filterwire EZ	Boston	3,2 x 190 cm
Aspirationskatheter	Percu Surge	Medtronic	2 Größen: 3,0–6,0 mm und 2,0–5,0 mm
Aspirationskatheter	QuickCat	Spectranetics	
Thrombektomie	ThromCat	Spectranetics	Mechanisches Thrombektomiesystem
Okklusions- und Aspirationssystem	Guard Wire	Medtronic	3,0–6,0 mm

Rotablator

Rotablator	Rotablator	Boston	Aggregat mit fester Welle
Rotablator	Rota-Katheter	Boston	Mit wechselbarer Rotablatorwelle + Kopf in den Größen 1,25–2,25 mm
Rotablator	Rota-Draht	Boston	0,017"/325 cm

Linksherzunterstützungsverfahren

Intraaortale Ballonpumpe	Fidelity	Datascope	8 F/34 cm^3 und 40 cm^3, Ballongröße in Abhängigkeit
Linksventrikuläre Pumpe	Impella Recover LP 2,5 und 5 l/min	AbioMed	5 l/min-Pumpe wird chirurgisch eingesetzt, da Arterienfreilegung nötig ist. Für längeren Einsatz vorgesehen

PTA – Periphere Ballons und Stents

Ab Stent- und Ballongrößen über 8 mm gibt es nur noch OTW-Systeme.

Peripher-Stent	Hercu-Link Plus	Abbott	Durchmesser 5,5–7,0 mm in 18 mm, renale Interventionen
Peripher-Stent	Omni-Link	Abbott	Durchmesser 6,0–10,0 mm in den Längen 18 und 28 mm
Peripher-Stent	Genesis	Cordis	Durchmesser 10–12 mm in den Längen 25–27 mm zum Aufmontieren auf einen Ballon (auf spezielle Bestellung)
Peripher-Stent	Dynamic	Biotronik	Durchmesser 5,0–10,0 mm in den Längen 15, 25, 38 und 56 mm; Katheterlängen 80 und 130 cm; periphere Interventionen
Peripher-Stent	Dynamic Renal	Biotronik	Durchmesser 6 und 7 mm in den Längen 12 und 19 mm; renale Interventionen
Peripher-Stent	Maris	Krauth	Durchmesser 8 mm in den Längen 60 und 80 mm
Peripher-Stent	CP-Stent	PFM/NuMED	Durchmesser 8 mm in den Längen 22–39 mm
Peripher-Ballon	VIA Trac	Abbott	Durchmesser von 5,5–7,0 in den Längen 15, 18 und 20 mm
Peripher-Ballon	Agiltrac	Abbott	Durchmesser 6–12 mm in 20 mm
Peripher-Ballon	Ultra-Thin	Boston	Durchmesser; 8–18 mm in den Längen 2 und 4 cm, Katheterlängen 75 und 120 cm; nur periphere Interventionen
Peripher-Ballon	XXL	Boston	Durchmesser 12–18 mm in den Längen 2 und 4 cm, Katheterlängen 75 und 120 cm; nur periphere Interventionen
Peripher-Ballon	Fox Plus PTA	Abbott	Durchmesser 6–9 mm in den Längen 20, 40 und 80 mm
Peripher-Ballon	Admiral Xtreme	Krauth	Durchmesser 6–10 mm in den Längen 40, 60 und 80 mm
Peripher-Ballon	BIB	PFM/NuMED	Durchmesser von 12–20 mm in den Längen 35 und 40 mm; BIB-System
Peripher-Ballon	Z-Med II	PFM/NuMED	Durchmesser 15–30 mm in den Längen 30–50 mm
Peripher-Ballon	Atlas	Bard	Durchmesser 8 mm in den Längen 40 und 60 mm

Aortenstents

AO-Stent	Relay plus	Nicolai	Einzelanfertigungen, selbstexpandierend
AO-Stent	Relay plus	Nicolai	Einzelanfertigungen, selbstexpandierend
AO-Stent	Endurant	Medtronic	Einzelanfertigungen, selbstexpandierend
AO-Stent	Valiant	Medtronic	Einzelanfertigungen, selbstexpandierend
AO-Ballon	Releant	Medtronic	Zum Nachdehnen
AO-Stent	Sinus-XL-Stent	Optimed	Für klein dimensionierte Aorta oder periphere Interventionen

Herzklappen

Valvuloplastiekatheter	Inoue-Ballon	Nicolai	In den Größen 24, 26, 28 cm
Mitralklappenreparatur	MitraClip-System	Abbott Vascular	
Aortenklappe	Sapien	Edwards	23 mm und 26 mm
Aortenklappe	CoreValve	Medtronic	23 mm und 29 mm
Pulmonalklappe	Melody Ensemble	Medtronic	Bis zu 22 mm expandierbar

Verschluss der Punktionsstelle

Verschlusssystem	AngioSeal STS Plus	St. Jude Medical	6 F und 8 F
Verschlusssystem	Perclose/ProGlide	Perclose/ Abbott	Für 6 F und 8 F geeignet
Verschlusssystem	Prostar XL	Perclose/ Abbott	Für 10 F
Wundverschluss	RadiStop	RADI Medical Systems GmbH	Mechanische Kompression nach Radialispunktion

Stichwortverzeichnis

0,035-inch-J-Draht 127
17-ß-Östradiol 449
3D-QCA 178
3D-Rekonstruktionssysteme 470
3D-Verfahren 378
7 F Long Sheath 263
9-F-Schleuse 263

A

A. basilaris 693
A. carotis communis 130
- dextra 130
A. epigastrica inferior 61
A. femoralis communis 61
A. iliaca communis 705
A. mammaria
- dextra 68
- interna 6
A. radialis 164f.
A. subclavia 693
- dextra 130
- sinistra 348
A. ulnaris 68, 165
A. vertebralis sinistra 130
Aa. vertebrales 693
Abciximab 289, 298, 545, 602
Abgang der RCA, atypischer 141
Ablation 355
- der hypertrophen obstruktiven Kardiomyopathie 31, 765
- der Lungenvenen 275
- mittels Mikrosphären 771
Ablationskatheter 759
Ablationsverfahren 768
Ablaufplan 637
Abnahmeprüfung 379
Absaugkatheter 490
Abschlussangiographie 64
ABSORB-Studie 829
Academic Research Consortium 454, 529
ACB-OP 165
ACE-Hemmer 12, 536, 689
Acetabulum 62
Acetycholindosis 234

Acetycholin-Testung 233
Acetylcholin 179, 446, 836
Acetylsalicylsäure 9, 290
ACP-System 811
ACS 41
- Standard 558
- Leitlinie 599
ACT 67, 475
Actinomycin D 449
Activated clotting time 67
ACT-Messgerät 379
AcuNav-System 278
Acute luminal gain 467
ACVB 7, 403
Adenosin 179, 181, 480, 607f., 699
Adenosindiphosphat 289
Adhäsionsmoleküle 187
Adiponektin 525
Adipositas 63
ADP 289
ADP-Rezeptorantagonisten 826
Adrekar 196
Adrenalin 607
Adventitia 34, 215, 523, 658, 689
Agatston-Score 401
Agranulozytose 50
AHA-Klassifizierung 120
Ajmalin 314
AK, bikuspide 653, 663
Akronym 448
AL 141
Al_2O_3 434
Alarmsystem 377
Aldosteronspiegel 755
Alfieri-Prinzip 30, 819
Algorithmen, diagnostische 794
Alkohol 31, 59, 276, 281, 770
Alkoholablation 32, 769, 775
Alkoholinjektion 768, 770
- bei Herzarrhythmien 31
Alkoholschaum 645
Alkohol-Septum-Ablation, transluminale 770
Allen-Test 68, 165
Allergie 51, 533

Alopezie 294
Alphastrahlung 105
Alternans, elektrischer 253, 319
Aluminiumoxidbeschichtung 434
AMI 8, 45
Amiodaron 311, 313, 667
Amplatz 31, 36, 557
- Führungskatheter 475
- Goose Neck 619
- Katheter 127, 139, 481, 665
- links 141
- Super Stiff 668, 676, 697
Amplatzer
- Cardiac Plug 275, 811, 815
- Okkluder 747
- PFO 744, 746
- Schleuse 747, 801
- vascular plug 696
Amyloidose 259, 711
Analgesie 775
Analgosedierung 377, 675, 704, 727
Anämie 180
Anamnese 42
Anästhesie 343
Anästhesieampel 377
Anästhesist 268, 782
Aneurysma 689
- fusiformes 701
- juxtarenales 703
- sacculäres 701
- spurium 94
Aneurysmahals 97, 703
Aneurysmasack 97, 705
Aneurysmata 23, 34, 653
- falsche 161
- wahre 161
Angehörigenbefragung 304
Angina
- decubitus 43
- nocturna 43
- pectoris 156, 672
  - instabile 585
- mikrovaskuläre 185
Angiogramm 606
Angiographie 677, 756
- biplane 129
- linksventrikuläre 125
AngioGuard-System 497
AngioJet 608, 799
Angioplastie, perkutane transluminale koronare VI, 9
AngioSculpt-Ballon 520, 537

AngioSeal 76
Angioskop 606
Angulation 502
Ankersystem 336
Ankertechnik 562, 565
Anlagen, monoplane 377
Anomalie 133
Anti-CD34-Antikörper 453
Antihistaminika 47
Antiintegrine 298
Antikoagulantien 807
Antikoagulation 164, 228, 275, 706, 741, 795
- orale 42
Antikörperbildung 102
Anti-Onkogen p53 293
Antioxidans 48
Antithrombin III 294, 296
Anti-Xa-Einheiten 67, 295
Antrieb
- axialer 627
- pneumatischer 627
Antriebseinheit 544
Antriebssystem 632
Anuloplastie 122
Anulusgröße 669
AO
- abdominelle 129
- aszendierende 274
AOK Rheinland/Hamburg 405
Aorta
- abdominalis 277, 663
- descendens 64
- reitende 358
- thoracalis 277
Aortenanatomie 698
Aortenaneurysma 34, 126, 630, 635, 687
- asymptomatisches 692
Aortenanulus 667, 669
Aortenbioprothese, ballonexpandierbare 25
Aortenbogen 129, 654
Aortenbulbus 282
Aortenchirurgie 35
Aortencompliance 279
Aortendissektion 34, 126, 277, 405, 630, 635, 658f., 687, 782, 791
- akute 691
- chronische 691
- Klassifikation 277
- klassische 688
- Typ B nach der Stanford-Klassifikation 687
Aortendruck 279, 475

Aortenektasie 135, 689
Aortenerkrankung 687
Aorteninsuffizienz 677
Aortenisthmusstenose 33, 348
Aorten-IVUS 65, 277
Aortenklappe, bikuspide 351, 689
Aortenklappenebene 676
Aortenklappenersatz 666
Aortenklappenimplantation 24, 63, 282, 671
– transapikale 683, 783
– transfemorale 25, 670, 783
Aortenklappeninsuffizienz 252, 630, 635
Aortenklappenintervention 252
Aortenklappenöffnungsfläche 250
Aortenklappenstenose 252, 663
– angeborene 666
Aortenklappenvalvuloplastie 24, 667
Aortenklappenvitien 126
Aortenmedia 688
Aortenpathologie 696
Aortenplaque 688
Aortenprothese 277, 695, 703
Aortenruptur 34, 653, 659, 687
Aortensinus 119
Aortensklerose 68, 277, 688
Aortenstenose 347
– subvalvuläre 347
– supravalvuläre 347f.
– valvuläre 347
Aortenstent 699, 783
Aortenstentgraftimplantation, endovaskuläre 690
Aortenstentprothese 698
Aortensyndrom, akutes 687
Aortenulkus, penetrierendes 277, 688
Aortenvarianten 133
Aortenwand 149, 658
Aortenwurzel 138, 669
Aortenwurzeldilatation 360
Aortographie 126, 129f., 663
AP-Beschwerden 476
Apex 416
Apexkardiogramm 4
Apnoe 238
Apoplexie der AO 688
Apoptose 522
APVb 645
Äquivalentdosis 105
Arbeitsanweisung 374
Arbeitsfläche 377
Arbeitsplatz 388
Arbeitsschränke 377

ARC-Definitionen 454, 529
Archivierung, digitale 386
Arcus iliopectineus 59
Argatroban 294, 296
Ariste-Stentsystem 508
Arixtra 296
Armstütze 69
Arrhythmie 151, 158, 229, 265, 267, 476, 619
Art radialis 61, 170
Arteria mesenterica superior 629
Arterie 63
– Adamkiewiczsche 695
Arteriitis, koronare 454
Arteriosklerose 472
Arthritis, rheumatoide 711
ARVCM 765
ASD 30, 343, 354f., 737
– I 355
– II 355
– Verschluss 274, 742
Aspiration 36, 608
Aspirationskatheter 618
Aspirationssystem 408
– distales 490
– proximales 490
Aspirex-System 799
Aspirin 807, 826
ASS 9, 45, 289, 545
Assistenten 51, 149
– medizinisch-technische 51
AST-SLK-System 508
Asystolie 180, 311
Aszendensaneurysma 138
Aszites 253
AT III 788
AT1-Rezeptorblocker 689
Atemtechnik 311
Atemwegserkrankung, schwere obstruktive 202
Atherektomie 14, 162
Atherektomiekatheter 208
Atherom 195, 214, 217, 585
Atherosklerose 64, 158, 214f., 618
– Stadien 220
– subklinische 186
Atherothrombose 613
AT-III-Mangel 789
Atlas-Ballon 728
AtriCUR 812
Atrioventrikulargrube 119
Atriumseptumdefekt 354
Atropin 311, 547, 549

Attacke, transistorische ischämische 267
Aufdehnung 228
Aufklärung 333
– des Patienten 44
Aufklärungsbögen 334
Aufklärungsgespräch 44, 333, 658
Auflösung 231
Auflösungsvermögen 208, 215
Aufsättigungsdosis 477
Augmentation 628
Ausbildung 840
Ausbildungskonzept 841
Ausflusstrakt 766
Auskultation 768
Ausleitungsraum 377
Ausschlusskriterien 816
Auswaschphänomen 739
Auth 17, 540
Autopsie 787
Autoregulation, koronare 180, 201
AV-Block 32, 267, 353, 549, 679
– II° 202
– III° 18, 202, 771
AV-Dissoziation 369
AV-Ersatzrhythmen 369
Avidal 810
AV-Klappeninsuffizienz 361
AV-Malformation 361
AVSD 355
Axxess-Nitinolstent 579
Axxess-Stent 448
– selbstexpandierender 448
Axxess-System 508
Azidose 406

B

Bach, I. 830
Back-end-Ballon-Technik 573
Back-up 557
Back-up-Draht 497
Back-up-Meier-Draht 697, 704, 727
Back-up-Stimulation 775
Bakteriämierisiko 50
Ballon 231, 717
– dehnbarer 466
– nicht dehnbarer 466
– radioaktiver 23
Ballonangioplastie, koronare 9
Ballon-Atrioseptostomie 366
Ballonauswahl 655
Ballondilatation 24, 155, 328, 335, 653
Ballondurchmesser 717

Balloneigenschaft 466
Ballonform 432
Ballongröße 464
Ballonhochdruckstentimplantation 393
Ballon-in-Ballon-System 725
Balloninflation 238
Balloninsufflation 810
Ballonkatheter, Medikamenten-beschichteter 417, 539
Ballonkathetersystem 417
Ballonkonsistenz 432
Ballonnachdehnung 700
Ballonpumpe, intraaortale 406, 627
Ballonruptur 657
Ballonstrecker 718
Ballonvalvuloplastie 347, 666f.
Balloon-crush 506
Bard-XT-Stent 421
Bare metal stent 396
Bareman-Angiokatheter 731
Batimastat 449
Bauchaorta 631
Bauchaortenaneurysma 129, 690
Bauchschmerzen 92
Beatmung 406
Beck'sche Trias 318
Becken-Bein-Angiographie 107, 130, 673
Beckenvenen 787
Bedenkzeit 44
Begleitanomalie 653
Begleitsymptomatik, vegetative 312
Behandlungskosten 73
Behandlungsstrategie 502, 599
Beinnekrose 74
Beinperfusion 706
Beinvenenthrombose, tiefe 68
Belastung, körperliche 180
Belastungsangina 400
Belastungsdyspnoe 400
Belastungsechokardiographie 207, 400
Belastungs-EKG 44, 185, 207, 400
Belastungskapazität 554
Belastungs-MRT 400
Belastungsszintigraphie 207, 400
Belastungsuntersuchung 653
Beleuchtung 378f.
Belz, G. VII
BENESTENT 421, 527
Beobachtung, postinterventionelle 659
Bergungskatheter 495

Beschichtung
- keramische 23
- metallische 23
Besteck 135
Bestimmung der FFR 200
Bestrahlung, innere 106
Betablocker 31, 159, 163, 689, 768
Betablockertherapie 659
Betäubung, örtliche 59
Biegesteifigkeit 428
Biegung
- erste 719
- zweite 719
Bifurkation 61
Bifurkationsstelle 119
Bifurkationsstenose 155, 418, 479, 487, 500, 578
Bifurkationsstent 415, 423
Bildarchiv 386
Bildarchivierung, digitale 380
Bilddokumentation 100
Bildfrequenz 129, 379
Bildgebung 209
- intrakardiale 273
Bild-im-Bild-System 179
Bildkontrast 111
Bildqualität 47
Bildverstärker 54, 105
Bildverstärkergröße 379
Bildwandler 52, 109
Biodiv Ysio-Stent 422
Biokompatibilität 434
Biokorrosion 831
Biolimus A9 412, 437, 447, 533
BioLinx 446
- Polymer 435
Biomarker 223, 791
Biomatrix-Stent 412, 436
Bioprothese, selbstexpandierbare 679
Biopsat 265
Biopsie 41
Biopsiezange 263
Bioptom 263f.
Biosensors-Stent 830
BIOSOLVE-Studie 837
Biotransformation 291
Bioverfügbarkeit 291f.
Bivalirudin 296
Blalock-Taussig-Anastomose 359
Blalock-Taussig-Shunt 368
Bland-White-Garland-Syndrom 123
Blasenkatheter 51, 60

Blasenschwäche 51
BleedScore 92f.
Bleiglasbrille 54, 113, 380
Bleiglasplatte 378, 380
Bleiglasscheibe 52, 113
Bleihängematte 380
Bleilamellen 112
Bleischürze 52, 375
Bleischutzschürze 54
Bleizusatzschutzeinrichtungen, fahrbare 380
Blickrichtung, antegrade 209
Blockbilder
- bifaszikuläre 353
- trifaszikuläre 353
Bloring-Effekt 835
Blurr-Effekte 433
Blutabnahme 337
Blutdruck 8
Bluteigenschaft 788
Blutfluss, koronarer 645
Blutgasanalyse 239
Blutgasanalyse-System 379
Blutgase 406
Blutgruppenbestimmung 92
Blutkonserven 268
Blutspiegel 447
Blutstillung 87, 166, 289
Blutströmung 788
Bluttransfusion 45
Blutung 92, 312
- gastrointestinale 42
- intrazerebrale 315
- mediastinale 35
- retroperitoneale 62
Blutungskomplikation 73, 170, 299, 807
Blutungsneigung 405, 807
BMI 292
BMS 335, 396, 412
BNP 607, 673, 791
Bohrkopf 549
Bohrung 559
Bonhoeffer, Philipp 28, 725
Borderline-Hypertonie 247
Bosentan 354
Bougierung 12, 717
Bougierungssystem 718
BQS 151, 306
BQS-Bogen 301
BQS-Dokumentation 301, 379
Brachytherapie 23, 536
Bradykardie 179, 311, 547, 771
Bradysymptomatik 679

Brain Natriuretic Peptide 673
Braunwald-Klassifikation 42f.
Bridge to recovery 627
Bridge to surgery 667
Bridging-Konzept 783
Brockenbrough-Nadel 4, 315, 715f.
Brockenbrough-Phänomen 767, 772
Brückenkollateralen 156, 555
Brustschmerzzentrum 588
Buddy Wire 428, 478, 482, 484, 537
Buddy-in-Jail 479
Buddy-Wire-Technik 478, 562
Bulimie 202
Bundesgeschäftsstelle Qualitätssicherung 151, 306
Burri 237
Burri-Thoraxschieblehre 52, 127, 237
Burst pacing 667
Butyroltrihexalcitrat 540
Bypass, aortokoronarer 126, 487
Bypassbedingungen, kardiopulmonale 36
Bypassdarstellungen 148
Bypassoperation VI, 334, 480, 488, 554, 713
– aorto-coronare venöse 6
– koronare 6
Bypassostiumstenose 493
Bypassstenose 608
Bypassverschluss 578

C

C10-Polymer 447
C19-Polymer 447
Ca^{++} Antagonisten 535
Ca-Antagonisten 354
CABG 6
CADILLAC-Studie 605
Caisson-Krankheit 739
Calcineurin 449
Calciumantagonisten 181, 607, 768
Calmodulin 449
Canadian Cardiovascular Society 42
CAPTIM-Studie 599
Caput medusa 556
Carbonfilm 449
Carbon-Stent 434
Cardia 744
Cardiac Care Unit 481
Cardiac Index 246
CardioBridge 627
CardioBridge-System 638
Cardiospheres 33
Cardiovascular Information System 383

CARILLON-System 822
Carina 505
Carotisultraschall 668
CART-Technik 569
– retrograde 570
CASS 576
Cavity spilling 610
C-Bogen 782
CCS-Klassifikation 42
CD-25 526
CD40-Ligand 289
CDK 523
CD-ROM 380
CeloNova 772
Certoparin 798
CFIN 698
CFR 180, 411
$CHADS_2$-Score 808
Chazov 9
Check-Flo Performer Radial Access 68
Checkliste 336, 339
Chemokine 526
Chemotherapie 54
Chest Pain Unit 588
Chirurg 783
– kardiovaskulärer 36
Cholesterinembolie 618
Cholesterinemboliesyndrom 618
Cholesterinkristalle 613, 618
Chordae tendineae 30, 818
Chrom 419
Chronic total occlusion 553
Chrono 434
Ciclosporin 12, 605
CILON-T Studie 293
Cilostazol 289, 293, 535
Cine Mode 108
Cine-Ventrikulographie 125
Circulus Willisi 351
CK-Anstieg 192
Clavicula 683
ClearWay 418
Clip 30, 148, 814, 819
Clipping der MK 282, 818
Cliptechnik 812
Clopidogrel 23, 289, 477, 545, 807, 826
Clopidogrelbesilat 292
Clopidogrelhydrogensulfat 292
Clopidogrel-Resistenz 291
Clot-Buster 799
CO_2-Elimination 638
CoA, postduktale 350

Coarctatio aortae 348, 653
Cobalt-Chrom-Legierung 419
Coharex 744
Coil 611, 646, 771
Coil-Embolisierung 30, 645
Coil-Implantation 32
Coil-Wanderung 648
COMPARE 445
– Studie 414
Compliance 228
– der AO 279
– Störung 245
compliant 466
– Ballon 416
Computertomographie 34, 791
Computerviren 384
Conduit 729
– klappentragendes 368
Conformability 426
Conor-Stent 428
Conquest-Draht 558
Conquest-Führungsdraht 564
Conquest-Pro 569
Contegra-Graft 725
Continuous Perfusion Catheter 15
Cook 20
– Flexor Check-Flo Performer Radial Access 68
– Schleuse 801
Cooley 35
CoolGuard 598
– System 379
COPD 666
Cor pulmonale 796
CoreValve-Bioprothese, selbstexpandierende 671
Cormier's Score 712
Coronary artery bypass grafting 6
Corsair-Katheter 563
Cournand 3
Covered CP 658
COX-Hemmer 357
CPC-Mainz 15
CP-Stent 655, 725
CPU 588
Creatinkinase 8
Cribier 27, 670
Crimper 22
Crimping 622
Crimp-Vorgang 729
Cromier's Score 713
CrossIT XT 558

Crosswire 558
– NT 558f.
CRP 607, 618, 759
CRUISE-Studie 469
Crush 505
Crush-Technik 479
CS-Devices 276, 282
CT 34f., 126, 401, 607, 782
CTA 576
cTCD 694, 741
CTO 553
CT-Untersuchung 433
Culotte-Technique 503
Culprit-Lesion 405, 604
Cutter 81
Cutting Balloon 536f.
– Technik 34
CVIS 383
CW-Doppler-Echokardiographie 282
Cyclin 523
Cypher-Stent 412
Cypher-Studie 396
Cytochrom-Stoffwechsel 291

D

Dabigratan 296
Dacron-Graftprothese 689
Dake 35
Dalteparin 798
Dämpfung 127
Danaparoid 67, 294
Datenbank 380
Datensicherheit 380
Dauer der Insufflation 476
DCM 765
D-Dimere 791
DEB 417, 539
Debranching-OP 693
Deep-seating 557
DEFER-Studie 203
Defibrillation 313
Defibrillator 313, 378
Defibrillatorsystem, externes 312
Defizit, neurologisches 598
Degradation 441, 832
Degradationsgeschwindigkeit 436
Degradationsprozess 830
Dehnbarkeit 279, 767
Dehnung 521
Dekompensation 44
Deming-Zyklus 305
Densitometrie 184

DES 11, 23, 335, 396
Desinfektion 59, 375
Dexamethason 449
Dextrokardiographie 727
DGK 374
Diabetes 589
– mellitus 292, 445, 554, 613, 755, 807
Diabetiker 221, 335, 399
Diagnostik
– invasive 768
– sophisticated 188
Dialysebehandlung 48
Dialysepatienten 91
Diazepam 45, 314
DICOM-CD-ROM 389
DICOM-Format 380, 386
DICOM-Gateways 387
DICOM-Version 211
Digital Imaging and Communications in Medicine 380
Dilatation 717
Dilatationsballon 282
Dilatationskatheter 561
Dilatationsspritze 717
Dilatator 676
DIOR 417
Dip-Plateau 244
– Phänomen 256
Dipyridamol 203, 289
Dislokation 699
Dissektion 34, 60, 229, 456, 464, 480, 628, 658, 759
– nicht kommunizierende 277
– submediale 190
– traumatische 689
– zirkuläre 457
Dissektionsmembran 190, 699
Distal main vessel 502
DMV 502
DNA 105
DNA-Synthese 525
Dobutamin 158, 323, 475
DOC Guide Wire Extension Draht 476
Dog-Boning-Effekt 416
Dokumentation 42, 45
Dokumentationsassistent 374
Doppelballon 655
Doppelballonkatheter 25
Doppelballon-PCI 432
Doppelballontechnik 713, 801
Doppeldraht-Technik 479, 503
Doppel-Kissing-Crush 506

Doppler, intrakoronarer 45, 179, 196
Doppler-Echokardiographie 253
Doppler-Gradient 351
Dopplersonographie 694
Doppler-Untersuchung, transkranielle 613
DOROSA-Studie 609
Dosimeter 374
Dosimetrie 374
Dosisflächenprodukt 110, 380
Dosisleistung 380
Dotter 12, 62
Double inlet ventricle 364
Double orifice 30, 819
Draht 168, 238
– hydrophil beschichteter 414
– hydrophiler 564
– langer 655
– steuerbarer 14, 773
– supersteifer 558
Drahtfangtechnik, reverse 572
Drahtfilament 422
Drahtformung 559
Drahtpassage 750
Drahtplatzierung 840
Drahtspitze 414f., 561
– tapered tip 557
Drahtsteifigkeit 558, 561
Drahttechnik
– antegrade 564
– parallele 565
Drahttyp 561
Drahtverlust 648
DREAM-Konzept 837
Drehmoment 209
Drehstabilität 415
Dreieck nach Brocq-Mouchet 213
Dreifachballonkatheter 25
Dreischichtung 162, 215
Dreiwegehahn 238
Driver-Stent 421f.
Druck
– im RV, frühdiastolischer 241
– intrakranieller 202
– intraperikardialer 319
– intraventrikulärer 319
– rechtsatrialer 8
Druckabsenkung 698
Druckangleich 758
Druckdom 52
Druckdraht 177, 200, 756
Druckdrahtmessung 45, 199
Druckerhöhung, chronische pulmonale 280

Druckgradient 201, 656, 663, 719, 756, 767
- maximaler 665
- mittlerer 665

Druckkurve 313, 630, 664, 716
Druckleitung 52
Druckluft 543
Druckluftversorgungsleitungen 378
Druckmessung 127, 379
- pulmonale 237

Drucknekrose 748
Druckregistrierung 127
Druckregler 543
Druckübertragung 466
Druckverband 73f.
Druckwandler 52
Drug eluting
- Balloon 539
- Stent 11, 396

DSA 249
- Technik 704

Dubois-Formel 246
Ductus
- arteriosus Botalli 356, 653
- Botalli 348, 356
  - apertus 357

Duke-Klassifizierung 501
Dummy 841
Durchblutung, subendokardiale 193
Durchleuchtung 63, 105
- gepulste 108, 379

Durchleuchtungsdauer 307
Durchleuchtungszeit 108, 114, 170, 301
Durchmesser 151, 673, 720
Durchmessergewinn 467
Durchmesserstenose 473
Dyna-CT 782
Dynamic Renal 758
Dysfunktion
- endotheliale 187, 446
- mikrovaskuläre 186
- rechtsventrikuläre 790

E

Ebstein 361
Echokardiographeur 782
Echokardiographie 250, 663, 768
- intrakardiale 271
- transösophageale 31

Echokontrast 549
- spontaner 277

Echokontrastmittel 324, 741, 774
Echokontrolle 719

Echtzeit-3D-Technik 821
ECMO 36
Edelstahl 419, 690
EDV-Spezialist 377
Effert, Prof. Dr. S. VII, XIII
Eigenblutinjektion 92
Eigenschaften, pharmakokinetische 292
Einblenden 109
Einblendung 129
Einblutungen 217
Einführungshülse 64
Einführungsschleuse 53, 676
Einleitungsraum 377
Einriss, subintimaler 34
Einrissstelle 34, 690, 695
Einstichstelle 78
Einverständniserklärung 51
Eisbeutel 100
Eisenmenger-Reaktion 352, 737
Eisenstent, absorbierbarer 830
Ejektionsfraktion 12
EK 92
EKG 51, 768, 790
- Artefakte 833
- Mapping 9
- Registrierung 379

Ektasie 126
El Gamal 557
Elektrokardiographie, digitale 386
Elektronenstrahlung 105
Element-Stent 412
Elephant Trunk 691
Elimination, renale 296
ELUTAX 417
EMAH 343
E-Mail-Dienst 384
Embolektomie 36, 100, 799
Embolie
- paradoxe 737
- periphere 722

Embolisation 138, 619, 630
- koronare 622

Embolisationsschutz 492, 497
Embolisierung 22, 611, 759
Embolisierungstechnik 772
Embozene Microspheres 775
Emla-Pflaster 71
ENDEAVOR 4 446
Endeavor Stent-Studie 396
Endeavor/Resolute-Stent 412
ENDEAVOR-Studie 445
Endexspiration 128

Endokardfibroelastose 364
Endokarditiden 619, 653
Endokarditis 29, 123
Endokarditisprophylaxe 50
Endokardkissendefekt 355, 737
Endoleak 690, 696, 704f.
– Typ 1 699, 705
– Typ 2 703, 705
– Typ 4 699f., 705
Endoleakrate 690
Endoleckage 699, 705
Endomyokardbiospie 264
Endothel 158, 215
Endothelfunktion 535
Endothelialisierung 436, 444, 532, 826, 829
Endothelin 187
– Rezeptor-Antagonist 354
Endothelschaden 230, 788
Endothelzellen 521, 831
Energiedosis 105
Enoxaparin 296, 798
Entgleisungen, hypertensive 314
Entrio Snare 619
Entsorgung 377
Entzündungsreaktion 92, 523
Eosinophilie 440, 618, 759
Epinephrin 311
Eptifibatid 289, 298, 593, 608
ERA 354
Ereignisse, zerebrovaskuläre 157
Erfolgskontrolle 656
Erfolgskriterien 473
Erfolgsrate 554, 656, 722
Ergebnisqualität 307
Ergonovin 179
– Testung 233
Ergotamin 181
Erguss, hämorrhagischer 324
Erhaltungsdosis 477
Erkrankung, rheumatische 716
Erwachsene mit angeborenen Herzfehlern 343
Erwachsenenkardiologie 28
Erythrasma 59
Erythrozytenkonzentrate 92
Erythrozyturie 618, 759
ESC Leitlinien 277
Ethernet 384
Ethicon Tabotamp 91
EuroCTO-Club 556, 561
Europäischer Bifurkationsclub (EPC) 501
Europäischer CTO-Club 553
European Resuscitation Council 314

Evaluation, präoperative 250
Evasc-Stent 759
Event-Rekorder 360
Everolimus 412, 443, 533, 829
Evian-Klassifikation 248
Excelsior 560
Excelsior-150 568
Expositionszeit 108
Express-Stent 438
Exspiration 238
Extra-Backup-Katheter 475
Extrasystole 128, 719, 767
Extremitätenperfusion 690
Exzentrizität 228
Eye Balling 604

F

Facharzt für Kardiologie 373
Facilitated PCI 404f., 594
Faktor
– I 22
– II 22
– Leiden-Mutation 789
– Mutation 788
– V-Leiden 789
– Mutation 788
– Xa-Inhibitoren 296
Fallbesprechung, kardiologische 306
Fallen, H. VII
Fallot-Pentalogie 358
Fallot-Tetralogie 345, 358
FAME-Studie 204f.
Fangdraht 570
Farbdoppler 95
Fassformel 316
Fast Fourier Transformation-Analyse 179
FasTRACKER 646
Favarolo 7
FCL 141
Fehleinmündung aller Lungenvenen 345
Fehlerlisten 305
Fehlpositionierung 767
Fehlpunktion 166, 715
FEM 426
Femoral curved left 3,0 141
Femoralisverschluss 659
FemoStop 74
FEM-Testung 444
Femurkopf 61
Fenestrierung 277
Fenster, aortopulmonales 357
Fettgewebe, epikardiales 158

FFR 190, 408, 577, 757
FFR$_{MYO}$ 200f.
FFRv 185
FFT-Analyse 179
FFVR 411
Fibrin 233
Fibrinablagerung 521
Fibrinauflagerung 832
Fibrinogen 291
Fibrinogenbindung 298
Fibrinolyse 796
Fibrinolytikum 801
Fibroatherom 214, 585
Fibroblasten, proliferierende 522
Fibrose 219
   – nephrogene systemische 47
Fibrosierung 217, 562
   – des Myokards 755
Fick, A.E. 3
Fick'sches Prinzip 240, 245f.
Fieber, rheumatisches 711
Field of Air 28, 377, 782
Fielder 568
   – Draht 564
   – X-treme 568
Filter 608
Filterdraht, distaler 490
Filterschirm 498
Filtersystem 408, 759
FilterWire 490
Filtrationsrate, glomeruläre 48, 755
Finecross 560
Finecross-150 568
Fingertip-Phänomen 159
Finite-Element-Modelle 426
FIRE-Studie 490
Fistel, arteriovenöse 95, 101
Fistelbildung 326, 551
Five in Six 557
Fixierer 81
FK-506 Bindungsprotein 445
FKBP-12 443, 445
FL 141
Flachbilddetektoren 378
Flachdetektor 782
Fläche, minimale 474
Flächendosisprodukt 107
   – mittleres 148
Flächenstenose 190, 227
Flankenschmerz 92, 758
FLARE-Studie 536
Flexibilität 564

Flexibilitätsgrad 414
Flextome 536
Flip-Flop-Technik 479
Floppy 414
Florett 715
Fluency Plus 453
   – Stent 658
Flunitrazepam 45, 314
Fluoroskopie 107
Flussgeschwindigkeit 159, 550, 644
   – koronare 182
   – maximale 179
   – mittlere 179
Flussmuster 644
Flussreserve
   – fraktionelle 190
   – koronare 180, 185, 550
   – relative 190
   – relative koronare 185
Flusswiderstand 245
Fondaparinux 296, 798
Fontan-Operation 364
Foramen ovale, persistierendes 738
Förderleistung 638
Forrester 8
Forßmann, Werner XIII, 3
Forward take off Judkins Left Guide 141
Forward-looking-IVUS 566
Fossa ovalis 715, 737
Fotoangioplastie 838
Fourier Domain-System 231
Fractional Flow Reserve 200
Fragmentation 799, 803
FREEDOM-Studie 402
Fremdkörper 619
Fremdkörperreaktion 435
FrontRunner-Kathetersystem 564
Frühdiagnose 207
Führungsdraht 169, 414, 558, 646, 665, 698, 713, 717f.
Führungskatheter 200, 415, 475, 646, 676
   – mit Seitenlöchern 416
   – mit Seitenöffnungen 415
   – steuerbarer 677
Führungsknopf 544, 547
Füllungsdefekt 408, 454, 481f., 600
Funktion, endotheliale 446
Funktionsdiagnostik 126
Funktionsstörung, diastolische 259
Furosemid 315
Fußpuls 74

G

Gadolinium 47
GbIIb-/IIIa-Antagonisten 94
GDS-System 825
Gefäß, kleines 418
Gefäßanatomie 673
Gefäßcompliance 238
Gefäßdissektion 180, 468, 605
Gefäßdurchmesser 645
Gefäßeingriff 96
Gefäßerkrankungen 43
Gefäßerweiterung, kompensatorische 6
Gefäßexpansion 223
Gefäßfläche 211
Gefäßintima 687, 699
Gefäßkinking 696
Gefäßkonturen 177
Gefäßmuskelzellen, glatte 289
Gefäßnaht, perkutane 700
Gefäßobstruktion 76
Gefäßostium 278
Gefäß-Plug 696
Gefäßquerschnittsfläche 227
Gefäßremodelling 224
Gefäßverkalkung 456, 556
Gefäßverschluss 23, 76, 231, 454, 605, 622, 628
  – akuter 17
  – perkutaner 668
  – subakuter 17
Gefäßverschlussstopfen 169
Gefäßwand 212, 788
Gefäßwandläsion 547
Gefäßwandruptur 453
Gefäßwandschädigung
  – subintimale 457
  – submediale 457
Gefäßwiderstand 245
Gegenpulsation 627
Gegenrotation 135
Gegensprechanlage 378
Gelafundin 281, 324
Gelanästhesie 71
Gel-Schaum 645
Gemeinsamer Bundesausschuss (G-BA) 306
Gendefekt 765
Genexpression 526
Genitalschutz 107
Genous-Stent 453
Genpolymorphismen 526
Gerinnselbildung 613
Gerinnungsfaktoren 610

Gerinnungskaskade 100
Gesetz der kommunizierenden Gefäße 244
Gewebedifferenzierung 213
Gewebe-Doppler-Echokardiographie 253
Gewebeödem 605
GFR 48, 296
Gianturco 20
Glagov-Phänomen 224
Gleichmann, U. 32, 765
Glenn-Anastomose 368
Global Use of Strategies to Open Coronary Arteries 92
Glutaraldehyd-Lösung 675
Glutealischämie 704
Glyceroltrinitrat 315
Glykolsäureanteile 441
Glykoprotein-IIb/IIIa-Inhibitoren 480
Gold 533
Goldbeschichtung 434
Goldstandard 207, 352
Gonadenhöhe 112
Gorlin 4
Gorlin-Formel 250, 663, 715
GPIb 289
GP-IIb/IIIa 289
GP-IIb/IIIa-Inhibitoren 593
Grace Risk Score 402
Gradient 715
  – diastolischer 767
  – postextrasystolischer 772
  – transmitraler 282
Gradientenmessung 727
Graftmaster Stent Graft 480
Graft-Stent 32, 34f., 453, 611
GRANCE-SIDIRIS-System 810
Granulome 454
GREAT 564
Greenfield 36, 799
Grenzwerte 106, 111
Großbildschirm 782
Größenbestimmung 744
Grown-ups with congenital heart disease 344
Grüntzig 9, 419
GuardWire 490
GUCH 344
Günther 36
GUSTO 92

H

H(O)CM 765
Halbmondphänomen 158
Halbwertszeit 294, 296

Halo-Phänomen 319
Halsvenenstauung 253, 315
Hämatokrit 549
Hämatom 91, 217, 336
    – intramurales 277, 688
    – retroperitoneales 61, 92
Hämatombildung, intramurale 277
Hammock-Effekt 29
Hämodialyse, intermittierende 48
Hämodynamikmessplatz 379
Hämoglobin-Abfall 91
Hämolyse 29
Hämoperikard 316
Hämorrhagie 91, 220
    – retroperitoneale 60
Hämostase 91
Harninkontinenz 51
Harnverhaltung 51
Hauptast 155, 502
Hauptkörper 703, 705
Hauptstamm 41, 119, 575
    – geschützter 578
    – ungeschützter 404, 578
Hauptstammäquivalent 488
Hauptstammerkrankung 555
Hauptstammintervention 579
Hauptstammstenose 6, 199, 410, 542, 576, 578
Hauptstammverschluss 576
Hausdorf 833
Hautausschlag 293
Hautdesinfektionsmittel 60
Hautdosis 109
Haverich, A. 830
HCM, obstruktive 765
Heart Technology 540
Heartrail 461, 557
HEFP 444
Heinz Nixdorf Recall Studie 807
Helex-Device 744
Heparin 98, 166, 475, 535
    – niedermolekulares 45, 98, 295
    – unfraktioniertes 294
Hepatitis
    – B 335
    – C 335, 375
Hepatozytenwachstumsfaktor 535
Herzbeuteltamponade 267
Herzchirurg 148, 268
Herzchirurgie 343
Herz-CT-Untersuchung 334
Herz-Donor-Spektrum 784

Herzerkrankung, koronare 351
Herzfehler, angeborener VI, 3, 28, 343
Herzfrequenz 8
Herzgeräusch 767
Herz-Index 246
Herzinfarkt 229, 395, 585
Herzinfarktverbund 11, 396, 404
Herzinfarktverbund-Handbuch 405
Herzinsuffizienz 29, 41, 123, 135, 202, 475, 553, 666, 672, 713, 755, 769, 807
Herzkatheter, ambulanter 339
Herzkatheterbericht 379, 381
Herzkatheterergebnisse 304
Herzkatheterfunktionsüberprüfung 304
Herzkatheterraum 728
Herzkatheterschaltraum 379
Herzkatheteruntersuchung VI
Herzklappe
    – biologische 725
    – implantierende 343
Herzklappenerkrankung 26
Herzmassage 406
Herzminutenvolumen 3
Herzniveau 750
Herzrhythmusstörungen 369
    – tachykarde 313
    – ventrikuläre 41
Herzschrittmacher 768
Herzspitzenstoß 347
Herztod, plötzlicher 124, 585, 769
Herztransplantation 263
Herzunterstützungssystem 627
Herzzeitvolumen 237
Heterogenität 189
    – der Durchblutung 189
Heublein, B. 830, 833
Hexafluorpropylen 444
Hinterwand 64, 266
Hirudine 296
Histamine 181
Histologie, virtuelle 177
HIT
    – I 295
    – II 67, 294f.
Hi-Torque intermediate 558
HITS 192
HIV 335, 375
HKL-Struktur 304
HKU 840
HL7-Schnittstelle 383
HLM 782
    – mobile 638

HLM-Einsatz 675
HMV 3, 8
Hochdruck 471
Hochdruckballon 520, 728
Hochdruckballondilatation 549
Hochdruckdilatation 396
Hochdruckimplantation 471, 579
Hochdruckkammer 19
Hochdruckstentimplantation 23
Hochfrequenzkamera 19
Hochfrequenzrotablation 20
Hochrisikoangioplastie 632
Hochrisikogruppe 96
Hochrisikointervention 638
Hochrisikopatienten 375, 403
Hockey Stick 481, 557
HOCM 31, 257, 765
Homograft 728
  – Ruptur 29
  – Conduit 726
Hospitalisierung 787
Hospitalzeit 305
HRST 41
hs-CRP 187, 192
Hüftextension 93
Husten 313
Hybrideingriff 29, 691, 784
Hybridraum 28, 36, 375, 377, 675, 781f.
Hybridstent 828
Hydratation, kontrollierte 48
Hydrogen 832
Hydrolyse 441
Hygienestandards 305
Hyperämie 192, 200, 550
  – pulmonale 363
  – reaktive 180
Hyperämiereserve 196
Hyperglykämie 607
Hyperhomocysteinämie 789
Hyperlipoproteinämie 789
Hypersensitivität 440, 454
  – lokale 454
Hypersensitivitätssyndrom 455
Hyperthyreose 42, 49f.
  – manifeste 43
Hypertonie 41, 182, 202, 755, 807
  – arterielle 187, 613
  – pulmonale 36, 238, 247
  – resistente 760
  – therapiefraktäre 760
  – therapiefraktäre arterielle 126
Hypokalzämie 47

Hypoperfusion 632
Hypotension 135
Hypothermie 598
Hypothyreose 316
Hypotonie 169
Hysterese 228, 279
HZV 240, 645

I

IABP 406, 475, 627, 667
IAP 585
IAS 31, 716
Ibuprofen 357
ICD 177, 182, 411, 643, 645
ICD-Implantation 769
ICD-Untersuchung 179, 189
ICD-Versorgung 768
ICE 271, 696
Ichiba-Mikrokatheter 561
iCoapsys-System 825
ICP 177
Igaki-Tamai-Stent 829
IgG 102
IgM 102
IHSS 765
IIb-Indikation 667
Iliakalarterie 695
Iliakalbifurkation 696
Iliopsoas 93
Iloprost 618
IMA 6
IMA-Führungskatheter 481
IMA-Katheter 140, 149, 705, 758
IMH 688, 691
  – der Aortenwand 688
Immunglobulin 102
Impella 406, 627
Impella-Pumpe 475
Impella-System 632
Implantation 32, 275
  – transapikale 27
  – von Aortenklappen 840
  – von DES 412
Implantationskabel 748
Indikation 41, 630, 635, 653, 691, 713, 726, 738, 741, 757
  – für den DEB 418
  – vitale 334
  – zur OP 689
  – zur PCI 402
  – zur Rekanalisation 554
  – zur Rotablation 542

Indikationsqualität 307
Indikationsstellung 305, 307
Indikatorhandschuhe 375
Indikatorschutz 54
Indikatorverdünnungsmethode 4, 245
Indometacin 357
Infarctlets 772
Infarkt
– akuter 214
– hämorrhagischer 10
Infarktgefäß 405
Infarktgröße 8, 408, 605
Infarktrate 445
Infarktzone 607
Infektanfälligkeit 352
Infektion 92, 96
Infektionsgefährdung 375
Infiltration, eosinophile 440
Infiltrationsanästhesie 59
Inflammation 35, 193, 522, 828, 830, 832
Informationsheft 380
Informationssystem, kardiovaskuläres 383
Infrarotspektrum 563
Inguinalfalte 62
Injektionsgeschwindigkeit 149
Injektomat 52
Inkontinenz 51
InnerCool RTx 598
Inoue 29, 711
– Ballon 29, 713
– Ballonkatheter 329
– Technik 713
INR-Kontrolle 807
In-Segment-Restenosierungsrate 445
InSLLL 396
Instent Restenose 418
Instent-Atherosklerose 533
Instent-Lumenfläche 474
Instent-Restenoserate 445
Insufflation 476
Insufflationsdruck 476
Insulin 534
Intensitätsprojektion, maximale 692
Intensivstation 8
Interkostalarterie 350
Interleukin
– 3 525
– 6 525
– 8 526
– 10 526
– 17 525
Intermediate 414

Internal mammary artery 6
Internetarbeitsplatz 379
Intervention 34
– koronare 840
– perkutane koronare 11
Interventionalist 783
Interventionserfolg 604
Interventionspass 337
Interventionsprotokoll 476
Intima 215, 689
Intimadicke 215
Intimahyperplasie 528
Intimamembran 277
Intimaproliferation 230
Intimaschaden 230
Intimaverdickung 207, 277
Intrakutananästhesie 71
Intranet 385
Intubationsnarkose 704, 727
Invatec-System 509
Ischämie 645, 668
– myokardiale 41, 395
– myokardiale, Ausmaß 202
– reversible 553
– stumme 41, 553, 587
– viszerale 629
Ischämiediagnostik 400, 553
Ischämiekaskade 399
Ischämietoleranz 399
Ischämiezeichen 637, 669
Ischämiezeit 15, 399, 492
Isozentrum 127
ISTA 33, 348, 653, 833
– Dilatation 656
Isthmus der Aorta 348
Isthmusstenose 349, 653f.
IVUS 6, 177, 549, 577, 606, 643, 801, 829
– Katheter 801
– Kriterien 408
– MUSIC-Kriterien 473
– Untersuchung 162, 756

J

Jailed-Buddy-Wire-Technik 478
Janus-Stent 428, 449
J-Draht 665
Jostent Graft Master 453
J-Schleife 415
Judkins rechts 696, 705
Judkins-Katheter V, 68, 135, 475, 727
Judkins-Technik 5
JUPITER-Studien 449

K

Kalibrierung 177
Kalkablagerung 213, 665
Kaltenbach, Prof. Dr. XIII
Kältetest 187
Kalzifikation 673
Kalzifizierung 277, 553, 713, 728
Kammerflimmern 313, 612, 667, 699
Kanäle 567
Kantrowitz, Adrian und Arthur 627
Kapazität 387
Kapillardruck, pulmonaler 4
Kapillarnetz 553
Kapillarpuls 74
Kappe, fibröse 553, 585
Kardangiographie, retrograde 5
Kardiologe 36
Kardiologie, pädiatrische 28, 377
Kardiomyopathie 44, 257, 765
    – arrhythmogene rechtsventrikuläre 765
    – dilatative 187, 259, 765
    – hypertrophe 158, 187
    – hypertrophische (obstruktive) 765
    – restriktive 244, 253, 259
    – restriktive (obliterative) 765
    – sekundärer 187
    – sonstige nicht klassifizierbare 765
Kardioversion 777
Karotisintervention 840
Karzinoid 711
Karzinom 791
Kassenärztlichen Vereinigung 374
Katheter, steuerbarer 696
Katheterablation 807
Katheterfragmentation 798
Katheterinjektionssystem, automatisches 149
Katheter-in-Katheter 461
Katheteriseur 135
Katheterisierung, transseptale 4
Katheterlabor 45, 54, 211
Katheterlage 629
Katheterplätze, biplane 377
Katheterraum 211, 377
Katheterschränke 377
Katheterspitze 127, 138, 238
Kathetertisch 378
Kavitation 19
Kavitationsbildung 550
Kawasaki-Syndrom 161
Keramikbeschichtung 434
Kern, nekrotischer 220
Kevlarfasern 415

KHK 667, 807
Kinase, cyclinabhängige 523
Kinderkardiologie 343
Kinking 137, 673
KIS 383
Kissing-balloon-Technik 503
Kissing-Draht 569
Klappenersatz 818
Klappenhalteapparat 712
Klappenimplantation 729
Klappenöffnung 665
Klappenprothese 725
Klappenring 669
Klappenringgröße 673
Klappensprengung 711
Klappenstent 729
Klappenverkalkung 712
Klasse-1-Dissektion nach Svensson 688
Klasse-2-Dissektion 688
Klasse-4-Dissektion 688
Klasse-5-Dissektion 688
Klassifizierung 42
    – der Führungsdrähte 557
Kleber 771
Kleinhirninfarkt 693
Klima-Anlage 378
KM 181, 739
    – nichtionische 46
KM-Allergie 42f.
KM-Menge 307, 717
KM-Prophylaxe 335
KM-Verbrauch 415
Knickbildung 135
Knotenschieber 87
Knotenstruma 50
Knuckle wire 569
Knuckle-Technik 570
Koaptationslinie 821
Koarktation 349
Kochsalzlösung 49, 127, 138
KÖF 250, 663, 713
Kohärenztomographie, optische 177, 230
Kollagen 289
Kollageneinbau 230
Kollagenpfropf 76, 78
Kollagensystem 336
Kollagenverschlusssystem 76
Kollapsdruck 831
Kollateralen 121, 155, 553, 567
    – interkoronare 156
    – intrakoronare 156
    – rekrutierbare 156

Kollateralfluss 202
Kollateralisierung 653, 695
Kollateralkreislauf 350
Kollateralschaden 774
Kollateralversorgung 693
Kolliquationsnekrose 32
Kommando, klares 677
Kommissurbreite 717
Kommissurotomie 713
Kommunikationsstelle 696
Komplettreinigung 375
Komplikationen 34, 151, 326, 481, 648, 657, 700, 722, 840
 – ischämische 151
 – peripher-embolische 100
 – thromboembolische 98
 – vaskuläre 151, 659
Komplikationsmanagement 305
Komplikationsrate 100, 267
Komplikationsrisiko 263, 265
Kompressibilität 217, 444
Kompression 61, 92, 95, 158
 – manuelle 73, 91
 – ultraschallgesteuerte 96
Kompressionspunkt 97
Kompressionstherapie 97
Kompressionsverband 94, 98
Kompressionszeiten 97
Konstanzmessung 305
Konstanzprüfung 374, 379
Konstriktion, perikardiale 254
Kontraindikation 41, 202, 635, 713
 – relative 292
 – Thrombolyse 405
Kontraktion, synchronisierte 122
Kontraktions-Perfusions-Mismatch 193
Kontrast, myokardialer 20
Kontrast-Echo 367
Kontrastinjektion 808
Kontrastkoronarangiographie, postmortale 6
Kontrazeption 789
Kontrollangiographie 658
Kontrollbereich 54, 112
Kontrolle, fluoroskopische 676
Kontrollkoronarangiographie 483
Kontrolluntersuchung 337
Konturerkennung, automatische 177
Konturmethode 224
Kopf 544
Kopfbedeckung 375
Kopfschmerzen 293
KORA-Studie 398

Koronaranatomie 119
Koronaraneurysmata 161, 453
Koronarangiographie 49, 54, 125, 134, 250, 643, 663, 727
 – quantitative 177
 – selektive 5
Koronarangioplastie 162
Koronaranomalien 123
Koronararterie 727
Koronararterienkompression 29, 727
Koronardissektion 827
Koronarfistel 30, 123, 357, 643
Koronarfluss 152, 645
Koronarflussgeschwindigkeit 645
Koronargefäßdurchmesser, Normalwerte 120
Koronargefäßverkalkung 401, 549
Koronarintervention 393
Koronarkalk 219, 472
Koronarographie VI, 224
Koronarostium 138, 170, 282, 727
Koronarperforation 316, 609
 – Klassifikation 609
Koronarperfusion 408
Koronarruptur 480
Koronarsinus 30
Koronarsinusostium 121
Koronarsklerose 42
 – ektatische 161
Koronarspasmus 42, 180, 233, 480, 545, 605
Koronarstenose 151, 668
Koronarstent, temporärer 827
Koronarsyndrom, akutes 41, 578
Koronarvene 121, 822
Koronarvenensinus 822
Koronarverschluss 180, 202
Körpertemperatur 598
Kortikoide 536
Kraft, thermoelastische 827
Krankenhausinformationssystem 383
Kreatinin 47
Kreatinin-Clearance 47
Krebsrisiko 106
Krebszyklus 829
Kreuzer, H. VII
Kreuzreaktion 102
Krise
 – hypertensive 659
 – thyreotoxische 49
Kristalle 772
Kristallinisierung 436
Kryotherapie 838

Kühlung 100, 598
 – endovaskuläre 597
Kuhn, H. 32, 765
Kurve, linksatriale 244
Kurzbefundung 302
Kurzbericht 380
Kussmaul-Zeichen 242, 253
KV 374

L

LAA 809
LAA-Clip 812
Lacross 568
Lacuna vasorum 59, 61, 654
Laevokardiographie 125, 128f., 335, 663
Lagekontrolle 263, 274
LA-Kollaps 318
Laktatazidose 335
Lamellenjalousien 378
Lamina elastica externa 215
Landezone 693, 698, 703
 – distale 695
 – proximale 695
Landmarke 730
Längsschnittdarstellung 212
Langston Dual Lumen Pigtail 772
Langstreckenlauf 45
Langzeitarchiv 388
Langzeit-EKG 400
Laser 421
Laserangioplastie 20
Laser-Atherektomiekatheter 208
Lasertechnik 540
Läsion, ostiale 487
Late enhancement 607
 – im MRT, myokardiales 266
Late Lumen Loss 396
Layering 215
LE 36, 787, 791
 – fulminante 790
 – massive 796
 – rezidivierende 280
 – schwere 280
Leaders-Studie 436
Leading edge 668
Lebensqualität 667
Lebensverlängerung 666
Leber, gestaute 253
Leck
 – paravalvuläres 677
 – von atrialen Baffles 367

Leckage
 – paravalvuläre 677
 – valvuläre 677
Left anterior descending 119
Left circumflex 119
Leiste 59
Leistenarterie 696, 704
Leistenhämatom 60f.
Leistenpunktionsstelle 717
Leistungssportler 766
Leitlinien 338, 653
 – der AHA/ACC/ESC 264
 – der DGK 301
Lepirudin 294, 296
Lernkurve 165
LESSIE-Studie 344
Letalität 96, 151, 405, 445, 594, 608, 666, 687, 722
Leukopenie 50
Leukozyten 521
Leukozytenintegrin 535
LGL-Syndrom 369
Liberté-Stent 422
Licht, niederkohärentes 231
Lichtleiterdraht 231
Lichtlen VI
Lichtwellenleiter 384
Lidocain 71, 166
Lifebridge-System 627, 638
Ligamentum
 – Botalli 348
 – inguinale 59, 61
 – lacunare laterale 59
 – pulmonale 689
Linkschenkelblock 587, 679
Linksherzhypertrophie 180, 350, 755
Linksherzkatheter 768
Linksherzsyndrom, hypoplastisches 363
Linksherzunterstützungsverfahren 633
Linksinsuffizienz, schwere 8
Linkslagetyp, überdrehter 355
Links-Rechts-Shunt 247, 645, 738, 821
Linksschenkelblock 44
Linksversorgertyp 119
Lipidablagerungen 214
Lipideinlagerung 838
Lipidkern 217, 523, 585
Lipophilität 447
Lipoprotein 292, 789
Liquordrainage 700
Live-3D-Echokardiographie 271, 274, 282

LL 836
LLL 396
Loading Dose 291
Loading System 747f.
Lochtuch 69
Logbuch 374
Lokalanästhesie 52, 57, 59, 165, 265
Long-QT-Syndrom 369
Loogen, F. VII, 31
Loop 167
Lösungen, kolloidale 475
Lown-Ganong-Levine-Syndrom 369
LUCAS 2 378f.
LUCAS I und II 314
Luft 138, 313
Luftblasen 748
Luftembolie 480, 613, 669, 750
Luftströmung 782
Lumen 211
- falsches 277, 687
- minimales 474
- wahres 277, 687
Lumenfläche 211, 227
Lumengewinn 467, 473
Lumenvolumen 530
Luminographie 6
Lunderquist-Draht 697
Lungenarterienembolie, rezidivierende 280
Lungenembolie 36, 214, 619, 737, 784
- massive 36
Lungengefäßwiderstand 353
Lungeninterposition 323
Lungenödem 315
Lungenperfusion 795
Lungenperfusionsszintigraphie 792
Lungenstrom 790
Lungenvene 273, 743
Lungenvenenfehleinmündung 239, 737
Lungenwiderstand 352
Lupus erythematodes 711
Lutftembolie 476
LV-Fibrose 755
LV-Hypertrophie 755
LV-Hypertrophiezeichen 347
LVOT-Myektomie, chirurgische 768
LVOT-Obstruktion 771
LV-Remodelling 755
Lymphdränage 158
Lymphozyten 434
Lysetherapie 247, 614, 799

M

M. Down 355
M. Fabry 711
MAC-1 535
MACE-Rate 396, 444f., 580
MADS-Strategie 504
Magnesium 831
Magnesiumlegierung 830
Magnesiumstent 232, 431, 830, 838
Magnesiumstentimplantation 832
Magnetfelder 337
Magnetresonanztomographie 34
Mahoroba-Stent 448
Makroembolie 489
Makrolid 448
Makromesser 17
Makrophagen 434
Malapposition 434, 440, 444, 454
Malperfusion 278, 687
Malperfusionssyndrom 690, 695, 783
Mammilian Target of Rapamycin 437
Mandrin 750
Mängelbücher 305
Manöverkritik 306
Marathonlauf 45
Marathon-Läufer 363
Marcumarisierung 30
Marfan-Syndrom 689
Marginaläste 119
Marker-Technik 569
Marshall-Vene 121
Maschengitter 518
Maschenstent 492
Maschinengeräusch 357
Masse, intraluminale 232
Maßnahme, palliative 667
Materialermüdung 619
Matrix, extrazelluläre 521, 533
Matrix-Metallproteinasen 525
Maverick 416
McGinn 790
Mechanismen der Dilatation 457
Media 215, 438, 689
Mediadicke 215
Mediasklerose 214
Medico/S 383
Medikamentenfreisetzung 437
Medikamententoxizität 259
Medina-Klassifikation 155, 501
Meessen 31
Megakaryozyten 289
Mehran-Klassifizierung 527

Mehrdrahttechnik 562
Mehrfachinjektionen 100
Mehrgefäßerkrankung 334, 404, 556
Mehrkammeraneurysmata 100
Melody Ensemble 725, 729
Melody-Pulmonal-Transkatheterklappe 368, 725
Membran 490
– subvalvuläre 348
Membrana elastica externa 211
Membranporosität 705
Mentice VIST 840
Metaanalyse 170
Metaboliten 291f.
Metalllegierung 810
Metallmarker 730
Metallstent, temporärer absorbierbarer 830
Meteorismus 93
Metformin 335, 534
Methergin 181
Metoprolol 315
Meyer, J. VII, 8
MGuard-Stent 454
MI 41, 123, 767, 818
Micro-CT 431, 524, 834
Microsnare 570
Midazolam 165
Migräne 31, 739
Migränepatienten 741
Migration 289, 680, 693, 703
Mikroangiopathie 163
– diabetische 43
Mikrodissektion 549, 564
Mikroembolie 489, 550, 613, 755
Mikroembolisation 492
Mikroembolisierung 12, 33, 180, 189, 192, 550, 585, 613, 771
Mikroinfarkt 33, 185, 195, 587, 771
Mikrokatheter 560, 647
Mikrokatheter-reversal-Technik 573
Mikrokavitation 19, 209, 547, 549
Mikromesser 17
Mikromotor 209, 632
Mikropartikel 33
Mikroporenstruktur 537
Mikroporentechnik 449
Mikropumpe 632
Mikrosphären 33, 276, 281, 771
Mikrosphärenablation 33, 775
Mikrosphärenembolisation 775
Mikrostrombahn 187, 495, 605, 608
Mikrotechnik 37

Mikrothrombus 738
Mikrotubuli 438
Mikroverkalkungen 214
Mikroverschweißung 421
Mikrozirkulation 163
Milchsäure 441, 448, 829
Milking-Phänomen 158
Miller 249
Minicrush 505f.
Minimal compliant 537
MIP 692
Miracle 3 558, 569
Miracle-Brothers-Führungsdraht 564
MIST-Studie 739
Mitral cleft 737
Mitralatresie 364
Mitralclip 30, 818
Mitralign-System 825
Mitralinsuffizienz 30, 630, 635, 713, 720, 722
Mitralklappe 266
Mitralklappenanuloplastiesystem 818, 822, 825
Mitralklappenanulus 121, 711, 822
Mitralklappenapparat 818
Mitralklappenclip 276, 818
Mitralklappeninsuffizienz 250
Mitralklappeninterventionen 29
Mitralklappenkommissuren 712
Mitralklappenkommissurotomie, perkutane, Ballon-basierte 711
Mitralklappenöffnung 819
Mitralklappenöffnungsfläche 250
Mitralklappenprolaps 818
Mitralklappenränder 819
Mitralklappenrekonstruktion 818
Mitralklappenringverkalkung 711
Mitralklappensegel 712
Mitralklappensprengung 29, 711
Mitralklappenstenose 29, 244
– Schweregradeinteilung 251
Mitralklappenvalvuloplastie 282, 711
Mitralkommissur 717
Mitral-Leaflet-Repair 818f.
Mitralostium 719
Mitralring 30
Mitralringspannung 276
Mitralstenose 713
– hochgradige 29
Mitralvalvuloplastie 717
MKÖF 713
MKS 251
MLD 464, 467, 829

M-Mode-Technik 29
MMP 525
Mobilisation 76
Mobilisierung 164
Modalitäten-Subnetz 384
Molsidomin 166
Molybdän 419
MONARC-System 822
MONICA-Studie 398f.
Monitorampel 378
Monitoranlage 179
Monitoring 276
Monitoringverfahren 8
Monitorüberwachung 481
Monocyte chemo-attractent protein I MCP-I 523
Monorail-Ballonkatheter 476, 562
Monorail-Katheter 16
Monorail-Technik 210
Monozyten 521, 523
Morbidität 61, 666
Morphin 315, 775
Morphologie 502
Mother and Child 461, 557
MP-Katheter 148, 492, 705
MRI 607
MRI-Kompatibilität 433
MRT 34, 44, 126, 768, 782
MRT-Diagnostik 280, 576
MSCT 792, 829, 834
MSCT-Angiographie 41
MSCT-Diagnostik 280
MTA 51
MTHFR 789
mTOR 437, 447
Mullins Introducer Sheath Adult 655
Mullins-Besteck 4, 715f.
Multilink-System 508
Multipurpose-Katheter 140
Mundschutz 54, 375
Murray-Prinzip 501
MUSE 386
MUSIC-Kriterien 473
Musik 52
Muskelbrücken 157
Muskelzellen, glatte 439, 522, 831
Mutation 526
Myektomie 769
– chirurgische 31
Myocardial blush 151, 602, 607
Myofibroblasten 521f.
Myoglobin 777

Myokard, hibernierendes 553
Myokardbiopsie 45, 257, 263, 281
Myokardinfarkt 585, 622, 739
– akuter 8
– Definition 586
– Klassifikation 586
Myokardischämie 124, 609
Myokarditis 41, 233, 259, 627, 766
Myokardperforation 619
Myokardperfusion 151f., 607, 628
Myokardperfusionsdruck 200
Myokardrevaskularisation 156, 300
– operative 124
Myokardruptur 315

N

Nachblutung 706
Nachdilatation 471, 579
Nachlast 399
Nachsorge 377
Nadel 60, 716
Nadroparin 798
Nahfeld 208, 210
Nahfeldartefakte 210
Nähmaschinenprinzip 80
Nahtsystem 336
Nahttechnik 31
Nahtverschlusssystem 80
Nanoporen-Keramikschicht 434
Narbe 96
Narbenbildung 226
Narkose 96, 377, 719
NAST 755
Nativgefäß 101
Nato-Methode 479, 546, 562f.
Natriumbikarbonat 166
Natriumnitroprusid 166
Natrium-Nitroprussid 8, 607f., 659, 699
NCDR Risk Score 402
Nebenast 155
Nebenwirkungen 202, 228, 771
Necrotic core 411
Nekrose 438
Neoangiogenese 553
Neointimabildung 233, 471
Neointimafläche 832
Neointimaproliferation 395, 434, 445, 533, 579, 826, 828, 830, 832
Neovaskularisierung 523, 553, 585
Nephropathie, kontrastmittelinduzierte 48, 698
Nephrosklerose 618

nephrotoxisch 47
Nervenschädigungen 92
Nervensystem, autonomes 187, 399
Netzwerk 384
Netzwerkstruktur 384
Neuentwicklung 418
Neupositionierung 716
Neuropathie 93
Neuroprotektion 598
Neuroradiologie 614
Neutronenstrahlung 105f.
Neutropenie 291
Neutrophilen 521
New York Heart Association 42
Nexus-Stent 422
NF-Kappa-B-Decoy-Oligodesoxynukleine 522
nicht-ST-Hebungsinfarkt 585
Nickel 419, 533
Nicorandil 545
Nienaber 35
Nierenarterie 129, 703
Nierenarteriendilatation 757
Nierenarterienembolisierung 759
Nierenarterienstenose 755
Nierenarterienstent-Implantation 840
Nierendurchblutung 129
Niereninsuffizienz 42, 296, 554, 589, 613, 618, 666
– chronische 47
Nierenparenchym 755
Nierenschädigung 755
Nierenspülung 48
Nierentransplantation 59
Nierenversagen, akutes 48
Nifedipin 42, 545
NIH-Obstruktion 530
NIHSS-Einteilung 614
NIH-Volumen 530
Nile-CroCo-System 509
Nitinol 690, 812, 827
Nitinolkäfig 809
Nitinolklammer 812
Nitinollegierung 448
Nitinolnadel 80
Nitinolstent 679
Nitrat 180, 446
Nitroglycerin 45, 53, 71, 158, 166, 315, 477, 480, 545, 608
Nitroglycerin-Gabe 772
Nitroprussid Natrium 315
NKCM 765
NMH 295

Nobelpreis 4
Nobori-Stent 396, 412, 436, 447
No-Flow-Phänomen 489
Non uniform rotation distorsions 208
Non-compliant 466
Non-compliant-Ballon 416, 471
Non-lubricated wire 564
Nonresponder 24, 291f.
No-Reflow 163
No-Reflow-Phänomen 480, 551, 597, 605
Normalwert 180, 182, 202
Normwert 185
Notarztwagen 376
Notaufnahme 376
Notfall, hypertensiver 314
Notfalleingriffe 334
Notfalleinrichtung 589
Notfallmanagement 54, 675
Notfall-Perikardpunktionsset 315
Notfallsituation 311
Notfallteam 376
Notfallwagen 378
Notoperation 611, 722
Notstromversorgung 378
Nottransporte 376
NRG Transseptal Needle 716
NSTEMI 403, 585, 587
N-terminal-proBNP 791
Nullabgleich 237
Nullposition 52, 127
Nullpunkt 237
Number needed to treat 535
NURD 208
Nutzstrahlenfeld 109
NYHA 42

O

O'Neill 17
O_2-Differenz 240
OASIS 5 Trial 296
Oberflächenspannung 441
Obstruktion 767
– von atrialen Baffles 367
Occlutech PFO 744
– Okkluder 746
Occlutech-System 747
OCM 765
OCR-System 563
OCT 177, 230, 549, 606, 826, 829
– Aufnahme 830
– Bild, Dichte 233
– Diagnostik 434

Ödem 253
Oelert 35
Öffnungsfläche 717
Okkluder 274
Okkludersystem 744
Okklusion 231
- funktionelle 555
- komplette 555
Okklusionsdauer 553
Okklusionseffektivität 774
Okklusionssystem 231
Oligomere 441
Omnilink 758
Operateur 51, 669, 782
Operation 787, 827
OP-Erfolg 666
OP-Indikation 352, 818
OP-Kleidung 375
OP-Risiko 818
OP-Schuhe 375
OPS-Codes 301
OP-Standard 675
OPTICUS-Studie 473
OptiGo 271
Optimed Stent 759
OP-Tisch 378, 781
Optitorque Tiger Radial TIG 142
OP-Verfahren nach Fontan 363
Ordner, digitaler 380
Organisationsstruktur 305
Organperfusion 690
Organschäden 632, 638
Organtransplantation 54
Os pubis 59
Osmolalität 46
Ösophagus 36
Ösophaguskarzinom 36
Osteoporose 294
Ostial Pro Stent Positioning System 520
Ostial Pro System 520
Ostium 464
Ostium-primum-Defekt 737
Ostium-secundum-Defekt 737
Ostiumstenose 129, 518, 542, 578, 757
Ostiumstent 423
OTW 16
OTW-Ballon 546, 561, 773
OTW-Systeme 476
Over-the-Wire-System 16
Oxygenierung, extrakorporale 36
Oxymetrie 245, 743

P

P dextrocardiale 363
Paclitaxel 412, 417, 438, 444, 540, 826, 828, 837
Pacman-Zeichen 751
PAH 36, 242, 666
Palmaz 419
- 8-Serie 657
- 10-Serie 657
- 10-Stent 655
- Schatz-Stent 21, 164, 419
Palpationsstelle 64
Palpographie 217
Pantera Leo 416
Pantera-Lux-Paclitaxel 540
Papaverin 181
Papillarmuskel 267, 767, 818
Papillarmuskelabriss 284, 635
Paraplegie 695, 700
Paraplegierisiko 694f.
Paris-Klassifizierung 501
Partikelbildung 551
Parvovirus B19 233
Patch-Graft-Erweiterungsplastiken 7
Patchy myocardial micronecrosis 772
Patent ductus arterious 356
Pathogenese 37
Pathologie 37, 266
Pathophysiologie 37, 606, 765
Patienten
- infektiöse 375
- MRSA-positive 375
- ORSA-positive 375
- terminal niereninsuffiziente 48
Patientenakte 45
Patientenauswahl 815
Patientenbefragung 304
Patientenkurve 51
Patientennachsorge 707
Patientensicherheit 841
PAU 688, 691
Paul-Ehrlich-Gesellschaft 50
pAVK 44, 76, 95, 293, 535
PBMA 440
PCI 11, 290, 393
- primäre 404f., 594, 599
PCI-Indikationen bei NSTEMI-ACS 404
PCP 8
PCR 266
PDA 356
peak to peak Gradient 351
Peak-Platcau-Phänomen 159

Pearl Surface 537
Penetration 559
Penn 435
Pentalogie 358
Pentasaccharid 296
Peptid, natriuretisches 791
Percarditis constrictva 41
Perchlorat 50
Perclose ProGlide 80
Perclose-A-T-System 80
Perclose-ProGlide-Verschlusssystem 80
Percutaneous Septal Shortening System 825
Percutaneous transluminal coronary angioplasty 9
Perforation 15, 34, 161, 265, 285, 457, 468, 480, 551, 567, 619, 628, 630, 637, 716
Perfusion 575
– mikrovaskuläre 550
Perfusionsballonkatheter 14
Perfusionsdruck 180, 475
Perfusionskatheter 476
Perfusionsstörung, mikrovaskuläre 411
Pericarditis
– constrictiva 252
– feuchte 323, 325
– verkalkende 253
Perikard 453, 683
Perikarderguss 267
– Quantifierung 316
Perikardergusseinteilung nach Horowitz 316
Perikardfensterung 328
Perikardflüssigkeit 325, 329
Perikarditiden 551
Perikarditis 18, 316
Perikardpunktion 320
– Indikationen 322
Perikardpunktionsset 268
Perikardsinus, transversaler 213
Perikardtamponade 267, 281, 312, 315, 480, 609, 612, 687, 722
Periost 59f., 324
Periostanästhesie 60
Personen
– beruflich strahlenexponierte 111
– beruflich strahlenexponierte, Kategorie A 112
– beruflich strahlenexponierte, Kategorie B 112
PET 35, 44, 400f.
Petal-System 509
Petticoat Intervention 695
Petticoat-Verfahren 35

PEVA 440
Pfleger 51
PFO 30, 737
Pforte-Ballon-Zeit 599
PFO-Verschluss 31, 274, 742
Phased-Array-Schallköpfe 272
Phosphordiesteraseinhibitoren 535
Photonenstrahlung 105
PHT 247, 280, 795f., 818
Pigtail-Katheter 68, 127, 266, 324, 664, 704
– doppellumiger 664
– rotierender 36
– skalierter 654
– zweilumiger 772
Pigtail-Rotationskatheter 799
Pilot 558
Pilzbefall 59
Pimecrolimus 449
Pitfalls 203
PLA 829
PLAATO 275
PLAATO-System 808
PLA-Matrix 829
Plaque 64
– at risk 585
– fibrokalzifierte 222
– harte 217
– prone to rupture 585
– stabile 217
– vulnerable 221, 585, 838
– weiche 217
Plaqueaufbrüche 216
Plaquebildung, komplizierte 163
Plaqueerosion 216, 232, 585
Plaquefläche 211, 224, 226f.
Plaquehämorrhagie 613
Plaquekomposition 212, 217, 220
Plaquekompression 17, 521
Plaqueruptur 185, 195, 212, 232, 434, 454, 585
– proximale 480
Plaqueshift 155
Plaqueulkus 162
Plaqueulzerationen 216
Plaquevarianten 217
Plaqueverschiebung 155
Plaquevolumen 211
Plasminogenaktivator, rekombinante 9
Platin 419
Platin-Chrom-Stent 420
PLATO-Studie 293
Plättchenaggregation, duale 290, 396

Plättchenaggregationshemmung 23, 210
Plättchen-GPIIb/IIIa-Rezeptor 298
Plättchenrezeptor P2Y$_{12}$ 291
Pleuradrainage 329
Pleuraerguss 329
Plexiglastisch 54, 60
PLGA 441, 448
PLGA-Hydrolyse 441
Pneumoperikard 328
Pneumothorax 328
Polyäthylen 828
Polyäthylenglykol 810
Polycarbonelastomer 812
Polycholin 435
Poly-D$_2$Lactic Acid-Co-Glycolic Acid 441
Polyester 812
Polyethylen 828
Polyethylen-Vinyl Acetat 440
Polyglobulie 788
Polylaktat 448
Polylaktat-Polymerbeschichtung 448
Polymer 772, 810, 826
– biodegradierbare 437
– Polyzene 772
Polymerbeschichtung 435, 533
– degradierbare 436
Polymerisation 438
Polymerschichtung, bioabsorbierbare 829
Polymerstent 232, 434, 828
– absorbierbarer 828
– bioabsorbierbarer 829
Polymer-Stentbeschichtung, passive 435
Polymerstruktur, biodegradierbare 441
Polymerträgerstruktur 829
Polymorphismen 291
Polymorphismus 526
Poly-N-bytol-Metacrylat 440
Polyneuropathie 43
Polypropylen 828
Polyurethan 828
Polyvinyl Pyrrolidinone 447
Polyvinylidenfluorid 444
Polyzen F 23, 435, 485
Porendichte 434
Positionierung 655
Positionskontrolle 680
Positron emission tomography 35
Positronen-Emissions-Tomographie 35, 44
Posphodiesterase-5-Inhibitoren 354
Postconditionierung 12, 605
Posteriorinfarkt 693
Postinfarktangina 41, 403

Potts-Anastomose 368
Präconditionierung 605
Prädelektionsstelle 215
Prädiktoren für eine ISR 529
Präexzitation 370
PRAGUE-2-Studie 599
Prämedikation 45, 228, 545
Prasugrel 289, 545
Prati 436
Prävalenz 158, 741, 755
Preclose-Technik 87
Preclosure-Technik 670
PREDICT-Studie 536
Prednisolon 47, 311
Prednison 536
Premere-Device 744
Pressstrahlgeräusch 352
Pressure Wire 200
Primer 444
PrimeWire 200
Primum-Typ 355
Prinzip des Mikromessers 541
Prinzmetal-Angina 42, 233
Processus styloideus radii 165
Prodrug 291
Progenitorzellen 453, 525
ProGlide-System 668, 676
Prognose 157, 769
Progreat 560, 568
Progress-AMS-Studie 833
Prohealing-Verfahren 453
PRO-Kinetic-Stent 422f.
Proliferation 289
Promus-Stent 444
Pronto LP 603
Propeller 799
Propranolol 359, 769
PROSPECT-Studie 410
Prostaglandin 357
– E1 357
Prostaglandinanalogon 618
Prostanoide 354
Prostar-System 80, 85, 676
Prostatahypertrophie 51
Protamin 610
PROTECT-AF-Studie 815
Protein C 788
– Mangel 789
Protein S 788
– Mangel 789
Proteinolyse 522

Protektionssystem 12, 408, 491
- distales 608
Prothese 670
    - getaperte 693
    - selbstexpandierbare 679
Prothesenanastomose 705
Prothesenlänge 704
Prothrombin 789
Protonenpumpeninhibitoren 292
Provokation 772
PROXIS-System 491
Prozessqualität 307
PS³-System 825
P-Selektin 521, 535
Pseudoaneurysma 34, 60, 161, 689
Pseudo-LV-Hypertrophie 318
Pseudo-SAM 318
Pseudospasmus 169
PTCA 9, 393
    - primäre 11
PTFE 828
PTFE-Membran 453
PTMA-System 822
PTS-Ballon 743
PTSMA 768
Puel 419
Pulmonalarterie 8
Pulmonalarteriendruck 8
Pulmonalatresie 345, 364
Pulmonalisangiographie 247, 249, 793
Pulmonalis-Homograft 725
Pulmonalkapillardruck 8
Pulmonalklappe 238, 726
Pulmonalklappenersatz 726
Pulmonalklappenimplantation 28, 732
Pulmonalklappenprothese 725
Pulmonalklappenstent 730
Pulmonalminutenvolumen, effektives 246
Pulmonalstenose 345, 355
    - mit VSD 358
Pulmonalvene 245
Pulsation 227
Pulsus celer et altus 357
Pulsus paradoxus 315
Pulswellenlaufgeschwindigkeit 279
Pumpfunktion 122, 663
Punktieren, atraumatisches 716
Punktion 53, 676
    - arterielle 57
    - transseptale 713
    - venöse 57
Punktionskanal 704

Punktionsnadel 53
Punktionsset 323
Punktionsstelle 52, 59, 166, 323, 336, 704
Punktionstechnik 57, 323
Pushability 427
PVDF 444
PVP 447

Q

Qanaldi 249
QCA 177
QCAs 466
Quaddel 59
Quadratwurzelzeichen 256
Qualität 59, 306
Qualitätskontrolle 374
Qualitätsmanagement 304
Qualitätssicherung 301, 304
Qualitätszirkel 306
Quantum 416, 482
Querschnittsfläche 151, 645, 758
Querschnittslähmung 35
QuickCat 603

R

R Stent Evolution 422
RAAS 755
Radialkraft 421, 532
    - des Stents 423
Radifocus Introducer II 4 F System 68
Radikale, freie 739
Radiofrequenzablation 759
Radiofrequenzenergie 716
Radiofrequenzsignal 31, 563
RadiStop-System 71, 169
RadiStop-Verschlusssystem 88
Raggling-Manöver 274, 748
RA-Kollaps 318
Ramus intermedius 119
Ramus interventricularis posterior 119
Ramus marginalis 119
RANTES 526
Rapamycin 439, 523
Rapid pacing 677, 698f.
Rapid right ventricular pacing 667
Rapid-exchange-System 476
Rapid-Transit 560
Rashkind-Manöver 366
Rastelli-Operation 368
Rauchen 789
Raumtemperatur 52
RCM 765

RCX 119
RDC-I-III 8-F-Führungskatheter 758
Reaktion
– allergische 335
– inflammatorische 35
– vagotone 315
– vasovagale 169, 265
Reanimation 313, 397, 406, 612
Reanimationssysteme, mechanische 314
Reanimationstraining 841
Rechtsherzbelastung 355, 789f.
Rechtsherzdekompression, akute 325
Rechtsherzinfarkt 312
Rechtsherzinsuffizienz 253, 363, 737
Rechtsherzkatheter 60, 63, 72, 664
Rechtsherzversagen 627
Rechts-Links-Shunt 247, 738
Rechtsschenkelblock 363
Rechtstyp 355
Rechtsversorgertyp 119
Re-Coarctation 351
Recoil 21, 395, 421, 468, 829, 833
REDUCE-Studie 537
Reentry 567
Reentry-Tachykardie 355
Referenzgefäß 473
Referenzlumenfläche 474
Referenzpunkt 237
Referenzsegment 228, 411, 474
Regurgitationsvolumen 237
Reibungskraft 546
Reibungswiderstand 427
Reinfarktrate 608
Reinigung 782
Reinigungsstandards 305
Reintervention 518, 536
Reizleitungsstörung 265
Reizschwelle 312
Reizschwellenanstieg 312
Rekanalisation 553, 602
– einer CTO 488
– mechanische 9, 280
Rekanalisationsmaßnahme 36
Rekanalisationsrate 555
Rekompensation 44
Rekonstruktion
– der Klappe 818
– dreidimensionale 178
Relaxation 228
Relay Plus 698f.
Remodelling 35, 186, 585, 607, 690, 771
– der Koronararterien 6

– kompensatorisches 223
– linksventrikuläres 12
– negatives 6, 226
– positives 6, 207, 223, 454
Remodelling-System 818, 825
Renin-Angiotensin-Aldosteron System 755
Rentrop 9
Rentrop-Klassifikation 156
Reoperation 34
Reperfusion 605, 690
Reperfusionsschaden 12, 783
Repolarisationsstörung 347
Repositionierung 730
Reproduzierbarkeit 177
Rescue PCI 405, 594, 596
Rescue-Tool 634
Reservoir 441, 449
Residuen der ISTA 351
Resistenz 423
REST 421, 527
Restenose 402, 441, 464, 467, 520, 530, 758
– koronare 487
– Risiko 412
Restenosemechanismus 460
Restenoserate 23, 293, 337, 420, 471, 520, 554, 826
Restenosierung 395, 467, 759
Restriktion 259
Restshunt 645
Reststenose 226, 467, 510, 605
Resynchronisationstherapie, kardiale 122
Retroperitoneum 62
REVA-Medical-Stent 830
Revaskularisierung 524
Rezeptor mTOR 447
Rezidive der ISTA 351
Rezidivembolie 796
Rezidivschlaganfall 741
Rezirkulation, pulmonale 353
Rhythmusstabilisierung 314
Rhythmusstörungen 833
– maligne 405
Ricci 435
Richards 4
Riesenzellen 454
Right Ventricular Outflow Tract 238
RIM 119
Rinderperikard 675
Rinderthrombin 102
Ring Down 210
Ringer-Lösung 49
Rinspirator-Thrombus-Removel-System 799

Rippenbogenrand 324
Rippenusuren 350
Risikofaktoren 43, 454, 607, 618
Risikogruppen 91
Risikomarker 527
Risiko-Nutzen-Abschätzung 554
Risikopatienten 305, 594
Risikopersonen 614
Risikostratifizierung 403, 791
RIVA/LAD 119
Rivaroxaban 296
RIVP 119
RM 119
Roadmaps 704
Rohde, R. 830
Rohrprothese 703
Röntgenabschwächung 431
Röntgenanlage 750
Röntgenaufnahme, konventionelle 107
Röntgendichte 431
Röntgengeneratoren 379
Röntgenkontrastmittel 46
Röntgenpass 337
Röntgenröhre 109, 127
Röntgenschürze 113
Röntgensichtbarkeit 431
Röntgensignal, digitales 211
Röntgenstrahlung 105f.
Röntgenverordnung 107, 374
Rotablation 45, 189, 311, 415, 487, 517, 540, 610
Rotablationsdauer 547
Rotablator 17, 541, 546
Rotation 135
Rotationsangioplastie 541
Rotationsartefakte 208
Rotationsatherektomie 487
– hochfrequente 540
Rotations-Computertomographie 178
Rotationsellipsoid 318
Rotationsfrequenz 547
Rotationsgeschwindigkeit 541, 549
Rotationskraft 209
Rotationsthromebektomie 604
RR 8
RR-Abfall 202, 547, 575
rtPA 9, 36, 614, 618, 796
Rückenschmerzen 92
Rückstellkräfte 521
– elastische 34
Rückzug 149, 232
Rückzugmotor 211

Rückzugsgeschwindigkeit 211, 232
Ruhedurchblutung 180
Ruhedyspnoe 789
Ruhe-EKG 44
Ruheflussgeschwindigkeit 180
Ruheischämie 553
run-off-Phänomen 351
Runthrough 568
– Hypercoat 568
Ruptur 123
Rupturgefahr 238, 699
Rupturrisiko 689
Rutishauser, W. 719
RV Myokard 264
RVEDP 241, 243
RV-Kollaps 318
Ryujin Plus 568

S

Safe-Cross-RF-System 563
SAFER-Studie 490, 608
SAM 766, 770
SAP 402
SAPIEN-Bioprothese 675
– ballonexpandierbare 671
Sättigung, gemischtvenöse 246
Sauerstoffaufnahme 245
Sauerstoffsättigung 337, 643
Sauerstoffverbrauch 156, 399
Sauerstoffversorgungsleitungen 378
SAVE 527
Scandicain 59
Schäden, thermische 549, 551
Schaftstenose 493, 578
Schallkopf, linearer 272
Schallschatten 213
Schaltraum 378
Schaumzellen 613
Scherkräfte 158
Schichtbildung 215
– multiple 280
Schichtdicke 447
Schieblehre 717
Schilddrüse 49, 335
Schilddrüsenblockade 49
Schilddrüsenerkrankung 401
Schilddrüsenfunktion 49
Schilddrüsenschutz 113, 380
Schilddrüsenüberfunktion 335
Schirm(-chen)-verschluss 742
Schirmchen 750
Schirmimplantation 645

Schlaganfall 188, 267, 613f., 738f., 807
- hämorrhagischer 405
- kryptogener 738
Schlaganfallrisiko 252, 275
Schleifenbildung 167
Schleuderzacken 244
Schleuse 67, 135, 750
- armierte 6 oder 8-F 65
- hydrophile 166
Schleusengröße 704
Schmerzmittelabusus 67
Schmerzrezeptor 34, 551, 658, 689
Schmerzsymptomatik 771
Schmetterlingsfigur 114
Schneepflug 502
Schneepflugeffekt 503
Schock 397
- biphasischer 313
- kardiogener 8, 45, 135, 406, 475, 596, 790, 796
  - Definition 597
- monophasischer 313
Schockraum 376
Schölmerich, P. VI
Schrägprojektion 110
Schraubenpumpensystem 632
Schrittmacher 44, 545
- passagerer 311, 668, 679
- temporärer 234, 312
- wandernder 369
Schrittmacherelektrode, epimyokardiale 683
Schrittmacherimplantation 771
Schrittmacherkatheter 775
Schrittmacherpflichtigkeit 679
Schrittmachersonde 312
Schrittmacherstimulation 550, 667, 676
Schrittmachersystem 122, 378
Schrittmacher-Therapie 769
Schrumpfniere 755
Schubfestigkeit 476
Schutzbrille 54, 375, 380
Schutzhülle 730
Schutzkleidung 375
Schutzmaßnahmen 113
Schwangere 112
Schwangerschaft 42, 335, 791
Schweineperikardklappe 679
Schweregrad 352, 653
Schweregradbestimmung 250
Schweregradeinteilung 663
- der AI nach Sellers, angiographische 252

- der Blutungen 92
- der LE 249
- der MI nach Sellers 251
Schwirren 347, 352, 357
Sea-saw-Drahttechnik 565
Sea-saw-wiring 565
Secundum-Typ 355
Segmenteinteilung 120
Sehnenfadenabriss 818
Seitenast 479, 501f.
Seitenaststent 423
Seitenasttechnik 565
Seitenblende 111
Sektkorkeneffekt 547, 717
Seldinger 4
Seldinger-Technik 237
Sellers-Kriterien 252
Semi-compliant 466
- Ballon 416
Sensitivität 231
Septalast 119, 770
Septalast, des RIVA 281
Septum 715, 766
- primum 738
- secundum 738
Septumaneurysma, intraatriales 741
Septumdefekt, kompletter atrioventrikulärer 355
Septumhypertrophie 768
SeQuent Please 417
Serotonin 181, 289
Serotoninantagonisten 489, 609
Serotoninfreisetzung 489
Server 384
Serverraum 387
Seybold-Epting 35
Shephard's Crook 481
Shunt, gekreuzter 247
Shuntbestimmung 643
Shuntumkehr 352
Shuntvitium 239
Shuntvolumen 237, 246, 645, 743
SiC 434
SICCO 527
Sichel 129
Sicherheitsbehälter 375
Sicherheitsnetz 381
- erstes 306
- zweites 306
Sicherheitsstandard 150
Sickerblutung 265
Sideguard-System 510

Sideport 748
Sievert 105
Sigwart 31, 419
Siliciumcarbid 434
Simplicity 759
Simpson 14
Simulation 840
Simulatoren 839f.
Simulatortechnik 842
Simultanous kissing stent 505
Single Photon Emission Computed Tomography 44
Single ventricle 352
Sinus valsalvae 124
Sinusarrhythmie, respiratorische 369
Sinusknotenarterie 119
Sinus-valsalvae-Aneurysma, perforiertes 357
Sinus-venosus-Defekt 355, 737
Siphonbildung 167
SIRIUS-Studie 441, 474
Sirolimus 412, 437, 439, 444, 826
Sizing 743, 750
Skalpell 53, 64
SKS-Technik 505
Sleeve-Technique 506
Slipperiness 564
Slotted Tube Stent 421
Slotted-Tube-Design 421
Slow-Flow 163
Slow-Flow-Phänomen 489
Snare 623
– Katheter 619
Snow-plough 502
Sondierung, superselektive 233
Sones-Katheter V, 168
Sones-Technik 5
Sonographie 49
Sophisticated intervention 378, 464
SOPs 304
SOS-Trial 499
Spasmus 166, 228
SPECT 44
Speichererkrankungen 259
Spektralanalyse 217
Spektral-Doppler-Untersuchung 192
Spezifität 231
Spider-View 575
Spina iliaca anterior superior 62
Spinalanästhesie 704
Spinalpunktionsnadel 59
Spiralspitze 717
SPIRIT I–IV-Studien 444

SPIRIT IV-Studie 414
Spitzendruckgradient 665
Spontanverschluss 97f., 352
Spracherkennung 388
Sprechmikrofon 378
Spülsystem 231
Spülung 231
SQL-Datenbank 383, 389
Stabilität, mechanische 829
Stahl, rostfreier 419
Stahldraht, monofilamenter 546
Stammzellen 525
Stammzelltherapie 12
Standard Operating Procedures 304
Standard, chirurgischer 782
Standardkatheter 168
Standardprojektion 145
Stand-By 421
Stanford-Klassifikation 687
START 527
STAR-Technik 567
Stary-Klassifikation 216
Stary-VIa-Läsion 162
Statine 289, 536
Stauschläuche 87
Stauung, venöse 253
Stealth-Studie 436
Steerability 564
Steifigkeit 230, 415, 564
STEMI 397, 585, 587
Stenokardie 123
Stenose 464, 673, 712
– intermediäre 199
Stenosegrad 151, 177
Stenosegradeinteilung 151
Stenosemorphologie 151, 154
Stent 161, 290, 622
– 1. Generation 446
– 2. Generation 446
– absorbierbarer 826
– ballonexpandierbarer 20f., 419
– beschichteter 35, 337, 826
– C.T. 419
– fracture 530
– gecoverter 96, 162, 611, 658, 771
– koronarer 419
– mit helikal-sinusoidalem Design 421
– mit Kortikoid beschichteter 537
– mit multizellularen Modulen 421
– modularer 421
– multizellularer 421
– nicht beschichteter 337

- perikardbeschichteter 492
- PTFE beschichteter 658
- radioaktiver 23
- resorbierbarer 836
- selbstexpandierender 423
- temporärer 827
- unsichtbarer 835

Stentapposition 23, 471, 826
- inkomplette 449, 474

Stentbehandlung, temporäre 838
Stentbeschichtung 434
- aktive 437
- passive 434
- polymerfreie 537

Stentbruch 729
Stent-by 527
Stentdesign 421, 532
Stentformbarkeit 426
Stentfraktur 29, 446, 455, 657
- I–V° 455

Stentgraft 690
Stentgraftprothese 690, 693
- fenestrierende 703

Stentgröße 468
Stenthrombose 454
Stenthromboserate 445
Stentimplantation 11, 335, 337, 393, 464, 467f., 471, 484, 604, 653, 656, 758, 826
Stent-in-Stent-Implantation 29
Stent-in-Stent-Verfahren 34
Stentmalapposition 454
Stentmigration 657
Stentpartikelembolisierung 832
Stentpass 337
Stentpenetration 454
Stentpositionierung 479
Stentprofile 432
Stentprothese, gecrimpte 683
Stentrecoil 426
Stents, Medikamenten-beschichtete 11
Stentspringen 704
Stentstärke 419
Stentstrebe 232, 471, 531, 826, 836
Stentstrebenadaptation 212
Stentstrebenbreite 419
Stentstrebenbruch 530
Stentstrebendicke 420
Stentthrombose 24, 233, 396, 471, 500, 528, 826, 829
- Klassifikation 529
- späte 412, 454
- subakute 393, 454

Stentüberlappung 474
Stentunterexpansion 475, 528
Stentverlust 480
Stentvolumen 529
Stentys 431
Sterilität 675
Sternotomie 683
Steroide 618
Steuerbarkeit 476, 564
Steuerungskonsole 543
ST-Hebungsinfarkt 404, 585
Stichinzision 64
Stichkanal 76
Stiff Wire 414
Stiffness 564
Stimulation
- externe 312
- rechtsventrikuläre 122, 669

Stoffwechsellage, euthyreote 50
Strahlenbelastung 148, 170, 554, 793
Strahlendosis 301
Strahlenexposition 105, 379
- natürliche 106

Strahlenschäden 110, 116
- stochastische 111

Strahlenschutz 105
Strahlenschutzbeauftragter 374
Strahlenschutzbereich 107
Strahlenschutzkurs 374
Strahlenschutzunterweisungen 305
Strahlung
- ionisierende 105
- kosmische 106
- terrestrische 106

Strategie
- eilige invasive 403
- frühe invasive 403

Straub Medical 799
Strebenbrüche 531
Strebendicke 828
Streptokinase 796
- intrakoronar applizierte 9

Streptokinasetherapie, intrakoronare 9
STRESS 421, 527
Stressechokardiographie 44
Streustrahlenexposition 114
s-TRIAL 526
Strömungsgeräusch 94
STS 22
ST-Senkung 187, 575
ST-Strecken-Anhebung 405, 575
ST-Strecken-Hebungsinfarkt 396

ST-Strecken-Senkung 185, 587
Stuart-Hamilton Formel 240
Studienlage 203
ST-Veränderungen 476
Subannular groove 825
Subaortenstenose 348
– idiopathische hypertrophe 765
Subclavia-Zugang 683
Subkutananästhesie 71
Substanz, antiproliferative 826
Subtraktionsangiographie, digitale 249
Subtraktiontechnik, digitale 654
Sulfonylharnstoffe 534
Suprarenin 91
Surface Technology Systems 22
Sv 105
Swan-Ganz-Katheter V, 8, 237, 715
– Monitoring 676
Swiss cheese 352
Sympathikus 760
Syndrom 325
– metabolisches 185
– X 185
Synkope 124, 672
Syntax-Score 156, 580
SYNTAX-Studie 402, 580
System
– elektronisches 208
– koronarvenöses 121
– mechanisches 207
– schleusenloses 698
Systemwiderstand 353
Systolic anterior mitral movement 766
Szintigraphie 49, 189

T

Tachyarhythmie 777
– ventrikuläre 180
Tachykardie 180, 789
– supraventrikuläre 369
– ventrikuläre 267, 769
Tachypnoe 789
Tacrolimus 439, 523
Tako-Tsubo-Syndrom 233
Tamponade 267, 611
Tamponadezeichen 318
Tandem Heart 627, 631
Tapered Stump 556
TAP-Form 506
TAPPAS-Studie 609
Target lesion revascularisation 395
Target vessel revascularisation 395

TASH 768ff., 775
Taucherkrankheit 739
Taussig-Bing-Anomalie 361
Taxane 438
Taxus-Element-Stent 444
Taxus-Stent 412, 444
Taxus-Studie 396
– I–VI 438
TCFA 222, 411
Technik, retrograde 567
Technologie, polymerfreie 449
TEE 31, 126, 271, 575, 790
TEE-Kontrolle 808f., 811, 814
Teflonbeschichtung 415
Teilrevaskularisation 578
Terminplaner 384
Terumo Verschlusssystem 90
Terumo-Draht 727
TESH 775
TEVAR 700
TGA 361
Thebesische Venen 121
Therapie
– antiarrhythmische 807
– kausale 768
– symptomatische 768
Therapiekontrolle 280
Therapieoptionen 666
Thermistor 245
Thermodilution 8, 240, 715
Thermodilutionsmethode 245
Thermotherapie 838
Thiamazol 50
Thienopyridinderivat 23
Thienopyridine 290f.
Thin cap fibroatheroma 222, 411
Thoracic endovascular aortic/aneurysm repair 700
Thorakotomie 688
Thorax-Chirurg 36
Thoraxkompressionssystem, mechanisches 378
Thoraxschieblehre 237
Thoraxschmerz 157, 551
Thrombektomie 280, 496, 498
– rheologische 608
Thrombektomiesystem 36
Thrombembolie 480, 689
– venöse 787
Thrombenbildung 135, 214
– murale 217
Thrombin 96

Thrombin-Inhibitoren 296
Thrombin-Injektion 96, 98
Thromboembolie 605
Thrombolyse 11, 100, 280, 599, 607, 614, 795
Thrombolysetherapie 599
Thrombolysis in Myocardial Infarction 92
Thrombose
   – akute 22, 454
   – sehr späte 454, 471
   – späte 471
   – subakute 22, 471
Thromboseprophylaxe 73, 679
Thromboserisiko 788
Thrombosierung 35, 217, 277, 695, 832
   – Aneurysmasack 699
   – falsches Lumen 699
Thromboxan 181
   – A2 289
Thromboxanantagonisten 609
Thromboxan-Rezeptoren 289
Thromboxansynthese 290
Thrombozyten 289, 521
   – aktivierte 289, 294
Thrombozytenadhäsion 289
Thrombozytenaggregationshemmer 807
Thrombozytenaggregationshemmung 45, 289
Thrombozytenaktivierung 289, 545
Thrombozytopenie 42, 294
   – Typ II, heparininduzierte 67, 294
Thrombozytose 788
Thrombus 100, 214f., 232, 267, 313, 602, 790
   – flottierender 280
   – roter 585
   – weißer 585
Thrombusaspiration 480, 602
Thrombusauflagerung 703
Thrombusbildung 434, 605, 808
   – murale 280
Thrombusdetektion 801
Thrombusfragmentierung 799
ThromCat XT 603
   – Aspirationskatheter 604
Ticagrelor 289, 293
Ticlopidin 23, 289, 291, 826
Time-Domain-System 231
TIMI 92, 152
TIMI Frame Count 152
TIMI Risk Score 402
TIMI-Fluss 502
TIMI-Fluss, Grad 3 605
TIMI-Klassifikation 152
TIMI-Risiko-Score 188

Tinzaparin 798
Tip capture 699
Tirofiban 289, 298, 593
Titan 419, 812
Titanelement 812
Titan-Nitrit-Oxid 434
Titanstent 426
TK 242
TLR 395, 444f.
T-Lymphozyten
   – CD4 positive 525
   – CD8 positive 525
TNF-Alpha 526
Tod, plötzlicher 32
Todesfälle 151, 188, 229, 395
Todesursache 807
Tornus-Katheter 562
Torquierung 169
TR Band 169
Transfusion 92, 170, 335
Transit 560
Transit-150 568
Transitionselemente 426
Transkription 526
Translute Polymer 438
Transplantatabstoßung 263
Transplantation 230
Transportflüssigkeit 729
Transposition 345, 693
   – der großen Gefäße 361
Transradial Kit Avanti Introducer System 68
Transsektion, traumatische 688f., 692
Trendanalyse 179
Trendelenburg 36
Trendelenburg'sche Operation 36
Triflusal 534
Trijodbenzolring 46
Trikuspidalatresie 345, 361
Trikuspidalklappe 242
Trikuspidalklappeninsuffizienz 242
Trinkverhalten 336
Troponin 223, 587, 791
   – hoch-sensitives 587
Troponin-Anstieg 192
Troponinwert 777
Truncus
   – arteriosus communis 345, 358
   – brachiocephalicus 72, 130
   – coeliacus 629
Tryton 431
   – System 510
TSH, basale 49

T-shaped-Läsion 502
T-Stenting 503, 505
TTE 271, 790
T-Technik 479
TTE-Untersuchung 575
Tuberculum pubis 62
Tumorleiden 789
Tumornekrosefaktor Alpha 526
TurboTracker 646
Turner-Syndrom 349
TVR 395, 444
TVR-Rate 441, 445
TVT 68, 787, 791
T-Wellen-Inversion 790
T-Wellen-Negativierung 587
Twin-Rail-System 509
Two-Twisted Guidewires 622
TXA2, COX-abhängig 289
Typ-1-Endoleak 699
Typ-A-Dissektion 35, 687
Typ-B-Dissektion 35
Typ-I-Perforation 609
Typ-II-Perforation 609
Typ-III-Perforation 609
Typ-IV-Perforation 610
T-Zellen 523

U

UAP 41, 403
Überdeckung 695
Überdruckkammer 549
Übersichtsangiographie 379
Überstentung 696
Überwachungsbereich 112
Überwachungseinheit 481
Überwachungsmaßnahmen 337
Überwachungsraum 378
Ubiquitin-Proteomsystem 522
UFH 294
Uhrzeigersinn 719
Ulkus 688
Ultraschall, intraaortaler 277
Ultraschalldiagnostik, intravaskuläre 6
Ultraschall-Doppler-Draht 179
Ultraschallkatheter 210
– kombinierter 208
– steuerbarer 272
Ultraschallkontrastmittel 741
Ultraschallkontrolle 100, 750
Ultraschallsonde 272
Ulzeration 110, 162
Umgebungsdruck 549

Unfall 787
Unterexpansion 441
Unterkörperstrahlenschutz 380
Untersucherstrahlenschutz 380
Untersuchung, transösophageale 271
Untersuchungsdauer 170
Untersuchungstisch 109
Urapidil 315
Urokinase 614, 796

V

V. cardiaca magna 121
V. cardiaca media 121
V. cava inferior 274
V. cava superior 274, 715
V. interventricularis anterior 121
VA 576
VAD 627
Vagus 760
Vakuumanschlüsse 378
Valiant Captivia 699
Valsalva-Manöver 72, 128, 238, 737, 741, 772
Valvuloplastie 24f., 250, 282, 667, 669, 720
Variant-Angina 42, 233
Variante, anatomische 167
Vasa vasorum 523, 688
Vasodilatation 446, 545
Vasodilatatoren 8, 607
– epikardiale 180
– periphere 181
Vasokonstrikoren, epikardiale 181
Vasokonstriktion 446, 606, 739
– paradoxe 187
Vasomotion 441, 836, 838
– koronare 826
Vasomotionsprüfung 45
Vasomotionstestung 187, 233
Vasospasmen 158
Vene 63
Venedig-Klassifikation 247
Venenbypässe 148
Venendruck, zentraler 267
Venenklappeninsuffizienz 788
Venenplexus, subkutaner 91
Ventilations-Perfusions-Mismatch 792
Ventricular Assist Devices 627
Ventrikelfunktion 193
Ventrikelperforation 316
Ventrikelruptur 284
Ventrikelseptumdefekt 352
Ventrikelseptumruptur 32, 630, 635
Ventrikelstimulation, schnelle 25

Ventrikelvolumen 187
Ventrikularisierung 313
- der TK 363
Ventrikulogramm 130
Ventrikulographie VI
Venture Wire 773
Venturi Effekt 766
Verankerungszone 690
Verapamil 181, 480, 607f., 769
Verband 169
Verbinderelemente 426
Verdickung, asymmetrische 766
Verfahren, extrakorporales 631
Verfahrensweise, vereinfachte 234
Verformung
- elastische 467
- plastische 467, 521, 658
Verhaltensmaßregeln 338
Verkalkung 126, 213, 217, 562, 673
Verkalkungsgrad 676
Verkürzung 831
Verkürzungsartefakte 178
Vernetzung, digitale 380
Verschluss 228
- eines Koronargefäßes, chronischer 553
- interventioneller 96
Verschlussdauer 555
Verschlussdruck 313
Verschlusslokalisation 556
Verschlussrate 751
Verschlusssystem 57, 275, 811
Verschlusstechnik 812
Versorgung 377
Versorgungsgebiet, koronares 121
Verweildauer im Krankenhaus 73
VH 177
Vieussensche Klappe 121
Vineberg 6
Virchow'sche Trias 787
Viren, kardiotrope 266
Virologie 266
Viskosität 441
Vista Britetip 758
Vitalität, myokardiale 553
Vitalitätsdiagnostik 401
Vitamin-K-Antagonisten 807
VL 141
Voda left 141
Vollnarkose 677
Volumensubstitution 322, 612
von-Willebrand-Faktor 289
Vorderwand 64

Vorderwandhypokinesie 195
Vordiagnostik 401
Vordilatation 482
Vordrucke 334
Vorhofdruck 716
Vorhofflattern 355
Vorhofflimmern 30, 239, 243, 275, 713, 737, 769, 807, 818
Vorhofohr 30, 273, 275, 808, 810f.
Vorhofohrlumen 814
Vorhofohrverschluss 807, 809, 815, 818
- chirurgischer 812
Vorhofohrverschlusstechnik 275
Vorhofseptum 821
Vorhofseptumdefekt 30, 737
Vorhofstimulation 312
Vorhofthrombus 713
Vorhofumkehr
- nach Mustard 367
- nach Senning 367
Vorhofumkehr-Operation 367
Vorlast 399
Vormedikation 178
VORTX Diamond Shave Coil 645
Voruntersuchung 41
Vorwärtsblick 566
Vscan 271
VSD 30, 343, 771
- iatrogener 769
VT 267, 313
VTE 787
vWF, kollagengebundene 289

W

Wachstumsfaktoren 522
Waksman, R. 837
Walking-through-Angina-Phänomen 42
Wall-Stent 453
Walsh 249
Wandbewegungsstörung 19
Wanddicke 215
Wandspannung 159, 187
Wärmeaustauschkatheter 598
Wärmematten 379
Wash-out-Phänomen 585
Wasser, extravaskuläres 48
Wasserstrahlprinzip 799
Watchman 275
WATCHMAN-Device 809, 815
Watermelon-Seed-Effekt 518
Waterston-Anastomose 368
Wedge-Druck, pulmonalkapillärer 238

Wedge-Position 4
Weichteilentzündung 788
Weiterbildung 374, 840
Westdeutsches Herzzentrum Essen 28, 376
Whisper-Draht 564, 568
White 790
WHO 585
Widerstand 628
- peripherer 237
- pulmonaler 237
Widerstandsgefäße 180
Wiedereröffnung 98
- mechanische 10
- medikamentöse 10
Wilkins-Score 713
Williams-Beuren-Syndrom 347
Windkesselfunktion 279
Winkel 502
Wire-Trapping-Technik 570
Wirkungsdauer 202
Wirkungseintritt 291
Wirkungsresistenz 292
Wolframanode 105
Wood-Einheiten 245
Workstation 387
WPW-Syndrom 363
WU Wood Einheiten 357
Wundgaze 91
Wundverschluss, chirurgischer 700
Wurzelzeichen 244

X

XB-Katheter 481
XB-Voda-Kurve 475
Xience
- Stent 444
- Stent-Studie 396
- V-Stent 412, 444
XTent-Biomatrix-Stent 448
Xtract 603

Y

Y-Konnektor 463
Y-Prothese 703
Y-Schenkel 705
Yukon-Choice-Stent 537
Yukon-Stent 412, 449

Z

Zange 264
Zatarolimus 444
Zeichen, vegetatives 610
Zelldesign 532
Zellen, dendritische 525
Zellkulturen 438
Zellproliferation 445
Zelltod 438
Zentrifugal-Antrieb 627
Zentrifugalpumpe 631
Zielgefäß 600
Zolidin 534
Zolpidem 314
Zotarolimus 412, 445
Z-Stent 20
Zugangsgefäß 695
Zugangsseite 676
Zugangswege, radiale 114
ZVD 267
ZVK-Anlage 619, 787
Zweiterkrankungen 401
Zwischenfall, anaphylaktischer 100
Zwischengröße 470
Zyanose 345, 789
Zytokine 522